仲景经方药源

郑金生　张志斌　著

人民卫生出版社
·北　京·

图书在版编目(CIP)数据

仲景经方药源 / 郑金生，张志斌著. -- 北京 : 人民卫生出版社，2025. 11. -- ISBN 978-7-117-37518-4

Ⅰ. R282

中国国家版本馆 CIP 数据核字第 20251EP896 号

仲景经方药源

Zhongjing Jingfang Yaoyuan

著　　者：郑金生　张志斌
出版发行：人民卫生出版社（中继线 010-59780011）
地　　址：北京市朝阳区潘家园南里 19 号
邮　　编：100021
E - mail：pmph @ pmph.com
购书热线：010-59787592　010-59787584　010-65264830
印　　刷：北京盛通印刷股份有限公司
经　　销：新华书店
开　　本：787 × 1092　1/16　　印张：37
字　　数：746 千字
版　　次：2025 年 11 月第 1 版
印　　次：2025 年 11 月第 1 次印刷
标准书号：ISBN 978-7-117-37518-4
定　　价：198.00 元
打击盗版举报电话：010-59787491　E-mail：WQ @ pmph.com
质量问题联系电话：010-59787234　E-mail：zhiliang @ pmph.com
数字融合服务电话：4001118166　E-mail：zengzhi @ pmph.com

著者简介

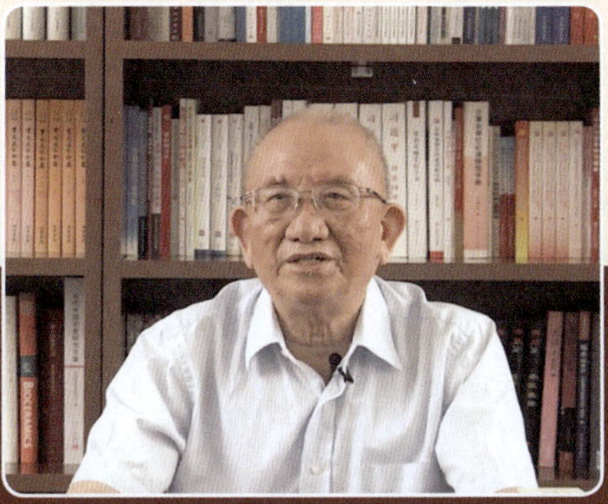

郑金生，1946年生，江西南昌人。1969年毕业于江西中医学院（现江西中医药大学）。1978年首届医史硕士研究生，供职于中国中医科学院中国医史文献研究所，曾任该所所长、研究员、博士研究生导师；德国柏林洪堡大学Charité医科大学客座教授。从事中医药历史文献（尤致力于中药学史）研究。主编《中华大典·医药卫生典·药学分典》和《海外中医珍善本古籍丛刊》（影印）、《海外回归中医善本古籍丛书》（校点）等，合作主编《本草纲目研究集成》《国家图书馆藏中医稿抄本精粹》等，著《药林外史》，合著《历代中药文献精华》等。

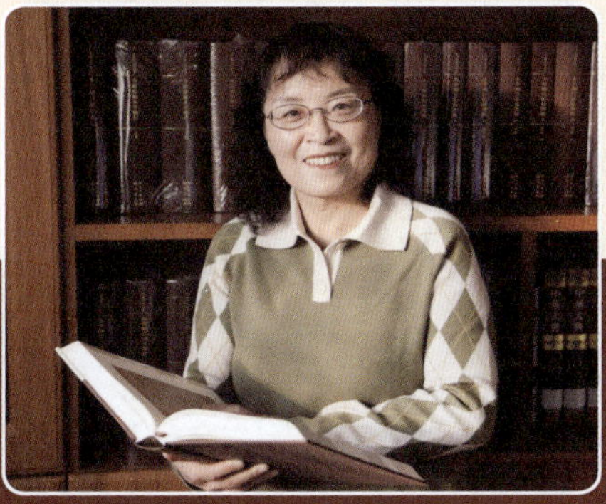

张志斌，1953年生，浙江衢州人。1983年毕业于浙江中医学院（现浙江中医药大学）。1987年医史文献学硕士研究生，1994年同专业博士研究生。毕业后供职于中国中医科学院中国医史文献研究所，2009年调至同院中医临床基础医学研究所，曾任研究员、特聘首席研究员、博士研究生导师、德国柏林洪堡大学Charité医科大学客座教授。从事中医药历史文献研究。主编《本草纲目研究集成》《国家图书馆藏中医稿抄本精粹》等，执行主编《温病大成》《中医养生大成》，合作主编《中医学思想史》等。著《中国古代疫病流行年表》《古代中医妇产科疾病史》等。

前言

——从赵子龙的枪谈起

若问：三国常山赵子龙使的“枪”是现代军人使用的“枪”吗？相信大家都会回答：不是！前者是冷兵器，后者是火器，同名不同物！

但若问：汉末张仲景经方中的药是现代中医用的药吗？我们的回答：有的是，有的不是！“不是”包括“同名异物”，甚至“同物异药”“同药异用”！

“同名异物”之例很多，至今不被人注意的是经方所用牡丹皮，当今无论《中华人民共和国药典》（简称《中国药典》）还是中药教材，都说它是观赏植物牡丹（毛茛科）的根皮。但唐政府组织编修的《新修本草》（又名《唐本草》）所说真牡丹“苗似羊桃，夏生白花，秋实圆绿，冬实赤色，凌冬不凋。根似芍药，肉白皮丹”。这是五月绽放的观赏牡丹吗？药物牡丹始载于《神农本草经》，观赏牡丹唐代才突然兴盛，且为落叶小灌木，蓇葖果不圆，冬不变赤，根皮也非红色，哪点像是唐代药家所用的真牡丹？

时代不同了，古今之物的名实有变有不变。经方药物也不例外，姜还是姜，枣还是枣，大黄还是将军，甘草还是国老，不变的多，人以为常，但变了的药物却未必尽人皆知。仲景经方“甘草粉蜜汤”的“粉”是何物？有说米粉者，有说铅粉者，前者是常食的谷物，后者是有一定毒性的金属化合物，从古到今，争论不休。1958 年，《中医杂志》为此专门组织了一次“甘草粉蜜汤的争鸣”，意见对立的双方（13 人）皆为饱学之士，最后 4 人赞同“米粉”，9 人赞同“铅粉”。至今这个问题仍无统一意见！

十枣汤中的“大戟”，经方用的是大戟科植物的根，能峻下。近现代市面多用的大戟乃红大戟（茜草科植物），徒有大戟之名，并无峻下之功。

经方用的“防己”（或“木防己”）是马兜铃科植物，因含马兜铃酸，《中国药典》“防己”条不收此种，改收防己科植物粉防己为其来源。经方所用“阿胶”是牛皮熬成的胶，后世却盛行用驴皮胶。经方的“通草”并不是唐代《药性论》中利尿的木通；“连轺”也不是现代木犀科连翘的果实。经方常用的“石膏”，直到宋代，其来源还南北对立，北方用硬石膏，南方用软石膏，直到明代才统一以软石膏为正。经方用的“滑石”，古代同样分软、硬，来源于不同的矿物，但当今《中国药典》规定的正品却未必完全符合古今用药实际。经方不加修饰词的“贝母”，在《中国药典》中找不到，但《中国药典》却载有土贝母、川贝母、浙贝母等 6 种贝母。若开发或使用含贝母的经方，以何为正？

经方之药属于临床用药，其“药源”不光指物种来源，还包括在物种（基原）确定之后，经采集、加工、炮制等工序，形成可供煎药制药的“饮片”。这一过程有时能令“同物异药”，即同一物种被分成了不同作用的药。

例如“芍药”，古今都用毛茛科的同一植物芍药，但后世又分出白芍与赤芍。“茯苓”古今都用多孔菌科植物茯苓的子实体，后世又分出赤茯苓、白茯苓。经方用的青蒿，没说用嫩苗还是花穗，葶苈不分甜、苦，当归不分头、身、尾……这些“同物异药”的分化有无道理？

即便是同一药物的饮片，在不同的时代，其功用却有很大的改变。例如“升麻”在宋以前一直作为清热解毒药，金元及其以后却成为具有“升提”作用的药物。“豆黄卷”在清代以前罕用，清初突然被赋予解表发汗作用……这种“同药异用”也属于药源内容之一，只不过是功用之源改变而已。

尽管经方是古今医家研究的热门，但从来关注经方药源者少。殊不知经方中不少药物的来源至今欠明。例如“旋复花汤”中的“新绛”，至清代其来源五花八门，至今《中国药典》不收。“茅茛”“荛花”，当今在植物学中虽已定种，似乎来源已明，其实植物学的茅茛、荛花，并非古本草的同名药，所以至今市面没有这两种药材供应。

以上诸例，颇似赵子龙的“枪”与现代的“枪”，名同实已变。而药源不同形式的改变，都会严重影响到当今用药的安全与有效。这就是我们要探讨“仲景经方药源”的初衷。

论“出身”，我们原出中医本科，后来由医入史、入药。因此，我们撰写的《仲景经方药源》，会与当今药学家所撰的同类书有所不同。

本书考订经方药物来源，自然也要运用古今药物鉴定之法，并汲取同行已经取得的成果，但本书探究经方“药源”，重在“守正”，即寻求属于仲景时代的药物真品、正品，或探究其特殊用药群体。当然也要“辨误”，但辨的是医家、药家因本身认知导致的药源差误。因此，药物珍稀，小人为牟利而作伪；来源形似，外行因不慎而误采的行为，以及由此产生的各种伪品，不是本书讨论的重点。

若比较危害性，历史上与药源相关的重大药害事故，都是因医药家本身对药物认知失误造成的，这种危害更为广泛而持久。举其大者，古有防己，今有关木通，都是马兜铃科的植物，都曾造成危害。与药害事故相比，更多见的危害是令用药达不到预期效果，贻误病机，或者空耗自然资源，徒增患者负担。备受尊崇的仲景经方，用药不过 200 余，却至今仍有药源混乱与不明者。因此，在现代条件下，极有必要系统、客观、不受任何成规旧习束缚地认真考察古今药物来源差异，守正汰误。

守正不是尊经，不是复古，不是从俗，也不是唯成分论。“正”存在于中医药的方方面面。欲守正，先求正。辨析经方药源，就是求经方药源之正。求正在于不断继承发掘前人积累的丰富经验，去粗取精、去伪存真，并运用现代条件下的医药新实践、新科技予以验证，这就是本书的求正之路。

有鉴于此，我们在探讨每药来源之前，首论经方药物功用。一般中药鉴定专著也会这样做，但其介绍的是当今最通行的药物功效。本书为仲景专书药源考订，自然要以汉末用药为准，不会袭用现代通行的药物功用。为此，本书汲取古今、中日学者的方法与经验，参照经方提供的信息（单方、加减用药、主药等），以及与经方时代最接近的早期本草医书所载，从中提炼药物功用。这样得出的经方药物功用，才能为考求经方药源所用。

考求经方药物功用之后，讨论重点是药物来源及该药古今差异较大的某些问题。与其他古代药物来源研究的著作一样，我们也多依托古本草（作为资料来源）。2020年，我们联袂撰成《本草纲目药物古今图鉴》一书。此后挟撰成此书的余勇，我们决心再度联袂考求仲景经方所用药物之源。但在研究方法方面，我们更注意发挥自己熟悉的中医与医药史之便。古谚云："药家两眼，医家一眼，病家全无眼。"意即医药兼通，才算两眼皆明。但我们认为"两眼"还不够，还应该像二郎神一样，再长一只眼，姑且称之为"回望眼"，即具备历史眼光，返本溯源。将医、药、史三者结合，寻找经方用药的古今差异，分析造成差异的原因，指出对中医临床用药、药物生产等产生的影响利弊，探明仲景时代所用药物真貌，为现代开发经方选择所用药物，也为古代药物研究提供借鉴。

现代中医药事业发展迅猛，要想科学总结临床运用古方的经验，开发经典名方并研制新方，就躲不开探明药物正确来源这道关，否则就无法保证临床用药的安全有效，也无法维护中医用药最起码的诚信！近些年开发研制古方迅速推进，考求医方古今运用差异（药物来源是其中的重中之重）日渐受到重视。希望本书能为学经方、用经方、研发经方者了解张仲景时代用的是什么药，提供历史证据，这是我们医史文献工作者的职责。至于当今如何"守正"，即如何选择使用正确有效的药源，则应该是中药工作者、临床医师、经方研发者以及中医药管理者共同的职责。为此，我们不揣谫陋，尝试着抛砖引玉，撰写此书。错谬之处，敬请读者批评指正。

郑金生　张志斌

2024年9月30日

凡例

1. 经方 本书指汉代张仲景《伤寒论》(明代赵开美复刻宋本)、《金匮要略》(元代邓珍复刻本，兼参明代吴迁抄本)正文所载医方。本书药物皆取自上述医方。《金匮玉函经》有后人掺入内容，不在取用之列。《金匮要略》孙奇序称："又采散在诸家之方，附于诸篇之末，以广其法。"此类附方为宋以前诸医家之方，非仲景方，故亦不取其中药物。

2. 计方 不论有无方名，凡有主治及药物的复方或单方(多见于《金匮要略》"杂疗方"以后诸篇)，皆在计数之内。仅有方名之方不计人经方之内，但方名含其他经方所无之药者例外，例如"藜芦甘草汤"("藜芦"为该方独有)。据此，本书计得《伤寒论》112方，《金匮要略》243方，删除两书重复之方36首，实得经方319首。

3. 计药 本书药物种数以临床处方用药(饮片)为准，同物种分化成的饮片药各作一味药计算，例如蜀椒—椒目、栝楼实—栝楼根、乌头—附子—天雄等。除方组之药外，凡经方炮制辅料药、赋形剂、送服药，以及加减用药，均在计数之列。据此，本书计得《伤寒论》用药95味，《金匮要略》用药191味，删除两书重复之药77味，实得经方用药209味。

4. 药名 以符合药物命名原义或接近东汉末多用之名为准，不从后世俗名及现代通行名，例如"黄耆"(今黄芪)、"黄蘗"(今黄柏)、"芒消""消石"(今芒硝、硝石)均仍其旧。另，古本草中"旋覆花""旋复花"、"栝楼""栝蒌"诸名同等使用，此类药名以仲景原书所用(如"旋复花""栝楼")为准。古本草种仁之"仁"多作"人"字，仲景经方亦然(如杏人、桃人、酸枣人、薏苡人等)，但仲景书古本亦有用"仁"者，现代校点本皆作"仁"，故本书若非直接引文，均用"仁"字。

5. 药序 本书正文以经方药物为单元，目录中的药名后括注数字为见于经方之频次。见于2方(含2方)以上之药，以频次高低排序，高者居前。为便查找，同物种的多种药，以见方最多者居前，其他药名附载于其后。仅见于一方之药，数量众多，排列时大致按植物、动物、矿物、其他类为序，但不出类别标题。此外，本书后附"药名索引"，将正文、目录之药名按药名音序排列。

6. 述药 正文各药主项为【药源辨析】，其下按议题分设小标题。各药最基本的内容为该药的功用与来源(即物种来源与饮片形成)。若该药属多方皆用，则先简介使用概况（入方数量及各方中的用法等）。若药源问题复杂，涉及多个内容（如药材分部、加工炮制、用量等），则酌情另立小标题。若药物内容较多，则在【药源辨析】前后酌情添加【提要】和 / 或【附言】。前者直陈该药古今来源及运用的主要差异，提示本条需要讨论的主要问题；后者系作者完成药源辨析之后有感而发的某些意见。

7. 后记 交代本书撰写缘起、背景等，并就写作中涉及的若干问题予以探讨。

8. 引注 一般以随文脚注的形式出示参考文献。为免繁注，凡引《中国药典》而不注明版次者，均为《中华人民共和国药典》（2020 年版）。凡见于宋代唐慎微《证类本草》各药中的宋以前古本草，以及明代李时珍《本草纲目》各药条的“时珍曰”，均见于此二书相应的药物条下。若所引内容不在此二书具体药条下，则加注说明。

目录

1

甘草(131)

【提要】

甘草在经方使用最多，用途广泛，故古今传承不断，来源无甚变化。但宋以后甘草在处方中的地位与剂量有了很大的变化。此外，经方甘草多用古"炙"法(即清炒)，后世多加辅料炙，又以甜上加甜的蜜炙甘草为多。经方甘草用根，宋以后又分出甘草梢、甘草节。

【药源辨析】

经方[1]甘草的功用概说：人参见于经方者共131方，其中《伤寒论》70方，《金匮要略》61方(不计《伤寒论》已有之方21首)，为经方最常用的药。梁代陶弘景云："此草最为众药之主，经方少不用者，犹如香中有沉香也。"

经方中甘草最明显的功用是解毒。其单方有三，其中两方用于食物毒与药物毒(解牛肉、水莨菪中毒)。此外，在很多含有毒药或药性强烈药的经方中都使用了甘草，也可推知甘草有解毒护胃之功。

另一单方治少阴病咽痛初起，故利咽止痛是经方甘草功用。此功用也见于半夏散及汤(配合半夏、桂枝)用甘草，其方治亦为"少阴病，咽中痛"。

与甘草配伍成对，形成的2药小方有9首；3药小方有13首。经方常明示这些小方的作用，例如"甘草干姜汤"用治伤寒自汗误攻其表而厥者，用此二味甘温相助"以复其阳"。"芍药甘草汤"则用于伤寒自汗脚挛急，服之"其脚自伸"，缓急柔筋，此亦有赖于甘缓辅助之力。这些小方常配合桂枝、麻黄、附子、柴胡、枳实、干姜、大枣、芍药、桔梗、半夏、茯苓、薏苡人、栀子、大黄、黄连、茵陈等药，无论温热、寒凉，皆能与甘草配伍，发挥不同的治疗作用。以上小方，映证了甘草之甘能安和众草石药。故《名医别录》称甘草为"国老"，又云"为九土之精，安和七十二种石，一千二百种草"，决非虚语。陶弘景解释说："国老即帝师之称，虽非君，为君所宗"，所以"能安和草石而解诸毒"。又宋代苏颂《本草图经》云："张仲景《伤寒论》有一物甘草汤、甘草

[1] 经方：本书各论探讨的药物功用均以经方所用为主。除此首药出示"经方"2字外，以下均予省略。

附子、甘草干姜、甘草泻心等汤，诸方用之最多，又能解百毒，为众药之要。”

此外，《金匮要略·痰饮咳嗽病脉证并治》中，甘草与茯苓、五味子配伍，加味形成5个方剂，均治水饮咳嗽。又《肺痿肺痈咳嗽上气病脉证治》中，甘草与桔梗等配伍治疗咳嗽、唾腥臭痰等，祛痰止咳。甘草在这些方中发挥了它的祛痰止咳之功。现代的药理研究也证实，甘草有良好的祛痰止咳作用。

另外，“炙甘草汤”主治伤寒脉结代、心动悸，其中甘草用量为4两，高于人参、桂枝、麦门冬、阿胶、麻仁、生姜。该方生地黄用到1斤、大枣30枚，但前者为鲜药，水分太多，后者性甘而滋腻，且两者都不具备益气复脉作用，故此方的主药只能是炙甘草。临床实践也证明炙甘草确实可发挥益气复脉的功用，亦可知仲景用其为主药，正是因为其功用与全方主治相符。

早期本草所载亦可作为经方用甘草的佐证。《神农本草经》中最早记载的甘草，除道家养生影响的“久服轻身延年”外，其他主治比较简单：“主五脏六腑寒热邪气，坚筋骨，长肌肉，倍力，金疮尰，解毒。”前半部分可归结为补正强身，后半部则为解毒疗疮。《名医别录》成书更接近仲景经方之时，其主治有“烦满短气”“咳嗽”“渴”诸症，另增“温中下气”“通经脉，利血气”等功效。梁代陶弘景《本草经集注》中的“诸病通用药”所载甘草之病，属于《神农本草经》者有腹胀满、心腹冷痛、心烦，属于《名医别录》者有女人血气历腰痛、白药毒、野葛、芫花毒、莨菪毒、食诸菜毒等。但仲景经方运用甘草较早期本草所载内容更为丰富多彩。后世本草中甘草功用日渐繁复，其中有很多就是归纳经方所载甘草的功用。

日本医家吉益东洞归纳甘草主治为：“主治急迫也。故治里急、急痛、挛急。而旁治厥冷、烦躁、冲逆之等诸般迫急之毒也。[1]”但“急迫”是多种症状的一种状态，非常笼统，无法概括甘草的主治。吉益东洞探求经方药征之法为：“夫欲知诸药本功，则就长沙方中，推历其有无、多少，与其去加，引之于其证，则其本功可得而知也。”即依据经方用药的有无、剂量、加减法，再与治证映证，来探讨药物的本功。本书探求经方药物功用亦多受其启示，就仲景之书，取征于仲景之言，探索仲景用药之意。但吉益东洞分析经方甘草本功，似乎并没有遵守他自己所说的方法，只是通过归纳含甘草方多见的主治，再推求诸证的共同特征而已，这样推导的甘草主要功用有失宽泛，“急迫”的见证实在太多了。吉益东洞还否定经方甘草能解毒，他认为药能皆因药毒，若甘草解毒，则消除了药物治病之性——这是吉益东洞的偏见，也违反了他自己确定的就长沙方中取征的基本原则。

甘草的来源：甘草以根味甘得名。清初《本草述》[2]云：“药味之甘者多矣，乃兹种独以甘擅名。”清代名医陈念祖亦云：“物之味甘者，至甘草为极。”甘草的甜味特异，

1　日·吉益为则．药征 [M]．陆翔，郜栾，王旭光，等校注．北京：中国中医药出版社，2016：7.

2　郑怀林，焦振廉，任娟莉，等．本草述校注 [M]．北京：中医古籍出版社，2005：88.

很早就被先民用作药物。尽管我国早期文献中，有关甘草的名称曾有过混乱，但无论医药文献记载，还是传承用药实践，甘草来源并无争议。历代本草记载，甘草主产于河西及上郡、蜀汉汶山、枹（fú）罕、青州等地，相当于今华北、西北各省区及山东。梁代陶弘景云："赤皮断理，看之坚实者，是枹罕草，最佳。"枹罕即今甘肃临夏一带，所产甘草质量甚佳。

不同产地的甘草质量会有差异。宋代《本草图经》云："今陕西、河东州郡皆有之。春生青苗，高一二尺，叶如槐叶，七月开紫花似奈，冬结实作角子如毕豆。根长者三四尺，粗细不定，皮赤，上有横梁，梁下皆细根也……今甘草有数种，以坚实断理者为佳。其轻虚纵理及细韧者不堪，惟货汤家用之。"据此植物形态，可知甘草即豆科甘草属 *Glycyrrhiza* 植物，包括甘草 *Glycyrrhiza uralensis*、胀果甘草 *Glycyrrhiza inflata*、光果甘草 *Glycyrrhiza glabra*，药用其根与根状茎。《中国药典》中的"甘草"基原亦是上述数种。产地与植物种的不同，甘草的药材质量也会有差异，因此甘草药材有许多不同的等级与规格，但这都不会对甘草的功用产生影响。药用甘草以粉性足、条坚实者为佳，所以处方中常出现"粉甘草"的处方用名。

古今甘草的运用，最明显的差异是该药在处方中的地位与剂量。

古今处方中甘草的地位与用量：清初汪昂对此有一番评价："仲景有甘草汤、甘草芍药汤、甘草茯苓汤、炙甘草汤，以及桂枝、麻黄、葛根、青龙、理中、四逆、调胃、建中、柴胡、白虎等汤，无不重用甘草，赞助成功。即如后人益气、补中、泻火、解毒诸剂，皆倚甘草为君，必须重用，方能建效，此古法也。奈何时师每用甘草不过二三分而止，不知始自何人？相习成风。牢不可破，殊属可笑。附记以正其失。[1]"

汪昂认为经方"无不重用甘草"，这种说法有依据吗？本书统计《伤寒论》用甘草的 70 方，用二两者 45 方、三两者 9 方，合计 54 方，占用甘草方的 77%。算得上重用（四两）的只有 5 方（占 7%）[2]。《金匮要略》用甘草者 82 方，用二两者 41 方、三两者 17 方，共 58 方，占 71%。用四两（2 方）、五两（1 方）者仅 3 方[3]。

以上统计表明，在仲景诸方中，算得上"重用"甘草的方甚少，不到十分之一。其剂量若按汉代度量衡古今折算（1 两折合 13.8g[4]），则经方最常用的 2～3 两折合现代的 27.6～41.4g，这在现代看来都算重用。但如果按经方与现代处方配伍比例对照折算，古方 1 两折合现代 3g，此与李时珍所说"今古异制，古之一两，今用一钱可也"[5] 近似，则经方甘草常用的二三两相当于现代的 6～9g，这样的计算法，则古今甘草用量基本一致。这两种折算法的剂量相差 4～5 倍。那么还有没有其他算法呢？本书提出一

---

1 清•汪昂．本草备要 [M]．郑金生，点评．北京：中国医药科技出版社，2021：21.

2 此外还有用一两者 6 方，其他计量法（如等分之类）5 方。

3 此外还有用一两者 9 方，其他计量法（如用分计量，或不言剂量等）12 方。

4 此据：范吉平，程先宽．经方剂量揭秘 [M]．北京：中国中医药出版社，2009：154.

5 明•李时珍．全标原版本草纲目 [M]．张志斌，郑金生，校点．北京：龙门书局，2019.

种实物测算法，请读者评价：

《金匮要略》“甘遂半夏汤”用“甘草如指大一枚”，治马坠及一切筋骨损方用甘草“如中指节”，另唐代《孙真人食忌》提到“主一切伤寒，甘草如中指长”[1]。虽然甘草有粗细，但成人中指还是相差不大的。这种用量在经方中当属常用剂量，不妨据作实物测量。汉、唐的甘草皆属野生，我们请于大猛博士以如中指粗细、干燥的野生甘草根为准，测得的结果是：长 7.5cm，直径 1.1cm 的甘草段重 4.4g；直径 1.6cm 者重 7.4g。二者取其中，则“甘草如指大一枚”约重 5.9g。这一测量结果大致居于上述两说的中间偏下。今作为一家之说，供读者参考。

清代汪昂指出的“时医每用甘草不过二三分”，还不足 1g，少得出奇。清代如此用药者确实存在（见《张聿青医案》等）。清代甘草用量剧减，原因何在？大而言之，关乎历史时代；小而言之，则与医家对甘草的认识演变有关。

自汉至唐，常用药量尚无明显变化。唐末五代，国家分裂，交通阻隔，导致药材交流供应紧张，这一状况延续至北宋前期。药材紧张促使煮散盛行[2]，“煮散者一啜不过三五钱极矣”，可见药量呈断崖式地减少。待宋代药材供应恢复常态，药材精制饮片也盛行起来，此后的药量虽比煮散时期增多，却再也无法与汉唐相比——这是药量的总体变化趋势。

仲景之时，药物种类不算多。甘草性味甘，用途广泛，故为医家所喜。随着药物种类与用药经验的增多，医家对甘草的认识也开始变化。宋代甘草的运用非常广，已经进入保健茶汤。宋代朱彧云：“今世俗客至则啜茶，去则啜汤。汤取药材甘香者屑之，或温或凉，未有不用甘草者。此俗遍天下。[3]”此类茶汤用甘草调味，一般用量为一钱（3.125g）。宋金元以后，甘草调和药性之功凸显，如谓“热药用之缓其热，寒药用之缓其寒”“盖甘之味，有升降浮沉，可上可下，可内可外，有和有缓，有补有泻，居中之道尽矣”[4]。随之而来的弊病是甘草某些良好的功效被掩盖。

元明有的医家还提出了一些少用甘草的“理由”，例如朱震亨云：“下焦药少用，恐大缓，不能直达。[5]”这就把甘草药性甘缓曲解为药力行缓，甚至缓到“不能直达”下焦。还有医家将甘草缓急扩大到减缓药力（拉其他药效的后腿）。例如明代贺岳云：“性能解百药毒，宜少用，多用则泥膈而不思饮食，抑恐缓药力而少效。[6]”明代顾逢柏的论

---

1 转引自：宋•唐慎微. 重修政和经史证类备用本草 [M]. 北京：人民卫生出版社，1957：148.

2 北宋庞安时《伤寒总病论》（1937 年，上海商务印书馆《丛书集成初编》1407 册，卷 6，130 页）：“唐遭安史之乱，藩镇跋扈。迨及五代，四方药石，鲜有交通，故医家少用汤液，多行煮散。”

3 引自：宋代朱彧《萍洲可谈》卷一，见文渊阁《四库全书》子部，小说家类，2 叶。

4 元•王好古. 汤液本草 [M]. 崔扫尘，尤荣辑，点校. 北京：人民卫生出版社，1987：85，87.

5 元•朱震亨. 本草衍义补遗 [M]// 田思胜，等. 朱丹溪医学全书. 北京：中国中医药出版社，2006：54.

6 引自：明代贺岳《医经大旨》卷一“甘草”条，明万历二十六年（1598）刻本。

调是："不可以其无害于病而随手用之也。倘药欲速上速下而用之，奏効遂迟，先宜禁之。[1]"明末名医李中梓则云："然性缓不可多用，一恐甘能作胀，一恐药饵无功，惟虚人多热及诸疮毒者，宜倍用。"多用甘草"恐药饵无功"，谁还敢多用甘草？

清初医家陈士铎对后世运用甘草另有一种见解："或疑甘草在药中不过调和之味，无大关系，此论轻视甘草矣！甘草实可重用以收功，而又能调剂以取效，盖药中不可缺之味，非可有可无之品也。[2]"将甘草归于一般的调和药，从而"轻视甘草"，将其作为方中的点缀，自然少少用之，其结果必然丢失甘草的某些良效。

清末名医吴瑭则指出后世用甘草的两大弊端：其一，"今人则一概用之，不问何方，必加甘草，以为能和百药，此必用甘草之病也。"其二，"当用甘草之方，如炙甘草汤之类，汤名甘草，以之为君也，治伤寒脉结代，防其脱也，全赖其坐镇不移之力，而用一钱，或八分、五分，不尽其力，乌得有功？此不敢用甘草之病也。"前者滥用甘草，后者怕用甘草，其根源皆在一个"轻"字，轻视甘草、轻用甘草，结果都在糟践甘草。

当代运用甘草，也仍然存在上述问题。有人无方不用甘草作点缀，美其名曰"调和诸药"。还有人以善用仲景方自居，不细辨证，就仿仲景原方用量煮出一锅甜汤。殊不知长期大剂量服用甘草，其中某些成分也能引起水肿、高血压、肾功能损害等多种疾患[3]。20世纪60年代初，某甘草产区有人将甘草熬成流浸膏充食品用，结果导致尿潴留。故甘草剂量的研究，不能满足于简单规定一般用量范围。针对不同的经方，除文献考证之外，还应该配合现代的实验与临床研究，才能有助于寻找到最佳的量效关系。

从"炙甘草"到"蜜炙甘草"：经方有"甘草"与"炙甘草"之分。《伤寒论》用甘草的70方中，标明甘草须"炙"者67方(占95.7%)，《金匮要略》用甘草的82方中，须"炙"者28方(仅占34%)，二书差异甚大[4]。从书籍的形成来看，《伤寒论》西晋时即有单行本，《金匮要略》的发现与辑成单行本已晚到北宋中期。两相比较，《伤寒论》所载似更可靠。

经方炙甘草未述具体操作法，据汉代刘煦《释名》云："炙，炙也。炙于火上也。[5]"炙也就是火上烤。马继兴注释《五十二病方》的"炙"(炙蚕卵、炙梓叶、炙牛肉、炙女子月事布等)字，云"用火烤。《尚书·泰誓》：'焚炙忠良'。孔疏：'焚、炙俱烧也。'[6]"可见

---

1 明·顾逢柏. 分部本草妙用[M]. 吴昌国，校注. 北京：中国中医药出版社，2015：113.

2 清·陈士铎. 精校本草新编[M]. 王景，整理. 北京：人民军医出版社，2013：39.

3 雷载权，张廷模. 中华临床中药学：下卷[M]. 北京：人民卫生出版社，1998：1638-1639.

4 《金匮要略》所载甘草须炙的28方中，有15方重复见于《伤寒论》，故《金匮要略》甘草须炙的药方仅13首。此外，《伤寒论》有4方甘草须"炙"，此4方在《金匮要略》中却未注"炙"字，可见《金匮要略》的药物制法记载粗疏。

5 引自：汉代刘熙《释名》卷四。见《丛书集成初编》第1151册，上海商务印书馆1939年出版，64页.

6 马继兴. 马王堆古医书考释[M]. 长沙：湖南科学技术出版社，1992：392.

“炙”就是火上烧或烤。

此外，经方防已黄耆汤中甘草需“炒”，“炒”一般指在锅里清炒。有学者认为，仲景时代的“炙”已与“炒”相混：“张仲景的‘炙甘草’‘炙阿胶’等同炒；雷敩的‘蜜炙’‘羊脂炙’等系指涂辅料后再炒，《局方》的‘炒’和‘炙’，则没有明显的区别。[1]”在宋代药材饮片（切制成一定规格的片状）出现之后，古老的火烤炙法基本消失。有鉴于此，经方炙甘草在后世可用炒过的甘草饮片。

经方“炙”法并不限于甘草，也用于枳实、厚朴、鳖甲、百合、阿胶等药。至于“炙”到什么程度，则无统一的标准。经方载枳实“炙令黄”“水渍、炙干”、生野狼牙“炙香”，对甘草“炙”则不加说明。《释名》有“脯炙”（饧蜜豉汁淹炙）、“釜炙”（锅中和汁炙）、脍炙（细切肉而炙）等多种炙法，经方皂荚要“用酥炙”，但炙甘草无任何附加说明，这意味着炙甘草很单纯，既不要求炙黄，也不包括液体、辅料等的火上烤。可以肯定地说，绝非后世的蜜炙甘草。

唐代《备急千金要方》“合和”篇云：“凡用甘草、厚朴、枳实、石南、茵芋、藜芦、皂荚之类，皆炙之。[2]”《医心方》所引《备急千金要方》云：“凡枳壳、厚朴、甘草、桂、黄柏诸木皮及诸毛、羽、贝、齿、牙、蹄、甲、龟、鳖、鲮鲤等甲、皮、肉、骨、角、筋、鹿茸等皆炙之。蛇蜕皮微炙。[3]”由此看来，早期药材须炙，关键是为了矫臭、减毒、防腐，或易于粉碎。五代末《日华子本草》“甘草”还是说“入药炙用”，没增加新内容。从以上记载看来，甘草入药须“炙”早已成常规。北宋寇宗奭云：“入药须微炙，不尔，亦微凉。生则味不佳。”寇氏首次提到“微炙”可改变药性，不使甘草微凉，亦可消除“生”甘草不佳的味道（可能指轻微的豆腥气），这也许是《伤寒论》中甘草几乎全都要炙过的原因。

经方之后，医书中的甘草制法日益增多，仅《证类本草》所载诸方书的甘草制法就有多种。其中有《雷公炮炙论》的道家炮制法（酒浸蒸、酥涂炙、炮令内外赤黄），也有医家的各种制法，如《百一方》的熟炙甘草，《经验方》的淡浆水蘸、慢火炙法等。其中还引了《金匮玉函》单用“生甘草”治小儿撮口及发噤方。宋代《太平圣惠方》中的甘草绝大多数注明“炙微赤”。《太平惠民和剂局方》“论炮炙三品药石类例”载甘草制法为：“甘草：用大者。凡使，先破开，火上微炙黄赤色，方入药用。如稍，只爁炒亦得。或生用，亦依本方。[4]”这是最经济实用医家炙法，与经方炙法相差不大。

明代李时珍曰：“方书炙甘草皆用长流水蘸湿炙之，至熟刮去赤皮，或用浆水炙熟，未有酥炙、酒蒸者。”“长流水蘸湿”炙甘草见于哪本方书？笔者查阅多种医方书（如《备急千金要方》《外台秘要》《医心方》《太平圣惠方》《太平惠民和剂局方》《普济方》等），尚未发现“长流水蘸湿”炙甘草法，更别说“皆用”了。方书浩瀚，不敢说古方书没有这种

---

1 朱晟，何端生．中药简史 [M]．桂林：广西师范大学出版社，2007：61-62.

2 唐•孙思邈．备急千金要方 [M]．影印本．北京：人民卫生出版社，1955：10.

3 日•丹波康赖．医心方 [M]．影印本．北京：人民卫生出版社，1955：16.

4 宋•太平惠民和剂局．太平惠民和剂局方 [M]．刘景源，点校．北京：人民卫生出版社，1985：422.

烦琐且用意不明的炙法，即便有，亦属罕见，缺乏代表性。

关于甘草蜜炙，就更晚了。唐代《备急千金要方》有“治阴恶疮方，蜜煎甘草末涂之”[1]，这是外用治恶疮，属于解毒。甘草、蜜在古代都可解药毒，未见唐代将蜜炙甘草作内服补益药用。宋代《太平惠民和剂局方》的甘草仍以炙、炒、爁为主，仅龙脑饮子用蜜煎甘草治“蕴积邪热”[2]。宋代及其以前须用蜜炙的药物多为有毒(罂粟壳)、味劣(皂角)、大苦(黄柏)等，甘草味甜，性平和，没有任何理由用蜜使之甜上加甜。

但明代甘草用蜜炙者增多，用途也有所改变。如明代李时珍《本草纲目》“橘”条有粉甘草“去皮蜜炙[3]”之说。明末缪希雍《先醒斋广笔记》“保胎资生丸”中亦有“甘草去皮蜜炙”[4]的记载，此处的蜜炙甘草才用于补益，但也不常见。

清代蜜炙甘草剧增。黄元御《长沙药解》“甘草”条云：“熟用甘温培土而补虚……熟用，去皮，蜜炙。[5]”黄元御之说，等于将仲景经方中的“炙甘草”转换为“蜜炙甘草”。此后《医宗金鉴》等书均出现蜜炙甘草，蜜炙甘草越来越通行。《中国药典》将“炙甘草”单独列条，其炮制法为：“取甘草片，照蜜炙法炒至黄色至深黄色，不粘手时取出，晾凉。”这样的炙甘草功用为“补脾和胃、益气复脉”。至此，经方“炙甘草”的含义完全改变，等于将“炙甘草汤”加了一味“蜜”，功用也为之大变，此有违仲景立方大法。回溯古代蜜炙法的运用，就知道当今的蜜炙甘草已然离经叛道。

甘草的生与熟：经方用甘草无明确的生、熟之分。但金元之时，张元素云“甘草生甘平，炙甘温”[6]，“甘平”乃《神农本草经》甘草之性。炙甘草在早期是非常普通的炮制法，按寇宗奭的说法，可使甘草不至“微凉”，却到不了令甘草性温的程度。何谓熟甘草？微炒就算熟了？那入汤煮过不都变熟了？

熟甘草“甘温”乃金元新说，并无道理。《珍珠囊》云：“生之则寒，炙之则温。生则分身梢而泻火，炙则健脾胃而和中。”这等于推翻了《神农本草经》甘草“甘平”的记载。甘草和百草、解毒，是因其味甘，这是甘草的本性，不能因其解毒就推导其性寒，也不能因微炙就说它性温。宋以前甘草入药多须炙过，若按金元之说，则炙过的甘草都不能用于解毒，这就无法去解释诸多经方的作用了。李时珍推崇张元素，亦附和张元素之说：“大抵补中宜炙用，泻火宜生用”。此说影响极大，后世多从其说，积重难返。

---

1 唐•孙思邈. 备急千金要方 [M]. 影印本. 北京：人民卫生出版社，1955：444.

2 宋•太平惠民和剂局. 太平惠民和剂局方 [M]. 北京：人民卫生出版社，1985：212.

3 去皮蜜炙：李时珍注此方出“丹溪方”，溯其源见《金匮钩玄》“润下丸”，原文仅云“炙”，非“蜜炙”。

4 明•缪希雍. 先醒斋医学广笔记 [M]// 任春荣. 缪希雍医学全书. 北京：中国中医药出版社，1999：700.

5 清•黄元御. 长沙药解 [M]//. 麻瑞亭，孙洽熙，徐淑凤，等. 黄元御医书十一种：下册. 北京：人民卫生出版社，1990：350.

6 引自：金代张元素《洁古老人珍珠囊》“甘草”条，见元代杜思敬辑《济生拔粹》卷五，上海涵芬楼1938年影印。

用“生寒炙温”的说法去解释经方所用甘草，多数尚能说得通，但也有说不通的。尤其是《金匮要略》许多药方当用“炙甘草”却未注须“炙”，如甘草干姜汤、人参汤、麻黄附子汤、附子粳米汤、温经汤、桂枝去芍药加麻黄细辛附子汤等，甚至有 4 方在《伤寒论》中须“炙”，在《金匮要略》中却不注“炙”字。这种现象有可能是《金匮要略》抄写者疏于标注。因为早期甘草入药须炙几成常规，故方书中甘草不注“炙”，不等于甘草不需要炙。例如《医心方》所载甘草大多数未注明需要炙过。所以若盲从金元医家提出的甘草“生寒炙温”说，则古方难用了。本书认为，后世用经方，对其中的甘草，原则上当遵经方原文，当炙则炙，炙乃微炒，不是蜜炙，如此则可不必去讲究甘草的“生”或“熟”。

甘草梢与甘草节：经方甘草用的是根（按植物学的说法是根与根状茎），但后世别出心裁分化出“甘草梢”（或作“稍”）与“甘草节”。

“甘草梢”一名最早见于金代张元素《医学启源·用药备旨》“人参”条：“甘草梢子生用为君，善去茎中痛。”又“甘草”条云：“梢子，去肾茎之痛；胸中积热，非梢子不能除。[1]”此后元代王好古《汤液本草》也载有“如茎中痛，用生甘草梢”，云出《东垣先生用药心法·随证治病药品》，又“甘草”条引“《象》云……甘草梢子生用为君，去茎中痛。[2]”此后明清诸家大多沿袭此说。

所谓“甘草梢”当指甘草根的末梢。“茎”或“肾茎”皆指男子阴茎。何以甘草梢专能“去茎中痛”？难道甘草梢是男性专用药？古代无人解释，大约还是与当归分头身尾一样，是受象形药理的影响。至于这样的划分是否合理、临床是否真用根的末梢，从无人深究。

考《雷公炮炙论》云：甘草“凡使，须去头尾尖处，其头尾吐人。”甘草“头”（根头、芦头）、“尾尖”（根梢）并没有催吐作用，说甘草头尾“吐人”确实冤枉，但这也提示唐宋及其以前无人认为甘草梢有特异之效。甘草根很长，可达三四尺，真要挖出最末端很不容易。甘草梢用得不多，费劲掘出其末梢，实在得不偿失。所以药行一般就是用细小的甘草来充当甘草梢。甘草身与甘草梢并无截然界限，功效真会不同吗？古代也有不同的见解。

明末贾所学认为，甘草“坚实中条者佳。粗大者解毒消肿，入六一散用。最细者不堪用。[3]”这简直是与张元素对着干！清代陈士铎《本草新编》对甘草粗细有一番议论：

“或问：细节甘草，其性少寒，可泻阴火，不识阴虚火动之症，亦可多用之乎？”陈士铎回答：“吾谓甘草乃泻火之品，原不在细小也。细小泻火，岂粗大者反助火乎？惟是甘草泻火，用之于急症者可以多用，用之于缓症者难以重加……若阴虚之症，正

---

1 金·张元素．医学启源 [M]．任应秋，点校．北京：人民卫生出版社，1978：186.

2 元·王好古．汤液本草 [M]．崔扫尘，尤荣辑，点校．北京：人民卫生出版社，1987：22，85.

3 明·贾所学，著．清·李延昰，补订．药品化义 [M]．杨金萍，卢星，李绍林，等校注．北京：中国中医药出版社，2015：54.

胃弱也，如何可多用乎，毋论粗大者宜少用，即细小者亦不可多用也。[1]”

陈士铎是个明白人，他知道甘草不能以粗细来区分功效与用量。须知即便处方开出甘草梢，药店最多也就付给细小的甘草，谁能认定那就是甘草根的末梢？甘草梢若能治茎中痛，谁能说用甘草身就一定对茎中痛无效？现代人若还要沿袭使用甘草梢，恐怕是自欺欺人。

“甘草节”在本草书中出现比较晚，明代许希周《药性粗评》(1551)云：“其生甘草节，能行污浊之血，外科多用之。[2]”明末倪朱谟《本草汇言》引“朱东生”曰：“用节消痈疽肿毒，又能护膜生肌。[3]”在此以前，南宋已经有多种医书里提到“甘草节”(见宋代《集验背疽方》《幼幼新书》《仁斋直指方》《外科精要》《妇人良方大全》等)，此后外科书中尤为多见。但古代本草医方中都未明示何为“甘草节”？最多只言当生用，为消痈肿的常用药。

《中华本草》设“甘草节”一药，其定义是：甘草的“根或根茎内充填有棕黑色、树脂状物质的部分”[4]。如果“甘草节”是这样的药物，按该书的体例，应该再出现“药材及产销”“药材鉴别”两项，不可或缺。因为在《中华本草》甘草“药材鉴别”项，丝毫未提及甘草根里有这种棕黑色树脂状物质，药工如何从甘草里挑出这样的“甘草节”呢？

《金世元中药材传统鉴别经验》对“甘草节”的解释是：“根据药物炮制加工的来源，甘草节即用生甘草切成6cm短段，这与生甘草无区别。[5]”“节”相当于“短段”“节段”，“甘草节”实即“生甘草短段”。甘草本来就可解毒消痈，并非因为甘草中有棕黑色树脂状物质所致。宋代《仁斋直指方》解药毒、蛊毒、虫蛇诸毒是“独胜散”，单用“大甘草节以真麻油浸，年岁愈多愈妙”，然后再“取甘草嚼，或水煎服”[6]，这同样说明甘草节实即甘草段。《中华本草》大概是取法“松节”来解释“甘草节”，实为误解。

以上所谈的“甘草梢”“甘草节”，说到底都是甘草，甘草同样具有它们的功用。

【附言】

经方炙甘草的炙法原始古朴，随着后世炮制条件与工具的改进，已与炒制融合。但后世炙甘草嬗变为蜜炙甘草，脱离了经方用药本义，等于加了一味“蜜”。宋元以后出现的“甘草梢”“甘草节”，虽名目更换，其功效仍属甘草，建议无须另出药材规格，混淆视听。

---

1 清•陈士铎. 精校本草新编 [M]. 王景，整理. 北京：人民军医出版社，2013：39.

2 引自：明代许希周《药性粗评》卷一“甘草”条，明嘉靖三十年(1551)刻本。

3 明•倪朱谟. 本草汇言 [M]. 郑金生，甄雪燕，杨梅香，校注. 北京：中医古籍出版社，2005：17.

4 国家中医药管理局《中华本草》编委会. 中华本草(4)[M]. 上海：上海科学技术出版社，1999：514.

5 金世元. 金世元中药材传统鉴别经验 [M]. 北京：中国中医药出版社，2012：59.

6 宋•杨仁斋. 仁斋直指方论 [M]. 盛维忠，王致谱，傅芳，等校注. 福州：福建科学技术出版社，1989：664.

2

姜(112)

【提要】

经方姜分生姜、干姜，来源都是姜科植物姜的块茎，古今一致。经方二者常与大枣配合，但生姜配大枣占 71.8%，干姜只占 10.8%。另干姜方 44 首，仅 1 方干姜须“炮”。但明代李时珍称干姜“入药并宜炮用”，清代更有煨姜、黑姜等炮制品，甚至有将干姜泡淡用之者。唐代有姜皮性寒的说法，宋代生姜皮另成一药。上述问题是本篇讨论的重点。

【药源辨析】

生姜、干姜的功用：经方用姜共 112 方，其中《伤寒论》方 59 首，《金匮要略》方 53 首[1]（已除去与《伤寒论》重复的 18 方）。用生姜者 70 方（《伤寒论》37 方，《金匮要略》33 方），用干姜者 44 方（《伤寒论》23 方，《金匮要略》21 方），其中有 2 方生姜与干姜同用。

姜在古代作“薑”，经方不用单名，明确区分“生姜”“干姜”。生姜即鲜姜，在经方中最突出的功用是治呕、干呕、哕、吐、噫气等气逆之证。故有生姜的方剂主治中见此类症状，若干方剂加减法及生姜小方等，更可表明仲景用生姜的原意。例如《伤寒论》“栀子豉汤”系列方，“若少气者，栀子甘草豉汤主之；若呕者，栀子生姜豉汤主之”。两相对比，就知道生姜专于止呕。又同书“真武汤”之后有加减法：“若呕者，去附子，加生姜。”“通脉四逆汤”之后加减法亦云“呕者，加生姜二两”等，也都是生姜止呕逆的明证。

含生姜的小方，也可供考察生姜功能之用。《金匮要略》“厚朴七物汤”后有“寒多者加生姜”之说；“当归生姜羊肉汤”之后亦有“若寒多者，加生姜”，此明生姜味辛，性热祛寒。“黄耆建中汤”注文云“气短胸满者加生姜”，则属生姜理气宽胸的功用。

干姜乃干燥后的姜块。经方中，干姜、生姜性皆温热，仅主治略有偏重。例如《伤寒论》“干姜附子汤”，所主之证有昼烦夜静，不呕、不渴；又“柴胡桂枝干姜汤”证中有“渴而不呕”，此皆用干姜不用生姜。又干姜多用于咳，例如“四逆散”后加减法有“咳者，加五味子、干姜”。“小柴胡汤”后亦云“若咳者，去人参、大枣、生姜，加五

---

1 未计“芎归胶艾汤”。该方正式方组无姜，仅云“一方加干姜一两。胡洽治妇人胞动无干姜”。

味子半升、干姜二两”。《金匮要略·痰饮咳嗽病脉证并治》云:“冲气即低,而反更咳、胸满者,用桂苓五味甘草汤去桂,加干姜、细辛以治其咳满。”都说明干姜更偏于化寒饮治咳嗽。

将经方生姜、干姜用法比较,大而言之,两者都能降逆下气、发表散寒,但生姜止呕、发散力强,多偏于治外感;干姜温中止痛,化饮止咳,兼可止血,在杂症运用更广。

生姜、干姜之名同见于最早的《神农本草经》,但以“干姜”为正名,其条文中提到“生者尤良”。《神农本草经》“干姜”主治为:“主胸满,咳逆上气,温中,止血,出汗,逐风湿痹,肠澼下痢,久服去臭气,通神明。”除“久服去臭气,通神明”一句外,其余诸功治皆与经方所载干姜用法相同(例如“胶艾汤”中的干姜即可“止血”等)。《名医别录》专列“生姜”,其主治为“主伤寒头痛鼻塞,咳逆上气,止呕吐”。此主治与仲景经方所用完全符合。

日本医家村井椿[1]归纳经方生姜主治为“主治呕。故兼治干呕、噫、哕逆”,并解释说:“哕逆、噫气、干呕,或干噫食臭,皆呕吐轻证也。故如咳唾涎沫不止,似哕不哕,亦生姜所兼治也,岂不呕之余证乎?”呕与同由内寒气逆引起的诸症是生姜的主治,此毫无疑问,但《名医别录》所云“主伤寒头痛鼻塞,咳逆上气”也是用生姜的经方常见之症。如桂枝汤类、葛根汤类、小柴胡汤类无不用生姜,这也不能忽视。

此外生姜、干姜在配伍、用量、炮制法方面亦有差异

生姜、干姜配伍大枣的比例与用量:日本医家村井椿注意到经方中生姜与干姜配伍大枣的差异:“仲景之方二百十余方,而其内用生姜之方六十有余首,并用大枣之方四十有七首。”

本书计点经方 319 首,用生姜者 71 方,用干姜者 44 方。其中生姜与大枣配伍的方剂达 51 方(占生姜方的 71.8%),干姜与大枣配方者仅 5 方(占干姜方的 11.3%),两者差异甚大。其中《伤寒论》中生姜与大枣配伍的比例占生姜方的 89%,干姜则占干姜方的 10.8%;《金匮要略》中生姜与大枣配伍的比例是 52.9%,干姜则为 4.7%。可见《伤寒论》中,生姜与大枣的配伍比例几乎占了全部含生姜方的九成!

村井椿对这一现象的认识是:“盖似有调和之意”。但这种调和,与其他日用食品(如粳米、赤小豆、大麦、小麦等)相比,“亦别有大勇力者”,也就是治病有其特长。“夫生姜之治呕也,犹桂枝之治上冲,大枣之治拘挛”。生姜、大枣成为药对,又有调和营卫的“合治”之功。在这一点上比其他日用食品的治病作用来得更广泛。干姜与大枣配伍比例大大低于生姜,与附子等温里药配伍的比例增加。干姜偏于温中,守而不走,不若生姜辛香走窜,兼可解大枣之腻,故生姜与大枣的配伍比例独高。

经方的姜、枣配对,对后世影响很大。以至于许多方后都要加上生姜、大枣。但其用量却比经方要少得多。《伤寒论》用生姜、干姜均以三两为多,即便按李时珍说的

---

1 日·村井椿. 药征续编 [M]. 吴昌国,校注. 北京:中国中医药出版社,2016:9-10.

古之一两，折合今之一钱来算，经方三两也接近今之10g。但宋以后则多用生姜二三片，甚至几分。这样少的用量已非经方用姜、枣治病的原义，不过略作点缀而已。

干姜古今制法差异：关于姜的炮制，经方凡生姜皆一“切”了事，少数用生姜汁。干姜不容易切，只能与其他药物一样“㕮咀”(斫、捣粉碎)或“杵散”，只有一处提到需要“炮”(见甘草干姜汤，治肺痿虚寒吐涎沫)。早期“炮”法脱胎于食物加工，裹物而烧谓之炮，最常见的裹物就是外面涂上泥巴在火上烤。经方多用炮法的是附子、乌头，主要目的还是降低热毒之性。炮干姜则是降低其大热之性。

与经方用姜相比，后世某些医家用姜法越来越繁复，令干姜辛温之性不断降低。干姜，顾名思义即干燥姜块，但在南北朝时，据载“凡作干姜法，水淹三日毕，去皮，置流水中六日，更去皮，然后晒干，置瓮缸中，谓之酿也”[1]。这哪是干姜？实为腌姜。这样的姜还能有多少辛辣味？但就是这样的干姜，还被作为个别地方的特产。好在这种干姜制法没能流传开来。明代李时珍记载的干姜，是“以母姜造之。今江西、襄、均皆造，以白净结实者为良，故人呼为白姜，又曰均姜”。“襄”指今湖北襄阳，“均”为湖北均县(明清间或误作“军”，故有“军姜”的误名。均县，今丹江口市)，这样的干姜，多晒干或微火烘干，亦即经方的干姜。

不过，李时珍在干姜制法后补充了一句：“凡入药并宜炮用。”这就不合经方用干姜的规矩了。经方用干姜44方，只有一方“炮”干姜，何曾“并宜炮用”？经方没有生姜须炮、干姜炮黑的记载。《本草从新》称“干姜炮黑为黑姜”[2]。类似的过度炮制还有“泡淡”干姜，清代南方(尤以江浙为甚)颇为盛行。《药性蒙求》云：“苏郡医家将干姜泡淡用之，不知何解？[3]”清代徐大椿所说“不知彼之干姜，乃泡过百次而无味”[4]，亦指泡淡干姜的荒谬。清代凌奂讥讽“市医将干姜泡淡用之，殊属可笑”[5]。姜本是日常食用佐料，其辛辣温暖之性只要注意用量，何足为畏？但有些医家也畏之如虎，未免太过。药家迎合医家，徒费工时，却没有考虑损伤原药性味药力(有效成分)。回看经方用姜，还是返璞归真的好。

姜的来源与“姜皮”：我国早期文献中有很多关于姜的记载，表明姜是先民很早发现的辛辣食物之一，在先民的生活中具有重要位置，并且沿袭到今。《说文解字》记载：“薑，御湿之菜也。”“薑”即姜的原名，其味辛性温，古人很早就知道其“御湿”(抵抗水湿)之功。姜生长范围很广，古代主产区相当于今四川、湖北、安徽、浙江一带。古本草关于姜原植物形态的记载不算多，但因姜的外形与气味尽人皆知，故其原植

1 引自：宋代唐慎微《重修经史证类备用本草》“生姜”条“陶隐居云”(北京：人民卫生出版社，1957：194)。

2 清•吴仪洛. 本草从新[M]. 梁茂新，范颖，点评. 北京：中国医药科技出版社，2020：191.

3 引自：清代张仁锡《药性蒙求》“菜部•干姜”，清抄本。

4 清•徐大椿. 医学源流论[M]//刘洋. 徐灵胎医学全书. 北京：中国中医药出版社，1999：155.

5 引自：清代凌奂《本草害利》“脾部”，清咸丰壬戌年(1862)抄本。

物一直很明确，即姜科植物姜 *Zingiber officinale*，食用姜为鲜姜，取其肥大根茎。现代《中国药典》除"生姜""干姜"外，别无姜可入药的部位。

古今用姜还有一处不同，即"姜皮"入药。唐代《食疗本草》云姜"皮寒，性温"。又唐代陈藏器云:"须热即去皮，要冷即留皮。"其实姜"皮寒"之说很难成立：姜皮"有特殊香气，味辣"[1]，怎么能是"寒"性？从《神农本草经》《名医别录》到经方，无论生姜、干姜，从无去皮之说，说明姜皮并不影响整个姜体的温热之性。陶弘景介绍制作干姜法，须反复水漂、去皮，其结果只能使其热性降低，而非使姜性更热。

即便如此，李时珍还是在"姜"条下为"姜皮"留了个位置，云"气味：辛，凉，无毒。主治：消浮肿腹胀痞满，和脾胃，去翳。"此下的附方则取自宋代《本草图经》记载的"李卿换白发方"中，"刮老生姜皮一大升"，久煎，取煎汁点于白发之下。据此案例，属姜皮外用，与性寒何干？其黑须发之功也与时珍所出姜皮的主治不符。时珍所云"消浮肿腹胀痞满"，大概是取法于《太平惠民和剂局方》的治身肿腹胀的五皮散(其中有生姜皮)。但此方要"稍热服之""切忌生冷"[2]等物。若姜皮寒冷，则当在禁忌之列。此方"五皮"，取以皮行皮之义。生姜温阳利湿、茯苓健脾行水，并非仅有其皮才能在此方协助利水。所以姜皮性寒之说从中医药本身的实践与理论分析，也难以成立。以皮行皮，乃象形药理产物，岂能所有皮类物皆可利水？由此看来，后世将姜皮另作一药，实无必要。现代用"姜皮"，据载"将姜浸于水中过夜，用刀剥去外表晒干而成。多为加工糖姜片的副产品。[3]"药家为迎合医家所需，可谓尽心，然医家用姜皮，实为盲目尊古泥古，实不明其来历与不合情理。

【附言】

姜属于食药两用之物，经方中无论生姜、干姜，都是常用重要的治疗用药，并非"佐料"或点缀。经方中的生姜无须炮制，炮干姜在用干姜的经方中亦属偶见。后世生姜在医方中的治疗地位大大降低，用量甚少，干姜则有过度炮制的倾向。唐宋出现的姜皮，其相关论说与实际运用，都不能算是用姜的新发展。

---

1 国家中医药管理局《中华本草》编委会. 中华本草(8)[M]. 上海：上海科学技术出版社，1999：664.

2 宋•太平惠民和剂局. 太平惠民和剂局方[M]. 刘景源，点校. 北京：人民卫生出版社，1985：128.

3 金世元. 金世元中药材传统鉴别经验[M]. 北京：中国中医药出版社，2012：56.

3

姜叶(1)

【药源辨析】

“姜叶”见于《金匮要略》“治食脍多不消结为癥病治之方”，云“或以姜叶汁饮之一升，亦消”。从该单方来看，姜叶是消肉积的一味药物。

明代李时珍在“姜”条下设“姜叶”子条，云“气味辛，温，无毒。主治食鲙成癥，捣汁饮，即消。张机。”很明显这是依据《金匮要略》所载归纳出来的内容。至于该条后所附“范汪《东阳方》”，则是李时珍从《外台秘要》卷29“被打有瘀血方”摘出的“范汪疗被打有瘀血方”。时珍之后的明清诸家本草或提及“姜叶”一药者，都是从《本草纲目》转引而来。现代《中华本草》也设有“姜叶”条，除来源注明是姜科植物姜 *Zingiber officinale* 的茎叶外，别无新史料。

【附言】

姜叶见于经方记载，东晋时的范汪也曾用它治疗瘀血症，可惜此后再也没有人去尝试运用此药。现代可以开展姜茎叶的研究，看能否发掘其药食之效。

4

桂(83)

【提要】

经方方名或用“桂枝”二字，但方组则多称“桂”(即“一字桂”“单名桂”)。经方“桂”实为身干之皮，即后世肉桂。宋以后医方的“桂枝”为嫩枝条。入药部位改变是古今用“桂”最大差异。自古桂以肉桂 *Cinnamomum cassia* 及其同属近缘植物为正品。民间“桂花”与经方“桂”无关。烹调用“桂皮”与药用桂在品质或植物来源方面仍有差别。

【药源辨析】

桂的主治功用：经方中的桂(或桂屑、肉桂)见于《伤寒论》方 42 首、《金匮要略》方 41 首(不计《伤寒论》已有之方 1 首)，故共有 83 首经方含桂，即约 40% 的经方用了桂。

桂在《金匮要略》有单用之例，如治“尸厥，脉动而无气。气闭不通……令人以桂屑着舌下”，借以温经通脉。此法也用于救自缢死，心下微温者，在采用人工呼吸等手法急救之后，令病人含咽桂汤，亦可利气通脉。此外在急治蜀椒闭口毒者，“吐下白沫，身体痹冷”，也单用“肉桂煎汁饮之”，可温阳除冷。

经方用桂最多之处，是以桂为主药的某些药方，其中代表方为“桂枝汤”。《伤寒论》云“救表宜桂枝汤”。主药功用与其汤证一般多相同，故仲景云风虚“增桂令汗出”，与桂枝汤调和营卫、解肌发汗的主治是一致的。与解表发汗相关的经方中，多配伍桂枝。

桂枝也针对一些比较特殊的症状，如《伤寒论》“桂枝加桂汤”证，“发奔豚。气从少腹上冲心”，此时“加桂者，以能泄奔豚气也”。桂枝汤本有桂，再加桂，即将原方桂枝三两提高到五两，使之成为该方主药，发挥桂枝降泄冲逆之功，解除“发奔豚”主证。又如“理中丸”方，“若脐上筑者，肾气动也，去术加桂四两”。《金匮要略》“防己黄耆汤”对出现“气上冲者加桂枝三分”，同样证明桂有降泄上冲逆气之功。此外，“大便不硬，小便不利，当加桂”，是借桂的温阳利水之功，反之则去桂则防便秘。

桂的功用可见于《神农本草经》“牡桂”“菌桂”条，其中“牡桂味辛，温。主上气咳逆，结气，喉痹，吐吸，利关节，补中益气”。“菌桂”另有“主百病，养精神，和颜色，为诸药先聘通使”之功。《名医别录》“牡桂”增补了治“心痛，胁风胁痛，温筋通脉，止烦出汗”等功能。由此可见，经方用“桂”确曾参考早期本草。另《名医别录》还增设“桂”条，云其性味“甘、辛，大热”。其功用有“主温中，利肝肺气，心腹寒热，冷疾，霍乱转筋，头痛腰痛，出汗，止烦止唾，咳嗽鼻齆……坚骨节，通血脉，理疏不足，宣导百药，无所畏”。这些功用与经方“桂”更加贴合。

日本医家吉益东洞归纳常用经方所含桂枝的主治为：“主治冲逆也。旁治奔豚、头痛、发热、恶风、汗出、身痛。[1]”吉益东洞以上归纳，并未包括所有含桂的经方，且仅列主治，并不能完全反映桂的功效。桂用途很广，药效甚佳，梁代陶弘景还提到本品可作食物调料，云“北方今重此，每食辄须之。盖《礼》所云姜、桂以为芬芳”。此外，道家也服食本品以养生。后世医家用桂，多不出经方范围。

早期医方中的“桂”名及入药部位：现代读者熟悉“桂枝”一名，但很少有人知道这个名词在隋唐五代以前的医药书中仅见于方名。处方中用的药名却不用“桂枝”，最多见的是“桂”，此外还有桂心、桂肉、肉桂（除去表面木栓粗皮后的里层树皮）、桂屑、桂末、桂汁（服用形式）、新好桂、美桂（指示质量）、牡桂、菌桂（树名）等。流传至今的仲景医书中也可见到方剂中有桂枝名，但这是宋代馆臣校勘仲景医书时的改动。对此日本学者真柳诚曾发表专文予以考证[2]。所以在早期医药书（如《灵枢》《神农本草经》《吴普本草》等，以及出土的马王堆医书、《武威汉代医简》等书）中都看不到“桂枝”用作方剂中的药名。日本丹波康赖《医心方》(982)保存了六朝隋唐诸多医书的内容，其中的“桂枝”也仅用于方名，未见用在处方中。

从早期医方中记载“桂”的净选法，可以窥知其药用部位是树皮。经方在15首方的桂下注明“去皮”，即去除树皮表面的非药用部分，如木栓层（俗称“粗皮”）、附着的苔藓等杂物。梁代陶弘景《本草经集注》云：“凡用桂心、厚朴、杜仲、秦皮、木兰之辈，皆削去上虚软甲错处，取里有味者秤之。”“虚软甲错”是木栓层的特征，“里有味”是指里层韧皮部富含活性成分，尝之有味。此里层又叫“桂心”“桂肉”。宋代寇宗奭《本草衍义》亦云：“桂即皮也。”再言“去皮”，是指“削去皮上粗虚无味者”，也就是粗糙空虚、不含有效成分的无味部分。粗皮不去，影响有效药量计算，还容易吸附药汁。一般能有粗虚表皮的树皮，只能出自树的身干或大枝。“枝”在《说文解字》中的意义是“木别生条也”，即树干之外的分枝。徐锴《说文解字系传》则云是“自本而分也”，即从根部就分叉而生枝条。这样的枝条可粗可细，只取皮用的桂，自然不可能是细嫩之枝。所以即便从经方所载的修治法，也可知经方所用的“桂”，就是去掉粗虚表皮的树皮，亦即后世的“肉桂”。

北宋末，医家陈承在《证类本草》“菌桂”条后的“别说”对“桂”有新的解释：

---

1 日•吉益为则．药征 [M]．陆翔，郜栾，王旭光，等校注．北京：中国中医药出版社，2016：74.

2 日•真柳诚：中国 11 世紀以前の桂類薬物と薬名——林億らは仲景医書の桂類薬名を桂枝に統一した [J]．薬史学雑誌，1995，30（2）：96-115.

“(桂)筒厚实，气味重者，宜入治藏及下焦药；轻薄者，宜入治头目发散药……仲景《伤寒论》发汗用桂枝，桂枝者枝条，非身干也，取真轻薄而能发散。今又有一种柳桂，乃桂之嫩小枝条也，尤宜入治上焦药用也。”

陈承谓“桂”的厚实、轻薄，关系到其治疗的病位与药力的走向，推导张仲景发汗用桂的枝条，而非身干，这是武断的说法。“非身干”的桂皮也可能很粗大厚实，未必轻薄。在原始经方中，连桂枝药名都没有，又何谈轻薄之桂？但陈承所说宋代出现的“柳桂”确实是轻薄的“嫩小枝条”，其皮甚薄，故无粗虚表皮，且带着木质心。经方中这样的“桂枝”还没有出现，轻薄发散的理论解说还没有产生。但是到了宋代，象形药理学盛行，赋予了“柳桂”(嫩小枝条)入上焦发散的功能，从此后世将桂枝理解为桂的嫩小枝条，广泛运用，并将经方之桂分化为“桂枝”“肉桂”两类药材，作用有所差别。当今《中国药典》收录“肉桂”“桂枝”两药，其中“肉桂”为樟科植物肉桂 *Cinnamomum cassia* 的干燥树皮；“桂枝”为同种植物肉桂的嫩树枝梢，其形“呈长圆柱形，多分枝，长 30～75cm，粗端直径 0.3～lcm”，此即宋代的柳桂，与经方之“桂”的入药部位完全不同。

“桂”的植物来源：经方所用之“桂”，在《证类本草》中涉及 3 个药条，即首见于《神农本草经》的“牡桂”“菌桂”，首见于《名医别录》的“桂”。3 药之下涉及药源时，名称众多且互相抵牾。历代论桂各执一词，莫衷一是，令宋代陈承感叹：“诸家所说桂之异同，几不可用考。”究其原因，可能是主产南方(桂阳、桂林、南海、交趾等地)的桂，能亲见原植物、实地考察的人太少，故导致桂的来源纠缠不清。

但桂毕竟是常用之药与家常调料，其药材特有的浓郁桂香、微辛带甘，只要闻过、尝过一次，就会令人毕生难忘。对于药家来说，能掌握的鉴别点更多，鉴别药用肉桂、桂枝并非难事，故历代医家实际使用的“桂”正品一直很明确。至今保留在日本奈良正仓院的唐药(756 年以前传入日本)“桂心”，经现代鉴定其原植物就是樟科植物肉桂 *Cinnamomum cassia* 系统种[1](图 4-1)，与现代所用肉桂、桂枝来源一致。

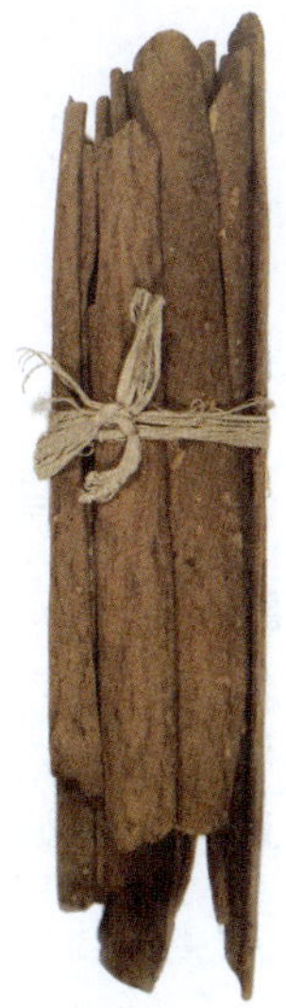

图 4-1　正仓院唐药桂心

宋代苏颂《本草图经》在谈到桂的来源时，也指出当时的状况是：“旧经载此三种之异，性味、功用亦别……今岭表所出，则有筒桂、肉桂、桂心、官桂、板桂之名，而医家用之罕有分别者。”也就是说，医家很少会被繁多名目所惑，都知道药用桂其实就是一种。历代诸家之说虽然各执一词，但毕竟还有明白人，其中宋代陈承最佩服的是唐代陈藏器，谓“考今交、广商人所贩，及医家见用，唯陈藏器一说最近”。

1　日•朝比奈泰彦．正仓院药物 [M]．大阪：植物文献刊行会，1955：249.

陈藏器对桂的来源了如指掌：

“菌桂、牡桂、桂心，已上三色并同是一物。按桂林、桂岭，因桂为名，今之所生，不离此郡。从岭以南际海尽有桂树，惟柳、象州最多。”以上首先点明“菌桂、牡桂、桂心”同是一物，继而圈定了产区为“从岭以南际海”。这种桂“味既辛烈，皮又厚坚，土人所采厚者必嫩，薄者必老。以老薄者为一色，以厚嫩者为一色。嫩既辛香，兼又筒卷。老必味淡，自然板薄。板薄者，即牡桂也，以老大而名焉。筒卷者，即菌桂也，以嫩而易卷。古方有筒桂，字似菌字，后人误而书之，习而成俗，至于书传，亦复因循。桂心即是削除皮上甲错，取其近里辛而有味。”此段根据桂的特异点（味辛烈，皮厚坚），分析了牡桂、菌桂（筒桂）、桂心诸名的由来。

至于桂原植物的特点，《唐本草》提到：“菌桂叶似柿叶，中有纵文三道，表里无毛而光泽。”“其筒桂亦有二三重卷者，叶似柿叶，中三道文，肌理紧薄如竹。”其中的“纵文三道”指其叶片具有樟科植物叶有离基三出脉的特征，这是区别于桂花原植物（木犀科植物木犀 *Osmanthus fragrans*）最重要的特征之一。宋代《本草图经》两幅桂图，据考其中“宾州桂”（图 4-2）是肉桂 *Cinnamomum cassia* 的写实图、“宜州桂”（图 4-3）可能是钝叶桂（*Cinnamomum bejolghota*）[1]。

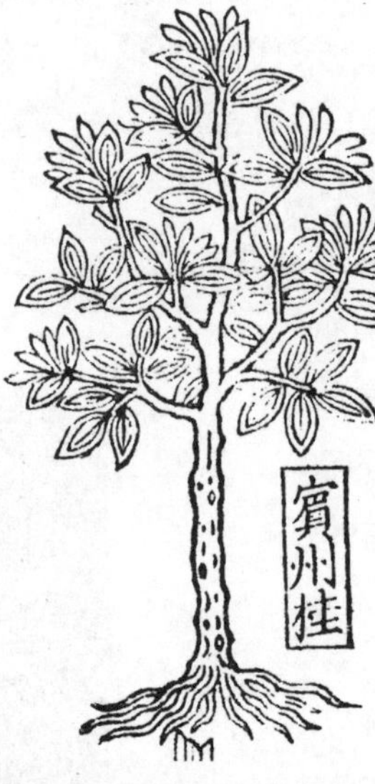

图 4-2 《本草图经》（政和）宾州桂

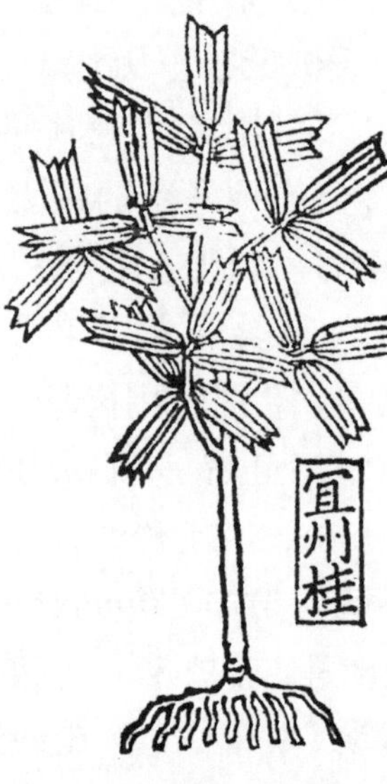

图 4-3 《本草图经》（政和）宜州桂

肉桂作佐料优于桂皮，早期文献中所载食料之桂皆肉桂，后世则多用桂皮。当今用作香料或服食佐料（如五香粉）的“桂皮”，或为肉桂在加工过程中余下的薄枝皮及下脚料（多供出口），或来源于樟科多种植物（如阴香 *Cinnamomum burmannii*、细叶香桂 *Cinnamomum chigiii*、川桂 *Cinnamomum wilsonii*、天竺桂 *Cinnamomum yaponicum*）的

1 王家葵，蒋淼，胡颖翀．本草纲目图考 [M]．北京：龙门书局，2018：1261.

树皮[1]，此类桂皮亦辛温，但一般不作商品药用。其皮质硬而脆，稍薄而板平，味微辛甘，无肉桂特异浓香，易于与肉桂鉴别。

【附言】

经方“桂”在其 2 000 多年的运用历史上，一直受到医家的高度重视。尽管后世桂枝在外感疾病的运用较少，但在内科杂病方面仍被广泛运用。该药古今变化最大的是一字桂分化成了肉桂与桂枝两类药材，功效略异。宋代的“柳桂”冒名顶替为桂枝，使经方某些方剂的桂更换了药用部位。

将桂的嫩小枝条纳入桂家族，从保护资源角度来看并不是坏事。使用肉桂需要剥取枝干的树皮，对桂树损伤较大。充分利用嫩小枝条，可扩大药源，有利于药材的持续生产。从宋代算起，这种借名上位的桂枝也已经使用了近千年，实践证明它确实有一定疗效，因此宋以后含桂枝的方剂继续使用嫩小枝条，并非不可。但如果开发经方，以带有木质心的嫩枝条取代原来的厚树皮，似很难重复经方之效，因此建议开发经方还是照原方使用肉桂为好。

1　金世元. 金世元中药材传统鉴别经验 [M]. 北京：中国中医药出版社，2012：182.

5

大枣(65)

【提要】

大枣食药两用，其栽培品虽多，但植物基原一直没变。经方用大枣入汤，只须“擘”开，无须去皮核，完枣入汤有悖经方原义。经方每剂用枣以 12 枚居多，其余剂量(4～30枚)的使用均少。相比之下，现代用大枣的剂量过少。

【药源辨析】

大枣概况及主要功用：经方用大枣(或枣膏、枣肉)者 65 方，其中《伤寒论》40 方，《金匮要略》25 方(除去《伤寒论》已有之方 14 首)。

大枣为日常果品，味甘，故能甘缓益气。但枣甘而腻，故《金匮要略》“黄耆建中汤”有“腹满者去枣”之说，即指过食枣有碍脾胃运化，引起腹胀。经方无单用大枣之方，却有小方数个。例如《金匮要略》“皂荚丸”单用皂荚做成蜜丸，用“枣膏和汤服”。该丸主治唾浊咳逆，以皂荚除之。皂荚气味难闻，故以酥炙，且用蜜丸，再用枣膏和汤，都是为矫味矫臭，护养胃气。

《金匮要略》“葶苈大枣泻肺汤”治肺痈，葶苈苦寒泻肺，大枣无益于治肺痈，但能用其甘缓以减葶苈之苦寒。同理，“十枣汤”中用十枚大枣煮汤，送服有毒之药大戟、芫花、甘遂的混合粉末，旨在减毒护胃。但日本医家吉益东洞认为此二方中“以大枣为君药”[1]，进而推导大枣“主治挛引强急也。旁治咳嗽、奔豚、烦躁、身疼、胁痛、腹中痛”——此本末倒置。“十枣汤”治悬饮，须“得快下利后”方能除病。枣汤不能下利，岂能为君？《素问》云：“方制君臣何谓也？岐伯曰：主病之谓君。”这是医家判别方药君臣的原则，与药家以药性善恶判君臣不同。仲景乃医家，当尊主病之为君，故不能将十枣汤的主治作为大枣功用。经方中大枣经常与生姜、干姜配伍使用(参本书“姜”条)，发挥调和之功。姜味辛香，兼可解大枣之腻，故许多经方用此二味调和营卫。

大枣是古老的“五果”(枣、李、杏、栗、桃)之一，其名不仅多见于早期经史文献(如《周礼》《礼记》《毛诗》《史记》等)，亦见于最早的医药书，如《素问》《灵枢》及本草著作。大枣首见于《神农本草经》，其性用为：“甘，平，无毒。主心腹邪气，安中养脾，助十二

1 日•吉益为则. 药征 [M]. 陆翔，郜栾，王旭光，等校注. 北京：中国中医药出版社，2016：70.

经，平胃气，通九窍，补少气，少津液，身中不足，大惊，四肢重，和百药，久服轻身长年。”《名医别录》又补充其功用：“补中益气，强力，除烦闷，疗心下悬，肠澼。”其中“安中养脾”“补中益气”“和百药”是其补养作用。北宋寇宗奭云：“今人将干枣去核，于铛锅中微火缓逼，干为末，量多少，入生姜末为汤，点服，调和胃气。又将煮枣肉，和治脾胃丸药尤佳。”可知以枣养脾是自古以来的经验。经方用大枣，当也是汲取民间食枣的经验。这种养脾的枣，只能是成熟干燥后的大枣，又名干枣。《日华子本草》云：“干枣润心肺，止嗽，补五脏，治虚劳损，除肠胃癖气。”这才是大枣在经方及后世医方所能发挥的作用。唐代《食疗本草》载“生者食之过多，令人腹胀。”故医方中一般不用生枣入药。

《神农本草经》除记载大枣果实外，还载有“三岁核中人”，即三年的枣核中的种仁。但此药后世未见用。后世“枣仁”非大枣之种仁，而是酸枣仁的简称。

大枣来源及修治法：枣字繁体为“棗”，宋代陆佃《埤雅》云：“枣，大者枣，小者棘……于文重束为‘棗’，并束为‘棘’……盖枣性重乔，棘则低矣。故其制字如此。[1]”这就将枣、棘(酸枣)的造字本义与植物大体形态联系起来。枣树常见，故早期本草多不载其形。明代《救荒本草》云：枣“树高一二丈，叶似酸枣叶而大，比皂角叶亦大，尖艄光泽，叶间开青黄色小花，结实种数甚多”，此即鼠李科植物枣 *Ziziphus jujuba* var. *jujuba*，其果实食药两用。至于入药者，宋代寇宗奭云：“今先青州，次晋州，此二等可晒曝入药，益脾胃，为佳，余止可充食用。”青州即今山东青州市，晋州即今山西临汾市。枣为我国原产，现在广为栽培，栽培品种甚多，入药以形大、色赤、肉厚、多膏、味甜为佳。现代《中国药典》“大枣”的基原亦为此种。

《伤寒论》中40方用大枣，均注明须“擘”(bò)，此外需要“擘”的药物有栀子。《金匮要略》需要“擘”的药物除大枣外还有百合。《说文解字·手部》：“擘，㧑也。”㧑(huī)，意为剖裂，此处即用手分开。经方须擘的药都是能轻易用手就能掰开果实与鳞茎。唐代孙思邈《备急千金要方》云：“凡汤中用完物，皆擘破，干枣、栀子之类是也。”其目的很简单，就是让包裹着果肉的外层皮壳裂开，有利于煎出药汁。梁代陶弘景云：“其皮利，肉补虚，所以合汤皆擘之也。”这种说法是节外生枝。若因“皮利”而擘枣，则整个枣皮都要去掉，这不仅费功，还会损失枣肉。经方擘枣令破，非剥皮令尽，孙思邈解释是针对“完物”，并非枣皮药性不同，后世亦未见附和陶氏之说者。

经方亦未言大枣擘后要去核，因为经方用枣论枚，枣核坚硬，不影响药量与煎枣，无须花这道工夫。现代研究大枣劈破后第一煎出物的重量平均大于整枣入煎的3倍以上，总煎出率大于整枣入药煎的2倍以上，枣核的煎出物仅占全枣的4%[2]。这也

---

[1] 引自：宋代陆佃《埤雅》卷13“释木·棗”，见《丛书集成新编》第38册311页，台湾新文丰出版公司，1986年出版.

[2] 李东，李象新. 大枣入药的计量单位和炮制要求[J]. 中成药，1987(11)：47.

证明经方对大枣修治须擘开但无须去核，既合理，又经济。《备急千金要方》云“用大枣、乌梅皆去核”。这要看用在什么地方。若入汤剂，大枣容易用手擘破，临用再擘破不迟，无须事先切制，以免大枣不易贮藏。《金匮要略》“竹皮大丸”用“枣肉和丸”，“皂荚丸”用“枣膏和汤服”，这种时候，无须经方注明，所用大枣也是要去核及去外皮的，否则如何获得“枣肉”“枣膏”？《食疗本草》取枣肉外用，也指明大枣须“去皮核”，入汤无须多此一举。

附带一言，大枣皮未见入药。后世所谓“枣皮”，乃药材山茱萸的别名，与大枣无关。

大枣用量：经方用枣均以“枚”计，并无重量折算的争议。《伤寒论》40方用枣，以用12枚者最多，达28方。其他用5枚、15枚、30枚者均仅1方，6枚、10枚、25枚者皆为2方，4枚者3方。不同品种的大枣，其大小不同，重量也因此不同，但不会有数倍的差距。梁代陶弘景云：“枣有大小，以三枚准一两。”据考证，按南北朝的权量制，推算枣一枚为7.3g[1]。现代大枣用量一般规定是15～30g。显然经方每剂用大枣（按12枚计）较现代要高数倍。经方规定的实物数量，在现代医家临床使用经方，固然可以按不同情况予以变通，但作为经方开发研究，实物可按中等大小取材，数量若要增减，就有违经方原意了。

【附言】

古今运用大枣的植物来源没有变化。后世对大枣的修治方法虽未必尽皆遵照经方，但其差异对发挥大枣的作用也无太大的影响。仲景使用大枣最多用的是每剂12枚，这样的剂量在现代则比较吓人。考虑到经方大多用每方不过数味，与后世每方动辄十几味大不相同。故临床用药大抵不必拘泥经方用枣剂量。但开发经方遇到以实物数量计数的问题，违背经方显然缺乏正当理由。这是一个难题，需要想办法解决。

1　郭明章．仲景方用药剂量古今折算及配伍比例的研究[D]．北京：北京中医药大学，2009.

6

芍药(58)

【提要】

芍药古今植物来源无大变化，但仲景经方所用芍药未分赤、白，唐宋及其以后芍药明显分化为白芍、赤芍两类药材，其分化依据自古多争议。若据文字记载，经方所用芍药当为今之赤芍。芍药的赤、白分化原因何在？是否合理？此为本篇讨论的重点。

【药源辨析】

芍药概况与功用：经方含芍药者58方，包括《伤寒论》33方（其中芍药为加味者3方），《金匮要略》25方（不计《伤寒论》已有方1首）。经方中一药见于50方以上者仅5味，其中姜、桂、大枣兼食药两用，其多用自不待言。专于药用者仅甘草与芍药两味，可知芍药在经方中地位甚高。此5药合在一起，就是一副“桂枝汤”。

经方中无芍药单方，但有加减用芍药的记载。《伤寒论》3方的加味药中提到芍药的主治：小柴胡汤后“若腹中痛者……加芍药三两”；通脉四逆汤后“腹中痛者……加芍药二两……咽痛者，去芍药”；白散方后“腹中痛，与芍药三两”。此三方均指明芍药能止腹痛，但咽痛无效。通脉四逆汤主治少阴病，下利清谷，则其腹痛偏于虚寒。白散发汗后腹痛，则属津少腹痛。

还有加芍药或加重芍药用量形成新方者，如桂枝加芍药汤，治桂枝汤证下后腹满时痛，当属伤津腹痛，故倍用芍药至六两。另桂枝加芍药生姜各一两人参三两新加汤，所主为“发汗后，身疼痛，脉沉迟”，同样是误汗伤津导致身疼痛，芍药亦可止其痛。以上经方均明示芍药有止伤津腹痛、身痛之功。据此，凡含芍药之方，若出现腹痛、身痛，皆为芍药所主。

《金匮要略》白术散主妊娠养胎，“但苦痛，加芍药”，即妊娠单纯腹痛可用芍药。但若“心下毒痛”“心烦吐痛”，则不属芍药止痛范围。又枳实芍药散主产后腹痛，烦满不得卧，“假令不愈者，此为腹中有干血着脐下”，可见产后腹痛用芍药无效者，乃因干血着脐下。这就指明芍药所主，属一般气血不和的下腹部疼痛。此外，防已黄耆汤后云“腹痛加芍药”“胃中不和者加芍药三分”，也是用芍药止痛，或用小剂量芍药调和胃气的明证。

此外，从芍药为主药（或用量甚大）的小方与配伍中，也可窥见芍药的功用所在。例如《伤寒论》对“厥愈足温者，更作芍药甘草汤与之，其脚即伸”，这是伤寒误汗导致厥逆、经复阳之后，原有“脚挛急”证未除，用芍药甘草汤即脚伸（解除肌肉挛急）。联系芍药能止伤津腹痛，则此小方能除挛急，也是因为芍药能柔筋缓急。同样，在亡阳用药之后，阳气还，“胫尚微拘急，重与芍药甘草汤，尔乃胫伸”，也是借助芍药舒筋、解除拘急之效。

芍药与桂枝是桂枝汤的配伍核心。桂枝汤主治“太阳中风，阳浮而阴弱”，桂枝扶阳，芍药益阴。但凡加重或倍用芍药时，最能体现芍药的功用。例如小建中汤主“伤寒，阳脉涩，阴脉弦，法当腹中急痛”，其中芍药加倍用六两。清代《本经疏证》云：“芍药之任，莫重于小建中汤”[1]，能治烦悸、里急、腹中急痛等证。桂枝加芍药汤（芍药倍用）主误下腹满时痛，在此方基础上，若大实作痛则加大黄，此即桂枝加大黄汤。

以上是仲景经方已明示的芍药功用。日本吉益东洞《药征》谓芍药“主治结实而拘挛也。旁治腹痛、头痛、身体不仁、疼痛，腹满，咳逆，下利，肿脓。”他认为“所谓痛者，拘急也”，其旁治的各种症状“皆结实所致也”。芍药止痛不假，但“结实”却不是芍药所治疼痛主因。产后、汗下之后的腹痛、身痛以及脚挛急等，都无法用结实来解释。清代邹澍《本经疏证》谓“芍药之用，在痛不在满”“腹中满痛多用芍药，心下满痛则在所不用”。该书对芍药之用辨析甚详，且云“芍药、桂枝，一破阴，一通阳……此实和营布阳之功，断非酸收止汗之谓也”[2]。

与经方时代最接近的早期本草中，《神农本草经》“芍药”条云：“主邪气腹痛，除血痹，破坚积，寒热疝瘕，止痛，利小便，益气。”《名医别录》补载：“通顺血脉，缓中，散恶血，逐贼血，去水气，利膀胱、大小肠，消痈肿，时行寒热，中恶，腹痛、腰痛。”其中主邪气腹痛，止痛，益气等都与经方所用相符。

但无论经方还是早期本草，都没有明显地将芍药作为补益药，且无赤芍、白芍之分。日人吉益东洞谓张仲景用芍药诸汤“于血证无毫关涉焉，特治结实而拘挛已。若乃酸寒伐生发之气，及泻木之说，此凿空之论，而非疾医之用也。”酸寒泻木，确实未必是仲景本意，但要说芍药“于血证无毫关涉”，则未免武断。《金匮要略》土瓜根散治“带下经水不利，少腹满痛，经一月再见者”，其中即用芍药，并非与血证无涉。芍药在《神农本草经》载“除血痹”、《名医别录》载“通顺血脉，缓中，散恶血，逐贼血”，皆系经方时代用药经验，焉能忽视？

宋代及其以后对芍药性用的认识，变化甚大。北宋苏颂《本草图经》曰：“张仲景治伤寒汤，多用芍药，以其主寒热，利小便故也。”这大概是取《神农本草经》之言，然后世一般不把芍药当成解寒热、利小便的药使用。寇宗奭认为：“血虚寒人，禁此一物。古人有言曰‘减芍药以避中寒’，诚不可忽。”可见当时有人将芍药看成一味可畏的寒凉药，这与《神农本草经》芍药“苦，平”，《名医别录》“酸，微寒”相差甚大。后世

1　清•邹澍．本经疏证 [M]．郭瑞华，谢敬，王全利，等校注．北京：中国中医药出版社，2015：228.

2　清•邹澍．本经疏证 [M]．郭瑞华，谢敬，王全利，等校注．北京：中国中医药出版社，2015：227-229.

芍药又分赤、白，功用有异，且云白芍养血敛阴，甚或被作为补血药，更与经方芍药功用不同。

芍药因来源分化导致功效变迁，涉及面广，后世脱离芍药分赤白就几乎难以讨论芍药的功用。故以下专门探讨赤白芍的来龙去脉。

芍药的植物来源：芍药为常用要药，又为著名观赏植物，世代相传，来源不易混乱。宋以前本草对其形态少有记载。宋代苏颂《本草图经》曰："今处处有之，淮南者胜。春生红芽作丛，茎上三枝五叶，似牡丹而狭长。高一二尺，夏开花，有红、白、紫数种，子似牡丹子而小，秋时采根。"该书所附"泽州芍药"图（图 6-1）与文字描述基本一致，其植物来源即今毛茛科植物芍药 *Paeonia lactiflora*，药用其根。

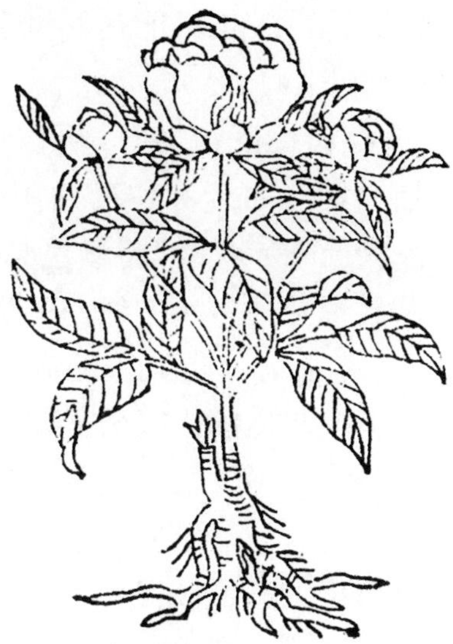

图 6-1 《本草图经》（政和）泽州芍药

芍药在后世逐渐分化为赤芍、白芍，其功用有所差异。现代临床中药书，或云白芍"平抑肝阳"，将其归于"平肝息风药"；或云白芍"养血敛阴"，将其归于"补血药"；或云赤芍"凉血活血"将其归于"清热凉血药"……仲景时代还无息风、敛阴、凉血之说，后世归纳的这些功效似乎很难用于解释经方芍药的诸多主治。

芍分赤白肇始于陶弘景、孙思邈："芍药"在《山海经》《诗经》等早期文献就有记载。在仲景经方前后的《五十二病方》《神农本草经》《武威汉代医简》《吴普本草》《小品方》等医药书中，均只有"芍药"一名（"芍"或写作"勺""夕"，"药"或写作"乐"）。

最早提到芍药有赤、白的是梁代陶弘景《本草经集注》："今出白山、蒋山、茅山，茅山最好，白而长大。余处亦有而多赤，赤者小利。俗方以止痛，乃不减当归。道家亦服食之。"陶弘景意在说明茅山等处的芍药质量最好，根"白而长大"，其他地区所产芍药则根多赤色。此处的赤白，指根的自然本色。陶说根赤者性"小利"，此"利"的反义词是"补"，与"泻"的含义近似。陶弘景还说俗方（医家）以芍药止痛、道家用它服食。陶弘景的解说涉及若干局部地区芍药的形性差异，并不意味着各处的芍药都已分化为赤白两类。

今传世本《伤寒论》仅"芍药甘草汤"出现"白芍药"一名，但在唐代《千金翼方》卷九"芍药甘草汤"仍是"芍药"，并无"白芍药"一名。不能以后世刊本有一处白芍药就认为此名首见于仲景医书。今存《肘后备急方》亦有一处出现"白芍药"，见于美容方"荜豆香藻法"[1]，取其"白"而非补益，但未见有"赤芍药"之名。故此"白芍药"可能

[1] 晋•葛洪，撰. 梁•陶弘景，增补. 肘后备急方 [M]. 影印清乾隆五十九年修敬堂刻本. 广州：广东科技出版社，2012：494.

是陶弘景增补，也可能是后世混入，因系孤证，尚不能据此认定南北朝时临床所用芍药已分赤白。

今存唐代医药书中，可以肯定的是唐孙思邈《备急千金要方》(652 年)就已经明载“白芍药”，且云赤白芍功用不同。该书卷一“合和”提到：“凡茯苓、芍药，补药须白者，泻药唯赤者[1]。”将颜色与补泻功效联系，罕见于此前的医药书中。《备急千金要方》共出现芍药名 447 处，白芍药 3 处，赤芍药 2 处。以上数据是依据宋臣校改过的《备急千金要方》，但其中的赤白芍不大可能是宋臣所改，因为其数量仅及芍药的百分之一强，且其他唐代医药文献同样存在少量赤白芍。例如孙思邈《千金翼方》(682 年)有芍药名 321 处，白芍药 2 处，赤芍药 1 处。王焘《外台秘要》(752 年)有芍药名 517 处，白芍药 3 处，赤芍药 2 处。以上 3 书中的“芍药汤”都注明要“白芍药”，这也说明此“白芍药”非后世所改。

保存未经校改的中国六朝、隋唐古医籍内容的日本丹波康赖《医心方》(984 年)，其中含芍药名 114 处(“芍”写作“夕”者 112 处)，其中 1 处“白芍药”亦注明出“芍药汤”，2 处“赤芍药”注明出《广利方》(796 年)。此《广利方》2 个用赤芍药的方亦见于宋代《本草图经》引录。今存吐鲁番医药文献中也发现有零星的白芍药一名。例如编号 P.3287 的卷子残卷，其抄成年代疑在唐高宗(650—683)时[2]。该残卷的桂枝汤中有“白勺药三两生布拭去土”，可见当时的“白勺药”并不需要水煮及刮皮，只须一般的清洁处理。

以上提到的唐代主要方书涉及的芍药与赤、白芍药相关数据可制成表 6-1。

表 6-1　主要方书涉及的芍药与赤、白芍药

	《备急千金要方》	《千金翼方》	《外台秘要》	《医心方》
芍药	447	321	517	114
白芍药	3	2	3	1
赤芍药	2	1	2	2
赤白 / 芍	1.12%	0.93%	0.97%	2.63%

表 6-1 清晰地显示，唐代虽然已有白芍药、赤芍药之名，但非常少见，仍以芍药名为主。以上四书中，赤、白芍药名仅占单纯芍药名的 0.93～2.63%。但在宋初《太平圣惠方》中，这一比例竟然反转：芍药名占赤、白芍药名的 2.09%。换言之，在《太平圣惠方》中，几乎所有药方中的芍药都统一分出了赤芍药、白芍药！

《太平圣惠方》将芍药全部强分赤白：五代末《日华子本草》(908—923)“芍药”条还在说“赤色者多补气，白者治血”，这与唐代孙思邈所云“白补赤泻”截然不同。宋初

[1] 唐•孙思邈．备急千金要方 [M]．影印本．北京：人民卫生出版社，1955：10.

[2] 沈澍农．吐鲁番医药文献新辑校 [M]．北京：高等教育出版社，2016：89.

《开宝本草》(973—974)引"别本注"[1]云:"此有两种:赤者利小便下气,白者止痛散血。其花亦有红、白二色。"此与孙思邈、日华子所云赤白芍的功效也有差别。可见至少在宋初,白芍与赤芍的功效都还没有统一的认识。

但就在这种背景下,北宋《太平圣惠方》(992年)将其中几乎所有医方中的芍药都划分为赤、白两类。该书汇集唐后期至宋初之方16 832方首,其中白芍药名302个、赤芍药名1 420个(其中红芍药1个),合计1 722个。医方之外仅有36个"芍药"名,分别见于目录、方名、本草内容等处。也就是说,该书医方中几乎没有不分赤白的"芍药"一名。其中芍药名与赤、白芍药名之间的比例,与唐代来了一个大反转!

能解释此现象的理由只有一个:《太平圣惠方》编者凭主观意愿,按其自家制定的标准,将历代医方中的芍药名强行划分成赤芍药与白芍药,这样的做法史无前例!

《太平圣惠方》赤芍药出现频率是白芍药的4.7倍,说明编者认为古芍药多为赤芍药。《太平圣惠方》卷26至卷31收录五劳六极、虚羸骨蒸等治方,其中用白芍药之方70首(占全书用白芍方的23%),用赤芍药方90首(占全书用赤芍方的6%)。这一比例说明白芍药多用于补虚治劳。《太平圣惠方》治疗伤寒相关病方,除建中汤、当归四逆汤及其他补虚建中、敛汗宁神之外的方,均采用赤芍药。换言之,该书实际上用"赤芍药"取代了仲景补虚羸之外诸方所用的"芍药"。但无论赤芍、白芍,止痛是两者共有的功效。以上粗略分析,可窥知该书作者主体思想接近孙思邈的芍药"白补赤泻",且认为仲景经方最多用的是赤芍药。

《太平圣惠方》编成后曾向全国颁行,影响甚大。此后的医方书中,虽然再也见不到将所有古方中的芍药全部分赤白的做法,但赤芍药、白芍药再也不像唐代那样稀见。例如北宋《圣济总录》(1111—1125)一书收方20 000余,其中"芍药"出现1 370次,赤芍药464次,白芍药65次。该书转录经方时,不再将芍药人为强分赤白,而是保持部分原用"芍药"名。《太平惠民和剂局方》中有方788首,其中出现"白芍药"或"芍药(白者)"共50次,"赤芍药"或"芍药(赤者)"共52次,另外还有"芍药"27次。能分则分,不能分则不分,是《太平圣惠方》之后诸医方书的处理方法。

赤芍药、白芍药之名在宋代已很普遍,但"赤芍""白芍"的功效究竟有何差异?其药物区分依据什么?这两个问题实际上在宋代并没有完全解决!

宋代关于赤白芍形性的争议:《太平圣惠方》之后的百余年,南宋许叔微《伤寒发微论》(约12世纪中期)还在阐述其"论桂枝汤用赤白芍药不同"说:"仲景桂枝汤加减法凡十有九证,但云芍药。《太平圣惠方》皆用赤芍药,孙尚方皆用白芍药。"孙尚方即孙兆,北宋医官,当时的伤寒大家,他认为经方芍药是白芍药,非《太平圣惠方》改成的赤芍药。许叔微也是伤寒大家,他遵从孙思邈"白补赤泻"之说,认为桂枝汤"以芍药助其弱,故知用白芍药也",即支持孙尚方的划分法。再细看其他宋代书,医家们

[1] 别本注:或疑即五代后蜀《重广英公本草》,又名《蜀本草》(938—964)新增注说。

也不全遵“白补赤泻”说。例如《证类本草》转引《博济方》治五淋用赤芍药，初虞世治咯血衄血用白芍药，此似与《开宝本草》“赤者利小便下气，白者止痛散血”不尽相同。更重要的是，宋代还没有明确赤白芍的划分标准。

前已述及，《开宝本草》引“别本注”称芍药根色分赤、白，“其花亦有红、白二色”，似乎两者对应。苏颂《本草图经》（1061年）指出芍药花“有红、白、紫数种”“根亦有赤白二色”，则花色也未必尽能与根色一一对应。宋代医方多见赤白芍之名，苏颂却一边说芍药根“有赤白二色”，一边转引时代更早的“崔豹《古今注》”与“安期生服炼法”的芍药不同分类法。崔豹只言“芍药有二种，有草芍药、木芍药”，却不言与医家所用赤白芍有何关系。托名安期生的“服炼法”也提到“芍药二种：一者金芍药，二者木芍药。救病用金芍药，色白多脂肉；木芍药色紫，瘦多脉……若欲服饵，采得净刮去皮，以东流水煮百沸，出阴干。停三日，又于木甑内蒸之……”从形状来看，救病用的金芍药更接近白芍，而木芍药形状虽似赤芍，却用于服饵，且须刮皮水煮再蒸，此加工法又更接近后世的白芍。故苏颂所引之说看似丰富，实则混乱虚玄，与芍药区分赤白联系不上。服饵用的芍药属于道家用药，其制法近似《雷公炮炙论》[1]：“凡采得后，于日中干，以竹刀刮上粗皮并头土了，剉[2]之，将蜜水拌蒸，从巳至未，干用之。”但雷公并未说刮皮、蜜蒸后的芍药根就是白芍。可以肯定的是，宋代及其以前，只有道家服食用的芍药才需要经过刮皮、蒸煮，医家基本不用此法。

宋代药家均未直接谈及赤白芍的区别。北宋陈承[3]曰：“今世所用者，多是人家种植。欲其花叶肥大，必加粪壤，每岁八九月取其根分削，因利以为药，遂暴干货卖，今淮南真阳尤多。药家见其肥大，而不知香味绝不佳，故入药不可责其效。今考用宜依本经所说川谷丘陵有生者为胜尔。”可见陈承眼中的芍药质量，不在根色赤白，在于野生者胜，种植芍药根虽肥大而缺少“香味”。北宋寇宗奭则云：“芍药全用根，其品亦多，须用花红而单叶，山中者为佳。花叶多即根虚。然其根多赤色，其味涩苦，或有色白粗肥者益好。”寇宗奭既说要山中野生、根实者为佳，但又云野生者“根多赤色，其味涩苦”，或有“色白粗肥者益好”。其中野生赤色者似为后世的赤芍药，“色白粗肥者”类似白芍药。《太平惠民和剂局方》后附的“论炮炙三品药石类例”云：“芍药凡使须剉碎、焙干，方可入药用”，不言分赤白。《十便良方》“辨验药材美恶之诀”云：“凡芍药，白而轻松有粉者补，赤者泻。”“轻松有粉”并不是经水蒸煮过的芍药根的特点，因此很难说这种芍药就是当今的白芍。该书还有“雪白芍药”一名，更无法理解。

---

1 《雷公炮炙论》的年代有刘宋、隋唐等多种说法，其为唐以前书似无疑问。

2 剉：在古汉语中，“剉”有刀斫、刀切之义，如《康熙字典》所载“剉……《玉篇》去芒角也。斫也。《六书故》斩截也”。依据当前第7版《现代汉语词典》，“剉”为“挫”“锉”的异体字，但“挫”“锉”均无刀斫、刀切之义。故遵从古汉语。下同。

3 陈承于元祐七年（1092）编撰《重广补注神农本草并图经》，其说见于《证类本草》诸相关药条“别说”之下。

芍药根怎么会有“雪白”者？《活人事证方》提到“白芍药（真白者）”，此“真白”是未加工的自然白？还是加工后根色特别白？因语焉不详，无法深究。

宋以后赤白芍的争议：赤白芍的性用在宋以后逐渐统一。孙思邈“白补赤泻”说逐渐得到公认。金代成无己《注解伤寒论》云：“芍药白补而赤泻，白收而赤散也。[1]”金代李杲解释说：“后人用赤泻、白补者，以其色在西方故补，色在南方故泄也。”明代陈嘉谟《本草蒙筌》首次将芍药之赤白、功效与炮制法挂钩：“赤白因异，制治亦殊。赤芍药色应南方，能泻能散，生用正宜；白芍药色应西方，能补能收，酒炒才妙。（若补阴，酒浸日曝，勿见火）[2]”但此处所谓“制治亦殊”还不是专指白芍加工方法不同。下此以往，诸家多承《本草蒙筌》之说，但亦有少数不同意见。如清代汪绂《医林纂要探源》从气血入手，云白芍“入气分功多”，赤芍“入血分功多”，然“大要亦通用。或谓白补赤泻，亦非也。”

在赤白芍的来源及区分方面，宋代及其以前多以根色分赤白。宋代《开宝本草》首将根色联系花色。《本草品汇精要》据此说凭想象绘成赤芍药、白芍药图（图6-2，图6-3）。明代李时珍说“根之赤白，随花之色”。但此花色说在古代就已露出破绽，芍药花的品色甚多，岂能皆与根色相应？现代更证实芍药的根色并不与花色相应，且皆能作为制取白芍的来源。

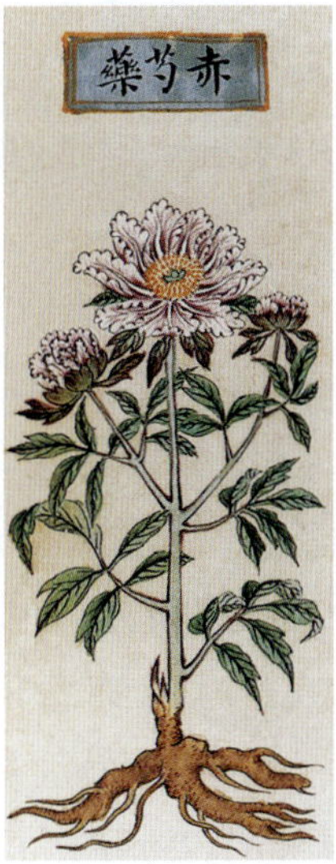

图6-2 《本草品汇精要》赤芍药

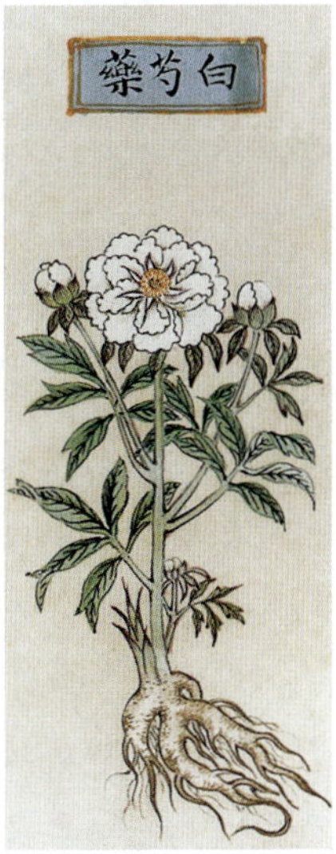

图6-3 《本草品汇精要》白芍药

关于赤白芍药根的形色，明代李中立《本草原始》有写生白描图，其中赤芍有数条细长的根，主根不明显（图6-4左支）。白芍为粗大主根，无分枝，不同产地的白芍主根形状稍有不同（图6-4右支），但“肉极坚实”。图注称“白芍药肉牙色”，这才是真色。

---

1 金·成无己．注解伤寒论[M]．于俊生，点评．北京：中国医药科技出版社，2018：100.

2 明·陈嘉谟．本草蒙筌[M]．王淑民，等点校．北京：人民卫生出版社，1988：79.

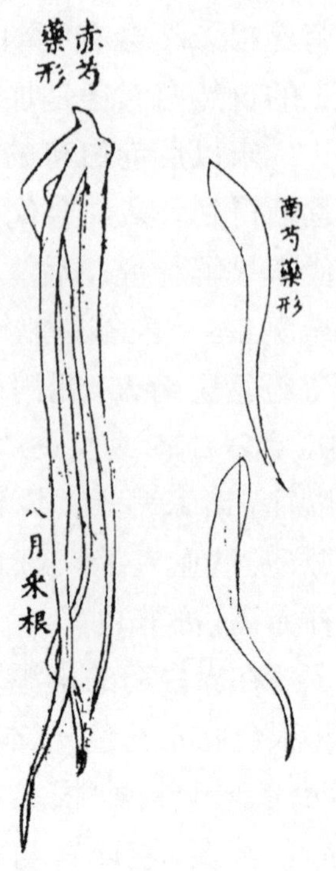

图 6-4 《本草原始》芍药

所谓“雪白芍药”假如真有，那也可能是用硫黄熏过，决非自然长成。据此写生图，可知赤芍药或以野生为多，且不经加工，其皮色自然色深（棕褐或其近似色），古人以“赤”来概括；白芍药当以栽培为多，并经过一定的加工修理，故其皮色乃表皮内层之肉牙色，古人以“白”来概括。

明代方有执《伤寒论条辨·本草抄》（1589 年）区分赤白芍的意见是：芍药，“《神农本草经》一耳……古人采自山野，山野多赤。后世好奇尚白，取办于种莳，虽得白多而肥大，乃出自人为，而物已失其天性矣，故难责效。风寒所用，义自赤者。《经》无明文，古意本来如此。[1]”按方氏的意见，野生多赤，种植多白，已失天性，应该以赤为正。

明末卢之颐《本草乘雅半偈》提到与修治有关：“先别赤白，白根固白，赤根亦白，每根切取一片，各以法记，火酒润之，覆盖过宿，白根转白，赤根转赤矣。各以竹刀刮去皮并头，剉细，蜜水拌蒸，从巳至未，晒干用。”此法须烧酒润过夜，刮皮蒸过，据说可使白根、赤根各显真色。此法提示明代制取白芍要经过刮皮久蒸，但清末赵其光《本草求原》重复实验，结果是：“吾尝依法试之，同一根而有变赤者，有不变者。以口尝之，味俱极苦，而后带微涩。”这说明卢之颐的烧酒润过辨赤白法并不灵验。按赵其光的辨析，最好是依凭《神农本草经》，“无分赤白”[2]。

清初医家陈士铎亦持此说：“芍药……能泻能散，能补能收，赤白相同，无分彼此。其功全在平肝。”他认为“世又尚白而不尚赤”，乃“不知芍药之功用而妄为好恶，不用赤而用白，不用生而用熟也，不大可哂也哉。[3]”由此反映清初的白芍色白且“熟”，要“熟”必然要水煮加工，而赤芍色赤，天然生用。陈士铎主张芍药不分赤白，用生不用熟，以保持与《神农本草经》及张仲景用药相同。与其观点接近的还有清初张志聪、高世栻，他们在《本草崇原》中指出“芍药花开赤白，其类总一”。陈念祖同意此说：“赤芍、白芍，花异而根无异。”这一派的意见是芍药不须分赤白，还是返璞归真的好。经方芍药，不分赤白，无论当补当泻，都可用之。古今医家也有“赤白芍”合用者，取其补中有泻。经方芍药不分赤白，补泻兼施，挺好。后世强分赤白，实在没有必要。要说有必要，那也仅是商业利益驱动而已。

现代赤白芍的状况：芍药分赤白，发生在采收之后、炮制之前的产地加工阶段，

---

1 引自：明代方有执《伤寒论条辨》卷八“本草抄”，明万历二十年至二十七年（1592—1599）方氏刻本。

2 清•赵其光．本草求原：上 [M]．影印本．广州：广东科技出版社，2009：256-258.

3 清•陈士铎．精校本草新编 [M]．王景，整理．北京：人民军医出版社，2013：90-94.

因此古籍记载极少。现代赤白芍的区分，经调查证实商品白芍和赤芍主要是从家种和加工方法的角度来区别。一般以家种，其根肥大平直，经过刮皮煮后修整等工序的为白芍[1]。家种者植物来源以芍药 *Paeonia lactifor* 为多，野生者还包括川赤芍 *Paeonia veitchii* 等多种同属近缘植物，其根不经刮皮水煮，清洁修整后晒干即为赤芍。但栽培芍药之瘦小根亦可加工为赤芍，野生的多种同属植物肥大的根亦可加工为白芍。由此看来，植物种以及鲜根之色并不是区别赤白芍的根本问题，家种与加工法可以改变芍药根的形状与颜色。现代的白芍为栽培芍药 *Paeonia lactifora* 根经水煮、刮皮后晒干而成，赤芍则为芍药 *Paeonia lactifora* 或川赤芍 *Paeonia veitchii* 的根晒干即可。

现代研究证实，芍药苷（$C_{23}H_{28}O_{11}$）是芍药中的有效成分，多存在于芍药根的皮部[2]。《中国药典》规定芍药苷在白芍药材干燥品中的含量不得少于 1.6%，饮片中的含量不得少于 1.2%；赤芍药材干燥品中的含量不得少于 1.8%。实际上白芍在产地加工时经刮皮、水煮，其芍药苷含量大幅度下降，这是一个不容忽视的问题。

由现代白芍的制取反推其源，则刮皮、水煮最早见于宋以前的“安期生服炼法”与《雷公炮炙论》，此二者都是道家为服饵目的对芍药进行的加工。医家治病的白芍在唐代卷子医书残卷仅需“生布拭去土”，与道家服饵需刮皮、水煮法完全不同。道家服饵可不计成本，医家用药则不然。明末也有刮皮久蒸制取白芍的方法，但其时芍药分赤白已经非常普遍，且白芍被作为补药，药材色白美观，制取白芍可以获利，由此形成了“尚白而不尚赤”的世风。从古代赤白芍形成的历史，以及现代有效成分含量的测定来看，刮皮水煮有损芍药的药材质量，古代就有医家对此予以批评。

【附言】

经方芍药不分赤白。芍分赤白的青萍之末，后世推溯到梁代陶弘景，因为他提到茅山等地以“白而长大”的芍药为好。但此后芍药地道药材甚多，却不是陶氏所言之地。唐代孙思邈轻飘飘一句“凡茯苓、芍药，补药须白者，泻药唯赤者”，竟成了后世芍药分赤白的理论根源。但即便在孙思邈《备急千金要方》中，赤白芍也仅出现 5 次，不分赤白的芍药倒出现了 447 次，可见他自己也不遵守“白补赤泻”的规则。

最为荒诞的是，在没有赤白芍用药实践为支撑的宋初，《太平圣惠方》编者居然将书中千余个方剂所用“芍药”全部凭一己之见划分为白芍药、赤芍药，从而助长了后世芍分赤白之风。《太平圣惠方》赤芍药出现的频率是白芍药的 4.7 倍，说明当时还没有重白轻赤。赤白芍区分的原始含义是根色，宋代芍药栽培品根肥大而色白（实则比野生色浅而已），成为市场所好，此当为宋代白芍的主要来源。

---

1 谢宗万. 中药材品种论述：上册 [M]. 上海：上海科学技术出版社，1964：80.

2 雷载权，张廷模. 中华临床中药学 [M]. 北京：人民卫生出版社，1998：1428.

无论古今，都认为赤白芍基原相同，栽培芍药虽肥大，其色与野生者的反差也不会太大。但宋以后世风“尚白而不尚赤”，后世药家借鉴道家服饵的制取芍药法，用刮皮、水煮或蒸之法，使白芍根色更白。但这样一来，生药材变成熟药渣，经过刮皮水煮的白芍其药力肯定下降。水煮芍药根还要煮到能扎透才行，其质地呈角质样，这一过程损失的有效成分自然很大。李时珍称有“薄夫”卖“汤参”，“汤参”就是“以人参完浸汁自啜，乃晒干复售”，这与白芍的加工法的性质相仿佛，所以清代陈士铎把芍药“不用赤而用白，不用生而用熟”当成大笑话！但这样的笑话却延续至今。

中药历史上并非没出过错误。对历史的错误，现代处理法有将错就错的（如自然铜让位于伪品黄铁矿），也有将颠倒的历史再颠倒过来的（如龟板的来源重新改为龟甲）。白芍刮皮、水煮，既然丢失有效成分，又不合古代医家用法，按说应该改过来。即便积重难返、众口难调，也应以经方为据，另推出一个不带色的“芍药”药材规格。该“芍药”亦用栽培芍药之粗大根，仅需清洁药材，不要刮皮水煮，则可降低成本，提高有效成分含量。至于其性用，可通过临床及实验进行比较研究，则知其是非优劣。这种无色“芍药”，医家可按自己意愿使用，既合经方古义，又有利于病家，且不存在任何风险，何乐而不为？怕只怕说说容易，做起来难。觉得此主意好的医家，难在无法把握药材来路。觉得此主意好的药家，在有《中国药典》高悬的现代，要强做却是合情合理不合法。除非医家、药家中有识见、魄力与权力者，联袂认真对待，才有可能解决芍药分赤白这一荒诞的现象。

7

半夏(45)

【提要】

半夏古今皆为常用药，其正品来源沿袭不变。半夏生用有毒，多外用，内服则须炮制。经方半夏最多见的炮制法是“洗”，即用开水快速洗捋其表面的涎滑黏液多次。后世半夏多加辅料进行炮制，且浸泡时间长，此可导致疗效变化。

【药源辨析】

半夏概况及主要功用：经方用半夏方共45首，其中《伤寒论》方18首，《金匮要略》方27首（含将半夏作加味药之方，已除去与《伤寒论》重复方6首）。

半夏入药甚早，《灵枢·邪客》提到治阴虚目不瞑，用秫米、半夏等为汤方。马王堆出土的西汉《五十二病方》中也用到“冶半夏”（半夏为末）。但这些早期医药文献的半夏方甚少，无法深入进行考察。经方中半夏方多达45首，多处谈到半夏的性用，例如《伤寒论》“半夏散及汤”下云：“半夏有毒，不当散服。”《金匮要略》“厚朴七物汤”“竹叶汤”均提到“呕者加半夏”，“白术散”则云“心烦吐痛，不能食饮，加……半夏大者”。可见呕吐是半夏的主治之一。《伤寒论》“小青龙汤”云“若渴，去半夏”，则提示半夏偏燥，宜于去水，伤津、无湿者忌用。

由两味药组成的含半夏小方3首（生姜半夏汤、半夏干姜散[1]、小半夏汤），都是半夏与姜配伍，所治之症依次有“似喘不喘，似呕不呕，似哕不哕”“干呕吐逆，吐涎沫”“支饮”（呕而不渴）。含姜、半夏二药的经方有34首，这些经方多数都有呕逆或咳逆之症，可见半夏与姜配伍是治疗吐逆的绝配。日本吉益东洞云：“呕者，生姜主之。呕而有痰者，半夏主之。”即半夏更适合水湿、痰饮所致的呕逆。例外的是，黄耆建中汤加半夏，不是为呕逆而投，因为“呕家不可用建中汤”，经方注明是为了“疗肺虚损不足，补气”，这是后人很少注意的半夏主治。

此外，咽痛也是半夏主治之一。半夏散及汤治少阴病咽中痛，半夏是主药。此外治少阴病咽中伤的苦酒汤、火逆咽喉不利的麦门冬汤、咽中如有炙肉的半夏厚朴汤

[1] 此方虽以“散”为名，但杵散之后，还要用浆水煎煮，此即后世所云“煮散”，与一般直接冲服的散剂不同。

中也均有半夏，此均为半夏治咽喉不利的例证。

将经方半夏功治与早期本草记载相比，《神农本草经》所载“主伤寒寒热，心下坚，下气，喉咽肿痛，头眩，胸胀咳逆，腹鸣，止汗”诸证中，唯“喉咽肿痛”多见于经方。《名医别录》云“消心腹胸膈痰热满结，咳嗽上气，心下急痛坚痞，时气呕逆”，其功用更接近经方半夏主治。但《名医别录》云半夏“消痈肿，堕胎，疗痿黄。悦泽面目。生令人吐，熟令人下”，则在经方难以体现。尤其是“堕胎”，经方“妊娠呕吐不止”却用干姜人参半夏汤，至少说明“有故无殒”，半夏并非胎孕的绝对禁忌。

半夏的原植物：关于半夏之名，《礼记·月令》曰：“仲夏之月……半夏生。”唐代颜师古注《急就篇》[1]云：“半夏五月苗始生，居夏之半，故为名也。”明代李时珍亦持此说。若按此说，则与半夏习性不符。日本森立之解释说：“五月叶茎际生实，与百合实、零余子等同。此实即是嫩根落地而生芽也。《月令》所云‘五月半夏生’，此之谓也。[2]”但此说法有拔高古人的观察水平之嫌。

经方虽然没有描述半夏形态，但从其毒性、功效主治等综合观察，与后世所用半夏基本相符。三国魏《吴普本草》，描述了半夏形态：“叶三三相偶，二月始生，白华员上”，说明半夏实生于2月。《唐本草》则云：“名羊眼半夏，圆白为胜”。“羊眼”“圆白”都是形容半夏（块茎）药材形状，这是当时的正品。唐本《图经》（见《蜀本草》引）云：“苗一茎，茎端三叶。有二根相重，上小下大。”这里所谓“一茎”是块茎抽出的长叶柄，老株叶柄顶端叶片3全裂，故被当作“三叶”。“二根相重，上小下大”的“上小”有可能是指叶片基部（叶柄顶头）的小珠芽；“下大”为植株下部的圆形块茎。据此，半夏即天南星科植物半夏 *Pinellia ternata*，古今半夏正品来源一致。现代《中国药典》半夏的基原亦为此种植物的块茎。

此外，《唐本草》还提到一种地区用药：“江南者大，乃径寸，南人特重之，顷来互用，功状殊异。问南人，说苗乃是由跋。”宋代《本草图经》云“江南者似芍药叶”“由跋绝类半夏，而苗高近一二尺许，根如鸡卵大”。这种植物据考即虎掌（掌叶半夏）*Pinellia pedatisecta*，小者为由跋，古代南方用作半夏，现代或称为“狗爪半夏”。两者为同属植物，其形性自然有相似之处。

古今半夏炮制的差异：《伤寒论》用半夏无一例外皆须“洗”。《金匮要略》仅4方的半夏需“洗”。但这是不同书籍记载详略的问题，并非《金匮要略》所用的半夏多不用“洗”。梁代陶弘景《本草经集注》“半夏”条云：“用之皆先汤洗十许过，令滑尽，不尔，戟人咽喉。”说明半夏要洗，目的是减少对咽喉的不良刺激。该书序例“合药分剂料理法则”详细地介绍了半夏炮制法：

“凡汤酒丸散膏中，用半夏皆且完，用热汤洗去上滑，以手挼之，皮释随剥去，更

1 引自：颜师古注《急救篇》卷四，清四库全书本。

2 日·森立之. 本草经考注 [M]. 孙屏，等校点. 北京：学苑出版社，2002：795.

复易汤洗令滑尽。不尔，戟人咽喉。旧方云二十许过，今六七过便足。亦可煮之，一两沸一易水，如此三四过，仍挼洗毕，便暴干。随其大小破为细片，乃秤之以入汤。若膏酒丸散，皆须暴燥，乃秤之。”

据上文所载，可见直到南朝梁，半夏的标准洗法是用“热汤”(开水)清除“完”药(完整药材)表面的“滑”(涎滑的黏液)，同时用手挼去药材表面的皮层。药材不需浸泡，开水温度降低就换开水再洗，洗上六七次即可。陶弘景说“亦可煮之”，但水开不过“一两沸”(沸腾时间极短)就要换水再煮，三四次之后再用手挼洗一遍，然后暴干，根据药材大小“破为细片”。此法不用任何辅料，也不需要深入到药材内部去清洗，因此有利于保存药物的有效成分，且未掺杂经方所无的其他药物。

古本《药对》记载半夏畏生姜、干姜。陶弘景《本草经集注》序例中提出“半夏有毒，用之必须生姜，此是取其所畏，以相制尔”。这可能就是依据古本《药对》所载的半夏畏姜的说法。陶弘景在“半夏”条再次指出：“方中有半夏，必须生姜者，亦以制其毒故也。”并将用生姜汁、煮干姜汁作为解半夏毒的方法，载入《本草经集注》“解百药及金石等毒例”，这就将半夏畏姜推到了一个极致地步。须知含半夏的经方也有不用生姜或干姜者，其半夏照样需要“洗”过。半夏与姜都是两味治病之药，且多配伍运用，是为更好地发挥止呕祛痰作用，并非是为了监制半夏。徐之才《药对》云：“虚而痰，复有气，用生姜、半夏、枳实。”可见姜、夏各有各的治疗作用，配伍使用，相辅相成。既然是协同，就不宜用“姜制”的说法。半夏固然有一定的毒性，但经过长期贮存(半夏是古代六陈之一)，又兼用热汤多次洗过，已经可以消除“戟人咽喉”的副作用。陶弘景过分强调半夏畏姜，为后世过度炮制半夏提供了理论依据。

唐宋以后，半夏的炮制法越来越繁复，又出现了添加各种药物辅料炮制的方法，例如明矾、皂角、吴茱萸、萝卜、白芥子、醋、酒、浆水、猪苓、竹沥，甚至巴豆制等方法[1]。明代李时珍云：“今治半夏，惟洗去皮垢，以汤泡浸七日，逐日换汤，晾干切片，姜汁拌焙入药。或研为末，以姜汁入汤浸澄三日，沥去涎水，晒干用，谓之半夏粉。或研末以姜汁和作饼子，日干用，谓之半夏饼。或研末以姜汁、白矾汤和作饼，楮叶包置篮中，待生黄衣，日干用，谓之半夏曲……”此外，明清还有法制半夏、红半夏、仙半夏、清半夏等等名目，难以枚举。当代《中国药典》“半夏”条下炮制法是“生半夏用时捣碎”，但将半夏 3 种炮制品单独立条。其中“法半夏”是与甘草、石灰按法制成。“姜半夏”是与生姜、白矾按法制成。“清半夏”是与白矾按法制成。

总的来说，后世诸多半夏炮制法。凡涉及长时间浸泡且将半夏粉碎后再炮制的方法，都与经方“洗”法悖逆，且大量损耗了半夏的有效成分。至于增添辅料，则直接改变了经方组成，使之失去经方组方原意，这在现代研究开发仲景经方必须引起充分的关注。

---

1 王孝涛. 历代中药炮制法汇典：古代部分 [M]. 南昌：江西科学技术出版社，1986：65-69.

【附言】

半夏是天南星科植物半夏 *Pinellia ternata* 的块茎。该科植物的块茎多含有一定的毒性，即便是日常多食的芋（芋头、毛芋），也不能生食。生芋刮皮时会引起手部或黏膜麻痒难忍，即其所含成分的副作用。经方中半夏入药前要用汤“洗”，目的也是防止刺激咽喉黏膜。其块茎入汤煮过之后，并无毒性，且能发挥良好的治疗作用。但历史上医药家们对其毒性畏之如虎，发展出了很多能使之丢失有效成分或改变药方组成的炮制方法，美其名曰“制毒”，实则使药力大大减少。药物炮制目的是追求用药的安全、有效。在药物的有效成分同时也是毒性成分时，则需在安全、有效剂量之间寻求最佳值。古代某些半夏炮制法一味强调制毒，而以丧失疗效为代价，在这方面，经方的“洗”法值得借鉴。

8

附子(40)

【提要】

附子古今均为常用药，其主产地、原植物、主要药材品目均无大改变，但产地加工与炮制法则古今差距甚大。经方多用“炮”法(利用火热煨烤)，此法至隋唐仍为主流。五代末宋初附子主产地用“醋酿”法，然后在配方前还要经过炮制，其法名目繁多。最晚在明末，盐腌附子成为产地加工附子的主要方法，此法沿袭至今，造成附子真性丢失，也引起了明清以来某些医家的反对。

【药源辨析】

附子概况及主要功用：经方用附子方共40首，其中《伤寒论》方23首，《金匮要略》方17首(以上均含将附子作加味药之方，后者已除去《伤寒论》已有之方5首)。

经方中无附子单方，但有“干姜附子汤”2味药组成的最小复方。其主证为汗下之后，昼烦夜静，无表证，不渴，脉沉微，身无大热，一派里寒之象，可见姜、附之性皆热。《伤寒论》附子方23首，以为“姜、附”为内核者多达16首。其中“四逆汤”即姜、附加甘草，为救里寒主方，其主证为下后下利清谷不止，身疼痛，脉沉、“四逆”(四肢厥逆)，其里寒又更加重。“通脉四逆汤”药味与“四逆汤”同，但附子改用“大者一枚”，干姜重量加倍(3两)，其主证里寒更剧，下利清谷，里寒外热，手足厥逆，脉微欲绝，还可见真寒假热、利止脉不出、腹痛、干呕等危象。以上3方所主之证与附子、干姜用量密切相关，可知附子之功专于温中回阳救里寒，证见脉沉微或欲绝、四肢拘急，手足厥冷、下利清谷、身疼痛等。

附子的加减方也可以窥其功用。例如《伤寒论》“桂枝去芍药加附子汤”是下后出现脉促胸满、微恶寒，此阳气不足，故加附子温阳。又“桂枝加附子汤”乃过汗漏汗不止，证见恶风、小便难、四肢微急、难以屈伸，此时单用桂枝汤力量不足，加附子温经通阳。又，“四逆散”治少阴病四逆及诸多兼证，若“腹中痛者，加附子一枚”，可发挥温里止腹中寒痛之功。又，“小青龙汤”治心下有水气，变证多端。“若噎者，去麻黄，加附子一枚”。这种“噎”自然是里寒水泛的征象，附子可温阳利水。又，“理中丸”主治霍乱，头痛发热，身疼痛，“寒多不用水”者。若“腹满者”加附子、去白术，从药物组成来看，也可以说是四逆汤加人参，主治的是太阴脾之里寒，可兼见四逆汤证。

日本医家吉益东洞指出附子有“逐水”之功。用“逐”字似乎太过，附子治水乃温阳化水。经方真武汤用附子配合。治风湿相抟则有桂枝附子汤、甘草附子汤等方。其他寒饮、下利清谷等均与水湿相关。经方中用附子之方的主治中，多有痛证，如头风痛、身体痛，骨节疼烦，掣痛不得屈伸，腹痛、四肢沉重疼痛等，附子皆有温通止痛之效。北齐徐之才《药对》所云“虚而多冷，加……附子、乌头”，适合阳虚生内寒、厥冷、腹中寒气等。梁代陶弘景则云：“俗方每用附子，皆须甘草、人参、生姜相配者，正制其毒故也。”即在附子常配伍的药物中，姜、草等既能辅助治疗，又能制伏其毒，一举两得。

附子很早就以其毒性与药效见于史籍记载。《太平御览》引西汉《淮南子》云：“夫天下之物，莫凶于奚毒(奚毒，附子)。然而良医橐而藏之，有所用也。”又引《汉书》：“宣帝许皇后产，霍显使医捣附子入与后，后崩。[1]”其药性功治亦见于早期本草。

《神农本草经》“附子”的性用为：“辛，温。主风寒咳逆，邪气，温中，金疮，破癥坚积聚血瘕，寒湿踒躄，拘挛膝痛，不能行步。”其治疗范围广于经方，但温中，祛风寒、寒湿等，与经方所用多相符。《名医别录》载附子“大热，有大毒”，这当然是指生附子，故其入药多须炮制，以制其毒。另补充了“腰脊风寒，心腹冷痛，霍乱转筋，下利赤白”等，亦与经方所治多同。

梁代陶弘景《本草经集注》列出的药毒有“乌头、天雄、附子毒”，但同时又记载：“毒中又有轻重，且如狼毒、钩吻，岂同附子、芫花辈邪？凡此之类，皆须量宜。”指出附子、芫花的毒性比剧毒药狼毒、钩吻还是要轻些。故附子、芫花入药多须炮制，以减其毒。

据经方附子用法，结合与其时代相近的本草医书记载，可知附子之性“毒、热”，所治之证则与“虚、水、痛”相关。古今有关附子临床运用的论述连篇累牍，其良效神功难以尽述。至于古今运用附子的差异，则主要集中在附子来源与入药部位。

附子来源及其同类药：《太平御览》引《春秋后语[2]》云：“乌喙，毒药，与乌头、附子同本也。”《神农本草经》的“附子”“乌头”“天雄”，以及《名医别录》的“侧子”“乌喙”“射罔”(提炼品)等都来源于同种植物。

关于附子原植物的形态，最早见于三国魏《吴普本草》，但记载简单，且不准确，仅“与蒿相似”粗得其形。自古附子以川产著名，五代末《蜀本草》记载：“苗高二尺许，叶似石龙芮及艾，其花紫赤，其实紫黑。”宋代《本草图经》云：“其苗高三四尺已来，茎作四棱，叶如艾，花紫碧色，作穗，实小紫黑色，如桑椹。”该书还有“梓州附子”图(图 8-1)，此为产区进献来的资料。

---

1 宋•李昉，等. 太平御览：卷九百九十 [M]. 影印本. 北京：中华书局，1960：4380.

2 《春秋后语》：晋代孔衍(268—320)撰。原书佚，今《春秋后语》《春秋后国语》皆系辑本。

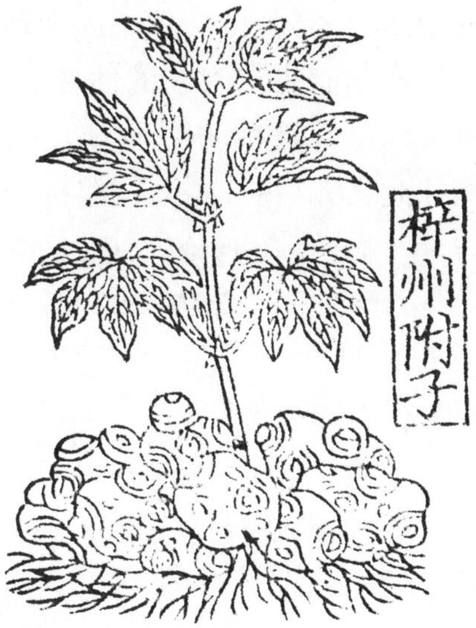

图 8-1 《本草图经》(政和)梓州附子

宋代杨天惠曾当过彰明县(今四川江油)知县[1],所撰《彰明附子记》则云"其茎类野艾而泽,其叶类地麻而厚,其花紫叶黄蕤,长苞而圆"。综合诸家所载,其原植物为毛茛科植物乌头 *Aconitum carmichaelii*,药用为其根,但不同形状的根或根的不同部分又各有名称。故杨天惠云:"附子之品有七,实本同而末异。"其实与附子同根之品还不止 7 种,古本草有关的记载相当繁复,甚至众说纷纭,纠缠不清。对此,我们在《本草纲目药物古今图鉴》曾有过梳理[2],最后的意见是:"从栽培角度来看,一株乌头植物,能生附子的主根为乌头(形如乌鸟之头)。旁生肥大子根(端平而圆大)为附子,其他附生的子根统称为侧子(细小)。不能生附子的'独头'主根为天雄(细长)。"另,乌喙为乌头的别名,或以乌头(药材)下部分歧如鸟嘴者为乌喙。

古代医方书中,最多用的是附子,其次乌头(川乌),天雄已很少见,其他规格的附子品类更属罕见。当代中医临床多用的也是附子、乌头。《中国药典》仅载"附子""川乌"(二者性用区别参此下"乌头"条)。天雄现在也有人使用,但在药业这是"有其名、无其实的品种。过去曾以形长而肥壮者为天雄,现凡大个的附子皆可加工为天雄"[3]。经方无天雄之名,故不赘述。

以上所言附子的原植物古今并无变化,古代附子出现过众多规格品种,时至今日,其规格逐渐简化,与经方所用近似。但附子的加工炮制却古今差异巨大,值得辨析。

经方附子加工炮制法:经方只有"附子""大附子"之名,后者提示附子个体更大,质量更佳,却不涉及性用差异,炮制法才与附子功治紧密相关。

《伤寒论》附子 23 方,注明需"去皮""破"者均为 20 方(其中 1 方为"切"破),占附子方的绝大多数。"去皮"即去掉附子的黑色表皮,当属净制[4]。"破"(注明破八片者 15 方)法使坚硬圆锥状的附子成为厚片,以利煎煮出汁。无论"去皮"还是"破",其作用是

---

1 冯汉镛. 彰明附子记作者杨天惠考 [J]. 中医杂志,1958(7):502.

2 郑金生,张志斌. 本草纲目药物古今图鉴(二)草部下 [M]. 北京:科学出版社、龙门书局,2020:1921-1926.

3 金世元. 金世元中药材传统鉴别经验 [M]. 北京:中国中医药出版社,2012:54.

4 去皮指去外黑皮,主要是木栓化的后生皮层与内皮层,其毒性成分不会比韧皮部更多。当今的附子黑顺片不去皮,与去皮的白附片同等入药,两者生物碱含量相似,因此去皮当属净制,并非能减毒。

利于药力充分发挥，但不改变药性功治。

炮制能决定附子的性效。《伤寒论》附子生用者 8 方，“炮”法 14 方，不明 1 方。自古以毒性著称的附子“炮”法居多，顺理成章，目的是减毒。但经方附子生用的比例如此之大（占 34.7%），在古今方书中实属罕见。同样是仲景书，《金匮要略》附子方 17 首（未计入《伤寒论》已有之方），附子炮用者 16 方，仅薏苡附子败酱散所用附子未注明是否要炮用。该方非汤剂，乃煮散方，全方一服不过“方寸匕”入煎，附子用量仅占全方的 11.7%，可见其药量小，又须煎煮，故该方不注是否要炮，有可能是认为它不至于会引起中毒。

上述《金匮要略》方附子基本都要“炮”，《伤寒论》附子生用、炮用之比却达到 1∶1.75，如何解释这一现象？此二书所治疾病种类虽有差异，但主要原因可能还是与其最后的编校者有关。《金匮要略》再次问世甚晚，又系辑编，无法排除曾经编校者修订。可作旁证的是，《金匮要略》中附子须“去皮”者仅 2 方，须“破”者仅 1 方（此方“破之如豆大”，与破八片不同），此与《伤寒论》截然不同。在是否“去皮”“破”方面，二者差距甚大，宛如不同作者所撰的两本书。因此，衡量仲景经方附子加工炮制法，当以《伤寒论》为主，较为详尽可靠。

按《伤寒论》附子加工炮制法，附子少生用，多采用简单的“炮”法，此为降低附子毒性的主要方法。此外，《伤寒方》附子方无散剂，以汤剂为主（仅 1 方为丸剂），汤剂必须煎煮，可能也是经方降低附子毒性的途径之一。

经方使用附子，减毒方法只有“炮”与入汤剂煎煮，其效果如何？经方未见直接提示。但《伤寒论》“去桂加白术汤”，附子三枚为主药，须“炮，去皮，破”。整个处方“以水六升，煮取二升，去滓，分温三服”。其煎煮时间比较长。服药后效果是：“初一服，其人身如痹。半日许复服之，三服都尽，其人如冒状。”“冒”是指眩冒，即头晕目眩。仲景云：“勿怪！此以附子、术并走皮内，逐水气未得除，故使之耳。”这样的解释，与《尚书·说命篇》“若药不瞑眩，厥疾弗瘳”一脉相承，皆为早期医学对药物毒性反应的一种说辞。经方能记载其“人如冒状”的服药反映，至少说明经方对附子毒性的控制还不很充分。

至于经方所用生附子，是产区直接干燥后、未经任何加工过的附子？还是为避免鲜附子腐烂而加处理过的附子？无资料可资参考，也未见有人提出过这个问题。

早期“炮”附子及其他制法：此处所谓“早期”，是指唐末五代以前。因为五代以前的书籍中都没有明确附子是否有产地加工，故“炮”附子原料不明。

梁代陶弘景《本草经集注》云：“凡汤并丸散，用天雄、附子、乌头、乌喙、侧子，皆煻灰中炮令微坼，削去黑皮，乃秤之。”陶弘景在“附子”条也提到：“凡用三建，皆热灰微炮令拆，勿过焦，惟姜附汤生用之。”“煻灰中炮”或“热灰微炮”，与裹物而烧的炮法有所不同。炮好的标志是附子“微坼”（轻微开裂），这种方法对降低附子毒性有一定的效果。尤其可使去皮更便利。按经方记载，“去皮、炮”，似乎是去了附子外皮再去火炮，但生附子去皮，有毒、费力，损耗也大。按陶弘景所说炮坼再去表皮，则表皮干燥裂开，去皮就方便得多。但陶弘景接着说："俗方每用附子，皆须甘草、人参、生姜相配者，正制其毒故也。"这种借助配伍药物在煎煮中发挥的制毒作用，与药物配方前的炮制法不能等同，也不能成为将甘草、干姜等作辅料炮制附子的依据。唐代《备急千金要方》《千金翼方》、日本《医心方》等书所载附子炮炙法基本未脱离陶弘景《本草经集注》的窠臼。

《雷公炮炙论》附子出现"炮"与"阴制法"两种制法，"炮"法是"修事十两，于文武火中炮令皴坼者去之，用刀刮上孕子，并去底尖，微细劈破，于屋下午地上掘一坑，可深一尺，安于中一宿，至明取出，焙干用。夫欲炮者，灰火勿用杂木火，只用柳木最妙。"此法用文武火炮后再埋土里去火毒，然后焙干，很像炼丹伏火。"阴制法"不用火，"生去尖皮底了，薄切，用东流水并黑豆浸五日夜，然后漉出，于日中晒令干用"。此法去皮、薄切在先，再与豆类同浸泡，已能消除较多的毒性。此雷公之法颇具道家色彩，医书未见传承使用。

后蜀与宋代川产附子的产地加工：五代末始见附子产地加工法，此为考察附子制作提供了新视野，值得重视。

附子自古以蜀产著称。后蜀韩保昇《蜀本草》记载龙州（今四川江油）、绵州（今四川绵阳）产附子，这些地方至今仍是附子主产地。当地附子类药材加工法为："以生、熟汤浸半日，勿令灭气，出，以白灰裛之，数易使干。又法：以米粥及糟曲等，并不及前法。"这里没有提到新鲜附子去皮。其法有二：水浸法不用火，用水久浸，再用干灰吸去水分令干。辅料法操作法不详，但据说效果不如水浸泡法。

宋代《本草图经》记载龙州附子栽培及收获后的产地酿法："酿之法：先于六月内，踏造大、小麦曲，至收采前半月，预先用大麦煮成粥，后将上件曲造醋，候热淋去糟。其醋不用太酸，酸则以水解之。便将所收附子等去根须，于新洁瓮内淹浸七日，每日搅一遍，日足捞出，以蹰疏筛摊之，令生白衣。后向慢风日中晒之百十日，以透干为度。若猛日晒，则皱而皮不附肉。"此法也不用火，用醋液浸附子，"淹浸七日"，再摊晒"令生白衣"。这种白衣究竟是白霉还是析出的白色物？未试验，不明何物。此法前后需要近4个月，真不知经过这样长时间酸液腌泡，附子还能保留下多少有效成分。

宋代《彰明附子记》是著名的附子产地专著，其产地加工法为："其酿法：用酰窖，安密室，淹覆弥月，乃发以时，暴凉久干定。""酰"（xī）即醋，"酰窖"大概比《本草图经》说的醋瓮要大一些，腌制附子长达一个月。以上诸法都是在宋代附子产区施行，还只是加工附子的序曲，尚未入药肆。此后经转运，入药肆之后，再将完整的附子切片或炮制。

也是在宋代，出现了"黑附子"一名。"黑附子"在后世有两种含义，一是附子别名，以别于"白附子"（天南星科植物），如李时珍云："别有……白附子，故俗呼此为黑附子……以别之。"二是将产地加工过的整附子，再加浸漂至口尝无麻辣时，切成极薄片，习称“黑附子”[1]。新鲜附子（“泥附子”）表皮与断面都是黄白色，但泥附子极易腐烂，故立即要加工，加工之后表面就成了灰黑色。故黑附子作为附子的别名，有可能依据的是产地加工过的附子。黑附子最早见于《太平圣惠方》(992方)，此后《简要济众》(1 051方)等书籍陆续出现黑附子之名。南宋《宝庆本草折衷》正式将黑附子作为附子的别名。此书还明确提出生、炮附子的性用区别：“大抵以之扶衰疗冷，敛汗止泻，则炮者是须；以之驱风消痰，除湿散痹，即生者是取焉。[2]”应该说，这是基于临床实践的经验总结。

宋以后附子炮制法的兴盛：当主产四川江油一带、经产地加工过的附子流向全国之后，各地药肆必须对整附子再炮制切片。中国古代本无药典，不可能出现全国统一的附子规范炮制法，故各地医药家不再沿袭南北朝、隋唐的简单“炮”法，各显神通。

例如宋代陈文中《小儿痘疹方论》的“制附子法”是童便法：“先备童便五六碗，将附子先放在灶上烟柜中间，良久，乘热投入童便。浸五七日，候润透揭皮，切四块，仍浸二三日。用粗纸数层包之，浸湿，埋灰火内半日，取出切片。检视有白星者，乃用瓦上炙熟，至无白星为度。如急用，即切大片，用童便煮二三沸，新瓦炙熟用之。”元代朱震亨在《本草衍义补遗》也赞同此法，云“予每以童便煮而浸之，以杀其毒，且可助下行之力，入盐尤捷”[3]。可见朱氏又加了盐作为浸煮辅料。

明代陈嘉谟《本草蒙筌》的附子炮制法更加繁复：“宗陶氏槌法，以刀去净皮脐。先将姜汁、盐水各半瓯，入砂锅紧煮七沸；次用甘草、黄连各半两，加童便缓煮一时。捞贮罐中，埋伏地内，昼夜周毕，囫囵曝干。藏须密封，用旋薄剉。仍文火复炒，庶劣性尽除。[4]”真个是辅料用尽，来回折腾，这样的附子炮制法去毒固然彻底，成本肯定也更高。

明代李时珍似乎还坚持古法，他的看法是：“附子生用则发散，熟用则峻补。生用者，须如阴制之法，去皮脐入药。熟用者，以水浸过，炮令发拆，去皮脐，乘热切片再炒，令内外俱黄，去火毒入药。又法；每一个，用甘草二钱，盐水、姜汁、童尿各半盏，同煮熟，出火毒一夜用之，则毒去也。”此段话中的“生用”，实际经过“阴制”，即去皮薄切、黑豆浸泡五昼夜，与真正的“生用”差之远矣！

李时珍之后，附子形形色色的炮制法更是层出不穷。本书限于主题，不予赘述。

产地附子“盐腌”法及评价：五代末得到披露的附子产地醋酿法，最晚在明末又一变而为盐腌法。

此法目前所能查到的最早记载，见于明代张介宾《本草正》(1624年)：“土人腌以

---

1 金世元. 金世元中药材传统鉴别经验[M]. 北京：中国中医药出版社，2012：54.

2 宋•陈衍. 宝庆本草折衷[M]// 郑金生. 南宋珍稀本草三种. 北京：人民卫生出版社，2007：473.

3 元•朱震亨. 本草衍义补遗[M]// 田思胜，等. 朱丹溪医学全书. 北京：中国中医药出版社，2006：55.

4 明•陈嘉谟. 本草蒙筌[M]. 王淑民，等点校. 北京：人民卫生出版社，1988：137.

重盐。”以盐腌显然比宋代的醋酿法更为简单廉价。当代《中华本草》详载附子产地加工法[1]，乃将“泥附子”(刚掘出的鲜生附子)“浸入食用胆巴水溶液中，过夜，再加食盐，继续浸泡，每日取出晒晾，并逐渐延长晒晾时间，直到表面出现大量结晶盐粒(盐霜)，质地变硬为止”，此即“盐附子”，与张介宾说的“腌以重盐”相符。其中的“胆巴”即盐卤。

“盐附子”是完整未切的附子，又兼盐腌，自然不能直接入药。要做成饮片，又要经过煎煮、浸漂去胆巴等工序。其中“浸入食用胆巴水溶液中”称作“浸胆”，再经浸漂去胆巴过程称“退胆”。这一“浸”一“退”之间，损失的不光是人力物力，更关键的是药性与药力。清代戴葆元《本草纲目易知录》(1885年)云：“今市中制附子，水浸七日，日换水，刮去皮脐，甘草、生姜、白矾同煮，取起，微曝，瓶盛，阴干，薄切，名附片。近来便易贩运，从四川出处，取生者，长流水漂数日，煮过，切厚片，名附块。但此制毒虽去而性力不足，未若市制附片功效也。[2]”其实市制附子也要以川中盐附子为基础，照样“性力不足”。

如何看待后世越来越多、越来越烦琐的附子炮制法？张介宾有一番评论：“辨制法……夫附子之性热而刚急，走而不守，土人腌以重盐，故其味咸而性则降。今之所以用之者，正欲用其热性以回元阳，以补脾肾，以行参、耆、熟地等功，若制以黄连，则何以借其回阳？若制以盐水，则反以助其降性。若制以童便，则必不免于尿气，非惟更助其降，而凡脾气大虚者，极易呕哕，一闻其臭，便动恶心，是药未入口而先受其害……又若煮法，若不浸胀而煮，则其心必不能熟；即浸胀而煮，及其心熟，则边皮已太熟而失其性矣。虽破而为四，煮亦不匀。且煮者必有汁，而汁中所去之性亦已多矣，皆非制之得法者。”

张介宾抨击了黄连、盐水、童便等制法的弊端，也指出浸煮可“失其性”，去药之性多，则炮制越繁，药性越丢失。此后的医药家亦有批评附子不当炮制法者。例如：

清代凌奂《本草害利》(1862年)云：“有用水浸，面裹煨令发(折)〔坼〕，则虽熟而毒仍未去，非法之善者。有用黑豆煮者，有用甘草、盐水、姜汁、童便煮者，恐煮之气味煎出，其力尤薄。且制之，不过欲去其毒性耳。若用童便，是反抑其阳刚之性矣。尤非法之善者……市医淡漂用之，是徒用附子之名尔。[3]”

清末四川医家唐宗海《本草问答》(1893年)对附子炮制的看法是：“附子……火煅则无毒……今用盐腌以去毒，使附子之性不全，非法也。”又云：“附子古用火炮，正是去其毒也。或解为助附子之热，非也！予四川人，知四川彰明县采制附子必用盐腌，其腌附子之盐，食之毒人至死，并无药可解，可知附子之毒甚矣。然将腌附子之盐放

1 国家中医药管理局《中华本草》编委会．中华本草(3)[M]．上海：上海科学技术出版社，1999：106-107.

2 引自：清代戴葆元《本草纲目易知录》卷二“附子”，清光绪十三年(1887)婺源思补山房刻本.

3 引自：清代凌奂《本草害利》，清抄本。

于竹筒中，用火烧过则无毒。入补肾药，又温而不烈，反为良药。据此则知仲景炮附子亦是制其毒也。其用生附，又是以毒追风，毒因毒用，一生一炮，有一定之理。读《金匮》者可考而别之。[1]”可见唐宗海是支持附子用火炮的古法，反对盐腌去毒，导致“附子之性不全”，此大弊也。

民国医家曹炳章曾在其《增订伪药条辨》中指出附子“性潮，鲜时用盐渍腌，盖不腌易烂。然经盐渍过，性味已失，效力大减[2]”。可见，盐腌非为减毒，只是预防附子腐烂，便于运输而已。张寿颐（山雷）《本草正义》（1920年）谈“附子”云：“惟此物善腐，市肆中皆是盐渍已久而又浸之水中，去尽咸味，实则辛温气味既受制于盐之咸，复受制于水之浸，真性几于尽失，故用明附片者，必以干姜、吴萸等相助为理，方有功用。独用钱许，其力甚缓。寿颐尝于临证之余实地体验，附片二钱，尚不如桂枝三五分之易于桴应，盖真性久已淘汰，所存者寡矣。”张寿颐从其临床实践，体会到盐腌水浸之后的附子“真性几于尽失”，说明目前附子的产地加工及炮制法，既不合于古法，又不切于实用。

然而传统传承的力量是巨大的。当代《中华本草》仍然沿袭盐腌附子的旧法。《中国药典》“附子”条下“炮制方法”项下，规定取用“盐附子”再浸漂、与甘草、黑豆加水煮透，“至切开后口尝无麻舌感时”，再切成片。至于明清诸家反对盐腌的意见，不知是未曾见到，还是置若罔闻？

本书旨在探究经方药源，以上结果表明，经方附子的“火炮”法，与宋以后的各种产地加工法与炮制法差别巨大。明清以来某些医家已经发现盐腌附子法使得附子“真性几于尽失”。现代有关附子炮制前后其所含生物碱变化的报道甚多，并得出附子生物碱流失主要在泡、浸、漂的过程中，三步总计损失总生物碱80%以上。[3]可见当今无论临床用药，还是开发经方、古方，如何确定附子的炮制法将是一道绕不过去的关口。

【附言】

论药物基原，附子自古至今来源清晰。但经过盐腌久渍的附子还是经方用的附子吗？徒有其形而已，其中的药力早已消磨殆尽。盐腌附子法可考的历史不过400多年，盐腌的目的也很明确，就是为了防腐。盐本身自古就是一味药，用盐腌过的附子，无论怎样洗漂，都已经伤害了附子的真性，不再是经方所需的附子。然而尽管古代也有医家反对，这种不合适的附子制法一直没有解决、因为防腐而用盐腌原药材的例子不止附子一味，还有肉苁蓉，古代也是在产地盐腌，再输送各地后漂淡。现在

1 引自：清代唐宗海《本草问答》卷下，清善成裕记校刊本。

2 清•郑奋扬，辑著. 民国•曹炳章，增订. 增订伪药条辨 [M]. 上海：上海科学技术出版社，1959：47.

3 雷载权，张廷模. 中华临床中药学：上卷 [M]. 北京：人民卫生出版社，1998：909.

肉苁蓉的问题经过现代研究，已经得到了解决。附子基原之“正”没有问题，制法之“正”何时能返璞归真呢？要归真，就要突破旧法，实际也是创新！

古代受条件限制，药农为了生计不得已采用盐腌法，虽不合理，但尚能理解。令人不解的是：在现代条件下，鲜生附子干燥防腐应该不是难题，还有必要沿袭古代陈腐荒谬的旧法吗？我们写本条之文时，请教了药业行家，欣闻附子产地的有识之士已经在探索无胆（不需要浸胆巴、再退胆等工序）的川标附子炮制法，值得点赞！运用现代科技条件，开展历史文献考证、临床实践、试验研究全方位的研究，摸索出超越前人（包括张仲景）、既安全又有效的附子使用规律，是我们新时代中医药人的共同愿望。

9

乌头(5)

【提要】

乌头古今基本性用未变。经方运用乌头的经验涉及炮制、剂型、煎服法等，后世则主要在乌头炮制上下工夫。

【药源辨析】

乌头概况及主要功用：经方用乌头（川乌）方共5首，均在《金匮要略》中。其中“大乌头煎”药仅一味，即乌头大者五枚。其治寒疝腹痛，手足厥冷。从该方可知乌头的主治就是祛寒止痛。

“乌头桂枝汤”不过是桂枝汤加乌头，所治亦为“寒疝腹中痛，逆冷，手足不仁”。乌头祛寒止痛的功效，在经方中还被用于历节疼痛，或脚气疼痛，不可屈伸（见“乌头汤”），寒性的“心痛彻背，背痛彻心”（见“乌头赤石脂丸”），以及“寒气厥逆”（见“赤丸”）。由此可知，乌头在经方中的主治非常明确且简单。

与经方时代接近的《神农本草经》记载“乌头”：“味辛，温。主中风恶风，洗洗出汗，除寒湿痹，咳逆上气，破积聚寒热。”其性味辛温，所以能祛寒祛风，除寒湿痹，但没有突出止痛之功。《名医别录》除增补“甘，大热，有大毒。消胸上痰冷，食不下，心腹冷疾”等功用之外，突出地补充了它能治“脐间痛，肩胛痛，不可俯仰，目中痛”等证。后世运用乌头的范围有所扩大，例如北齐徐之才《药对》用乌头治嗽逆上气、心中痰冷等，但乌头最主要的用途还是祛寒止痛。

乌头的来源：乌头、附子均来源于同一植物，医方中的乌头即毛茛科植物乌头 *Aconitum carmichaelii* 的主根，因形似乌鸟之头得名。有关乌头的基原考证见本条前的“附子”条。

经方时代还没有草乌头一说，所用乌头均为川产，故多称“川乌”。本书亦仅论川乌，不涉及草乌。植物乌头的根部在古代曾被分化出多种药材，但医方中最多见的是附子，次为乌头。后世附子多用于回阳补火，温中止痛，也可用于祛寒燥湿，多用于脾肾阳虚导致的各种病证。乌头则主要用于祛寒止痛，兼祛风湿，多用于各种寒湿引起的肢体疼痛。

经方乌头的炮制与服用法：经方乌头的炮制法可分丸剂与汤煎两大类。

丸剂2方的乌头仅需“炮”。梁代陶弘景《本草经集注》载：“凡汤并丸散，用天雄、附子、乌头、乌喙、侧子，皆煻灰中炮令微坼，削去黑皮。”据此，“炮”为“煻灰中炮令微坼”，按此炮法制过的附子毒性不会降低太多。但因为是丸剂，服用量非常小。例如“赤石脂丸”，全方5药，“末之，蜜丸如梧子大。先食服一丸，日三服，不知，稍加服”。蜜丸之后如梧桐子大，一次仅1丸，日三服，若无效，再稍加量。同样，“赤丸”4药，“末之，纳真朱为色，炼蜜丸如麻子大，先食酒饮下三丸，日再，夜一服，不知，稍增之，以知为度”。其药丸更小(如火麻子大)，每天仅服1次，看效果再逐渐加量。可见经方是通过小剂量试探、逐渐加量的方法来保证用乌头的安全与有效。

汤剂3方，其中乌头事先要㕮咀(斫碎)或炒过去皮，然后用蜜长时间煎煮，再据病人体质强弱来控制剂量。或先少量服用，“不知”(服药后没反应)，再加量。其中“乌头桂枝汤”的服法是：“初服二合，不知，即服三合；又不知，复加至五合。其知者如醉状，得吐者为中病。”此法也是根据服药后的反应来决定是否加量。服药后乌头起作用的征象是“如醉状”，或引起呕吐，说明药已生效。

以上所载，即便按现代的眼光来看，无论丸剂、汤剂，都采用了比较安全，且不损药力的方法。宋代寇宗奭云：“其炮制之法，经方已著。”说明他认可经方的乌头炮制法与服用法。但直到唐代，仲景医书并非流传很广，因此古代医方书里收集的含乌头之方，其炮制与服用法也是形形色色。王孝涛主编的《历代中药炮制法汇典》(古代部分)仅据160余种古医籍所载川乌的炮制法，就有23种之多[1]，可想而知数以千计的古医药书里会有多少种不同的炮制法，难以尽述。

现代《中国药典》将“川乌”“制川乌”分别作为独立药物，其中“制川乌”的炮制法是：“取川乌，大小个分开，用水浸泡至内无干心，取出，加水煮沸4～6小时(或蒸6～8小时)至取大个及实心者切开内无白心，口尝微有麻舌感时，取出，晾至六成干，切片，干燥。”其用量每次1.5～3g。制川乌临用还需先煎、久煎。这样的制川乌，其用量、煎服法是比较安全，但与经方的炮制法及服用法差距比较大。古今乌头的炮制法研究在量化、对照、疗效等方面还有很大的空间。

乌头与相反的药物：“十八反”中有乌头“反半夏、栝楼、贝母、白敛、白及”。其中毒性强烈的是乌头。因相反之药中必有一味或几味毒药，又没有量化标准，故古籍之“相反”(中毒反应增强)，实难判定是毒药过量还是配伍相反。

再者，这些反药还存在配伍的概率问题。以乌头与相反诸药的关系为例，在实际用药中，乌头本身的使用率并不太高，仲景经方用附子之方40首，用乌头才5首。本书粗略统计了唐代到北宋初的几部大型医方书(《备急千金要方》《外台秘要》《医心方》《太

---

1 王孝涛. 历代中药炮制法汇典：古代部分[M]. 南昌：江西科学技术出版社，1986：21-24.

平圣惠方》)中附子与乌头出现的频率[1]，总体约为3∶1。乌头适应证主要是祛寒止痛，后世尤多用于风湿骨节痛，因此与半夏、栝楼、贝母、白敛、白及的主证相差很大，临床配合的概率非常低。如果乌头的炮制得法，用量合适，煎服遵法，一般很难出现“相反”。现代对这些反药也有研究。据统计，中华人民共和国成立以来发表的175篇临床应用十八反的资料中，以乌头配半夏的应用频率最高，但总体来看，疗效较好，没有出现不良反应[2]。其他几种与乌头配伍应用的概率甚低，现有的实验报道也未见出现真正属于中药“相反”的现象。因此，临床使用乌头，与其惦记那几个反药，还不如在乌头炮制、用量与煎服法方面多留点心。

【附言】

乌头的来源与性用，古今均无大变化，唯独其炮制方法差异悬殊。经方中的乌头炮制法比较简单，但在剂型的选择、用量的控制与煎服法方面的要求比较严格。尤其是根据体质与服药反应，来逐渐加量的做法很值得后世效仿。

---

1 《备急千金要方》附子、乌头之比为465∶175；《外台秘要》为616∶165；《医心方》为152∶54；《太平圣惠方》为2088∶695。

2 雷载权，张廷模. 中华临床中药学：上卷[M]. 北京：人民卫生出版社，1998：729-730.

10
天雄（1）

【药源辨析】

天雄的功用与来源：《金匮要略》仅“天雄散”用天雄1次。该方4药，无主治证及“天雄散主之”字样，其方直接列在“桂枝龙骨牡蛎汤”之后，这不大符合经方体例。

从“天雄散”的药物组成及其前后文来看，其主治可以是劳病“阴寒精自出，酸削不能行”，或“男子无子，精气清冷”，或“男子失精，女子梦交”。查《备急千金要方》两个“天雄散”，其方组成与《金匮要略》同名方相差太大，无法作为旁证。但《外台秘要》卷十六“虚劳失精方五首”，其中“范汪疗男子虚失精：三物天雄散方”共3药，比张仲景方少龙骨一味。这可以作为仲景“天雄散”主治的旁证，即治疗“男子虚失精”。

查天雄首载于《神农本草经》，其性用为“味辛，温。主大风，寒湿痹，历节痛，拘挛缓急，破积聚邪气，金疮，强筋骨，轻身健行”。此与经方天雄散主治相差较大。《名医别录》为之增补：“甘，大温，有大毒。疗头面风去来疼痛，心腹结积，关节重，不能行步，除骨间痛，长阴气，强志，令人武勇力作不倦。”其末“长阴气，强志，令人武勇力作不倦”，似可用于“男子虚失精”，但还不很贴切。

唐代医方天雄用得比较多，其中《备急千金要方》有近百方用了天雄，这些药方的功用多能祛风胜湿、补虚助阳。五代末《日华子本草》所列天雄功用甚多，其中“助阳道，暖水脏，补腰膝，益精”，与仲景经方用天雄之证多同。但《日华子本草》距仲景时代已数百年，这些功效可能是据前代医方用天雄的经验总结。

关于天雄的来源，已经附见于本书“附子”条。天雄与附子都来源于同一植物，即毛茛科植物乌头 *Aconitum carmichaelii*。古本草记载的天雄主要是不能生附子的细长主根。古代医方书中多用的是附子，其次乌头，天雄又在其次。宋代及其以后天雄在医方中出现的频率越来越少。现代《中国药典》已不载“天雄”一药。因此，凡古医方用天雄处，若用附子代之，其功效当也相差不远。

11

茯苓(40)

【提要】

茯苓是古今常用药物，功治广泛，疗效甚佳，来源明确。但后世又衍生出茯神、赤茯苓、茯苓皮等系列药物，其中是非，本节将予以探求。

【药源辨析】

茯苓概况及主要功用：经方用茯苓方共40首，其中《伤寒论》方15首，《金匮要略》方25首（以上均含将茯苓作加味药之方，《金匮要略》方不计《伤寒论》已有之方4首）。

经方无茯苓单方，但某些药方的加减药法，指出茯苓最主要的功用是利小便。例如"小柴胡汤"后提到："小便不利者，去黄芩，加茯苓。""小青龙汤"后云："若小便不利、少腹满者，去麻黄，加茯苓。""四逆散"后也提到："小便不利者，加茯苓。""桂枝去桂加茯苓白术汤"证中有"心下满微痛、小便不利者"一证，该方解释说：服此方"小便利则愈。本云桂枝汤，今去桂枝，加茯苓、白术。""真武汤"后有"若小便利者去茯苓"。以上诸文均无可争辩地说明茯苓可利小便。

此外，茯苓也是若干经方的主药，例如《金匮要略》"茯苓戎盐汤"主治"小便不利"，药仅3味，茯苓用量独重（半斤），是该方的主药，其功与全方一致。这样的用量也见于"茯苓桂枝甘草大枣汤"，该方主治汗后脐下悸、欲作奔豚；"茯苓泽泻汤"，该方主治胃反、吐而渴欲饮水者。茯苓为此二方的主药，故其功用与方证一致。

据以上所得茯苓的功用，再观察含茯苓的诸方，其中治水肿、痰饮、水饮、膈间支饮、小便难、小便不利、泄利等证，以及水气上凌引起的心下悸、头眩、咳喘，水湿停滞引起的身瞤动、身重疼痛、腹满等，都可归功于茯苓利水渗湿，从而消除水饮所致的各种疾病。

茯苓最早见《神农本草经》记载："味甘，平。主胸胁逆气，忧恚、惊邪、恐悸，心下结痛，寒热，烦满，咳逆，口焦舌干，利小便。"其利小便功效与若干主治与经方所载基本吻合。《名医别录》又补充"无毒，止消渴，好睡，大腹淋沥，膈中痰水，水肿淋结，开胸腑，调脏气，伐肾邪，长阴，益气力，保神守中。"说明汉末三国间茯苓又增加了止消渴、益气保神等作用。总体看来，经方与后世在运用茯苓方面没有太大的变化。

茯苓来源与分部入药：茯苓属植物，但无茎叶，土里生土里长。早期人们只知道它与松根有关，由此有种种传说，或云是“千岁松根”(《史记·龟策列传》)，或云“松脂入地千岁为茯苓”(《典术》)。陶弘景描述其形态为“自然成者，大如三四升器，外皮黑，细皱，内坚白”。唐本《图经》谓其“生枯松树下，形块无定”。至宋代逐渐将茯苓归结于松之津气所生，如苏颂谓“或云假松气于本根上生”。寇宗奭则云松之“津气盛者，方发泄于外，结为茯苓”。“或曰松既樵矣，而根尚能生物乎？答曰：如马勃菌、五芝、木耳、石耳之类，皆生于枯木、石、粪土之上，精英未沦，安得不为物也？”寇氏虽然还不知道茯苓是菌类植物，但能将茯苓与马勃菌、五芝、木耳等联系起来，已经意识到可能是菌芝类物。及至南宋，人们已知道茯苓可人工培育，其法与种蘑菇、木耳等菌类植物相似。例如周密《癸辛杂识》[1]就记载了“种茯苓”详细方法。现代鉴定此物即多孔菌科真菌茯苓 *Poria cocos* 的菌核，古今来源一致。按说，这样一个茯苓菌核，功效又比较单一，应该是不再会分化出其他名目的药品了。但事实是：无事也可以生非。

1. 茯神 经方茯苓没有其他名称，但《名医别录》增加了一味“茯神”，它就是茯苓“抱根者”，实为两物(茯苓、松根)合一。《名医别录》茯神多治神志疾病，诸如“主辟不祥……止惊悸，多恚怒，善忘，开心益智，安魂魄，养精神”之类。

晋代郭义恭《广志》云：“茯神，松汁所作，胜茯苓。或曰松根茯苓贯着之。”一个“或曰”，可知郭义恭还不敢肯定茯苓的属性。

梁代陶弘景则肯定“有衔松根对度者为茯神”，即有松根穿过的茯苓。但陶氏又说“仙方惟云茯苓而无茯神，为疗既同，用之亦应无嫌”。看来陶弘景不认为茯神有什么新用途。《雷公炮炙论》则云茯苓“采得后，去皮、心神了，捣令细”，看来茯神可去掉，乃非药用部分。唐代《药性论》收录“茯神”功效甚多，颇多溢美之词，还将茯神木心(即茯苓抱住的松根)称之为“黄松节”，即后世所谓“茯神木”(简称“神木”)，用治中风偏瘫等证。但从茯苓中剥离的松根，与茯苓原非一物，一旦从茯苓剥离，就与普通松根相同。

唐代孙思邈《备急千金要方》中已可见茯神一名，但常出现“茯苓(一作茯神)”“茯神(一作茯苓)”的记载，说明唐代茯神与茯苓功用近似，可以互代。宋代寇宗奭解释：“茯神者，其根但有津气而不甚盛，故止能伏结于本根。既不离其本，故曰茯神。此物行水之功多，益心脾不可阙也。”寇宗奭并没有认为茯神胜过茯苓，甚至认为茯神是津气不盛的松根所结，但他认为茯神有“行水”“益心脾”之功，此与茯苓同功。南宋陈衍《宝庆本草折衷》始将“茯神”从茯苓中分条独立。

明代李时珍认为：“《神农本草》止言伏苓，《名医别录》始添伏神，而主治皆同。后人治心病必用伏神，故洁古张氏云‘风眩心虚，非伏神不能除’。然伏苓亦未尝不治心病也。”时珍说得有理，茯神、茯苓都治心病，何必多此一举弄出个茯神？但茯

[1] 引自：宋代周密《癸辛杂识》续集上，《学津讨原》本，第41页。

神、茯神木至清代依然多见于医方。据研究，故宫博物院珍藏有清代的“白茯神”“茯神木”标本，其中“白茯神”为茯苓菌核的白色部分（未见木心），“茯神木”即茯苓菌核内的松根[1]。现代的“茯神有其名，而无其实”，因为现代生产的茯苓多脱木而生，极少有抱木者。当今大量应用的茯神片、茯神块中夹有松根或松枝者，大多为作假行为[2]。综上所述，茯神一药，从古代文献记载、现代实际运用来看，实在没有必要再去区分讲究。

2. 赤、白茯苓 此说始作俑者为陶弘景，他注解茯苓时说：“白色者补，赤色者利。”但陶氏只说茯苓“外皮黑，细皱，内紧白”，无红色部分。可见茯苓去皮，就是白茯苓，何为“赤色”者？并不明确。切开刚挖出来的鲜茯苓，其形与陶弘景所说完全相同（图 11-1，图 11-2）。

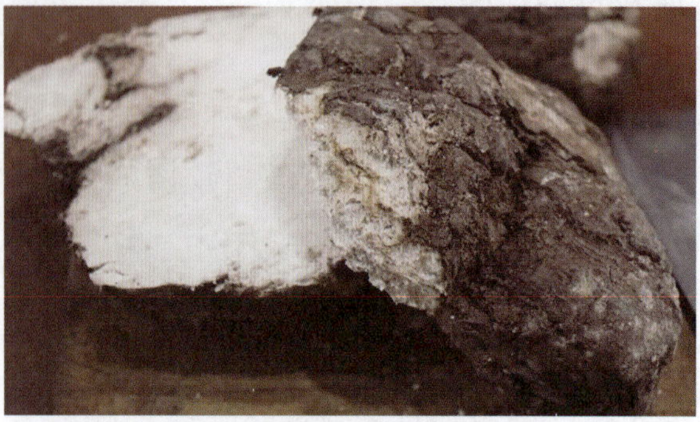

图 11-1 茯苓外形与切面

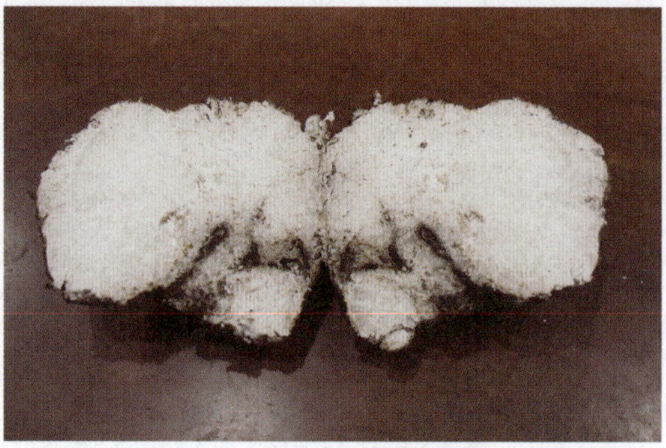

图 11-2 鲜茯苓切面

唐代赤白茯苓区分使用情况：唐代《药性论》在列举茯苓功效后，缀了一句“赤者破结气”。但也没有解释何为茯苓“赤者”。

唐代孙思邈《备急千金要方》云：“凡茯苓、芍药，补药须白者，泻药须赤者。”这大概是沿袭陶弘景白补赤利之言，也成为后世茯苓分赤白的依据。今查唐代以前的《肘后备急方》茯苓出现 24 次，未见有赤、白之分。后世出土的各种医药文献也没有赤白茯苓之分。唐代《备急千金要方》茯苓出现 515 次，其中白茯苓 8 次，赤茯苓 3 次，二者仅占茯苓的 2.1%。这说明孙思邈虽提出茯苓分赤白，但在他的书里并未普遍区分赤白。其中白茯苓全用于“面药”（美容）方，并非补虚，乃为增白。赤茯苓则见于“道人深师增损肾沥汤”，其中提到“小便涩，以赤茯苓代茯神”。又“褚澄汉防己煮散，治水肿上气方”，该方诸多利尿药中有赤茯苓一味。又三黄泻热汤方“脾胃俱实”，大队泻热药中夹有“赤茯苓”。此三方中赤茯苓用于利尿清热，但茯苓本可利尿清热，又何须专用赤茯苓？

---

1 彭华胜，关雪玲，金艳，等. 清宫茯神与茯神木药材文物性状鉴定及史料分析 [J]. 中华医史杂志，2022，52（2）：96.

2 金世元. 金世元中药材传统鉴别经验 [M]. 北京：中国中医药出版社，2012：300.

再查唐代其他方书,《千金翼方》茯苓出现315次,白茯苓仅1次,无赤茯苓。《外台秘要》茯苓出现608次,其中白茯苓7次(多见于"面膏面脂"方),赤茯苓11次(见于疗膈气、消食、因食噎塞、上气、脚气上冲等),各自的用途与《备急千金要方》近似。日本《医心方》保留了不少唐代医方,其中茯苓出现184次,白茯苓仅见2方(治赤白痢、外涂美色),无赤茯苓。以上诸书中的茯苓、赤白茯苓出现的次数可列成表11-1。

表11-1　茯苓、赤白茯苓出现的次数

	《备急千金要方》	《千金翼方》	《外台秘要》	《医心方》
茯苓	504	315	608	178
白茯苓	8	1	7	2
赤茯苓	3	0	11	0
赤白苓/苓	2.18%	0.32%	2.96%	1.12%

由表11-1可知,唐代医方书虽有白茯苓、赤茯苓之分,但少见实际运用。且白茯苓多用于美白,赤茯苓以利气下气为主,两者都不常用。

宋初人为区分赤、白茯苓:与人为统一区分赤白芍一样,北宋初官修方书《太平圣惠方》也人为区分赤白茯苓,其中赤茯苓竟然多达1 310次,白茯苓705次,不分色的茯苓仅66次(且大多转引自本草书)。换言之,该书之方用茯苓,几乎全都区分赤白!

唐代之后、北宋之前乃五代十国(907—979),其间国家分裂,故茯苓分赤白的状况不可能在这几十年就彻底改变。唯一的解释,就是《太平圣惠方》的编纂者按他们自己确定的标准,将书中茯苓强行划分赤茯苓与白茯苓。其中白茯苓多用于补肝气、心气、脾胃气虚、虚劳、产后及小儿的各种病后虚弱等。赤茯苓则主要用于小便不利、水肿、风壅上气、脏腑实热、腹胀满闷、不思饮食等。由此可知,《太平圣惠方》划分赤白茯苓的标准,大致还是白补赤泻。临床实证自然多于虚证,故该书的赤茯苓与白茯苓之比为1.86∶1。

可能是受《太平圣惠方》影响,北宋末官修大型方书《圣济总录》(1111—1125)茯苓也大量区分赤白。但不同的是,该书茯苓出现2 549次,其中白茯苓为1 308次,赤茯苓968次,白多赤少,《太平圣惠方》是赤多白少。且无论赤白茯苓,均需"去黑皮",未言药材赤白茯苓的区分标准。另,宋代《太平惠民和剂局方》茯苓出现117次,其中白茯苓41次,赤茯苓11次,两种茯苓皆需去皮。至于两者所在方的主治,已难截然划分。宋代私人医方书用茯苓同样多分赤白,例如宋代杨倓《杨氏家藏方》茯苓出现83次,其中白茯苓57次,赤茯苓11次,两者均须去皮。宋代陈自明《妇人大全良方》茯苓出现231次,其中白茯苓76次,赤茯苓51次,单纯的茯苓104次。该书"识别修制药物法度"还有说明:"茯苓(补药宜用白色,利水药宜赤色。坚者佳)……并去黑皮。"至于茯苓去皮后如何分赤、白,宋代方书均并未明言。

宋代及其以后赤、白茯苓的划分与解说：北宋苏颂《本草图经》云：茯苓“皮黑，肉有赤、白二种。”此言去皮之后的茯苓“肉”（内部组织）色分赤白，这大概是医方书无论赤白芍都要“去黑皮”的原因。问题是，肉分赤白，如何分？是如同一猪肉，肥白、瘦赤？还是如西瓜，有红瓤、黄瓤？

南宋陈衍《宝庆本草折衷》将“赤茯苓”分条独立，其依据是“推考经注，参之诸方”。陈衍解释茯苓有赤白之分的原因是：“凡松木斫折，不复再抽条干，津泽流归于根，岁久结为茯苓矣。亦有松木尚全，斤斧不侵，而根畔自结茯苓者，此松之气魄壮盛，遗津而成也。故受气清则白，受气浊则赤。[1]”若按此说，白茯苓、赤茯苓可以不在同一菌核之中。

传承沿袭至今的药材赤茯苓、白茯苓，是在同一“茯苓个”（完整的带皮茯苓）。切去黑褐色外皮后的、浅浅的一溜棕黄或淡棕色的“肉”（内部菌核），即“赤茯苓”。切去“赤茯苓”，剩下的白色“肉”就是白茯苓。换言之，茯苓去皮后整个的“肉”，靠近外层带色的被作为“赤茯苓”，里层白色的作“白茯苓”。赤、白茯苓都出自同一个茯苓菌核的不同部位，两者之间并无截然分界线，而是由外至内、其色渐淡而至白色。（图 11-3）

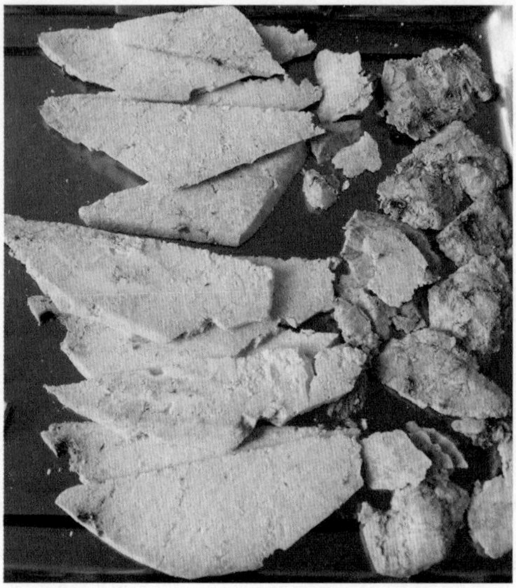

图 11-3　茯苓去皮切分，形成白茯苓（左）、赤茯苓（右）

古代医家是否都知道赤白茯苓的生成与区分？尚不明了，但他们却多数热衷讨论赤白茯苓功效的差别，仅少数医家对茯苓分赤白不以为然。例如元代著名医家张元素就直白地指出：茯苓“医言赤泻白补，上古无此说[2]”。张元素的弟子李杲并不接受他老师的观点，他提出“白者入壬癸，赤者入丙丁”[3]之说。按干支说，“壬癸”属水、入肾；“丙丁”属火，入心。白茯苓入肾“伐肾邪。小便多能止之”；赤茯苓入心清心热，“小便多能止之，小便涩能利之”。元代王好古又提出：“白者入手太阴经、足太阳经，少阳经；赤者入足太阴经、手太阳经、少阴经。[4]”此类解说随心所欲，且越解越玄，令人无所适从。

一向崇拜张元素的李时珍，在茯苓问题上却直接批评“张元素不分赤白之说，于理欠通”，又批评李杲“不当以丙丁、壬癸分也。若以丙丁、壬癸分，则白茯神不能治

1　宋•陈衍．宝庆本草折衷 [M]// 郑金生．南宋珍稀本草三种．北京：人民卫生出版社，2007：501.

2　金•张元素．医学启源 [M]．任应秋，点校．北京：人民卫生出版社，1978：194.

3　引自：题元•李杲《珍珠囊•诸品药性主治指掌》，明《医要集览》本。

4　元•王好古．汤液本草 [M]．崔扫尘，尤荣辑，点校．北京：人民卫生出版社，1987：145.

心病，赤伏苓不能入膀胱矣”。按他的看法：“只当云赤入血分，白入气分，各从其类，如牡丹、芍药之义。[1]”也就是说，他还是从颜色归属着眼，理论依据与“白补赤泻”一样，皆属象形药理，毫无用药实践支撑。殊不知赤茯苓并非真赤，而且与白茯苓同出一体，颜色稍深而已。且两者交界处，互相融合，哪里还能截然分得开？

明末贾所学《药品化义》指出：“其赤茯苓淡赤微黄。”这才是赤茯苓的真色。贾所学说赤茯苓“但不堪入肺，若助脾行痰，与白者同功。”“原无白补赤泻之分。择坚实者佳，去粗皮用”[2]。此说似有返璞归真之意。清初刘若金《本草述》对李时珍白入气、赤入血的说法亦持异议：“愚妄揣之，茯苓既为松气所化，则其主用者，同气相应，安得有气血之分，如此顿异耶？”可见古代也有明白人。下此以往，本草诸家或人云亦云，或自说自话，于是赤茯苓、白茯苓作为两种药，也就此延续至今。

现代中药相关的书籍，对茯苓分赤白的处理方法不同。有的只言茯苓、赤茯苓（如《中华本草》《实用中药词典》），有的仍在“茯苓”名下如实反映当今茯苓饮片规格，仍有“赤茯苓”“白茯苓”之分（如《金世元中药材传统鉴别经验》）。但《中国药典》“茯苓”条下完全不提分茯苓赤白的问题。其他中药工具书也有不提茯苓分赤白者，如《中华临床中药学》等。本书认为，茯苓分赤白缺乏临床应用基础，乃据象形药理学推导而来，赤白茯苓的饮片区分也没有截然界限，现代没有必要继续沿袭历史造成的分化错误。

3. 茯苓皮　这是后世茯苓系列的药物之一。茯苓外皮黑，早在《本草经集注》中就规定“茯苓、猪苓削除黑皮”，其目的是消除非药用部分，以利其“肉”（茯苓）煎煮出汁。《雷公炮炙论》对茯苓炮制也要求去皮。宋代医方书里使用茯苓，无论赤、白茯苓，都要求去黑皮。按说茯苓皮只是加工茯苓的废弃物而已。但《太平惠民和剂局方》一个“五皮散”（五种药物的皮，包括茯苓皮），就把废弃物变成了“新”药。

南宋陈衍《宝庆本草折衷》茯苓“续说云”：“其外皮皆黑而皱，工于下水退肿。古方五皮饮治脾经受湿致浮肿者，亦资是皮以和众药。其赤、白二皮，形色一同，性用一致尔。[3]”其中“赤、白二皮”大概是指赤茯苓、白茯苓的皮，然而白茯苓位于赤茯苓里面，岂能有皮？茯苓皮只能附着在所谓“赤茯苓”之上。《本草纲目》茯苓条下也把“茯苓皮”作为二级药名，并拟定其主治为“水肿肤胀，开水道，开腠理”。清代冯兆张还解释了其入药机理：“本性淡而能渗湿，色黑而象水，故入五皮汤中，以为利水消肿之剂。[4]”

---

1 明•李时珍. 全标原版本草纲目 [M]. 张志斌，郑金生，校点. 北京：龙门书局，2019：1622.

2 明•贾所学，著. 清•李延昰，补订. 药品化义 [M]. 杨金萍，卢星，李绍林，等校注. 北京：中国中医药出版社，2015：53.

3 宋•陈衍. 宝庆本草折衷 [M]// 郑金生. 南宋珍稀本草三种. 北京：人民卫生出版社，2007：501.

4 明•冯兆张. 杂症痘疹药性主治合参 [M]// 冯兆张. 冯氏锦囊秘录. 王新华，点校. 北京：人民卫生出版社，1998：794.

无论李、冯二人如何牵强地粉饰茯苓皮，一个不争的事实是，茯苓皮功治没有跳出茯苓的范围。一定要说可取之处，就是废物利用。清代张志聪对茯苓皮、茯神木不屑一顾："愚谓茯苓之皮与木，后人收用，各有主治，然皆糟粕之药，并无精华之气。[1]"张志聪瞧不起茯苓皮、茯神木之类的药，固然与其尊经复古的思想相关，但细思之：这些药物有哪些茯苓所无的效用呢？现代也没有关于茯苓皮含有特殊有效成分的报道。古人根据象形药理想象出来的效用，并无实据，于医无补，徒增纷乱而已。

4. 茯苓煎煮法 经方使用茯苓，有一个被后人忽视的细节。《伤寒论》"茯苓桂枝甘草大枣汤"的煎药法云："以甘澜水一斗，先煮茯苓，减二升，内诸药，煮取三升"。茯苓为什么要先煮？后世的茯苓固然有切薄片者，但也有的地区将茯苓仿照淮山、天花粉切成厚片，或者切成扁平方块、小正方体（所谓"丁"）。须知茯苓颜色虽白如粉，但却不是淀粉类的药物（淀粉类的药若切制过薄容易煮化，引起巴锅糊底），而是菌类的菌核，煎煮时很不容易煮透。这就是经方要求先煮茯苓的原因。现代试验亦证明，茯苓厚片入煎，终日煮不透。只有薄片或颗粒状方可煮透[2]。经方时代虽无切薄片的技术，但早期的"㕮咀"，就是将药物斫碎或捣碎，再加上先煮，庶几能有利于药力煎出。

【附言】

茯苓作为一味古老而有良效的药物，千百年来沿用不替。其植物来源清楚单一，用途非常广泛，省心又好用。但后世由此衍生出来的茯神、赤茯苓、茯苓皮之类的药物，凭象形药理自我臆想出来的疗效，浪费人力，误导后人。更有甚者，宋代《太平圣惠方》编纂者据其所好，将两千多个药方中的茯苓人为地划分为赤白茯苓，却不明白赤白茯苓都来源同一菌核，只是所处位置偏里与偏外的不同，并无界线可分。这些强分出来的药物，其功治又都在茯苓的范围之内。如此折腾，实属"内卷"，并非创新发展，还不如经方所用茯苓更简朴实用。让无端衍生的药物至今仍留在教科书、工具书中，药业还继续生产供货，毫无必要。但此现象积重难返，本书对此也无力回天，唯盼读者了解这些药物的来龙去脉之后，能对其中的是非自我判断，作出正确的选择。

---

[1] 清•张志聪，原撰．清•高世栻，订补．本草崇原 [M]// 郑林．张志聪医学全书．北京：中国中医药出版社，1999：1114.

[2] 刘长业．茯苓入煎剂应遵古法 [J]．中医药信息，1989（2）：6.

12

人参（39）

【提要】

人参古今皆为名贵药，也因此历代民间的人参伪品层出不穷，然其正品主流为五加科植物人参 *Panax ginseng* 却始终未变。历代过度采挖人参导致野生资源日益匮乏，濒临灭绝。后世虽也发掘出同属植物西洋参，补入人参家族，但现代中医用药的主流是栽培人参（也包括栽培西洋参）。如何使栽培人参的生长环境与质量更接近野山参，且不损害环境，是当今面临的最重要问题。至于红参、白参，出现甚晚，非经方所有。

【药源辨析】

人参的主治功用：经方含人参方39首，其中《伤寒论》22方，《金匮要略》17方（均含以人参作加味药方，不计《伤寒论》已有之方6首）。

关于人参功用，历代医药书所论连篇累牍，见解各异，莫衷一是。经方无人参单方，"独参汤"晚至元代葛可久《十药神书》才出现。经方用人参多见复方，故当就经方用法推求其功用。

经方加减药味，常可窥其用药之意。"小柴胡汤"后云："若胸中烦而不呕者，去半夏人参，加栝楼实一枚；若渴，去半夏，加人参，合前成四两半……"可见人参与半夏合用，能止呕，单用能生津止渴。"白虎加人参汤"在仲景书中凡六见，白虎汤治表里俱热，该方加人参的主证归纳起来为口干舌燥、大渴引饮，既可用于伤寒证，也可用于伤气的中暍，还可用于阳气不足的背微恶寒证。据此加味法，则人参能生津止渴，其性并非大寒，而是人参能益气升津。

又，"桂枝加芍药生姜各一两人参三两新加汤"的主证是汗后身疼痛、脉沉迟，比较所加的3味药与出现的主证，只有人参是解除汗后伤津、脉沉迟的主力。

又，"四逆加人参汤"的主证是恶寒、脉微、复利后亡血，显然加人参就是针对利后伤津兼亡血。清代陈念祖对此的评论是："仲景于汗、吐、下阴伤之症，用之以救津液。而一切回阳方中，绝不加此阴柔之品，反缓姜、附之功。故四逆汤、通脉四逆汤为回阳第一方，皆不用人参。而四逆加人参汤，以其利止亡血而加之也；茯苓四逆汤用之者，以其在汗、下之后也。"还有"通脉四逆汤"证出现"利止脉不出者，去桔梗，加人参二两"，此与"四逆加人参汤"意义相同，均证明仲景用人参于此，有生津、复脉之功。

除以上加味所显现的人参之功外，“理中丸”作汤法的加减法提到：“腹中痛者，加人参，足前成四两半”。剂量独大的人参实为全方主药，其主治应与“理中丸”一致。仲景云：“理中者，理中焦。”中焦淆乱，胃中不和，如霍乱、大病瘥后胸上有寒、心下痞硬、腹中痛，乃至胃反呕吐、噫气等证，皆可使用人参益气理中。

日本医家吉益东洞谓人参“主治心下痞坚、痞鞕，支结也。旁治不食、呕吐、喜唾，心痛、腹痛，烦悸”，此大体不错。但他将人参主治诸症归结于“心下结实之病”，旁治诸症“亦皆结实而所致也”[1]，这就未免失实。宋代苏颂《本草图经》“人参”引张仲景治胸痹、心中痞坚诸症的“治中汤”，其方组即《金匮要略》的“人参汤”、《伤寒论》的“理中丸”(其加减治法与治中汤多同)。苏颂云：“此方晋宋以后至唐，名医治心腹病者，无不用之，或作汤，或蜜丸，或加减，皆奇效。”由此可知，以人参为君药的“治中汤”“理中丸”最根本的功用是“理中”，无论虚实，中焦失调即可治之，而非单纯治“结实”。人参生津、复脉、益气、理中，才是其主要功用。

吉益东洞极力反对人参“补虚”说：“甄权曰‘参补虚’，误矣！此言一出，流毒千载。”他认为“参不补虚”，理由是“养精以谷肉果菜，而人参养元气，未尝有言之。由此观之，其言养元气者，后世之说也，不可从矣。”考吉益东洞所云甄权“参补虚”说，见《证类本草》“人参”条所存《药性论》，原文作“主五藏气不足，五劳七伤虚损……补五藏六腑，保中守神”。查与此类似的人参条文并非始于《药性论》，早在《神农本草经》就记载人参“主补五藏，安精神，定魂魄，止惊悸，除邪气，明目，开心，益智”。《名医别录》又云：“疗肠胃中冷，心腹鼓痛，胸胁逆满，霍乱吐逆，调中，止消渴，通血脉，破坚积，令人不忘。”此与仲景经方所用更为接近。北齐徐之才《药对》云：“夫众病积聚，皆起于虚也……虚而欲吐，加人参。虚而不安，亦加人参。”可见人参补虚在经方之前就见诸本草记载。故仲景经方虽未明说人参为补虚药，但其用人参治汗、吐、下伤津、亡血、脉不出诸症，皆因补虚，不可忽也。

关于人参的性用，后世议论者甚多。囿于本书主题，本条只能点到即止，不赘述。

古代人参来源之争：人参用根，“如人形”(《名医别录》)。三国魏时的《吴普本草》记载人参“根有头、足、手、面目，如人”，故本品名为“人参”，乃因其形。

人参经方常用，药材特征又明显，这样的药物一般不会失传或被伪品取代。人参生长在北方寒冷地区，其原植物轻易见不到。但古代药家对药材的经验鉴别绝活，却能十拿九稳地鉴别出真品人参(下文还将提到人参药材特征)。元代朱震亨还记载用人参芦作涌吐药，可见其时医家对人参根的各部位特性都能仔细体察。人参的气味也能辅助鉴别真伪，例如李时珍指出其时有“薄夫以人参完浸取汁自啜，乃晒干复售，谓之汤参”。鉴别“汤参”，闻之尝之，气味大减，即可知之。何以知人参有特异气味？李时珍提到“三七”“颇似人参之味”，可见绝非无端猜测，因为三七(*Panax*

---

[1] 日•吉益为则. 药征 [M]. 陆翔，郜桒，王旭光，等校注. 北京：中国中医药出版社，2016：15-16.

notoginseng）与人参乃是同科同属的植物，故其气味近似。既然人参药材并不难鉴别，古人还争论什么？

起因是陶弘景对人参的混乱描述。陶说“上党人参，世不复售”。“上党”即今山西长治，为古代人参最早的著名产区。陶弘景之时，华夏分裂，南北对峙，而陶弘景处在南梁，故他说的“世不复售”，只是南梁所辖地区而已。陶弘景也描述了上党人参，说“今魏国所献即是，形长而黄，状如防风，多润实而甘”。所谓“魏国”指与南梁对峙的北魏，辖境很广，南端已与江淮接壤，因此魏国人参并非就是上党人参。这种人参不具人形，“状如防风”而味甘，显然不是五加科正品人参。陶弘景也承认这种人参当时“俗用不入服，乃重百济者”“次用高丽”。可见陶弘景所处时代与地域，很难得到北方真正的上党人参，故市面伪品横行，人们更重视“百济”“高丽”所产真品人参。陶弘景描述的人参原植物形态为“一茎直上，四五叶相对生，花紫色”，叶对生、花紫，绝非五加科人参。但陶弘景转述的高丽人所作《人参赞》，其文曰：“三桠五叶，背阳向阴。欲来求我，椵音贾树相寻。”这才是真人参！其中“五叶”指人参掌状复叶的小叶 5 枚。其复叶随生长年头而增加。所谓“三桠”的“桠”，实指复叶的长柄，并非枝桠。以上陶弘景描述的人参，真假混杂，故他的记载受到了《唐本草》主编苏敬的批评。

苏敬《唐本草》云：“陶说人参苗乃是荠苨、桔梗，不悟《高丽赞》也。今潞州、平州、泽州、易州、檀州、箕州、幽州、妫州并出。盖以其山连亘相接，故皆有之也。”唐代之时，国家一统，药品信息来源畅通，故能指出陶弘景误把桔梗科的伪品当成人参苗。苏敬记载当时发现的人参产地已经有 8 个州，这些州“其山连亘相接”，此山即东北、西南走向的太行山脉。上党（唐为潞州）处在太行山脉南端，因此该地所产人参最容易首先被开发利用。太行山脉的东北端接燕山山脉，再往东北，就是大小兴安岭、长白山，也是最后残留野山参的山脉。

现代有的学者根据当今山西长治不产人参，怀疑古代的上党人参是否真是五加科植物。这种看法没有顾及本草记载及历史地理演变。陶弘景时代南方虽然没有上党人参流通，但据《唐本草》、宋《本草图经》等书记载，其时古上党地区仍有人参出产。北宋苏颂《本草图经》综述了若干前人之说，其中真品人参形态乃源于实地观察：“春生苗，多于深山中背阴近椵（音贾）漆下湿润处，初生小者三四寸许，一桠五叶；四五年后生两桠五叶，未有花茎；至十年后生三桠；年深者生四桠，各五叶，中心生一茎，俗名百尺杆。三月、四月有花，细小如粟，蕊如丝，紫白色，秋后结子，或七八枚，如大豆，生青熟红，自落。根如人形者神。”该书所附的“潞州人参”（图 12-1），更是确凿无疑地证实当时潞州确有五加科植物人参存在。其他地区提供的人参图则均非真品。据报道，现代在中条山（属山西新绛）引种人参成功[1]，这也证明山西的气候及环境

[1] 谢宗万．中药材品种论述：上册 [M]．上海：上海科学技术出版社，1980：56.（另，《中国植物志》第 54 卷 180 页亦提到“山西、河北有引种”）

是适合人参生长的。

北宋末本草学家寇宗奭云："今之用者，皆河北榷场博易到，尽是高丽所出，率虚软味薄，不若潞州上党者味厚体实，用之有据。土人得一窠，则置于版上，以色茸缠系，根颇纤长，不与榷场者相类。根下垂有及一尺余者，或十歧者。"这说明北宋末潞州上党人参虽无法供应市场需求，但当地土人还能寻获野山参。一旦得到一株，就要将其完整地用彩色茸线固定在版上，其须根特别纤长，此正是野山参的特点之一。至明代后期，李时珍云："上党，今潞州也。民以人参为地方害，不复采取。今所用者皆是辽参。其高丽、百济、新罗三国，今皆属于朝鲜矣。其参犹来中国互市。"过度采伐，导致明代上党野生人参已经绝迹，从此国内所用的人参来源皆为"辽参"。辽参的植物种仍是五加科植物人参，主产地在今东北诸省及朝鲜半岛。

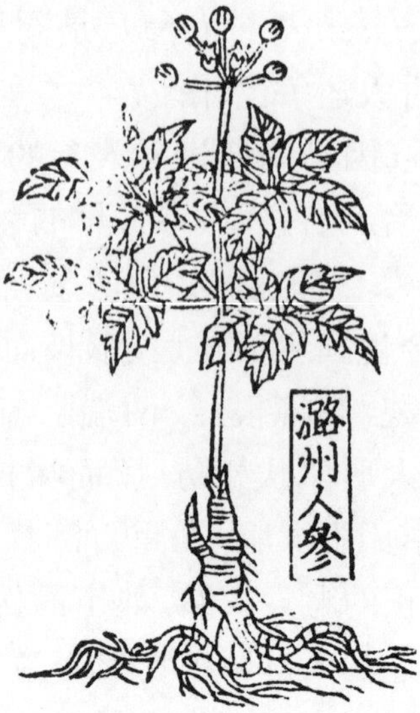

图 12-1 《本草图经》(政和)潞州人参

人参日渐紧缺及破局之路：经方虽常用人参，但以其为君药之方不多。宋元明之时，四君子汤、补中益气汤、生脉散、独参汤等方剂的运用，尤其是元代补土派的兴盛，使得人参消耗甚大，供不应求。清代我国人口剧增，人参更成稀缺之品。清乾隆间名医徐大椿云："不论人之贫富，人参总为不祧之品。"此言人参成为人们心中不变的神药。人参过度使用，也拉高了其价格。徐大椿（1693—1771）言其从少至老，参价涨了 20 倍[1]，可见乾隆中期人参已到了一般人用不起的地步了。那么，为什么人们不去种植人参呢？

人参生长习性非常娇贵，种植并非易事。关于人参栽培，现代有若干文章把其历史往前推到晋唐，但所引只言片语，根本经不起推敲。例如有人引唐代陆龟蒙《奉和袭美题达上人药圃诗》来证明唐代就有栽培人参。其诗中间 4 句为："三桠旧种根应异，九节初移叶尚低。山荚便和幽涧石，水芝须带本地泥。"注者说"三桠"指人参，"九节"即三月中旬，这两句意思是早春三月把人参栽到山间溪谷附近[2]。其实此诗的"三桠""九节""山荚""水芝"依次分别是人参、九节菖蒲、合欢、莲藕 4 种植物的异名，全诗根本未谈人参种植法。人参要作畦播种，岂能移栽到幽涧溪谷？此外，宋代苏东坡《小圃五咏》乃其在惠州纪实之作，其中所咏 5 种药里亦有人参。此诗曾被作为人参能在广东惠州种植的依据。但据考证，这种"罗浮人参"实为兰科植物绶

1 清•徐大椿．慎疾刍言•制剂 [M]// 刘洋．徐灵胎医学全书 [M]．北京：中国中医药出版社，1999：366.

2 李向高．我国人参栽培、加工的历史概况 [J]．中药材科技，1984（5）：39-40.

草 *Spiranthes sinensis*，俗称盘龙参[1]。明代李时珍也谈到过人参栽培："亦可收子，于十月下种，如种菜法。"李时珍虽然到过北京，却没有去过辽参产地。如果种人参像种菜那么简单，人参也不至于那么金贵。时珍虽然博学，但他说种参如种菜却属传闻。总之在明代及其以前，还没有见到可靠的人参栽培史料。至于历史上各种人参伪品的记载就更加离奇了，但药家却不容易蒙骗。清代有专门的"参茸庄"，是人参、鹿茸专卖处所，药业人员已然积累了极为丰富的药材鉴别经验，以保证医家用药的安全有效。

明代的"辽参"盛产于长白山区，这是此后清的发祥地。为了把持人参专采权，清朝王公贵族以人参神草、生王气钟灵之处为由，极力防范民间人工种植人参，并对收买参秧及偷刨参秧种植货卖等制定治罪律令，人为加剧人参供应紧张局势。但令清廷防不胜防的是，就在乾隆年间，外域突然输入了西洋参与东洋参，使人参紧缺的瓶颈得以突破。

西洋参的发现得益于我国人参的启示。康熙四十八年（1709），法国传教士杜德美（Petrus Jartoux）在东北勘探绘制《皇舆全览图》时，亲身感受到了人参的效力[2]，于是撰文绘图，发表于英国皇家协会会刊（1714年）。受此启迪，法国传教士拉菲托（Joseph Francois Lafitau）在加拿大纬度相似地域发现了人参同属植物 *Panax quinquefolium*。康熙五十七年（1718），这种西洋人参开始陆续进入中国。《本草从新》（1757年）以"西洋人参"立条，云可"补肺降火，生津液，除烦倦""市中伪人参者皆此种所造，最难辨认"。该书同时还记载了"人参内有一种泡松，东洋甚行，中国不行"。这就是日本传入的人参栽培加工品。人参非日本原产，但在宽保（1741—1743）、延享年间（1744—1748），日人从朝鲜医药书中获得种造人参法，遂加效仿[3]，并很快具备出口能力。清代赵学敏《本草纲目拾遗》将其以"东洋参"为名单立，且云"其参外皮糙、中油，熟蒸之，亦清香，与辽参味同……此参近日颇行，无力之家，以之代辽参"[4]。

在西洋参、东洋参的夹击下，清嘉庆间人参栽培仍未解禁，但参区各地均私下种植，其中移山参、园参的种植技术实际已臻成熟。至清朝后期，民间人参种植再也无法控制，人参紧缺的状况遂得以解除。此后医家所用皆以栽培品为主，野山参濒临灭绝的局面至今未能得到改善。

红参、白参经方无载：红参、白参都是人参的加工品，出现甚晚。人参有红、白，与某些药物区分赤白完全不同。人参蒸制之后再干燥，表面棕红色，半透明，习称红参。白参又叫"糖参"，取园参水煮透，再用排针扎透，浸入糖汁内。仲景经方所用人

---

1 王家葵．本草博物志[M]．北京：北京大学出版社，2020：141-144.

2 法•杜赫德．耶稣会士中国书简集：中国回忆录Ⅱ[M]．郑德弟，译．郑州：大象出版社，2001：51-52.

3 日•石阪宗哲：见清代唐秉钧《人参考》跋，1916年绍兴医药报社石印本。

4 引自：清代赵学敏《本草纲目拾遗》卷三"东洋参"，清同治十年（1871）张应昌吉心堂刻本。

参无任何加工说明。《名医别录》载人参“采根，竹刀刮，暴干，无令见风”，此即后世的“生晒参”，亦为经方所用之参。

人参不易贮存，南梁陶弘景就记载人参“易蛀蚛”。明朝与后金的一场人参贸易战，凸显了人参不易久贮的问题。据清《三朝纪事》记载，明与后金有过一场人参交易，后金贪利，将人参水渍。对此小伎俩，明代人心知肚明，人参不耐久存，渍水后更容易腐败，于是明人摆出一副不买人参的架势。后金人怕人参朽败，急着降价出售。努尔哈赤怕本国人吃亏，下令将人参煮后晒干以利久存，不用急着出售，这一招最终让后金“得价倍常”[1]。

人参煮或蒸熟后再晒干，就成了红参，比生晒参更利于久留。但本草书中未见用此法加工人参。明代李言闻提到人参“生用宜㕮咀，熟用宜隔纸焙之，或醇酒润透，㕮咀，焙熟用”，这仅涉及少量饮片的炮制，不是针对批量药材的加工方法。明代冯兆张《冯氏锦囊秘录》也有将人参“采来入沸汤，略沸即取起，焙干”的记载[2]，但同样未意识到可用于人参久贮。

努尔哈赤将水渍人参加工为红参，其实是汲取了朝鲜人参的加工经验。早在宋代《宣和奉使高丽图经》中，就记载了高丽人参“有生熟二等。生者色白而虚，入药则味全，然而涉夏则损蠹，不若经汤釜而熟者可久留”[3]。后世改煮为蒸，更有利于人参药力保存。可见红参的出现，最初是为了解决人参易蛀的问题。明代后期，《本草纲目》转引李言闻“人参生用气凉，熟用气温”之说，又赋予了红参不同的性用，从而使人参使用范围更加广泛。

至于白参（糖参），煮透之后药力已经降低，又再灌注糖汁，更加滋腻碍脾。此属人参加工品中的低下之品，罕见用于处方，不提也罢。

【附言】

综观人参运用简史，除国家分裂状态下导致南方无法流通真品人参外，医家所用人参真品一直就是五加科的人参 *Panax ginseng*。古今人参最大的不同，就是古代（尤其是清中期以前）所用均为野生品，当今则以栽培品为主。药业称参园里种植的人参为“园参”，其产量量高，是当今医家所用的主流。古方人参在现代均用园参，从物种角度没有问题，但其实际药力性能则远不能与野山参相比。野山参与园参的作用到底相差多少，至今也没有一个量化的比较。至少今方用到园参，其剂量应该比古方更多些才好。

---

1 清《三朝记事》转引自丹波元简《医賸》卷下“人参生熟”，见《皇汉医学丛书》81 页。

2 明•冯兆张. 杂症痘疹药性主治合参 [M]// 冯兆张. 冯氏锦囊秘录. 王新华，点校. 北京：人民卫生出版社，1998: 745.

3 引自：宋代徐兢《宣和奉使高丽图经》卷 23“杂俗”，见《丛书集成初编》（上海：商务印书馆，1937: 81）.

种植园参极耗地力，栽培过人参的土地不能连作，故须不断开垦山林，这对保持绿水青山显然是不利的。药业人员在发展栽培品的同时，既要注意到环境保护，又要尽量使栽培品的生长环境更接近野山参，于是“林下参”之类的类山参应运而生。此参在药家又称“籽海”(或“籽货”“籽趴”)，系将园参的种子撒播到深山老林，任其自然发育生长，经过10～20年后再采挖作货[1]。林下参的质量当然也不能与野山参相比，但毕竟比园参的生长环境与年头更接近野生。此外让栽培人参的生长环境更接近野山参的还有老栽子上山、小栽子上山、池底参等品目，但总的看来产量不大，生长周期很长，还无法替代园参来满足临床需求。作为临床医家，不用担心人参的正品来源，更重要的是把握经方及古代医家运用人参治病的精髓，而不是滥用人参。

1 金世元. 金世元中药材传统鉴别经验[M]. 北京：中国中医药出版社，2012：103.

13

大黄(35)

【提要】

大黄以通利大便著称，在经方治疗中占据了重要地位。大黄药材的显著特征使其来源(植物种与产地)在2 000多年后依然无大变化。但由于时代风尚等多种原因的改变，经方多用、善用大黄(包括煎服法等)的风光已难再现。后世发展出来的熟大黄，其形、性与经方所用的大黄(今之生大黄)大不相同。

【药源辨析】

大黄概况及主要功用：经方用大黄之方共35首，其中《伤寒论》方16首，《金匮要略》方19首(以上均含将大黄作加味药之方，两书皆有之方6首，未重复计作《金匮要略》方)。

经方之中，大黄具有通便利肠、清热除滞的特效。此可见《金匮要略》“苓甘五味加姜辛半杏大黄汤”，该方主治“胃热上冲”，且指明“加大黄以利之”。又“桂枝加大黄汤”中的大黄，以治“大实痛”。又，《伤寒论·辨太阴病脉证并治》提到，“太阴为病，脉弱，其人续自便利，设当行大黄、芍药者，宜减之，以其人胃气弱，易动故也。”这从另一个角度说明大黄泻下，不利于胃弱、大便稀泻患者。总之，体内各种结毒停滞都可借助大黄通利而被排出体外。其病可为热结、血结、水结、宿食、湿热痈脓、癥瘕等，其证见大便不通、腹满心下痞、少腹急结硬痛、胁下偏痛、黄疸等各种征象。著名的此类经方有治阳明热结、胃有燥屎的大承气汤，治肠痈的大黄牡丹汤，治久瘀蓄血的抵当汤，治水结胸胁的大陷胸汤，治水血互结血室的大黄甘遂汤，治干血着脐下而腹痛的下瘀血方，治心气不足的吐血衄血的泻心汤、治瘀热在里发黄的茵陈蒿汤等，其中大黄随不同的配伍，发挥不同的作用。其泻下之力猛峻，故号为“将军”。也因泻下力峻，“厚朴七物汤”后有“下利去大黄”之戒。

与经方时代接近的《神农本草经》所载大黄功治与经方完全贴合：“味苦，寒、主下瘀血，血闭，寒热，破癥瘕积聚，留饮宿食，荡涤肠胃，推陈致新，通利水谷，调中化食，安和五脏。”《名医别录》补充的功治有“平胃下气，除痰实，肠间结热，心腹胀满，女子寒血闭胀，小腹痛，诸老血留结”，基本上也在经方主治之内。《博物志》中也提到“大黄除实”的盛名。梁代陶弘景评价大黄：“最为俗方所重，道家时用以去痰疾，非养性所须也。”这里的“俗方”，指的就是治病的医方，非道家养性延命之物。经方对大黄的使用可谓纵横捭阖、物尽其用，由此可以想见大黄在早期医方中的重要作用。

然时移世易，今非昔比，后世医家运用大黄愈来愈小心。正史《后周书》记载名医姚僧坦曾告诫过："大黄乃是快药……不宜轻用。[1]"明代黄承昊《折肱漫录》则云："大黄极不宜轻用，因大黄妄下而致殒者，予目中盖屡见矣。[2]"其心有余悸之状跃然纸上。明代孙志宏《简明医彀》[3]又云："今医者逢迎病家，不用大黄，恐伤胃气为谈柄；病家敬其谨慎王道，屡有热邪炽极，宁袖手坐视其毙。呜呼！痛哉！"可见畏惧大黄已成社会风气。中国医家如此，日本医家亦不例外，吉益东洞《药征》云："世医之畏大黄也，不啻如蛇蝎！[4]"现代用大黄者再难现经方雄风，但其治疗范围仍在不断扩大。此议题属临床药学范围，本书不作深究。需要指出的是：经方所用的大黄，还未见区分产地来源。且多以生大黄（但无生大黄之名）为主，不分生、熟大黄。

大黄来源与产地加工：大黄之名，因其根大色黄而得名。梁代陶弘景认为"紫地锦色"者最佳，即根断面有异形维管束状形成的织锦般的棕红色网状纹理，故又名"锦纹大黄"，简称"锦纹"。可见"锦纹"是古今为鉴别正品大黄的重要标志。

大黄首见于《神农本草经》，汉末《名医别录》载其"生河西山谷及陇西"，三国魏《吴普本草》载其"生蜀郡北部，或陇西"。"河西"即今河西走廊一带，在甘肃境内、位于黄河之西；"陇西"即今甘肃陇西县，"蜀郡"相当于今四川。历经千百年，这些地区及其周边地区（甘肃、青海、四川、陕西等地）至今仍然是大黄的主产区，但不同时代所推崇的产地或有不同，如宋代以川大黄为佳，宋初《太平圣惠方》几乎将所有大黄名均改为"川大黄"（后世或称"川军"）。宋《本草图经》明示"以蜀川锦文者佳。其次秦陇来者"。但明代李时珍则云："今人以庄浪出者为最，庄浪即古泾原陇西地，与《名医别录》相合。""庄浪"即今甘肃庄浪县，北邻青海泾原县，属陇西。故明清医方书多用"庄大黄"（简称"庄黄"）。此俗沿袭到清末民初。民国曹炳章认为："陕西、甘肃、凉州卫出者，坚硬紧结色黄，头起锦纹似冰旋斑为最佳，故俗名锦纹大黄。河南西宁州出者，形状与前相类，质略松，或曰中大黄。四川出者空松，为马蹄大黄，最次。"现代药业基本沿袭曹氏所云，以甘肃、青海等地所产（如西宁大黄、凉州大黄、诠水大黄等）为佳，川产的"雅黄"质次[5]。现代药理实验也证实曹氏所言不虚，不同产地的大黄所含成分，泻下作用也有差异。

大黄的原植物在唐及五代的本草中已经有较多记载。例如唐本《图经》云大黄"高六七尺，茎脆"。后蜀《蜀本草》则云大黄"叶似蓖麻。根如大芋。傍生细根如牛蒡，小者亦似羊蹄。"这就提示大黄乃今蓼科大黄属（*Rheum*）植物。宋《本草图经》在

---

1 宋•李昉，等. 太平御览：卷七百二十三 [M]. 影印本. 北京：中华书局，1960：3203.

2 引自：明代黄承昊《折肱漫录》卷三"大黄"，清乾隆五十九年（1794）修敬堂刻本。

3 明•孙志宏. 简明医彀 [M]. 余瀛鳌，点校. 北京：人民卫生出版社，1984：13.

4 日•吉益为则. 药征 [M]. 陆翔，郜栾，王旭光，等校注. 北京：中国中医药出版社，2016：48.

5 金世元. 金世元中药材传统鉴别经验 [M]. 北京：中国中医药出版社，2012：35.

综述前代本草记载的基础上，又补充“四月开黄花，亦有青红似荞麦花者。茎青紫色，形如竹”。现代学者考证叶似蓖麻、根如芋，开黄花者，主要指蓼科植物药用大黄 *Rheum officinale*，开青红似荞麦花者，当指掌叶大黄 *Rheum palmatum* 而言[1]。同属植物鸡爪大黄（唐古特大黄）*Rheum tanguticum* 也是古今正品大黄来源之一。至今日本正仓院还保留我国唐代传入大黄药材（图 13-1），其原植物即今掌叶大黄与鸡爪大黄[2]，多分布在甘肃、青海一带。现代《中国药典》“大黄”的基原品即上述掌叶大黄、唐古特大黄或药用大黄，药用根和根茎。

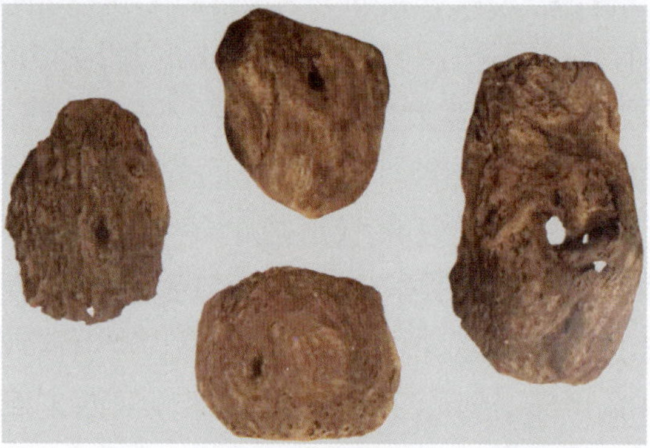

图 13-1　日本正仓院藏唐代大黄药材

古人对大黄的认知，主要是不同产地大黄的不同形态，但无法确定植物种。唐代陈藏器《本草拾遗》云：“若取和厚深沉，能攻病者，可用蜀中似牛舌片紧硬者；若取泻泄骏快，推陈去热，当取河西绵纹者。”依陈藏器的说法，则川大黄泻下的力量不如河西“锦纹”者。川产“牛舌片”者，其原植物似为药用大黄，河西产者则或为掌叶大黄、鸡爪大黄（唐古特大黄）。后世使用大黄虽讲究地道优劣，医家却很少据产地来区分使用大黄。故处方之“川大黄”“庄黄”，并不意味着功效不同，医方多见的此类处方用名多与时代风尚与医家用药习惯相关。

《唐本草》记载：“大黄性湿润而易坏蛀，火干乃佳。”这是说新掘出的大黄根或根茎容易虫蛀，必须在产地就用火烤干，以利于运输交易。具体方法是：“烧石使热，横寸截，着石上爆之，一日微燥，乃绳穿眼之，至干为佳。”但这种火干目的是快速干燥药材，并未改变大黄通利之性，仍属后世所称“生大黄”（俗称“生军”）。

大黄炮制法与煎服法：《伤寒论》中大黄方 16 首，4 方注明须“去皮”，3 方须“酒洗”，1 方须“清酒洗”。《金匮要略》与《伤寒论》皆有的 6 方中，有 1 方须“酒洗”，1 方“酒浸”。但《金匮要略》独有的大黄方 19 首皆不见须“去皮”“酒洗”者，仅 1 方须“切浸”，1 方须“蒸”。

1　谢宗万．中药材品种论述：中册 [M]．上海：上海科学技术出版社，1994：429.

2　日•朝比奈泰彦．正仓院药物 [M]．大阪：植物文献刊行会，1955：270.

大黄"去皮"要看是产地加工还是临用炮制。产地加工要去的是其鲜根表面黑色外皮。宋代《本草图经》"大黄"云:"二月、八月采根,去黑皮,火干。"去黑皮是产地加工第一道工序,这样方便进一步的火干。此外大黄表层还可能会有糟朽部分,临用药时还须去掉表面糟朽不紧实的部分。如宋代《本草图经》引崔知悌疗小儿方时提到:"大黄九两,锦文新实者,若微朽即不中用,削去苍皮乃秤,捣筛为散。""微朽"的"苍皮"须临用时削去。经方的"去皮"似应指后者,属炮制中的净制,有利于提高大黄的效力。

大黄"酒洗",经方并未说明缘由。大黄通利,生用才能最好地发挥功效。宋代陈承说过:"大黄收采时,皆以火烧石煿干,欲速货卖,更无生者。用之不须更多炮炙,少蒸煮之类也。"可见没有绝对不经火干燥的"生"大黄,但这样的火干不影响其泻下作用。经方所用大黄,并不需要过多加炮制,尤其是不宜蒸煮。

"洗"法在经方中主要见于以下几种药:"蜀漆"须"暖水洗去腥"。所谓"腥",当指其所含气味发出的特殊气嗅。因此,洗法可视为减弱其具有一定毒性的气味。"半夏"用"汤洗十许过,令滑尽,不尔,戟人咽喉"(《本草经集注》),也是为了减低其对咽喉的刺激。"吴茱萸"气烈,以陈为好,经方须"汤洗七遍",当为降低其燥烈之气。《雷公炮炙论》炮制吴茱萸,云"使盐水洗一百转,自然无涎"。"海藻"入药须"洗去咸",即外表残余之海水咸味。

综上经方用洗法的药物,无非是为了去除其不良气嗅,减弱其副作用。大黄临用酒洗,在经方时代,此酒只能是清酒(低度米酒)。酒性温、气香,用它清洗大黄表面,当可减低其苦寒之性,或消除部分大黄的异味,且可行药助力,而不会损耗大黄通利之力。

金元诸家试图解释经方用酒洗,如张元素解释大黄用酒浸、酒洗:"酒浸,煨熟,寒因热用也"。又"酒浸,入太阳经。酒洗,入阳明经。余经不用酒。[1]"王海藏云:"入手足阳明经。以酒引之,上至高巅。以舟楫载之,可浮胸中;以苦泄之,性峻至于下。以酒将之,可至至高之分,若物在巅,人迹不及,必射以取之也。故太阳阳明、正阳阳明承气汤俱用酒浸,惟少阳阳明为下经,故小承气汤中不用酒浸也。[2]"

金元医家所处时代距经方时期已历千年,他们的解释脱离了经方原义,过于渲染酒的作用,并主观想象酒能引大黄上升高巅。其实酒洗只是使大黄更纯净,而不是为了改变大黄药力走向。酒洗只是短暂接触大黄表面,并未给全方增添一味可以影响药力方向的药。经方 35 个含大黄的方剂中,需要酒洗的不过 4 方。4 方之中,承气汤系列就占了 3 个(大承气、小承气、调胃承气汤),另加一个抵当汤。承气汤系列大黄皆用四两,酒洗,主治潮热、谵语,燥屎里实,故大黄为主药,通燥屎而泄里热。抵当

---

[1] 见元•徐彦纯. 本草发挥 [M]. 宋咏梅,李军伟,校注. 北京:中国中医药出版社,2015: 51.

[2] 元•王好古. 汤液本草 [M]. 崔扫尘,尤荣辑,点校. 北京:人民卫生出版社,1987: 95.

汤治蓄血久瘀，瘀热在里，虽有虫药化瘀，还需要大黄通瘀泄热，故这4方均需要令大黄高度发挥通下的作用。酒引大黄上行，则与此4方的主治背道而驰。

经方大黄要求不宜久煎，例如《金匮要略》“治马坠及一切筋骨损方”，大黄一两，要求“切，浸，汤成下”，然后“煎汤成，纳酒一大盏，次下大黄”。这一个过程，梁代陶弘景《本草经集注》有详细说明：“凡汤酒中用大黄，不须细剉。作汤者，先以水浸令淹浃，密覆一宿，明旦煮汤临熟，乃内汤中，又煮两三沸便绞出，则势力猛，易得快利。”水浸渍大黄一宿，令水液充分渗入大黄。等次日把其他药物煎汤快好的时候，再把浸透的大黄放进药汤中，仅煮两三沸就好，这样的煎服法能使大黄“势力猛，易得快利”。

其他经方也可见类似记载。例如大承气汤煎服法是：“以水一斗，先煮二物，取五升，去滓，内大黄，更煮取二升，去滓，内芒消，更上微火一两沸，分温再服。”大黄、芒消都要后下。厚朴三物汤则“以水一斗二升，先煮二味，取五升，纳大黄，煮取三升，温服一升，以利为度。”以上煎服法与后世要求生大黄后下同一个道理，都是为了尽量发挥大黄通利的效能。现代的药理实验也证实：宋代陈承云“不须更多炮炙，少蒸煮”，与经方用大黄法相符，是发挥大黄通利功效的最佳办法。

经方有无熟大黄？经方既无生大黄，也无熟大黄的名称。唐代陈藏器提到大黄“凡有蒸、有生、有熟，不得一概用之”。似乎唐代就有熟大黄、蒸大黄，且用途不一。经方大黄䗪虫丸中用大黄“十分，蒸”，此方剂型是丸剂。据梁代陶弘景云：“丸散中用大黄，旧皆蒸之，今不须尔。”可见在南北朝以前，确实有将大黄蒸过后的做法。陈藏器所云大黄“有蒸”一法，大概就是指入丸剂的蒸大黄。蒸大黄入丸剂，意味着不用大黄通利快速之性，这与后世的熟大黄制法不同。

唐代医方中还未见九蒸九晒而形成熟大黄记载，倒是《雷公炮炙论》所云：“凡使细切，内文如水旋斑紧重，剉蒸，从巳至未，晒干，又洒腊水蒸，从未至亥。如此蒸七度。晒干，却洒薄蜜水再蒸一伏时，其大黄擘如乌膏样，于日中晒干用之为妙。”这种蒸晒到掰开“如乌膏样”的大黄才是真正的熟大黄，但雷公却未称其为熟大黄。熟大黄之名见于何时，未见确考。本书所查，大约最晚在宋代已经出现（如宋代《传信适用方》等）。熟大黄在明清已经多见使用，其形、性与一般蒸大黄完全不同。清代许豫和论大黄云：“若近世之九制大黄，猛利之性全消，攻坚破积不及凡品，徒有将军之名，而无其实，大黄之不幸也。[1]”许氏之言不免夸大。生大黄仍在，还有将军可用。熟大黄是后世发展出来的大黄制品，另有功用，又何足惜哉？鉴于熟大黄与经方大黄无直接关联，不再赘述。

[1] 引自：清代许豫和《许氏幼科七种·怡堂散记》卷下“大黄”，清乾隆五十年（1785）刻本。

【附言】

大黄通便，古今中外尽人皆知。近代医家陆渊雷谓“麻黄出汗、大黄出恭”，其效力颠扑不破，经得起现代科学检验。经方对大黄的运用方法与经验，质朴简练，久经考验。大黄的来源、效用千百年无大变化。后世对生大黄的畏惧，不全是因为它效力猛峻，更多是因医疗市场竞争激烈，为提高私人诊所的保险系数而作出的姿态。至于大黄的效力，与不同产地所出、不同的加工方法与煎服法息息相关。在现代很有必要认真汲取经方运用大黄的丰富经验，使这位老药继续发挥新的治疗作用。

14

酒(32)

【提要】

酒在经方中常用，但很少用作治疗药物，而以辅助其他药物为主，包括做炮制辅料、煮汤、送服丸药与末药等。经方所用的“白酒”“清酒”，其来源与现代所用的同名酒并不相同。本条将探考其正确来源。

【药源辨析】

经方用酒概况及酒的主要用途：经方用酒方共32首，其中《伤寒论》方6首，《金匮要略》方26首（不计《伤寒论》已有之方2首）。另外《金匮要略》在书末还提到酒的副作用与某些禁忌，例如“饮白酒，食生韭，令人病增”之类，因与药用无关，从略。

酒在经方用于送服药丸或药末者19方，煮汤或渍汁者7方，作炮制辅料用者4方。用酒清洗大黄表面，可减其寒性，消除部分异味，亦可行药助力。

酒入经方者只有栝楼薤白白酒汤、栝楼薤白半夏汤方2方，皆用“白酒”作为药物。此2方主治皆为胸痹，主药是栝楼、薤白，白酒用来煮药（不另加水），用量分别是7升、1斗。此2方酒非主药，用其煮药，必有意义。《名医别录》首载“酒”条，云其“味苦、甘、辛，大热，有毒。主行药势，杀百邪恶毒气”。据此，经方用酒，应该主要是帮助运行药力，并可消杀“百邪恶毒气”。酒性大热，故适用于寒证。梁代陶弘景云：“大寒凝海，惟酒不冰，明其性热独冠群物，药家多须，以行其势。”据此，“行药势”当是酒在经方中最主要、也是最基本的作用。后世对酒自身的药用价值论述甚多，如唐代孟诜《食疗本草》云：“主百邪毒，行百药。”“通脉，养脾气，扶肝。”“久服之，厚肠胃，化筋。”“与百药相宜。”但“久饮，伤神损寿”。唐代陈藏器亦云：“杀百邪，去恶气，通血脉，厚肠胃，润皮肤，散石气，消忧发怒，宣言畅意。”限于本书主题，酒的性用不再罗列，重点探求古代药用酒的来源。

经方酒是何种酒？经方有“酒、清酒、白酒”之名，与现代所言的白酒（烧酒、蒸馏酒）、清酒（多指日本清酒）来源不同。

在经方之前，酒早已见于医药书中，如《灵枢经》载“筋弛纵缓不胜收”引起的㖞僻，“以白酒和桂，以涂其缓者”。马王堆出土的西汉医书用酒甚多，其中有“清”，据考就是清酒简称。药用酒最早的来源，见《唐本草》，云“诸酒醇醨不同，惟米酒入药用”。

以酒入药，与药酒不同。前者将酒作为一味药，经方所用即此，乃是米酒。后者是用某些药物（如姜、葱豉、桑椹、蒲桃等）配合酿制成酒，或将药物浸泡入酒，甚或与酒曲共酿成药酒，这类药酒属于一种剂型，其作用不同于单纯的米酒。现代《中国药典》收录了多种药酒（如国公酒、寄生追风酒、舒筋活络酒等），但未将“米酒”作为药物收录。

古代的酒最多用的还是作为饮品，而饮家用酒与医家用酒的着眼点不同。宋代寇宗奭分析说：“今医家所用酒，正宜斟酌。但饮家惟取其味，不顾入药如何尔……今入药佐使，专以糯米，用清水、白面麴所造为正。”可见医家用酒的原料很简单（糯米、清水、白面麴），不加其他任何药物，也不用借助谷物芽蘖等发酵。饮家则讲究酒的不同风味，甚至追求口感刺激，添加多种药物，这就掩盖了酒的本性。明代卢和《食物本草》云：“白曲、白糯米，不犯药物，无碱，洁水，冬月酿成，此真正酒也，少饮益人。[1]”这与《唐本草》的米酒、寇宗奭的入药之酒完全一致。

近现代医家对经方用酒亦有研究，例如日本村井椿在《药征续编》“白酒”考中，长篇大论，谓经方“白酒”就是“白截浆”。“截”为酸浆，也就是《大观本草》的“浆水”，且“造法详出于陈嘉谟《本草蒙筌》”，但“疑有脱误”。村井氏对此请教过中国人：“近比问诸华客汪绳武，曰‘白酒即白截浆，原米之浓汁。以一倍之汁，加三倍之水，冲入，作为白酒矣。造法：用糯米浸一宿，蒸熟，候温，以白色曲末，拌入缸内，用稻草护暖，三日后成浆，入水，即成酒，气味甘苦。十月间做者，名曰十月白，尤佳也。’今按此造法，与我邦呼为甜酒者同法，或一夜而熟者，呼鸡鸣甜酒，或二三日而成者，谓之醴酒也，造法大抵相似。呜呼！鞑清奸商所言，不足信焉，今唯存以备博物者一事云尔。[2]”村井椿还在书前“附言十七则”中说：“白截酒之治胸痹之病也，唐宋以后，诸书所不载也。余又订之，而得其造酿之法矣。胸痹之病，其自此有治乎哉！”看来村井椿对他的考证颇为自得，却不知这种“甜酒”就是“米酒”，亦即《周礼》中的“三酒”，与“浆水”“酸浆”无关。

《周礼·天官》记载“酒正”所管有“酒人”（掌五齐、三酒）、“浆人”（掌六饮）。其中“三酒”是“事酒、昔酒、清酒”，要用酒曲酿成（含酒精）。而“六饮”则包括了“浆”，是用谷物米饮发酵（不用酒曲）后的酸味饮料（不含酒精），可解渴、助消化，很类似后世的“豆汁”，惟原料不同。《证类本草》“浆水”是“粟米新熟，白花者佳。煎令醋，止呕哕”，不用酒曲酿造，且有“醋”酸味。酒无酸味，故非酸浆！村井氏从华人那里听来的制白酒法固然无误，但其文献考证则误引“白截浆”，多此一举。

仲景之时，酒类还沿袭前代简单酿制法。郝万山在“经方中的白酒与清酒”[3]一文中，引《周礼·天官·酒正》“三酒”，又引汉代郑玄注、唐代贾公彦疏等文献，结论是

---

1 引自：明代卢和、汪颖《食物本草》卷四“酒”，明隆庆四年（1570）金陵一乐堂刻本。

2 日·村井椿．药征续编 [M]．吴昌国，校注．北京：中国中医药出版社，2016：51.

3 郝万山．经方中的白酒与清酒 [J]．中医杂志，1991，(5)：59.

这些酒是以米为原料，按比例加入引起发酵的酒曲，依特定方法制成。《周礼》的“昔酒”，乃冬酿春成的陈米酒，汉人亦称“白酒”；“清酒”是冬酿夏成、较白酒更为陈久而清纯的米酒。郝氏的考证证实中国文献很早就确认了白酒、清酒的原料、制法。南宋陈衍《宝庆本草折衷》“酒”条载有 3 个别名：“醇酒、春酒、清酒”，且云“今诸处冬月炊饭米并面麸酿成，或春初及秋杪亦可酿之……《三因方》用者名米曲酒”[1]。其中春酒就是白酒，冬酿春成。

后世酒的种类愈来愈繁，陆续出现了烧酒、黄酒、红酒等许多不同的酒。但作为医家药用正宗的“白酒”，还是以糯米酿成的酒。例如清代李文培《食物小录》提到：“白酒……色白无灰，糯米之脂汁也，如江右之水酒、江左蜜酒、江苏之三白、浙之水白酒是也。”清代章穆《调疾饮食辩》亦云：“北人呼为南酒，亦曰白酒。吾乡则呼水酒。”章穆为江西鄱阳人，彼地的水酒，即民间自酿的糯米酒。

清代黄元御《长沙药解》“白酒”条提到“《金匮要略》栝楼薤白白酒汤，栝楼薤白半夏汤二方”用了白酒，乃“白者轻清而走气分，善开闭塞而行经络，暖寒滞而止痛楚，故能治胸痹”。此白酒乃相对于黄酒而言，亦是米酒。黄元御认为：“今之烧酒，与此证甚宜，用以代之，效更捷也。[2]”但今人郝万山则据其临证体会，认为经方凡要求用酒者，依法用之则效果好，用陈酿米酒最好，新酿者勉强可用，小量黄酒亦可代用，但断不当用白烧酒。对此，似还可继续开展临床研究，予以验证。

【附言】

酒是一味非常重要的中药，其本身就有很多功效，又可作为溶媒，充分发挥某些药物的药效。但不同时代、不同用途的酒，其来源各不相同。经方的白酒、清酒，就是古今一贯的米酒。今人在临床用酒，尝试运用其他的酒类固无不可，只有不断积累经验，才能比较其优劣。

---

1 宋•陈衍．宝庆本草折衷 [M]// 郑金生．南宋珍稀本草三种．北京：人民卫生出版社，2007：606.

2 清•黄元御．长沙药解 [M]// 麻瑞亭，孙洽熙，徐淑凤，等．黄元御医书十一种：下册．北京：人民卫生出版社，1990：420.

15

术(32)

【提要】

经方只有药物"术",宋代校正医书局将其改为"白术"。梁代陶弘景之前无"白术"一名,早期本草记载"术"的形态过简,只能推测该药是菊科苍术属(*Atractylodes*)植物。陶弘景首言"术"有"白术"与"赤术"两种,但其后400余年间的医药书却只有白术,未见赤术。五代时出现"苍术"一名。北宋时古方中的"术"分化成"白术""苍术"两种药,功效不全同,沿用至今。

【药源辨析】

经方"术"名:"术"(zhú)或写作"朮",但部分出土及传世古籍中仍以"术"多见,今亦以"术"为通行名。"术"是早期医药书少数一字名的药物,或写作"茉"(马王堆医书、《武威汉代医简》等[1])、"林根""山茉"等。今通行的仲景《伤寒论》《金匮要略》曾经北宋校正医书局校改,其中"术"或被改作"白术"[2]。

术的概况及功用:经方含"术"方共32首,其中《伤寒论》10方,《金匮要略》22方(以上均含白术作加味方,《金匮要略》方未计入《伤寒论》已有之方3首)。

经方中无用术的单方,但有2个仅由两味药组成的小方。其一与枳实配伍为枳术汤,主治"心下坚,大如盘,边如旋盘,水饮所作";其一与泽泻配伍为泽泻汤,主治"心下有支饮,其人苦冒眩"。这两主治病因皆是"饮"(水饮、支饮),作为两方同有的术,其主治自当为治水饮停留所致的各种疾病。

通过加减用术,也可窥见其功用。例如《伤寒论》"去桂加白术汤",主治风湿相搏,身体疼烦,小便自利等证,该方后云:"三服都尽,其人如冒状,勿怪。此以附子、术,并走皮内,逐水气未得除,故使之耳。"该方附后有"如冒状"的反应,仲景认为这正是附子与术"走皮""逐水气"的反应。因为小便自利,术在此方的功用重在走皮去风湿,止风湿体疼。《金匮要略》"湿家身烦疼,可与麻黄加术汤,发其汗为宜",其中

---

1 马继兴. 武威汉代医简 [M]// 马继兴. 中国出土古医书考释与研究:中卷. 上海:上海科学技术出版社,2015:994.

2 此将古方"术"改为"白术",在北宋治平年间的《新校备急千金要方例》中已有说明,见:唐•孙思邈. 备急千金要方 [M]. 影印本. 北京:人民卫生出版社,1955:4.

术同样有祛湿止痛之功。

《伤寒论》桂枝去桂加茯苓白术汤主证中，新添了桂枝汤所无的“心下满微痛、小便不利”，服该方后“小便利则愈”，则利小便者必是茯苓、白术。又，《金匮要略》越婢汤主治风水恶风水肿等证，方后云“风水，加术四两”，更说明术为治风水专药。故该书治“里水”时，指明越婢加术汤主之，其方也是越脾汤加术。里水与风水病状稍异，但均属体内水液滞留，须用术利水。

又，《伤寒论》理中丸有术等 4 味药（均为等量）。理中就是调理中焦。中焦不和的症状多端，故其汤法中随证加减，变换主药。其中“下多者还用术”，理脾去湿，利小便而实大便；“渴欲得水者，加术，足前成四两半”，术就成为理中汤的主药。这种“渴欲得水”，程应旄解释为“饮渴也，加术使饮化津生也”[1]。只要看看仲景在理中汤中对术的活用，就能领会到术在调理脾胃、运化水津中的作用，不必拘泥于孤立的某一症状。例如，当归生姜羊肉汤主治“寒疝腹中痛，及胁痛里急”，若出现“痛多而呕者，加橘皮二两，白术一两”，一定要与术利水联系，未免牵强。但橘皮理气，白术理中健脾，可应对寒性腹痛呕吐，顺理成章。

日本医家吉益东洞《药征》云“术”之治：“主利水也，故能治小便自利、不利。旁治身烦疼，痰饮，失精，眩冒，下利，喜唾。”其理由是：“观此诸方，无论小便之变，其他曰饮、曰痰、曰身烦疼、曰喜唾、曰冒眩，亦皆水病也。凡小便不利而兼若证者，用术而小便通，则诸证乃治。由是观之，利水也明矣。”术能利水固然不错，但它却非单纯利尿药。吉益东洞讥笑南宋许叔微：“以术为去湿补脾，而不云其治水，何其妄哉！”但据古本草所载，术非止利水一功。《神农本草经》曰：“味苦、温。主风寒湿痹，死肌，痉疸，止汗，除热，消食。”《名医别录》补充：“甘，无毒。主大风在身面，风眩头痛，目泪出，消痰水，逐皮间风水结肿，除心下急满及霍乱吐下不止，利腰脐间血，益津液，暖胃，消谷，嗜食。”水、湿同类，利水与去湿并不矛盾。能“消食”“益津液，暖胃，消谷，嗜食”，皆与健脾有关，何妄之有？

不过值得注意的是，《神农本草经》称“术”味“苦”，《名医别录》称“术”味“甘”，其依据是什么？是两种味不同的植物？还是苦中有甘？因无更多线索，已无从考证。术在后世有白术、苍术之分，且有白术甘、苍术小苦之说，则早期本草“术”来源于不同植物的可能性无法排除。

吉益东洞还提到，白术、苍术，“华产两种，其利水也，苍胜于白，故余取苍术也。”但据称日本、朝鲜历来将彼邦所产的关苍术 *Atractylodes japonica* 的根茎作白术用[2]，此与中国的白术来源有所区别，故日本用药习惯不在本文讨论之列。关于白术、苍

1　程应旄之言转引自《医宗金鉴》。

2　郭允珍，等．白术类的研究 [M]// 楼之岑，秦波．常用中药材品种整理和质量研究（北方编，第 3 册）．北京：北京医科大学、中国协和医科大学联合出版社，1995：780.

术演化，考见下文。

“白术”之始：“白术”一名的出现，始见梁代陶弘景《本草经集注》(约500年)。陶弘景首次提到：“术乃有两种”，即白术、赤术。宋代寇宗奭认为：“只缘陶隐居言术有两种，自此人多贵白者。”这话说得不对！他没有注意陶弘景还说了后面一句话：“今市人卖者，皆以米粉涂令白，非自然，用时宜刮去之。”药商将术“以米粉涂令白”，是以次充优的造假行为。白术之名从何得来？《艺文类聚》引“范子曰：术出三辅，黄白色者善[1]”。“范子”一般认为是春秋时越国的范蠡，今存题为“范子”的言论究竟出在什么时代，尚无定论，但最晚不会晚于唐代。所谓“黄白色者”当指根断面，据考[2]野生术断面洁白，故南北朝及其以前的人贵白术者，当是以野生术为贵，这是本草中十分常见的习俗，并非始于陶弘景。陶弘景最反对药材做假，他曾揭露当时的“采送之家，传习造作，真伪好恶，并皆莫测”，例如“钟乳醋煮令白”“蜈蚣朱足令赤”等。故陶弘景能断然揭露以米粉涂白的假白术。

“白术”与“赤术”的区分：中药里有好几对区分赤、白的药，如白芍药—赤芍药、白茯苓—赤茯苓、白首乌—赤首乌等。有的是同一植物再分化，有的却属于不同种的植物。白术、赤术属于后者。

据陶弘景云：“今处处有，以蒋山、白山、茅山者为胜……多脂膏而甘……白术，叶大有毛而作桠，根甜而少膏，可作丸散用；赤术，叶细无桠，根小苦而多膏，可作煎用。”现代生药学家据此认为它们分别与当今的白术 *Atractylodes macrocephala*、苍术 *Atractylodes lancea* 相吻合[3]。但此二者之中，谁是最古老的“术”？又为何区分为赤、白术？

“术”虽然见诸记载很早，但有关记载均很简单。例如《尔雅》云：“术，山蓟”。晋代郭璞注：“今术似蓟而生山中。”宋代邢昺为之疏解：“生平地者即名蓟，生山中者名术。”且认为《尔雅》的“杨枹蓟”也是“术”：“其生平地而肥大于众者，名杨枹蓟，今呼为马蓟。”蓟是常见的菊科植物，山中似蓟的植物太多了，生平地而根肥大的植物也不止一种，因此据《尔雅》及其注家的解说难以鉴定植物种。陶弘景的描述略有补充，谓白术“叶大有毛而作桠”，即其叶片较大且有深裂。赤术“叶细无桠”，指其叶片细长，不分裂。结合《尔雅》及其注家所载，此二术属于菊科苍术属(*Atractylodes*)植物。如果结合当今传承使用的白术、苍术来看，则陶弘景所说白术确实与今白术 *Atractylodes macrocephala* 相似，赤术与苍术 *Atractylodes lancea* 虽无大悖逆，但却不是很准确。

从药材鉴别角度来看，陶弘景说的白术、赤术有难解之处：陶说白术“根甜”，但今之白术味辛且苦，何来“味甜”？又如陶既说正品术“多脂膏而甘”，又说白术“根甜

---

1 引自：唐代欧阳询《艺文类聚》卷八十一，宋刻本。

2 据彭华胜教授所示野术形态照片，其断面确实洁白。

3 徐国钧，袁昌齐，周太炎，等. 中药苍术白术的生药学鉴定研究 [J]. 药学通报，1956，4(4)：313-333.

而少膏”，赤术“根小苦而多膏”，则白术、赤术皆非“多脂膏而甘”。又陶弘景在此条谈道家用术根做丸散煎饵供服食用，用苗(地上部分)“作饮，甚香美，去水”，但医家主要用其根去水，并非用苗。所以仅凭陶弘景只言片语，还无法认定南北朝以前的“术”究竟是白术还是赤术，只能推测梁代陶弘景时，“术”的植物来源是菊科苍术属植物，包括现代的白术、苍术等同属植物在内。

白术一名，从陶弘景之后，开始多见于医药书中。在今存的敦煌残卷(多为六朝、隋唐时期的方书)中，唐初的残卷最早出现记载“白术”一名。敦煌医药残卷出现了“白术”23 次，“术”仅 5 次[1]，这说明唐代及其以后，白术一名逐渐增多，但其增多不是为了区分于其他异色术，只是显示其术色白、质量好而已。

赤术何以名“赤”？很难猜度其缘故。赤术仅见陶弘景提过一次，至今尚未在宋以前的古医籍中出现过赤术[2]。陶弘景说术有两种，只能说明当时术的植物来源并非单一。然而五代出现的“苍术”则不然，它的植物来源不同，且功效亦有明显差异。

“苍术”出现的时代：明代李时珍云：“昔人用术不分赤白。自宋以来，始言苍术苦辛气烈，白术苦甘气和，各自施用，亦颇有理。”他认为术分苍、白，始于宋代。

前说白术之名，始见于陶弘景。至于苍术的最早出处，日本学者森立之认为，五代《日华子本草》(968—975)“术”条提到“苍者去皮”“是苍术之滥觞也”[3]。但《唐本馀》(即《蜀本草》)“辟虺雷”[4]条云：“其状如粗块苍术，节中有眼。”则“苍术”一名最早当出《蜀本草》(约 938—964 年成书)，其块状比辟虺雷[5]细瘦。现代学者从敦煌医书残卷中检得“苍术”出现 2 次，其最早见于五代(907—960)[6]。这一结果与《蜀本草》《日华子本草》提到“苍术”的时代相当。

五代之后是北宋，北宋初大型医方书《太平圣惠方》(982)，汇集了唐后期至宋初诸方 16 832 方首，是考察“苍术”实际运用的最佳材料。该书的“白术”“苍术”“术”三名就像“白芍—赤芍”“白茯苓—赤茯苓”之名一样，经过统一处理。其中“白术”出现了 1 465 次，其中所引部分经方中的术均改为白术。“苍术”出现 33 次(见于 33 方)，

---

1 张亦舒，沈澍农．术演变为苍术、白术始末 [J]．中国中医基础医学杂志，2017，23(4)：541-543.(沈澍农在敦煌本《本草经集注•序录》“治风通用•久风湿痹”下，发现墨字“术”前，有后补朱笔“白”字。沈澍农认为此“白”字应是唐代所补)

2 李时珍《本草纲目》注“赤术”出《名医别录》，这是因为时珍将《名医别录》误作陶弘景撰，故将陶之言注为《名医别录》。又，李时珍云：“张仲景辟一切恶气，用赤术同猪蹄甲烧烟。”此说曾见于宋代《幼幼新书》卷 18“疮疹论第一”：“仲景谓疮疹未生之间，宜于房室烧赤术、猪甲二物，辟恶气。”仲景之书无痘疮、麻疹，此说乃后世委托，不可以讹传讹。

3 日•森立之．本草经考注 [M]．孙屏，等校点．北京：学苑出版社，2002：140-141.

4 唐慎微．重修政和经史证类备用本草 [M]．北京：人民卫生出版社，1957：168.

5 邬家林．朱砂莲的考证 [J]．中药材，1985(5)：46.(该文考“辟虺雷”即马兜铃科植物朱砂莲 *Aristolochia cinnabarina.*)

6 张亦舒，沈澍农．术演变为苍术、白术始末 [J]．中国中医基础医学杂志，2017，23(4)：541-543.

其中有3方同时运用了白术与苍术。另外"术"出现66次，除方名、本草内容之外，多见于该书的第94卷神仙方、95卷的药酒方与煎方(计25次)。其中的"术"5处提到要"去皮""去黑皮"。"苍术"则有3处提到要"去皮"，联想《日华子本草》云"苍者去皮"，可以初步推断"苍术"与服食用的"术"，皆属同类的术。"苍"，清代段玉裁《说文解字注》云青之近黑者，即青黑色，故疑"苍术"之名乃因其皮色而得。检索《太平圣惠方》可知，早在北宋初，白术的运用最广，且将经方等古方中的术也多改用白术。苍术出现的频率虽少，但从同一处方有"白术""苍术"，可断言宋初苍术已经形成了独立的药物。在含有苍术的33个方剂中，有主治脾脏虚冷、伤寒发汗、时气瘴疫、冷劳虚羸、骨蒸痃癖、雀目、风水面肿、鬼气、瘖眼等功效。以上也是后世运用苍术最多见的主治。由此推测，宋初苍术的运用已经比较成熟。至北宋末《圣济总录》(1119—1125)，其中白术出现1 569次，苍术出现157次，可见苍术的运用已逐渐增多。更重要的是，北宋之时的苍术与白术来源形态基本明确。

"白术""苍术"形态与功治辨析：五代才登场、宋初《太平圣惠方》(982)还比较少见的苍术，在几十年后突然受人关注。治平三年(1066)校正医书局完成《校定备急千金要方》，该书校正凡例称："又如白术一物，古书惟只言'术'，近代医家咸以术为苍术。"这可能吗？北宋末《圣济总录》所载苍术不过是白术的十分之一，这之前的医家怎么会"咸以术为苍术"呢？答案只有到同是校正医书局完成的《本草图经》(1061)中去寻找。

宋代苏颂《本草图经》对"术"的解说是："今处处有之，以嵩山、茅山者为佳。春生苗，青色无桠。一名山蓟，以其叶似蓟也。茎作蒿干状，青赤色，长三二尺以来。夏开花，紫碧色，亦似刺蓟花，或有黄白花者。入伏后结子，至秋而苗枯。根似姜而傍有细根，皮黑，心黄白色，中有膏液紫色。"苏颂未言此是苍术，但现代学者均认为其原植物当为菊科植物苍术 *Atractylodes lancea*。苏颂解说往往综述诸家之说，并非皆是亲历亲见。以上这段话除展示菊科植物(叶似蓟、花似刺蓟)特点外，也有白术(花紫色)的特点，但更多的是苍术的特点，如苗"无桠""青赤色"(茎直立单生，中下部常紫红色)、"黄白花""根似姜""皮黑，心黄白色，中有膏液紫色"等。考虑到苏颂提到此"术""服食家多单饵之……今茅山所制术煎，是此法也"，可以认为苏颂所说的"术"确实主要指今苍术，但也糅入了白术的部分特点。

苏颂所知的"白术"又是什么样的植物呢？苏云："今白术生杭、越、舒、宣州高山岗上，叶叶相对，上有毛，方茎，茎端生花，淡紫碧红数色，根作桠生。"此段话的产地生境与古今白术相合，但植物形态却相差太远：对生叶、有毛、方茎、花数色、根"桠生"等，完全不是菊科苍术属 *Atractylodes* 植物。可以断言，苏颂见到的上报材料是一种伪品！苏颂说："凡古方云术者，乃白术也。非谓今之术矣！"可见苏颂认定的"今之术"即前述的苍术，他认定的"白术"其实是局部地区所用伪品。这个观点也传给了校正医书局其他馆臣，于是造成宋代"医家咸以术为苍术"的错误说法！此说导致校正《备急千金要方》凡例里特意将这个问题提出来，并把该书的“术”改成“白术”，以免混用后世的“苍术”。

其实苏颂《本草图经》还有7幅“术”图（图15-1～图15-7），可供考察其来源之用。

这7幅图来源地区不一，但均以“术”为名，未分白、苍。据图中的植物形态，其中对生叶（即苏颂云“叶叶相对”）者有“荆门军术”（花五瓣）、“石州术”（花五瓣）、“歙州术”，这根本不是菊科苍术属的植物，乃是局部地区的伪品“术”，科属来源不明。

类似今苍术属植物白术 *Atractylodes macrocephala* 的图有“齐州术”“舒州术”“越州术”，其根团块状，且多把叶片羽状全裂绘成羽状复叶。

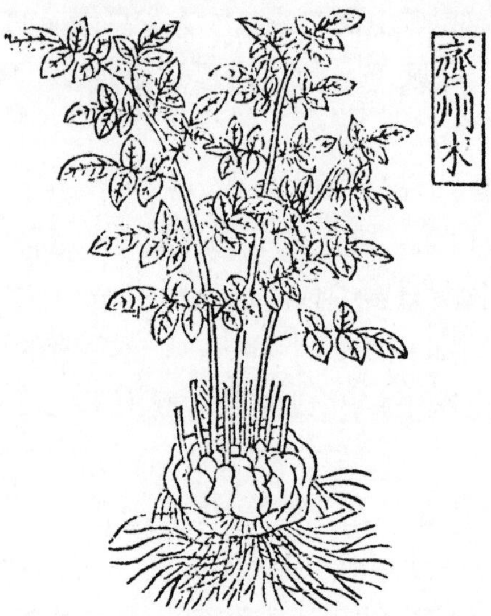

图 15-1 《本草图经》(政和)齐州术

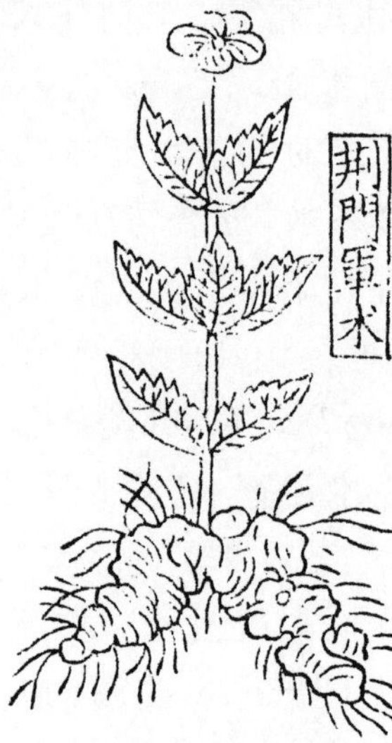

图 15-2 《本草图经》(政和)荆门军术

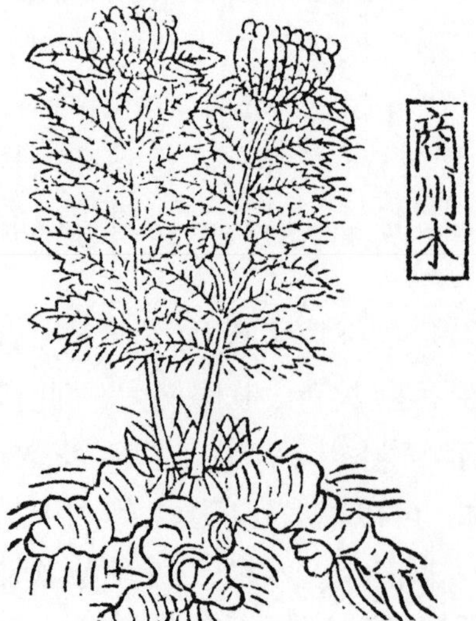

图 15-3 《本草图经》(政和)商州术

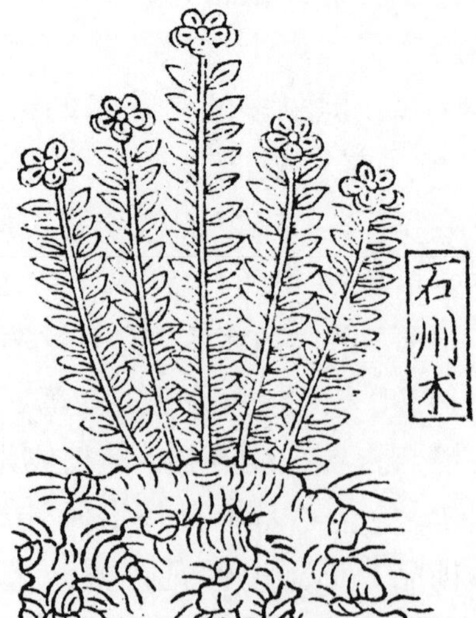

图 15-4 《本草图经》(政和)石州术

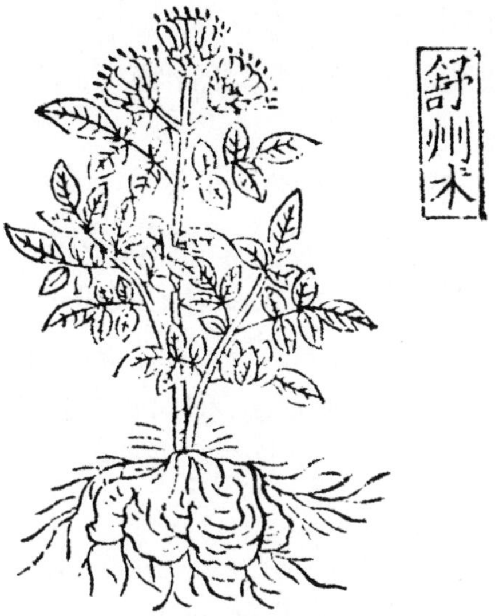

图 15-5 《本草图经》(政和) 舒州术

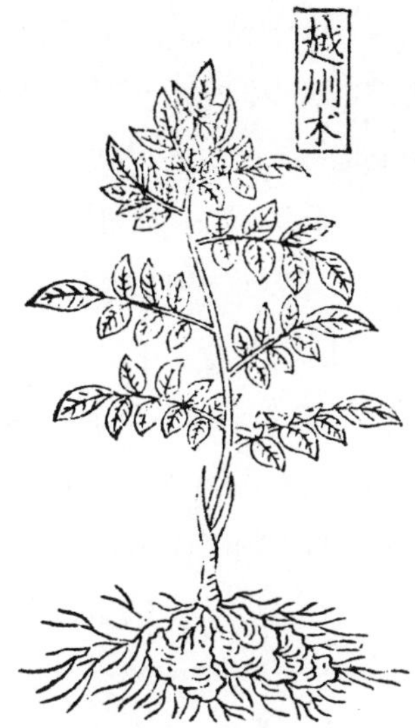

图 15-6 《本草图经》(政和)越州术

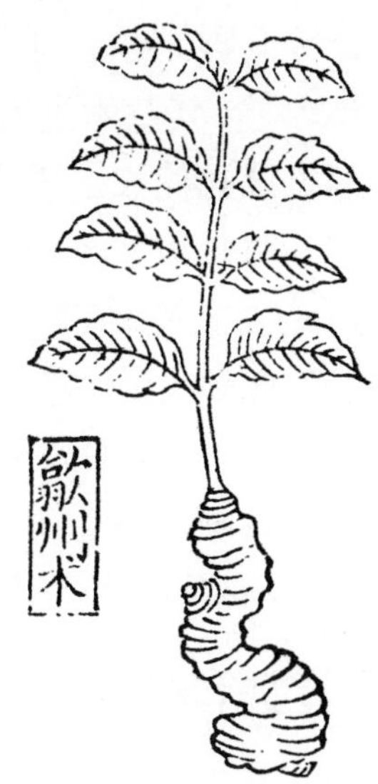

图 15-7 《本草图经》(政和)歙州术

“商州术”有姜状根茎，茎直立，单叶对生，叶椭圆形，叶缘有较大的缺刻，并有刺毛。花为头状花序。此即今苍术 *Atractylodes Lancea*。

通过图形可知，宋代各地所上的“术”还是以“白术”居多，并非“咸以术为苍术”。

北宋末寇宗奭是一位专业药物鉴定家，撰《本草衍义》(1116年)。他对二术的记载为：“苍术，其长如大小指，肥实，皮色褐，气味辛烈，须米泔浸洗，再换泔，浸二日，去上粗皮。白术粗促，色微褐，气味亦微辛、苦而不烈。”这是最准确的二术药材描述。苍术“长如大小指，肥实”(结节状圆柱形)，皮色褐(色深，也有形容苍黑者)，气味辛烈(气味浓烈而浊，亦有苦味)，这种术要“去上粗皮”，与《日华子本草》云“苍者去皮”相符。白术“粗促”(拳块状)，表皮色较苍术浅，有气味但不是很浓烈，味微辛苦，此与今之白术相符，与陶弘景所说味甜的白术不同。

鉴于自古“术”重白者，所以寇宗奭云：“今人但贵其难得，惟用白者，往往将苍术置而不用。”这才是宋代用“术”的真实情况！但寇宗奭并不因为世风好白而忽视苍术，他认为“古方平胃散之类，苍术为最要药，功尤速。殊不详本草元无白术之名，近世多用，亦宜两审”。也就是说苍术确实有良好的功效，临床应该据二术的实际功效去审查用药。

苍术真正得到医家重视，是在南宋与金元时期。南宋施发认为：“夫去湿以术为主……殊不知白术肉厚而味甘，甘入脾能缓而养气，凡养气调中则相宜耳。苍术肉薄而味辛烈，辛烈走气而发外，凡于治风去湿则相宜耳。以此观之，则白术治湿不如苍术，明矣！”[1] 元代王好古《汤液本草》引述诸家辨析二术功用：“《象》云：主治同白术，

[1] 引自：宋代施发《续易简方》卷二“渗湿汤”，日本天明三年(1783)抄本。

若除上湿、发汗，功最大；若补中焦、除湿，力小，如白术也……《本草》但言术，不分苍、白。其苍术别有雄壮之气，以其经泔浸、火炒，故能出汗，与白术止汗特异，用者不可以此代彼。[1]"此说更详。

明代诸家辨析苍白术已无争议。例如李时珍云："苍术，山蓟也，处处山中有之。苗高二三尺，其叶抱茎而生，稍间叶似棠梨叶，其脚下叶有三五叉，皆有锯齿小刺。根如老姜之状，苍黑色，肉白有油膏。白术，枹蓟也，吴越有之。人多取根栽莳……根如指大，状如鼓槌，亦有大如拳者。"千余年来，由"术"到"白术""苍术"之辨，从此归于明晰。后世在白术栽培品、苍术多种植物来源方面又续有发展，但对于临床医家用药来说，并无大的影响，故略而不述。

【附言】

经方及早期古本草所载"术"本无赤、白或苍、白之分。早期的"术"应该是一类"似蓟"的菊科苍术属植物，但究竟为其中的哪一种，史料过少，无法确认。梁代陶弘景提出"术"有"白术""赤术"二种，其来源近似，皆为菊科植物。但唐代及其以前，并无医家临床使用赤术。五代末、北宋初，苍术见于记载，其功效及形态特点使之成为独立药物，与白术并行于世。宋元明清之后，苍术的功治不断发展丰富，二术并行的局面延续至今。

白术、苍术与白芍、赤芍等以色区分的药物不同，它们的功效没有遵守白补赤泻、白走气赤走血的套路，两者不是同步对应形成的，其中有着较长的时间差，也没有明显的人文影响。"术"分化为"白术、苍术"，没有跳出菊科苍术属的范围，它们都有似蓟的头状花序，地下有肥大气香的根或根茎，但它们有在山或在平地、味苦或味甘（相对而言不太苦）、表皮色褐（或苍黑）或微褐等差别。最初这属的植物根都被当作"术"，此后观察更细致、经验更丰富，认识不断深化，最终形成以植物白术 *Atractylodes macrocephala*、苍术 *Atractylodes lancea* 及其同属野生近缘植物为基础的两类药材，其分化的原因似乎应该归结为观察与运用的深化。

那么，如何处理经方用"术"的问题呢？宋代寇宗奭的意见是"宜两审"，意即审查二术各自功效所长，分别运用。晚近日本医家多纪元坚也持此观点："仲景之时，无苍、白之分，未知其所用为何。然在今世，则二术随宜为妙，如桂枝加术及甘草附子汤，并用苍术，正见其效。[2]"既然经方及古本草所用"术"不能肯定、也无法否定为白术、苍术中的某一种，那就最好汲取宋代及其以后的用药经验，根据辨证所得，随宜采用白术或苍术。

1 元•王好古. 汤液本草 [M]. 崔扫尘，尤荣辑，点校. 北京：人民卫生出版社，1987：77-18.

2 转引自：日•森立之. 本草经考注 [M]. 孙屏，等校点. 北京：学苑出版社，2002：140.

16

麻黄(30)

【提要】

麻黄以治喘发汗著称，最早可能是汉代从古楼兰传入中原。其植物来源古今皆为麻黄科植物草麻黄 *Ephedra sinica*、木贼麻黄 *Ephedra equisetina* 等，无甚变化。经方记载麻黄入药前的处理及煎服法比后世更为繁复，如麻黄入药须“去节”，煎药须先煎久煎并“去沫”等，对此古今有不同的理解。经方不载的麻黄根、蜜炙麻黄，其中是非，本篇专议。

【药源辨析】

麻黄概况及主要功用：经方用麻黄方共 30 首，其中《伤寒论》方 14 首，《金匮要略》方 16 首（含将麻黄作加味药之方，不计重复方 3 首）。

经方无使用麻黄的单方，但其主要功用经方已有明论，例如《金匮要略》“防己黄耆汤”后加减法云：“喘者，加麻黄。”《伤寒论》“小青龙汤”之后却云：“若喘，去麻黄。”此说之后有晋代王叔和评论：“麻黄主喘，今此语反之，疑非仲景意。”故配伍麻黄的药方中，若有喘咳，皆不去麻黄。如麻黄汤、麻黄杏仁甘草石膏汤、越婢加半夏汤等，常有“喘”证，皆可证实麻黄治喘。后世从麻黄中提取出麻黄碱（麻黄素），就是麻黄治喘的物质基础。

其次麻黄能发汗，故为麻黄汤的主药。该方所主之证为“无汗”之伤寒或喘。《伤寒论》明载“无汗而喘者，发汗则愈，宜麻黄汤”。麻黄发汗解表，也可以松解风寒外束之恶寒身痛，骨节疼痛，风湿身烦疼等症，其性温解表，发汗作用显著，也被现代药理实验所证实。

麻黄发汗可以表散肌肤之水湿，部分解除身面浮肿诸证。对于里水或水饮为病，麻黄同样能利其水。例如甘草麻黄汤、越婢加术汤皆用于里水，一身面目黄肿，小便不利。桂枝去芍加麻辛附子汤，其病为水饮所作，麻黄在其中发挥去水饮的作用。后世常用宣肺行水、提壶揭盖来解释麻黄利水的性能，现代研究也证实麻黄也含有利尿的有效成分。

麻黄利水除饮发汗力强，应用也当有所顾忌。《金匮要略》苓甘五味加姜辛半夏杏仁汤，其证见形肿，但未用麻黄。仲景解释说：“其证应纳麻黄，以其人遂痹故不纳之。若逆而纳之者必厥，所以然者，以其人血虚，麻黄发其阳故也。”可见血虚之人慎用能“发其阳”的麻黄，汗血同源，强力发汗则不利于血虚证。

与经方成书时代接近的《神农本草经》记载麻黄“味苦，温。主中风伤寒头痛，温疟，发表出汗，去邪热气，止咳逆上气，除寒热，破癥坚积”，这与经方麻黄功治大多相同。相比之下，《名医别录》所载诸多麻黄功治中，唯“通腠理，疏伤寒头疼，解肌”与经方接近。该书提到麻黄“不可多服，令人虚”，成为后世运用麻黄之戒律。

随着后世疾病谱的变化，对外感发热性疾病的寒、温属性纷争迭起，各种不同的治疗方法（如寒凉直折、双解、和解、辛凉解表等）竞相登场，早期的伤寒用药法在后世外感发热疾病中一家独大的地位逐渐改变。尤其是清代温病学说的崛起，温热药麻黄运用的机会更稀，即便有人使用，其剂量也很少。近代从麻黄中提取出麻黄碱，并确定了其药理作用与临床使用范围，使麻黄平喘之功得到广泛运用。但现代又发现麻黄碱、伪麻黄碱具有类似苯丙胺的兴奋剂作用，可使服用此类制剂后尿检呈阳性[1]，这虽然阻止不了中药麻黄配方使用，但也不可避免会对麻黄运用产生一定的影响。麻黄临床用药的古今差异与演化是一个很复杂的议题，本书难以尽述。与临床运用相比，麻黄的原植物来源倒是没什么变化。

麻黄的植物来源：麻黄是见于《神农本草经》记载的早期药物之一，这说明其进入中国本草体系最晚也应该在汉代。但据研究，该药又不像其他《神农本草经》药物（如姜、桂、术等）那样早于汉代就见诸文献（如《诗经》《五十二病方》等）记载。

现知麻黄在仲景经方之前，仅见于湖南张家界古人堤出土木牍医方“治赤谷方”和甘肃武威汉代医简的“治鲁氏青行解解腹方”。王兴伊[2]认为，考古发现的中国最早植物药应是麻黄。在距今 3 800 年左右的罗布淖尔地区土著民族考古文化遗存（如楼兰古城遗址、小河墓地、古墓沟墓地等）中，发现大量墓葬“麻黄”，这些麻黄曾经发挥过其药用价值。因此仲景之前的“治赤穀方”“治鲁氏青行解解腹方”就成为麻黄运用是从古楼兰等地传布至中原的重要证据。《神农本草经》“麻黄”别称“龙沙”，《名医别录》又补载“卑相”“卑盐”。李时珍谓“诸名殊不可解”。据王兴伊教授最新的调查研究[3]，哈萨克语（保留部分上古突厥语读音）中麻黄读作“勒沙”“合勒沙”“合孜勒夏”，其中“合孜勒”是红色之义，“沙”“夏”为词语后缀。“勒沙”音近“龙沙”，色红指其浆果鲜红。“卑相”“卑盐”则是上古民族语言，意为拜火教徒或巫师所用药物。此可作为麻黄乃从古楼兰等地传入的旁证。

最晚在汉末，麻黄已在我国西北地区生长。《名医别录》载麻黄“生晋地及河东”（即今山西临汾及山西西南一带），此后本草记载麻黄亦产河南、陕西等地。唐代段成式

---

1 雷载权，张廷模. 中华临床中药学：上卷 [M]. 北京：人民卫生出版社，1998：181.

2 王兴伊. 两张简牍医方与月氏迁徙及“麻黄”传布考 [J]. 中医药文化，2020，15（2）：75-84.

3 此据王兴伊教授所撰《新疆土垠遗址出土汉代医牍并麻黄异名“没盐”考》文稿。

《酉阳杂俎》记载麻黄形态:“麻黄茎端开花,花小而黄,簇生。子如覆盆子,可食。至冬枯死如草,及春却青。”该书描述的可能是今麻黄科植物草麻黄 *Ephedra sinica*,此种麻黄幼枝顶单生雌球花,其果成熟时肉质红色。宋代《本草图经》记载麻黄“苗春生,至夏五月则长及一尺已来。梢上有黄花,结实如百合瓣而小,又似皂荚子,味甜,微有麻黄气,外红皮,里人子黑,根紫赤色”,且提到“俗说有雌雄二种”(实则为雌雄异株)。该书还附有两幅麻黄图,其中“同州麻黄”(图 16-1)所示即今草麻黄 *Ephedra sinica* 或木贼麻黄 *Ephedra equisetina*。“同州”即今山西大荔,是宋代麻黄的主产地之一。现代《中国药典》“麻黄”的基原即草麻黄、木贼麻黄,另增中麻黄 *E. intermedia*。

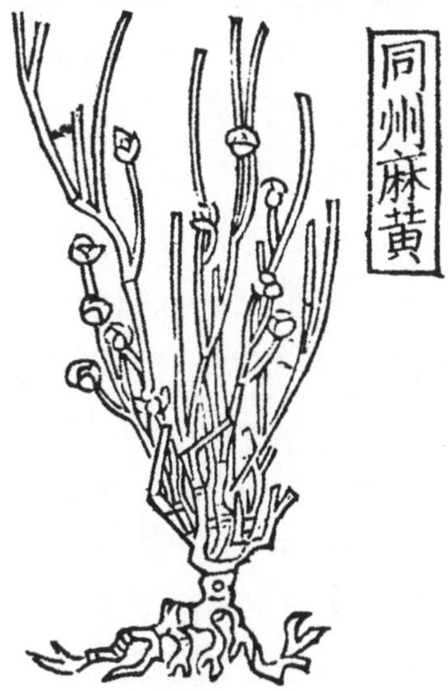

图 16-1 《本草图经》(政和)同州麻黄

麻黄为草本状灌木,茎有木质与草质之分,入药用草质茎(小枝),细长易折,色浅绿或黄绿,茎秆有棱线,摸之粗糙挂手;有节,但手拉不脱节,折断后有红棕色的髓心,咬之味苦涩。有一种木贼草,茎枝相似,但不分枝,茎表面粗糙如锉,折断可见茎管中空,与麻黄为不同科的植物。麻黄来源虽不限于一个植物种,但却都是麻黄科麻黄属(*Ephedra*)若干种植物,古今沿用不替。与经方专用草质茎不同的是,后世麻黄根也入药,且一般认为其功效与麻黄不同。

麻黄“节”与“根”:麻黄药用草质茎,但经方所载麻黄多须“去节”,即去茎节,药用节间的茎。为什么要去节?仲景并未明言。

梁代陶弘景《本草经集注》序例云:“麻黄皆折去节,令理通,寸剉之。”这是操作法。陶氏在“麻黄”条又注曰:“用之折除节,节止汗故也。”若麻黄节真能止汗,同用岂不是要抵消麻黄发汗之力?《雷公炮炙论》提出另一个理由:“凡使,去节并沫,若不尽,服之令人闷。用夹刀剪去节并头。”节有副作用,似乎更应该除去。但去节真会止汗或令人闷吗?

宋代寇宗奭不谈麻黄节“止汗”与“服之令人闷”,他议论的是陶弘景所说的“寸剉”(切成一寸长的段):“寸剉之,不若碎剉如豆大为佳,药味易出而无遗力也。”也就是说将麻黄茎切成“豆大”,才能最好地把药味煎出来。寇宗奭的说法是有道理的:麻黄有效成分主要存于髓心,若茎的两端有节,则不容易煎煮出汁。这和种子入煎要去外皮、坚果要去硬壳是一个道理。不同种的麻黄草质茎,其节间有长有短,大约在 1.5～6cm 间,若“寸剉”就难免有的小段会两头皆有节,只有“剉如豆大”才能避免髓心被封闭。

寇氏从有利煎煮出汁解释去节,最接近经方的本义。经方没有出现过同一部位再细分不同性用的现象,如当归分头身尾、茯苓分赤、白等在经方都未出现,有利于煎汁才是最主要的目的。据现代研究，麻黄草质茎在“节”与节间所含生物碱只有量的多少，并无质的区别。“节”的生物碱含量只有“节间”的 1/3，重量却仅占全药材的 3%[1]。即便将“节”作为杂质，剪除“节”的性价比也是弊多利少。宋代《太平惠民和剂局方》的“三拗汤”，特意指明“不去根节”[2]，反仲景经方之意，后人或解释为使麻黄发中有收，其实不过是多些杂质、发汗的有效成分减少而已，其平喘之力也随之降低。

麻黄根不见于仲景经方，最早见于梁代陶弘景《本草经集注》中：“用之折除节，节止汗故也……其根亦止汗，夏月杂粉用之。”《本草纲目》将这句话引成：“用之折去节根……根节能止汗故也。”实际上麻黄用的是草质茎，药材中连木质茎都不用，还能用得上根吗？麻黄节止汗实无此事，麻黄根止汗则当另说，根与茎是不同部分，有不同作用并不奇怪。陶弘景举出了用根止汗的实例，后世有很多跟进用此药的记载。现代药理研究也指出：麻黄根的生物碱部分能抑制低热和烟碱所致的发汗，此与临床经验相吻合[3]。现代《中国药典》也收载了“麻黄根”，功效为固表止汗。但麻黄根属于后世用药发展，与仲景用药无关，顺便提及，毋庸多论。

麻黄煎服法与炮制法：《伤寒论》用麻黄的方后多详述麻黄煎服法。如麻黄汤后云：“以水九升，先煮麻黄，减二升，去上沫，内诸药，煮取二升半，去滓，温服八合，覆取微似汗。”该书多数含麻黄方剂后都有类似的一长串煮服法，其中包括先煎与去沫两个要点。“去上沫”或作“去白沫”（麻黄与葛根先煮时皆为“去白沫”）。《金匮要略》多数方对麻黄的处理更简单，如“射干麻黄汤”方后载：“以水一斗二升，先煮麻黄两沸，去上沫，纳诸药，煮取三升。”此法只要“煮两沸”就可去上沫，时间大大缩短，且先煎是为了去沫，并非增加煎煮麻黄的时间。这两书的麻黄煮服法为什么会有此差别？哪一种去沫法更好？为什么要去沫？

不妨先看看梁代陶弘景《本草经集注》“合药分剂料理法则”的麻黄煮服法：“凡汤中用麻黄，皆先别煮两三沸，掠去其沫，更益水如本数，乃内余药，不尔，令人烦。”此法似与《金匮要略》更接近，但不仅去沫时间短，煎煮麻黄的时间也缩短了很多。陶弘景《本草经集注》比张仲景之书晚了近 300 年，这期间麻黄煎煮法已然简化。《金匮要略》虽与《伤寒论》同出一书（《伤寒杂病论》），但其经辑编后独立传世已晚到宋代，因此无法排除其中某些内容被精简。从烹饪角度来看，若仅为去沫，久煎与煮数沸即去沫并无很大区别。

陶弘景在“麻黄”条再次重申了麻黄须去沫：“色青而多沫……先煮一两沸，去上沫，沫令人烦。”麻黄“去沫”源于经方，沫“令人烦”则是陶氏的说法。麻黄草质茎表面“色青”，煮之“多沫”，是其特点。煮后能生沫之物，其沫往往都是无用之物，甚至

---

1 雷载权，张廷模．中华临床中药学：上卷 [M]．北京：人民卫生出版社，1998：177.

2 宋•太平惠民和剂局．太平惠民和剂局方 [M]．刘景源，点校．北京：人民卫生出版社，1985：79.

3 王筠默．中药药理学 [M]．上海：上海科学技术出版社，1985：25.

夹有杂质碎屑，即使含“令人烦”的成分，也不会专存于浮沫中，更多的会留在汤液，仅“沫令人烦”是不可能的。汤沫视之如浮沤，食之口感腻味，故烹调中去汤上浮沫，是最常见的做法。

经方中须去沫的药物不止麻黄一种，例如《金匮要略》治百合病诸方（百合知母汤、百合鸡子汤、百合地黄汤、滑石代赭汤等），“先以水洗百合，渍一宿，当白沫出，去其水，更以泉水二升，煎取一升”，此用浸渍法以去百合之沫。又竹叶汤方“用大附子一枚，破之如豆大，煎药扬去沫”，也是去沫之例。此外葛根汤“先煮麻黄、葛根，减二升，去沫”、《外台》牡蛎汤“以水八升先煮蜀漆、麻黄，去上沫”，不能排除葛根、蜀漆也是能生沫之药。《本草经集注》的制药之法，“凡用蜜，皆先火煎，掠去其沫，令色微黄，则丸经久不坏。掠之多少，随蜜精粗。”煎蜜也能产生浮沫，粗蜜之沫更多，其中可能夹带杂质，故从清洁的角度，也必须去沫。

综合经方及早期本草的类似记载，麻黄去沫，当为清洁汤液，并无特别深意。陶弘景对清洁药物之法不止一次想过头了。例如麦冬“用之汤泽抽去心”，乃因麦冬块根的木质心并无药用，作为杂质去掉，但陶氏也说“不尔令人烦”。难道麦冬木质心与麻黄沫成分一样，都能令人心烦？寇宗奭说：“今人用麻黄，皆合捣诸药中。”可见煎麻黄去沫的做法在宋代就不用了。当今用麻黄入煎（或其他药入煎），若见有泡沫，愿意去沫者可以自便，但不要以为不去就真会令人心烦。

至于麻黄先煎，若严格按《伤寒论》所说之法，时间甚长，按《金匮要略》之法则很短。何去何从？关键是要明白先煎的目的。若仅为去沫，水沸片刻即可。若为尽出其汁（使有效成分充分发挥作用），先煎时间自然要稍长。据现代研究，麻黄挥发油的成分较为稳定，其各种成分的溶出亦较缓慢，适当先煎是合理的[1]。但若与附子之类须久煎的药物配伍，实无必要先煎。对此，随方制宜可能比较合适。去沫在与其他药物同煎时也可完成，未必非要先煎。

经方所用的麻黄无须炮制，去节仅为纯净药材所需。后世有蜜炙麻黄，或云长于平喘，其出现的历史并不久远。宋代《本草衍义》记载麻黄“以蜜一匙匕同炒”，然后入煎，但其主治是“疮疱倒靥黑者”，而非平喘。本书仅查到题为清代徐大椿撰的《药性切用》中提到麻黄“蜜炙，痰哮气喘，属邪实病痼者”。然而现代教科书、工具书中，蜜炙麻黄成为麻黄重要的炮制品之一，这种情况值得商榷。若临床使用或开发经方，用上蜜炙麻黄就等于加了一味药，其方义已改，且麻黄经炙炒之后，性质改变，就不能作为经方用药了。

至于后世的麻黄绒，经方更无此说，甚至清以前本草都不见载。现代则以《山西中药炮制规范》（1984年）所载为最早[2]。制绒是为缓和麻黄之力而设，宜于老幼虚人。

1　雷载权，张廷模．中华临床中药学：上卷[M]．北京：人民卫生出版社，1998：178.

2　于江泳，张村．全国中药饮片炮制规范辑要（2016版）[M]．北京：人民卫生出版社，2016：488.

麻黄绒是取麻黄草质茎碾绒，筛去粉末后，绒状物中则以纤维为主，有效成分大量丧失。据载麻黄制绒后生物碱损失可达60.2%，挥发油损失20.6%，蜜炙后的损失更大[1]，故有人认为麻黄似无制绒的必要[2]。麻黄运用需要辨证准确，调节用量，未必要借助这种浪费药材人力的制绒之法来规避风险。

【附言】

麻黄在经方中是最重要的药物之一，曾为救治伤寒的功臣。此药功能甚多，疗效显著，势大力强，要驾驭此药也有相当的难度。2 000多年来，从麻黄药源来说，古今几乎没有差别，而用药者对他的态度却相差甚大。在历代精于医理，善于用药的大师手里，它是救命的良药，而一般的医家则畏之如虎。日本医家吉益东洞曾说过："甚矣！世医之怖麻黄也。其言曰：'吾闻之麻黄能发汗，多服之则洒洒汗出不止，是以不敢用焉。'"但他"尝试麻黄之效，可用之证而用之，汗则出焉。虽当夏月而无洒洒不止之患。"可见药无好坏，要看善不善用之人。晚近出现的蜜炙麻黄、麻黄绒之类，不过是熔化青钉剑，打造水果刀，既杀不了敌，也伤不了人，徒费工夫。本书的责任，无非就是提醒当代人：别把水果刀，混充青钉剑，届时治不好病，还怪中医无好药。

---

1 雷载权，张廷模. 中华临床中药学：上卷[M]. 北京：人民卫生出版社，1998：181.

2 中国医院药学会杂志，1986（8）：26；中成药，1990（2）：44.

17

蜜（29）

【提要】

蜜即蜂蜜，是古代早期食药两用物之一。经方蜜的来源与后世基本相同，不同的是后世普遍使用家养蜂所酿之蜜。经方中蜜多用于做丸剂，明清以后蜜大量用作炒制药物的辅料。

【药源辨析】

蜜的概况及主要功用：经方用蜜（或称“食蜜”“白蜜”“炼蜜”）方共29首，其中《伤寒论》方6首，《金匮要略》方23首（已除去《伤寒论》亦有方2首）。从该药在经方中出现的次数来看，蜜应该属于常用药。但在用蜜的29方中，将蜜列入处方者仅4方。用做蜜丸黏合剂者20方，9方为汤煎剂，蜜在其中或作炮制辅料，或用于煎药等。

《伤寒论》用蜜的单方只有“蜜煎方”一种，治阳明病，津液内竭，大便硬而不宜攻下时，可煎食蜜如凝饴，用手捻作挺（大如手指，头尖），插入谷道（经肛门至直肠）。这是食蜜的外用法，借润滑如凝酥的蜂蜜滑利肠道，导燥屎外出。李时珍夸奖此方：“张仲景治阳明结燥，大便不通，蜜煎导法，诚千古神方也。”此法自古至今民间多用。

此外，做蜜丸的20个方占了用蜜方的三分之二强，这些方后注明“蜜和为丸”“炼蜜和丸”，或者将药物粉末与蜜同捣杵，再做成梧桐子大的丸子。梁代陶弘景云：“道家丸饵，莫不须之。”古今丸剂均以蜜丸最为多见，但为什么要选择蜜来做丸？早期医药典籍并未明言。日本药学家森立之云：“凡丸药多以炼蜜合和者，所以除众病、和百药也。甘草解百药毒，大枣和百药，并与其性味相类也。[1]”

蜜能“除众病、和百药”见于《神农本草经》记载，又能“安五脏诸不足，益气补中”，故能除众病。此外，蜜状如膏脂，黏合力强，进入体内又容易化解，是最好的药末黏合剂。其味甘甜，口感甚佳，最适合矫味。且蜜性平和而不偏颇，味甜质黏而不滋腻，故能与各种不同性质的药物相处，且有“解毒”（见下文详解）作用，故能“和百药”。故用蜜做丸，实有甘草、大枣所无法取代的优势。

至于蜜的治疗作用，《神农本草经》还提到它可“主心腹邪气，诸惊痫痓”“止痛解

---

[1] 日·森立之. 本草经考注[M]. 孙屏，等校点. 北京：学苑出版社，2002：323.

毒”“久服强志轻身，不饥不老”。其中“不饥不老”乃道家养生说影响，其余皆医家经验。经方中蜜的“止痛解毒”作用最为明显。在9首汤、煎剂中，有8首与有一定毒性的药物（乌头、甘遂、半夏、䗪虫、大黄等）配合，其中最引人注目的是有3方用蜜来监制毒性强烈的乌头。在这3方中，乌头煎治寒疝绕脐痛，用5枚完整的大乌头，要求“以水三升，煮取一升，去滓，纳蜜二升，煎令水气尽”。在治寒疝腹中痛，逆冷身疼、诸药不能治的“乌头桂枝汤”中，性大热的乌头是主药，其服用法是先“以蜜二斤，煎减半，去滓”，再用桂枝汤化解服用。乌头是剧毒药，与其配伍却是甘平的蜜，可见蜜在其中发挥了“止痛解毒”作用。乌头汤用乌头也必须先与蜜同煎。这足以说明蜜的良好“止痛解毒”效能。现代药理实验也表明蜂蜜对川乌有明显解毒作用[1]。

日本医家吨井椿诠解蜜与乌头等药配伍时，提出了与《神农本草经》所载完全相反的观点：蜜“能助诸药之毒”[2]。他甚至认为以蜜为丸也是用蜜来“助诸药之毒”，所以“乌头、附子、巴豆、半夏、皂荚、大黄，皆以蜜和丸，则倍其功一层矣！”吨井椿属日本汉方医学古方派，持万病一毒观，对药毒与解毒、助毒的理解与中国医家不尽相同。他所谓的“助毒”，乃助力药效，而非增强毒害之性。但“助毒”二字，在中国医家耳中则不免骇人听闻。《神农本草经》谓蜜能“解毒”，意在消除药物不良作用，更能反映蜂蜜食药两用的功能。

蜜的名与实、良与毒：《神农本草经》最早以“石蜜”为正名，因早期蜜多源于生于山崖的野生蜂所酿，又称崖蜜。唐代出一种“石蜜”，乃水牛乳煎沙糖制成，质硬如石。为免混淆，李时珍《本草纲目》改用“蜂蜜”为正名，沿用至今。

经方中的蜜，只有“食蜜”“白蜜”“炼蜜”诸名。“食蜜”取其日常食用，“白蜜”取其色白，“炼蜜”乃蜂蜜入药与食用前均要经过炼制，令其色白浓厚。以上诸名，其蜜来源都是蜜蜂所酿。早期的食蜜，多来自野蜂所酿，时人并不很熟悉蜜的生成，故有“凡蜂作蜜，皆须人小便以酿诸花”的荒诞传说。六朝以至隋唐、两宋间关于蜂蜜来源记载日益丰富，涉及蜂蜜的不同生境（崖生、木生、土生、家养等）、不同地域（氐、羌、江南等）所产等，这就牵涉到不同蜂种、不同花源酿成的蜜。唐代陈藏器认为：蜜虽“各随土地所有而生，其蜜一也”。宋代苏颂亦云：蜜乃“蜂采其花作之，各随其花色，而性之温凉亦相近也”。即蜜的性质虽与花源有关，但总的来说，各种花蜜的性质都很接近。据现代学者研究，古代的“石蜜”为蜜蜂科动物岩蜂（野蜜蜂）*Apis dorsata* 所酿，现代家养的蜂，是同科中华蜜蜂 *Apis cerana*、意大利蜜蜂 *Apis mellifera*，[3] 它们所酿的蜜是当今食用、药用蜜的主流。现代《中国药典》“蜂蜜”的来源也是中华蜜蜂与意大利蜜蜂所酿的蜜。

---

1 国家中医药管理局《中华本草》编委会. 中华本草（9）[M]. 上海：上海科学技术出版社，1999：213.

2 日•村井椿. 药征续编 [M]. 吴昌国，校注. 北京：中国中医药出版社，2016：27.

3 国家中医药管理局《中华本草》编委会. 中华本草（9）[M]. 上海：上海科学技术出版社，1999：212.

古今皆有关于毒蜜的记载，这种毒蜜多源于有毒植物的花粉。但市面流通的食蜜极少出现毒蜜，因为养蜂家对蜜之花源是十分重视的，一般不会让蜜蜂去大量采集有毒植物的花粉。因此无论医家、病家，只要从正规市场购买蜂蜜，无须挂虑蜜的质量。

关于“炼蜜”，仲景医方中多见此词，但没有介绍具体的炼制法。梁代陶弘景《本草经集注》序例云：“凡用蜜，皆先火煎，掠去其沫，令色微黄，则丸经久不坏。掠之多少，随蜜精粗。”此句实际是介绍炼蜜的主要过程，即火煎，去沫，令蜜微黄，目的是去杂质，使蜜清洁，以防腐败。唐代孙思邈《备急千金要方》转引了此段话，且增加一句“遂至大稠，于丸弥佳。”即要蒸发掉原蜜中的部分水分，使其变得黏稠，最适合做丸剂。

《雷公炮炙论》对炼蜜有量化要求：“凡方炼蜜，每一斤只炼得十二两半……若火少，若火过，并用不得也。”这里提出了一个炼制后的原蜜与净蜜的比例，即通过蒸发水分、去沫，去杂质，一斤（16两）原蜜还能得到12.5两炼蜜。同时指出火候是炼蜜成功的关键，过老（太稠）、过嫩（太稀）都不合格。

上述雷公之法，没提到原蜜炼制前要加水，给人印象是直接将原蜜加热。明代涂坤《百代医宗》（1607年）的介绍更详：“凡炼蜜之法，不可率意下水，须称蜜十两，水亦十两，如过多则同过多，过少则同过少。同煎去沫，准令水尽，取出，稀称得净蜜十两，则是水〔耗〕蜜在，庶不焦损。又每蜜一斤，但要炼成的十一两或十二两为佳。若〔火少〕火多，并用不得。”其最后所得炼蜜的含水量与炼蜜之比接近雷公炮制法，但此法炼制前加水甚多，熬制时间必定很长。

明代罗周彦《医宗粹言》（1612年）的炼蜜法更简便：“凡炼蜜，皆先掠去沫，令熬色微黄，试水不散，再熬二三沸。每用蜜一斤，加清水一酒杯，又熬一二沸，作丸则收潮气而不粘成块也。冬月炼蜜成时，要加二杯水为妙。”此法操作似更省时，“试水不散”，大概即是“滴水成珠”。明末《炮炙大法》则云：“凡炼蜜每斤入水四两，银石器内，以桑柴火慢炼，掠去浮沫，至滴水成珠，不散乃用，谓之水火炼法。”现代炼蜜之法与《炮炙大法》接近。

关于蜜炙：经方中有“蜜煎”（将药物与蜜同煮熬）、“炙”“酥炙”，但未见“蜜炙”。然而现代使用蜜炙的药材甚多，因此有必要略谈一下蜜炙的源流。

本篇前面提到，经方中蜜除了多用于制丸剂之外，在汤方及外用法中可发挥“止痛解毒”、滋润通便的作用，还没有作为辅料拌炒药物的用法。即便在经方之后很长一段时间中，也很少见到“蜜炙”之法。

仲景经方中的“炙甘草”，就是清炒甘草，未加任何辅料。梁代陶弘景在《本草经序例》中提到“黄耆蜜蒸为甜”，是作为商家以劣充优的例子。唐代《备急千金要方》唯一的“蜜炙”，是用于炙“黄柏根皮”，大概是为了减少苦味。

下至宋代，蜜炙逐渐增多。宋初《太平圣惠方》16 832方，蜜炙或蜜微炙出现了

14处，其中黄蘗“涂蜜微炙”就占了10处，附子2处，甘草(外用)、臭樗根白皮各一处。与该书16 832方相比，蜜炙法占的比例微不足道。宋代《证类本草》中提到需要蜜炙的药物仅3味：《日华子本草》的黄蘗蜜炙治鼻洪，樗皮蜜炙，宋代《经验后方》的杜仲蜜炙。可见在北宋之时，蜜炙法还是用得不多。但在宋代《太平惠民和剂局方》中蜜炙法(或作蜜炒、蜜刷炙、蜜涂炙等)，使用的药物就更多了，但最多见的蜜炙药物是罂粟壳(15处)、黄耆(7处)，其他还有黄柏、黄连、桑白皮、菖蒲、甘草等药，也间或使用蜜炙或蜜炒法。其中罂粟壳蜜炙当是为了解除其酷烈之性，但黄耆蜜炙法则甜上加甜，于理不通，可能是早期劣质黄耆造假充优法被误“转正”了。

明代以后蜜炙法运用开始大量增多。陈嘉谟《本草蒙筌》中提到：“蜜制甘缓难化，增益元阳。[1]”这是为蜜炙增添的理论解释。清代蜜炙法多数以增强润肺止咳、健脾益气功效为由，其运用之广泛，往往药名前后有“炙”字者，皆为蜜炙，无须说明辅料，可知晚近蜜炙法之流行。本书无意评述蜜炙法的方方面面，只是借此机会比较蜜在经方与后世运用的差异与演进过程而已。

【附言】

蜜在经方虽然多用，真正用作治疗药的地方甚少，但多用于制丸剂，以及与某些毒性较强的药物配伍使用，发挥其和百药、解毒的作用。本品来源古今无大变化，不过早期医药多用野蜂蜜，后世基本上以家养蜂所酿之蜜为主，其性质并无改变。值得注意的是，后世蜂蜜除了做丸剂之外，还大量用于做炒制药物的辅料，甚至导致当今谈到“炙”药，似乎都是指蜜炙。仔细追究的话，可以发现早期医药中的炙法多用于去毒、矫味去臭等，而后世越来越多使用的蜜炙法几乎取代了古代的炙法，成为一种时尚。

1　明•陈嘉谟. 本草蒙筌 [M]. 王淑民，等点校. 北京：人民卫生出版社，1988：5.

18

黄芩(25)

【提要】

黄芩的正品来源古今一致。但在金元以后，原本单一的黄芩根，分化成枯芩与条芩。二者质量有别，却被后世作为功效不同的两味药。本条试探讨其中的原因。

【药源辨析】

黄芩概况及主要功用：经方用黄芩方共25首，其中《伤寒论》方16首，《金匮要略》方9首（已除去《伤寒论》亦见之方6首）。该药在经方出现频率不算很高，陶弘景云："俗方多用，道家不须。"可见它是当时医家常用之药。

经方中还没出现一味黄芩汤，黄芩多与其他药物配伍形成复方。在诸方加减法中，仅见2处"去黄芩"，无益于确认黄芩主证。因此要确定黄芩的主证，主要看它在方中的地位及常见配伍的作用。

《伤寒论》黄芩汤，4味药中黄芩用量独大，是为主药，其方主证为"太阳与少阳合病，自下利"，故治内热下利是黄芩功用之一。

经方用黄芩与黄连配伍，成为泻心汤系列方的内核；黄芩与柴胡、半夏配伍，成为小柴胡汤系列方的内核。宋代林亿云"泻心以疗痞"，故疗痞满应是黄芩的功用之一。苏颂《本草图经》云："张仲景治伤寒心下痞满泻心汤，四方皆用黄芩，以其主诸热，利小肠故也。"可见清热、利小肠、疗痞是黄芩主要功用。小柴胡汤类疗心下痞鞕、胸胁烦满，其病因内热，其用黄芩也是为了疗痞而兼清热。

《金匮要略》"当归散"黄芩与当归、白术等药配伍，仲景云"妊娠常服即易产，胎无疾苦。产后百病悉主之"。苏颂评述："又太阳病，下之利不止，有葛根黄芩黄连汤，及主妊娠安胎散亦多用黄芩，今医家尝用有效者，因著之。"可见后世临时实践亦证明黄芩可清胎热。以上是黄芩最引人注目的功效。此外，《金匮要略》"黄土汤"治下血，三黄泻心汤治吐血、衄血，均用到黄芩，足见黄芩有清血热之功。

黄芩入药，早见于出土的西汉医书《五十二病方》。《神农本草经》载其"味苦、平，主诸热黄疸，肠澼泄痢，逐水，下血闭，恶疮疽蚀火疡"，所治多与经方相合。《名医别录》称本品"大寒，疗热，胃中热，小腹绞痛，消谷，利小肠，女子血闭，淋露下血，小儿腹痛"，亦多与经方黄芩之功治相符。

此后历代医家在经方用芩的经验基础上，继续扩大黄芩的使用范围，如北齐徐之才《药对》云“虚而大热”“虚而劳，小便赤”，均加黄芩。唐代《药性论》称黄芩“能治热毒，骨蒸，寒热往来，肠胃不利，破拥气，治五淋……解热渴，治热”等。李时珍 20 岁时，病骨蒸发热，肤如火燎，每日吐痰碗许，自以为必死矣。其父李言闻用“一味黄芩汤”救治获愈。以上黄芩的良效，现代研究亦证实黄芩抗菌范围较广，有良好的保肝、利胆、利尿等作用[1]。

黄芩的植物来源：《神农本草经》首载黄芩，无直接的植物形态描述。但《神农本草经》载其别名“腐肠”，《名医别录》增其别名“空肠、内虚、黄文、妒妇”等，是因其根部特征得名。李时珍释名曰：“芩，《说文》作莶，谓其色黄也。或云芩者黔也，黔乃黄黑之色也。宿芩乃旧根，多中空，外黄内黑，即今所谓片芩，故又有腐肠、妒妇诸名。妒妇心黯，故以比之。”这些别名形容其根中心多空虚枯朽、色黑。三国时《吴普本草》记曰：黄芩叶“两两四四相值，茎空中，或方圆……花紫红赤，五月实黑，根黄。”这又增加了其原植物叶、茎、花、果的形状。后世本草学家又陆续增补形态。现代学者据前人记载，确定其原植物为唇形科植物黄芩 *Scutellaria baicalensis*。古今的黄芩基原正名皆为此种。明代《本草原始》绘制的本品药材图（图 18-1）显示了其主要特点。现代《中国药典》“黄芩”的基原亦为此种植物的根。

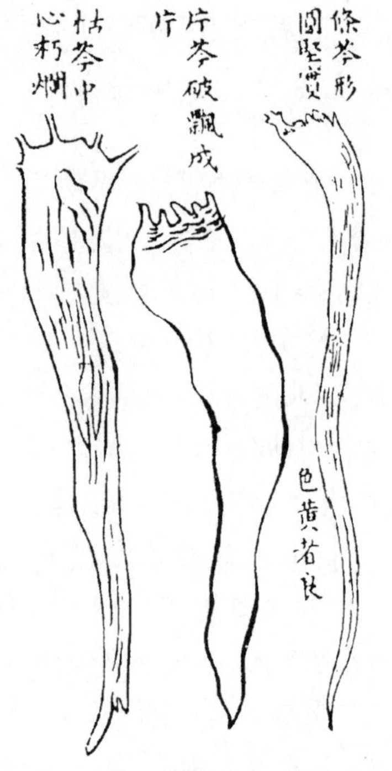

图 18-1 《本草原始》黄芩药材图

条芩（子芩）与枯芩（宿芩）：这是不同形状黄芩药材的名称与分类。早在梁代陶弘景就记载：“圆者名子芩为胜，破者名宿芩，其腹中皆烂，故名腐肠，惟取深色坚实者为好。”子芩为新根，条圆直顺、内坚实，故又名条芩，入药质量好。宿芩是老根，中间枯朽后，外层成空壳状，故称枯芩、片芩，一般认为质量不如条芩。

以上因根形略异的药材，到金元时受象形药理的影响，居然认为其效用也各有不同。例如题为李东垣撰的《珍珠囊》就说：“中枯而飘者，泻肺火消痰利气；细实而坚者，泻大肠火，养阴退阳；中枯而飘者，除风湿留热于肌表；细实而坚者，滋化源退热于膀胱。[2]”明代李中梓进一步推演：“芩，枯飘者有上升之象，故入肺，坚实者有下行之理，故入大肠诸经。”同是一根，仅外形略异，就有“泻肺”“泻大肠”、清肌表与膀胱的

1 王筠默. 中药药理学 [M]. 上海：上海科学技术出版社，1985：36-37.

2 引自：题元·李东垣撰《珍珠囊·诸品药性主治指掌》“黄芩”条，明《医要集览》本。

不同？古代医家多从此说，故药业也区分出“枯芩”与“条芩”两种规格。但芩分枯、条，晚到金元才有此说，纯属臆测，并无实践经验，现代研究也没有提供这两类黄芩含不同成分且对其疗效产生影响的报告。肺与大肠相表里，岂有专泻肺火而不泻大肠火之理？《中国药典》对黄芩根不加区分是正确的。

古代象形药理说常依据质地轻重、外形肖似与颜色，随心所欲联想药物的功效。除“枯飘”“实坚”的联想外，清代赵其光《本草求原》又有他的联想法：“枯芩皮厚，像肌肉；中空，像肠胃；黄又金土之色。条芩内青，像肝胆，为诸经热湿要药，此以形治也。[1]”中空的是枯芩，可入空腔的肠与胃，若按此说，则条芩结实不空，是不是就不能入大肠？清代周岩又说：“窃思其色青胜于黄，得甲胆之气，又中空似胆府，气寒能清胆热。”则黄芩又与胆府建立了联系。以上这种“以形求治”的思维法在古代本草中最能影响并误导临床用药，其实毫无实效根据，经常自相矛盾，难以服人。

【附言】

黄芩是自古是一味具有良效的药物，它在经方中的疗效皆来自医疗实践，也能经得住现代研究的证实，其来源也是古今一致。然而早期医学只有质量优劣意义的“枯芩”“条芩”，在金元象形药理说影响下，成为药业功效有异的两个规格，值得反思。

1 清•赵其光. 本草求原：上 [M]. 影印本. 广州：广东科技出版社，2009：168.

19

杏仁（23）

【提要】

古今杏仁的功用于来源没有太大的变化。经方用杏仁注明“去皮尖”，后世又增加“去双仁”，还有认为皮尖、双仁有毒的说法。明清及其以后又出现甜杏仁，今或认为甜杏仁可治虚喘，本条对此予以辨析。

【药源辨析】

杏仁概况及主要功用：经方用杏仁方共 23 首，其中《伤寒论》方 10 首，《金匮要略》方 13 首（含加减方 1 首，已除去见于《伤寒论》方 2 首）。

《金匮要略》有杏仁单方，用单味杏仁治食犬肉不消引起的各种急症。此外杏仁与香豉合用，治食马肉中毒欲死。还有“救卒死客忤死还魂汤”，杏仁与麻黄、甘草同用。此方与《太平惠民和剂局方》三拗汤方组全同，仅药物加工制法不同而已，在《金匮要略》中“通治诸感忤”，可见杏仁在早期可用于治疗食物中毒及某些猝死急症的要药，此作用是经方杏仁的亮点。

但在《伤寒论》中，杏仁另有功用，例如小青龙汤方后云：“若喘，去麻黄，加杏仁半升”。小青龙汤主治“伤寒表不解，心下有水气”，若出现喘证，为什么不用麻黄而用杏仁？《金匮要略》“苓甘五味加姜辛半夏杏仁汤”有论：“水去呕止，其人形肿者，加杏仁主之。其证应纳麻黄，以其人遂痹，故不纳之，若逆而纳之者必厥。所以然者，以其人血虚，麻黄发其阳故也。”可见杏仁无麻黄发其阳之弊，适合血虚的形肿及喘证。知杏仁平喘，则桂枝加厚朴杏子汤主治“太阳病，下之微喘者，表未解”，其加杏子的用意就很明确了。

由此进而推而求之，其他经方用杏仁亦可治喘，如麻黄汤中有杏仁，其主证之一是无汗而喘。含杏仁的经方中，有 12 方是麻黄与杏仁同用，再通过加味，适应多种具有喘证的疾病。可见经方中麻、杏作为治喘对药地位突出。喘、咳、短气皆属肺气不利之症，经方亦用杏仁治咳，此见厚朴麻黄汤；治胸痹气塞、短气见茯苓杏仁甘草汤，此是与甘草配伍，后世这一配伍也多用于治咳。现代研究证实：杏仁进入消化道，其所含苦杏仁苷被酶分解后产生的微量氢氰酸可通过镇静呼吸中枢而产生镇咳平喘效应。

经方用杏仁，或取其脂油。如麻子仁丸中，杏仁须去皮后另熬作脂，当是利用其油脂润滑利肠。大陷胸丸中诸药合研如脂，杏仁的油脂是其中重要的基质。

此外，含杏仁的矾石丸治经闭干血、大黄䗪虫丸治内有干血，提示杏仁也可能具有化瘀作用。清代陈士铎云："东垣分杏仁治气、桃仁治血，似乎明晰，而不知杏仁未尝不治血，桃仁未尝不治气也。如大便闭结，气闭者，桃仁亦能开；血闭者，杏仁亦能下。""杏仁下血，仲景夫子用杏子仁汤非乎？盖消血于利气之中，实有神功耳。[1]"可见古人也注意到杏仁的化瘀开闭作用。

将经方的杏仁功治与《神农本草经》相比，有同有异。《神农本草经》载"杏核人"味甘、温，"主咳逆上气，雷鸣，喉痹，下气，产乳，金疮，寒心，贲豚"。其中主咳逆、下气见于经方。《名医别录》补充的内容中，只有"杀狗毒"能与经方沾边。但《名医别录》指出杏仁味苦，有毒，可以毒狗，对于生苦杏仁来说，倒是重要的补充。生杏仁过食可引起氢氰酸中毒是很值得重视的事。后世医书本草所载杏仁的功治，比经方要广泛得多，但常用功治仍未能超过经方所载。

杏仁与甜杏仁：杏仁的"仁"，在早期医药本草书中写作"人"，元代及其以后逐渐被"仁"字替代，但意义都指种仁。杏是我国很早就有的果品之一，安阳殷墟甲骨文中就有了"杏"字，《素问》五果，杏居其一。杏为常见果品，早期本草不载其形，直到明《救荒本草》才有杏树的介绍："其树高丈余，叶颇圆，淡绿，颇带红色，叶似木葛叶而光嫩，微尖；开花色红，结实金黄色。"此即蔷薇科植物杏 *Armeniaca vulgaris*，果实可食用，种仁入药及炒食。杏很早就有人工栽培，栽培品种甚多，也有同属近缘植物的果仁充作杏仁。

果品杏自然是以味美为标准，但入药的杏仁则有不同的说法。宋代苏颂《本草图经》认为杏子入药"仍用家园种者，山杏不堪入药"。寇宗奭则认为"如山杏辈，只可收仁"。故当今杏仁原植物除栽培杏之外，还包括野杏 *Armeniaca vulgaris* var. *ansu*、山杏 *Armeniaca sibirica* 等。现代《中国药典》"苦杏仁"的基原除以上三种杏属植物[2]外，另增一种东北杏 *Prunus mandshurica*，此种古本草不载。可见当今《药典》对杏仁来源兼收并蓄。

药用杏仁尝味为苦，《神农本草经》载其味"甘"，《名医别录》载其味苦。但明代以前，实际运用并无甜、苦杏仁之分。

甜杏仁一名目前能查到的最早出处，可见于明代李时珍《本草纲目》引录的明《保寿堂方》(约 1542—1545 年)，云"用甜杏仁上黄皮，烧存性，为细末"[3]，治妇人血崩不

1　清•陈士铎. 精校本草新编 [M]. 王景，整理. 北京：人民军医出版社，2013：217.

2　《中国药典》苦杏仁拉丁学名非最新者。原杏类植物归入李属杏亚属，今杏属 *Armeniaca* 与李属 *Prunus* 并列。又《中国药典》的中文种名亦与《中国植物志》不同。《植物志》的"野杏"被称为"山杏"，"山杏"被称为"西伯利亚杏"。

3　引自：明代刘松石《松篁岗刘氏保寿堂活人经验方》卷 4"杂证门"，明万历三十七年(1609)刻本。

止，这还不是用种仁。下此以往，清代吴仪洛《本草从新》(1757年)“巴旦杏仁”云：“形圆、皮黄、尖直者，名甜杏仁，出山东、河南，不入药。[1]”现充作巴旦杏仁用的植物有蔷薇科植物扁桃 *Prunus communis*[2] 及其同属近缘植物。但巴旦杏也分甜、苦，吴仪洛所云“甜杏仁”与甜巴旦杏还不大相同。因古本草描述过简，无法揣测其原植物，但可以肯定其时的甜杏仁不入药用。

清初张志聪、高世栻《本草崇原》(约1696年)无甜杏仁，云“入药用苦杏”，据此最晚在清初已有苦杏一说。此后苦杏仁逐渐多用，处方写“杏仁”药房给付苦杏仁。也就是说，经方及此后医书本草之“杏仁”都是苦杏仁。清代赵其光《本草求原》(1848年)载：“今人每爱甜杏，不知非苦则无降下之功，徒存其湿以生痰，甘以壅气，为害不小。[3]”据赵其光所云，甜杏仁在此以前已有入药者，但赵其光却认为它没有苦降之功，无益有害。清末以后，甜杏仁逐渐多见记载。当代中药教科书中则明载杏仁“分苦杏仁、甜杏仁二种”，且云“苦杏仁长于治实证喘咳，甜杏仁偏于滋养多用于虚咳”[4]。若按清代赵其光的说法，甜杏仁并无苦降之功，何能治咳？苦杏仁平喘镇咳机理，现代药理学已说得很清楚，那么甜杏仁镇咳的机理是什么？至于甜杏仁的来源，现代药业称“甜杏仁系栽培品种杏的种子，形状较苦杏仁大，又称‘大扁’，其味不苦。本品药用较少，多作副食品用。[5]”《中国药典》不载甜杏仁，符合古今用药实际！

杏仁皮尖与双仁：经方用杏仁几乎都注明“去皮尖”，仅一方注明须“炒”。皮是包在外面的种皮，尖是种仁前有种脐的尖端。经方未说明去皮尖的理由，陶弘景也只是说“汤浸去尖、皮，熬令黄”，即汤泡，种仁发胀后，趁势去外皮和“尖”，炒黄。《雷公炮炙论》则云：“凡使，须以沸汤浸少时，去皮膜，去尖，擘作两片。”

以上杏仁的加工法都是去掉外皮及种子尖端，令两瓣种仁分开，以利煎出药汁。不光是杏仁，其他果实种子基本都是这样的加工清洁法。例如陶弘景《本草经集注》“诸药采造”要求：“凡汤中用完物，皆擘破，干枣、栀子、栝楼之类是也。用细核物，亦打破。”“凡用……杏人、桃人，汤柔挞去皮。”《备急千金要方》亦云：“凡诸果实人，皆去尖及双人者，汤揉挞去皮，仍切之。[6]”去皮可以通过开水浸胀种仁、揉搓去皮，去皮后再要去尖，更花工夫，所以日本医家对杏仁、桃仁皆“去皮不去尖”[7]。

---

1 清·吴仪洛. 本草从新 [M]. 梁茂新，范颖，点评. 北京：中国医药科技出版社，2020：167.

2 http：//www.iplant.cn/info/Prunus%20communis

3 清·赵其光. 本草求原：中 [M]. 影印本. 广州：广东科技出版社，2009：669.

4 成都中医学院. 中药学讲义 [M]. 上海：上海科学技术出版社，1964：411.
另，近年出版的《中药学》或《临床中药学》教材也常将“甜杏仁”作为附录药，附在“苦杏仁”之后，云“适用于虚劳咳嗽，肠燥便秘”等。

5 金世元. 金世元中药材传统鉴别经验 [M]. 北京：中国中医药出版社，2012：235.

6 唐·孙思邈. 备急千金要方 [M]. 影印本. 北京：人民卫生出版社影印，1955：10.

7 日·吉益为则. 药征 [M]. 陆翔，郜栾，王旭光，等校注. 北京：中国中医药出版社，2016：69(杏仁)；日·村井椿. 药征续编 [M]. 吴昌国，校注. 北京：中国中医药出版社，2016：23(桃仁).

古本草中或有“杏子双仁有毒，误食必死”[1]的说法，但植物中种子有“双人”（即“双仁”），宛如鸡蛋有双黄（双卵黄），其作用并无区别。古人谓其有毒，可能是异形恐惧思维在作怪。古本草除种子双仁有毒（见杏仁、桃仁等）外，本草“诸果有毒”还记载“凡瓜双蒂者”有毒、动物类如“诸鸟有毒”云“白鸟玄首、玄鸟白首、三足、四距、六指、四翼、异形异色，并不可食。食之杀人”之类，皆属异形恐惧。双仁本属自然变异，非有毒的特征。李时珍云：“凡杏、桃诸花皆五出。若六出必双仁，为其反常，故有毒也。”所谓杏花6瓣则双仁，双仁反常故有毒，乃无端联想。现代研究杏仁尖含氢氰酸量比整杏仁略高。杏仁皮不含氢氰酸，可见不去皮尖也不影响疗效，不会增加毒性。实验比较“双仁”与“单仁”的成分含量，二者无差别，双仁往往不如单仁壮实，含量反而偏低。可见“双仁”无异于“单仁”，没有挑去的必要[2]。这些研究更坐实了古代说杏仁皮尖、双仁有毒纯属臆测。

经方杏仁“皮尖”虽无毒，但去皮有利于种子煎汁。经方有一方注明杏仁须炒，陶弘景云“汤浸……熬令黄”（其时熬即炒），《雷公炮炙论》所云“沸汤浸少时”，以及《备急千金要方》所云杏仁“汤柔挞”，这些火制法对减少杏仁的毒性是有意义的，现代杏仁也有炒制一法。但更多的是在配方时，用柜台上的杵钵将处方所需杏仁临时捣碎，这样做打破了种皮，很快入汤煎，有利于煎煮。还有一种“焯杏仁”，即将杏仁投入沸水中数分钟，这与雷公“沸汤浸少时”、孙思邈“汤柔挞”的效果近似。《证类本草》引《左慈秘诀》炼杏金丹法云：“五月杏熟，收取当月旬内自落者。去核取人六斗，以热汤退皮。”此法也类似焯杏仁的操作法。可见用热开水焯杏仁是古代的常用之法。现代研究显示，焯杏仁既可破坏酶，苦杏仁苷损失又甚微[3]，这样有利于减毒保效。又，现代研究认为蒸杏仁杀酶效果好，苦杏仁苷损失少，这是古代医药所未记载的方法，可资参考。

【附言】

杏仁在经方以及此后历代医方书中多见使用，治疗范围很广，但其最主要的功治是止喘咳。现代杏仁的药用似不如古代广泛，但作为食用，甜杏仁与杏仁露的使用非常兴盛。现代对药用杏仁中的成分、药理的研究已非常深入，因而能解决古本草的某些误言，寻求能发挥杏仁作用又能减毒的炮制或煎服法等，这些成果都表明对中药进行现代研究十分必要。

---

1 引自：清代文晟《新编六书》卷六《药性摘录·解毒》“杏子”，清同治十一年（1872）安徽述古堂重刊本。

2 屠呦呦，陈妙华．苦杏仁的炮制研究[J]．中药通报，1987，12（7）：407-412.

3 国家中医药管理局《中华本草》编委会．中华本草（4）[M]．上海：上海科学技术出版社，1999：97.

20

细辛（19）

【提要】

经方细辛的使用范围比隋唐以前的本草、医方所载相对要窄。宋代及其以前，细辛主要来源是“华阴细辛”。南北朝出现了“辽细辛”，至明末成为此后细辛的佳品。后世对细辛入药部位、剂量等亦有新说。

【药源辨析】

细辛概况及主要功用：经方用细辛共19方，其中《伤寒论》6方，《金匮要略》13方（以上均含将细辛作加味药之方，《金匮要略》方未计入《伤寒论》已有方2首）。

经方中没有单味细辛方，但通过加减以及经方分析，亦可知细辛在经方中的主要功用。例如“防已黄耆汤方”后记曰：“下有陈寒者加细辛。”这说明细辛性热，能治顽固的寒性病。又“大黄附子汤”治“胁下偏痛，发热，其脉紧弦，此寒也，宜温药下之”。此方3药，大黄主“下”，附子、细辛属“温药”药，主除寒。可见细辛在上述诸方的作用就是温里除寒。由此可推测，治疗“手足厥寒，脉细欲绝”的“当归四逆汤”、治疗“其人内有久寒”的“当归四逆加吴茱萸生姜汤”、治“寒气厥逆”的“赤丸”、治虚寒的“侯氏黑散”，其中的细辛均可增强温里去寒的作用。乌梅丸治蛔厥，蛔得寒而动，故细辛之热可温中除寒而安蛔。

又，“桂苓五味甘草去桂加干姜细辛半夏汤”治“咳满即止而更复渴，冲气复发者”，此方仲景自有方解：“以细辛、干姜为热药也，服之当遂渴。而渴反止者，为支饮也。”可见细辛作用是热化寒饮（“支饮”）。明确此点，就可知“桂枝去芍药加麻黄细辛附子汤”“苓甘五味加姜辛半夏杏仁汤”“射干麻黄汤”“小青龙汤”等方中，细辛专于温化寒饮。“真武汤”下“若咳者，加细辛”，即用细辛去水饮而止咳，此与杏仁下气止咳不同。

早期本草所载细辛功治较经方多。细辛首载于《神农本草经》：“味辛，温，无毒。主咳逆，头痛脑动，百节拘挛，风湿痹痛，死肌。久服明目，利九窍，轻身长年。”其中主咳逆，治风湿痹痛，当取细辛的辛温之力。《名医别录》补充功治亦多：“温中下气，破痰，利水道，开胸中，除喉痹，齆鼻，风痫，癫疾，下乳结，汗不出，血不行，安五脏，益肝胆，通精气。”其中温中、破痰与经方所用同，但整体来说，经方中所能体现的细辛功用，远不如早期本草的记载广泛。

《名医别录》之后的小字或考出自古《雷公药对》，其中提到细辛配伍他药，可治妇人、目痛，亦属细辛早期功效。梁代陶弘景《本草经集注》“诸病通用药”中，细辛可治之病有久风湿痹、上气咳嗽、痰饮、喉痹痛、齿痛、鼻齆、鼻息肉、目赤热痛、目肤翳、不得眠、女人血闭腹痛、女人血气历腰痛，这些功用也是从南北朝及此前医方本草中辑录而来。由此可见在南北朝及其以前，细辛的运用较经方更加广泛。

细辛的来源：宋代苏颂云：“其根细而其味极辛，故名之曰细辛。”可见细辛因形、性特点得名。但根细而辛的植物不止一种，因此细辛很早就出现了伪品。

据宋代《太平御览》转载，《山海经》《管子》等早期文献中的“少辛”即是细辛。三国魏《吴普本草》最早记录了细辛形态：“如葵叶，赤色，一根一叶相连。[1]”此说虽然简单，但已经与后世的细辛原植物比较接近了。

细辛最早的产地，《神农本草经》记载为“生华阴山谷[2]”。“华阴”今属陕西，著名的华山即在华阴境内，宋代改为华州。宋代《本草图经》附图中有“华州细辛”图(图 20-1)，所绘植物须根较多，有带长叶柄的心形叶两片，结合其文字叙述、产地，后世学者鉴定此华州细辛的原植物为马兜铃科植物细辛 *Asarum sieboldii*，后世称作“华细辛”。这种细辛是宋以前细辛的主流，其根细而辛，但还不是“极辛”，气味比较弱。

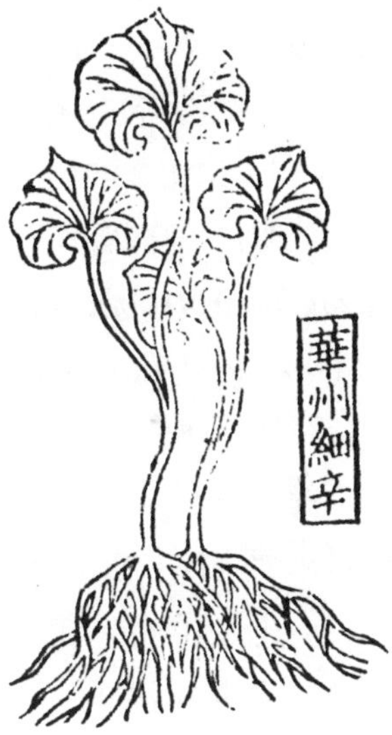

图 20-1 《本草图经》(政和)华州细辛

仲景经方时代华阴细辛为正品，最为有名。直到宋代，寇宗奭还说：“凡用药必须择州土所宜者，则药力具，用之有据。如上党人参、川蜀当归、齐州半夏、华州细辛。”将华州细辛与上党人参并列，可见它们都是早期用药的时尚。

但随着时代变化，华州细辛也遭遇到坎坷。梁代陶弘景时，药材交易中“市人不解药性，惟尚形饰。上党人参，世不复售。华阴细辛，弃之如芥”。导致华阴细辛遭弃的原因，来自两方面的夹击：一是伪品排斥正品，二是新兴品种崛起，从陶弘景的叙述中可见端倪。

陶弘景云：“今用东阳、临海者，形段乃好，而辛烈不及华阴、高丽者。”“东阳”在今江苏盱眙，“临海”今属浙江。这两个地区出产的细辛是什么植物呢？宋代沈括的

---

1 宋•李昉，等. 太平御览：卷九百八十九 [M]. 影印本. 北京：中华书局，1960：4378.

2 华阴山谷：《证类本草》此地名为黑大字，即《名医别录》所载。但据尚志钧考证，此当为《神农本草经》之文。

考察意见是:“东方、南方所用细辛,皆杜衡也,又谓之马蹄香也。黄白拳局而脆,干则作团,非细辛也。细辛出华山,极细而直,深紫色,味极辛,嚼之习习如椒,其辛更甚于椒。”这一考察等于为陶弘景所说“形段乃好”“辛烈不及”加了注解。沈括所说杜衡是与细辛同科属的杜衡 *Asarum forbesii*。此种植物与华细辛地上部分相似,但杜衡叶面深绿色,中脉两旁有白色云斑,根肉质较粗,分布在东南各省及其周边地区,常见易得,但其根味不辛辣。南梁之时,与北方药材交流受阻,华细辛难得,故杜衡作假盛行。至今东南地区还用此为土细辛。

陶弘景味辛烈的细辛中有产“高丽”者,“高丽”是西汉末建立的一个古国名,辖境相当于今辽宁浑河上游以东、朝鲜狼林山以西,南到朝鲜清川江一带。此国南朝时还存在,产辽细辛(北细辛)*Asarum heterotropoides* f. *mandshuricum*,其根细长,密生节上,质脆易折断,断面黄白色,味极辛烈、麻舌,质量胜过华阴细辛。南梁时所见的高丽细辛有可能是通过海路传来。因其出现较晚,经方所用细辛当非此种。

宋《本草图经》没有提到有高丽细辛,当时重视的还是陕西主产的华细辛。明清之时,辽细辛的影响日益扩大。明末李中立《本草原始》细辛图(图 20-2)上图即“辽细辛”,其图注云“气香色黄白,味极辛”,其原植物当为今北细辛 *Asarum heterotropoides* f. *mandshuricum*,或汉城细辛 *Asarum sieboldii* var. *seoulense*。下图“西细辛”似乎带着残叶,图注云“根粗色黑,味微辛、微香”,当是杜衡一类的同属植物,属于细辛的伪劣品。明末清初卢之颐云:“出华阴、高丽山谷中者为上,今处处虽有,皆不及也。”说明卢氏还是以味辛辣的华阴、高丽者为正品。吴仪洛《本草从新》则云:“北产者细而香,南产者稍大而不香。”吴其濬云:“今江西俚医以叶大而圆者为杜蘅,叶尖长者为细辛,殊有分别。”这是因为杜衡的叶先端圆钝,而华细辛的叶片先端短渐尖。可见在清代,药家区分细辛与伪品杜衡毫无问题,且形成了细辛“北产者”佳的局面。

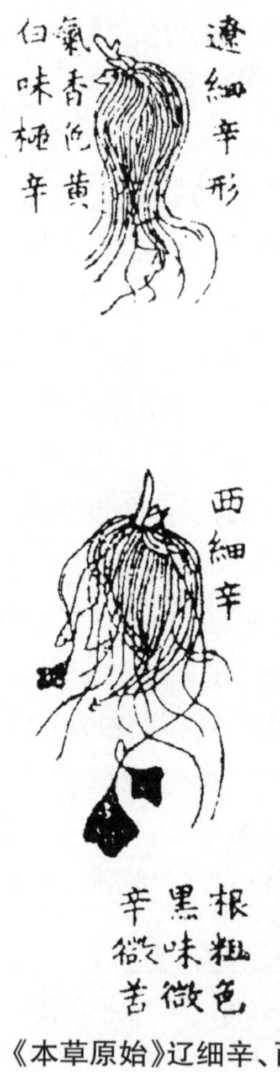

图 20-2 《本草原始》辽细辛、西细辛

清末郑奋扬亦提到:“辽、冀产者,名北细辛,可以入药。南方产者名杜衡,其茎稍粗,辛味稍减,一茎有五七叶,俗名马蹄香,不堪入药。北产者其茎极细,其味极辛。若此种粗而无味,先失命名之义,又奚有治病之功乎?”民国初曹炳章也认为“关东出者,为北细辛,根茎细,青白,气辛,

叶少梗多为最佳。[1]”但他认为“江南宁国泾县出亦佳”，这可能是安徽亦有华细辛(*A. sieboldii*)分布，其他东南出产的均不堪入药。

现代《中国药典》规定的正品亦以“辽细辛”为主，其基原为北细辛 *Asarum heterotropoides* var. *mandshuricum*、汉城细辛 *Asarum sieboldii* var. *seoulens*，此外也收录了气味较弱的华细辛 *A. sieboldii* 作为正品之一。这种做法既考虑到以质量为主，也兼顾到传统用药历史。当今临床使用或开发经方，自然也应该是以质量第一。尽管仲景时代还没有辽细辛，但辽细辛能使经方的功治更好地发挥出来，何乐而不为？只是要注意其用量应该酌减，因辽细辛的气味辛烈程度高过华细辛。正规医院的临床医生要区分辽细辛也不难，有条件的话可请教药房的药师，没条件则到药房看看细辛饮片，取一小段放口中咬一咬，根细小，味辛、咀嚼麻舌的就是辽细辛。这种细辛有特殊气嗅，有人称为“辛香”，有人说是“腥气”，总之不好闻，与马兜铃科的防己、青木香根的气嗅有近似之处，闻过、尝过就会有深刻的印象。这种细辛一定注意不宜过量多用。

细辛用量、入药部位及服用法：仲景书中没有提到细辛的入药部位、毒性等问题，《神农本草经》载细辛“无毒”。但后世使用细辛又有更多的经验，值得探讨。

细辛传统用“根”(今之根与根茎)，《本草原始》所绘药材也仅出示根与根茎。《雷公炮炙论》更早提到：“凡使，一一拣去双叶，服之害人。”后世本草虽亦有转录此说者，却无进一步的阐发。南宋初陈承首次谈到细辛的毒性与用量：“细辛非华阴者，不得为细辛用……又细辛若单用末，不可过半钱匕，多即气闷塞，不通者死，虽死无伤。近年关中或用此毒人者，闻平凉狱中尝治此，故不可不记。非本有毒，但以不识多寡之用，因以有此。[2]”

细辛可毒人，令后世本草学者震撼，故许多本草都转载了陈承的说法，但在“半钱匕”的药量上，却有各种改动。“半钱匕”按当今折算法，约合今二分八厘，比 1g 稍强。后世更改的剂量有一钱(《本草纲目》)、半钱(《本草约言》)或五分(《药性会元》)、三四分(《药品化义》)、一二分(《得配本草》)等多种。有的药学家还补充了理由与用药经验，例如缪希雍《神农本草经疏》云：“即入风药，亦不可过五分，以其气味俱厚而性过烈耳。[3]”《得配本草》则云：“气血两虚者，但用一二分，亦能见效，多则三四分而止。如用至七八分以及一钱，真气散，虚气上壅，一时闷绝。[4]”旧时民间习医者还流传“细辛不过钱，过钱打鞭鞭”的俗语，可知细辛用量宜少已深入人心。但清代尊经复古的张志聪等对陈承之说不以为然：“嗟嗟！凡药所以治病者也，有是病，服是药，岂辛香之药

---

1 清•郑奋扬，辑著. 民国•曹炳章，增订. 增订伪药条辨 [M]. 上海：上海科学技术出版社，1959: 30.

2 宋•唐慎微. 重修政和经史证类备用本草 [M]. 影印本. 北京：人民卫生出版社影印，1957: 164.［卷六“细辛”(别说云)］

3 明•缪希雍. 神农本草经疏 [M]. 郑金生，校注. 北京：中医古籍出版社，2002: 239.

4 清•严洁，施雯，洪炜，同纂. 得配本草 [M]. 郑金生，整理. 北京：人民卫生出版社，2007: 62.

而反闭气乎？[1]”可见张志聪根本没闻过正品细辛的气味。

细辛气味，“辛”乃无疑，“香”则过誉。细辛的挥发油较多，现代研究其毒性源于挥发油的某些成分，如黄樟醚等。黄樟醚的挥发性比较强，煎服后此毒性成分会因挥发掉而降低毒性，有效成分则大部分保留。故经方细辛多入汤剂。如果“单用末”冲服，未经煎煮，其毒自然强，可知陈承所说其实是经验之谈，切勿小看。细辛的这种毒性可通过煎煮，控制用量，就能有效避免。

此外，如果是用药部位不合传统用法，也会如雷公所说“服之害人”。20 世纪初，香港发生了一起服含细辛方引起肾功能衰竭症状的案例，经赵中振教授及其团队研究，在马兜铃科诸植物药材中，细辛含马兜铃酸最低。细辛中的马兜铃酸的含量，以叶片最高。细辛水煎物中的马兜铃酸含量比乙醇作溶媒的要低得多。换言之，正常用量的细辛根水煎入药是安全的。这一研究结果有利于安全使用细辛，也避免了细辛在当地被禁用[2]。同时证实《雷公炮炙论》所说细辛去叶是正确的。在此研究以前的若干年，因野生细辛资源紧缺，民间将细辛茎叶一并入药。据此，1963 年版、1977 年版《中国药典》规定细辛用“带根全草”，1985 年版至 2000 年版则规定用“干燥全草”。随着细辛毒性研究的深入，从 2005 年版开始，《中国药典》规定细辛以“根及根茎”入药，不再用其叶。

至于用量，现代《中华本草》记载内服煎汤 1.5～9g，研末 1～3g。《中国药典》规定的用量更小，煎汤 1～3g，研末 0.5～1g。而经方用细辛的 13 方，除外丸散，汤剂的用量在 1～3 两之间。其中 1 两者 3 方，2 两者 5 方，三两者 8 方。若按当今汉代度量衡古今折算的最低值（1 两折合 13.8g），经方 1 两比《药典》规定的汤剂最高用量高 4 倍多。若按经方与现代处方配伍比例对照折算，古方 1 两折合现代 3g，则经方的最低用量相当于今规定的最高用量。当今辽细辛的辛烈程度较仲景时代的华细辛又要强烈得多，其用量更宜控制使用。

但在当今的文献报道中，重用细辛取得良效的案例并不少见。有关综述提到，当今报道的细辛最高用量甚至达到 80～120g[3]，比仲景用细辛的量还高数倍。此类报道已无法细究其所用细辛的植物种、入药部位、煎煮法、实际服用量、配伍用药及疾病种类、患者体质等，因此仅凭个例报道很难认为细辛可以大剂量使用。中医用药固然不能“唯成分论”，但即便从中医的角度来看，细辛根的气味确实辛烈兼腥，故古代医家基于实践经验，提出细辛当去其叶，且告诫细辛散剂以及对某些疾病更要注意剂量勿过大，因此临床用药还是希望辨证准确、配伍精当、用量适宜，且充分注意到细辛的入药部位与煎煮法，以保安全。

---

1 清•张志聪，原撰．清•高世栻，订补．本草崇原 [M]// 郑林．张志聪医学全书．北京：中国中医药出版社，1999：1107.

2 赵中振．中振话纲目：走出书斋探本草 [M]．北京：中国人口出版社，2023：254.

3 雷载权，张廷模．中华临床中药学：上卷 [M]．北京：人民卫生出版社，1998：231.

【附言】

细辛是药性比较强烈的早期药物之一。经方能发挥其主要的性能，但对其毒性的了解并不很细致。在“药不瞑眩厥疾勿瘳”说法的掩护下，某些药物的毒性在医药发展的早期被作为服药后的正常反应。古代医药家注意到细辛入药需去叶片、单用散剂要控制剂量，现代研究证明这些都是从经验中得到结论。受古代先民活动范围的影响，经方所用细辛在后世扩大了来源。新兴的辽细辛其质量高于早期的华阴细辛。现代研究不同种的细辛其所含成分并不完全相同，这对临床用药与开发都有直接的影响。因此，在探讨经方药源的同时，也要汲取后世的一些新发展与新研究，才能合理处理古今细辛的某些差异。

21

枳实(18)

【提要】

仲景经方只有“枳实”，没有“枳壳”，因为其时所用“枳”的果实较小，尚未分化为“枳实”“枳壳”两个规格。唐宋以后“枳”的同科植物“酸橙”果实取代了“枳”，这才有“枳实”“枳壳”之分。

【药源辨析】

枳实的主治：经方用枳实方 18 首，见于《伤寒论》7 方，《金匮要略》11 方（除去《伤寒论》已有之方 4 首）。

经方无枳实单方。最小的方由两味药组成，有枳术汤、枳实芍药散两方。枳术汤主治心下坚，大如盘，水饮所作，其中术可利水；枳实芍药散主治产后腹痛，烦满不得卧，其中芍药止腹痛。比较两方其余主证，可知枳实主要功用是去腹胀坚满。

由 3 味药组成的枳实方有 7 方，这些小方中含枳实、厚朴者有 4 方，其中小承气汤、厚朴三物汤、厚朴大黄汤 3 方的药味相同，都是枳、朴配大黄，区别是 3 药的用量各不相同。3 方主治或由燥屎引起闭痛、谵语，或由水饮引起胸满，其中大黄主通利，枳实、厚朴主理气消胀满。此 3 药加芒消就成大承气汤，是为经方中的重要配伍用法。枳实、厚朴与栀子配伍，即为栀子厚朴汤，主治伤寒下后心烦腹满，此再次显示了枳实主治胸腹胀满的功用。

此外枳实所在的其他汤方中，如橘皮枳实生姜汤主治中的胸痹，胸中气塞；桂枝生姜枳实汤主治中的心中痞、心悬痛；大柴胡汤主治中的心中痞硬；枳实薤白桂枝汤主治中的心中痞气，气结在胸，胸满等，都不离胸腹痞满痹痛。

枳实最早见于《神农本草经》，但该书所载功效（“主大风在皮肤中如麻豆苦痒，除寒热结，止痢，长肌肉，利五藏，益气轻身”）与经方枳实并不贴合。《名医别录》所载则不然，其中“破结实，消胀满，心下急痞痛逆气，胁风痛，安胃气等”，与经方枳实颇为契合。由此观之，汉末本草所总结的枳实破结实、消胀满等功效才是当时医家实用经验的总结。

经方之“枳”是什么？“枳”在古代并非罕见之品。战国《晏子春秋》《考工记》等早期文献中就有“江南为橘，江北为枳”之说。《晏子春秋》云：“橘生淮南则为橘，生于淮北则为枳。叶徒相似，其实味不同。所以然者何？水土异也。”按此典故，则“枳”

与"橘"是生长地域不同的同一植物，水土差异导致其味道不一。这种说法对吗？

不对！有很多证据能说明"枳""橘"不是同一植物。唐代本草学家陈藏器对此辨析最为简要："旧云'江南为橘，江北为枳'，今江南俱有枳、橘，江北有枳无橘。此自是种别，非关变也。[1]"即"枳""橘"就是两种植物，并非因地而变。现代植物学家的认识比陈藏器更加深化准确。

按现代植物学的表述，我国南北都能生长的是枳 *Poncirus trifoliata*[2]（植物或名"枸橘"）。柑橘类最耐寒的香橙 *Citrus junos* 也只能分布到北纬 33.44° 的甘肃西固[3]。故枳、橘生长地区不同，不是随水土改变而形成的同种不同型植物。按以上地理分布来判断，《名医别录》记载枳实"生河内"、宋代《开宝本草》云枳壳"生商州"，其"枳"的来源皆为"枸橘"，亦即早期医药中的"枳"。因为"河内"即今约北纬 35° 的河南沁阳市，"商州"即约北纬 33.8° 的陕西商县，都不是柑橘类植物有分布的地区。《本草图经》附有"成州枳实"（图 21-1）、"汝州枳壳"（图 21-2）两图，其中"成州"在今约北纬 33.8° 的甘肃成县，"汝州"在今约北纬 34.2° 的河南汝州市。据谢宗万考定，这两地无论古今，都只有枸橘 *Poncirus trifoliata* 生长。此二图枳实叶片均为三出复叶，枝条有较长大的扁刺，也证明其图示植物为枸橘[4]。

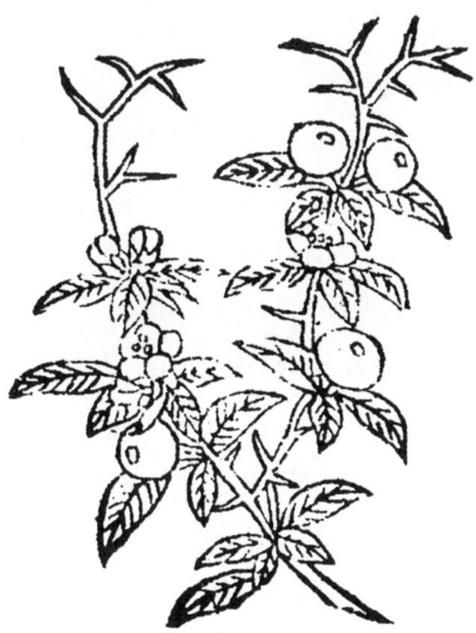

图 21-1 《本草图经》(政和)成州枳实

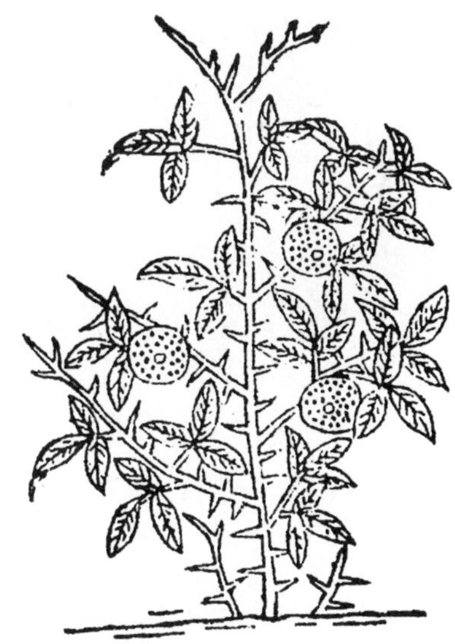

图 21-2 《本草图经》(政和)汝州枳壳

---

1 此言今存《证类本草》卷 13（北京：人民卫生出版社，1957：323）"枳实"条下《开宝本草》所引《陈藏器本草》。另同卷"枳壳"条唐慎微所引"陈藏器云……书曰：江南为橘，江北为枳。今江南俱有枳、橘，江北有枳无橘。此自别种，非干变易也"，两者文字大同小异。

2 此植物学名在《中国植物志》中修正为枳 *Citrus trifoliate* L.。

3 陈重明，黄胜白，等. 本草学 [M]. 南京：东南大学出版社，2005：323.

4 谢宗万. 论枳实、枳壳古今药用品种的延续与变迁 [J]. 中医药研究，1991（1）：19-22.

这种枸橘在宋代韩彦直《橘录》也有记载，云其“色青气烈”[1]。说它“气烈”，是用词文雅。清代赵学敏《本草纲目拾遗》“枸橘”条说得直白：“今之臭橘，山野甚多，实小壳薄，枝多刺而实臭，人多弃之。[2]”清代吴其濬《植物名实图考》则云：“园圃中以为藩，刺硬茎坚……其橘气臭，亦呼为臭橘，乡人云有毒不可食，而市医或以充枳实。[3]”可见其气恶劣。“枸橘”南北皆有，是我国特有的原产植物。因其有硬而长的刺，古今乡间多以它来作护院的篱笆。其果实较小，味酸苦而涩，无法食用。吴其濬等见民间用枸橘作枳实用，以为是伪充，其实此种才是《名医别录》等早期本草及仲景经方所用枳实的正品。

早期枳实（枸橘果实）其气雄烈，破气力强，推墙倒壁，但伤胃也在所难免。所以后世用同科的、性质更和缓的植物（酸橙）及其临近成熟的果实（枳壳）来取代早期的枳实。《雷公炮炙论》“枳壳”条云：“凡使勿使枳实，缘性效不同。若使枳壳……要尘久年深者为上。”可见即便使用后世性效已经减缓的枳壳，也以久贮者为上。如此看来，早期气臭、味苦涩的枳实（臭橘）逐渐被淘汰，乃是医药发展的必然。此后明代《本草原始》提到“近道出者小而绿色，气臭，俗呼绿衣枳实”[4]，以及今福建某些地区还使用的“绿衣枳实”，其实都属于早期枳实的遗存。

从“枳实”到“枳壳”的演化：《神农本草经》首载“枳实”，约千年后《开宝本草》又设“枳壳”条，理由是“此与枳实主疗稍别，故特出此条”。主治稍别就可另立条目？这个理由并不充分。根本的原因是千年之中，早期枳实来源已变。

北宋沈括早已注意到“六朝以前医方唯有枳实，无枳壳，故《本草》亦只有枳实。后人用枳之小嫩者为枳实，大者为枳壳，主疗各有所宜，遂别出枳壳一条，以附枳实之后。[5]”沈括只说对了前一半，六朝以前医方确无枳壳。但北宋之时用“枳之小嫩者为枳实，大者为枳壳”，这种“枳”已经不是六朝以前之“枳”了。

据宋代苏颂《本草图经》所载，“今医家多以皮厚而小者为枳实，完大者为壳，皆以翻肚如盆口唇状，须陈久者为胜。近道所出者，俗呼臭橘，不堪用。”可见到北宋中期，枳实最早来源“臭橘”已被认为“不堪用”，新兴来源的枳实小则“皮厚”，大则外壳“以翻肚如盆口唇状”，这种果实来自当今芸香科柑橘属植物酸橙 *Citrus aurantium* 或其变种，或同属近缘植物，此类植物主要分布在北纬约 33° 以南的气候较炎热的地区[6]。《本草原始》所附药材图（图 21-3，图 21-4）中的枳壳、枳实即属此种。

---

[1] 引自：宋代韩彦直《橘录》卷中，见《丛书集成初编》（上海：商务印书馆，1936：9，13）。

[2] 引自：清代赵学敏《本草纲目拾遗》卷六“东洋参”，清同治十年（1871）张应昌吉心堂刻本。

[3] 清•吴其濬. 植物名实图考校释 [M]. 张瑞贤，等校注. 北京：中医古籍出版社，2008：598-599.

[4] 明•李中立. 本草原始 [M]. 郑金生，汪惟刚，杨梅香，整理. 北京：人民卫生出版社，2005：254.

[5] 引自：宋代沈括《梦溪笔谈》下《补笔谈》卷 3“药议”，《中国古典名著百部：青苹果电子图书系列》，212 页.

[6] 中国科学院中国植物志编辑委员会. 中国植物志 [M]. 北京：科学出版社，1997.

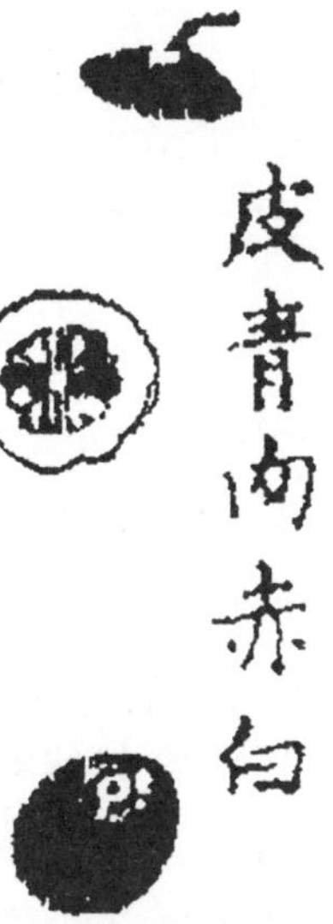

图 21-3 《本草原始》枳实

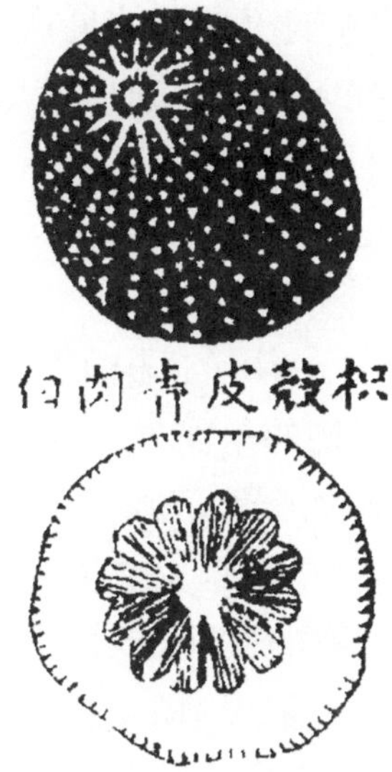

图 21-4 《本草原始》枳壳

但酸橙枳实(壳)并非晚到宋、明才出现。种种迹象表明,宋以前已经出现了与臭橘枳实不同的枳实(壳)。从加工方法来看,《名医别录》"枳实"是"九月十月采,阴干"。此种即臭橘枳实,个头小,完整使用,故经方的剂量是用"枚"。梁代陶弘景却云:枳实"今处处有。采破令干用之。除中核,微炙令香。"陶氏所见的枳实需要剖开、去掉内瓤与种子,再微炙。剖开之后就不好再以"枚"为剂量单位了。

《唐本草》枳实加工法又不相同:"枳实日干,乃得阴便湿烂也。用当去核及中瓤乃佳,今或用枳壳乃尔。若称枳实须合核瓤用者,殊不然也。"该书指出枳实必须晒干,否则容易湿烂,但不需要剖开,应该"合核瓤用"。若剖开"去核及中瓤",则是唐代所用的"枳壳"。枳壳果实较大,若不剖开去核及中瓤,则无论阴干晒干,都容易腐败。所以从加工方法来看,这种果实较大、可加工出枳壳的原植物,肯定不是果实小的臭橘。唐代著名临床药书《药性论》首次将"枳实""枳壳"分别立条,云枳实可"解伤寒结胸。入陷胸汤用";枳壳"治遍身风疹,肌中如麻豆恶痒,主肠风痔疾,心腹结气,两胁胀虚,关膈拥塞"。其中枳壳一名虽不见于经方,但其所治诸症,仍与经方相似。

宋明以后所用的枳实与枳壳均为同科的"酸橙"及其变种或近缘植物的果实。这类植物分布在南方,均为栽培,产量甚大。其中枳实为果实生长前期因结果过密而自然脱落(或经风雨吹打)的幼小果实,大小不一。小者直接晒干,习称"鹅眼枳实";稍大者略切小瓣,俗称"片子枳实"。果实长大、但尚未黄熟时采取,拦腰切两半(以利瓤汁排出),再经专门加工干燥则成枳壳,临用时再切成片。

元明之时,对枳实、枳壳分而用之,其功效主治各有特点,此即日人吉益东洞《药征》提到的"《本草纲目》诸家歧枳实、枳壳而为之说"。本草中无人把后世兴起的酸橙类枳实枳壳称之为赝品者,因为这类"枳"果实气香味酸,破气消积、化痰除痞之功甚佳，其功不输于早期的臭橘枳实，但却没有臭橘恶劣之气与苦涩之味，还可分出枳实、枳壳，临床使用范围扩大，颇有利于治疗。仲景所用的枳实，已经优胜劣汰，从之无益矣！

【附言】

仲景经方所用的"枳实"为芸香科植物枳（枸橘、臭橘）*Poncirus trifoliata* 的成熟果实。这种植物的果实气臭劣、味酸涩。经后世医药家千百年的改进，唐宋及其以后采用同科植物酸橙 *Citrus aurantium* 或其变种及同属近缘植物的果实，取其未黄熟的果实加工成"枳壳"，又将其生长时自然脱落的幼小果实为"枳实"。这种来源改变是为了改善药物的性能，既没有失去其原有功效，又能减少其恶劣气味对脾胃的损害，故优胜劣汰。宋代《橘录》在记录枳实来源变更时指出，后起的"枳"虽然"医者不能辨，用以治疾亦愈。药贵于愈疾而已，孰辨其为真伪耶？[1]"能治好病是硬道理，故在运用经方枳实之时，完全没有必要去复古、还原已过时的枳（枸橘、臭橘）。

[1] 引自：宋代韩彦直《橘录》卷中，见《丛书集成初编》（据《百川学海》本排印，上海：商务印书馆，1936：9，13）。

22

石膏(16)

【提要】

石膏在现代是寻常之物，来源清晰，成分明确。但在明代李时珍之前，究竟石膏是哪种矿石，众说纷纭了一千多年，至元明间始基本确定正品为软石膏。宋代石膏的南北来源正好相反。所以经方及明以前医书中的石膏来源难以精确辨认！好在古代与石膏混淆的多种矿石，其性质似乎都很相近，故也没见出什么事故。等石膏正品问题解决了，明清间因畏惧石膏性寒，又节外生枝出现煅石膏以防伤胃、先煎久煎以出其气味等奇谈怪论。

【药源辨析】

石膏概况及主要功用：经方用石膏方共16首，其中《伤寒论》方7首，《金匮要略》方9首（已除去《伤寒论》已有之方2首）。

经方无石膏单方，含石膏方都是复方。白虎汤是石膏方的代表，它在经方中的地位可以与麻黄汤、桂枝汤、承气汤等比肩。白虎汤中石膏（一斤）配知母（六两），二者缺一，即非“白虎”。石膏虽重于知母，但它是矿物药，比重更大。此二药用量高出甘草、粳米数倍，则同为白虎汤主药。主药之功多与全方主治同，白虎汤的主证是“里热”，可见《伤寒论》所言：伤寒发热，“表不解，不可与白虎汤”。又云：“热结在里，表里俱热者，白虎汤主之。”“里有热，白虎汤主之。”是为石膏、知母清里热明证。

里热表现不一，包括大热、烦渴、汗出、脉洪大等。石膏、知母同清里热，但用途不同。如烦渴，知母乃根茎，质柔体润，侧重生津止渴、润燥除烦（说见“43、知母”）。石膏乃矿物，其治则重在清热除烦，此可见与知母同用的白虎汤系列方主治的大烦渴，也可见单用石膏的竹皮大丸主证中虚烦乱，以及小青龙加石膏汤的烦躁而喘、大青龙汤的发热不汗出而烦躁。

石膏清里热不仅表现在除烦，也表现在治喘。《本经疏证》列举越婢加半夏汤的肺胀咳而上气，小青龙加石膏汤的肺胀咳而上气、烦躁而喘，木防己汤的膈间支饮、其人喘满，黄杏子甘草石膏汤的汗出而喘，无大热者，谓此数方，石膏为喘而设，但其机理是热盛于中，气被逼于上，石膏化其在中之热，气自得下，非同麻黄、杏仁治喘也[1]。

经方之前，马王堆出土西汉医书就已经使用了石膏。《神农本草经》首载该药，谓其“味辛、微寒。主中风寒热，心下逆气惊喘，口干舌焦不能息，腹中坚痛，除邪鬼，产乳金疮”。《名医别录》又加补正：“甘，大寒，无毒。除时气，头痛身热，三焦大热，皮肤热，肠胃中隔气，解肌发汗，止消渴，烦逆腹胀，暴气喘息，咽热。”其中《名医别录》所载与经方用石膏多同。

经方之后，石膏作为重要药物沿用不替，其用途越来越广。历代医家对石膏的临床运用讨论甚多，虽有争议但波澜不大。但石膏来源则不然，古代曾长期争议，甚至南北对立，千年不息。

古代石膏来源的争议：经方石膏除了名称，没有任何能体现其形质的文字。差不多与经方同时的《名医别录》记了一句“细理白泽者良，黄者令人淋”。也就是说，汉末石膏就有色泽与性能不同的石膏来源。梁代陶弘景提到两种石膏，一是“取之皆如棋子，白澈最佳”，还有一种是“大块”的。假如陶氏所说“棋子”是方块形，则像是方解石，而不是石膏。

《雷公炮炙论》中提到的方解石与石膏，其形态都不像是后世真品石膏。《唐本草》云：“今市人皆以方解石代石膏，未见有真石膏也！”且方解石“疗风去热虽同，而解肌发汗不如真者”。《唐本草》是官修，其编者也见不到“真石膏”，可想而知谁还能确定仲景所用石膏的来源？直到五代《日华子本草》，还说石膏“通亮，理如云母者上，又名方解石”。可见在五代以前，石膏就有不同来源，其中方解石是最多见的一种混用品。

宋代这种混乱状况愈演愈烈。宋代苏颂《本草图经》用了较大篇幅解说石膏，最后却说“然不知石膏定是何物。今且依市人用方解石”。明知方解石不是石膏，还要屈从“市人”(药商)，一副很无奈的样子，可见此问题的严重。就连医药皆通的陈承、寇宗奭，也没能说清楚石膏的真品形态。这种石膏的混乱状态引起了医家的不满，北宋末阎孝忠起而为之辩难。他发现当时南北所用石膏完全不同，于是“相与同就京师大药肆中买石膏、寒水石、方解石三种，又同诣惠民和剂局，及访诸国医，询之”，得到的情况是：

“南方多以寒水石为石膏，以石膏为寒水石，正与京师相反，乃大误也！盖石膏洁白坚硬，有墙壁，而寒水石则软烂，以手可碎，外惟青黑，中有细文。方书中寒水石则火煅用之。石膏则坚硬不可入火。如白虎汤用石膏，则能解肌热、破痰、治头痛，若用寒水石则误矣。又有一等，坚白全类石膏而方，敲之亦皆成方者，名方解石也，可代石膏用之。[2]”

---

1 清•邹澍．本经疏证 [M]．郭瑞华，谢敬，王全利，等校注．北京：中国中医药出版社，2015：179-183.

2 宋•钱乙，撰．宋•阎季忠，补．小儿药证直诀 [M]．上海：商务印书馆，1939：47.（见《丛书集成初编》1426 册）

阎孝忠是大梁（今河南开封）人，因而站在北方医家的立场来议论南北运用石膏的混乱。他认为南方用的石膏来源与京师（即开封）相反。北方用的“石膏洁白坚硬，有墙壁”，即白而坚硬，块状平直起棱如“墙壁”。这种石膏“坚硬不可入火”。南方用的“寒水石则软烂，以手可碎，外惟青黑，中有细文”，可以火煅。阎氏认为北方石膏才能“解肌热、破痰、治头痛”，不能误用南方的软烂石膏，此在北方作寒水石。此外，阎氏提到“坚白全类石膏而方”的方解石可代石膏。

应该说阎孝忠的调查是扎实的，他从京师大药房购买了北方所用石膏、寒水石、方解石三药的标本，又去当时官办药局，访问了许多国医，故其言代表了宋代北方医家对石膏的认识。那么南方医家又是怎样看待石膏的呢？

南宋陈承说石膏“浙人呼为寒水石”[1]。陈承乃四川人，后至杭州行医。他这句话字面意义似为浙人把石膏称作寒水石，但这与阎孝忠所说不符。阎说“南方多以寒水石为石膏”，意思南人把北方寒水石作为石膏。所以陈承应该说“浙人所用石膏，乃北方寒水石”。南宋王璆《是斋百一选方》不止一处说明南人所用石膏：“寒水石，南人谓之软石膏。”“石膏是软者，北人谓之寒水石，故可煅。”[2]此说才与阎孝忠说同，南方用的石膏是软烂者，可煅，这种软石膏北人称之为寒水石。

元代南方名医朱震亨对此有专论，他介绍的南方医家所用石膏特点是：“以石膏火煅细研，醋调封丹炉，其固密甚于脂。苟非有膏，焉能为用？[3]”据此，他批评“阎孝忠妄以方解石为石膏”[4]，因为“方解石者止有体重质坚，性寒而已”，不能入火煅烧，因而调不成“膏”。朱震亨用石膏煅烧后调膏封鼎炉这一常识，来证明北方坚硬的硬石膏及方解石乃误用。

对以上争论，明代李时珍在评论是非的同时，加以补证。他旗帜鲜明地站在朱震亨一边：“自陶弘景、苏恭、大明、雷敩、苏颂、阎孝忠皆以硬者为石膏，软者为寒水石。至朱震亨始断然以软者为石膏，而后人遵用有验，千古之惑始明矣。盖昔人所谓寒水石者，即软石膏也。所谓硬石膏者，乃长石也。”李时珍提出石膏分硬、软二种，并介绍了各自的特点：

“软石膏，大块生于石中，作层如压扁米糕形，每层厚数寸……白者洁净，细文短密如束针，正如凝成白蜡状，松软易碎，烧之即白烂如粉。”此种即阎孝忠所谓南方“寒水石”，细文如针，松软易碎，烧之白烂。也就是朱震亨所云能封固丹炉的有膏“石

---

1 宋•唐慎微．重修政和经史证类备用本草［M］．影印本．北京：人民卫生出版社，1957：109.（卷五“石膏•别说云”）

2 引自：宋代王璆《是斋百一选方》卷一第一门、卷六第八门，日本宽政十一年（1799）和刻本。

3 引自：元代朱震亨《格致馀论》“石膏论”，见田思胜等主编《朱丹溪医学全书》（北京：中国中医药出版社，2006：22）；《本草衍义补遗》（见同上《朱丹溪医学全书》，64页）。

4 此处朱震亨错怪了阎孝忠，阎氏只说方解石可代石膏。不过阎孝忠说的石膏属于硬石膏，质坚体重。

膏”。李时珍补充了软石膏一个鉴别特征：“今人以石膏收豆腐，乃昔人所不知。”即此种石膏粉碎后可使豆浆凝固成豆腐。据以上特点，后世学者考软石膏即硫酸盐类矿物硬石膏族石膏（Gypsum），主成分含水硫酸钙（$CaSO_4 \cdot 2H_2O$），现代《中国药典》规定的正品石膏即此种。药用者多色白，又称白石膏。

李时珍说的硬石膏，其特点是：“作块而生，直理起棱，如马齿坚白，击之则段段横解，光亮如云母、白石英，有墙壁，烧之亦易散，仍硬，不作粉。”现代考证此即与石膏同族的矿石硬石膏（Anhydrite），主成分为无水硫酸钙（$CaSO_4$）。它与软石膏常伴生，在一定的地质作用下又可互相转化，其特点是相对密度小，三组解理互相垂直，硬度较大，不同于石膏细文如束针。宋代此为石膏来源，当今或视为石膏的混淆品[1]。

方解石的特点比较显著，即苏颂《图经》所云“破之皆作方棱”，李时珍所云“似硬石膏成块，击之块块方解，墙壁光明者，名方解石也，烧之则姹散亦不烂”。古本草中只说它被作为石膏的代用品，但都不认它是真石膏。在现代矿物分类中，此属碳酸盐类矿物方解石（Calcite），主含碳酸钙（$CaCO_3$）。它与石膏即使各自都打碎成粉，在现代只需滴上几点盐酸，方解石就会起泡，分解出二氧化碳（CO_2）。石膏属硫酸盐类，无此反应。这种方解石现代属“南寒水石”[2]，不过南方运用此种寒水石入药者已经非常稀少。

经过李时珍的归纳与辨析，中药正品石膏是软石膏，逐渐成为共识。上述石膏混乱的历史长达千年以上，所幸的是，与石膏混淆的诸石（如方解石、寒水石之类），其性质也是寒凉，且都无毒性，所以即便混用，却没有发生过医疗事故。值得注意的是，后世石膏又分化出红石膏，用寒水石之名入药。

红石膏充作寒水石：现代中国北方将红石膏作寒水石用，或曰北寒水石[3]。

何谓红石膏？现代矿物分类中此与正品石膏（即软石膏、白石膏）是同一种矿物，主成分为含水硫酸钙（$CaSO_4 \cdot 2H_2O$），硬度一样，指甲能刻划。它与石膏的区别是颜色淡红，乃从采出的石膏中，选出粉红色、灰色的块状或纤维状集合体作为红石膏用，主产于山东、新疆、内蒙古、甘肃、河北、山西，主销北京、天津以及山东、辽宁、内蒙古、山西、甘肃[4]。

然而北方的寒水石来源不止一种，据检测今河北某些地区所用的山东产寒水石（图 22-1），是颜色偏红的硬石膏（$CaSO_4$），并非红石膏。

---

1 张志杰，杨晨晨．石膏、寒水石及其它 [M]// 谢宗万，原著．郝近大，邬家林，主编．中药材品种论述全集 [M]．北京：北京科学技术出版社，2025：2513-2518.

2 金世元．金世元中药材传统鉴别经验 [M]．北京：中国中医药出版社，2012：347-348.

3 金世元．金世元中药材传统鉴别经验 [M]．北京：中国中医药出版社，2012：347-348.

4 国家中医药管理局《中华本草》编委会．中华本草（1）[M]．上海：上海科学技术出版社，1999：305.

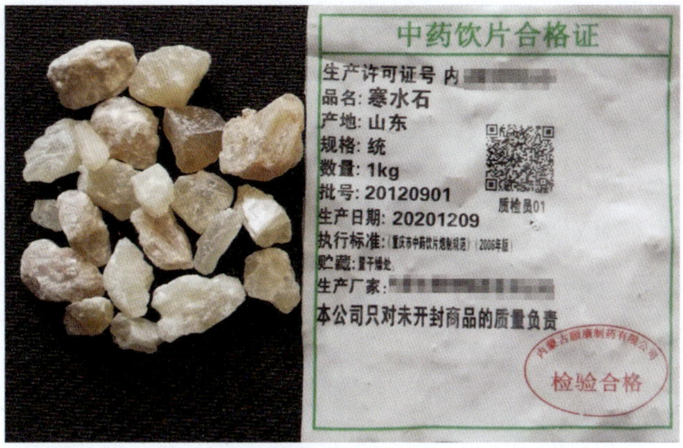

图 22-1　北方用的寒水石之一(于大猛摄)

以红石膏作“寒水石”用，古本草未明确记载。苏颂《图经》“长石”条提到：“又市中所货寒水石，亦有带黄赤皮者，不知果是理石否？”由此可知宋代确有黄赤色的寒水石，但不知道是不是后世的软石膏类矿物。李时珍在谈软石膏时，提到“有红白二色，红者不可服”。这说明石膏确有红色者，却无法说明红色石膏在古代北方被作为寒水石。李时珍是南方(湖北蕲春)人，他虽然到过北京，却没记载明代北京所用的寒水石形态。宋代阎孝忠提到北方与南方相反，北方以“石膏为寒水石”，也就是说宋代北方的寒水石就是软石膏，唯独颜色“外惟青黑”，非淡红而已。也许当今北方的寒水石用红石膏(软石膏)，就是宋代用法的遗存。但后世运用时，北方的寒水石又包括了红石膏与色偏红的硬石膏两种来源。

寒水石这个名称，在《证类本草》《本草纲目》中都没有作药物正条的名称，而是作为多种矿石的别名。例如《神农本草经》的“凝水石”，《名医别录》及《吴普本草》都说“一名寒水石”。《唐本草》“理石”条，云“市人或刮削去皮，以代寒水石。”南宋陈承言石膏“浙人呼为寒水石”，实则是浙人用的石膏，北人呼为寒水石，故李时珍《本草纲目》又将寒水石作为石膏的别名。

但古代寒水石在临床药书中常可见到，例如《药性论》就以“寒水石”为正名。历代医方书的处方中，寒水石的名称也常可见到，却无法确认其基原为何种物质。即便是在现代，矿物分类中也没有“寒水石”一名。《中华本草》虽然设立了“寒水石”，但其来源却有两种：一是石膏(北寒水石，即红石膏)，二是方解石，并非另有物种。该书且云我国“目前的用药情况依然是北方以红石膏作寒水石，南方以方解石作寒水石”[1]。《中国药典》也没有为“寒水石”设条。因此，泛用多来源的“寒水石”一名，是引起药物混淆的原因，建议正规药书都不要以“寒水石”立条，以免继续混乱。

现代处方中使用寒水石者很少，不过少数地区与书刊中仍可见到。例如北京儿

1　国家中医药管理局《中华本草》编委会. 中华本草(1)[M]. 上海：上海科学技术出版社，1999：305.

科医院编《王鹏飞儿科临床经验选》[1]，其中收录的王鹏飞教授的许多处方，多用寒水石清热解毒。承北京国医大师金世元先生告知："医生处方写石膏，不会付寒水石，寒水石色发红，二者功效相近。[2]"由此可知，虽然同为正品石膏，但红石膏以寒水石的名称还用于北方，与此同时，石膏（软）仍用正名，二者生用时功效相近，并无古代依颜色区分功效的现象。据张志杰研究员告知，红石膏和普通石膏相比，主要在于杂质离子的含量差别，很可能是铁元素比较多，因而发红，有关两者的差别，还有待更多的样品比较才能最终确定。

以上石膏（红、白）、寒水石、方解石之间的复杂关系可见图 22-2。

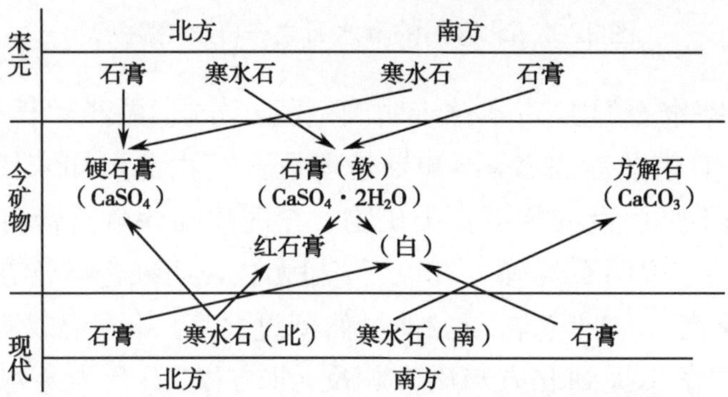

图 22-2　石膏（红、白）、寒水石、方解石之间的复杂关系

红石膏因以寒水石为名，未见有煅成熟石膏一说，石膏（白石膏）则不然，在炼丹术中常用煅石膏（熟石膏），另有许多功用。

煅石膏（熟石膏）与硬石膏的比较：硬石膏主含无水硫酸钙 $CaSO_4$，那么，石膏（软石膏，主含 $CaSO_4 \cdot 2H_2O$）经火煅之后失去结晶水，会不会成为硬石膏？这要看煅烧的温度。据研究，生石膏在 105～180℃之间煅烧，磨细后，得到 β 型半水石膏 $2CaSO_4 \cdot H_2O$，又称烧石膏、熟石膏。若继续加热至 200～220℃，则转变为硬石膏 $CaSO_4$。熟石膏能调出膏状的浆，故炼丹家很早就用其封固鼎炉，这是朱震亨认定正品石膏应该软石膏的重要证据。明以前熟石膏较少与生石膏一样用于内服，其粉末多外用收湿敛疮。或加水后调成浆状，然后逐渐凝固成硬块，体积膨胀，故可用它制造轮廓清晰的物品[3]，例如骨科的石膏绷带及雕塑工艺品等。硬石膏即使人工磨粉加水后，也无法形成软石膏，不可能如熟石膏那样能调浆、膨胀等。

石膏的用量与煎服法：经方中石膏用量以重量单位为主（12 方），其用量最大者 1 斤（4 方），2～8 两者 6 方。作为矿物药，用量偏重是可以理解的。若按汉代度量衡

1　北京儿童医院．王鹏飞儿科临床经验选 [M]．北京：北京出版社，1981.

2　此承金世元先生弟子于大猛研究员转告请教金老后的答复。

3　张志杰、杨晨晨．石膏、寒水石及其它 [M]// 谢宗万，原著．郝近大，邬家林，主编．中药材品种论述全集 [M]．北京：北京科学技术出版社，2025：2513-2518.

折算，1两合13.8g，则8两（半斤）石膏折合110.4g，超过现代《中国药典》规定的最高用量（60g）近一倍。但与经方其他药物的用量相比，这一比例并不算太高。另外，石膏也有用“鸡子”（鸡蛋）比拟的实物测量法。其中用12枚者1方，1枚者2方，悬殊较大。据测量，一枚“鸡子”大的石膏约重91.5g，这大概接近经方较常用的剂量，比《中国药典》规定的最高用量差不了多少。

石膏之性虽然寒凉，但无毒。日本医家吉益东洞认为：“后世以石膏为峻药，而怖之太甚，是不学之过也。仲景之用石膏，其量每多于他药半斤至一斤，此盖以其气味之薄故也。[1]”他列举了自己的一例验案，每剂用石膏35钱（折合今109.37g），取得良效。故他认为：“石膏之非峻药而不可怖也。”我国古代医家运用大剂量石膏的案例也不少，尤其是救治急性热病时，每多大剂量运用。但当今在常态下运用石膏，其用量还是遵药典规定的剂量为好。

另外，经方用石膏多注明“碎，绵裹”，这提示生石膏入药必须打碎，再用“绵”包裹，以利煎煮，避免满药罐皆为碎屑末。汉代还没有宋以后广泛栽培的“棉花”，故仲景时代“绵裹”乃用丝绵包裹。现代可用厚密纱布包裹，效果一样。除此以外，经方对石膏的加工、煎服，并没有特别的要求，生用、打碎即可。

煅石膏用于医疗，最晚见于宋代，例如王璆《是斋百一选方》治嵌甲、搕损抓破、金疮、一切恶疮、下疳疮等，皆用“软石膏煅”[2]。这种煅石膏（熟石膏）外敷疮面，可收湿敛疮、生肌止血，外科多用。但在明代，医家对石膏内服畏惧越来越甚，例如李时珍提到：“近人因其性寒，火煅过用，或糖拌炒过，则不妨脾胃。”石膏性寒，火煅内服，则寒性全无。按现代研究，石膏火煅，失去结晶水，成了硬石膏，性质改变。加糖拌炒，更是奇葩，石膏不苦不涩，糖能令人中满，用之何益？李时珍对此说未加评说，后世转引者甚多。

清初刘若金《本草述》又提出一个石膏煎煮法：“凡入煎剂，碎之如粟米大，先煮数十沸，乃入余药，以其气味难出故也。”这与经方煎煮石膏不同。石膏气味淡薄，先煮能帮助石膏出气味？纯属想象！清代汪昂《本草备要》亦云：“近人因其寒，或用火煅，则不伤胃。味淡难出，若入煎剂，须先煮数十沸。[3]”煅过的石膏就成了熟石膏，根本不能代替生石膏入内服药，更无证据说它不能伤胃。但汪昂之书风行海内，谬论流传既快又广。清代黄元御是尊经派，对仲景书推崇备至，但他竟在《长沙药解》中提出“虚热，煅用”[4]之说，煅过的石膏还能清热吗？现代有的中药教材中，还有石膏先

---

1 日·吉益为则．药征[M]．陆翔，郜栾，王旭光，等校注．北京：中国中医药出版社，2016：3.

2 引自：宋代王璆《是斋百一选方》卷十二第二十门、二十一门、卷十五第二十三门，日本宽政十一年（1799）和刻本。

3 清·汪昂．本草备要[M]．郑金生，点评．北京：中国医药科技出版社，2021：274.

4 清·黄元御．长沙药解[M]// 麻瑞亭，孙洽熙，徐淑凤，等．黄元御医书十一种：下册．北京：人民卫生出版社，1990：432.

煎或久煎之说，实则无论从经方所用，还是现代实验研究，都无法证实石膏先煎、久煎能提高疗效，实属无事生非，多此一举。

【附言】

石膏属于经方大药之一，历代有关石膏临床运用的探讨连篇累牍。古代为确立正品石膏（严格说是内服药石膏），争议了千余年，到李时珍才最终决断。古代南北石膏来源不同的问题，至今在局部地区仍余波未平。北方用硬石膏、南方用软石膏，其治疗效果有无不同？石膏中拣出来的“红石膏”，为什么可以充当“寒水石”？既然内服石膏的正品长期未确定，何以古代临床医家并未提到过由此产生的不良影响？

本书认为，从药源来说，早期石膏的药源，并非精确的单一矿物，而是一类形性相似的矿物总称，属于“大物源”。此类石膏生用时，都有着共同的解热、止咳、除烦等功效。现代研究也证实，软石膏、硬石膏、红石膏、用作石膏别名或作寒水石用的红石膏，都是硫酸盐类矿物，所含成分近似，只要不加火煅，其功效非常接近，因此也就不影响生品内服所产生的疗效。石膏药源经精细辨识，人们认识到熟石膏的粉末与加水调浆后，显现独特的“膏”性，这与其他生品石膏类药品完全不同，因而扩大了药源与治疗范围，这也拜精细辨识石膏所得之功。至于内服石膏在后世的某些“蛇足”用法，反而丢失了经方石膏古朴的用药经验，亟须返璞归真。

23

寒水石(1)

【提要】

寒水石仅见于《金匮要略》"风引汤"中。鉴于寒水石是"石膏""凝水石"两药皆有的别名，风引汤中寒水石与石膏同用，则经方寒水石当为凝水石的别名。但凝水石究竟为何物？至今未有定论。

【药源辨析】

寒水石的功用：《金匮要略》仅"除热瘫痫"的"风引汤"中用到寒水石1次。

"热瘫痫"当为内热引起的瘫痫。"风引"顾名思义应该是因风而致的躯体异常动作，如震颤、抽搐、瘈疭等，这些症状在瘫痫中同样出现。因此治疗热瘫痫自然要清热祛风。该方有药12味，植物药只有4味（大黄、干姜、桂枝、甘草），其余是矿物（寒水石、滑石、赤石脂、白石脂、紫石英、石膏）、化石（龙骨）与贝壳（牡蛎）。该方寒热药夹杂，经方并未提供考察各药作用与配伍的线索。矿物药内，石膏与寒水石皆有，从本草所载来看，唐代《药性论》云："寒水石，能压丹石毒风，去心烦渴闷，解伤寒复劳。"可见寒水石与石膏一样，都是属于清热、去烦渴，热去则风息。

宋代寇宗奭《本草衍义》对"张仲景治风热瘛瘲及惊痫瘛瘲风引汤"称赞有加，谓"服之无不效者"。因此该方的寒水石为何物实有考证的必要。

经方寒水石的来源："寒水石"在《证类本草》《本草纲目》这样大型综合性本草中没有被作为药物正名，只是"石膏""凝水石"二药的别名。只有少数临床药书（不讨论药物来源，仅谈药性功治）与某些医方书中才使用"寒水石"一名。仲景医书用石膏者16方，用寒水石仅1方。"石膏"与"寒水石"关系密切，但宋代我国南北所用石膏与寒水石来源正好相反，此二药名的古今状况本书"石膏"条已详述，本条从略。

据经方"风引汤"中石膏与寒水石同用，据此，经方寒水石可排除是石膏的别名，当为凝水石的别名。

凝水石首见于《神农本草经》，其性用为："味辛，寒。主身热，腹中积聚邪气，皮中如火烧，烦满，水饮之。久服不饥。一名白水石。"《名医别录》增补："甘，大寒，无毒。除时气热盛，五藏伏热，胃中热，烦满，止渴，水肿，小腹痹。一名寒水石，一名凌水石。"且提到本品"色如云母可析者良，盐之精也"。梁代陶弘景考其来源，谓其产地"皆咸卤，故云盐精，而碎之亦似朴消。此石末置水中，夏月能为冰者佳。"夏天置水中能为冰的矿石是不存在的，过于夸大，但产盐碱地、碎之似朴消的"盐精"确实存在。

唐代苏敬《唐本草》"凝水石"云："此石有两种，有纵理、横理，色清明者为佳。或云纵理为寒水石，横理为凝水石。今出同州韩城，色青黄，理如云母为良。出澄城者，斜理文，色白，为劣也。"李时珍认为苏敬所说的凝水石就是软石膏。

宋代苏颂《本草图经》谈到凝水石的产地，云"今河东汾、隰州及德顺军亦有之"。但此下的文字却是糅合陶弘景、苏敬等前人所说而成："此有两种，有纵理者，有横理者，色清明如云母可析，投置水中，与水同色，其水凝动者为佳。或曰纵理者为寒水石，横理者为凝水石。"这种糅合文字不可依凭。宋代寇宗奭则云："凝水石，又谓之寒水石，纹理通澈，人或磨刻为枕，以备暑月之用。入药须烧过，或市人烧入腻粉中以乱真，不可不察也。"按寇氏所云能磨刻为枕，又能烧过似腻粉者，当是软石膏。

明代李时珍在考察前人记载后，提出他的观点："寒水石有二：一是软石膏，一是凝水石。惟陶弘景所注，是凝水之寒水石……苏恭、苏颂、寇宗奭、阎孝忠四家所说，皆是软石膏之寒水石。王隐君所说，则是方解石……盐精之寒水绝不知用，此千载之误也！石膏之误近千载，朱震亨氏始明。凝水之误，非时珍深察，恐终于绝响矣！"可见李时珍深为自己考出"寒水石"乃是"盐精"而自得！这种"盐精"即"盐精石"，具有"碎之似朴消""状如水精""暑月回润，入水浸久亦化"（即易潮解、溶于水）等特点。对李时珍的观点，近现代学者有不同的意见。

王嘉荫赞同李时珍的观点，认为盐精石即矿物学之芒消（$Na_2SO_4 \cdot 10H_2O$）[1]。章鸿钊则认为李时珍考证有误，苏敬等不惑于盐精说是对的，凝水石就是石膏[2]。日本正仓院遗存的唐药"凝水石"，据考是矿物杂卤石（Polyhalite），主含 $K_2MgCa_2(SO_4)_4 \cdot 2H_2O$[3]，也就是硫酸盐类，与石膏同类。《中华本草》谓近人或考为白钠镁矾（$Na_2SO_4 \cdot MgSO_4 \cdot 10H_2O$），或考为硫酸镁、硫酸钾的复盐（$MgSO_4 \cdot K_2SO_4 \cdot 4H_2O$）等[4]，亦是硫酸盐类。故古代的"凝水石"究竟是什么，至今尚无定论。凝水石确定不了，作为凝水石别名的寒水石自然也难确定。现代《中国药典》无凝水石或寒水石一药，反映了这两个药名古今争议并未得到彻底解决。故凝水石虽为《神农本草经》药，且亦能清热止渴，但它在古代应用很少，现代则基本上没人使用凝水石，当可置而不问了。

---

1 王嘉荫．本草纲目的矿物史料 [M]．北京：科学出版社，1957：50.

2 引自：章鸿钊《石雅》，见《民国丛书》第二编（88）。（上海：上海书店，1990：232-233）

3 日•朝比奈泰彦．正仓院药物 [M]．大阪：植物文献刊行会，1955：140.

4 国家中医药管理局《中华本草》编委会．中华本草（1）[M]．上海：上海科学技术出版社，1999：305.

24

厚朴(15)

【提要】

经方厚朴功用比较明确，但经方时代及其以前的厚朴正品来源尚难确定，直到南北朝才有最佳品的药材特征描述。此后约在宋代形成了以川厚朴为主体的局面，确立了正品厚朴的原植物，并沿用到今。经方厚朴须经“炙”过，并不需加辅料，这与后世多用姜汁制厚朴不同。

【药源辨析】

厚朴概况及主要功用：经方用厚朴方共15首，其中《伤寒论》方6首，《金匮要略》方9首（已除去《伤寒论》已有之方3首）。

经方无厚朴单方。今先从加味用法窥其效用。《伤寒论》云：“喘家，作桂枝汤，加厚朴、杏子佳。”此即桂枝加厚朴杏子汤，主治太阳病下后微喘、表未解，可见厚朴治喘而皆散表。

次从厚朴为主药之方以观其效。又《伤寒论》厚朴生姜半夏甘草人参汤，主治发汗后腹胀满，厚朴用至半斤，当是消腹胀满的主力。厚朴三物汤治“痛而闭者”，药仅3味（配大黄、枳实），厚朴用量为大黄的1倍（8两），故其破气通闭之力可知。厚朴三物汤与厚朴大黄汤、小承气汤3方药物皆同，唯各药分量不同，其中厚朴大黄汤治支饮胸满，小承气汤用于腹大满不通，“微和胃气”，可见厚朴之证，不离胸腹满。清代邹澍《本经疏证》统计经方枳、朴联用之方达8首，指出此二药联用多用于治胀满。此2药与大黄配伍者就有6方，邹氏将枳、朴与大黄之间的配伍比喻成火药中的木炭与焰硝、弓矢中的机栝与箭，认为枳、朴发挥着启动推行的作用。他还比较了栀子厚朴汤（有朴无枳）、枳实薤白桂枝汤（有枳无朴）中枳、朴各自的特点，指出厚朴消胀向表，枳实泄满向下等要点[1]。由此可见厚朴主要用于胸满喘急、腹满胀闭。

厚朴首见于《神农本草经》，但其所载“主中风伤寒，头痛，寒热，惊悸，气血痹，死肌，去三虫”，与经方所用不甚契合。《名医别录》云厚朴“温中益气，消痰下气，

---

[1] 清•邹澍．本经疏证[M]．郭瑞华，谢敬，王全利，等校注．北京：中国中医药出版社，2015：204-205.

疗霍乱及腹痛胀满，胃中冷逆，胸中呕不止，泄痢淋露，除惊，去留热，心烦满，厚肠胃”。这些功效多有与经方所用贴合者。为什么《神农本草经》厚朴功用与经方、《名医别录》差距较大呢？这可能与其厚朴来源有关。

厚朴的原植物：“厚朴”亦见于马王堆出土的西汉《五十二病方》（名“厚柎”）以及东汉的《武威汉代医简》，可见是医药早期常用药之一。梁代陶弘景云：“俗方多用，道家不须也。”可知厚朴自古为医家专用，古今皆然。

厚朴还有赤朴、厚皮（《名医别录》）、烈朴（《日华子本草》）等别名，李时珍释名曰：“其木质朴而皮厚，味辛烈而色紫赤，故有厚、朴、烈、赤诸名。”此说虽然顾名思义，但据入药部位外形命名是古代药物得名的基本规律之一。不过仅凭树皮厚、赤，显然很难推测其原植物。《名医别录》载其产地为“交趾、冤句”。“交趾”在今越南一带，“冤句”即今山东曹县西北，两地相距甚远，且山东不属于厚朴分布区，古代除《名医别录》外，后世再也没有记载过“冤句”产厚朴。据此推测，很可能早期的厚朴就有不同的来源。

梁代陶弘景介绍厚朴：“今出建平、宜都。极厚、肉紫色为好，壳薄而白者不如。”梁代“建平”在今重庆市巫山，“宜都”即今湖北枝城。对照现代厚朴正品的药材外形及产地，与陶氏所云厚朴相符。

唐代官修的《新修本草》没有描述厚朴形态，唐本《图经》也无记载。但日本正仓院还藏有从中国传去的唐药厚朴实物，据日本学者的深入研究，此厚朴基原为胡桃科植物黄杞 *Engelhardtia roxburghiana*[1]。黄杞在今中国四川、云南一带属于厚朴伪品[2]，与正品厚朴不是同科的植物。这说明唐代厚朴并非皆是“极厚、肉紫色”的正品。厚朴乃常用药物，而官修本草竟不置一词，是否编撰者发现其时的厚朴非正品？对此尚无旁证，不敢妄定。

宋代苏颂《本草图经》记载厚朴颇详：“今京西、陕西、江淮、湖南、蜀川山谷中往往有之，而以梓州、龙州者为上。木高三四丈，径一二尺。春生叶如槲叶，四季不凋。红花而青实。皮极鳞皴而厚，紫色多润者佳，薄而白者不堪。”据此可知宋代已形成了以川产厚朴为上的格局，后世川厚朴最为多用，现代的厚朴产地依然与宋《图经》所载近似。

苏颂对植物的描述是综合前人所载与各地上报的材料形成的，不是观察单一植物种的形态所得。例如苏颂说“皮极鳞皴而厚，紫色多润者佳”，此沿袭了陶弘景之说，其基原当是正品厚朴 *Magnolia officinalis*。但苏颂说的“红花”者今考是木兰科植物武当玉兰 *Magnolia sprengeri* 与望春玉兰 *Magnolia biondii*，而“叶如槲叶”者与武当玉兰叶近似，可见宋代的厚朴来源也混杂了其他物种。不过宋代产地进献的药图

---

1 日•指田丰，等. 正仓院药物厚朴 [J]. 植物研究杂志，2009，84：63-76.

2 赵中振，唐晓军. 厚朴生药学研究综述 [J]. 基层中药杂志，1991，5（4）：44-47.

可以证明，其中的“商州厚朴”（图 24-1）仍属正品厚朴[1]。

宋代以后，尽管厚朴也和古代一样，伪品较多，某些地区又有地区习惯用药品种，但全国正品厚朴的来源仍以木兰科植物厚朴 *Magnolia officinalis* 及其变种凹叶厚朴（庐山厚朴）*Magnolia officinalis* var. *biloba* 为主，现代《中国药典》规定的正品也是如此。正品厚朴的特点是树皮厚，断面紫棕色，可见小亮星点（厚朴酚的结晶）。含挥发油，有特殊的香气，用手指甲压划其皮内面，会出现明显的油痕，故俗称“紫油厚朴”。此种厚朴含厚朴酚、厚朴碱等成分，现代药理证实厚朴所含成分可调整肠胃运动、具有保肝、松肌作用等[2]。这从另一方面证实古今正品厚朴应该就是经方所用厚朴的基原。

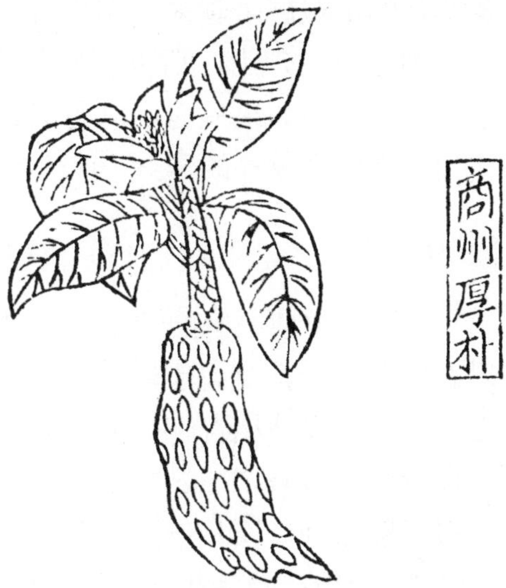

图 24-1 《本草图经》（政和）商州厚朴

厚朴的加工炮制：经方注明厚朴须“去皮、炙”。厚朴入药本是树皮，要去掉的皮自然别有所指。陶弘景《本草经集注》云：“凡用桂心、厚朴、杜仲、秦皮、木兰之辈，皆削去上虚软甲错处，取里有味者秤之。”“上虚软甲错处”就是乔木树皮最外层的木栓层，这种“皮”一般不含有效成分，应当去除。“里有味者”指树皮内层韧皮部，富含有效成分，所以“有味”。

此外，经方厚朴一般要求“炙”。经方的“炙”，并不包括用液体、辅料之后再火上烤。例如“炙阿胶”就是锅里清炒。厚朴的“炙”属于火上烤还是锅里炒，尚无可考。若是先㕮咀（斫碎），则当锅里炒，若是成条的树皮，也可能是火烤。雷斅《雷公炮炙论》载厚朴制法：“凡使，要用紫色味辛为好，或丸散，便去粗皮，用酥炙过。每修一斤，用酥四两，炙了细剉用。若汤饮中使用，自然姜汁八两炙，一升为度。”按此法，则入丸散的厚朴，其药材去粗皮后要用酥为辅料炒过，炒完还要细切，则炒以前当为大块的厚朴。入汤药的厚朴要用生姜自然汁炒过。雷斅的年代，或云刘宋，或云隋人，距离经方时代已数百年。且雷斅炮炙多属道教法，并非医家“俗方”所用，故不能认定是经方炙法。

医家书中以五代《日华子本草》最早记载厚朴“入药去粗皮，姜汁炙，或姜汁炒用”。此法先后用“炙”“炒”，则“炙”当为火上烤之义。经方未言厚朴须姜汁炙炒，15 个含厚朴的方中，只有 5 方使用了生姜或干姜，说明不是为了监制厚朴之用。宋

1 楼之岑，秦波．常用中药材品种整理和质量研究（北方编，第 2 册）[M]．北京：北京医科大学、中国协和医科大学联合出版社，1995：213.

2 沈映君．中药药理学 [M]．北京：人民卫生出版社，2000：422-423.

初《太平圣惠方》治霍乱，用单味厚朴，“制之以姜汁，火上炙令香，为末”。此后用姜炙厚朴的记载越来越多。宋代寇宗奭云：厚朴“味苦，不以姜制，则棘入喉舌”。提出了姜制厚朴的理由。后世姜厚朴几成陈规。现代《中国药典》增添了“姜厚朴”这一炮制规格。但如果从古本草的记载演变来看，姜汁厚朴的形成是在经方之后数百年。使用或开发含厚朴的经方，可不考虑用姜汁炮炙厚朴。

【附言】

厚朴是早期医家的常用药物，除满消胀疗效明显，为经方所重。经方时代厚朴的形态还不十分清楚，但南北朝以后，其来源多以“紫油厚朴”(药材特点)为正品，此与沿用至今的厚朴相符，其原植物为厚朴 *Magnolia officinalis* 及其变种凹叶厚朴(庐山厚朴)*Magnolia officinalis*var. *biloba*。据本草记载及现代调查，从古到今，厚朴都存在许多混乱品种。厚朴正品的确定，只要栽培事业发展，正品产量不断增长，可适应市场需求，则伪品的存在空间就会日渐式微。

25

当归（15）

【提要】

经方中正品当归的主产地与主要鉴别特点明确，古今无大变化。但宋金元以后，兴起当归分头身尾的入药风气，本条将追溯其缘起、内容与实效。另后世多用的“酒当归”，最早源于“当归酒洒取润”，这是药家以劣充优的伎俩，最后摇身一变成了当归的炮制常法。

【药源辨析】

当归概况及主要功用：经方用当归方共 15 首，其中《伤寒论》方 4 首，《金匮要略》方 11 首（未计《伤寒论》已有方 1 首）。

经方无当归单方，含当归之方多数为大方、丸药方，从中推断当归功用有一定难度。故日人吉益东洞《药征》坦言：“仲景方中，用当归、芎䓖者，其所主治，不可的知也。今不敢凿，从成方而用焉，是阙如之义也。[1]”也就是说他确定不了当归的主治。果真如此吗？

经方当归生姜羊肉汤的主治为“寒疝腹中痛，及胁痛里急者”，其加味法云：“若寒多者，加生姜成一斤”，则祛寒靠姜，止腹痛、胁痛里急则要靠当归，其性当温。东汉《博物志》曰：“《神农经》曰：‘下药治病，谓大黄除实，当归止痛’。[2]”故当归止痛在汉代已是常识。

当归治内寒，还可见于当归四逆汤（治“手足厥寒，脉细欲绝者”）、当归四逆加吴茱萸生姜汤（治“其人内有久寒”）。脉细欲绝乃内虚寒所致。北齐徐之才《药对》总结此前当归功用为：“虚而冷，加当归、芎䓖。”此与经方当归方主治完全符合。宋代陈承亦云：“又《外台秘要》《金匮要略》《千金》等方，皆为大补不足，决取立效之药。气血昏乱者，服之即定。”这都是从临床经验中总结出来的当归功效。

经方 15 首当归方，方名“当归”名者 8 首。其中一半治妇人妊娠病（“当归散”“当归贝母苦参丸”“芎归胶艾汤”“当归芍药散”），加上温经汤，治“曾经半产，瘀血在少腹不

---

1 日•吉益为则．药征 [M]．陆翔，郜栾，王旭光，等校注．北京：中国中医药出版社，2016：35.

2 宋•李昉，等．太平御览：卷九百八十九 [M]．影印本．北京：中华书局，1960：4377.

去”，也属于妇人瘀血病。故经方之中，当归多用治妇人病。再结合《神农本草经》“当归”治“妇人漏下，绝子”，《名医别录》云“除客血内塞”，均可映证汉代当归用于妇人妊娠诸血分病。唐《药性论》谓当归“破宿血，主女子崩中、下肠胃冷，补诸不足”。宋代寇宗奭据此说“《药性论》云‘补女子诸不足’，此说尽当归之用也”。宋代陈承又云当归“自古医家方论，用治妇人产后恶血上冲，仓卒取效，无急于此，世俗多以谓唯能治血”。后世医方用当归治妇人百病，诸虚不足者比比皆是，可见当归治妇人血证在早期本草及经方中早有体现。

又，赤小豆当归散方，药仅 2 味，主治狐惑脓成及先血后便。这两个主治的内在联系就是血分。脓成乃热瘀血腐，先血后便乃痔疮近血。此二药之方，皆为主药，故当归能用治疮脓恶血。经方之前，《神农本草经》已载当归主“诸恶疮疡”，结合经方用法，证实当归可用治疮疡脓肿痔血诸疾。

由以上经方当归方分析，可见后世用当归，主要还是继承了经方用当归的经验。

当归的来源：当归首载于《神农本草经》，梁代陶弘景云：“俗用甚多，道方时须尔。”可见此药主要为医家所用，道家之方只是有时用到。汉末三国时当归已经很有名气。《三国志•吴书》太史慈传云：“曹公闻其名，遗慈书，以箧封之，发省无所道，而但贮当归。[1]”又《三国志•蜀书》姜维传引“孙盛《杂记》曰：姜维……复得母书，令求当归。维曰：‘良田百顷，不在一亩；但有远志，不见当归也。’”[2]。这两个故事都说明“当归”之名可用于隐喻“应当归来”。

当归根具有特异的浓郁香气，经验丰富的药家一闻便知。中药店飘逸的药香，当归香气是其中之一。当归是伞形科当归属（*Angelica*）植物，此属植物通常有粗大的圆锥状直根。随着产地的不同，该属与当归近缘种植物的根也或被作为当归用，同种的当归因生长环境不同，其外形、气味亦有小异，所以自古本草中很少谈当归伪品，却多注重比较不同地区的当归优劣。例如梁代陶弘景《本草经集注》就提到“马尾当归”，生陇西一带（属今甘肃），又名“陇西当归”。这种当归“多肉少枝，气香”，难得。但“西川北部当归，多根枝而细；历阳所出，色白而气味薄，不相似，呼为草当归，阙少时乃用之。”《唐本草》所载当归有“马尾当归”“蚕头当归”两大类，前者优而后者劣。

宋代《本草图经》出了两幅图，一幅是“文州当归”（图 25-1），今考为伞形科当归属植物的当归 *Angelica sinensis*。“文州”即今甘肃文县，所产即马尾当归，古今皆为佳品，现代《中国药典》规定的正品当归就是这个种。另一幅为“滁州当归”（图 25-2），今考为同属的紫花前胡 *Angelica decursiva*[3]。“滁州”即今安徽滁县，所产当归即古代的历阳当归，不被视为当归的正品。

---

1 晋•陈寿，撰．宋•裴松之，注．三国志•吴书 [M]．长沙：岳麓书社，1990：944.

2 晋•陈寿，撰．宋•裴松之，注．三国志•蜀书 [M]．长沙：岳麓书社，1990：842.

3 谢宗万．中药材品种论述：中册 [M]．上海：上海科学技术出版社，1994：440.

古代推崇的当归产地也会有变化。例如宋以前以陇西当归为佳，但到宋代则“以蜀中者为胜”。宋代医方书（如《太平惠民和剂局方》等）或有“川当归”之名，反映当时当归运用的时尚，并不意味着川当归与陇西当归应该区别运用。明代韩懋虽有“川产力刚可攻，秦产力柔宜补”[1]，但医家用药很少会如此讲究，药家也罕见按处方所示提供相应的药材。

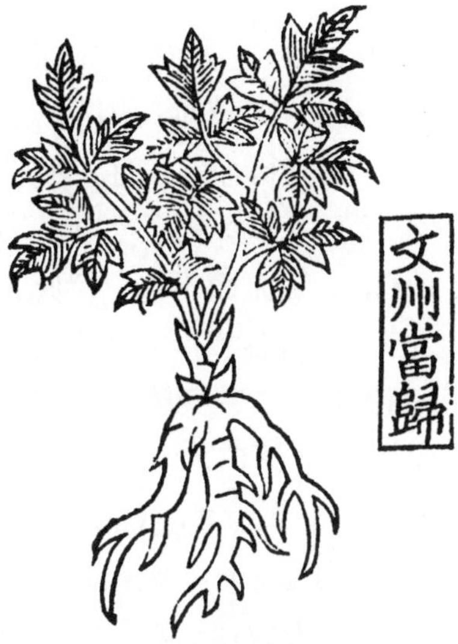

图 25-1 《本草图经》(政和)文州当归

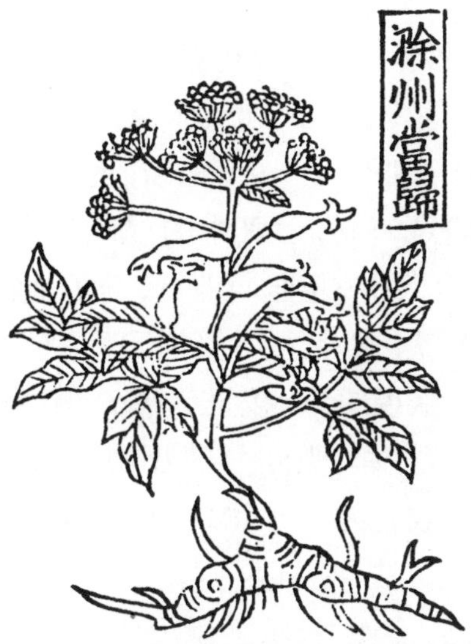

图 25-2 《本草图经》(政和)滁州当归

现代除正品当归全国通用外，某些局部地区还有习用的品种，其原植物虽均为伞形科植物，但植物种不同。至于许多地区的“土当归”就更是五花八门，甚至连伞形科植物都不是，功效自然差别很大，不可混用。后世当归临床运用最大的问题是当归分头、身、尾。

当归分头、身、尾的来由与歧说：当归一根分头、身、尾，肇始于宋《证类本草》首次引录《雷公炮炙论》的一段话：“雷公云：凡使……若要破血，即使头一节硬实处；若要止痛止血，即用尾。若一时用，不如不使。”此当归不同部分、效各不同的说法，从未见诸此前医方本草记载，医方书也没有单用归头破血、归尾止血的先例。凭空认定归头、归尾各有破血、止血的相反作用，后世也无人予以重复验证，岂能视为实有其事？

雷公即雷斆，关于此人生活年代，北宋时就有争议，或说是刘宋（420—479）人，或说隋代人。其书的成书年代更是众说纷纭，但可以肯定是：该书主体直到北宋末唐慎微引录于《证类本草》才为世人所知。此书药物炮炙法虽然严谨，但很烦琐，带有浓厚的道家色彩，并非全是医家实用炮制法。该书是将一药按不同部分区别使用的始作俑者（如瞿麦、当归等）。

---

[1] 韩懋. 韩氏医通 [M]. 丁光迪，点校. 北京：人民卫生出版社，1989：26.

雷公之说与金代张元素的“药用根梢法”的相似之处，是认为同一根不同部位有不同功效。张元素认为：根“中半已上，气脉上行；中半已下，气脉下行”[1]，即所谓“根升、梢降”，即根上半部，生有茎叶，其药势上行；根下部，其尾梢下钻入土，其药势下行。但无论上行、下行，都与破血、止血无关。

对雷斅的说法，张元素《洁古珍珠囊》又提出一种修正说：当归“头破血，身行血，尾止血[2]”。其中“头破血、尾止血”与雷公所说同，另新增当归“身行血”。元代王好古《汤液本草》“当归”条引了数家之说，其中增补：“《象》云：和血补血，尾破血，身和血。”“《珍》云：头，止血；身，和血；梢，破血。”“易老云：用头，则破血；用尾，则止血；若全用，则一破一止，则和血也……头能破血，身能养血，尾能行血。[3]”仔细阅读好古所引诸家，就知道其中的混乱与矛盾。后世题为元•李东垣著《珍珠囊》“当归”则云：“其用有四：头止血而上行，身养血而中守，稍破血而下流，全活血而不走。[4]”此说总算与张元素“详上下用根梢”理论挂上了钩，但归头止血，归尾破血却与雷斅的说法正相反。众说纷纭，以谁为准？再说根类药材甚多，为何独独当归头身尾不同功？

面对以上当归分部及功用的种种不同说法，明代李时珍评曰：“雷、张二氏所说头尾功效各异。凡物之根，身半已上，气脉上行，法乎天；身半已下，气脉下行，法乎地。人身法象天地，则治上当用头，治中当用身，治下当用尾，通治则全用，乃一定之理也。当以张氏之说为优。”可见李氏并不同意雷公说的头破血、尾止血之说。但金元医家也有类似雷公之说，且众说不同，李时珍却不加评论。所以，将当归分头身尾，并强行分派不同功效的说法，是某些医家的臆测，毫无实践经验依凭，追溯其源头就知道很不靠谱！

当归头、身、尾的划分法：如何划分归头、归尾？古人未明说。现代《中国药典》则云：“根头（归头）直径 1.5～4cm，具环纹”、“主根（归身）”、“支根（归尾）直径 0.3～1cm”。结合当归药材图，先看图 25-3，这是 3 支经挑选、比较有型的全当归。若按《药典》规定，此图右面这支当归该如何切分？若按规定切下支根、根头，归身还能剩下多少？

再看图 25-4 的一般当归药材，其形状就不那么规整，更不容易分出头身尾了，尤其是归头，凹凸不平，上连茎基，下连主根，头与身无截然分界，从哪里下刀？

对于形状比较好的当归，将其纵切，一般归头就是指图 25-5 中箭头以上的部位。其组织相同，气脉相通，如何分得开？

1 金•张元素．医学启源 [M]．任应秋，点校．北京：人民卫生出版社，1978：164.

2 引自：金代张元素《洁古老人珍珠囊》“当归”条，见元代杜思敬辑《济生拔粹》卷五（上海涵芬楼影印，1938 年）。

3 元•王好古．汤液本草 [M]．崔扫尘，尤荣辑，点校．北京：人民卫生出版社，1987：78-79.

4 引自：题元•李东垣撰《珍珠囊•诸品药性主治指掌》“当归”条，明《医要集览》本。

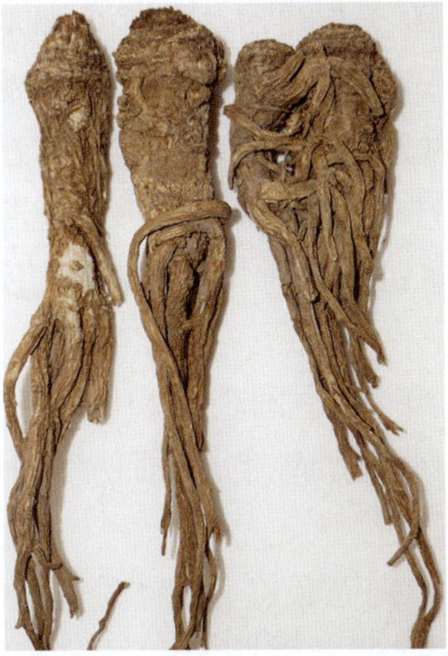

图 25-3　全当归(于立伟提供)

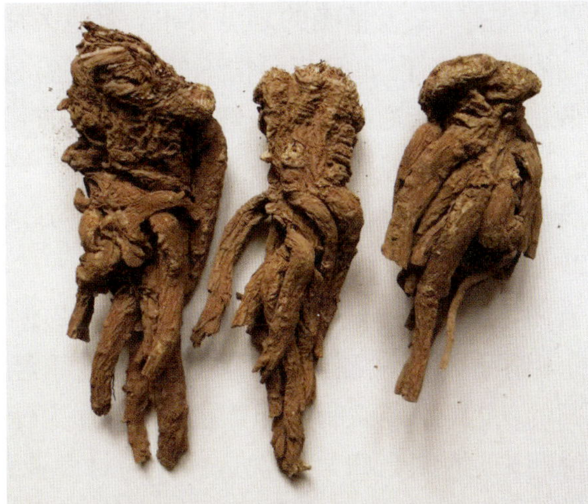

图 25-4　全当归(于大猛提供)

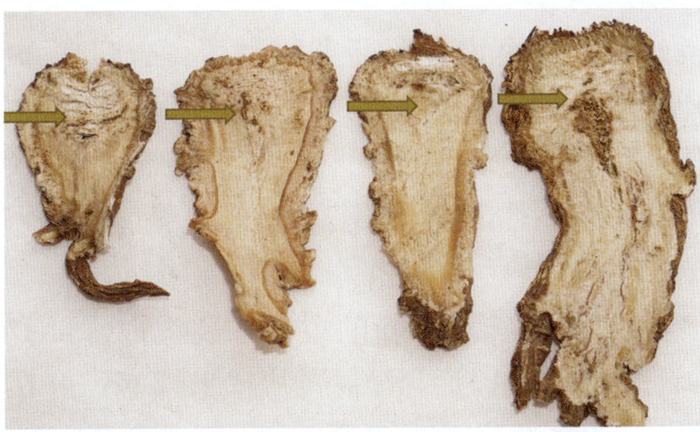

图 25-5　当归头身纵切片(于立伟提供)

《全国中药炮制资料汇辑》载有各地当归头的切制法，一般不按长度，而是自归头顶部往下切数片，但具体的片数、片厚、纵切或横切，都各不相同，无一定标准。归尾亦是如此，各地也不一致[1]。因为主根粗短，支根五六根或更多，假如将支根都作为归尾分开药用，归身还能剩多少？临床用归尾者少，支根数量却很多，真要严格区分药用，势必引起归尾积压。不同地区处理此事的方法各自不同，有的地区只用全当归，有的地区将归身从主根扩大到“大腿部”(即粗壮支根)，还有的地区把当归药材碰碎的根须扫起来当归尾使用。

总之，从当归分头身尾的实际操作来看，随意性很大。更重要的是，当归头、身、尾都属于根，津气互渗，成分相同。虽然根的不同部位可能会有成分含量多少的差异，但这差异不可能是相反功效(如破血、止血)的物质基础。当归分部异用，既无医

1　于江泳，张村．全国中药饮片炮制规范辑要(2016 版)[M]．北京：人民卫生出版社，2016：184-185.

疗实践为支撑，又无精确的划分标准，无益医疗，徒增工本。现代有人想用实验验证此说，愿望美好，但如何获得精确的分部实验材料？解铃还须系铃人，由主观臆测产生的假说，不可能通过实验来解决问题，只有用历史学的方法，展示其形成的混乱过程，令人知道其本来面目。现代《中国药典》“当归”的炮制、功能与主治项未提当归分头身尾，这当然好，但在性状项下还有归头、归身、归尾划分的意见，不知有何实用意义！

当归酒润来由：经方中当归没有任何炮制法，但在当今《中国药典》中有“酒当归”的炮制品，且云“酒当归活血通经。用于经闭痛经，风湿痹痛，跌扑损伤”。其实酒当归的功效，不经酒制的当归也都具备，为什么还要酒制？

说起来，酒制当归最初就是一种药材商业包装行为。陶弘景在批评“采送之家，传习造作，真伪好恶，并皆莫测”时，列举了很多例子，如“黄耆蜜蒸为甜，当归酒洒取润”，就是一种以劣充优的行为。关于当归质量，《嘉祐本草》引“范子云：当归无枯者善”。“枯”的反面就是“润”，干枯者劣，充润者优。宋代《本草图经》云“大抵以肉厚而不枯者为胜”，说的就是这个道理。药家用酒洒在当归表面，酒渗入归身，使之充润。这种习俗在雷敩《雷公炮炙论》的当归炮制法中也加以采用，需要“酒浸一宿”。这种方法在宋代曾遭到药学家寇宗奭的批评：当归“但肥润不枯燥者佳，今医家用此一种为胜。市人又以薄酒洒使肥润，不可不察也”。可见寇氏并不认可这种当归加酒润的做法。

但在金元时期，酒浸当归又被赋予新的意义。金代张元素《洁古珍珠囊》“当归”云：“治上酒浸，治外酒洗。”元代以后，酒制当归越来越盛。好在酒与当归的功效基本同向，说用酒加强当归活血通经之力也无不可，于是酒当归的原始来由也就被人忘却了。当若用经方，切勿采用酒制，有损经方原意。

【附言】

当归分头身尾入药，历史不久，影响很大，有人甚至将此作为中医炮制精深的知识点向世人炫耀。殊不知这一做法的源头混乱，无实效支撑，还耗费工本，又不合情理。俗话说“扶起菩萨无罪，打倒菩萨有罪”。中医药里这类的大小菩萨不止一个，普通泥巴一旦被人捏成菩萨形，就有人相信，再去揭露真相，兴许还会招来“灭佛”的罪名。但在当归分头身尾这件事上，与其让人看着笑话，不如点破这件皇帝的新衣。信与不信，读者自能明鉴。

26

黄连(14)

【提要】

古今黄连的功用及正品黄连来源的变化不大。有变化的是不同产地的黄连，在不同时代此起彼落，地道黄连经常变换，但并不影响其功用。

【药源辨析】

黄连概况及主要功用：经方用黄连方共14首，其中《伤寒论》12方，《金匮要略》2方(未计入《伤寒论》原有方4首)。

经方无明显的黄连单方。但《金匮要略》提到："浸淫疮，黄连粉主之。"其后小字注："方未见。"据此，可能原方是单一黄连粉，也可能是复方，但至少该方以黄连粉为主药，故以名方。据此可知黄连可治疮疡浸淫。

以黄连为主药之方还有黄连阿胶汤，治少阴病"心中烦、不得卧"，其方5味，黄连独重于其他药，故为主药，其治与全方主治同，即治心烦。又，黄连汤主治"伤寒胸中有热，胃中有邪气，腹中痛，欲呕吐者"。该方7药，黄连3两，虽不高于众药，然众药也无用量高于黄连者。仲景将其用作方名，足见其在全方的地位。故黄连也可治"胸中有热，胃中有邪气"。

此外，黄连也是泻心汤的主药。泻心汤系列衍生方5首，"诸泻心汤，大黄、黄芩或用或否，黄连则无不用[1]"，可见黄连之于泻心，犹石膏之于白虎。《伤寒论》云："攻痞宜大黄黄连泻心汤"，据林亿考证，该方应该也有黄芩。故《伤寒论》将"心下痞"(或"心下痞鞕")作为泻心汤的主证，贯穿于个泻心汤中。"心下"，也就是胸腹之间，故此间的心中热烦、呕吐、下利、干噫食臭、不欲饮食，恶闻食臭、吐血、衄血等，皆属胃中邪气所致，均属黄连所主。元代王好古《汤液本草》云："泻心其实泻脾。"又引"《象》云：泻心火，除脾胃中湿热，治烦躁恶心，郁热在中焦，兀兀欲吐，心下痞满必用药也。仲景治九种心下痞，五等泻心汤皆用之。[2]"此可谓抓住了经方最主要的黄连功治。

此外，经方白头翁汤治热利下重、白头翁加甘草阿胶汤产后下利虚极，葛根黄芩

---

1 清•周岩. 本草思辨录[M]. 影印微尚堂刻本. 北京：中国书店，1987.(卷一"黄连")

2 元•王好古. 汤液本草[M]. 崔扫尘，尤荣辑，点校. 北京：人民卫生出版社，1987：93-94.

黄连汤治利下不止，其中均用上了黄连。故宋代苏颂《本草图经》云："古方以黄连为治痢之最。"此从经方治利诸方可以得知。宋代盛行的治痢香连丸，即以黄连与木香配伍。

以上经方黄连的功用亦可见于早期本草，如《神农本草经》云"黄连味苦，寒。主热气……明目，肠澼腹痛，下痢……"又《名医别录》补充黄连治"久下泄澼脓血。止消渴……调胃厚肠，益胆，疗口疮"等。现代的黄连素，又名小檗碱，是黄连所含多种生物碱之一，为治疗菌痢等的良药。至于《神农本草经》载黄连"久服令人不忘"，当受道家的影响。梁代陶弘景云："俗方多疗下痢及渴，道方服食长生。"可见黄连在医药早期曾为医家与道家所重。

早期本草载黄连"止消渴""明目""调胃厚肠""疗口疮"等功效，在经方之后也多见于医方所载。唐代崔元亮《海上方》"消渴丸"乃民间经验方，用黄连、麦冬配伍，据称治渴神验。至于"明目"，宋代《本草图经》介绍，古代治目方用黄连甚多，其中"羊肝丸"最有名。黄连与行血药配伍，可治血瘀血热引起的各种目疾障翳。

黄连的来源："黄连"用"根"(根茎)，李时珍云："其根连珠而色黄，故名。"可见其名亦即其形色鉴别特征。清人郑奋扬云："色不黄则名不称。"伪劣之品，其黄色无法与正品黄连相比。黄连味苦，尽人皆知。正因为黄连药材特征极为明显，很容易鉴别，故其正品能代代相传，不易伪充。其原植物生长在深山阴处，并不常见，只有药家才能辨识不同产地的黄连种类。且不同时代，推崇的黄连地道药材又各有不同。

东汉末《名医别录》载黄连产"巫阳川谷及蜀郡、太山"。"巫阳"即今湖北巴东，"蜀郡"大致相当于今四川，古今皆为黄连主产区。可见湖北、四川所产黄连最早出名。但到南梁代陶弘景时，就以东阳、新安(在今江苏盱眙、浙江千岛湖一带)所产的黄连为佳。唐代认为不同产地的黄连功效有别："蜀道者粗大，味极浓苦，疗渴为最。江东者节如连珠，疗痢大善。"但无论是唐代还是后世，区分使用不同产地黄连的现象并不普遍。唐《外台秘要》中出现了"宣州黄连""吴黄连"的药名，说明当时有人重视江东的黄连，却不能说明当时所有处方用黄连都按产地给付相应的药材。

宋代黄连的主产地已经移到了宣城(今安徽宣州)。苏颂《本草图经》云："今江、湖、荆、夔州郡亦有，而以宣城者为胜，施、黔者次之。"该书所附的两幅黄连图中就有一幅"宣州黄连"图(图 26-1)。该药图及清代吴其濬《植物名实图考》"黄连"图(图 26-2)，可以证实在宋代，分布于长江流域下游的毛茛科植物短萼黄连 *Coptis. chinensis* var. *brevisepala* 占据了黄连的主流。

然而到了明代，四川所产的黄连再度成为黄连主流。明代陈嘉谟《本草蒙筌》提到了"宣连""川连"，但他认为应该"取类鹰爪、连珠"的黄连即可，"不必分地土优劣"，然而黄连的根形实际上与产地密切相关。李时珍则云：黄连"今虽吴、蜀皆有，惟以雅州、眉州者为良。""雅州"即今四川雅安，"眉州"即今四川眉山。他把黄连分为两种："一种根粗无毛有珠，如鹰鸡爪形而坚实，色深黄；一种无珠多毛而中虚，黄色稍淡。"

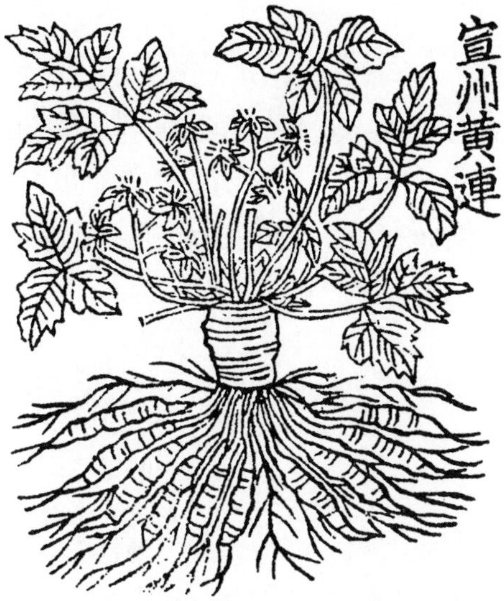

图 26-1 《本草图经》(政和)宣州黄连

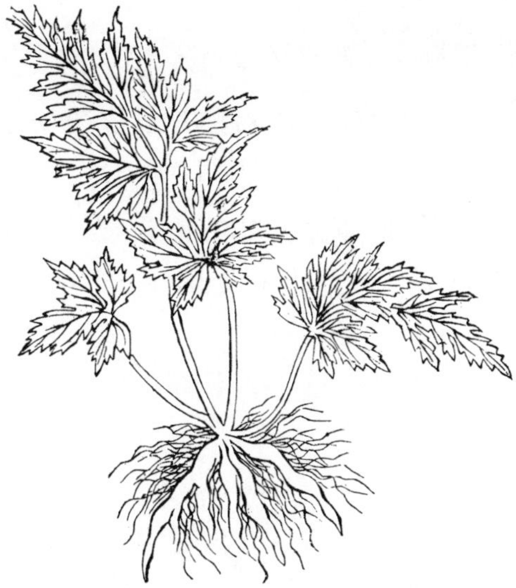
图 26-2 《植物名实图考》黄连

观其所述形态，前者似为现代的“鸡爪黄连”，后者当属现代的“云连”。至于宋代时兴的宣州黄连，至明代居然悄无声息，故李时珍感慨地说：“药物之兴废不同如此！”

清末黄连亦以“雅连”为最佳，郑奋扬谓其“形如鸡距，故又名鸡爪连。气味苦寒，色极黄，易于辨识。”民国初年曹炳章对黄连更为熟悉，列举了十几种各地、乃至日本产的黄连，其中以四川多处的野生黄连为最佳。此外提到“四川石柱厅种出者，曰味连，形似鸡爪连，亦次。”“雅州产者曰雅连，冈山产者曰冈连，皆次。”云南、广西等地所产黄连则甚次。

但郑、曹二氏所说的各种黄连，与现代的“味连”(亦称“鸡爪连”)、“雅连”、“云连”的概念又有不同[1]。当今《中国药典》规定的黄连正品为“味连”，原植物为毛茛科植物黄连 *Coplis chinensis*；“雅连”，原植物为毛茛科植物三角叶黄连 *Coptis deltoidea*；“云连”，原植物为云连 *Coptis teeta*，均药用其根茎。这些黄连都是同属植物，所含成分种类及功效基本相同。古代一度兴盛的宣州黄连也是同属植物，据邬家林先生告知，现代在安徽宣城仍有分布和栽培，但其产量与质量均不如川连，故只能作为地区习用品种使用。

以上简述历代不同地区的黄连兴衰演变，其实对医家的临床用药并无特别大的影响。古代医方书虽然也偶尔可见“宣州黄连”“川黄连”等药名，但数量很少。故当今临床用药并不需要特意注明黄连的产地。至于经方或名方开发，只要符合国家药典规定的黄连基原，似也无须讲究一定要使用特定产地的黄连。

经方用黄连，未注明产地加工法及炮制法，故开发含黄连的经方，也无须用后世各种经炮制过的黄连，本书对此不予讨论。

---

[1] 金世元. 金世元中药材传统鉴别经验 [M]. 北京：中国中医药出版社，2012：74-76.

【附言】

经方黄连的运用与现代并无太大的变化。由于黄连药材特征明确，其正品的识别对于药家来说并非难事，故古今正品黄连亦无太大变化。历代黄连产地虽多，但世人崇尚的地道品并非一以贯之，而是随时代变化而变化。这种变化虽然也有功效稍异的说法，但总体来说，对临床用药影响不大。

27

粳米(13)

【提要】

粳米即日常食用、煮成饭后不黏的米。经方常用于辅助治疗或调养，简单易行，现代人对此每多忽视。

【药源辨析】

经方粳米(粥)概况及用途：经方用粳米及相关的粥、粥饮、粥清、稀粥、热粥或冷粥者共13方，今总以“粳米”为名。其中《伤寒论》方5首，《金匮要略》方8首(未计入《伤寒论》已有方3首)。

粳米为日常所食，经方中使用粳米的情况有如下几种：

(1)入方与药同煮：粳米作为方剂组成之一，与其他药同煮，待米熟则汤成，去药渣服汤。这类方有白虎汤、白虎加人参汤、白虎加桂枝汤、竹叶石膏汤、桃花汤、麦门冬汤、附子粳米汤、桂枝加黄芪汤等，粳米与石膏、知母等寒药同煎，可护胃免伤；与附子同煮，同样可和药护胃。

(2)药后助药取汗：主要用于桂枝汤后，啜热稀粥一升余(约200ml)，助药力，取微汗，亦可配合温覆(盖被保温)。热稀粥与桂枝汤的温热之性，可使人体内气血鼓舞，促汗祛寒。此外大建中汤治胸腹大寒痛，也是配合原方，在服第1剂药后，饮热粥二升后再服2剂，也可加强药力，温暖胸腹。理中丸的汤法也要求“服汤后，如食顷，饮热粥一升许，微自温，勿发揭衣被”，都是属于药后助药取汗的需要，进食热粥。

(3)调控药力：例如白散方，内有巴豆。服此药后，按常规“病在膈上必吐，在膈下必利”。但也会意外，此时若“不利，进热粥一杯；利过不止，进冷粥一杯”。热粥可助药力，冷粥可减缓药力。

(4)和药调服：例如诃黎勒散治“气利”，散剂要用液体调服，此方选择的就是粥饮和散调和，顿服。据《名医别录》记载，粳米有“止泄”之功，故此处用米粥可一举两得。大病大伤之后，也可用粥或粥清(粥停置片刻，上层清稀的汁液)自养。在抢救自缢者得活之后，还可与粥清令患者慢慢含咽，濡润咽喉。

粳米来源：谷物类的稻、粳等名称与来源，若去穷究，也很复杂。

粳米最早见载于《名医别录》，云“味甘、苦，平，无毒。主益气，止烦，止泄”。梁代陶弘景解释说："此即人常所食米，但有白、赤、小、大，异族四五种，犹同一类也。前陈廪米亦是此种，以廪军人，故曰廪尔"。陶弘景第一句话很明确：粳米就是日常吃的米。它的植物栽培种来源不止一种，颇为复杂。至于"陈廪米"，也是《名医别录》首载药，其功用与粳米相似："主下气，除烦渴，调胃，止泄。"陶弘景的解释是："此今久入仓陈赤者，汤中多用之。"它与粳米的区别，就是进入粮仓时间比较久，颜色都有点发红了，汤药里多用这种米。

为什么要用贮藏时间长的米？唐代《食疗本草》认为："新熟者动气，经再年者亦发病。"意思是刚收割的成熟稻米能"动气"，即扰动脏气，引起脏腑功能失调。若扰动脾胃之气，就会引起腹胀、肠鸣、腹中有气攻冲作痛等，因此要把收割的稻米在仓库贮存一段时间，降解其动气之性。"廪"就是"仓"，故"陈廪米"又称"陈仓米"。一般入中医汤剂的米，多用这种仓储过的米。《名医别录》与仲景经方大致同时，经方没提到"陈廪米"或"陈仓米"，只说"粳米"，这与《名医别录》载"粳米"同，但粳米与陈廪米的功用基本一致。

多种禾本科的谷物具有粳、糯两种不同性质的种仁。所谓糯，就是其米性黏，现代认为糯米只含支链淀粉，黏性强，适合制作黏糕、糍粑等小吃，或用来酿酒，若作日常饭食，则不容易消化，黏滞碍胃，不适合常食及病人。粳米则相反，适合日常饭食。所以医药书都用粳米。糯米与粳米从植物种来说，是同种植物稻（*Oryza sativa* subsp. *japonica*）的不同栽培变种。一般人难以区分其中植物或种子形态，但将其种仁做成饭，不黏者就是粳米。市售大米一般都不是刚收割的稻米，都经过一定时间贮存，故可直接入药。

【附言】

粳米及粳米粥（包括热粥、冷粥、粥清等）被古人巧妙地用于辅助治疗，这些经验不可忽视。

28

牡蛎(11)

【提要】

经方所用牡蛎，古今均为牡蛎科动物的贝壳。经方牡蛎多用于火伤津少，心神躁狂不安等症，后世认为此属牡蛎重镇安神之效，此未必符合仲景用牡蛎的原意。

【药源辨析】

牡蛎概况及主要功用：经方用牡蛎方共11首，其中《伤寒论》方6首（含牡蛎作为加味药之方1首），《金匮要略》方5首（不计《伤寒论》已有方2首）。

经方中没有牡蛎单方。据《伤寒论》小柴胡汤后加味药中提及："若胁下痞硬，去大枣，加牡蛎四两"，可知牡蛎主治胁下痞硬。经方没有解释牡蛎疗痞的机理，按牡蛎属海物，古代凡海物多用于软坚散结，如海藻、昆布等。久疟易成疟母，亦需软坚散结，故疟病或用本品。《神农本草经》牡蛎主治有"温疟洒洒"。《金匮要略》柴胡桂姜汤"治疟寒多微有热，或但寒不热"，其中也用了牡蛎，不明是否也是取其软坚散结；《伤寒论》柴胡桂枝干姜汤治伤寒"已发汗而复下之"出现的诸证，其中有"胸胁满微结"，此与牡蛎治胁下痞亦有相似之处。

经方用牡蛎的最小方是栝楼牡蛎散，仅2味药，主治"百合病，渴不瘥者"。其中栝楼可生津止渴，《名医别录》载牡蛎可"止渴"，似乎此二药均能止渴。经方配伍牡蛎、栝楼的方还有前述柴胡桂枝干姜汤，其主证之中有"小便不利、渴而不呕"，其用牡蛎当为治渴。《名医别录》载其"涩大小肠，止大小便"，似乎不用牡蛎利尿。另牡蛎泽泻散亦用牡蛎、栝楼配伍，主治"大病瘥后，从腰以下有水气"，不明这两味药能在其中发挥什么作用。

经方牡蛎与龙骨配伍的有5方，分析其中的桂枝甘草龙骨牡蛎汤与桂枝去芍药加蜀漆牡蛎龙骨救逆汤的主治，就能看出加龙、牡的主要用意。桂枝甘草龙骨牡蛎汤主治"火逆下之，因烧针烦躁者"，因烧针而烦躁，乃受火胁迫，津伤液少，出现情志症状烦躁。桂枝去芍药加蜀漆牡蛎龙骨救逆汤主治"伤寒脉浮，医以火迫劫之，亡阳，必惊狂、卧起不安者"，其病因与上方同，也引起神志症状。可见龙骨、牡蛎用于火伤津少，心神躁狂不安等症。北齐徐之才《药对》云："虚而多热，加地黄、牡蛎。"以上诸方的牡蛎亦可清虚热。

由此推想，柴胡加龙骨牡蛎汤主治伤寒下后出现的“胸满、烦惊、谵语”，风引汤治“热瘫痫”，都是引伤津内热引起的神志症状。另桂枝龙骨牡蛎汤治疗亡血失精家出现“男子失精，女子梦交”证，此失精当为梦遗，与梦交同，亦均为心神情志症状。

后世或以“重镇安神”来解释经方龙、牡之用，但“重可去怯”之说，晚到唐代陈藏器《本草拾遗·序》才归纳成文，其举例药物“即磁石、铁粉之属是也”。龙骨属化石，牡蛎乃贝壳，与磁石相比还不算重物。陈藏器“十剂”在“涩可去脱”谓“即牡蛎、龙骨之属是也”。《名医别录》提到牡蛎“涩大小肠，止大小便，疗泄精”，但这些功用似乎还到不了“去脱”的程度。至于疗烦躁惊狂、谵语、梦交等更无法用“去脱”来解释。

在医药发展的早期，来源带神秘色彩的龙骨属于“灵物”(用治鬼气诸疾之物)，故被用治鬼疰、精物老魅、惊痫等疾病。牡蛎在古代曾传为“百岁雕所化”，或“咸水结成，块然不动”，亦具有一定的神秘性。故《神农本草经》载其“杀邪鬼”。仲景之时，去古未远。西汉马王堆出土的医书《五十二病方》等犹多见巫医遗留的巫方灵物。东汉时虽多数巫药被淘汰，但在治疗某些疾病时仍有残余遗存。龙骨、牡蛎在以上方剂中真正的治疗作用机理还可深入探究，但就仲景时代的用药而言，龙、牡治心神诸疾，可能更多的还是医药早期某些原始用药法的遗存。后世用龙、牡治心烦、狂躁等方面仍然不少，但其说理方式却是后世出现的新说，诸如“重镇安神”“平肝潜阳”“镇肝息风”等，经方时代都还没有出现。这些学说似更贴近后世的病因病机诸说，但不一定是仲景用此药的原意。

此外，“白术散”用于“妊娠养胎”，本书尚无法解释其中用牡蛎之意。

后世常用牡蛎粉止汗、制酸治反胃、撒敷治湿疹、溃疡、壮骨补钙等，这些功用均未在经方中得到体现，故后世运用牡蛎的范围较经方更为广泛。

牡蛎的来源：《名医别录》载牡蛎“生东海池泽”，可见它是海洋动物。又名“蠔”(蚝)。宋代苏颂《本草图经》详细描述了其生境、形态：“今海傍皆有之，而南海、闽中及通泰间尤多。此物附石而生，块礧相连如房，故名蛎房。一名蚝山。晋安人呼为蚝莆。初生海边才如拳石，四面渐长，有一二丈者，崭岩如山。每一房内有蚝肉一块，肉之大小随房所生，大房如马蹄，小者如人指面。”“蚝肉”在古代就是海味珍品，苏颂云“南人以其肉当食品。其味尤美好，更有益，兼令人细肌肤，美颜色，海族之最可贵者也。”现代蚝肉依然是美味。

牡蛎即今牡蛎科动物，种类甚多。《中国药典》规定的本品基原为牡蛎科动物长牡蛎 *Ostrea gigas*、大连湾牡蛎 *Ostrea talienwhanensis*，或近江牡蛎 *Ostrea rivularis*，药用其贝壳。古今医方或有写作“左牡蛎”者。至于左牡蛎的含义，古人或云“其壳左顾者雄”，实乃臆测。此动物由两片大小不对称壳、中夹蚝肉组成。它依靠贝壳附着在海中礁石上生长，其中有一片壳较大而厚，一头尖长，靠尖长部分粘着在礁石上。牡蛎入药习惯“以大者为贵”，大而尖长的壳就是古称“左顾”者，故古人有“以尖头为左顾”的说法。现代动物学描述牡蛎，仍以黏附岩礁之壳为“左壳”，以覆盖在左壳凹面上的壳为右壳。右壳较小而薄，不如左壳厚实。医方云“左牡蛎”，并非特指专用左壳，不过借此说明要用质量好的牡蛎壳而已。

经方用牡蛎，多注明“熬”。《备急千金要方》规定动物药的炮制法中，提到“牡蛎熬令黄色”[1]。究其意，无法借火炒，以去咸腥之气而已，别无深意。后世多用煅法，如《雷公炮炙论》云：“凡修事，先用二十个，东流水、盐一两，煮一伏时，后入火中烧令通赤，然后入钵中研如粉用也。”宋代寇宗奭云：“牡蛎须烧为粉用，兼以麻黄根等分同捣，研为极细末，粉盗汗及阴汗。”此为加强其收涩敛汗作用而设。但经方还没有用牡蛎止汗之例，仍当生用为宜。

牡蛎在经方汤剂用量，从一两半到五两，以二三两稍多。此等贝壳之类的药材，一般应该比植物类药材用量稍多，但经方用量仍大致与一般植物药剂量相近。牡蛎无毒，故其剂量参照同一经方其他植物用量折算即可。

【附言】

牡蛎的来源自古至今无大变化。经方用牡蛎的治疗范围比后世要狭窄得多。但古今运用牡蛎的机理，则有较大的差异。后世或云用牡蛎“平肝潜阳”“镇肝息风”等，但仲景之时还没有“肝阳”“肝风”之说。解说经方用药之理时，似无必要以今律古。

---

1 唐•孙思邈. 备急千金要方[M]. 影印本. 北京：人民卫生出版社，1955：11.

29

芒消(10)

【提要】

经方用于泻下的芒消，与后世芒硝来源相同，为含水硫酸钠。但汉晋时期的芒消，包括了硫酸钠与硝酸钾(消石，即今硝石)两种无机盐的锋芒状结晶体。因此经方芒消若不用其泻下，则其来源可能是消石。经方所用消石则古今都有人用芒消充代。

【药源辨析】

芒消概况及名称： 经方用芒消(含“朴消”)方共10首，其中《伤寒论》方6首，《金匮要略》方4首(含以芒消作加味药的1方，已除去《伤寒论》已有之方1首)。

《唐本草》将“芒消”与“消石”作为同物异名，且云“晋宋古方多用消石，少用芒消，近代诸医但用芒消，鲜言消石”。若按此说，则仲景经方当多用“消石”，少用“芒消”。但今本仲景医书所用“芒消”是“消石”5倍。晋宋古医方书留存至今者甚少，今存《肘后备急方》经历代整理校订，很难作为统计依据。查今存唐代《备急千金要方》《千金翼方》《外台秘要》、日本《医心方》(多作“硭硝”)等书，可知唐代主要医方书用“芒消”确实多于“消石”，但“消石”也并不鲜见[1]。唐代医方书中“芒消”“消石”出现的比例与今通行的《伤寒论》《金匮要略》并不悬殊。从这个角度来看，《唐本草》说“近代诸医但用芒消，鲜言消石”似乎有些夸张。

《唐本草》将“芒消”与“消石”视为一物，依据的是《名医别录》的记载。可见这两者在汉唐之间曾有过混淆。那么，《金匮要略》“大黄消石汤”“消石矾石散”所用消石是芒消吗？经方的芒消是否也有“消石”掺杂其中？前一个问题，可参见本书“136. 消石”条相关讨论。后一个问题见本条下文讨论。

顺便一说的是，《神农本草经》《名医别录》称朴消、消石“能化七十二种石”，故皆以“消”为名。“硝”字乃后世据其形质为矿石而改。唐宋医药书已可见“硝”字，但用得极少。元明及其以后逐渐多用“硝”，此俗沿袭至今。现代《中国药典》“芒硝”即用“硝”。本书讨论经方之药，仲景之时还不用“硝”字作药名，故本书仍用“消”字。

---

[1] 粗略计算芒消、消石出现的频次，《备急千金要方》芒消164、消石35，《千金翼方》芒消103、消石57，《外台秘要》芒消272、消石42，《医心方》芒消87、消石23。

芒消的功用：芒硝功用看似简单，但要就经方求其功用之“征”(证据)则未必简单。

经方无芒硝单方。已椒苈黄丸将芒消作加味药，该方主治肠间有水气导致的“腹满，口舌干燥”，原方诸药皆利水，方后云“渴者加芒消”，此渴乃水气不能上承致渴，非伤津口渴。若说加芒消泻下以利水，不妨看看该方的剂型与剂量。已椒苈黄丸乃蜜丸如梧子大，先食饮服一丸，可见诸药剂量甚小。水气仍不除，口渴，故另用芒消半两，应当是用来与丸药同服，这样小的芒消用量，能通便利水？若此芒消为消石，情况则不同。消石矾石散治女劳黄疸，有腹胀如水状，时溏等兼证；大黄消石汤主治黄疸，有腹满、小便不利等兼证，故此二方用消石利水去黄。已椒苈黄丸若加消石，就能直接加强利水作用。

同样，柴胡加芒消汤主治“伤寒十三日不解，胸胁满而呕，日晡所发潮热，已而微利”，乃柴胡证误下，故潮热、反利。利则不该加通便的芒消。故此处的芒消也有可能是消石，借助其利尿而清潮热。以上是经方芒消可能实际来源为消石之例。

除此以外的 8 方，有 7 个含芒消、大黄，其方治法皆为泻下。其中承气汤类有 3 方。调味承气汤主治甚多，“若欲下之”“当(泄热)和胃气”时，均宜调胃承气汤。该方之药仅 3 味，其中甘草不能泻下，能泻下的只能是芒消、大黄。以消、黄为基础，若欲大泄下，攻燥屎、实热，则用大承气汤。若热结膀胱、少腹急结，可以桃核承气汤攻下。另，肠痈脓未成，可下之以大黄牡丹汤。

此外，大陷胸丸治结胸，下之则和，取下为效；大陷胸汤治结胸，心下硬，得快利，止后服。《金匮要略》治食鲙在心胸间不化，用大黄、朴消、橘皮，速下即消。以上皆消、黄同用，以泻下为功。泻下的芒消，即今硫酸钠。大黄、芒消皆泻下，二者区别何在？

比较一下《伤寒论》的大小承气汤用法：大承气汤(消、黄并用)用于“大便已鞕”。小承气汤(无消有黄)仅“腹大满不通者与小承气汤，微和胃气，勿令至大泄下”。由此可见，芒消能软润燥硬之屎，再得大黄才可“大泄下”。仲景还用小承气汤做测试：“若不大便六七日，恐有燥屎，欲知之法，少与小承气汤，汤入腹中，转失气者，此有燥屎也，乃可攻之；若不转失气者，此但初头鞕，后必溏，不可攻之。”即大便仅开头硬，后面溏泻者，不可用芒消。可见芒消重在软坚润燥，大黄重在通下泻热。故凡用芒消之方，多有燥屎、硬便、心下痛硬、少腹硬满痛等证。日人吉益东洞概括芒消“主軟坚也”，十分准确，比罗列各种症状更简洁[1]。抓住芒消泻下的特点，就能理解经方用芒消的意图。例如木防己汤去石膏加茯苓芒消汤，就是加芒消来针对支饮喘满、“心下痞坚”。

对芒消软坚泻下的作用，现代药理有比较细致的解释：芒消主成分硫酸钠内服后，其硫酸根离子不易被肠黏膜吸收，在肠内形成高渗盐溶液，保持大量水分，肠道

1 日•吉益为则. 药征 [M]. 陆翔，郜栾，王旭光，等校注. 北京：中国中医药出版社，2016：5.

被扩张，引起机械刺激，促进肠蠕动[1]，从而引起泻下。

与经方时代接近的《神农本草经》记载了“朴消”的“逐六腑积聚，结固留癖”之功，此主治与经方芒消吻合。朴消再加精制就是芒消，本书将芒消、朴消合为一条。《名医别录》将最常用的“芒消”独立成条，谓其“主五脏积聚，久热、胃闭，除邪气，破留血，腹中痰实结搏，通经脉，利大小便及月水，破五淋，推陈致新”，这些功效更接近经方用芒消之意。

芒消的来源：“芒消”一名，“芒”是指其结晶“细芒如锋”，“消”指“此物见水即消，又能消化诸物”(李时珍)。因此古代芒消同时被作为“朴消”的精制品名，又作为“消石”的别名，故早期医药中的芒消并非单一化合物，可由不同的成分形成。

关于芒消的来源，因其与消石存在千丝万缕的联系，故本书“消石”条(134、消石)将“芒消”一并讨论，此处不再重复考证过程，仅介绍古今常用的芒消特征。

《名医别录》“芒消”条载其“生于朴消”。在我国古代的西蜀(今四川、重庆一带)、河东(今山西西南)、河北(古黄河以北)有许多盐碱地。将盐碱地表面那层白色的碱土(内含硫酸盐类矿物天然芒硝)刮扫起来，再经过水煮，取水液沉淀去杂质，经冷却过夜，就会有结晶析出，此即最初的“朴消”。朴消再经淋汁煎炼，或“入萝卜数枚同煮熟”，取其澄清的液体“倾入盆中，经宿则结成白消”。此盆中的结晶根据层次、形状分作数种，最面上“有芒者为芒消，有牙者为马牙消”。此二者都属于人工制取的芒消。“芒”“牙”指结晶的不同形状，芒更细小，马牙呈六棱状。入药最多的是芒消，其主成分为含水硫酸钠($Na_2SO_4 \cdot 10H_2O$)。盆底部的结晶块均作为朴消，多用于“硝皮”(使动物皮革软化)，故民间多称朴消为“皮消”。尽管《神农本草经》最早记载了“朴消”，但一般很少用它入药。

芒消若在露天停放，经风化后失去结晶水，变成白而轻的粉，此即“风化消”。另有“玄明粉”，也是以朴消或芒消为原料制成的加工品。李时珍的制取法需要将其原料与水同煎化，经净化处理后还要与萝卜同煮，再经净化又与甘草同煎，然后还要经过火煅等方法，才能制得玄明粉，其成分主含无水硫酸钠(Na_2SO_4)，也就是无水芒硝(Thenardite)。风化消、玄明粉的性质均同芒消，亦可用于通便泻热、软坚润燥，但因经过精制，故更多外用，用来撒布皮肤疮疡、口腔溃疡，以及用于点眼等。经方无芒消再经精制的药品，此是后世运用芒消的新发展。

芒消煎服法：经方最常见的形式是将一方中除芒消之外的药物先煎煮，煮到水量大约减少一半或更多一点时，才去其他药物的渣滓，放进芒消，煮微沸，或一两沸即可。这是因为芒消易溶于水，又系性寒之物，故无须久煮。现代《中国药典》的煎服法更简单，待汤剂煎得后，溶入汤液中服用。

---

1 国家中医药管理局《中华本草》编委会. 中华本草(1)[M]. 上海：上海科学技术出版社，1999：271.

【附言】

现代芒消来源及药理作用均十分明确，但经方之时，人们对无机盐原料的认识还很粗浅。因此以形质得名的“芒消”可以称呼硫酸钠，也可以称呼外形近似的硝酸钾。由此造成芒消、消石的混淆，这种混淆也会留存在仲景经方中。古今在运用消石时，或用芒消代充，但很少有人注意到经方中的芒消，也可能是使用消石(一名芒消)。芒消泻下，消石利尿，这是区分二者的途径之一。

30

阿胶（10）

【提要】

仲景所处的东汉末，制作阿胶用牛皮。但最晚在唐代，“驴皮胶”异军突起，最终在宋代取代牛皮成为阿胶的主要原料，本条将探讨这种演变的过程与原因。

【药源辨析】

阿胶概况及功用：经方用阿胶之方共10首，其中《伤寒论》方3首，《金匮要略》7首。

经方无阿胶单方。阿胶作为加味药的方有“白头翁加甘草阿胶汤”。该方主治“产后下利虚极”，其方在治“热利下重”的白头翁汤基础上加甘草、阿胶，以应对产后虚极。产后虚极，多由失血，甘草无补血之能，加甘草能调和味苦的黄连、蘗皮，补虚益血只有靠阿胶。

阿胶补虚，故亦用于薯蓣丸，该丸有药21味，主治“虚劳诸不足，风气百疾”，用阿胶正得其宜。唐代陈藏器云：“凡胶俱能疗风、止泄、补虚。”可见阿胶用治产后下利虚极是一举两得，薯蓣丸用阿胶也是一举两得。

经方用阿胶的特点是多用于妇科及血证。例如大黄甘遂汤药仅3味，主治“妇人少腹满如敦状，小便微难而不渴，生后者，此为水与血并结在血室也”。甘遂利水，除血结则依靠大黄与阿胶。又，温经汤治妇人带下病，“曾经半产，瘀血在少腹不去”，阿胶既可补产后虚，又能化瘀血。又，胶艾汤治妇人漏下，或因半产下血不绝，或因妊娠胞阻下血。阿胶配合活血补血药（包括后世四物汤中的归、芎、芍、地），可补血而兼化瘀。

阿胶除治妇科血症外，也可用治其他血证。例如黄土汤主治“先便后血”（远血），王叔和注“亦主吐血，衄血”。鳖甲煎治癥瘕疟母，此久疟不瘥，气滞血瘀，其药23味，阿胶当亦发挥其化瘀补虚之功。

以上乃《金匮要略》中阿胶功用，比较明确。《伤寒论》中用阿胶仅3方，无明显规律可寻。其中炙甘草汤有药9味，治“伤寒脉结代、心动悸”。其主治关乎血脉，阿胶属辅佐药，难测其具体功用。又，猪苓汤主治“脉浮、发热、渴欲饮水、小便不利”，内多利尿药，阿胶在其中功用难以臆测。又，黄连阿胶汤主治“少阴病，得之二三日以上，心中烦、不得卧”。此种心烦，可由内热或血虚引起。阿胶之用，可能是借其补虚益血。

日本医家村井椿《药征续编》谓阿胶“主治诸血证，故兼治心烦、不得眠者”[1]，且指出阿胶所治不离血证，但他认为“后世有补血之说，然今读诸家本草，其所主治，皆是在于治瘀血也”，“谓之化血而可也”。其实补血与化瘀并不冲突，这也是阿胶治血证的一个特点。《神农本草经》“阿胶”可“主心腹内崩，劳极洒洒如疟状……女子下血，安胎，久服轻身益气。”《名医别录》增补治“丈夫小腹疼，虚劳羸瘦，阴气不足，脚酸不能久立，养肝气”。由此看来，在早期医药中，阿胶治血化瘀，而兼补益。后世随着乌驴皮胶兴起，阿胶逐渐被世人偏重作补血药，化瘀之功反倒少用。经方所用阿胶，应该是牛皮熬制而成。

汉代牛皮制阿胶：《神农本草经》记载“阿胶”及其别名“傅致胶”。“阿胶”以产地（“东阿”[2]）与形质（“胶”）得名。“傅致胶”据考有两解：一说从音韵角度考证，“‘傅致’之反为‘皮’，则‘傅致胶’者，‘皮胶’之义，对‘角胶’而立名”；另一说从训诂角度考证，谓“傅”是“附着”，“致”是“不动”[3]，后者大概是显示胶的黏性。所以无论从该药的正名、别名，都无法得知其制胶之皮源于何种动物。

胶是古代生活中常用物资之一，最常用于黏合弓弦、制墨、造车等，亦可药用。《太平御览》在“胶”一节引《周礼》相胶法，其中有鹿胶、马胶、牛胶、鼠胶、鱼胶、犀胶，都是利用其皮或角煮熬得胶[4]。药用则有阿胶、鹿胶。阿胶是古代著名的方物。东汉末孔融《同岁论》有“阿胶径寸，不能止黄河之浊”之句，表述了“阿胶”的形状（径寸块状）与性质（搅浊水则清）。北魏郦道元《水经注》记载：“东阿县故城北……有大井，其巨若轮，深六七丈。岁尝煮胶以贡天府，《本草》所谓阿胶也。故世俗有阿井之名。”[5]这是阿井的介绍。至于阿胶的原料，无须考证，因为汉末《名医别录》明示：“煮牛皮作之。”梁代陶弘景对“牛皮”并无异议，只是补充了用皮有“老少”（老牛皮或小牛皮）、阿胶的质量分级（“厚而清者名为盆覆胶，作药用之”）等见闻。但牛皮阿胶约在唐代让位于驴皮胶。

驴皮胶兴盛于唐代：唐代陈藏器《本草拾遗》（739年）记载：“阿井水煎成胶，人间用者多非真也。凡胶俱能疗风、止泄、补虚，驴皮胶主风为最。”这说明在唐代，阿胶是否真品，首先是要用阿井水来煎胶。胶的原料不止一种，功效皆同，但“驴皮胶主风”最好。其依据可能是“《广济》疗瘫痪风及诸风手足不随，腰脚无力方”，单用“驴皮胶

---

1 日•村井椿. 药征续编 [M]. 吴昌国，校注. 北京：中国中医药出版社，2016：39.

2 东阿：汉晋时的“东阿”，据考即今山东阳谷县东 25km 阿城镇。在《证类本草》各种版本中，此二字都是黑大字，即属于《名医别录》的文字。但尚志钧考证此属《神农本草经》文字，见《〈神农本草经〉校注》（北京：北京科学技术出版社，2019：79）。

3 日•森立之. 本草经考注 [M]. 孙屏，等校点. 北京：学苑出版社，2002：332.

4 宋•李昉，等. 太平御览：卷七百六十六 [M]. 影印本. 北京：中华书局，1960：3398.

5 引自：北魏郦道元《水经注》卷五，见《丛书集成新编》第 90 册（台北：新文丰出版公司，1986：446）。

(五两,炙令微鼓)"[1]。不过《广济方》用的药名是"驴皮胶"而非"阿胶"。《广济》即《开元广济方》(723年)简称,是唐玄宗领衔编纂的医方书,成书于陈藏器《本草拾遗》成书之前。单看陈藏器的记载,并不能认定唐代阿胶就是以驴皮为单一原料,只能说药用胶中以驴皮胶疗风著称。假如采用阿井水煮驴皮,毫无疑问,它也能视为阿胶的一种。

宋代苏颂《本草图经》解说阿胶时,首先提到"煮牛皮作之。出东阿,故名阿胶"。然后介绍宋代的真品:"今郓州皆能作之,以阿县城北井水作煮为真。造之,阿井水煎乌驴皮,如常煎胶法。其井官禁,真胶极难得,都下货者甚多,恐非真。"北宋时的郓州,治今山东东平县,其辖境包括了今山东东平、东阿、阳谷等多个县[2]。苏颂所说"阿县"可能就是古东阿县,即今山东阳谷县阿城镇[3]。据苏颂所言,宋代阿井已归官府管理,当时真阿胶是"阿井水煎乌驴皮",可想而知产量很少。尽管如此,北宋都城"货者甚多",说明当时各地市售的阿胶并没有受"阿井水"的限制,其原料已转变为"乌驴皮"。这种转换与唐代以驴皮胶治风为佳有很大的关系。

李时珍对阿胶的功效有新的解释:"其井乃济水所注,取井水煮胶,用搅浊水则清。故人服之,下膈疏痰止吐。盖济水清而重,其性趋下,故治淤浊及逆上之痰也。"这种解释将阿胶疏痰归于"济水"的作用。济水能祛痰,直接喝济水更省事,又何必熬胶?关于阿胶的制作,李时珍云:"用沙牛、水牛、驴皮者为上,猪、马、骡、驼皮者次之,其旧皮鞋履等物者为下……大抵古方所用多是牛皮,后世乃贵驴皮。若伪者皆杂以马皮、旧革鞍靴之类,其气浊臭,不堪入药。"可见即便到了明代,阿胶的原料还是以牛与驴皮为上等。

驴皮何以能后来居上? 牛皮制阿胶为何在宋以后日渐式微?苏颂的说法是:"又今时方家用黄明胶多是牛皮,《本经》阿胶亦用牛皮,是二皮亦通用。然今牛皮胶制作不甚精,但以胶物者,不堪药用之。"似乎问题出在制作的精粗。李时珍则认为"后世乃贵驴皮"。为何要以驴皮为贵?明代以前,除了唐代陈藏器为驴皮胶说了一句好话之外,还找不到其他看重驴皮的记载。

驴在中国历史上的记载比较晚,也比较少。《史记》中提到,匈奴"其奇畜则橐驼、驴、骡",可见当时中原将驴作为少见的"奇畜"[4]。《史记·日者列传》有"骐骥不能与罢驴为驷"一句,说明驴力远不能与好马相比。东汉应劭《风俗通》记载:"凡人相骂曰死驴,丑恶之称也。"[5]《三国志·吴书》记载诸葛瑾长面似驴,被孙权牵驴题面相戏,此

---

1 引自:唐代王焘《外台秘要方》卷十四,日本影宋精抄本,见《海外中医珍善本古籍丛刊》(北京:中华书局,2016)。

2 史为乐. 中国历史地名大辞典[M]. 北京:中国社会科学出版社,2005:1706.

3 关于古"阿井"的确切位置,至今争论不休。本书仅引历史地理学家的考证所得,并无新的考证意见。

4 引自:西汉司马迁《史记·匈奴列传》卷一百一十(北京:中华书局,1959:2879)。

5 宋·李昉,等. 太平御览:卷九百一[M]. 影印本. 北京:中华书局,1960:3998.

可作为驴被视为丑畜的实例[1]。因此从驴的形象来看，似乎没有“贵”的本钱。

用驴皮熬胶，最晚可见于北齐贾思勰《齐民要术》：“沙牛皮、水牛皮、猪皮为上，驴、马、驼、骡皮为次。（其胶势力虽复相似，但驴、马皮薄毛多，胶小，倍费樵薪）[2]。”驴的皮薄毛多，出胶率与制作成本高，所以也不被看好！李时珍评价胶品，其实就是转引贾思勰的话，不过把“猪”和“驴”换了个位置而已，但这已经是宋代乌驴皮取代牛皮之后的事了。

驴在早期本草中出现较晚。梁代《本草经集注》仅在“六畜毛蹄甲”条下顺便提到“骡、驴亦其类”，即驴的蹄甲也可视同六畜蹄甲。唐代有关驴的记载陡然增多，首次被作为药物正式在《唐本草》立条的是“驴屎”（包括驴尿、驴乳、尾下轴垢），从此驴在本草才有了一席之地。但驴身上入药的东西太少，作用不算大，就连驴乳也因其“尤冷”，被认为“不堪作酪”。唐代陈藏器《本草拾遗》收录“驴溺泥土”，用治蜘蛛咬，并注明“黑驴弥佳”。唐代昝殷《食医心镜》也用乌驴头、乌驴皮作食疗品。《蜀本草》云：“驴色类多，以乌者为胜。”乌驴为贵，究其原因，就和鸡也多用乌鸡一样，是在五行理论影响下的传统认知。陈藏器虽然没有说驴皮胶以乌者为好，但后世受驴“以乌者为胜”的影响，自然熬胶也用乌驴皮。以上关于驴的运用，都不是阿胶“乃贵驴皮”的直接依据。

在以农耕为本的中国古代社会，牛的地位非常重要。故《曲礼》曰：“诸侯无故不杀牛。[3]”能杀的牛也多为老弱病残。牛皮厚大，可作鼓皮等用，故能用来作药熬胶的上等牛皮自然就少。原料既差，牛皮胶的质量也就难得精制。驴与牛相比，其在日常生活中的作用相差甚大。因此随着驴在北方的饲养逐渐增多，宰驴不像宰牛那样受限制，因此驴皮取代牛皮熬制阿胶，从市场经济角度来看，确实是最佳的选择。加之《广济方》《本草拾遗》等医药书中的记载，使得后世有理由选用驴皮入药。经过千余年的使用，驴皮制的阿胶也确实展示了它的实效，于是最早的牛皮阿胶也就无人问津了。

【附言】

古今阿胶名称虽同，但原料完全改变，现代临床及经方开发该如何应对呢？要返本还原很不现实，古今无人认为驴皮阿胶不具备牛皮阿胶的功效。但经方阿胶乃治病之药，可补虚益血化瘀。唐以后逐渐将其作为补品、保健品，此风愈演愈烈，临床用阿胶远比不上保健市场的销量。药品一旦成为保健补品（如阿胶、石斛、熊胆、冬虫夏草等），其商业宣传经常要抬出古人或古书。对此，本书作者建议临床治疗及药品开发，愿意使用驴皮阿胶者皆可自便，但请尊重历史事实，别死认仲景最早使用阿胶（驴皮）。换了主药的经方就不再是仲景方，读者诸君以为如何？

---

1 晋•陈寿，撰．宋•裴松之，注．三国志•吴书［M］．长沙：岳麓书社，1990：1122.

2 引自：北魏贾思勰《齐民要术》，见《丛书集成初编》第1460册（上海：商务印书馆，1939：229）。

3 宋•李昉，等．太平御览：卷八百九十八［M］．影印本．北京：中华书局，1960：3986.

31

柴胡(10)

【提要】

经方柴胡古今沿用不替，长盛不衰，且功效不断增加。其正品来源为伞形科柴胡属（*Bupleurum*）多种植物，古今不变。明后期出现的一种混充银州柴胡的植物根，以治疗骨蒸劳热见长，此即演化为独立药物“银柴胡”，与柴胡分列。

【药源辨析】

柴胡概况及主要功用：经方用柴胡方共10首，其中《伤寒论》方7首，《金匮要略》方3首（除去《伤寒论》已有之方3首）。柴胡，古本草或作“茈胡”，“茈”是古“柴”字。含柴胡的经方数虽然不多，但其适应证却很多。

经方无柴胡单方，也无有关柴胡的加减法，但它却是小柴胡汤的主药。在该方中，柴胡用量独大，且方以柴胡为名，故当为该方主药。主药的功用当与该方主证相同或同向。《伤寒论》中小柴胡汤出现13次，主证甚多，但比较此13处的主证，最多见发热（或往来寒热、身热、潮热、寒热发作有时、有表有里、服后汗出而解等）、胸胁苦满（或胸满胁痛、邪结胁下、胁下满、胸胁满、胁下硬满、胁下及心痛、胁下硬满）。其他诸证，或由小柴胡汤其他药物解决（例如呕者半夏等）。另黄煌从小柴胡汤（药7味）加减法中，方中除柴胡、甘草外，其余5药皆可去，故他认为“往来寒热”“胸胁苦满”应视为柴胡、甘草的主治[1]。考虑到甘草功用主要是和百药，诸方多不可缺，故本书认为柴胡的主要功用是解热（尤以往来寒热多用）、疏利胸胁（胸胁硬满结痛）。

抓住经方柴胡以上药征，则柴胡在小柴胡系列方（如大柴胡汤、柴胡桂枝干姜汤、柴胡加龙骨牡蛎汤、柴胡加芒消汤、柴胡桂枝汤）中的功用可以推知。此外，薯蓣丸治风气百疾用柴胡，或为借柴胡解热祛风；四时加减柴胡饮子“退五脏虚热”，其中柴胡用量最大，也当是取其解热；至于鳖甲煎治疟母，病在胸胁，也是柴胡疏利结聚的部位。唯四逆散中之柴胡，不明是针对该方哪一主证而设，不敢臆测。

1　黄煌. 张仲景50味药证[M]. 北京：人民卫生出版社，2019：116.

西汉《五十二病方》有柴胡治头痛的单方[1]，唐代《药性论》亦有柴胡“主时疾内外热不解，单煮服良”的记载。唐代陈藏器《本草拾遗》序例称：“寒温不节，足疗温之药，即柴胡、麻黄之属是也”，可见陈氏将柴胡作为与麻黄一样的“疗温”(治发热)之药。宋代苏颂亦云：“后人治寒热，此为最要之药。”这些后世柴胡单方及有关见解，可作柴胡解热的佐证。

《神农本草经》载柴胡的功用中，“主心腹，去肠胃中结气……寒热邪气”似与经方主治近似。《名医别录》增补的“除伤寒心下烦热，诸痰热结实，胸中邪逆，五脏间游气，大肠停积水胀及湿痹拘挛……”也与经方所用近似。《神农本草经》还记载柴胡“久服轻身，明目，益精”，有人怀疑补益功效当属银柴胡[2]。但汉魏之时尚无银柴胡一说，纯属猜测。

后世医家在《神农本草经》《名医别录》所载柴胡功用的基础上续有发挥。其中《日华子本草》增加的补益之功尤多：“味甘。补五劳七伤……益气力……润心肺，添精补髓”等。宋代寇宗奭对此加以评论：“茈胡，本经并无一字治劳，今人治劳方中，鲜有不用者。呜呼，凡此误世甚多……《日华子》又谓‘补五劳七伤’，《药性论》亦谓‘治劳乏羸瘦’，若此等病，苟无实热，医者执而用之，不死何待？”金元之时，柴胡又被赋予“升提”之性，更是匪夷所思(本书对此的评说，参见“118. 升麻”条)。

柴胡的来源：“柴胡”之名，很难顾名思义。李时珍说：“茈胡之‘茈’音‘柴’。茈胡生山中，嫩则可茹，老则采而为柴，故苗有芸蒿、山菜、茹草之名，而根名柴胡也。”此说也颇牵强，既云老可为柴，当指地上部分，“根名柴胡”，难道要掘根为柴？

关于柴胡的形态描述，梁代陶弘景云：“今出近道，状如前胡而强。《博物志》云：芸蒿，叶似邪蒿，春秋有白蒻，长四五寸，香美可食，长安及河内并有之。”前胡、邪蒿都是今伞形科植物，单凭简单的比拟，很难确定具体植物种。

宋代苏颂《本草图经》记载更详：“今关陕、江湖间近道皆有之，以银州者为胜。二月生苗，甚香。茎青紫，叶似竹叶，稍紧，亦有似斜蒿，亦有似麦门冬而短者。七月开黄花。生丹州，结青子，与他处者不类。根赤色，似前胡而强，芦头有赤毛如鼠尾，独窠长者好。”苏颂之说乃是综述，其中可能糅合多种植物的形态。现代学者据苏颂所云“茎青紫，叶似竹叶，稍紧”“开黄花”的特征，考订此类植物当为伞形科柴胡属(*Bupleurum*)植物，今多为北柴胡(柴胡)*Bupleurum chinense*。苏颂云“生丹州，结青子，与他处者不类”者可能是陕西产红柴胡(狭叶柴胡)*Bupleurum scorzonerifolium* 及其变种[3]。这两

---

1 引自：马继兴《中国出土古医书考释与研究》下卷《五十二病方》(上海：上海科学技术出版社，2015：325)。

2 清•赵其光. 本草求原：上 [M]. 影印本. 广州：广东科技出版社，2009：181.

3 谢宗万. 中药材品种论述：上册 [M]. 上海：上海科学技术出版社，1980：329.

种的初春嫩苗均“似麦门冬而短者”[1]。此后历代本草所载柴胡来源甚多，但以上两种乃是主流。多种本草图所绘植物为伞形科植物，亦有难以确定植物来源者。其中《救荒本草》所绘“柴胡”图（图 31-1）为写生所得，是比较准确的北柴胡。

明代李时珍首次区分南、北柴胡：“北地所产者，亦如前胡而软，今人谓之北柴胡是也，入药亦良。南土所产者，不似前胡，正如蒿根，强硬不堪使用。”今《中国药典》规定的柴胡参考了古本草及现代传承用法，确定其基原有两种，“北柴胡”为伞形科植物柴胡 *Bupleurum chinense*，“南柴胡”为狭叶柴胡 *Bupleurum scorzonerifolium*，均以干燥根入药。但在功用上，两者并无区别。

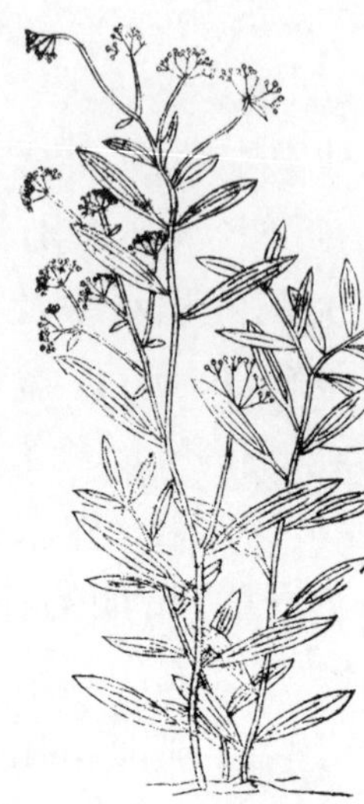

图 31-1 《救荒本草》柴胡

银州柴胡与银柴胡：在柴胡名下发展起来的“银柴胡”，今《中国药典》规定其基原是石竹科植物银柴胡 *Stellaria dichotoma* var. *lanceolata* 的干燥根，它与柴胡是不同科属的植物，无论形态与功用都不能与柴胡混为一谈。但在阅读中医药古籍时，要注意这种银柴胡是从明代后期才见于本草记载，医方书中出现的时间更晚。

出银州的柴胡最早见于《雷公炮炙论》。宋代《本草图经》“柴胡”云“以银州者为胜”，陈承则云“唯银、夏者最良”。陈承所谓“银、夏”，是指银州（今属陕西横山）与夏州（今陕西靖边），此地所产的柴胡“根如鼠尾，长一二尺，香味甚佳”。李时珍认为“银州即今延安府神木县，五原城是其废迹”。神木县与今横山县均在陕北，为紧邻，都属于古银州一带。李时珍云此地“所产柴胡长尺余而微白且软”，结合陈承所说“根如鼠尾”，今考为伞形科植物银州柴胡 *Bupleurum yinchowense*，属柴胡佳品[2]，并非石竹科的银柴胡。《本草纲目》提到的“银柴胡”即此种。因此判断古医籍中银柴胡来源，要看记载的时间与药物产地，勿把伞形科银州柴胡与石竹科银柴胡混为一谈。

银柴胡作为药物正名，最早见于明代郑宁《药性要略大全》（1545 年），云可“解皮肤热及骨蒸劳热，治暴赤痛火眼，喉痹，疗大人小儿一切热症……功效略与柴胡同。[3]”但郑宁未说明此银柴胡与柴胡的区别。此后李时珍《本草纲目》“柴胡”条则曰：“近时有一种，根似桔梗、沙参，白色而大，市人以伪充银柴胡，殊无气味，不可不辨。”这种伪充品形色与气味与伞形科银州柴胡差别甚大，因此刚一冒头就引起了李时珍的警

---

1 国家中医药管理局《中华本草》编委会. 中华本草（5）[M]. 上海：上海科学技术出版社，1999：909-910.

2 单人骅，李颖. 中国柴胡属的种类及其分布 [J]. 植物分类学报，1974，12（3）：261.

3 明•郑宁. 药性要略大全 [M]// 郑金生. 海外回归中医善本古籍丛书：第十册. 北京：人民卫生出版社，2003：77.

觉。在《本草纲目》出版后不到20年，李中立《本草原始》所绘药图(图31-2)就有“山柴胡”(左)与“银柴胡”(右)。“山柴胡”属于伞形科植物，乃是柴胡正品。“银夏柴胡根类沙参而大，皮皱色黄白，肉有黄纹，市卖皆然”。李中立特意将山柴胡绘成黑色，以示色深，衬托右支以示其皮“黄白”。图中另注明“根有长及一二尺者”，然图示此即石竹科植物银柴胡。但李中立并不明白图中的银夏柴胡系冒名品，故其文中仍说“今以银夏者为佳。根长尺余，色白而软，俗呼银柴胡”。

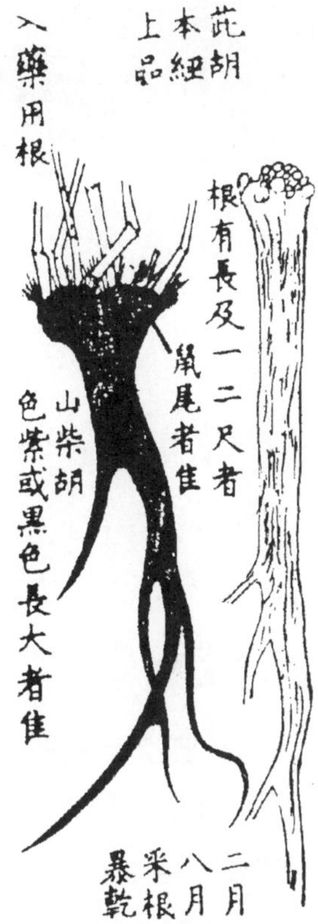

图31-2 《本草原始》茈胡

此后明代缪希雍《本草经疏》(1625年)记载：“按今柴胡俗用有二种，色白黄而大者，为银柴胡，用以治劳热骨蒸；色微黑而细者，用以解表发散。本经并无二种之说，功用亦无分别，但云银州者为最，则知其优于升散，而非除虚热之药明矣。[1]”可见明末出现的这种“银柴胡”以治“劳热骨蒸”为主，与“解热发散”的正品柴胡用途不一。明清之交某些医药书对后起的伪充品银柴胡还认识不清，但银柴胡不会用于解表，仅作为治痨热骨蒸之要药。例如清代冯兆张云：“惟痨症在肝经者，别有银柴胡一种，色白而软，专理肝痨五疳羸热，亦非小柴胡也。”可见银柴胡不会影响柴胡的正常使用。

清代以后银柴胡大多为独立的药条，与柴胡分离。鉴于经方所用的柴胡是伞形科植物，后世出现的银柴胡与经方柴胡无关，故不赘述。

【附言】

柴胡是一味历史悠久的药物，也是经方的重要药物之一。但早期本草所载功效与经方所用并不完全一致，后世运用柴胡也有许多新的发展。柴胡来源古今没有太大变化，不过柴胡的来源不是单一植物种，而是同一科属中多种不同种植物。中药此类情况比较多见，不属于混乱。

1 明•缪希雍. 神农本草经疏[M]. 郑金生，校注. 北京：中医古籍出版社，2002：222.

32

栀子（10）

【提要】

经方用栀子主要治疗虚热心烦，瘀热黄疸，后世运用更为广泛，但不离清热之宗。其来源古今也无变化。

【药源辨析】

栀子概况及主要功用：经方用栀子方共10首，其中《伤寒论》方8首，《金匮要略》方2首（已除去《伤寒论》已有之方2首）。

栀子在经方中无单味药方，但所在方均为小方（2～4味）。二味药组成的栀子汤有栀子豉汤与栀子干姜汤。其中栀子豉汤及其衍生方有5首，占了栀子方的一半。因此栀子豉汤是考察栀子功用最重要的简易方。

栀子豉汤在《伤寒论》中凡6见，治证有同有异。其中心中懊侬（náo）者3处。该方云“发汗、吐下后，虚烦不得眠；若剧者，必反复颠倒，心中懊侬”。可见心烦程度更甚者为“懊侬”，即烦乱。类似症有虚烦、烦热、烦躁、更烦。其次是病位：心中懊侬、胸中窒、心中结痛、胃中空虚客气动膈、饥不能食、心下濡，此诸证皆不离心（胃）胸。故黄煌归纳栀子豉汤证的部位以心胸为主，懊侬、窒痛是其特点，伴有烦热[1]。这比吉益东洞仅言“主治心烦也。旁治发黄”[2]要准确得多。

但作为就经方求药征，仅寻找主证还不够，栀子豉汤之末均载“得吐者”“得快吐者”“一服得吐”，止后服，或“得吐则止”。可见此汤服后预期效果会有呕吐。这种涌吐之性，就是栀子发越“五内邪气，胃中热气”、除烦解热的方式。栀子厚朴汤没有豉，也同样有“得吐”的服后效应，可证吐由栀子所致。豉作为日常食品，若吃了就吐谁还敢吃？它不过在吐剂中调味护胃而已。此外，《伤寒论》有“凡用栀子汤，病人旧微溏者，不可与服之”之戒。宋代寇宗奭解栀子豉汤中用栀子：“虚，故不用大黄，有寒毒故也。栀子虽寒无毒，治胃中热气，既亡血、亡津液，腑脏无润养，内生虚热，非

---

1 黄煌．张仲景50味药证[M]．北京：人民卫生出版社，2019：129-130.

2 日·吉益为则．药征[M]．陆翔，郜栾，王旭光，等校注．北京：中国中医药出版社，2016：79.

此物不可去。”清代邹澍《本经疏证》谓“栀子豉汤治热证不治实证”[1]，内寒非其所宜。栀子甘草豉汤、栀子生姜豉汤均在栀子豉汤基础上加味，以应对其他兼证。

栀子方另一两味药组成的药方是栀子干姜汤，其主证是“伤寒，医以丸药大下之，身热不去，微烦者”。其中“微烦”是栀子主证。栀子厚朴汤主治“伤寒下后，心烦、腹满、卧起不安”，其中的心烦、卧起不安也是栀子主治，此等心烦都是在下后出现的虚烦。

栀子所在方里，还有一类以治黄疸为主证的方，如栀子大黄汤、大黄消石汤、栀子蘗皮汤、茵陈蒿汤。其中栀子大黄汤治酒黄疸，其中有“心中懊侬”，此栀子主证，故不必多说。其余黄疸虽无心烦懊侬，但茵陈蒿汤载黄疸病因为“瘀热在里，身必发黄”。瘀热在里，上可发越畅达，下可二便泄热，瘀热分消，黄疸可除。故栀子治黄疸与心烦，都是依靠上涌发越胃中邪热之功。清代周岩指出栀子“治在心肝胃者多，在肺者少。苦寒涤热，而所涤为瘀郁之热，非浮散之热，亦非坚结之热……善治心烦与黄疸”[2]，此说能得仲景用药精髓。

《神农本草经》“栀子”条云：“栀子：味苦，寒。主五内邪气，胃中热气，面赤酒疱、皶鼻，白癞、赤癞疮疡。”《名医别录》增补：“大寒，无毒。疗目热赤痛，胸心大小肠大热，心中烦闷，胃中热气。”其主治中的胃中热气，胸心大小肠大热，心中烦闷等均与经方所治有密切联系，但其他许多主治皆非经方所有，这说明经方栀子治证还不够广泛，但其性用基础(苦寒)是一致的。经方之后的栀子运用更加广泛，宋代苏颂《本草图经》云“其方极多，不可悉载”，说的就栀子被广泛运用的历史事实。

栀子的来源：栀子是寻常易见之物，特征非常明显。“栀”，李时珍改作“卮”，理由是：“卮，酒器也。卮子象之，故名。俗作栀。”本品以果实入药，陶弘景云“以七棱者为良”，指的是栀子表面有数条翅状纵棱。宋代苏颂《本草图经》载其原植物形状：“木高七八尺。叶似李而厚硬，又似樗蒲子。二三月生白花，花皆六出，甚芬香，俗说即西域詹匐也。夏秋结实如诃子状，生青熟黄，中人深红……此亦有两三种，入药者山栀子，方书所谓越桃也。皮薄而圆小，刻房七棱至九棱者为佳。”这就是茜草科栀子属植物栀子 *Gardenia jasminoides*。现代《中国药典》栀子的来源亦是此种。

栀子花白而香，又能染黄色，故可作染料，是一种重要的经济作物。《史记》载“千亩卮、茜……此其人皆与千户侯等”[3]，说明西汉时栀子的栽培规模已经很大。但用作染料的栀子一般都比较大，古称“伏尸栀子”，即今之长果栀 *Gardenia jasminoides* var. *grandiflora*，是栀子的一个变种，不入药。药用栀子的来源从古到今无变化。

经方载栀子需要“擘”，即用手掰开。《本草经集注》云：“凡汤中用完物，皆擘破，

1 清·邹澍. 本经疏证 [M]. 郭瑞华，谢敬，王全利，等校注. 北京：中国中医药出版社，2015：281.

2 清·周岩. 本草思辨录 [M]. 影印微尚堂刻本. 北京：中国书店，1987.(卷四“栀子”)

3 引自：西汉司马迁《史记·货殖列传》卷一百二十九(北京：中华书局，1959：3272)。

干枣、栀子、栝楼之类是也。”这是古代为提高果实类药物煎出率的常用做法。

关于栀子用量也很有意思，经方栀子绝大多数为“十四个”，个别方用量不同，相差也就一两个。用实物个数为剂量单位，也就不论古今，皆无异议了。

经方栀子没有任何炮制法。后世用栀子清热，也仅用生品。《中国药典》收录“焦栀子”，乃炮制品，将栀子打碎，炒至表面焦褐色或焦黑色，用于凉血止血。此种栀子炮制法，古本草罕见记载。

33

桔梗(10)

【提要】

古代本草记载的桔梗功效非常多，但反映在经方与后世医方的实际运用却相对较少。经方中桔梗的主要功能为治咽痛、祛痰排脓，这也成了后世桔梗运用的基础。桔梗来源古今一贯，但古本草却有较多与其他药物混淆的记载。

【药源辨析】

桔梗概况及主要功用：经方用桔梗方共10首，其中《伤寒论》方3首（含将桔梗作加味药之方1首），《金匮要略》方7首（除去《伤寒论》已有方1首）。鉴于在丸散方、大方中，桔梗皆非主药，对考察桔梗功治意义不大，所以侯氏黑散、薯蓣丸等5方可置而不论。

经方无桔梗单方。“通脉四逆汤”后提到“咽痛者，加桔梗”，可知桔梗主咽痛。《伤寒论》载“少阴病二三日，咽痛者，可与甘草汤；不瘥，与桔梗汤”，此可作为桔梗治咽痛的旁证。

桔梗汤仅2味（配甘草），是桔梗方最小组成。《伤寒论》云：“咽痛者，可与甘草汤；不瘥，与桔梗汤。”甘草汤是单方，由此可知桔梗与甘草一样，都能治咽痛。《金匮要略》桔梗汤主治肺痈、血痹，可见有排脓之功。因此在排脓散、排脓汤中，都用桔梗排脓。

白散药仅3味（桔梗、巴豆、贝母），《伤寒论》云：“寒实结胸，无热证者……白散亦可服”。《金匮要略》“肺痿肺痈咳嗽上气病脉证治”附唐《外台秘要》桔梗白散，其方组同《伤寒论》白散，主治却同《金匮要略》的桔梗汤（治“时出浊唾腥臭、久久吐脓如米粥者”）。桔梗在白散或桔梗白散中，能发挥祛痰排脓之功，当属无疑。

此外，竹叶汤治“产后中风，发热，面正赤，喘而头痛”，四时加减柴胡饮子“退五脏虚热”也用了桔梗，此类虚人外感或五脏虚热方用桔梗为辅助药，在后世外感方甚为多见。

《神农本草经》记载：“桔梗：味辛，微温。主胸胁痛如刀刺，腹满肠鸣幽幽，惊恐悸气。”《名医别录》则云：“苦，有小毒。利五脏肠胃，补血气，除寒热风痹，温中消谷，疗喉咽痛，下蛊毒。”与经方所用相比，早期本草除《名医别录》“疗喉咽痛”之外，其余似乎都与经方桔梗功治不同！其中桔梗"下蛊毒"在早期医药活动中还很出名。梁代陶弘景云："桔梗疗蛊毒甚验，俗方用此，乃名荠苨。""蛊毒"是古代历史悠久的一种充满神秘色彩的疾病。宋代《太平御览》引《搜神记》，载单味桔梗治"犬蛊"事。可见桔梗治蛊是早期医药活动中的一个流传甚远的传说。

《神农本草经》《名医别录》所载桔梗功效虽多，但考察医方所载，其主治依然有限。宋代《本草图经》仅列举 2 个简便方，即《古今录验》卒中蛊下血方，《集验方》治肺痈的桔梗、甘草汤（实为《金匮要略》桔梗汤）。宋代寇宗奭归纳桔梗的主治为"治肺热气奔促、嗽逆，肺痈排脓"，这应该是宋代最常用的桔梗功治，与经方非常接近。

金代张元素言桔梗"疗咽喉痛，利肺气，治鼻塞"，在一般外感病多用。张元素称桔梗为"舟楫之剂"[1]，对后世影响更大。这句话又被元代王好古《汤液本草》"桔梗"转载："易老云：与国老并行，同为舟楫之剂。如将军苦泄峻下之药，欲引至胸中至高之分成功，非此辛甘不居，譬如铁石入江，非舟楫不载，故用辛甘之剂以升之也。[2]"经方原本最简单的桔梗汤，被赋予升提"舟楫"之用，夸张到能引大黄到至高之分。大黄本泻下，去肠中燥屎，提到胸中至高，泻什么、如何泻？无人深究。此后诸家本草少有不引此言者。甚至再加改造到惊人程度，如云"与国老甘草并行，同为舟楫之剂，载诸药不致下坠"（陈嘉谟），似乎具有令诸药"悬停"之效。又"桔梗之性上行，安有不能载之者乎？其不能载者，必用药之误也"[3]（陈士铎），简直是不由分说！

当然也有敢质疑者。例如清代张志聪、高世栻认为《神农本草经》所载，桔梗"上中下皆可治"。张元素"谓桔梗乃舟楫之药，载诸药而不沉。今人熟念在口，终身不忘。以元素杜撰之言为是，则《本经》几可废矣。[4]"这是从尊经角度的批评，此言受到清代尊经派陈念祖等赞同。清代王学权的批评出于临床实际："昔人舟楫之说，最易误人。夫气味轻清之药，皆治上焦，载以舟楫，已觉多事；质重味厚之药，皆治下焦，载以上行，更觉无谓。[5]"本书认为，桔梗功用宜返璞归真，以祛痰利咽为主。

桔梗的来源：古代本草常可见桔梗与沙参、荠苨、人参相混的记载，但传承至今的桔梗其实并不容易混淆。宋代苏颂《本草图经》云："茎高尺余，叶似杏叶而长椭，四叶相对而生，嫩时亦可煮食之。夏开花紫碧色，颇似牵牛子花。"该书配图 3 幅，如其中"和州桔梗"（图 33-1）总体即今桔梗科植物桔梗 *Platycodon grandiflorus*。清代吴其濬《植物名实图考》对苏颂之言有所修正，谓"三四叶攒生一处，花未开时如僧帽，

---

1 引自：金代张元素《洁古老人珍珠囊》"桔梗"，见元代杜思敬《济生拔粹》卷五，上海涵芬楼影印，1938 年。

2 元•王好古．汤液本草 [M]．崔扫尘，尤荣辑，点校．北京：人民卫生出版社，1987：68.

3 清•陈士铎．精校本草新编 [M]．王景，整理．北京：人民军医出版社，2013：97.

4 清•张志聪，原撰．清•高世栻，订补．本草崇原 [M]// 郑林．张志聪医学全书．北京：中国中医药出版社，1999：1159.

5 清•王学权．重庆堂随笔 [M]// 盛增秀．王孟英医学全书．北京：中国中医药出版社，1999：649.

开时有尖瓣，不纯似牵牛花”[1]。其附图（图 33-2）更加精确。现代《中国药典》“桔梗”来源亦为此种。

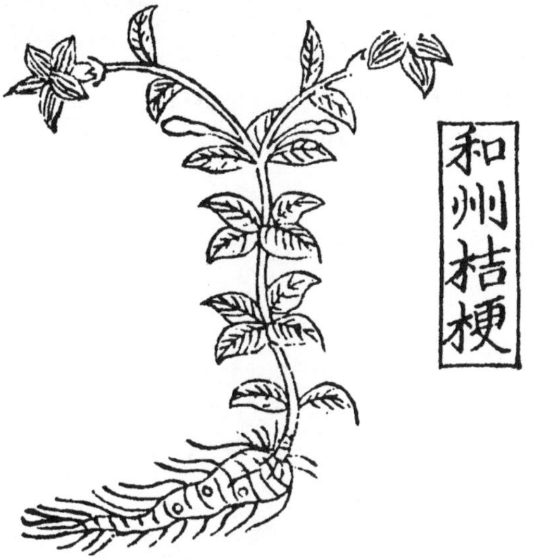

图 33-1 《本草图经》(政和)和州桔梗

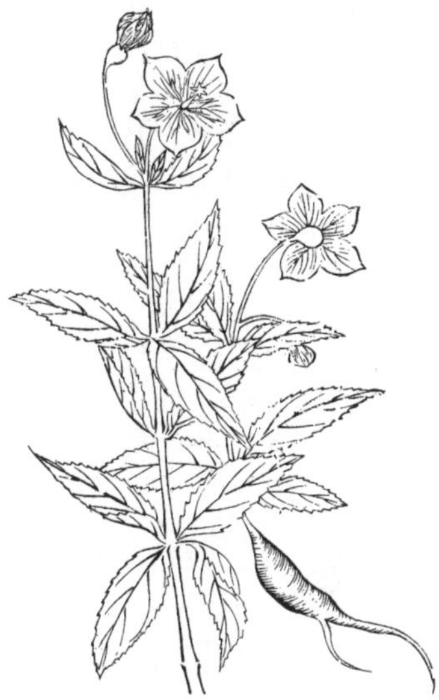

图 33-2 《植物名实图考》桔梗

古代桔梗来源最大的问题，是或与荠苨相乱。汉末《名医别录》“桔梗”的别名就叫“荠苨”。三国魏《吴普本草》说桔梗“叶如荠苨”。梁代陶弘景记认为是桔梗“疗蛊毒甚验”，所以被人叫作“荠苨”，真正的荠苨不是解蛊毒，而是解药毒，且形态不一样。《唐本草》指出桔梗根“有心”（韧皮部与木质部紧实）、荠苨根“无心”（松泡有裂隙，似无主心骨）。李时珍谓“今俗呼荠苨为甜桔梗”，其实“荠苨”自古就与沙参亦混淆，难以定种。沿袭下来能做腌菜（或云“辣菜”）的桔梗也叫甜桔梗，即今之北桔梗（主产北地），特点是皮肉多分离，味先甜而后苦；苦桔梗即今之南桔梗（主产南方），特点是细尖、坚实、洁白，味先苦而后微甜。两类桔梗从植物分类来看，都是同种的桔梗 *Platycodon grandiflorus*[2]。桔梗科桔梗属只有桔梗一种，因此不像沙参来源那样复杂。

现代的桔梗多为栽培，除作药品之外，其新鲜品大量出口韩国作腌菜[3]。古代本草记载的那些混淆现象现代已经不存在。《名医别录》云桔梗“有小毒”，五代《日华子本草》云桔梗“瘊毒以白粥解”，但后世用药均无桔梗有小毒之说。

经方桔梗的用量不太复杂，除外丸散，汤剂都用“两”，用 1 两者 4 方，3 两者 1 方（排脓汤）。这样的剂量在经方中非常普通。若按经方与现代处方配伍比例对照折算，古方 1 两折合现代 3g，与当今《中国药典》规定的 3～10g 相比，则经方的桔梗用量多数偏小。

---

1 清•吴其濬．植物名实图考校释 [M]．张瑞贤，等校注．北京：中医古籍出版社，2008：136.

2 谢宗万．中药材品种论述：上册 [M]．上海：上海科学技术出版社，1990：112.

3 金世元．金世元中药材传统鉴别经验 [M]．北京：中国中医药出版社，2012：81.

【附言】

桔梗是最早进入《神农本草经》的药物之一，其在早期本草中记载的药效比较多，但流传至今的却以经方所用者为主，这是经方用药绝大多数源于医家实用的实例之一。桔梗古今的来源单一，虽然古代本草记载有多种植物与桔梗相混（如荠苨、人参等），但问题不在桔梗难辨，桔梗的形态特征明显，守正则可辨伪。

34

豉(10)

【提要】

豉是古今常用食品，经方用其解毒，并与苦寒药配伍，以调护胃气。古代豉的种类甚多，常加入其他辛热之物，故导致豉的功效有多种说法。后世食用豉与药用豉逐渐分离，淡豆豉成为药用豉的正品。但现今《中国药典》规定的淡豆豉的制法与古代亦不相同。

【药源辨析】

豉的概况及主要功用：经方用豉（或香豉、豉汁、豆豉）方共 10 首，其中《伤寒论》方 5 首（其中 1 方乃用豉汁作送服药），《金匮要略》方 5 首（除去《伤寒论》已有之方 2 首）。

“豉”是我国很早就有的一种以豆为主原料的发酵调料。汉代刘熙《释名》云：“豉，嗜也。五味调和，须之而成，乃可甘嗜也。”梁代陶弘景云：“豉，食中之常用。”至今南方某些地区仍将其作为日常调味品，其地位类似酱或酱油。经方豉与栀子组成著名的“栀子豉汤”。但就是这样一味极为普通的食药两用品，如何确定其功能主治，历代却有发汗解表、涌吐、宣散郁热等说法。分析经方豉的用法，有以下 2 条：

其一，解食毒药毒：《金匮要略》有 4 个单味“豉”方，分别用治六畜鸟兽肝中毒、马肉毒、食躁（食物中毒引起的躁乱）、椒毒。

其二，苦药调味剂：经方有 4 个以“栀子豉汤”为核心的加味方，针对不同兼证，分别加甘草（少气）、生姜（呕）、枳实（劳复）、大黄（宿食、热痛）。栀子豉汤主治“发汗、吐下后，虚烦不得眠；若剧者，必反复颠倒，心中懊侬”，即在汗下体虚时，因“胃中空虚，客气动膈”而出现虚热心烦、懊侬。该方栀子涌吐，发越胃中虚热而除烦。豆豉何用？清代周岩解释为“豉苦温而上涌”，助力涌吐，且云“试煎淡豉尝之，便欲作恶，可恍然悟矣”[1]。但豉本食品，若能涌吐，何能常食？本书认为栀子豉汤服后得吐，乃栀子苦寒涌泄，上发胃中热，胃虚用之则伤，故用豉以调味。栀子大黄汤主治黄疸，加了苦寒的大黄之后，豉的用量也从 4 合增加到 1 升。此方服后并不涌吐，故豉能涌吐之说难以成立。

---

1 清•周岩. 本草思辨录 [M]. 影印微尚堂刻本. 北京：中国书店，1987.（卷二“淡豆豉”）

同样的用例是“瓜蒂散”，此方两见于《伤寒论》，主治“胸有寒”，导致“胸中痞硬、气上冲喉咽不得息”，或“手足厥冷，脉乍紧者，邪结在胸中，心下满”，当用吐法。此方涌吐主药是极苦的瓜蒂，配伍赤小豆，其服用法是“以香豉一合，用热汤七合煮作稀糜，去滓，取汁和散，温顿服之”，这也是防止吐药过伤胃气。《金匮要略》“瓜蒂散”吐“宿食在上脘”，服法一样。

以上就是“豉”在经方的全部用法。《名医别录》乃汉末名医经验记录，其时代与经方最为接近，该书首载“豉”条：“味苦，寒，无毒。主伤寒，头痛寒热，瘴气恶毒，烦躁满闷，虚劳喘吸，两脚疼冷。又杀六畜胎子诸毒。”其中“瘴气恶毒”“杀六畜胎子诸毒”属于解毒，至于其他诸证，仔细分析，大多是含豉经方的主证，被移作豉的主治，而忽视了豉在经方中的调和护胃作用。

此后唐《药性论》将豆豉“杀六畜毒”列在首位，随后列举的单方验方，称“熬末能止汗，主除烦躁。治时疾热病，发汗”。其中“止汗”“发汗”，令人无所适从。唐代陈藏器介绍不同产地的豉，都不离除烦热。五代《日华子本草》云可“治中毒药，蛊气，疟疾，骨蒸，并治犬咬”，其中“治中毒药”尚见于经方，其他主治则难凭信。宋代苏颂《本草图经》中提到大豆“作豉极冷”，但又说“古今方书用豉治病最多”，并介绍《肘后备急方》治外感初起的民间简易方“葱豉汤”，云“诸名医方皆用此，更有加减法甚多。今江南人凡得时气，必先用此汤服之，往往便差。”这可能也是后世多将“豉”列为解表药的依据。既说“豉极冷”，那“葱豉汤”还能靠豆豉发汗？恐怕葱白才是发汗的主力，豆豉不过让葱汤更好入口而已。宋代谈豆豉的本草书，只有南宋官修的《绍兴本草》说得实在：“本经及诸方各具主治之宜，但世之食品多用。以近世验之，即非必起疾之物。唯入方服饵致呕者。”其意思是别看书上记载挺多，据实际经验，豆豉并不能治病，只能用在药、食引起呕吐的时候——说白了还是调味护胃，这和经方所用相符。

“豉”的制法与药用豉制法：日常所食的“豉”，从来没有统一的制作法，不同地区，不同时代都会花样翻新，但又不离大豆发酵的根本。宋《太平御览》记载的豉，就有外国豉、秦豉、鲁门美豉，配料各有不同。陶弘景记载“康伯法”，要用醋酒麻油，还要椒、姜调和。北齐贾思勰《齐民要术》(533—544)有专门的“作豉法”一篇，其中“《食经》作豉法”须蒸豆铺地、覆茅得黄，再煮豆取汁，加秫米、女麹、盐，与豆拌合，密封27日，曝燥，煮桑叶汁洒溲，更经三蒸曝而成，颇为复杂。“作家理食豉法”稍简，也要浸豆炊豆、铺茅卧豆、生黄衣、曝燥、再浸湿挎汁、内瓮、入热坎、覆桑盖瓮，密封十来日，出曝，再蒸熟又曝，反复三遍始成。此二法皆为食用，虽或加盐，但无其他辅料。唐《食疗本草》认为“陕府豉汁，甚胜于常豉”，其中加了盐、椒、姜为配料。陈藏器提到“蒲州豉”“作法与诸豉不同，其味烈”。陕州豉汁则无盐，“经年不败，大除烦热”。由此可见，古代某些地区的“豉”，并非单一原料，还配合辛香之物。所以用豉入治外感病，配料的作用不可忽视。

南宋陈衍《宝庆本草折衷》依据张松[1]《本草节要》，以“淡豉”为正名，云“众方用者，名淡豆豉。出襄阳及钱塘、江南蒲州、陕府。蒸乌豆为豉，或以寒苴缫汤煮浸豆暴成。今处处皆能造之。[2]”这种淡豉没有其他香辛料，也不加盐，故称“淡豉”。陈衍特别注明：“又以此豆为豉，加盐、姜、椒、桂淹制，谓之咸豉。止可充食，不堪为药。”第一次明确了药用豉与食用豉的区别。但后世有的本草书也记载“咸豆豉”亦可入药，如明代卢和、汪颖《食物本草》“咸豆豉”的制法是：“用黑豆酒、醋浸蒸，曝干，以香油和，再蒸、曝，凡三遍，量入盐并椒末、干生姜、陈皮屑和藏。食之宜病人。[3]”其作用主要是“调中发散”，这与其所加的椒、姜、陈皮有关。

明代李时珍对豆豉之性的看法与苏颂不同，他认为“黑豆性平，作豉则温。”至于造豉法，时珍认为“有淡豉、咸豉，治病多用淡豉汁及咸者，当随方法”。其“造淡豉法”为：“用黑大豆二三斗，六月内淘净，水浸一宿沥干，蒸熟取出摊席上，候微温，蒿覆。每三日一看，候黄衣上遍，不可太过。取晒簸净，以水拌，干湿得所，以汁出指间为准。安瓮中，筑实，桑叶盖厚三寸，密封泥，于日中晒七日，取出，曝一时，又以水拌入瓮。如此七次，再蒸过，摊去火气，瓮收筑封即成矣。”此法与《齐民要术》“家理食豉法”基本相似，但多“蒿覆”，曝蒸的次数也增多。此外又介绍“造咸豉法”，但咸豉在发酵时要加盐、姜、椒、橘、苏、茴、杏仁，可见其中多含辛温解表之药，而淡豆豉则不加辅料。按李时珍的意思，这两种豉都能入药，但“有麸豉、瓜豉、酱豉诸品皆可为之，但充食品，不入药用也”。明代缪希雍《本草经疏》则云：“有盐、淡二种，惟江右淡者治病。[4]”江右即今江西省，所产豆豉甚有名。

明清乃至现代，本草书所载造豉法甚多，对豉的功用也见仁见智。总体说来，现代处方中用淡豆豉者并不多见。当今《中国药典》收载的“淡豆豉”，其来源规定为豆科植物大豆 *Glycine max* 的干燥成熟种子（黑豆），此固然无误，但其“制法”要“取桑叶、青蒿各 70～100g，加水煎煮，滤过，煎液拌入净大豆 1 000g 中，俟吸尽后，蒸透”，这与李时珍制淡豉法仅用蒿覆、桑叶盖有根本的不同，此法等于人为增添了药物，这就不是真正的豆豉，而是加味淡豆豉。宋代陈衍、明代李时珍所云淡豆豉皆未加其他植物辅料，更无法认定仲景经方所用即此种淡豆豉了！

【附言】

豆豉在古代是日常调料，现代除南方某些地区还在使用之外，已经不如古代使用广泛。古代的食用豆豉为了调味开胃，不同时代与地区，豉的种类也各不相同，其中有些豉类添加了香辛食材，这也使之具有辛温解表之功，导致古代豉的功用非常多。

---

1 张松为南宋嘉定间（1208—1224）人，撰《本草节要》《究原方》（1213 年）等书。

2 宋•陈衍．宝庆本草折衷 [M]// 郑金生．南宋珍稀本草三种．北京：人民卫生出版社，2007：611.

3 引自：明代卢和、汪颖《食物本草》卷二“咸豆豉”，明隆庆四年（1570）金陵一乐堂刻本。

4 明•缪希雍．神农本草经疏 [M]．郑金生，校注．北京：中医古籍出版社，2002：704-705.

但在南宋之后，淡豆豉成为药用豉的主力。当今《中国药典》的淡豆豉虽然无盐，但却包含了桑叶、青蒿汁在内，这在明代及其以前的本草中皆无先例，与传统淡豆豉来源不合。

35

川芎(9)

【提要】

经方川芎(芎䓖)的来源古今并无大变化，但历代推崇的芎䓖，其主产地有所不同。

【药源辨析】

川芎(芎䓖)概况及主要功用：经方用川芎方共9首，均见于《金匮要略》。今通行的《金匮要略》所用“川芎”名不见于宋以前，此前均用“芎䓖”。川芎之名多用于宋代，故今本《金匮要略》之川芎，乃宋代整理编订者的改动，非东汉时有“川芎”之名。

《金匮要略》未见川芎单方。9个川芎方中，4方为汤，5方为丸散，且以大方为多(5药以上者有5方，最多一方有21味药)，故考察川芎功用比较困难。日本《药征》干脆表示：“仲景方中，用当归、川芎者，其所主治，不可的知也。今不敢凿，从成方而用焉，是阙如之义也。[1]”该书不仅不敢肯定当归、川芎主治为何，还专门就“本草以当归、芎䓖治血，为产后要药”进行“辨误”：“仲景氏治血方中，无此二药者多，而治他证之方中，亦有此二药。如奔豚汤、当归羊肉汤、酸枣仁汤类是也。由是观之，不可概为治血之药也。”那么，经方用归、芎真找不到主治吗？

川芎9方有7方与当归配伍，仅酸枣仁汤、白术散未同用，可见此二药相须为用。此7方中又4方用于妇人妊娠。又“妊娠养胎”之白术散后云：“心下毒痛，倍加川芎”，故川芎当能止痛。据此，“奔豚汤”治“腹痛”，“当归芍药散”治妇人怀妊，腹中㽲痛，“芎归胶艾汤”治妊娠腹中痛，“温经汤”治妇人瘀血在少腹不去，少腹里急，腹满，也都应该是用川芎止痛、除里急。“温经汤”主治“瘀血在少腹”，那么，川芎止痛应该是与活血有关。

经方当归、川芎多相须为用，又《备急千金要方》内补当归建中汤记载：“若无当归，以川芎代之。”可知这两药性能相似。因此，仅从《金匮要略》所用川芎，推导其主治为活血止痛，当确凿有据。本书当归条分析了当归的温中补虚，祛寒止痛之效，川芎也应有温寒之功。

仲景《伤寒卒病论·序》明确提到“撰用……《胎胪药录》”，说明经方用药参考了

---

1 日·吉益为则. 药征 [M]. 陆翔，郜枩，王旭光，等校注. 北京：中国中医药出版社，2016: 35.

同时代的药书，因此排斥本草书所载药物知识，将本草与经方分割是没有道理的。与经方时代接近的《神农本草经》载："芎䓖味辛，温，主中风入脑，头痛，寒痹，筋挛缓急，金疮，妇人血闭，无子。"《名医别录》增补："无毒。除脑中冷动，面上游风去来，目泪出，多涕唾，忽忽如醉，诸寒冷气，心腹坚痛，中恶，卒急肿痛，胁风痛，温中内寒。"其中芎䓖辛温止痛，治妇人血闭，心腹坚痛等，都与经方川芎主治相合。后世川芎在风寒头痛、诸寒冷气等方面用途甚多，可见川芎在经方所用不过是其主治的一小部分而已。

芎䓖的来源：芎䓖首见于《神农本草经》。其叶"蘼芜"亦作为独立药物见载于《神农本草经》。芎䓖，《说文解字》名"营䓖"，谓是"香草"。三国魏《吴普本草》云："叶香细，青黑文赤如藁本。冬夏丛生，五月华赤，七月实黑，茎端两叶，三月采，根有节，似马衔状。""藁本"是伞形科植物，"根有节"则为今之根茎，具有这样特点的植物应是伞形科植物。但若"华赤"(花赤)，则与现在的川芎不是同种植物。

芎䓖是古代常用药物，因此栽培也早。《唐本草》记载："其人间种者，形块大，重实，多脂润。山中采者瘦细。味苦、辛。"该书描述的芎䓖药材形状与今川芎一致。宋代苏颂《本草图经》则云："其苗四、五月间生，叶似芹、胡荽、蛇床辈，作丛而茎细……其叶倍香。或莳于园庭，则芬馨满径……七、八月开白花，根坚瘦，黄黑色。"该书所附"永康军芎䓖"，从其根茎、茎叶形状，以及产区(永康军，即今四川都江堰市)等，今考其原植物为伞形科植物川芎 *Ligusticum chuanxiong*。苏颂云："今关陕、蜀川、江东山中多有之，而以蜀川者为胜。"故宋代医药书多用"川芎"一名。在此以前，汉代主要在武功(今属陕西)、斜谷西岭(今秦岭)，唐代秦州(今甘肃天水)已有栽培。宋代芎䓖产地转移到蜀川。李时珍云："蜀地少寒，人多栽莳，深秋茎叶亦不萎也。清明后宿根生苗，分其枝横埋之，则节节生根。八月根下始结芎䓖，乃可掘取，蒸暴货之。"以川芎为正品一直沿袭至今。现代《中国药典》规定川芎基原为伞形科植物川芎 *Ligusticum chuanxiong*，药用其干燥根茎。

关于川芎的用量，除外 5 个丸、散方，汤剂仅 4 方，川芎每用二两。这一剂量若按汉代度量衡古今折算，自然偏高。但若按经方与现代处方配伍比例对照折算，古方 1 两折合现代 3g，则 2 两不过 6g，还在《中国药典》规定的 3～9g 之间。

【附言】

川芎在仲景经方的使用范围还比较狭窄，主要集中在妊娠血病以及某些大方、成方中。此药在后世(尤其是宋代)运用非常广泛。但其来源，古今皆用伞形科植物川芎，只是不同时代所推崇的产地有所不同，并不影响药物的性能。

36

桃仁（9）

【提要】

桃仁在经方中主要用于化瘀散结，后世运用桃仁更加广泛。其药物来源古代虽有桃（栽培）与山桃之争，但现代二者皆可入药。

【药源辨析】

桃仁概况及主要功用：经方用桃仁方共 9 首，其中《伤寒论》方 3 首，《金匮要略》方 6 首（除去《伤寒论》已有之方 1 首）。桃仁在宋代及其以前的本草书中皆作“桃人”“桃核人”，元代及其以后“人”字逐渐被“仁”字取代。然今存仲景医书不作“桃人”，均作“桃仁”“桃核”。

经方桃仁无单方，亦无用桃仁作加减药的方。但桃仁在桃核承气汤、大黄牡丹汤中用量独大（50 个），可视为方中主药。主药治证一般皆与所在方主治一致。桃核承气汤主治为“太阳病不解，热结膀胱，其人如狂，血自下，”“少腹急结”，此瘀血结于少腹，当化瘀散结祛瘀，祛瘀配合了大黄、芒消，则桃仁主要是化瘀散结。大黄牡丹汤主治“肠痈，少腹肿痞”等，须若“脓未成，可下之，当有血”，肠痈乃肠中肿痈，热毒瘀血结于少腹，此方桃仁亦配伍了大黄、芒消清热祛瘀，桃仁还是散结化瘀。

明确了桃仁化瘀散结，再去考察其他桃仁方，就一目了然了。下瘀血汤主治产妇“腹中有干血着脐下”“经水不利”；抵当丸主治“伤寒有热少腹满”，小便反利为有血；抵当汤主治阳明证蓄血，兼原有久瘀血，大便色黑；或太阳病热在下焦，瘀热在里，少腹硬满；或妇人经水不利下，男子膀胱满急有瘀血；鳖甲煎丸主治疟母（久疟结为癥瘕）；桂枝茯苓丸主治妇人宿癥不去，漏下血不止；大黄䗪虫丸治五劳虚极，内有干血；治马坠及一切筋骨损方主治外伤瘀血。以上诸方均有瘀血（尤多在下焦少腹），正是使用桃仁化瘀散结之功。在含桃仁的 9 个经方中，有 8 方桃仁与大黄结对，化瘀而兼排瘀。

《神农本草经》“桃核人”可“主瘀血血闭”，这也是桃仁在经方中最重要的主治。《名医别录》除补充“除卒暴击血，破癥瘕，通月水，止痛”等化瘀通经相关主治外，还增补“止咳逆上气，消心下坚”等功治，此与杏仁之功同。桃、杏皆属五果，又都是蔷薇科植物的果仁，因此会有某些相同的功用。现代研究桃仁也含有苦杏仁苷，故同样能有止喘咳之功。

后世桃仁的运用非常广泛。宋代《证类本草》所选以桃仁为主的单方、验方中，包括单味桃人作食疗品，治咳嗽气喘，胸膈痞满。桃人还可作酪食用，还可将其捣烂或取汁，和蜜涂手、面，洗脸，作为滋养肌肤美容用。受古代桃木能驱鬼的习俗影响，桃仁也会被用来治传尸鬼气、鬼疰心痛、夜间好魇等，故题为张仲景撰的《五脏论》中有“桃仁绝其鬼气”之说[1]。总之经方之外的桃仁用途还是很多的。

桃仁与大黄相比，其所含油脂的通便作用并不强烈。尽管现代研究桃仁有与活血化瘀相关的某些药理作用，但都不是很显著。桃仁炒过后可作果品用，它能有较强的活血化瘀作用吗？对此古今均有不同的看法[2]。无论从古代的形色药理说、近代的植物亲缘说、化学成分说，桃仁与杏仁的作用都应该很接近。但杏仁最终成了止咳平喘药，桃仁则为活血化瘀药[3]，原因何在？这已属于临床药学的讨论范围，本书从略。

桃仁来源及加工炮制：桃是我国原产的古老果品，《诗经》及其他早期文献中都有记载。桃在古代不仅以花、果著称，关于桃树的许多传说表明它与巫文化有密切联系。桃树的枝叶花果种子都能作为药品（巫药或医药），其中桃仁则主要用于医药。其原植物众所周知，毋庸多考，乃今蔷薇科植物桃 *Amygdalus persica*，但其栽培品种则历代各有不同。

桃仁入药，梁代陶弘景认为“山桃其人不堪用”，言下之意栽培之桃可用。但栽培桃树又有不同。宋代苏颂云：“大都佳果多是圃人以他木接根上载之，遂至肥美，殊失本性。此等药中不可用之，当以一生者为佳。”也就是未经嫁接之桃树为好。宋代寇宗奭则认为：“入药惟以山中自生者为正，盖取走泄为用，不取肥好者。”意思是桃仁入药不追求种仁“肥好”，生于山中，“花多子少，不堪啖，惟堪取仁”，即果不好吃，种仁入药甚佳。李时珍进一步解释山桃：“核黏味恶，其仁充满多脂，可入药用，盖外不足者内有余也”。这种山中自生的桃，就是家桃同属的山桃 *Amygdalus davidiana*，民间或称毛桃，果实小而多毛。现代《中国药典》规定的桃仁正品也是上述桃与山桃的种仁。

桃、杏为同科植物，入药皆取种仁，因此在经方中，桃仁也注明须“去皮尖”，《伤寒论》抵当汤还有一处注明要去“两人者”（两人即双仁）。唐代孙思邈《备急千金要方·食治》云：“凡一切果核中有两人者并害人，不在用。”《医心方》引“《七卷经》云：桃两人者，有毒，不可食。[4]”可见去皮尖、双仁，并不仅指桃仁，也包括杏仁等其他果

---

1 引自：马继兴《中国出土古医书考释与研究》下卷《张仲景五脏论》（甲本）（上海：上海科学技术出版社，2015：93）。

2 雷载权，张廷模．中华临床中药学：下卷 [M]．北京：人民卫生出版社，1998：1121.

3 郑金生．药林外史 [M]．桂林：广西师范大学出版社，2007：85.

4 日·丹波康赖．医心方 [M]．影印本．北京：人民卫生出版社，1955：693.

仁。有关种仁皮尖、双仁问题，已在本书"杏仁"条下详述，可以参考，兹不赘述。

《金匮要略》"桂枝茯苓丸"等方还注明桃仁须"熬"。早期医药书中(如马王堆古医书等)的"熬"即干煎，或干炒。《金匮玉函方》卷七《方药炮制》虽是后世人补入，但其中提到"用桃核、杏核，皆须泡去皮乃熬……作汤不熬"，亦是古法，与杏仁炮制法相同。桃仁与杏仁皆含苦杏仁苷，现代研究火炒既能破坏其中的酶，又能保存有效成分，但不能炒黑[1]。

桃仁用量与禁忌：经方用桃仁的剂量只有"个"(6方)与"升"(1方)两种。用"个"的剂量中有50个(2方)、49个(1方)、25个(1方)、20个(2方)。鉴于桃与山桃之仁大小不同，用重量法折算可能相差较大，建议参照杏仁的剂量单位处理。实测50个杏仁约20g，桃仁也按此计算的话，与今《中国药典》规定的5～10g用量相差不太大。

由于桃仁多用于活血化瘀，故《本草纲目》将其列入"妊娠禁忌"药。当今《中国药典》亦规定"孕妇慎用"。按桃仁富有油脂，可润肠通便，但却不似大黄能强力泻下；虽能用于活血祛瘀，但却不似水蛭、虻虫般峻烈。宋代苏颂云："今都下市贾多取炒货之，云食之亦益人。"可见炒桃仁也可作果品，经过处理后的桃仁还能开发为食疗品。桃仁、杏仁含苦杏仁苷，生品确实不能多吃，以免引起氢氰酸中毒，这一禁忌并不限于妊娠。若经炒制或蒸制等法处理，则既可入药，也可食用，无须过于畏忌。

【附言】

桃仁在经方常与大黄配伍，化瘀消癥，故当今中药学将其归于活血化瘀药。桃仁的来源古今无大变化，唯孕妇是否需要慎用，虽未见公开争议，但也没人去刻意强调。故桃仁在药源方面并无多少可讨论的问题。

1 屠呦呦，陈妙华. 苦杏仁的炮制研究[J]. 中药通报，1987，12(7)：410.

37
橘皮(8)

【提要】

与现代医家使用橘皮(陈皮)相比，经方橘皮用得不算多。经方用橘主要是解食鱼中毒及理气下气、止呕逆。后世本品广为使用，橘皮也逐渐分化出广陈皮、青皮、橘红等药材规格，还出现了来源于柚的化橘红。

【药源辨析】

橘皮概况及主要功用：经方用橘皮(陈皮)方共8首，全部在《金匮要略》中(含将橘皮作加味药之方1首)。

这8首方中，有2方(四时加减柴胡饮子、长服诃黎勒丸)用了“陈皮”为名。按“六陈”之说，首见梁代陶弘景《本草经集注》“合药分剂料理法则”，云“凡狼毒、枳实、橘皮、半夏、麻黄、吴茱萸，皆欲得陈久者良。其余须精新也”。本草中“陈皮”一词，最早见于唐《食疗本草》。因此，可能是宋代整理《金匮要略》时将陈皮混入该书。但即便这两方不是仲景方，也无碍于分析经方橘皮的主要功治。

经方中用橘皮的单方有“食鱼后中毒面肿烦乱治之方”，可知橘皮能解食鱼中毒。类似的“治食鲙不化成癥病方”，橘皮能助食鲙消化。“当归生姜羊肉汤方”后有“痛多而呕者，加橘皮、白术”一句，说明橘皮在治疗寒疝中，发挥理气止呕止痛之功。“橘皮汤”只有橘皮、生姜两味相须为用之药，主治“干呕，哕，手足厥”，可理气止呕哕、通阳活络。在“橘皮汤”基础上加枳实即“橘皮枳实生姜汤”，主治胸痹，胸中气塞、短气；“橘皮汤”加竹茹、人参、甘草、大枣即橘皮竹茹汤，治哕逆，橘皮在这些方中均发挥着理气下气、止呕逆的作用。橘皮与甘草，《泊宅编》称之为“二贤散”，谓其治痰之效超乎南星、半夏等药，此散后世风行。

《神农本草经》“橘柚”条云：“味辛，温。主胸中瘕热、逆气，利水谷，久服去臭，下气通神。一名橘皮。”《名医别录》增补“无毒。下气，止呕咳，除膀胱留热，停水，五淋，利小便，主脾不能消谷，气冲胸中，吐逆，霍乱，止泄，去寸白。轻身长年。”此二书所载橘的功效虽多，但不离辛温理气，故可下气，止呕咳，主脾不能消谷，气冲胸中，吐逆等。后世本草记载的功用远超经方。唐代陈藏器将药分“十剂”，“宣可去壅，生姜、橘皮之属是也”，可见橘是宣壅理气的代表之一，与姜比肩。清代风行海内的

《本草备要》则云："陈皮能燥能宣，有补有泻，可升可降。辛能散，苦能燥能泻，温能补能和。同补药则补，泻药则泻，升药则升，降药则降。"又能"利气，调中快膈，导滞消痰"[1]。由此可知后世橘皮广为运用。这促使橘皮分化出多种药材规格。

橘皮的来源及药材分化：橘很是早期著名嘉果之一，果皮也用来入药。《神农本草经》将"橘柚"合条，云"一名橘皮"，可见是以橘为主。橘、柚差别很大，容易辨认。陶弘景说"柚子皮乃可服，而不复入药"，说明直到南北朝时，柚子皮还很少入药。

橘起源于中国，主要分布在南方。宋代《本草图经》曰："今江浙、荆襄、湖岭皆有之。木高一二丈，叶与枳无辨，刺出于茎间。夏初生白花，六月、七月而成实，至冬而黄熟，乃可啖。"据本草考证及传承用药实际，现代《中国药典》规定陈皮来源为芸香科植物橘 *Citrus reticulata* 及其栽培变种的干燥成熟果皮。古今陈皮这一来源没有变化。从理论上来说，橘的栽培品果皮都能入药。但在实际生产中，不同时代有不同的时尚，当今《中国药典》注明陈皮入药主要栽培品种有茶枝柑 *Citrus reticulata* var. *chachi*，大红袍 *Citrus reticulata* var. *dahongpao*、温州蜜柑 *Citrus reticulata* var. *unshiu*、福橘 *Citrus reticulata* var. *tangerine*，其中最著名的是"广陈皮"，基原是茶枝柑。此外还有数种橘皮的药材分化规格。

其一，**广陈皮**：橘皮被《本草经集注》列入 6 种"陈久者良"之药，独擅"陈皮"之名。明代广东陈皮成为佳品。明《本草品汇精要》"橘"条"地道"项注出"广东"。此后《本草蒙筌》又云："浙郡俱生，广州独胜。"宁源《食鉴本草》亦载"橘皮惟广东出者最佳，余皆次之"。李楼《怪证奇方》[2]（1544 年）亦有"上好广陈皮"的处方用名，但此时还不清楚广陈皮的具体特征。清初刘若金《本草述》首载："真广陈皮猪骔纹，香气异常。"所谓"猪骔纹"，指其果皮上的大油室凹陷且密集，今又称为"大棕眼"[3]。张璐《本经逢原》则指明"产粤东新会"[4]。题为徐大椿撰的《药性切用》亦云："新会皮即新会县橘皮。"其原植物即茶枝柑，果皮质量最佳，价格亦贵。现代《中国药典》将此种列为"陈皮"来源之一。广陈皮香气浓郁，质地柔软，对光照视透明清晰。但古今临床运用与陈皮同效，用量亦同。

其二，**青皮**：本品起源有过争议。宋代苏颂《本草图经》提到："今医方乃用黄橘、青橘两物，不言柚，岂青橘是柚之类乎？然黄橘味辛，青橘味苦……而今之青橘似黄橘而小，与旧说大小、苦辛不类，则别是一种耳。收之并去肉，暴干。黄橘以陈久者入药良……而青橘主气滞，下食，破积结及膈气方用之，与黄橘全别。"这说明宋代橘皮要分黄、青，两者形、味，功用有别。但苏颂未明言是否出自同一植物，引起后世争

---

1 清•汪昂．本草备要 [M]．郑金生，点评．北京：中国医药科技出版社，2021：223.

2 引自：明代李楼《怪证奇方》卷下，日本江户初期抄本。

3 金世元．金世元中药材传统鉴别经验 [M]．北京：中国中医药出版社，2012：219.

4 清•张璐．本经逢原 [M]// 张民庆，王兴华，刘华东．张璐医学全书．北京：中国中医药出版社，1991：867.

议。唐慎微收入《证类本草》的本品附方中，多次出现“青橘皮”名，最早可见唐代昝殷《食医心镜》（约859年）可见青皮之源可推到唐末。

南宋初《绍兴本草》首次提到青皮原植物“乃臭橘之类，亦取其皮用，其下气功力尤倍于此也。”“臭橘”就是“枳”（*Poncirus trifoliata*），不排除当时有用臭橘果皮冒充青皮者。但韩彦直乃橘类专家，其《橘录》“入药”条下说：“橘皮最有益于药……青橘则为青皮，皆药之所须者。”同条也提到“枸橘”（即臭橘），但不言其皮为“青皮”，只说此可充枳实。因此，据《橘录》所载，青皮就是青橘（未熟黄的橘）的皮。

青皮基原表述最明确的是南宋陈衍的《宝庆本草折衷》，该书首次将“青皮”作为独立药条，并云“一名青橘皮。所出与橘皮同。七八月摘，十字剖开，去肉暴干。”该书提到“《图经》曰：青橘主用与黄橘全别。分橘皮条。”也就是说，他认为青皮就是苏颂所说的青橘：“橘本一也。以秋初绿时收皮暴者，为青橘皮；以霜后黄时收皮停久者，为陈橘皮。然性用亦稍异，青者力烈而锐于消积；其陈者力醇而更有消痰之效。故《局方》来复丹、红元子之类，皆兼二皮而用之。[1]”

地处北方的金、元医家虽难看到橘树，临床亦多用青皮，并注意与陈皮比较功效差异。例如金代张元素《洁古珍珠囊》云：“青皮（苦辛咸），阴中之阳。主气滞，破积结。少阳经下药也。陈皮治高，青皮治低。[2]”元代王好古《汤液本草》青皮引“《心》云……有滞气则破滞气，无滞气则损真气……《液》云……青皮小而未成熟，成熟而大者橘也。[3]”尚从善《本草元命苞》云：青皮“破滞气不行，削坚积不散。引诸药至厥阴之令，下饮食入太阴之仓。”朱震亨《本草衍义补遗·新增补》云青皮“气虚弱少用”[4]。

明代李时珍云：“青橘皮乃橘之未黄而青色者，薄而光，其气芳烈。今人多以小柑、小柚、小橙伪为之，不可不慎辨之。”说明此时青皮已有伪品。明末倪朱谟《本草汇言》引“李氏曰”时有所增补：“外皮青色，内瓤坚实者。晒干坚硬如石子。[5]”这包括了幼小青橘，与王好古“青皮小”相符，而与陈衍“七八月摘”的青皮略有不同。清代何其言《养生食鉴》亦云：“未成熟而落者，即青皮。”“落”指橘生理落果，自然掉落，无须摘。今《中国药典》“青皮”基原同陈皮，但用“干燥幼果或未成熟果实的果皮”。幼果即“落”者，类似枳实取材。故青皮的出现，可能与废物利用、扩大药源有关。

其三，**橘红**：即橘皮的外层红黄色果皮，要刮去内皮层白色部分（或称“穰”“白”）。

---

1 宋·陈衍．宝庆本草折衷 [M]// 郑金生．南宋珍稀本草三种 [M]．北京：人民卫生出版社，2007：590.

2 引自：金代张元素《洁古老人珍珠囊》“青皮”，见元代杜思敬《济生拔粹》卷五，上海涵芬楼影印，1938年。

3 元·王好古．汤液本草 [M]．崔扫尘，尤荣辑，点校．北京：人民卫生出版社，1987：157.

4 元·朱震亨．本草衍义补遗 [M]// 田思胜，等．朱丹溪医学全书 [M]．北京：中国中医药出版社，2006：70.

5 明·倪朱谟．本草汇言 [M]．郑金生，甄雪燕，杨梅香，校注．北京：中医古籍出版社，2005：572.

此药名始见北宋方勺《泊宅编》一个服用橘红汤下脾之冷积的案例。此方橘红就是“橘皮去穰，取红”。南宋《橘录》称橘皮“去尽脉则为橘红”，“脉”指橘皮内层的筋络（橘络）。《宝庆本草折衷》也说“去白穰者名橘红”，与《泊宅编》同。橘红密布油室，挥发油含量多，故明代贺岳《医经大旨》谓“去白者曰橘红，性热，能除寒发表；带白者性温，能理脾胃而和中”。

橘皮新鲜时易加工成橘红。《本草蒙筌》云：橘“近冬赤熟，薄皮细纹。新采者名橘红，气味稍缓，胃虚气弱用宜；久藏者名陈皮，气味辛烈，痰实气壅服妙。[1]”此言橘红比陈皮更缓和，与贺岳所言不同。明末倪朱谟《本草汇言》将橘红列为子条，且引刘氏曰：“橘红即陈橘皮，刮去白膜，以广中者更胜。”又引“济南医黑天霞抄李东垣曰：橘皮留白，调胃和中。橘红去白，消痰降气，较之橘皮，性稍烈耳。[2]”此与陈嘉谟所言不同。明末贾所学《药品化义》则云：“橘红即广陈皮去白，功用各别，取其力胜故也。[3]”若按此说法，则橘红只能是广陈皮制成。

清代《药性切用》（托名徐大椿著）提到“新会皮”，云“即新会县橘皮……橘白，即新会白，功端和胃进食。橘红，即新会红，又名杜橘红，力能利气化痰……会皮，古名陈皮，一种广皮，单取外面薄皮，即名广橘红。”此书所载不如冈州（今广东新会）人赵其光《本草求原》说得清楚：“橘红皮……形如柚而色红，故名红，以别于柚之黄也。出化州，纹细而内多筋膜者良。（柚有膜无筋，且橘红宗眼中更有白毫，对日观之自见。）[4]”赵氏所言也是新会橘红，其“内多筋膜”，即有橘络，这肯定是橘类植物，柚子皮内层是没有“筋”的。故不论何种橘红，其正品应为橘类植物的外层果皮。

其四：**化橘红**：清初何其言（克谏）《养生食鉴》（1681年，又名《增补食物本草备考》）[5]对橘红有新的说法：“化州一种橘红，如小橘皮，其功尤大，乃橙之属也。”何氏乃广东人，首次提到一种不是橘皮的“化州橘红”。稍后吴震方《岭南杂记》亦记“化州仙橘”，云“其实非橘，皮厚肉酸，不中食。其皮厘为五片、七片，不可成双。治痰症如神。每片真者，可值一金……故化皮赝者多，真者甚难得。[6]”此后赵学敏《本草纲目拾遗》将“化州橘红”独立成条，汇集了清前期较丰富的化橘红资料。

赵学敏引关涵《岭南随笔》提到“今称化州橘红者，皆以增城香柚皮伪代之”。又引《识药辨微》云：“化橘红近日广中来者，皆单片成束，作象眼块，或三十五十片，两头以红绳扎之，成一把，外皮淡红色，内腹皮白色，周身亦有猪鬃皮，此种皆柚皮，亦

1 明•陈嘉谟. 本草蒙筌 [M]. 王淑民，等点校. 北京：人民卫生出版社，1988：305.

2 明•倪朱谟. 本草汇言 [M]. 郑金生，甄雪燕，杨梅香，校注. 北京：中医古籍出版社，2005：571.

3 明•贾所学，著. 清•李延昰，补订. 药品化义 [M]. 杨金萍，卢星，李绍林，等校注. 北京：中国中医药出版社，2015.

4 清•赵其光. 本草求原：中 [M]. 影印本. 广州：广东科技出版社，2009：696-697.

5 引自：清初何其言（克谏）《养生食鉴》，清光绪二十年（1894）石印本。

6 引自：清代赵学敏《本草纲目拾遗》卷七“化州橘红”，清同治十年（1871）张应昌吉心堂刻本。

能消痰。又有一种为世所重，每个五片如爪，中用化州印，名五爪橘红，亦柚皮所制，较掌片为佳。究之真者远甚也。真化州橘红煎之作甜香，取其汁一点入痰盂内，痰皆变为水，此为上品。”其中指出化州橘红为柚皮制成，但所述“真化州橘红”已经神化，难以凭信。化橘红基原非橘类，不属于正品橘红。

另外，赵学敏还引其弟赵学楷《百草镜》的论述：“广东高州府化州出陈皮，去白者名橘红，今亦罕得。土人以柚皮代之，出售外方，价亦不贵。”其特点是“皮皱粗色黄而厚，内多白膜，味反甜带辛者，乃乳柑皮也，只堪点茶，不堪入药；皮极厚而泡松，纹极细而色黄，内多膜无筋，味甜多辛少者，乃柚子皮也，性忌冷服。纹细，色红润而皮薄，多有筋脉，味苦辛，入口芳香者，乃真化州橘红也，入药以此种为贵。然其性酸削，能伐生气，消痰虽捷，破气损人，不宜轻用。”此书没有神化“真化州橘红”，但从其“多有筋脉”来看，乃是橘类，属广陈皮。清代章穆《调疾饮食辩》提到：“今富贵家所尚橘红，云化州所出名化红，不知其皆橙皮所造，橘皮安得如许之大且厚耶？”“橙”与“柚”并非一类，章氏有误，但化橘红大而厚是其特点。

今《中国药典》收载“化橘红”，其基原为芸香科植物化州柚 *Citrus grandis* var. *tomentosa*（药材“毛橘红”）或柚 *Citrus grandis*（药材“光七爪”“光五爪”）的未成熟或近成熟的干燥外层果皮。且载其功用为“理气宽中，燥湿化痰。用于咳嗽痰多，食积伤酒，呕恶痞闷。”鉴于本种已非橘皮类药材，仅有“橘”名而已，故不赘述。

【附言】

经方橘皮的古今差异，从临床运用来看，后世用得更为广泛，但橘皮的基本功效仍无大的变化，主要还是理气调中。橘为常食之果品，其栽培品种甚多，因此后世的橘皮分化出一个地道药材“广陈皮”，被认为质量甚佳。“青皮”则不然，是没有成熟、果皮尚绿的橘皮，其效与橘皮有所区别。青皮或许就是仿效枳实，将生长期被自然淘汰的幼果皮利用起来。“橘红”是橘皮的外层红皮，密布油室，含挥发油多，自然其理气功效要胜过一般的橘皮。但后来借名而起的“化橘红”，乃是柚类的果皮，与橘皮不同种，不能视为是橘皮的同源之物。

38

栝楼根(8)

【提要】

经方栝楼根的功用比后世所用更简单，其植物来源古今无大变化。值得注意的是宋代的“天花粉”逐渐与栝楼根合并成一药。栝楼的古今用名甚多，本篇初步条理其名称大致的演变脉络。

【药源辨析】

栝楼根概况及主要功用：经方用栝楼根方共8首，其中《伤寒论》方4首(含将栝楼根作加味药之方)，《金匮要略》方4首。

经方无栝楼根单方。考察栝楼根用作加味药之方，有《伤寒论》“小青龙汤”，方后载“若渴，去半夏，加栝楼根”。另小柴胡汤后亦载“若渴，去半夏，加……栝楼根”。可见止渴是栝楼根基本功用之一。清代邹澍《本经疏证》评此加减法曰：“呕哕者用半夏以止逆……烦渴者用栝楼根以滋液”[1]，此二药不能同用。据此，栝楼根当是滋液止渴，则柴胡桂枝干姜汤有“渴而不呕”，又《金匮要略》栝楼牡蛎散的“百合病，渴不瘥”，都是用栝楼根止渴的指征。《金匮要略》中附有《外台秘要》“柴胡去半夏加栝楼汤治疟病发渴者”，此加味方也是用栝楼根止渴。但此方是《外台》方，故本书未计入经方中。另栝楼瞿麦丸主治“小便不利者，有水气，其人苦渴”，这种口渴与伤津口渴的病因还不一样，全方是以温中利尿药为主，服用后“以小便利，腹中温为知”，但却以栝楼嵌入方名，其用意不是很明确。

经方其他用栝楼根方也有难解者，例如栝楼桂枝汤方主治“太阳病，其证备，身体强，几几然，脉反沉迟，此为痓”。该方用了栝楼根，主治却不见渴证。按“痓”即“痉”，乃因汗下，导致“内则阴液暴脱，外则经络壅滞”，清代邹澍认为此方用栝楼根是“益上中之液”[2]。这当然是一种推导。又如牡蛎泽泻散治“大病瘥后，从腰以下有水气者”，也无渴症。古代本草学家虽有解释，但艰涩难明，多属臆测。另有紫石寒食散，主治“治伤寒，令愈不复”，方中有药13味，石药、风药、热药夹杂，难以直指栝楼

1 清•邹澍．本经疏证[M]．郭瑞华，谢敬，王全利，等校注．北京：中国中医药出版社，2015：205.

2 清•邹澍．本经疏证[M]．郭瑞华，谢敬，王全利，等校注．北京：中国中医药出版社，2015：206.

根在其中的功用。

经方之前，《神农本草经》已经记载“栝楼根味苦，寒。主消渴，身热烦满，大热，补虚安中，续绝伤。”其中“主消渴”与经方所用相合。《名医别录》增补的“无毒。除肠胃中痼热，八疸，身面黄，唇干口燥，短气，通月水，止小便利”，其中除“唇干口燥”外，其余诸证不见于经方。这说明经方所用栝楼根集中在清热止渴润燥。梁代陶弘景《本草经集注》“诸病通用药”载栝楼根用治伤寒、消渴、黄疸、下乳汁，较经方所用亦广。《唐本草》记载栝楼根“作粉，大宜服石虚热人食之”。五代末《日华子本草》载“栝楼根，通小肠，排脓，消肿毒，生肌长肉，消扑损瘀血，治热狂时疾，乳痈，发背，痔瘘，疮疖”。可见本品也具有清热解毒、化瘀通乳等功效。以上引载为古代栝楼根最基本的性味功治。

宋《本草图经》“外草类”首载“天花粉”，未注明是栝楼根。南宋以后，“天花粉”开始作为治消渴用药。元代危亦林《世医得效方》“栝楼散”为治消渴方，其处方中的药名即“天花粉”。明代李时珍将“天花粉”与“栝楼根”并为一条，此后一般中医临床书多以“天花粉”作为处方用名，现代又将此作为药材名与栝楼根的正名。

栝楼根的名称及来源：“栝楼”的来源并不复杂，但其古今用名则颇为繁复。不同时代的古医籍用栝楼名多不一样，据此可以判断时代，故现代整理古医籍无须将栝楼统一为现代通行名。

《诗经》等先秦典籍中的“果蠃”(guǒluó)即“栝楼”古名，此名医方不用。医药古籍的本品名基本情况是：汉代前后的医方书(如仲景医书、《武威汉代医简》等)多用“栝楼”为名。唐代及此前的医方书中(如《备急千金要方》《外台秘要》《医心方》等)以及《证类本草》(含北宋以前诸家本草书)均使用“栝楼”，但北宋初《太平圣惠方》特殊，以“菰𧄍”为本品名。南宋、元、明及其以后栝楼用名开始使用简便的俗名，故名称混杂。如南宋《太平惠民和剂局方》多用“苽蒌”，元代《御药院方》则“栝楼、瓜楼、瓜蒌、瓜娄”等都用。明《普济方》亦“栝蒌、瓜蒌”等都有。明代《本草纲目》以“栝楼”为正名，但其书附方中又使用“菰𧄍”“瓜蒌”等名称。清代逐渐多用“瓜蒌”。现代《中国药典》栝楼根用“天花粉”，栝楼果实用“瓜蒌”。植物学中的本品用“栝楼”为名。最近二三十年校点本古医籍用名又各不相同。有的尊重古籍原用字，有的多用“栝蒌”来统一仲景医书的“栝楼”。本书不以现代校点本为仲景医书底本，仍取古本。读者诸君临床开处方、撰写文著，自然可以依从《中国药典》使用“天花粉”“瓜蒌”，但整理古籍、阅读古籍则最好要了解上述名称变化的过程。

至于仲景医书栝楼的来源，梁代陶弘景粗粗描述了它的形态：“出近道，藤生，状如土瓜而叶有叉……根入土六七尺，大二三围者。”可见此植物为藤本，叶有分裂、根粗大而长。宋代苏颂《本草图经》描述更细致：“三四月内生苗，引藤蔓。叶如甜瓜叶，作叉，有细毛。七月开花，似葫芦花，浅黄色。实在花下，大如拳，生青，至九月熟，赤黄色……其实有正圆者，有锐而长者，功用皆同。”该书还附有药图。此后宋代《履巉岩本草》、明代《救荒本草》《本草原始》等书均有较准确的植物或药材图，《本草纲目》对其根与果实的描述也很细致。据以上本草所载及传承用药习惯，今确定经方栝楼即今葫芦科栝楼属植物栝楼 *Trichosanthes kirilowii*，其根即栝楼根或天花粉，果实即栝楼（瓜蒌）实。现代《中国药典》规定的天花粉来源除上植物栝楼外，还列入了同属植物双边栝楼 *Trichosanthes rosthornii*，其种子深棕色，沿边缘有明显平行棱线，故名。此种分布于南方或西南，如江西、湖北、湖南及两广、云、贵、川等省区。其分布不如栝楼广泛。考虑到古人尚无条件区分极为相似的植物种，故现代用此种根或果实作天花粉或瓜蒌入药是可以的。

【附言】

经方的栝楼根、宋代的天花粉经过李时珍的合并，成为一药，而天花粉逐渐后来者居上，成为了正名。这种变化倒也无可厚非，毕竟没有引起药性功效的变化，也就无须多言。

39

栝楼实(4)

【提要】

经方中栝楼实的来源同栝楼根，古今无大变化。与后世相比，经方栝楼实的功用相对比较简单。后世栝楼（瓜蒌）不仅用途更广，且果壳（瓜蒌皮）与种子（瓜蒌子）分别入药，功用小异。

【药源辨析】

栝楼实概况及主要功用：经方用栝楼实方共4首，其中《伤寒论》方2首（含1方将本品作加味药用），《金匮要略》方2首。栝楼实为栝楼的果实，若仅言“栝楼”，亦指果实。

经方无栝楼实单方。《伤寒论》小柴胡汤后有加减法，云“若胸中烦而不呕者，去半夏人参，加栝楼实一枚”。胸中烦或由于内热，或由于窒塞满闷。结合经方其他用栝楼实3方，皆用栝楼实治胸痹、结胸，可推知此胸中烦也是胸中气机不利，或有满闷而心烦。

《伤寒论》小陷胸汤主治“小结胸病，正在心下，按之则痛，脉浮滑者”。结胸是指心下（胃脘部）满而硬痛，按之则痛为小结胸，多由痰、水结于心下。本方药3味，黄连、半夏逐饮泄热，栝楼实大者一枚，为该方主药，擅长散结宽胸。

《金匮要略》含栝楼实2方，一方为栝楼薤白白酒汤，主治“胸痹之病，喘息咳唾，胸背痛，短气”；另一方为栝楼薤白半夏汤，主治“胸痹不得卧，心痛彻背者”。两者主治均为胸痹胸背痛或心痛，主药均为栝楼实、薤白，能宽胸利气止痛，故用为主药。李时珍解释说：“张仲景治胸痹痛引心背，欬唾喘息，及结胸满痛，皆用栝楼实。乃取其甘寒不犯胃气，能降上焦之火，使痰气下降也。成无己不知此意，乃云苦寒以泻热。盖不尝其味原不苦，而随文傅会尔。”现代药理或云栝楼实有扩张冠脉作用。

《名医别录》在《神农本草经》“栝楼根”条下增补了“栝楼实”，云“主胸痹，悦泽人面”，后一功效未见经方。从《本草纲目》汇集的明以前本草及某些附方的功治来看，栝楼除宽胸利气、开痹止痛外，对热痰引起的咳喘、中风㖞斜、热病头痛、黄疸、消渴、吐血、咽痛、肠风、痢疾、脱肛、肠闭、下乳、乳痈、疮肿等皆可食用。

栝楼实的来源与分化：古本草中的栝楼，今考其原植物是葫芦科植物栝楼 *Trichosanthes kirilowii* 的果实（参“栝楼根”条）。现代《中国药典》载其基原除植物栝楼之外，还收录了同属植物双边栝楼 *Trichosanthes rosthornii*，此两种植物差别很小，后者多分布在南方或西南。考虑到古人对某些同属植物的鉴别还不可能精确到植物种，因此同属近缘药物只要分布范围较大、又有传承使用史，则都可以作为其基原之一。

关于栝楼名称的历代演变，本书在“栝楼根”条已有简要介绍。现代约定俗成对古医籍中的“栝楼实”等均称“瓜蒌”，一般指全瓜蒌(包括瓜蒌皮、瓜蒌子)。需要区分种子、果皮时才用“瓜蒌子”“瓜蒌皮”。《中国药典》“瓜蒌”用果实，“瓜蒌子”用种子，“瓜蒌皮”用果皮。现代处方、撰文皆可按此处理。

经方及宋代及其以前的古本草多用“栝楼”或“栝楼实”为名，皆指完整的干燥成熟的果实。李时珍曰：“栝楼古方全用，后世乃分子瓤各用。”即此果区分果皮与种子入药则是后来的事。

《雷公炮炙论》提到：“栝楼，凡使皮、子、茎、根，效各别。”但此书是炮制书，并不介绍各自的功效，因此还不能算栝楼分化入药之始。从现有史料来看，栝楼子首见于唐代孟诜《食疗本草》：“子，下乳汁。又，治痈肿。”这是最早用栝楼子入药的本草书。至于栝楼皮或栝楼壳的药名除方书可见外，本草书只偶然在清代本草书可见。栝楼去了种子，剩下的皮壳自然也要药用，只不过是缺少种子的油脂，泻下作用要差多了。

《本草纲目》中也没有将栝楼果皮、种子作为二级药名，只是在栝楼“实”主治中提了一下“大明”的记载。“大明”即指五代末《日华子本草》，该书对栝楼子记载尤详：“栝楼子，味苦，冷，无毒。补虚劳，口干，润心肺，疗手面皱，吐血，肠风泻血，赤白痢，并炒用。”对照《本草纲目》所载栝楼的功效与附方，其差别在于种子含油脂较多，故泻下力强。

【附言】

经方所用栝楼实还未区分果壳与种子之用，其来源在本书“栝楼根”条已经介绍。如果现在的药房没有“全瓜蒌”这个规格，那就只好在处方中分别写瓜蒌皮、瓜蒌仁。经实际测量，一个干燥的全瓜蒌，其重量约 50g(种子未全干者，要更重一些)。瓜蒌皮、瓜蒌仁的比例约为 20∶30[1]。临床亦可根据症状(如胸闷、大便的情况)调整两者的剂量比。

[1] 此数据承于大猛研究员帮助测定。

40

地黄(8)

【提要】

经方所用“生地黄”即鲜地黄,“干地黄”即干燥地黄,但不明确其干燥方法。宋以后“生地黄”的概念逐渐改变,到现代《中国药典》规定为八成干的地黄,另用“鲜地黄”来称呼经方的“生地黄”。未加炮制的地黄性寒,唐代逐渐通过蒸曝后制成“熟地黄”,其药性变为温补,多用于补血填精。其原植物古今一致,但不同时代的道地药材则有变化。

【药源辨析】

经方“生”“干”地黄概况: 经方用地黄方共8首,其中《伤寒论》方1首(生地黄),《金匮要略》方7首(生地黄2方,干地黄5方)。之所以先说“生”“干”,是因为这是使用地黄首先要解决的问题。

经方及早期医药中的“生地黄”“干地黄”与后世所称不一样。现代《中国药典》有“地黄”“熟地黄”两条。“地黄”条包括“鲜地黄”(鲜用)与“生地黄”(缓缓烘焙至约八成干)。经方“生地黄”即鲜地黄,“干地黄”即干燥后的地黄。这与古今对姜的称呼一样[1],言“生”者即“鲜”也,可榨出汁来;言“干”者则无汁可榨。本条下文所用地黄术语,均按经方原义。经方没有熟地黄,论见本条下文。

经方生、干地黄主要功用: 清代黄元御对经方地黄有一句评语:“仲景于地黄,无作君之方,无特加之法。[2]”即地黄在经方不曾用作君药,也未用作加味药。因此要分析经方中地黄的功用就只有仔细分析各方了。由于“生地黄”“干地黄”在经方中功治不同,所以要分别对待。

生地黄:有方3首。《金匮要略》“百合地黄汤”药仅2味,生地黄汁一升,与百合7枚配伍,服后“大便常如漆”,即排出胶黏黑便,这是服生地黄的反应。清代黄元御

---

1 日•吉益为则. 药征[M]. 陆翔,部栾,王旭光,等校注. 北京:中国中医药出版社,2016:45. 原文:“干者,燥干之谓,如干姜是也。生者,新鲜之名,如生姜是也。故古人言生地,则必言汁,言之顺也。岂有干而有汁者哉?”

2 清•黄元御. 长沙药解[M]// 麻瑞亭,孙洽熙,徐淑凤,等. 黄元御医书十一种:下册. 北京:人民卫生出版社,1990:385.

解释:“地黄滋润寒凉,最滑大便。”“多服地黄浓汁,滋胃滑肠,胜用承气。鲜者尤捷。故百合地黄汤以之泄脏腑瘀浊,其力几同大黄。”即生地黄能滑肠泄瘀。

“防己地黄汤”治“病如狂状妄行,独语不休”,用2斤生地黄蒸过取汁,与其他药混和服用。据百合地黄汤用生地黄,则此方也是利用生地黄的寒滑之力,清泄内热瘀浊。《伤寒论》中的“炙甘草汤”主治仅“脉结代、心动悸”,但该方在《千金翼方》中还有“治虚劳不足,汗出而闷”的危症,其中用生地黄一斤,补虚逐瘀,协助其他药物共奏“复脉”之功。可见生地黄通瘀而有补。

干地黄:有方5首,均在《金匮要略》,其中3方是丸剂(薯蓣丸、大黄䗪虫丸、肾气丸)。丸药用药甚多,很难特指其中某药的主要作用。其中“薯蓣丸”治虚劳诸不足,风气百疾,用药21味,可见此丸整体是补益虚劳以治百疾。同样“大黄䗪虫丸”用药12味,主治“五劳虚极,羸瘦腹满”,但有“内有干血,肌肤甲错”,一派虚劳而兼瘀血之像,所以用药攻补兼施。干地黄与芍药、当归等药在其中似发挥补虚之功。另“肾气丸”用药8味,主治“转胞,不得溺也,以胞系了戾,故致此病”。但方以“肾气”为名,当是鼓舞肾气,配合利尿,干地黄与薯蓣、山茱萸等药应属滋肾之药。以上3方,补虚、化瘀、益肾,是方之效,也与地黄之效相关。

另外2方,皆与血症相关。其一芎归胶艾汤,主治妇人漏下、妊娠胞阻,出现下血、腹痛。该方7药,有归、芎、芍、地(后世组成“四物汤”),再加阿胶、艾叶、甘草。另一方黄土汤,主治下血(先便后血)。虽然经方没有特别的证据地黄能治血证,但唐代《千金》内补当归建中汤方后云:“若去血过多,崩伤内衄不止,加地黄六两。”也间接证明地黄有补血之功。

考《神农本草经》“干地黄”功治与上述经方治证相关者有:“伤中,逐血痹,填骨髓,长肌肉……生者尤良。”《名医别录》增补相关内容有:“男子五劳七伤,女子伤中,胞漏下血,破恶血,溺血……补五藏内伤不足,通血脉,益气力,利耳目。生地黄:主妇人崩中血不止及产后血上薄心闷绝,伤身胎动下血,胎不落,堕坠踠折,瘀血,留血,衄鼻,吐血,皆捣饮之。”以上均说明地黄能补虚益气,通脉化瘀,生地黄尤能逐瘀止血。

唐代干地黄补益之功更为医家关注,例如《药性论》“干地黄”“能补虚损,温中下气,通血脉。久服变白延年。治产后腹痛,主吐血不止。”《食疗本草》甚至将地黄纳入食疗品,云“以少蜜煎,或浸食之,或煎汤,或入酒饮,并妙。”萧炳《四声本草》亦云:“干、生二种,皆黑须发良药。”再经过宋以后医家的发展运用,地黄遂成为补血填精名药。

干地黄在唐代演化出“熟地黄”,药性由寒转温,治疗范围进一步扩大。

熟地黄的兴起:清代黄元御云:“仲景方中生地,是用鲜者取汁。熟地之制,庸工妄作,不足用也。”无独有偶,日本吉益东洞亦云:“仲景氏之所用,生、干二品而已。其熟云者,后世之为也,不可用矣!”这两位先辈尊经太过,殊不知熟地也是后世经验所得，又经千百年医疗实践，亦是良药。但熟地黄何时兴起，至今有不同的说法。

或谓熟地黄在《金匮要略》就有所论及[1]。所举之例见“防己地黄汤”，云“生地黄二斤㕮咀，蒸之如斗米饭久；以铜器盛其汁，更绞地黄汁，和分再服”。鲜生地仅蒸“斗米饭久”，约摸个把小时，然后把蒸地黄留在锅里的汁，与绞榨蒸过地黄所得的汁液合在一起，这算熟地黄吗？非也！后世熟地黄须经反复蒸曝。

“熟地黄”一名可见于宋《本草图经》，但其全名“熟干地黄”首见于唐代孙思邈《备急千金要方》“作熟干地黄法”[2]。此法用鲜地黄捣绞取汁，用来浸渍肥鲜地黄，再用甑蒸一个时辰，取出曝燥，再放进地黄汁中又蒸，一直到所有的地黄汁都被吸干，再曝干。也可以直接切地黄，蒸半天，经常洒酒，入夜取出，曝干。或将地黄切成段蒸一个白天，至地黄色变黑，没完全黑的地黄再蒸。以上方法，均将地黄反复或长时间蒸曝，使之成黑色发黏的固体，这才是真正的熟地黄。

按上述熟地黄制作的环节与成品要求，则《雷公炮炙论》所载“生地黄去白皮，瓷锅上柳木甑蒸之，摊令气歇，拌酒再蒸，又出令干”，也可算“酒制熟地黄”之始。再往前查找，梁代陶弘景云：“作干者有法，捣汁和蒸，殊用工意。”所谓“捣汁和蒸”，近似孙思邈《备急千金要方》所载，但此为制作干地黄，且未说明蒸曝时间长短，故不能作为熟地黄最早出处。

蒸过地黄使其寒性一变而为温性，增加了补益之力，扩大了药用范围，但用蒸法来干燥地黄，与反复蒸晒形成的熟地黄容易混淆。唐代陈藏器《本草拾遗》评价说：“干地黄，《本经》不言生干及蒸干。方家所用二物别，蒸干即温补，生干则平宣，当依此以用之。”按此说，《神农本草经》“干地黄”若干燥法不同，药性也变。生干者性平，蒸干者温补。那么反复蒸晒形成的“熟地黄”自然温补滋养力更强。但因此“蒸干地黄”与“熟地黄”容易混称。

宋代苏颂《本草图经》说的“熟地黄”是：“采根，蒸三二日，令烂，暴干，谓之熟地黄。”又云“熟干地黄最上出同州，光润而甘美……其地黄当光黑如漆，味甘如饴糖”。但苏颂还说过“阴干者是生地黄”，这就改变了早期生地黄是鲜地黄的概念。宋以后熟地黄与生地黄（鲜）、干地黄鼎立，成为地黄药材三大规格之一。金元时期地黄术语混乱，如《汤液本草》引“东垣云”：“若脉虚，则宜熟地黄。地黄假火力蒸九数，故能补肾中元气。仲景制八味丸，以熟地黄为诸药之首，天一所生之源也。汤液四物以治藏血之臟，亦以干熟地黄为君者，癸乙同归一治也。[3]”其实仲景经方的“八味丸”乃干地黄，东汉还没有熟地黄。明代李时珍指出：“其熟地黄乃后人复蒸晒者。诸家本草皆指干地黄为熟地黄，虽主治证同，而凉血、补血之功稍异。”李时珍介绍的“近时

1 雷载权，张廷模. 中华临床中药学：下卷 [M]. 北京：人民卫生出版社，1998：1753.

2 唐•孙思邈. 备急千金要方 [M]. 影印本. 北京：人民卫生出版社，1955：485.

3 元•王好古. 汤液本草 [M]. 崔扫尘，尤荣辑，点校. 北京：人民卫生出版社，1987：83.

造法”，是在地黄九蒸九晒过程中，又加好酒与砂仁同蒸制，与唐宋的熟地黄含义又有不同。但无论何种地黄，其植物来源仍属同源。

地黄的来源：《神农本草经》《名医别录》中都有地黄的别名，但古医方有时出现的别名是“苄”(音 hù)，其余皆仅见于本草书。地黄在经方用得虽然不算多，但历经六朝、隋唐五代，至宋代不仅使用日广，而且有非常成熟的栽培法。苏颂说“今处处有之，以同州为上”。同州为今陕西大荔，宋代此地的熟乾地黄制作技术最佳，不过宋代《本草图经》所得产地进献的药图却来自“冀州”(今属河北)与“沂州”(今山东临沂)。明代地黄的道地药材出自怀庆(今河南沁阳)，且“怀地黄”至今仍享有盛名，主产河南焦作等地。历史上的地黄名产地(如陕西、山东、河北、山西等省)今亦出产地黄，质量也很好[1]。

地黄的原植物在宋代《本草图经》有详细描述：“二月生叶，布地便出似车前，叶上有皱文而不光。高者及尺余，低者三四寸。其花似油麻花而红紫色，亦有黄花者。其实作房如连翘，子甚细而沙褐色。根如人手指，通黄色，粗细长短不常。”宋代寇宗奭补充“叶如甘露子，花如脂麻花，但有细斑点，北人谓之牛奶子花，茎有微细短白毛。”明代《救荒本草》的文字描述虽无过多新意，但其所附药图(图 40-1)乃写生绘成。以上诸家所述及附图均可知古之地黄，即今玄参科地黄属植物地黄 *Rehmannia glutinosa*，药用其根。现代《中国药典》“地黄”基原亦为此种。

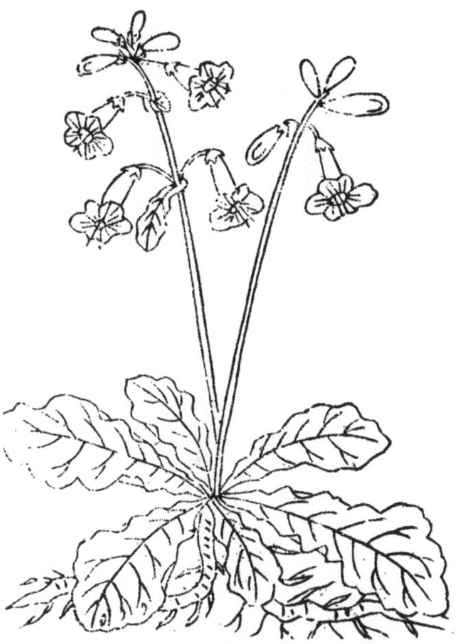

图 40-1 《救荒本草》地黄苗

【附言】

地黄的基原古今一致，由于栽培技术宋代就很成熟，故其来源没有什么问题。经方及唐代以前的地黄用名与宋以后有较大变化，这对后世使用本品影响很大。唐代以前本草医方主要运用的是“生地黄”(即鲜地黄)与“干地黄”两种，其性皆寒。此用名很类似古今一致的“生姜”“干姜”。

在后世使用中，“干地黄”又分“生干”(不经火烤)与“蒸干”两类。唐代“熟地黄”兴起，其制作法是反复蒸晒，或长时间蒸过再干燥。因此蒸干的“干地黄”就容易与特定概念的“熟地黄”混淆。“生干”的干地黄在宋代又称“生地黄”，这又容易与早期本草医方的“生地黄”(即鲜地黄)产生混乱。熟悉地黄名称的变化，有利于区别其不同的实际内容。

---

1 金世元. 金世元中药材传统鉴别经验 [M]. 北京：中国中医药出版社，2012：44-45.

熟地黄虽然在经方中没有出现，但不能认为熟地黄“不足用”或“不可用”。经方鲜地黄、干地黄性皆寒，因此也曾尝试蒸过之后再取汁，这是减低寒性的一个尝试。后世通过炮制改变其所含成分与药性，客观上扩大了地黄的补益作用的施展范围，应该承认经方并未使用熟地黄，但也要尊重后世发展出来的熟地黄。

41
龙骨(7)

【提要】

经方用龙骨之处不算太多，分析龙骨主治之证，多与神志相关。龙骨曾被当作灵物，故在早期医学所用龙骨，属于“以神治神”。但在南北朝、隋唐之后，这种原始用药思想渐退，龙骨逐渐被用于治疗滑脱类的疾病，这或是古今用药的差异。现代研究得知龙骨是古代脊椎动物的骨骼化石，但古人附会于传说中的龙之骨。

【药源辨析】

龙骨概况及主要功用：经方用龙骨方共 7 首，其中《伤寒论》方 3 首，《金匮要略》方 4 首(不计《伤寒论》已有之方 1 首)。

龙骨所在的经方皆属复方，且龙骨属石类药，其质本重，在诸方中也非最大用量者。经方亦无龙骨单方，因此要探究其功用，唯有从其作为加味之药入手。

《伤寒论》有加味方 2：“柴胡加龙骨牡蛎汤”乃下后出现诸证，在“小柴胡汤”基础上加龙骨、牡蛎；“桂枝去芍药加蜀漆牡蛎龙骨救逆汤”乃火劫亡阳，在“桂枝汤”基础上加减形成此方。以上两方相似症状都涉及精神情志，前者有烦惊、谵语，后者有惊狂、卧起不安。据此可推断，此二方同加龙骨、牡蛎，皆为应对精神失常(惊狂、谵语、烦躁)而设。可以作为佐证的是：《神农本草经》“龙骨”载其“主心腹鬼疰，精物老魅，小儿热气惊痫”；“龙齿”则可“主小儿、大人惊痫，癫疾狂走”。北齐徐之才《药对》亦云“虚而多梦纷纭，加龙骨”，可见龙骨用于虚性的精神情志疾病，如经方因下后、亡阳导致的惊痫、癫狂、烦躁不安等。

以上 2 方龙骨之用明确之后，“桂枝甘草龙骨牡蛎汤”主治“火逆下之，因烧针烦躁者”，其病因病机与前述两方相似，其中烦躁就是龙骨的适应证。《金匮要略》“桂枝龙骨牡蛎汤”较上方多芍药、大枣、生姜，其主证是失精家，一派虚象，清谷、亡血、失精、脉虚，特异证是“男子失精，女子梦交”。虚而梦遗、梦交，亦与情志相关，故也是龙、牡的适应证。在“桂枝龙骨牡蛎汤”后有“天雄散方”，主证不明，不议。另“风引汤”主证“热瘫痫”，方后注云“治大人风引，少小惊痫瘛疭，日数十发，医所不疗”，其中“惊痫”是《神农本草经》龙骨的重要主治，故知“风引汤”龙骨也当能治惊痫。简言之，龙骨所主之证为神气有变，如烦惊、谵语、惊狂、卧起不安、烦躁、梦交等，皆其所治。

比较特殊的是“蜀漆散”，此方治“牝疟”(疟多寒)。该方药仅3味，龙骨在其中何用？前人对此多避而不谈。疟疾是非常古老的疾病，范行准先生认为甲骨文已经有疟的初字[1]。疟疾酷虐，或寒或热，说来就来，说去就去，来去有时，令古人极为困惑。早期巫医将其病因归于邪鬼。葛洪《抱朴子》记载：“猕猴之鬼，令人疟疾。”《医心方》引北周支观《通玄方》五疟中有“鬼疟”。一直到近代，民间还有“疟子鬼”的说法，故古医书里驱疟子鬼的咒语时可见到。“蜀漆散”除抗疟的蜀漆(常山苗)之外，再加龙骨、云母这两个“灵物”。其用意或是用灵物以制疟鬼。《神农本草经》载龙齿可“杀精物”，晋代《肘后备急方》记载了一个龙骨治“老疟”的单方：“治老疟，末龙骨方寸匕，先发一时，酒一升半，煮取三沸，及热尽服，温覆取汗，即效。[2]”这些资料可作为汉晋龙骨曾被作为治疟神物的佐证。

后世医家论龙骨多关注龙骨的收敛之性。清代黄元御谓龙骨“敛神魂而定惊悸，保精血而收滑脱”。谓“龙骨蛰藏闭涩之性”，使之能敛神魂、收滑脱。龙骨之“闭涩”依据是什么？梁代陶弘景云龙骨“舐之着舌”。龙骨为化石，中有裂隙及蜂窝状细孔，具有吸湿性，故舌舔有吸引黏着感，唐代陈藏器将其归于“涩”药，谓“涩可去脱，即牡蛎、龙骨之属是也”。唐以后将收敛固脱作为龙骨之性，盖本于此。但早期本草所载龙骨并未涉及其涩性，更多的是记载其治鬼神为病及情志病，后世亦有医家关注到龙骨的“灵物”特性。

清初刘若金《本草述》云：“龙乃神异之物……此所谓疗阴阳之患，而用灵物之形神，以气相感者也。[3]”清代冯兆张则云：龙，“神灵之物也……神则灵，灵能辟邪恶、蛊毒、魇魅之气及心腹鬼疰精物也。[4]”清代杨时泰亦云：“此所谓用灵物之形神，疗阴阳之乖忤，皆其以气相感者也。粗工但就‘涩可固脱’为言，不察甚矣！[5]”这就直接指出用“涩可固脱”去解释汉代经方龙骨功治是不合时代特征的。清代章穆也提到：“鬼疰最恶，其症腹中作痛，时发时止。药不能除，禳不能解，久则必死。”《千金方》用龙角之类治之。章穆解释说：“血肉有情，凡邪祟病，非藏伏肝内，非血肉腥膻，不达病所，非神灵威猛，不能驱除。故《伤寒论》有小柴胡加龙骨牡蛎法，为后人治祟诸方之祖也。”此说也是把龙骨作为“治祟”之物。[6]

清代徐大椿对神志疾病的治疗有一段论述：“人身之神属阳，然神非若气血之有形质可补泻也，故治神为最难。”古代医学发展早期，用“灵物”治神志病，“以神治神，

---

1 范行准．中国病史新义[M]．北京：中医古籍出版社，1989：300-310.

2 宋•唐慎微．重修经史证类备用本草[M]．影印本．北京：人民卫生出版社，1957：368.

3 郑怀林，焦振廉，任娟莉，等．本草述校注[M]．北京：中医古籍出版社，2005：629.

4 明•冯兆张．杂症痘疹药性主治合参[M]//冯兆张．冯氏锦囊秘录．王新华，点校．北京：人民卫生出版社，1998：863.

5 引自：清代杨时泰《本草述钩元》卷二十八“龙”，清道光二十二年(1842)毘陵涵雅堂刻本。

6 清•章穆．调疾饮食辨[M]．伊广谦，点校．北京：中医古籍出版社，1999：334.

则气类相感”，是当时巫家、医家常用的对策。后世医家从脏腑气血角度赋予经方龙骨敛魂魄、收敛精血、平肝息风、重镇祛怯等诸多功效，并非不可，但以此作为经方使用龙骨之原意，则不免以今律古，将后世兴起的理论强加于古人。

由此看来，龙骨在经方的存在，是巫、医混同时的灵物药在后世医方的遗存。梁代陶弘景《本草经集注》“诸病通用药”所载龙骨主治的疾病有肠澼下痢、小便利、溺血、虚劳、泄精、妇人崩中、蚀脓等，这些病名显示龙骨所治疾病已经逐渐脱离鬼神病因。唐代陈藏器“十剂”说出现，由形质推导的龙骨收涩之性得到了更多运用，甚至被用于收敛“神魂”“神气”。明清以后又用于敛疮收口、收湿止痒。但古代医药书都不曾将龙骨作为壮骨药，现代却有人用其壮骨，治疗缺钙引起的各种疾病。其理由是龙骨含丰富的钙。以龙骨补钙值得吗？钟乳石也富含钙，且有悠久的用于强壮的历史，若论补钙，比龙骨划算得多，更遑论还有现代的钙片足以敷用，似乎用不着借“龙骨”之名来炫惑世人。

龙骨脱离“灵物”时代已历千百年，但作为化石所具有的某些价值却仍然存在。

龙骨的来源：中国人常自称是“龙的传人”。古代帝王更是以“龙”自居。即便在民间传说中，龙也是掌管上天雨水的神异动物。但与此并存的是，早期文献很早就记载了“龙骨”。《华阳国志》甚至说“蜀五城县，其上值天门，天门龙升天不达，死坠此地，故掘取龙骨，冬夏无已。”看来古人最早相信龙骨是真龙遗骸。《神农本草经》很早就以龙骨为药，且古代尊称皇帝为“真龙天子”，却不忌讳用龙骨做药。

历代本草学家对龙骨的来历有种种说法，但正如宋代药学家寇宗奭所说：“诸家之说，纷然不一，既不能指定，终是臆度。”本草药图中，既画民间想象的龙形象，但又绘制真正的药店使用的龙骨药材。明代李时珍对此也感困惑：“窃谓龙，神物也，似无自死之理。”但他见很多史料都说有死龙、吃龙肉等事，又觉得“是龙固有自死者矣”。这样的谜团，直到近现代古生物学及考古学发掘研究证实，龙骨是某些古生动物的化石。《辞海》记载，龙骨是古代脊椎动物、且绝大部分是第三纪后期和第四纪哺乳类（如象、犀牛、马、鹿等）的骨骼化石，龙齿则是牙齿化石[1]，其实与传说中的龙没有任何关系。

在龙骨来源已明确的现代，大家都知道此类化石对研究古生物或考古学具有重要的意义。尤其是清末从河南安阳掘得的“龙骨”（实为龟甲、兽骨）中发现甲骨文，轰动中华乃至世界。甲骨文是当今我国发现的最早的成熟汉字，对研究殷商时代的文字与历史具有非常重要的意义。甲骨文在清末被发现纯属偶然，在此之前的时代里，还不知曾有多少刻有文字的“龙骨”被打碎充作药用。即便是没有文字的某些动物化石，也有的具有研究价值。现代还有盗挖古动物化石的现象存在。为保护濒危动物，犀角入药在前些年已经禁止，这表明中医用药必须考虑珍稀物种保护。龙骨虽还不

---

1 辞海编辑委员会. 辞海 [M]. 上海：上海辞书出版社，2002：2295-2296.

到被挖绝的地步，但化石属于不可再生之物，也应该注意保护。《中国药典》1963 年版、1977 年版曾收录龙骨，但此后诸版则未再出现。中医人应该自觉注意减少龙骨的运用，尤其不宜以古代都不曾记载的龙骨“壮骨”为由，扩大龙骨的使用范围，加速龙骨的消亡。

【附言】

古人不了解龙骨来源，因而很长时间龙骨被蒙上了神秘色彩，蒙昧时代的医疗活动中，龙骨被作为灵物，用以应对鬼神病因说中的某些疾病。仲景的经方也残留少量灵物药遗存。随着鬼神病因逐渐从中医学中消减，龙骨入药的机理开始与其形质挂钩，敛涩之性成为其治疗滑脱之病的机理。故根据龙骨运用的历史，对经方中龙骨的作用不宜高估，更没有必要继续借“龙”之名将龙骨作为壮骨之用。

42

五味子(7)

【提要】

经方五味子未分南北，后世使用同科属的南北两种五味子入药。经方用五味子止咳，但早期道家将五味子作养生长寿药用，后世医家也或将其用治肺虚寒、作补下药用，故有人将本品作为补益药。五味子已甚酸，古代炮制法无醋制法，此与现代《中国药典》收入醋制五味子法不同。

【药源辨析】

五味子概况及主要功用：经方用五味子方共7首，其中《伤寒论》方4首（含将五味子作加味药之方3首），《金匮要略》方3首（除去《伤寒论》已有方1首）。

经方无五味子单方，但《伤寒论》五味子4方中，只有小青龙汤将五味子作为组方正式药物，其余3方仅在方后注明五味子为加味药。其中小柴胡汤后云："若咳者，加五味子半升。"真武汤后云："若咳者，加五味子半升……"四逆散后亦云："咳者，加五味子……"由此可知，五味子的主治就是"咳"。小青龙汤主治"伤寒，表不解，心下有水气，干呕、发热而咳"，很明显用五味子以止咳。

今本《金匮要略》实际含五味子方为9方，但计入经方五味子方仅3方，均在"肺痿肺痈咳嗽上气病脉证治"篇。其中射干麻黄汤主治"咳而上气"，厚朴麻黄汤主治"咳而脉浮"，小青龙加石膏汤主治"肺胀，咳而上气"，3方均有"咳"症，都是五味子的主证。另"痰饮咳嗽病脉证并治"篇有五味子方6首，其中小青龙汤乃《伤寒论》已有之方，其余5方皆在篇后"附方"中，吴迁本此处有注："并见《千金》。"经查核此5方确实见于《备急千金要方》卷18"咳嗽第五"，故本书五味子方数未计入此篇之方。

经方用五味子的针对性很强，就是治疗咳证。五味子主"咳逆上气"早见于《神农本草经》记载。但《神农本草经》还记载本品"主益气……劳伤羸瘦，补不足，强阴，益男子精。"《名医别录》又补充其"养五脏，除热，生阴中肌"等功效。据此，似乎五味子颇有补益之功

五味子用于补益，可能与汉晋之间道家养生曾用本品为仙药有关。例如《证类本草》引"《抱朴子》：移门子服五味子十六年，面色如玉女，入水不沾，入火不灼。"此后梁代陶弘景《本草经集注》"诸病通用药"记载五味子治"上气咳嗽、虚劳、阴痿、泄

精”，北齐徐之才《药对》称“虚而多气兼微咳，加五味子”，均认为五味子止咳而兼补虚益精。

北宋寇宗奭提到，在盛产五味子的地区，果实红熟之后，“熬成稀膏，量酸甘入蜜”，制成煎膏，“肺虚寒人可化作汤，时时服”。当时医家“用之治肺虚寒……补下药亦用之”，寇氏在临床上也用五味子治肺虚咳嗽唾沫获效。故五味子在经方之后逐渐扩展为补肺虚咳嗽药。宋以后医家多从本品的酸涩之味入手，认为它有敛肺气，固肾气之功，且谓因其酸涩，故不宜于外感之初的咳嗽。但从经方用本品来看，似乎没有这种忌讳。

五味子的来源与加工：“五味子”之名，《唐本草》认为是因其“五味，皮肉甘、酸，核中辛、苦，都有咸味，此则五味具也”。其实真尝其味，还是以酸为主。关于本品的原植物，见者不多，但其果实特点非常突出，不易伪充。梁代陶弘景云：“今第一出高丽，多肉而酸甜。次出青州、冀州，味过酸，其核并似猪肾。”此云不同产地的五味子，其味道也略有不同。

北宋《本草图经》介绍了各地的五味子，谓“今有数种，大抵相近”。其果实“如豌豆许大，生青熟红紫”，也有“小颗皮皱泡者，有白色盐霜一重”。根据古本草描述的五味子形态，现代考证属于木兰科五味子属（*Schisandra*）植物的果实，但不同地区所产的植物种则或有不同。从宋代开始，出现了“真北五味子”“土五味子”之名[1]。“真北五味子”的“核如猪肾形，肉微黑，苦味重者是真”。“如沙柑子核者，是土五味子，不堪用。”明《本草蒙筌》说“江北最多，江南亦有”。此后五味子分南北的格局沿袭至今。

当今《中国药典》收载了五味子、南五味子两条，其中五味子就是北五味子，乃木兰科植物五味子 *Schisandra chinensis*，主产东北、华北等地。其果实如豌豆大，但不似豌豆圆滑，而是不规则的圆球形，表面紫红色，或可见一层“白霜”，皱缩但油润，尝之果肉甚酸，咬开有种子一两粒，成腰子形。取一粒尝过，则难忘记其味。南五味子则为同科植物华中五味子 *Schisandra sphenanthera*，其果实与北五味子相比，外形近似，果实略小，果肉干瘪，味不很酸还略涩，表面暗红棕色。当代对南五味子、北五味子的来源已有非常详细深入的考证，其结论基本与《中国药典》相同，但认为南五味子可能有金山五味子 *Schisandra glaucesens* 也少量用作五味子[2]。

古代从陶弘景开始，历代药家都认为北产者质优，李时珍说“入滋补药必用北产者乃良”。还有的药家认为入药要分南北。如《本草纲目》引汪机之言，曰“五味治喘嗽，须分南北。生津止渴，润肺补肾，劳嗽，宜用北者；风寒在肺，宜用南者。”据说有研究南五味子的镇咳作用确实要高于北五味子，但缺乏量化的“高于”未必能成为区

---

1 王家葵，蒋淼，胡颖翀. 本草纲目图考 [M]. 北京：龙门书局，2018：798.

2 李会娟，车朋，魏雪苹，等. 药材南五味子与五味子的本草考证 [J]. 中国中药杂志，2019，44（18）：4053-4059.

分南北五味子入药的依据。实际用药中很少有人区分南北五味子。古代五味子产区多集中在中原及西南或南方，南五味子从外观看，似乎其质量不如北五味子，但其运用很广，在交通不够发达的古代，就近取材毕竟方便，各地药业都有自己的用药习惯，所以中药教科书一般都不将南北五味子分作两味药。当今《中国药典》（2015年版、2020年版）将“五味子”“南五味子”分别立条，功用却一模一样，不知分之何益？

经方所用五味子是哪一种？很难猜测。从汉代疆域来说，北五味子可以与内地流通，但从张仲景所在地区来说，则南五味子更容易获得。经方所用五味子本为止咳，并不在补虚，因此经方用南五味子的可能性较大。但作为临床用药，也无须拘泥仲景所用品种，可结合后世用药新经验予以调整。

经方五味子无任何加工与炮制法。按陶弘景《本草经集注》所说：“用细核物，亦打破，山茱萸、五味子、蕤核、决明子之类是也。”可见五味子入药前打破对煎出药汁是有利的。《雷公炮炙论》载：“凡用，以铜刀劈作两片，用蜜浸蒸，从巳至申，却以浆水浸一宿，焙干用。”五味子刀劈两片与打破无异，都是为了煎出药汁。但“蜜浸蒸”“浆水浸”等工序，经方无载，后世用者亦稀。这是道家炮制法，无益治疗，徒增工本。

宋代以后，五味子有诸多炮制法（蜜制、酒制、盐制等），独罕见醋制。《历代中药炮制法汇典》（古代部分）就查不到醋炙法[1]。但奇怪的是，现代《中国药典》无论五味子、南五味子，都收了醋制法。此法并无古法依据，也无临床实践与试验研究支撑。五味子本来就很酸，再加醋制，中医制药没这个理啊！有的书解释说：“醋制后酸收作用增加。[2]”米醋与五味子酸具有同等效力吗？如果说醋能增加五味子的酸收作用，那直接喝醋更简便廉价，何必用五味子？此法大概除了助长以其他小浆果伪造五味子，或者使劣质的五味子变黑以混充优质之外，对使用五味子入药别无益处！

【附言】

五味子古今运用的差异，从来源来说，是后世五味子分出了南、北五味子，但这并不影响经方五味子的使用。五味子的功效，从经方的止咳，到后世增加了补益之功，属正常的发展。现代五味子被归入收涩药或补益药，已偏离经方最初功用甚远。更有醋制五味子，纯属蛇足！

---

[1] 王孝涛. 历代中药炮制法汇典：古代部分 [M]. 南昌：江西科学技术出版社，1986：238-240.

[2] 雷载权，张廷模. 中华临床中药学：下卷 [M]. 北京：人民卫生出版社，1998：1625.

43

知母（7）

【提要】

知母在经方的运用不算多，但对后世运用该药的影响较大。知母在经方主要用于热结在里，表里俱热的白虎汤，后世知母则赋予其在内伤杂症中清润补益作用。其药源古今一贯，无大变化。

【药源辨析】

知母概况及主要功用：经方用知母方共 7 首，其中《伤寒论》方 3 首，《金匮要略》方 4 首（除去《伤寒论》已有方 1 首）。

经方无知母单味药之方。考察知母功治，当从白虎汤入手。白虎汤主证明确，为“热结在里，表里俱热者”，大渴、躁烦，其中主药为知母、石膏，其功用与方证基本一致，皆能清里热，除烦渴。他如白虎加人参汤、白虎加桂枝汤皆在白虎汤基础上加味，其中的知母同功，可以不论。但百合知母汤治百合病汗后，故知其中的知母为津伤液少而设，借以润燥生津。又，竹皮大丸治妇人乳中虚烦乱，用石膏而不用知母，尚未伤津，无须知母。酸枣汤治“虚劳虚烦不得眠”，用知母不用石膏，可见知母能用于虚劳虚烦。据此，后世比较石膏、知母，后者乃根茎，质柔体润，此或为生津止渴、润燥除烦的物质基础，与矿物石膏不同。

此外，桂枝芍药知母汤有药 9 味，麻黄升麻汤药有药 14 味，要考量其中一味药的功治比较困难。此二方见证多端，虚实夹杂，无法确认用知母之实证。

早期本草《神农本草经》“知母”条云：“味苦，寒。主消渴热中，除邪气，肢体浮肿，下水，补不足，益气”，其中有与经方所用相似者。《名医别录》载知母“疗伤寒，久疟，烦热，胁下邪气，膈中恶及风汗，内疸。多服令人泄”，则较少与经方所用相符者。

经方中的知母运用，对后世用药影响很大，例如北齐徐之才《药对》有“虚而口干，加麦门冬、知母”一条，可见知母确实是清润而兼补益。梁代陶弘景谓知母“甚疗热结，亦主疟热烦”。唐《药性论》“知母”条云：“主治心烦躁闷，骨热劳往来，生产后蓐劳，肾气劳，憎寒虚损，患人虚而口干，加而用之。”五代末《日华子本草》载知母“味苦、甘。治热劳，传尸疰病，通小肠，消痰止嗽，润心肺，补虚乏，安心，止惊悸”，则知母亦可用于诸多内伤之证。

知母来源：“知母”的别名在《神农本草经》《名医别录》中有18个之多。一般药物命名多能体现其某方面的特点，但知母的众多名称却很难反映其命名原始含义。明代李时珍抓住其中两个别名“蚳（音歧 qí）母”、“蝭（音匙 shǐ，又音提 tí）母”，来解释其命名：“宿根之旁，初生子根，状如蚳蝱之状，故谓之蚳母。讹为知母、蝭母也。”这是说它入药的横生根茎初生的肉质子根形如“蚳蝱”（蚁卵）。这也只是一家之说而已。

关于本品的形态，郭璞注《尔雅》云其“叶如韭”。陶弘景则云：“形似菖蒲而柔润，叶至难死，掘出随生，须枯燥乃止”。这是知母原植物的特性。宋《本草图经》又云：“四月开青花如韭花，八月结实。”该书附图5幅，其中“隰州知母”图（图43-1）、“卫州知母”（图43-2）均有似韭之线形叶片，根粗大，“隰州知母”根茎表面有一条凹沟，沟两边密布环节及须毛，结合本草所载产地与传承使用药材，此即今百合科植物知母 *Anemarrhena asphodeloides*，药用其根茎。现代《中国药典》“知母”的来源亦为此种植物。尽管《本草图经》所附药图还有几幅难以鉴定原植物，但古今传承使用的知母来源仅此一种，并无其他来源。本品多产于华北、东北与西北诸省，主产河北，尤以易县所产质佳。“知母好刨，就怕拔毛”，这种过去多野生，根茎多毛须的植物在北方颇为多见，南方医药人员则难见其原植物形状。

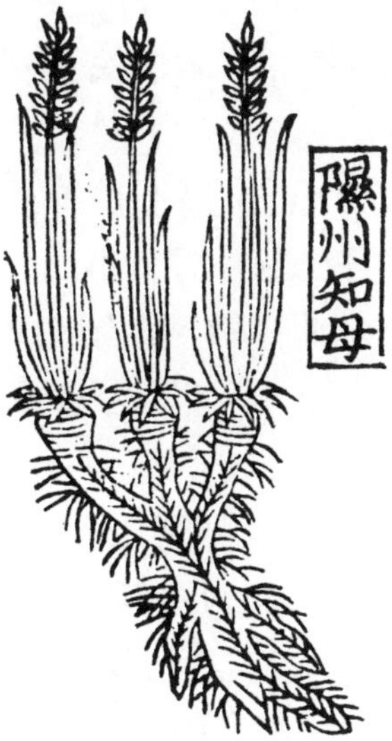

图43-1 《本草图经》（政和）隰州知母

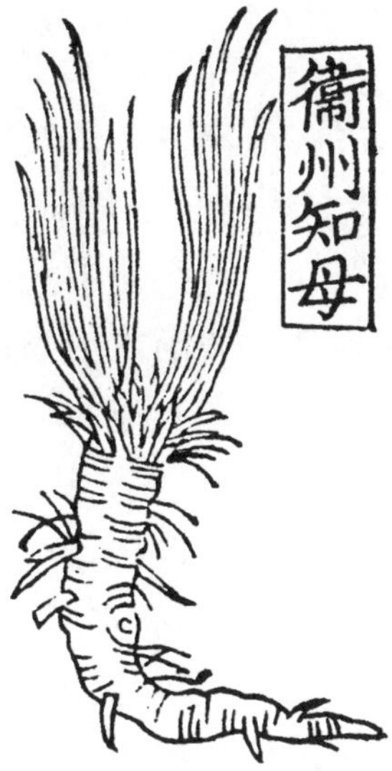

图43-2 《本草图经》（政和）卫州知母

【附言】

知母药源古今一致，其运用在古本草医方中不曾红火，但至今沿用不衰，是一味平常而实用的药物，无可多言。

44

黄耆(7)

【提要】

古今黄耆(黄芪)的植物来源没有大的变化,但其功用与炮制却有不同。例如经方常用的利水功能,后世很少使用。经方黄耆不炮制,但南北朝及其以后黄耆或用蜜炙,却不是为了医疗,而是为了以次充优造假。诸如此类,是本篇的讨论重点。

【药源辨析】

黄耆概况及主要功用:经方用黄耆方共7首,全在《金匮要略》中。当今校点本仲景医书的"黄耆"多简化作"黄芪"。按李时珍云:"耆,长也。黄耆色黄,为补药之长,故名。今俗通作芪。"黄耆并非因其"为补药之长"得名,但"耆""芪"古代为两字,并无繁简关系,故本书乃仍按仲景医书古本用"黄耆"。

经方无黄耆单方。加味方中,黄耆建中汤主治"虚劳里急,诸不足",此方乃小建中汤加黄耆一两半,小建中汤主治虚劳里急诸证,加黄耆更能补虚劳不足。

又,桂枝加黄耆汤主治为:"诸病黄家,但利其小便。假令脉浮,当以汗解之。"桂枝汤可发汗,加黄耆则兼顾利小便以治黄。该方亦治黄汗,其证两胫自冷,不能食,身疼重,烦躁,小便不利,用桂枝汤发汗和营卫,黄耆补气利水。

同理,黄耆芍药桂枝苦酒汤主治"黄汗",此病"状如风水,病得之汗出入水中浴,水从汗孔入得之",当有水肿,小便不利。该方黄耆用量独重,乃主药,可补气利水消肿,再配合桂枝汤主药(桂枝、芍药),和解其外,令汗出、小便利,黄汗除。

又,黄耆桂枝五物汤,即桂枝汤去甘草加黄耆,主治血痹,阴阳俱微,外证身体不仁,此病由"骨弱肌肤盛,重因疲劳,汗出,卧不时动摇,加被微风,遂得之"。黄耆补虚劳不足,桂枝、芍药调和营卫,鼓舞阳气,祛风外出。而愈血痹。

借助黄耆补气利水之功的经方还有防己黄耆汤,该方治风湿,脉浮,身重,汗出,恶风,湿亦水气,故身重;脉浮汗出恶风,气虚不足。防己利水,再配合黄耆补气利水、白术健脾利水,共奏祛风胜湿之效。防己茯苓汤主治皮水,四肢肿,水气在皮肤中,此方防己、黄耆、茯苓皆为利水药。此外,在治疗风湿历节,不可屈伸,脚气疼痛的乌头汤,则是黄耆补气利水,配合温热药麻黄发汗利水、川乌祛寒止痛。

日本医家吉益东洞《药征》谓黄耆唯主治"肌表之水,故能治黄汗,盗汗,皮水。

又旁治身体肿，或不仁者”[1]。黄耆利水固然无误，但东洞氏否认黄耆补虚实表，且云“药者毒也，毒药何补之为”？经方黄耆建中汤取黄耆作补虚劳主药，何毒之有？

《神农本草经》“黄耆”主治只有“补虚”与经方所用同，其他“主痈疽久败疮，排脓止痛，大风癞疾，五痔鼠瘘，小儿百病”诸病，均不见于含黄耆经方。《名医别录》所载“补丈夫虚损，五劳羸瘦，益气”与经方所用基本相同，但“妇人子脏风邪气，逐五脏间恶血，止渴，腹痛，泄痢，利阴气”等亦不见于经方。本草功效多取自诸家医方，故仲景方虽无，或另本于其他汉代之方。

例如《神农本草经》载“黄耆”可治“痈疽久败疮，排脓止痛”，这方面的用途可见于西汉《五十二病方》。梁代陶弘景云：黄耆“俗方多用，道家不须”，可知该药自古就是医家治病药，不是道家的长生延年药。陶弘景时不同产地的黄耆还有温补、冷补之分，赤色黄耆“可作膏贴用，消痈肿”。唐代《药性论》“黄耆”的功效主要集中在“治发背，内补，主虚喘，肾衰耳聋，疗寒热”。五代《日华子本草》所载黄耆功效更为广泛，在补益方面可以“助气，壮筋骨，长肉，补血……药中补益，呼为羊肉”。在外科、内科、妇科则用于“破癥癖，瘰疬瘿赘，肠风，血崩，带下，赤白痢，产前后一切病，月候不匀，消渴，痰嗽，并治头风，热毒赤目等”，成为此后用途极为广泛的药物之一。

然后世本草多不载黄耆利水之功，如李时珍《本草纲目》虽然在“黄耆”附方中收录了《小儿卫生总微论》用单味绵黄耆治小便不通之方，然在“主治”项下却只字不提黄耆利水，可见后世大多忽视了经方用黄耆利水之功。对此，清代陆定圃《冷庐医话》记载用单味黄耆消水肿重症的医案，且评曰：“黄芪治肿胀有此大效，得不诧为异事？然此亦仲圣早有以示人者，《金匮》凡水湿之证，身重身肿，皆不禁用黄芪，皆使水湿下行……此实黄芪之长技。”观此可证黄耆利水，绝非凭空推导。

黄耆的来源与产地：黄耆是古老的医家用药，其来源（尤其是不同的产地）备受关注。《神农本草经》谓黄耆“味甘，微温”，但《名医别录》则云“生白水者冷补”。这说明东汉末不同产地的黄耆就被认为药性亦不相同。此后北齐徐之才《药对》云：“虚而客热，加地骨皮、白水黄耆。”“白水”地名古有多处，此白水或为今陕西白水县白水河流域所产的黄耆。梁代陶弘景以陇西洮阳、黑水、宕昌（今青海、甘肃一带）等地所产黄耆为“温补”，而以蚕陵、白水（今四川茂县与陕西白水）所产为“冷补”。这种以黄耆产地分寒热的习惯从东汉绵延到五代末《日华子本草》，犹言白水耆、赤水耆、木耆性凉，各有不同的功用。直到宋《本草图经》，才不以产地分寒温，而以产地论质量。苏颂云：“有白水耆、有赤水耆、有木耆，功用并同，而力不及白水耆。”古代黄耆多产于今四川、甘肃、陕西、山西、内蒙古一带，宋代黄耆以“绵上”（今山西介休）一带为优，故后世以“绵黄耆”作为优质黄耆的特称。金元时期沿袭宋代习惯，黄耆不再以产地分寒热，金代张元素谓黄耆“气温，味甘平”，与最早的《神农本草经》所载同，后世多从之。

---

1 日•吉益为则. 药征 [M]. 陆翔，郜栾，王旭光，等校注. 北京：中国中医药出版社，2016：11.

至于黄耆的形态，最早记载其根“色黄白，甜美”(陶弘景)。《唐本草》又描述其植物形态：“叶似羊齿，或如蒺藜。独茎，或作丛生。”唐本《图经》的描述更细致：“似羊齿草，独茎，枝扶疏，紫花，根如甘草，皮黄肉白，长二三尺许。”宋代《本草图经》附图中的“宪州黄耆”图(图 44-1)据此描述及所产地区，今确定黄耆主要是豆科植物蒙古黄芪 *Astragalus membranaceus* var. *mongholicus* 及膜荚黄芪 *Astragalus membranaceus*。现代《中国药典》“黄芪”的来源亦为此 2 种植物。黄耆根质地柔韧，纤维多，不易折断，古人形容“折之如绵”。本品属豆科植物，故嚼之有豆腥味。味微甜，但甜味与甜度均与甘草有别。《汤液本草》谓其“味甘如蜜”，言过其实。古代就有用豆科植物苜蓿根冒充黄耆的事，但“苜蓿根坚而脆，黄耆至柔韧”，且其味微苦，区分黄耆真伪，对药家来说不是难事。

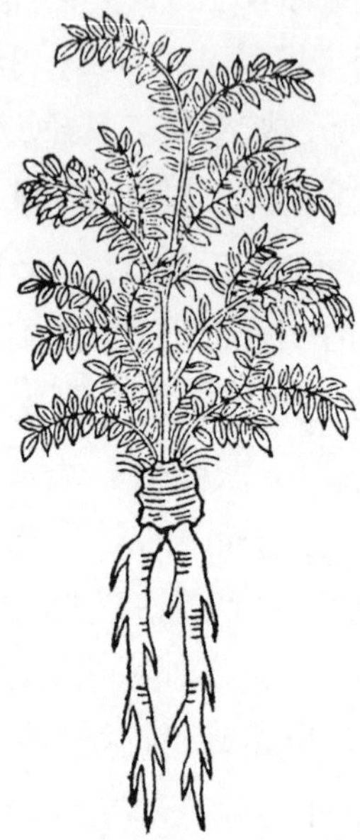
图 44-1 《本草图经》(政和)宪州黄耆

关于蜜炙黄耆：经方用黄耆，除需要“去芦”(防己黄耆汤)，并不需要经任何炮制。但后世黄耆多蜜炙，现代《中国药典》甚至将“炙黄芪”(实为蜜炙)作为一个独立的药物。殊不知蜜炙黄耆在古代属于以劣充优的造假行为。

陶弘景抨击当时药材造假行为时以此为例：“市人又不辨究，皆委采送之家。采送之家，传习造作，真伪好恶，并皆莫测，所以钟乳醋煮令白，细辛水渍使直，黄耆蜜蒸为甜，当归酒洒取润……诸有此等，皆非事实，俗用既久，转以成法，非复可改，末如之何。”可见蜜炙黄耆、酒润当归等，其实都是“采送之家”(即采药制药人)以次充优的“包装”法。为迎合黄耆以甘为好的世俗，加蜜炙过，谁还知原来之味？这是蜜炙黄耆真实目的，非关疗效。

黄耆本甘，再加蜜炙，嫌不够甜？还是需要引经？从中医炮制理论来看纯属多此一举。商业行为力量巨大，所以“俗用既久，转以成法”。但宋代及其以前的本草医方还是不敢公开在书上确认蜜炙黄耆的合法性。道家色彩浓重的《雷公炮炙论》也不载此作假行为，只说“去头上皱皮，蒸半日，擘细，于槐砧上剉用”。至明代李时珍始言：“今人但捶扁，以蜜水涂炙数次，以熟为度。亦有以盐汤润透，器盛，于汤瓶蒸熟切用者。”李时珍只是客观介绍当时药家的炮制法，并未认为其法合理，明以后蜜炙黄耆继续在药业运用，直至现代，居然进入《中国药典》成为独立药物。

当然，古代也有和陶弘景一样的明白人，指出此法的弊病，例如清代黄传祁《医学折衷劝读篇》“制药论”：“元明以来，制法日多一日，谬妄驳杂，不可胜穷。积习相沿，奉为圣法……其世俗流传，不见本草之谬法，尚不在此数中。其不必制而制者，又居十二，如蜜制黄耆、远志、甘草等，水炒牛膝之类。大抵皆矫揉造作，利少害多。”可谓一针见血！

【附言】

黄耆用药史上没受过巫医、术士的影响，但早期不同地区医家的使用经验，却有很大的差别。仲景用黄耆，补虚用得少，利水用得多，治疮痈则无体现。尽管仲景被尊为“医圣”，他用黄耆利水的经验还是被后世忽视，而补虚功效却被后世发展得淋漓尽致。

至于蜜炙黄耆，陶弘景早就指出了这是以次充优的造假行为，但在现代它却是妖精修成了正果，成为药典规定的药物。陶弘景揭露完蜜炙黄耆等造假行为之后，叹息说“非复可改，末（莫）如之何”！译成白话就是：再也改不了，拿它没办法！本书旧话重提，也知道敌不过商业力量，改不了蜜炙黄耆之类“矫揉造作、利少害多”的行为。但本书还要再说这事，是为了让外人与后人知道，中医药界古今都有人指出了“皇帝”新衣的真相，但“皇帝”就是愿意穿这种新衣招摇过市，无可奈何啊！

45

黄蘗(7)

【提要】

经方黄蘗主治下利、黄疸及解毒，此后黄蘗的治疗范围逐渐向清虚热方面发展。其来源则自古以川黄蘗(柏)为主流，近现代关黄蘗(柏)亦加入黄蘗队伍。

【药源辨析】

黄蘗概况及主要功用：经方用黄蘗(蘗皮)方共7首，其中《伤寒论》方3首，《金匮要略》方4首(除去《伤寒论》已有之方2首)。

本品在经方中有两名：黄蘗、蘗皮。今校点本均作“黄柏”“柏皮”，然“蘗”“柏”无繁简关系。李时珍云：“俗作黄柏者，省写之谬也。”考虑到经方还有“柏实”“柏叶”二药，为免误解，本书遵宋代《伤寒论》《金匮要略》《证类本草》古本，以黄蘗、蘗皮为正名。

经方中黄蘗最明显的主治是解食毒，《金匮要略》有两个黄蘗单方，分别为治自死六畜肉中毒方、治食郁肉漏脯中毒方。但黄蘗的这一功治不见于宋以前诸家本草所载，仅晋代葛洪《肘后备急方》曾予以转载。

其次是黄蘗入治痢方，如白头翁汤(治热利下重)及白头翁加甘草阿胶汤(产后下利虚极)；又入治发黄或黄疸方，如栀子蘗皮汤(伤寒身黄发热)、大黄消石汤(黄疸)。黄蘗“止泄痢”、主“黄疸”亦见于《神农本草经》，可互相印证。

至于治蛔厥的乌梅丸用黄蘗，此方药多，难以臆测其效。清代黄元御解释说黄蘗“泄郁升之上热而杀蚘虫也”，蛔厥本因脏寒，何来“郁升之上热”？汪昂《医方集解》云“蛔得苦则安，故以连、柏之苦安之”，此说倒也朴实。

《神农本草经》“蘗木”条功用除有经方所主之病外，还提到“味苦，寒”，主五脏肠胃中结热，肠痔，女子漏下赤白，阴伤蚀疮。这些疾病连同痢疾、黄疸，确实都是苦寒之药治疗范围。《名医别录》补充“无毒，疗惊气在皮间，肌肤热赤起，目热赤痛，口疮。久服通神”，大多也是苦寒之效。唯“久服通神”，不应该是医家所用。梁代陶弘景云：“其根于道家入木芝品。”《名医别录》增列了“蘗木”根的子条，其主治有“久服轻身延年，通神”，恐是误将根效记在“蘗木”下。

《神农本草经》“蘗木”后有小字注“黄蘗也”。陶弘景论此药之优劣，以皮之厚薄颜色为准，所以“蘗木”不是用心材，而是用树皮。唐代陈藏器《本草拾遗》改“蘗木”

为“蘗皮”，更加明确。该书增加的主治有热疮疱起，虫疮，杀蛀虫，主消渴。唐代《药性论》增加的药效有主男子阴痿，治下血如鸡鸭肝片，及男子茎上疮。以上仍偏于苦寒清解实热之毒，但消渴、阴痿则超出实热范围。五代《日华子本草》又增“安心除劳，治骨蒸，洗肝明目，多泪，口干心热”，更是将黄蘗之效深入到虚热为病。宋代《本草图经》《证类本草》引录的许多黄蘗单方所治疾病（如消渴、喉痹、呕血、脐疮等），进一步拓宽了黄蘗治疗范围。

黄蘗的来源：黄蘗之名，与其药材色黄有关，古今均无异议。至于“蘗”的意义，李时珍说“名义未详”。宋及宋以前古医籍多用“蘗”，少用“檗”，或误用“蘖”字。“柏”乃“蘗”之俗写，元明及其以后逐渐多用。现代《中国药典》从俗用“柏”，但《中国植物志》相关植物名皆用“檗”，似乎植物界的前辈更懂得尊重黄檗命名之历史。

梁代陶弘景最早只谈到本品用皮、色黄，不同产地有优劣之分，但无法鉴定原植物。唐《图经》才有形态描述：“黄蘗，树高数丈，叶似吴茱萸，亦如紫椿，皮黄，其根如松下茯苓……皮紧，厚二三分，鲜黄者上。”据所述叶片的形似，即具有羽状复叶。宋代《本草图经》在综述前人资料的基础上，又增补了“经冬不凋。皮外白，里深黄色。根如松下茯苓作结块”，并没有更特异的鉴别特点。

关于黄蘗的产地，《名医别录》记载“生汉中山谷及永昌”，尚志钧考证“生汉中”属于《神农本草经》的文字。“汉中”今属陕西，“永昌”即今云南保山。这是汉代黄蘗的产地。陶弘景时，黄蘗“出邵陵者，轻薄色深为胜；出东山者，厚而色浅”。“邵陵”在今湖南邵阳。唐本《图经》载“今所在有。本出房、商、合等州山谷”。“房州”（湖北竹山）、“商州”（陕西商县）、“合州”（重庆市合川区）。以上地区均在陕、川、湘、云诸省。宋《本草图经》则云“今处处有之，以蜀中者为佳”。由此奠定了此后以“川黄蘗”（川黄柏）为主流的格局。现代学者据古本草图文、产地及现代传承使用实况，认为古黄蘗与今芸香科黄皮树（川黄檗）*Phellodendron chinense* 及其变种秃叶黄皮树 *Phellodendron chinense* var. *glabriusculum* 相符。这应该是经方所用黄蘗的来源。

《中国药典》从首版（1963 年）“黄柏”的基原有黄皮树与关黄柏（原植物为黄檗 *Phellodendron amurense*）。关黄柏与黄皮树同为黄檗属植物，古本草无记载，首见于民国初曹炳章《增订伪药条辨》：“湖南及关东出者，为关柏，块片甚大而薄，色淡黄者次。[1]”这种黄柏产量大，故《中国药典》2005 年版将此“关黄柏”独立成条。

【附言】

黄蘗的功治与来源古今虽在不断发展，但无甚波澜、疑案。古代黄蘗一直是以川产为主流。按古本草的记载，产于西南的黄蘗也包括今芸香科黄皮树的变种秃叶黄皮树，在现代，黄蘗来源还有进一步扩展的空间。

---

1 清•郑奋扬，辑著. 民国•曹炳章，增订. 增订伪药条辨 [M]. 上海：上海科学技术出版社，1959：57.

46

泽泻(7)

【提要】

泽泻在经方属于利水药，但在早期本草中它同时也是养生术士的“仙药”。后世泽泻的运用受经方影响甚大，本书考现代的“盐泽泻”(盐水炮制)是明末《本草汇言》误传之讹，对临床用药不利。

【药源辨析】

泽泻概况及主要功用：经方用泽泻方共7首，其中《伤寒论》方3首，《金匮要略》方4首(不计《伤寒论》已有之方2首)。

泽泻的名字非常简洁，“泽”反映的是生长环境，“泻”展示的是其利水功能。李时珍说“去水曰泻，如泽水之泻也”，亦是一说。泽泻是见于《素问》治“酒风”的药物之一，但经方却无“酒风”之病。

经方无泽泻单方，也无用泽泻作加味药之方。《金匮要略》最小泽泻方是泽泻汤，药仅2味(与白术配伍)，主治“心下有支饮，其人苦冒眩”。泽泻用量独大，为主药，故其主治当与全方一致。支饮属水病，故泽泻当能利水。

含有泽泻、白术的经方有五苓散，其主治较多，如“小便不利、微热、消渴”;“意欲饮水，反不渴”;“心下痞……渴者”;“霍乱……热多欲饮水”;“瘦人，脐下有悸，吐涎沫而癫眩，此水也”等，其证有渴，但不是里热津亏的燥渴，而是“停水”(水液留滞或运行受阻)导致的渴，利水是其治法之一。泽泻在其中发挥的就是利水而止渴。与此类似的还有茯苓泽泻汤，主治“胃反，吐而渴欲饮水”。泽泻所在方与水饮相关者还有牡蛎泽泻散，主治“大病瘥后，从腰以下有水气者”; 猪苓散，主治“脉浮、发热、渴欲饮水、小便不利”。以上诸方中的泽泻很明显都是用其利水。故宋代苏颂《本草图经》云：“张仲景治杂病，心下有支饮，苦冒，泽泻汤主之……治伤寒有大、小泽泻汤，五苓散辈，皆用泽泻，行利停水为最要。”寇宗奭亦云：“张仲景曰：‘水搐渴烦，小便不利，或吐或泻，五苓散主之。’方用泽泻，故知其用长于行水。”

但《金匮要略》还有两方，亦用泽泻，后世却颇有争议。其中“肾气丸”治“转胞，不得溺”，仲景认为“利小便则愈”，但全方8味，从药性来看，真正利尿药只有泽泻、茯苓。此方减去桂枝、附子，就是后世著名的平补肝肾的“六味地黄丸”。这样的补益方，何以用泽泻？寇宗奭的解释是："张仲景八味丸用之者，亦不过引接桂、附等归就肾经，别无他意。凡服泽泻散人，未有不小便多者，小便既多，肾气焉得复实？今人止泄精，多不敢用。"所谓"引接"，大概类似引经药。金元医家对此意见不同。李时珍的看法是："非引接也。古人用补药必兼泻邪，邪去则补药得力，一辟一阖，此乃玄妙。"后世从此说者甚多。但问题是：仲景真是这样的用意吗？

又，《金匮要略》"当归芍药散"主治"妇人怀妊，腹中㽲痛"，此方用泽泻似与以上诸方均不相同。要理解其中泽泻的功用，有必要复习早期本草所载。

《神农本草经》"泽泻"载其"消水"，与经方所用同，但更多的功效却是补益，甚至可作长生"仙药"。陶弘景云："仙经服食断谷皆用之，亦云身轻，能步行水上。"此证明泽泻在医药发展早期，也曾是"仙经"用药，非单纯利尿药。北齐徐之才认为"虚而小肠不利，加茯苓、泽泻"，将泽泻作为补虚利尿药。如此看来，茯苓、泽泻之所以入选"肾气丸"，可能是因其既能助力肾气，理顺"胞系了戾"，又兼可利尿，并无泻肾之虞。《名医别录》"泽泻"性用中，治"消渴、淋沥，逐膀胱三焦停水"，与经方所用接近，但"补虚损五劳，除五脏痞满，起阴气，止泄精"等也不见于经方。可见早期医药包含众多医家使用泽泻的经验。从这个角度来说，经方用泽泻治妊妇腹痛也许是另有经验。

经方泽泻的运用对后世影响很大，五苓散、猪苓散、肾气丸等都是后世常用方剂。李时珍在泽泻"主治"项下，糅合金元诸家的论述，兼出己见，云泽泻"入肾经，去旧水，养新水，利小便，消肿胀，渗泄止渴"(张元素)、"去脬中留垢，心下水痞"(李杲)、"渗湿热，行痰饮，止呕吐泻痢，疝痛脚气"(李时珍)。这些功效成为后世运用泽泻的常用依据。

泽泻的来源：泽泻的形态，从《神农本草经》载其别名"芒芋"可窥其与"芋"相似。《名医别录》云"生汝南池泽"，此当为水生植物。陶弘景云："形大而长，尾间必有两歧为好……叶狭长，丛生诸浅水中。"其中对叶的描述颇有特色。宋代苏颂《本草图经》云："春生苗，多在浅水中，叶似牛舌草，独茎而长。秋时开白花，作丛似谷精草。五月、六月、八月采根，阴干。"该书附有 3 图，其中有两幅似为泽泻科植物。明代《救荒本草》所述本品形态更细致："叶纹脉竖直，叶丛中间撺葶对分，茎叉，茎有线楞，稍间开三瓣小白花，结实小青细。"该书附图（图 46-1）颇为准确。据诸家本草所述形态，结合图形与传承使用情况，其基原即泽泻科植物泽泻 *Alisma orientale*，药用其块茎。现代《中国药典》"泽泻"来源将此种称为"东方泽泻"，另出一种泽泻 *Alisma plantago-aquatica*。

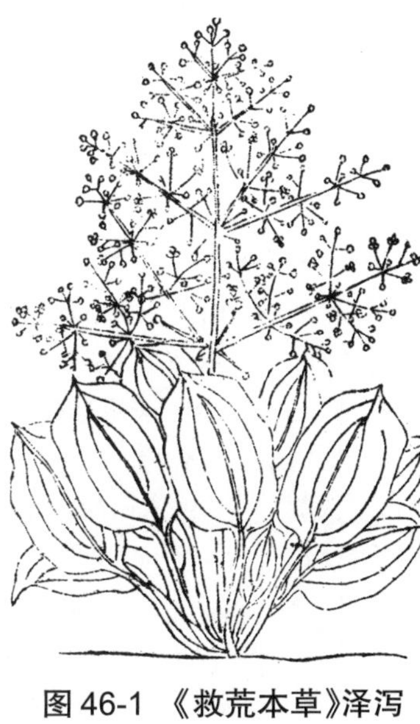
图 46-1 《救荒本草》泽泻

"盐泽泻"辨误：经方用泽泻无须任何炮制，《雷公炮炙论》也只是说"不计多少，细剉，酒浸一宿，漉出，曝干，任用也。"但现代《中国药典》却收载了"盐泽泻"

的炮制品。《名医别录》载泽泻味“咸”，虽未必是口尝之味，但也意味着无须加盐以增咸引入人肾。设或于慢性肾炎等原因引起的肾阳虚，最忌咸盐，故古人对此类病人每以淡秋石代盐。如今泽泻加盐制，若用以利尿，岂非雪上加霜？

考泽泻用盐制，始作俑者，乃明代倪朱谟《本草汇言》误引明代赵献可《医贯》(1617年)之言，云“《医贯》治阴虚有湿热者。用泽泻为君，盐水炒，配入六味地黄丸中。[1]”查《医贯》中无一字言泽泻盐水炒，其论“六味丸”之末但云：六味“为细末，和地黄膏，加炼蜜，丸桐子大。每服七八十丸，空心食前，滚盐汤下。[2]”赵献可已经注意到“泽泻味咸。咸先入肾”，怎么还会用“盐水炒”？

清代汪昂《本草备要》(1683年)“泽泻”条亦载“盐水拌，或酒浸用”[3]，未注明出处。此后冯兆张《冯氏锦囊秘录》(1694年)则明确指出：“滋阴利水药中宜盐水拌炒用，八味温补药中宜盐酒拌炒用。[4]”这就把盐泽泻的范围更扩大化了。清代张璐《本经逢原》(1695年)“泽泻”说“入补剂盐酒炒”[5]，可能是因袭《本草备要》之说。后世受此普及性本草的影响者不少。但也有反对盐制者，例如清代陈念祖《神农本草经读》(1803年)曰：“泽泻……久服之功。能行在下之水而使之上也。此物形圆，一茎直上，无下行之性，故其功效如此。今人以盐水拌炒，则反掣其肘矣。[6]”陈氏反对盐炒的理由未必充分，但不认可泽泻盐水炒是合乎千余年用药实际的。赞同陈说的还有清代赵其光《本草求原》。

解铃还须系铃人，由文献引用造成的错误，当先用文献考订来解决。今本书指出盐泽泻乃误传之讹，希望引起有关人员的注意。《中华临床中药学》引用了两种研究结果，一种认为盐制泽泻有利于有效成分的煎出，另一种研究认为泽泻生品及麸炒、土炒制品均有一定的利尿作用，但盐制品几乎不见利尿作用[7]，亦可资参考。

【附言】

泽泻的来源与功用古今都无大的变化，但明末误传的盐水炒泽泻，结果却以讹传讹成了《药典》规定的炮制法。古代某些本草书陈陈相因，是造成误传变为事实的根本原因。现代再不去追溯此法的源头与理由，仍然因袭前人错误而不自知，这就是我辈的责任了！

---

1 明•倪朱谟. 本草汇言 [M]. 郑金生，甄雪燕，杨梅香，校注. 北京：中医古籍出版社，2005：286.

2 明•赵献可. 医贯 [M]. 郭君双，整理. 北京：人民卫生出版社，2005：65.

3 清•汪昂. 本草备要 [M]. 郑金生，点评. 北京：中国医药科技出版社，2021：121.

4 明•冯兆张. 杂症痘疹药性主治合参 [M]// 冯兆张. 冯氏锦囊秘录. 王新华，点校. 北京：人民卫生出版社，1998：758.

5 清•张璐. 本经逢原 [M]// 张民庆，王兴华，刘华东. 张璐医学全书. 北京：中国中医药出版社，1991：850.

6 引自：清代陈念祖《本草经读》卷一“泽泻”，见《陈修园公余医录合刊》，清嘉庆八年(1803)南雅堂刻本。

7 雷载权，张廷模. 中华临床中药学：上卷 [M]. 北京：人民卫生出版社，1998：834.

47

滑石(7)

【提要】

经方滑石主要功用为利水以通下窍，后世借其利尿通窍，多用其泄热清心、通乳消乳痈等。滑石最晚从南北朝始，就有南北之分，北产者今称为硬滑石，南产者今称为软滑石。现代《中国药典》仅收硬滑石作为基原。本节将综述有关研究，并提出本书的看法。

【药源辨析】

滑石概况及主要功用：经方用滑石方共 7 首，其中《伤寒论》方 1 首，《金匮要略》方 6 首（含将滑石作加味药之方 1 首，除去《伤寒论》已有之方 1 首）。

滑石以形质软滑得名。早在《周礼》就有药“以滑养窍”之说，故此滑石在经方中最明显的功治就是利尿以通下窍。直接证据是《金匮要略》两个小方，“蒲灰散”(2 药)、“滑石白鱼散”(3 药)中皆有滑石，其主治为“小便不利”。又主治“妊娠小便难”的“当归贝母苦参丸”后注：“男子加滑石。”这是因为滑石能“滑胎易生”（唐《药性论》），不到临产不宜服。但男子无此顾忌，加滑石可利小便。治小便不利的“猪苓汤”用本品亦为利尿。但治百合病的“滑石代赭汤”、“百合滑石散”，以及大方“风引汤”中，无可用滑石的明显依据，存疑。

《神农本草经》首载“滑石”，其功用与经方相关者有“癃闭，利小便”。可能是受汉代养生术士将滑石作为仙药的影响，《神农本草经》也载其能“益精气，久服轻身，耐饥，长年”。梁代陶弘景提到“仙经用之以为泥”，是用滑石作为炼丹时封固容器用的黏泥。《雷公炮炙论》对滑石种类的记载最详，可见滑石曾是道家养生之物。《神农本草经》还提到滑石“荡胃中积聚寒热”，据考可能与汉代所用滑石为硬滑石（含氧化镁，经胃酸作用后能导致缓泻）有关[1]。《名医别录》增补的功效则全是医家所用：“通九窍六腑津液，去留结，止渴，令人利中。”

梁代陶弘景谓滑石仅“散热人用之，不正入方药”，大概不是常用药。唐《药性论》谓其“疗五淋。主难产……除烦热心躁，偏主石淋”。五代末《日华子本草》云“滑石

---

1 王家葵．滑石名实考 [J]．中药材，1991，14(9)：43-45.

治乳痈，利津液”。可知在此以前，滑石入药功效简单明确，皆以通窍利尿泄热为主。下此以往，滑石的功效基本上沿袭以上诸家所载，无大变化。

硬滑石与软滑石：滑石以滑为特征，但质滑的矿物不止一种。《名医别录》记载滑石“生赭阳山谷及太山之阴，或掖北白山，或卷山”。“赭阳”亦名“堵阳”，治今河南方城县东。“卷山”地址不明，其后陶弘景注曰：“卷县，属司州荥阳。”则卷山或卷县之误。上述地名均在今河南及山东泰山（古作“太山”）、莱州（古称“掖北”）一带。

至梁代陶弘景时，称“今出湘州、始安郡诸处。”“湘州”即今湖南长沙，“始安”即今广西桂林，皆为南方。此地所出滑石“初取软如泥，久渐坚强，人多以作冢中明器物”。据考此种滑石乃黏土矿石，后世称“软滑石”，以硅酸盐类矿物高岭石（Kaolinite）为主，多含硅酸铝〔$Al_4(Si_4O_{10})\cdot(OH)_8$〕，又称高岭土、瓷土，可烧制陪葬的“明器物”（冥器）。

宋代《嘉祐本草》引《南越志》云：“《南越志》云：膋石（音僚）城县出膋石，膋石即滑石也。土人以为烧器，以烹鱼。”“膋石城县”在《本草图经》引作“膋城县”，此地名无可考。但该地见于南朝宋沈怀远《南越志》记载，其地皆在岭南及东南亚古南越一带，故“膋城县”只能是岭南及其以南。又《旧唐书·地理志四》“容州”载：“其土少铁，以硌石烧为器，以烹鱼鲑。北人名‘五侯燋石’，一经火，久之不冷。即今滑石也，亦名冷石。[1]”滑石能“烧为器”，即烧制成器皿，亦属黏土矿的软滑石。据考此“硌（luò）石”即“膋石[2]，依据是《太平寰宇记》云：“容州土产膋石。”《舆地志》云：“南人谓膋石为滑石也。”

《唐本草》也以软滑石为正品：“此石所在皆有，岭南始安出者，白如凝脂，极软滑。”同时指出“其出掖县者，理粗质青白黑点，惟可为器，不堪入药。”“掖县”即今山东莱州。此处所产滑石纹理粗砺，只能雕制器物，不作药用。此为后世的硬滑石。《雷公炮炙论》提到多种颜色不同的滑石，其中白滑石形如方解石，“画石上有白腻文……凡使，先以刀刮，研如粉”，这种滑石也是硬滑石，以硅酸盐类滑石族矿物滑石（Talc）为主，成分主含硅酸镁〔$Mg_3(Si_4O_{10})\cdot(OH)_2$〕。经方乃东汉末之书，鉴于其同时代《名医别录》所载产地均在北方，故经方使用硬滑石的可能性最大。

能证明《唐本草》所用正品为软滑石的证据，是日本正仓院所存唐药滑石实物。此种滑石夹杂着部分高岭石及方解石，其主体是黏土矿物多水高岭石（Halloysite），主成分为含水硅酸铝〔$Al_4(Si_4O_{10})\cdot(OH)_8$〕[3]。唐代陈藏器也指出“始安及掖县所出二石，形质既异，所用又殊……其始安者，软滑而白，是滑石；东莱者，硬涩而青，乃作器石也”，此再次证明唐代是以“软滑”的软滑石为正品，且将北方东莱产者视为“作

---

1 后晋·刘昫，等. 旧唐书 [M]. 北京：中华书局，1975.（卷四十一“地理志四”）

2 引自：章鸿钊《石雅》，见《民国丛书》第二编（88）（上海：上海书店，1990：158）。

3 日·朝比奈泰彦. 正仓院药物 [M]. 大阪：植物文献刊行会，1955：326-332.

器石”(可刻为器具)。

宋代沿袭唐代所用滑石传统，亦以南方软滑石为正品。例如苏颂《本草图经》云：“本经所载土地，皆是北方，而今医家所用，多是色白者，乃自南方来。”寇宗奭云：“滑石，今谓之画石，以其软滑可写画。”具有软滑特点的自然是软滑石。明代李时珍云：“滑石，广之桂林各巴及猺峒中皆出之，即古之始安也。白黑二种，功皆相似。山东蓬莱县桂府村所出者亦佳，故医方有桂府滑石，与桂林者同称也。”此言没有明确哪种滑石是正名，但从他把桂林等地的滑石置于前，则明代应该也是以软滑石为正品。

现代所用滑石，《中药志》(1961 年版)“滑石”下有“软滑石”，《四川省中药材标准》(1987 年版)以软滑石立名收载，且称软滑石为华东地区、湖南、四川、贵州等地习用品，为硅酸盐类高岭石族矿物。王家葵查阅《中国矿物药》，谓长春、沈阳、哈尔滨等地所售滑石是矿物学的滑石(硬滑石)，南京、杭州、天水、西宁等地所售滑石为矿物学的高岭石，或白云母为主的石脂。台湾市场滑石主要有软硬两种，日本大阪、中国香港等地的滑石成分为二氧化硅、多水高岭土、透长石等，与硬滑石完全不同。据古本草考证及现代滑石实际运用，王家葵明确提出《药典》等权威性资料不宜将硬滑石作为滑石的主要来源加以收载[1]。

但自《中国药典》(1990 年版)至最近的 2020 年版，滑石项下仍只有硬滑石一种基原，此与古代本草所载及现代全国不同地区实际用药不符。软滑石应该恢复其正品地位。

滑石、“不灰木”与经方滑石服用法：宋代苏颂《本草图经》“不灰木”条记曰：“不灰木，出上党。今泽、潞山中皆有之，盖石类也。其色青白如烂木，烧之不然，以此得名。或云滑石之根也，出滑石处皆有，亦名无灰木。”这种“不灰”的矿石，现代研究认为来源于多种能耐火、天然的纤维状硅酸盐类矿物，统称石棉。《中华本草》认为能作外用药的当为蛇纹石石棉(Serpentine Asbestos)，主要成分为硅酸镁〔$Mg_6[Si_4O_{10}](OH)_8$〕[2]。

现代研究石棉纤维可导致石棉肺等疾病，因此石棉不能作为药物使用。《中国矿物药》未能搜集到不灰木市售品[3]，说明不灰木作为药物已经自然消亡。但苏颂说不灰木“或云滑石之根”，即二者可共生。据载滑石与含有石棉成分的蛇纹岩共同埋藏在地下，因而在自然形态下常常含有石棉成分[4]。石棉与硬滑石成分相似，这种滑石是否混入石棉，亟有必要开展调查。

仲景经方所用滑石在《伤寒论》“猪苓汤”中提到“滑石，碎”。作为矿物，需要粉碎是为了适应煎煮服用的需要。另《金匮要略》“滑石代赭汤”中提到“滑石，碎，绵

---

1 王家葵. 滑石名实考 [J]. 中药材，1991，14(9)：45.

2 国家中医药管理局《中华本草》编委会. 中华本草(3)[M]. 上海：上海科学技术出版社，1999：289.

3 李大经，李鸿超，严寿鹤，等. 中国矿物学 [M]. 北京：地质出版社，1988：36.

4 https：//baike.so.com/doc/5368962-5604803.html“360 百科•滑石粉”。

裹”，这也是矿物类粉末药煎煮时的常用之法。经方及后世方常用滑石为末入汤剂或为散冲服，在滑石粉是否混入石棉屑调查清楚之前，建议还是布包煎为好！

【附言】

经方滑石与后世运用没有太大的变化，但其矿物的来源却从六朝开始，就有了南北之分。早期本草记载的北方滑石主要为硬滑石，现代在北方某些地区使用的也以硬滑石为主。可以肯定的是，唐代及此后均以软滑石为主流品，今南方某些地区仍使用软滑石。但当今《中国药典》仅以硬石膏为正品基原，这不符合古今滑石运用历史与现状。

此外，硬滑石矿经常与含石棉成分的蛇纹岩共生。内服的滑石中如果含有石棉成分，那么还能为散冲服吗？在现代，药物安全会提出新的问题，例如滑石来源与服用法就有必要深入研究，不能视若罔闻。

48

百合(6)

【提要】

经方百合专治“百合病”，此外古今医药书皆少见此类记载。至于百合来源，古今无大变化，仅植物种更明确多样而已。

【药源辨析】

百合概况及功用：经方用百合方共6方，均在《金匮要略·百合狐惑阴阳毒病证治》，且6方都是作为治“百合病”的主药。这种情况在经方属于特例。

百合病一名，唯独见于《金匮要略》，不见于此前任何医药书。张仲景给百合病下的定义是：“百合病者，百脉一宗，悉致其病也。”其症状多数飘忽不定，主观愿望无法付诸实际行动、所见与触摸感觉不符，即“意欲食复不能食……欲卧不能卧，欲行不能行，饮食或有美时，或有不用闻食臭时，如寒无寒，如热无热……身形如和”，只有“常默然”“口苦，小便赤”“其脉微数”是稳定症状。这样的病，若是巫医，肯定归于鬼神，仲景则云“如有神灵者”，言下之意并非神灵。此病在当时“诸药不能治，得药则剧吐利”，但在一定的日子之后又会自愈。由于此病的病程不规律，故只能“各随证治之”。对这样的病，古人无法解释，连博学的宋代学者苏颂，也只好说“病名百合，而用百合治之，不识其义”。近代经学家莫枚士认为：“案《本草经》百合除邪气，利大小便。百合病症状虽变幻不一，要之，小便赤黄一症则有定。”故用百合以利小便。百合病“溺时痛见于头者，溺为去液之事，故病液少者，卜之于此……其治法，专以滋润为主”，“《本经》百合除邪气、利大小便云云，皆润之之效也”[1]。姑存此一家之言。现代或将其归于神经衰弱、神经症、躁狂忧郁症、自主神经紊乱等等。

该篇所出的6个方，百合必用，其他都是随证而加，仲景无法给这样的病命名，只好用治此病专药百合来命名。6方之中，只有一方用的是单味药百合（“百合洗方”），治“百合病，一月不解，变成渴者”，而且是外洗全身，配合吃饼。从百合病比较稳定的症状来推导，百合的性能当为微寒，可清利小便、生津止渴。

百合之名，明代李时珍云：“或云专治百合病故名，亦通。”其实不通。百合首见

1　清·莫枚士．研经言：卷三 [M]．上海：大东书局，1936：25-26.

于《神农本草经》，马王堆出土的西汉早期医书中亦有此药，名为“罢合”，其时代均要早于仲景经方。《神农本草经》载“百合：味甘，平。主邪气腹胀，心痛，利大小便，补中益气”，无类似百合病的病状。《名医别录》增补：“无毒。除浮肿胪胀，痞满，寒热，通身疼痛，及乳难，喉痹，止涕泪。”其中也没有提到“百合病”一说。甚至在梁代陶弘景《本草经集注》中都没有提到百合可治百合病，仅言“亦堪服食”。可见经方百合主治之病，乃是张仲景个人的独特经验。在南北朝及其以前的本草系列著作中，百合主治皆与经方所用无关。

唐及五代的本草书记载了百合用于某些精神症状的功用。例如唐代《药性论》载其“主百邪鬼魅，涕泣不止”，且可“除心下急满痛，治脚气，热咳逆”。五代《日华子本草》所载“白百合”亦治神志病，如“安心定胆，益志，治癫邪、啼泣、狂叫、惊悸”，此外亦可“养五脏，杀蛊毒，气嫱、乳痈、发背及诸疮肿，并治产后血狂运”。这意味着百合开始兼具治神志病与其他内外科疾病的功能。唐代《食疗本草》谓百合“平。主心急黄。蒸过蜜和食之，作粉尤佳”。可见百合在唐代也是食疗品。尽管唐代医方书中已有仲景治百合病的记载，但在宋以前的本草中都无这方面的记载。宋代张仲景医书刊行，人皆知百合可治百合病，但却没有此病的治疗记录。宋元明清百合的主治逐渐以治肺热咳嗽、吐血为主，《本草纲目》中还载有“百合粉粥：润肺调中”。当今百合粉也是很好的调补保健食品。

百合的来源：百合一名，李时珍释名云“百合之根，以众瓣合成也”，这是说得通的。梁代陶弘景最早描述其习性与肉质鳞叶形状：“近道处处有。根如胡蒜，数十片相累。”这表明具有百合科植物的特点。该科植物种类很多，故《唐本草》云：“此药有二种：一种细叶，花红白色；一种叶大茎长，根粗花白，宜入药用。”《中华本草》认为前者是山丹（细叶百合）*Lilium pumilum*，后者是百合 *Lilium brownii* var. *viridulum*。宋代苏颂《本草图经》又描述了 2 种百合，其中一种“花黄有黑斑，细叶，叶间有黑子，不堪入药”。寇宗奭也描述了一种“淡黄白花，四垂向下覆，长蕊”的百合。李时珍归纳上述诸家谈到的百合为三种：“叶短而阔，微似竹叶，白花四垂者，百合也。叶长而狭，尖如柳叶，红花，不四垂者，山丹也。茎叶似山丹而高，红花带黄而四垂，上有黑斑点，其子先结在枝叶间者，卷丹也。”这种卷丹即百合同科属植物 *Lilium lancifolium*，亦能入药或食用。这 3 种百合也是现代《中国药典》“百合”的 3 个正名来源。

【附言】

百合在经方诸药中比较特殊，其治疗百合病的作用前无古人，后少来者。后世虽然也有用百合治疗某些精神神志疾病的报道，但其症状毕竟与仲景所述难以尽合。但这并不妨碍百合继续运用于其他方面，并自古至今皆被作为保健食品。

49

防风(6)

【提要】

防风以功效得名，经方所用与古本草所载基本相符，都以治风证为主，无大变化。其来源虽然历史上有多种不同地区与种类的植物，但其主流品种从梁代陶弘景肇始，沿袭至今，未曾中断。

【药源辨析】

防风概况及功用：经方用防风方共6首，均在《金匮要略》中。其中入汤剂与入丸散者各半。

经方无防风单方与加味方，均为复方，其中除一方为4味药外，其余5方含药在9～21味。故按常法寻找经方用防风之“征”(证据)比较困难。但诸方最显著的特征是主证与风相关者多。例如“侯氏黑散”(治大风)、“薯蓣丸”(治风气百疾)、“竹叶汤”(产后中风)、桂枝芍药知母汤(诸肢节疼痛，头眩)、防己地黄汤(治病如狂状妄行)，诸证在古代都属于“风”，此正适合用防风以祛风。

再求证于经方之前的《神农本草经》，该书“防风”条主治有“主大风，头眩痛，恶风，风邪，目盲无所见，风行周身”，此与经方所用多合。又与经方同时的《名医别录》增补“防风”之治：“胁痛胁风，头面去来，四肢挛急，字乳金疮内痉”，亦与经方所用多同。可见无论外风、内风，以及与风象类似的疾病，皆属防风功用范围。经方防风方唯“紫石寒食散”治伤寒令愈不复，未明言风症。然防风本重在防，以免伤寒愈后再受风寒侵袭，故用防风亦甚合理。

梁代陶弘景《本草经集注》“诸病通用药”以“诸风”为首，“诸风通治”药又以防风为首。唐代陈藏器《本草拾遗·序例》云“凉气多风，足理风之物，即防风、独活之属是也”，可见其为理风通用主药的地位，古今皆然。后世防风的运用更加广泛，甚至扩大到解药毒、治男子一切劳劣，补中益神，通利五脏等，被尊为风中润药。

防风的来源：历史上以功效为名的药物，其混乱程度较以形态为名者要多。祛风药多辛香，具有此特点的药物很多。三国《吴普本草》说防风“叶细圆，青黑黄白，五月黄花，六月实黑”，缺乏特异性的鉴别点，其中“黄花”与传承使用的防风不同。鉴别药物，有时原植物不易得，而药材最容易提供深入观察的标本。梁代陶弘景说防风根“惟实而脂润，头节坚如蚯蚓头者为好”，此为后世考察防风的标准之一。

产地分布也是考察药物来源的重要依据。陈藏器说“凉气多风，足理风之物”，防风是北方气候较寒冷的地区所产，所以古本草记载的产地多在今陕西（古沙苑、三辅等地）、河南（古邯郸、上蔡等）、山西（古解州、河中府等地）、山东（古琅邪、兰陵、齐州、龙山、淄州、兖州、青州等）一带。虽然古代不同地区的防风可能来源不同，但经历代医家的实践，正品防风还是会传承使用，占据优势。宋代苏颂《本草图经》记载的防风是：“根土黄色，与蜀葵根相类，茎、叶俱青绿色，茎深而叶淡，似青蒿而短小。初时嫩紫，作菜茹，极爽口。五月开细白花，中心攒聚作大房，似莳萝花。实似胡荽而大。”其中提到的细白花似莳萝花，实似胡荽而大，都表明此植物为伞形科植物。再结合根形、叶形的描述、产地及与传统使用品种对照，可知苏颂所载的防风，乃防风属植物防风 *Saposhnikovia divaricate*。

宋代《图经》附了 4 幅不同地区的防风图，其药图由各地进献，由于各地所用的品种不同，绘图人的药物知识与绘画水平不一，其防风图的价值有高有低，其中“解州防风”图与今植物防风相符。明代《救荒本草》由专业画家写生绘图，该书的“防风”图（图 49-1）在古代同类绘图中最为准确。所以尽管各地所载的防风（或称“石防风”）来源或有不同，伞形科防风属防风一直占了防风来源的主流。现代《中国药典》规定的防风来源就是防风 *Saposhnikovia divaricate*。此种防风在我国北方地区分布非常广泛，并形成了道地药材“关防风”或“东防风”（主产东三省）。这种防风确实具有陶弘景所云“蚯蚓头”（根头有许多密集的环节）的鉴别特征。“口防风”（主产内蒙古、河北等地）质量虽不如前者，但也是历史悠久的道地药材。这些地区所产的防风药材形态虽各有特点，但却只有质量优劣之别，临床使用并无区别，故不赘述其鉴别法。

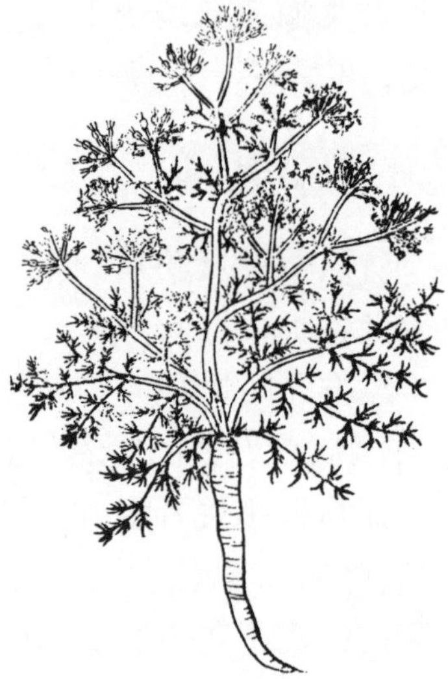

图 49-1 《救荒本草》防风

此外不同地区还有将伞形科不同属植物作防风用者，例如“川防风”（重庆市、四川省某些局部地区使用）、“云防风”（主要是云南及四川西昌地区使用），但对全国影响不大。至于各地以防风为名的伪品，则多为伞形科或其他科属的植物混充。不过药家不将其作为正品，它们的危害也就无法扩大。

【附言】

防风是古代最有名的治风药品，在传承过程中用途越来越广。以功效为名的药物虽然会有很多功效近似的药物混充，但防风还算幸运，梁代陶弘景就指出了其药材的特征，后世本草的文字描述与药图也都与传承使用到今的伞形科植物防风 *Saposhnikovia divaricate* 相符。这对继承历代用防风的精粹十分有利。

50

防己（6）

【提要】

仲景时代所用的防己（为免误解，本文称之为“古防己”）据考为马兜铃科植物。最晚在宋代，古防己这一主流来源已经改变，转而使用防己科植物的根。后者从明清到近现代沿用不替，成为防己的正品。金代李杲称古防己为“瞑眩之药”，说明其毒性强烈（当因含马兜铃酸所致），这应该是导致古代防己李代桃僵的主要原因。

【药源辨析】

防己概况及主要功用：含防己的经方皆见于《金匮要略》，计有6首。这6方中无防己单方及加味方。除一个丸剂方外，其余皆为汤方。

要说经方防己方的特点，也很有意思：6方之名中皆有防己药名，且居首位。其中5方的主治皆与“水”有关。例如防己黄耆汤方治“风水（湿）脉浮，身重”；木防己汤及其加减方（木防己去石膏加茯苓芒消汤）治“膈间支饮”；己椒苈黄丸治“肠间有水气”）；防己茯苓汤治“皮水为病，四肢肿，水气在皮肤中，四肢聂聂动”。以上诸方所主之水的表现不同，或为风水、皮水，或为膈间支饮、肠间水气，故均用防己去水。其中唯防己地黄汤治“病如狂状”，似乎与水无关。清代邹澍《本经疏证》云：“此则血脉中水气凌心……但有其气并无其质。[1]”按邹氏之说此方也属水气为病，但其说颇为玄乎，姑作一家之言。

再看早期本草所载防己，《神农本草经》提到可“利大小便”，《名医别录》提到“疗水肿风肿”，皆与经方所用防己相符或相近。且《名医别录》明言防己“无毒”。日人吉益东洞分析经方后，云“其治水也明矣，未见施诸他证者也”。就经方来说，防己之能仅为治水。但对照《神农本草经》《名医别录》所载，早期医家还有许多其他治疗经验。

经方有防己、木防己2名，但其来源是同一植物。

“古防己”的来源：仲景医方未言古防己形态，但《神农本草经》载防己“生汉中川谷”[2]。《名医别录》则云“文如车辐理解者良”，采根入药。《吴普本草》“防己”载其形态

1　清•邹澍．本经疏证 [M]．郭瑞华，谢敬，王全利，等校注．北京：中国中医药出版社，2015：266.

2　“汉中”在《证类本草》中为黑大字（即《名医别录》文），但尚志钧考此类地名为《神农本草经》文。

特征为："如葛茎，蔓延如芄白，根外黄似桔梗，内黑文如车辐解[1]。"据上载"如葛茎"，则防己当为藤本植物。再据其根形及断面花纹，尤其是"文如车辐解"（即断面有放射条纹如车轮辐条），结合其产地与当地民间传承用药习俗，这种"生汉中"的防己，经鉴定为马兜铃科马兜铃属植物异叶马兜铃 *Aristolochia kaempferi* f. *heterophylla*。至今陕西、甘肃称此种为防己、汉防己、木防己，四川广元习惯以此种作防己用。谢宗万将此种称之为"汉中防己"。此外，谢宗万还提到今广东、广西、海南岛、四川、云南等地或将多种马兜铃属植物当作防己用、或所用别名中含有"防己"二字[2]。《中华本草》也提到近代陈仁山《药物出产辨》（1930年）载"广防己"为马兜铃属的广防己 *Aristolochia fangchi*，《阳春县志》则名之为"木防己"[3]。"防己"一名很特殊，不是形容外观形态，不会轻易被民间用来命名其他药物，故上述地区的防己应该是古防己的遗存。"礼失求诸野"，马兜铃属的古防己在古代的边远地区至今还有遗存的事实，说明此类古防己的历史十分久远。

马兜铃属植物多含马兜铃酸，这种成分虽然有某些显著的治疗作用（包括利尿），但现代研究它也能引起肾损伤。《名医别录》载防己无毒，这是汉代或此前的认知水平。但此后的医疗实践表明，防己很早就出现了同名异物的替代品，也有关于其毒性的专论，《名医别录》说它"无毒"是错误的。

"古防己"与替代品： 古防己的根形很有特点，但是梁代陶弘景却描述了另一种防己："今出宜都、建平，大而青白色，虚软者好，黯黑冰强者不佳。"早期古本草是经过陶弘景整理才基本定型的，陶氏应该熟知古防己"外黄似桔梗，内黑文如车辐解"的特征。但陶氏却以根色青白、质地虚软者为好（今考为此种为防己科植物[4]），说明防己来源已变。

《唐本草》对陶氏的说法提出批评："防己本出汉中者，作车辐解，黄实而香，其青白虚软者，名本[5]防己，都不任用。"可见唐代官修药书认定的防己仍然是马兜铃属的古防己，并认为陶氏所说的防己虽沿用防己之名，却"不任用"（不具备古防己的作用）。《唐本草》还给汉中的防己补充了一个"黄实而香"的特点，"香"是古防己的特殊气味。但《唐本草》说"陶谓之佳者，盖未见汉中者尔"，此话则未免武断。马兜铃属古防己并非仅分布在陕西汉中，陶弘景所说的"宜都"（在今湖北）、"建平"（在今四川）都有此种

---

1 宋•李昉，等. 太平御览：卷九百九十一 [M]. 影印本. 北京：中华书局，1960：4387.

2 谢宗万. 中药材品种论述：上册 [M]. 上海：上海科学技术出版社，1990：237-245.

3 国家中医药管理局《中华本草》编委会. 中华本草（3）[M]. 上海：上海科学技术出版社，1999：470-471.

4 谢宗万. 中药材品种论述 [M]. 上海：上海科学技术出版社，1990：243.

5 本：此据元惠明轩本《重修政和经史证类备用本草》。《大观本草》系统本皆作"木"。"名本防己"可解为"其名本之于防己"。后世未见将防己科植物称作木防己者，故"本"字义长，今仍从惠明轩本。

植物分布，未必陶氏没有见过。

雷敩的《雷公炮炙论》中也涉及不同来源的防己："勿使木条，以其木条已黄、腥、皮皱，上有丁足子，不堪用。夫使防己，要心花文黄色者。"所谓"木条已"，即俗称"木条"的防己，这种防己明显的特征是气"腥"。此"腥"与《唐本草》所说汉中防己气"香"，都是指特异气味。这种"木条已"与古防己一样"外黄"、有特异气味，故很可能与古防己来源相同或相近，但因用其藤茎，故称"木条"。雷公所用的防己是"心花文黄色者"，这与"内黑文如车辐解"的古防己完全不同，谢宗万认为"有可能指粉防己(石蟾蜍)而言[1]"。可见雷敩也与陶弘景一样，不用古防己，而用可能是防己科的植物作替代品。

唐代防己还有不同的名目。《药性论》记载了"汉防己"与"木防己"，且认为汉防己"味苦，有小毒。能治湿风，口面㖞斜，手足疼，散留痰，主肺气嗽喘"。木防己"味苦、辛。能治男子肢节中风，毒风不语，主散结气，痈肿，温疟，风水肿，治膀胱"。《药性论》是临床药书，没有叙述这两种防己的来源特征，仅罗列其味、毒性与功能，很难据此判断来源。唐代陈藏器《本草拾遗》则云："按木、汉二防己，即是根、苗为名。汉主水气，木主风气，宣通。作藤着木生，吹气通一头如通草。"按陈氏的意见，则无论"木""汉"，都源于同一种植物，不过有用根与用茎的区别。茎中空的植物较多，仅凭此点还很难确定为何种植物。陈藏器所言并不一定是针对《药性论》而发，故他所说"汉主水气，木主风气"与《药性论》所载的"汉防己""木防己"来源未必相同。据《唐本草》所言，唐代防己还是以马兜铃属植物为主，但此前也有本草学家(如陶弘景、雷敩)以同名异物替代品为佳。

北宋苏颂《本草图经》中的"防己"有文有图。其文云："今黔中亦有之。但汉中出者，破之文作车辐解，黄实而香，茎梗甚嫩，苗叶小类牵牛。折其茎，一头吹之，气从中贯，如木通类。它处者青白虚软，又有腥气，皮皱，上有丁足子，名木防己。"仔细分析这段文字，可知其文乃捏合前人之说。其中"如木通类"的防己，糅合自《名医别录》《唐本草》《本草拾遗》；"木防己"则糅合自陶弘景《本草经集注》、雷敩《雷公炮炙论》，把"青白虚软"的防己科植物根与"有腥气"的"木条已"捏合在一起。故苏颂所言植物形态并非依据实物，而是综合文献而成。但苏颂说明了宋代使用防己的实况："木防己虽今不入药，而古方亦通用之。"即古方通用的"木防己"宋代已不入药，那么宋代防己又是什么呢？

《本草图经》附有从产药地征集来的防己药图2幅，其一为"兴化军防己"(图50-1)，兴化军即今福建莆田市。其植物为藤本，单叶阔卵形，互生，全缘，有分裂，今考此图

---

1 谢宗万．中药材品种论述[M]．上海：上海科学技术出版社，1990：243.(粉防己即防己科植物石蟾蜍 *Stephania tetrandra*)

为防己科风龙属植物青藤 *Sinomenium acutum*[1]。《绍兴本草》同名图（图 50-2）将根部改绘成粗壮膨大的块根，更与青藤相符。其二为“黔州防己”（图 50-3），黔州即今重庆彭水县。该图所示亦为藤本，叶腋间花（或果）序呈伞形，谢宗万认为该植物亦为防己科植物，但其叶形不该为羽状复叶[2]。《绍兴本草》同名图（图 50-4）亦将其根改绘成粗大块根，故更类似防己科植物。《绍兴本草》将两种防己图的根均改为粗大块根，这可能是根据当时所用防己多为防己科植物而作出的改动。

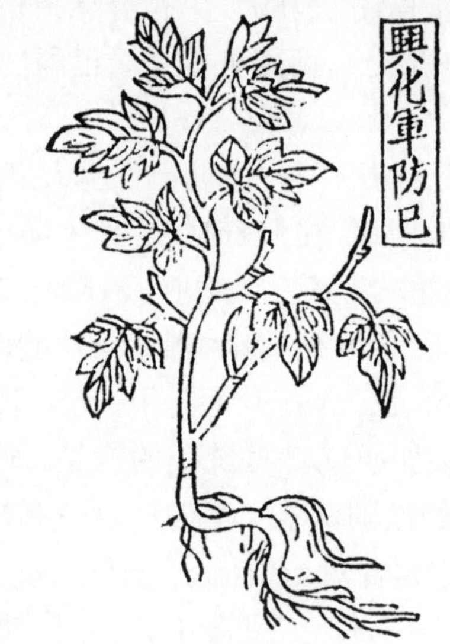

图 50-1 《本草图经》（政和）“兴化军防己”

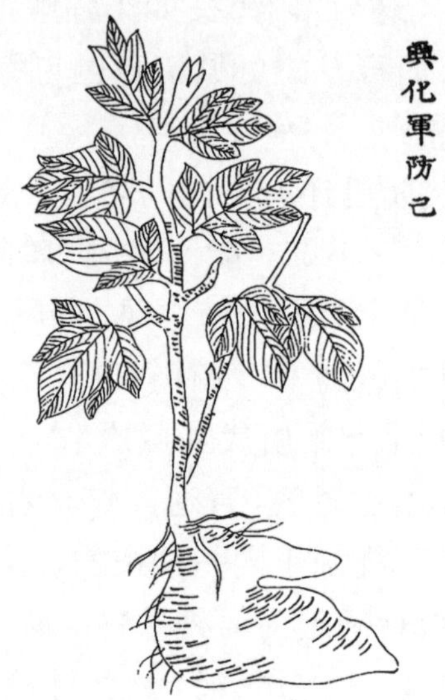

图 50-2 《本草图经》（绍兴）“兴化军防己”

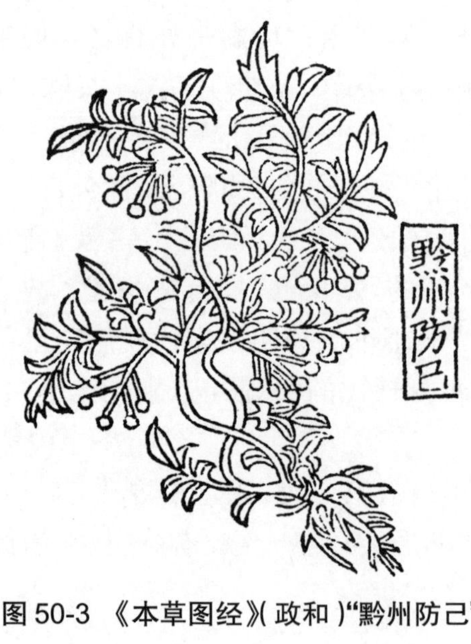

图 50-3 《本草图经》（政和）“黔州防己”

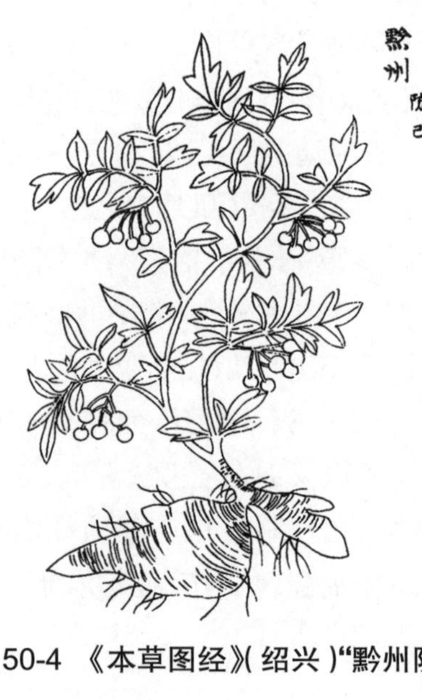

图 50-4 《本草图经》（绍兴）“黔州防己”

---

1 谢宗万．中药材品种论述：上册 [M]．上海：上海科学技术出版社，1980：243.

2 谢宗万．中药材品种论述：上册 [M]．上海：上海科学技术出版社，1980：243.

以上宋代4幅防己图所示药物基原均非马兜铃科植物，此与苏颂文字解说不符。李时珍曾批评苏颂《图经》"图与说异，两不相应"，看来确有其事，防己即是一例。对苏颂《图经》防己的图文，应该舍文从图，才符合宋代防己的使用实况。也就是说，宋代实际使用的是防己科的植物，古方通用的防己在宋代已不入药。至于其中的原因，金代李杲的有关解说道出了其中的奥秘。

金代李杲论古防己：金代著名医家李杲在他的《医学发明》"本草十剂•通可以去滞"一段下有这么一段话：

"或曰：防己之性若何？曰……比之于人，则险而健者也。险健之人，幸灾乐祸，遇风尘之警，则首为乱阶。然而见善亦喜，逢恶亦怒，如善用之，则可以敌凶暴之人，保险固之地。此瞑眩之药，圣人有所存而不废尔。大抵闻其臭[1]则可恶，下咽则令人身心为之烦乱，饮食为之减少。至于十二经有湿热壅塞不通，及治下疰脚气，除膀胱积热，而庇其基本，非此药不可，真行经之仙药，无可代之者。复有不可用者数事，若遇饮食劳倦，阴虚生内热，元气谷气已亏之病，而以防己泄大便，则重亡其血，此不可用，一也；如人大渴引饮，是热在上焦肺经气分，宜淡渗之，此不可用，二也；若人久病，津液不行，上焦虚渴，宜补以人参、葛根之甘温。用苦寒之剂则速危，此不可用，三也。若下焦有湿热流入十二经，致二阴不通，然后可审而用之耳。[2]"

这段长文也被元末徐彦纯《本草发挥》转载，明代《本草蒙筌》等书亦节引其文。在古代医药书中，被李杲称为"瞑眩之药"(服药后反应强烈)者仅此一味，没有切身用药经验不可能分析得如此切中肯綮、入木三分。尤其是在现代，当我们知道古防己源于含马兜铃酸的马兜铃属植物，就更能体察到李杲所云"大抵闻其臭则可恶，下咽则令人身心烦乱，饮食为之减少"来源于临床实践。此与《雷公炮炙论》提到的"木条己"的气腥、不堪用相符合，李杲在描述其令人厌恶的气味之外，还谈及引起毒害的症状，且称其为"瞑眩之药，圣人有所存而不废"，可见此药很不好用，使用忌讳甚多，必须"审而用之"，稍有不慎就容易引起药害。古防己之所以很早就有同名异物替代品，当非资源紧缺或形态相似，而与其"瞑眩"之性有很大关系。至明代防己的替代品后来居上，明显地占据了防己来源的主流。

明清时防己主流：明清本草书虽多，但多数仅转述防己临床功治，讨论其来源者少。明代郑宁云："今市中货者，汉已小，木已大。[3]"此说过于粗糙，很难作为特异鉴别点。明陈嘉谟则云："种因根苗各治，名分汉木两呼，汉防己是根，破之纹作车辐解，

---

[1] 臭：《济生拔萃》卷六所存《医学发明》中原作"真"，《本草发挥》等后世本草多作"臭"。详上下文，"臭"字义长，从之。

[2] 引自：金代李杲《医学发明》"本草十剂"，见元代杜思敬《济生拔萃》卷六，上海涵芬楼影印，1938年。

[3] 明•郑宁. 药性要略大全 [M]// 郑金生. 海外回归中医善本古籍丛书：第十册. 北京：人民卫生出版社，2003：128.

黄实馨香；木防己是苗，皮皱，上有丁足子，青白虚软。宗此辩认，庶不差讹。”此言看似详细，实则并无新见，也不过是将前人所云强行区分为“汉”“木”两防己。陈嘉谟所云“汉防己”即《唐本草》所言“出汉中”的马兜铃科的古防己；“木防己”则将陶弘景所云“青白虚软”者（防己科）与雷敩所云的“木条已”（马兜铃科）合为一种。这种从文献到文献的主观区分并不能反映明代用药实际。

明代李时珍未增添任何涉及防己来源的新资料。仅补充了该药的释名。关于防己药名，其末字在古籍中就有“己巳已”三种写法[1]，且以“巳”字为多。“己巳已”三字在古籍中经常混淆，多须凭上下文才能判断当为何字。宋以前本草未见“防己”释名。明代李时珍引用李杲之言，云“防己如险健之人，幸灾乐祸，能首为乱阶，若善用之，亦可御敌。其名或取此义”。按此释名，则药名当作“防已（yǐ）”，防者御也，已者止也。明代李梴《医学入门》“本草分类•防已”亦曰：“已，止也，防止足疾也。[2]”其说与时珍相似。明末卢复则云：“防，防御；己，己土。”其子卢之颐则云：“防者障也，己者我也。我立则畛畦分矣，故绩平水土为独着。”又张志聪云：“主通气行水，以防己土之制，故有防己之名。”[3]此即后世多用的防己（jǐ）。现代或考“己”乃“巳”（sì）之误，“巳”为古“蛇”字，防己有防蛇伤之义[4]。按上述释名，则防己药名末字也有“己巳已”三种说法。不过以上释名皆为臆测，并无实据。今一般以“防己”为正名，可能是据传承而来，原义不明。

明《本草品汇精要》所载防己虽然多数是引述前人言，但其中提到防己用“根大而有粉者为好”。这类似《绍兴本草》图中所绘的防己科植物的根形。李中立云：“惟汉者胜，故古方每书汉防己”[5]。这话不全对。仲景经方只有“防己”“木防己”而无“汉防己”，此“木防己”也就是当时汉中所产的古防己。此后至唐代医方书中常见使用“防己”“汉防己”“木防己”3名。例如粗略统计《外台秘要》，其中多用“防己”（77次），其次才是“木防己”（26次）、“汉防己”（21次），并非“每书汉防己”。若按苏颂所说，古方通用的是木防己，亦即汉中防己，又简称“汉防己”。故宋以前的古方中，“汉防己”“木防己”乃同药异名，无所谓谁胜谁劣，也谈不上功效有别。

宋代及其以后，防己的主流来源发生变化。要考察防己的实际来源，不能仅凭名称，必须要有形态实证。宋代《本草图经》药图所示的防己皆来源于防己科植物。那么明代的防己呢？李中立根据他所见的防己药材，亲手写生绘制了“防己”（图50-5），其中含“条防己”“瓜防己”两种药材，并配以文字解说：

“市卖防己，一种如上条形，类木通，文如车辐理解。诸本草曰汉防己，或者是此

[1] 尚志钧.《神农本草经》校注 [M]. 北京：北京科学技术出版社，2019：201.

[2] 引自：明代李梴《医学入门》卷二“本草分类•防已”，明万历三年（1575）刻本。

[3] 清•张志聪. 侣山堂类辩 [M]. 北京：人民卫生出版社，1983：63.

[4] 谢宗万. 中药材品种论述：上册 [M]. 上海：上海科学技术出版社，1990：243.

[5] 明•李中立. 本草原始 [M]. 郑金生，汪惟刚，杨梅香，整理. 北京：人民卫生出版社，2005：114.

也。一种如上瓜形，俗呼瓜防己，今用甚多。诸本草并无载瓜防己者。陈藏器曰：如陶隐居所说，汉、木二防己，即是根苗为名。予玩条防己像苗，瓜防己像根，或者是根苗为名乎？予未见其鲜形，难辨是否，以俟后之君子再正之。[1]”

李中立诚实地说明他没有见过“鲜形”(即生长着的原植物)，所绘乃药材部分。其中“文如车辐理解，诸本草曰汉防己”的条形者符合古防己特征，属马兜铃科植物。李中立怀疑此“条防己”是苗(藤茎)，无误。他怀疑“瓜防己”是根，亦不误，但却不能说“瓜防己”是“条防己”的根。“瓜防己”与“条防己”是不同的植物。明代所用甚多的是“瓜防己”。根据当今市面的药材，“瓜防己”是指其根形如土瓜，其原植物可以是防己科的三种植物，即青藤 *Sinomenium acutum*、粉防己(石蟾蜍)*Stephania tetrandra*、白药子(头花千金藤)*Stephania cepharantha*[2]。这 3 种植物的根当今皆称“汉防己”或“粉防己”。由于青藤的产量甚少，故瓜防己主要还是指粉防己(石蟾蜍)。后世医家经常根据“汉防己”“木防己”来讨论药性，殊不知“汉防己”既可以是“汉中防己”(马兜铃科)的简称，也可以是药家传承习称的“汉防己”(防己科)。故纠缠纸上防己名目去判断来源，徒劳无益！

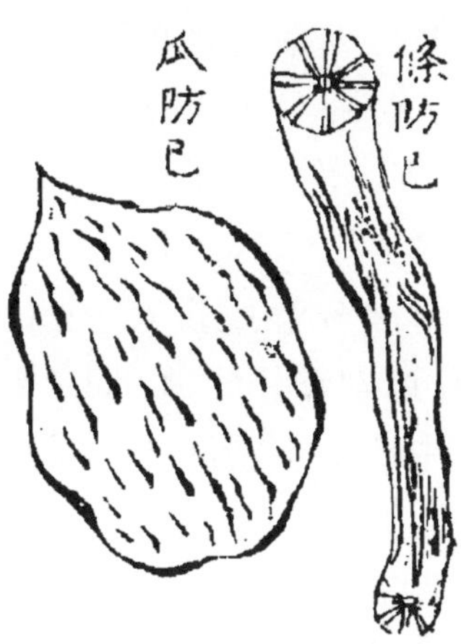

图 50-5 《本草原始》防己

李中立云“诸本草并无载瓜防己者”，那是因为他没有见过宋代《绍兴本草》的防己图(图 50-2，图 50-4)，也没见过明《本草品汇精要》云防己“根大而有粉者为好”。从本草图文来看，早在宋代就出现了防己科的防己，其根形如瓜。李中立出示“今用甚多”的“瓜防己”表明，明代防己科“瓜防己”已经成为防己的主流品种，与此同时，市面上仍可见马兜铃科植物的“条防己”存在，药用其藤茎。

---

1 明•李中立. 本草原始 [M]. 郑金生，汪惟刚，杨梅香，整理. 北京：人民卫生出版社，2005：115.

2 谢宗万. 中药材品种论述：上册. [M]. 上海：上海科学技术出版社，1980：244.

李中立之后，能注意到防己真实来源者寥若晨星。清末吴其濬提到："防己……李当之云：茎如葛根，外白内黄，如桔梗。今药肆所用殊不类[1]。"此言再次说明清代防己主流并非早期的古防己。现代学者研究本品者甚多，以谢宗万《中药材品种论述》的研究最为系统全面，对不同历史时期所用防己来源均有考证[2]。《中国药典》自1963年版以来的诸版均收录了"防己"，其来源为防己科植物粉防己 *Stephania tetrandra*，1963—2000年诸版还收录了广防己，来源为马兜铃科植物广防己 *Aristolochia fangchi*，此后诸版则取消了广防己。其原因当是该种植物含毒性较大的马兜铃酸。《中国药典》根据用药实际来源确定当代防己来源为防己科粉防己，此无可厚非。但从本草考证所得的史实来看，粉防己乃鸠占鹊巢，并非仲景经方所用防己。

【附言】

防己来源古今不同，由此引发以下几个问题：

1. 含防己的6个经方若使用当今的粉防己，还能算作仲景经方吗？

恐怕不能！仲景所用古防己含马兜铃酸等成分，后世粉防己含粉防己碱等成分，酸、碱异轨，功效岂能相同？将利水为主的古防己，改换成祛风止痛为主的粉防己，则其方主旨为之大变。主药更换，功效主治亦随之而变，其方虽然也能发挥某些治疗作用，但却不再符合仲景经方本义。这样的方剂应该视为后世新方，可以深入探讨它新的用途，无须将其纳入经方之列。

2. 防己被顶替是好事还是坏事？

历史上药性强烈的药物一般会先被发现。《尚书•说命》："若药弗瞑眩，厥疾弗瘳。"此话反映了早期药物常有毒副作用过强的现象。古防己被李杲称为"瞑眩之药"，这是后世在使用该药过程中认识不断深化的结果。医疗实践证明，含马兜铃酸的药物确实可以令人出现"下咽则令人身心为之烦乱，饮食为之减少"的严重副作用。我国药监局从2003年起禁止使用了几种马兜铃科含马兜铃酸的药物，其中就有"广防己"。仲景所用的防己与广防己为同科属的近缘植物，本属同类，也应该被禁用。但防己为《神农本草经》首载，又为仲景经方所用，这在古代，岂能说废就废、说禁就禁？当古防己的毒副作用显现之后，民间药家很难有条件发声警告，就用其他药物冒名顶替，借以规避药害。这种做法并非罕见。防己是这样，大戟也是这样（所谓红大戟即是顶替品）。冒名属于作伪，但作伪者不是为私人牟利，而是为了用药的安全。从这个角度来说，古防己被替换，减少了医疗事故的发生，未尝不是好事。顶替品（粉防己之类）并非无效之药，也有其特有的祛风止痛作用，故而能逐渐占据主流。但冒名顶替可导致古今防己来源混乱，无法准确观察药物效应与经验总结，并非值

---

[1] 清•吴其濬．植物名实图考校释 [M]．张瑞贤，等校注．北京：中医古籍出版社，2008：398.

[2] 谢宗万．中药材品种论述：上册 [M]．上海：上海科学技术出版社，1980：236-246.

得提倡的良善之法。

作为医家，李杲首先指出防己为“瞑眩之剂”，且反复提醒医家要谨慎使用该药。明代李时珍、缪希雍等医家均转载其言，并赞同东垣之说。但东垣的忠告却遭到清代某些尊经医家的贬斥。清初张志聪云：《神农本草经》将防己“列于中品之前，奚为存而不废？且气味辛平无毒，奚为瞑眩之药？如此议论，不能枚举，无裨治道，反疑惑后学”[1]。张志聪的弟子高世栻在《本草崇原》“防己”按语中指责李杲：“防己既列中品，且属无毒，以之治病，有行气清热之功。险健为乱之说，竟不知从何处得来！使后人遵之如格言，畏之若毒药，非先圣之罪人乎？东垣立言，多属臆说，盖其人富而贪名，又无格物实学。李时珍乃谓千古而下，唯东垣一人，误矣。[2]”

张、高师徒二人尊经复古，擅长以经解经，其立论依据不过是防己为《神农本草经》中品无毒之药，这纯属纸上谈兵。他们根本不知道古防己的来源与毒性，也不知道清初防己来源的主流已变成防己科无毒的粉防己，就据《神农本草经》所载，把李杲斥为“先圣之罪人”，谓其立言“多属臆说”，甚至还说东垣“富而贪名，又无格物实学”，堪称无端攻击。一般说来，古本草中评述药物，大多“隐恶扬善”。但李杲乃临床医家，又处于金元之时，思想束缚甚少。他据亲身体察，指出古防己有毒，绝非空穴来风，更无须借此药“贪名”。在医药严重分家的清代，尊经复古的医家不明药源，一味粉饰经典，强词夺理，实则是无的放矢。假如民间药家也像这些尊经的医家一样，盲目尊古，依然提供古防己药源，真不知要造成多少医疗事故。所以古防己被冒名顶替，从趋利避害角度来说，也可以说是好事。

3. 如何判别医方书中的防己来源？

若是古医书，首先要注意其成书年代。汉唐医籍中，无论防己、木防己（木条己）、汉防己（经方无此名），其主要来源都是马兜铃科植物。鉴于这类来源的防己现代已属禁品，故临床不能按原方使用禁品。若换用后世防己科的粉防己，则应该注意粉防己与古防己的功效差异，不宜再标榜所用乃汉唐古方，只能说据古方之意变化用药。

宋元医籍中的防己，包含了马兜铃科与防己科两类防己，很难明确区分这一时期医方中防己的来源。至明代及其以后，防己科的粉防己类占了主流。此时医方中“汉防己”一名运用甚多，但并不等于是“汉中防己”，其主要来源仍是粉防己之类，不过借用“汉防己”之名而已。至于医药书中的“瓜防己”“粉防己”，则肯定是防己科植物。

明清医药书讨论或运用防己，并非全袭古人，其中亦涉及粉防己类的功效。例如清代黄元御云：“汉防己泄经络之湿淫，木防己泄脏腑之水邪。凡痰饮内停，湿邪外

---

1 清•张志聪. 侣山堂类辩 [M]. 北京：人民卫生出版社，1983：64.

2 清•张志聪，原撰. 清•高世栻，订补. 本草崇原 [M]// 郑林. 张志聪医学全书. 北京：中国中医药出版社，1999：1131.

郁，皮肤黑黄，膀胱热涩，手足挛急，关节肿痛之证，悉宜防己。”其中除“木防己泄脏腑之水邪”一句乃因袭前人之言外，其余功效多源于防己科的粉防己。根据明清医方的主治，也能部分推测其所用防己的实际来源。例如明代倪朱谟《本草汇言》有若干用防己为主药之方[1]，其治水肿者，当源于马兜铃科的防己。但治四肢风痛、头风暴痛、风湿关节沉痛等方，其药源当为粉防己。清代刘若金《本草述》有防己治“风湿相搏，关节沉痛微肿，恶风”等方，所用也当为粉防己类。所以粉防己虽因袭用防己之名而起，但也有其真实功效，不能因其有冒名之嫌而忽视其作用。

鉴于古代某些偏远地区仍会有运用古防己的遗存，故即便近现代的医药书，也还能见到使用马兜铃科防己者。前述《药物出产辨》之“广防己”即是一例。既然马兜铃科防己在当今已被禁用，为正本清源、安全用药起见，建议各种实用临床药书最好遵《中国药典》，以“粉防己”为正名，不再将马兜铃科的防己类药列入药物来源，也不再收录使用古防己医方（尤其是经方）作为实用例证。

4. 吉益东洞用哪一类的防己？

日本吉益东洞《药征》谈到他所用的防己：“防己有汉、木二种，余家用所谓汉防己者也。为则按：木防己出汉中者谓之汉防己，譬如汉术、辽五味子也。后世歧而二之，其茎谓之木防己，可谓误矣。余试用所谓木防己者，终无寸效。而所谓汉防己者，能治水也。”从其文提到他所用的“汉防己”乃“出汉中者”，“能治水”，按说此当为马兜铃科植物。他认为这种防己“歧而二之”，主要指用茎（木防己）或根（汉防己）。这与中国防己的演变并不相符。若同为马兜铃科植物，无论用茎用根，其效当同，不可能用茎“终无寸效”，用根才能“治水”。

日人内藤尚贤《古方药品考》“防己”条对日本用的防己有考证：“邦产称汉防己者佳，根形如木通而皮粗，黑灰色，截之在[有]菊花纹，肉黄褐色者真。其茎为木防己，皮灰色，肉淡黄，亦在[有]菊纹。药铺取者，根及茎相混，用者须辨识……又舶来称汉防己者，形如蕃薯，皮淡赤色，肉白坚实，无细孔，味极苦，有益智气，《原始》所谓瓜防己是也。古方所用之汉防己与此不同。”此后附图一幅，云“防己藤蔓易长，茎如木通，绿色，叶似枫叶而厚，根粗皱，如南烛。干截之作菊花纹”[2]。内藤尚贤云“舶来称汉防己者，形如蕃薯……《原始》所谓瓜防己是也”，所认不差，此即今粉防己，原植物为防己科石蟾蜍 *Stephania tetrandra*。内藤尚贤所云日本产者，从文字很难确定其来源，可能是马兜铃科，也可能是防己科植物。但他所附的防己图（图 50-6），叶片基部呈心形，叶缘有角 5 裂，其茎粗大，为木质大藤本，故藤茎的截面能显示菊花纹。结合其根形，此当为防己科植物青藤 *Sinomenium acutum*。[3]此种日本有分布，《日本药

---

[1] 明•倪朱谟．本草汇言 [M]．郑金生，甄雪燕，杨梅香，校注．北京：中医古籍出版社，2005：270-271.

[2] 日•内藤尚贤．古方药品考 [M]．北京：北京科学技术出版社，2017：226-229.

[3] 此图的鉴定承中国医学科学院药用植物研究所林余霖研究员审查并提出宝贵意见。

局方》的防己即为此种[1]。观此则吉益东洞所用防己亦当为此种。

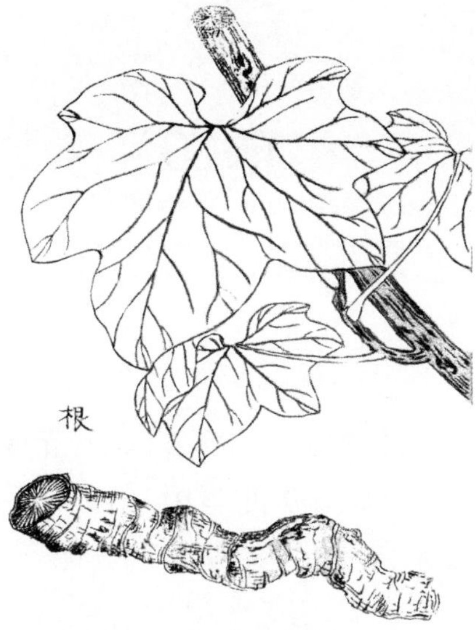

图 50-6 《古方药品考》防己

1 谢宗万. 中药材品种论述：上册 [M]. 上海：上海科学技术出版社，1980：239，243.

51
葛根(6)

【提要】

经方用葛根与生葛(新鲜葛根)的方剂不算多，治疗范围较窄。唐及唐以前的本草中，葛根功用范围比较广，外科及血分病亦多用，效力似乎很强。宋金元以后葛根被认为“气味俱薄”，用途也逐渐局限于止渴生津、散表透疹、解酒等。其来源古今皆很明确，无大变化。

【药源辨析】

葛根概况及主要功用：经方用葛根(生葛)方共6首，其中《伤寒论》方4首，《金匮要略》方2首(除去《伤寒论》已有方1首)。

经方无葛根单方，但有葛根作加味方3首，即桂枝加葛根汤、葛根汤、葛根加半夏汤。此3方均是在桂枝汤基础上加味，其中加葛根对应的特异症状有“项背强几几”(项背强痛拘急)、“自下利”(腹泻)、“气上冲胸，口噤”等。

《神农本草经》首载“葛根”，并无与以上经方相似的葛根对证，《名医别录》则说葛根可以“疗伤寒中风头痛，解肌发表出汗，开腠理”。但无论经方所载还是临床实践，说葛根能发表出汗，怕是言过其实。不过《名医别录》解肌、开腠理的说法，多为后世常用，有利于理解葛根治“项背强”的机理。现代研究认为葛根有一定的降压作用，并可扩张血管，改善脑循环，故现代也将葛根用于其他疾病出现的项背强，此为别出蹊径的验证法

另，葛根黄芩黄连汤中，葛根用量独大，为全方主药，主证为误下利不止，兼喘而汗出，则也应该是葛根的主治。结合葛根汤亦有“自下利”证，故葛根当可用于下利。本品味甘，此与治下利的苦寒药黄连、黄连还有不同。《神农本草经》言葛根“主消渴”“解诸毒”，这对于下利不止导致伤津脱液有所裨益。

又，“竹叶汤”治产后中风发热，喘而头痛，其中用葛根，与《名医别录》载葛根“疗伤寒中风头痛”相符。“奔豚汤”治“奔豚气上冲胸，腹痛，往来寒热”。该方用“生葛”，《名医别录》载生葛根汁“大寒，疗消渴，伤寒壮热”。又陶弘景云：“生者捣取汁饮之，解温病发热。”奔豚汤有“往来寒热”，这也是用生葛根的理由。

以上经方葛根方中，解项背强为古今医家经验证实。葛根富含淀粉，故陶弘景说

“葛根人皆蒸食之”，也算食药两用之品。《神农本草经》载其“甘平”，可知药性并不强烈。但《神农本草经》《名医别录》都记载葛根能“主身大热”“疗伤寒中风头痛，解肌发表出汗”。陶弘景说“取葛根为屑，疗金疮断血为要药，亦疗疟及疮，至良”。唐代陈藏器记载“葛根生者破血，合疮，堕胎[1]，解酒毒，身热赤，酒黄，小便赤涩”。宋代《证类本草》中，葛根消酒毒、治伤寒时气头痛壮热、伤筋绝、金疮中风痉欲死、卒干呕不息、食诸菜中毒、大脉血出、热毒下血、心热吐血等都有单味药方，似乎这些功效都曾有过实践。但北宋末寇宗奭却只说葛根“大治中热，酒、渴疾。多食行小便，亦能使人利。病酒及渴者，得之甚良。彼之人又切入煮茶中以待宾，但甘而无益。又将生葛根煮熟者，作果卖”。这些才是后世多见的葛根用法。金代张元素指出葛根“气味俱薄”，主要用于止渴、解酒、发散表邪、发散小儿疮疹难出，益阳生津[2]，此说成为后世最常见的葛根功效。经方用葛根的经验对后世影响甚大，但唐代及其以前本草所载葛根功效与宋元以后相比，有较大变化。

葛根的来源：在古本草中，“葛根”与“野葛”是性质完全不同的两种药物，野葛是剧毒药钩吻（即今马钱科钩吻属植物钩吻 *Gelsemium elegans*）的别名，或作“冶葛”。在宋代《证类本草》所收宋以前诸本草中，这两者从形态到功用都无混淆。野葛主治是鬼疰尸疰、堕胎、中蛊，与葛根迥然不同。野葛中毒的解毒药就有葛根汁。

葛根分布范围很广，又可作食物，故不难辨认。但其生长环境不同，根形也有差别。故陶弘景云：“南康、庐陵间最胜，多肉而少筋，甘美，但为药用之，不及北间尔。”南康即今江西星子县，庐陵即今江西吉安市。据此，食用葛“多肉少筋”（淀粉多纤维少），入药之葛根则不追求肉多。

宋代苏颂《本草图经》介绍了葛的产地形态：“今处处有之，江浙尤多。春生苗，引藤蔓，长一二丈，紫色；叶颇似楸叶而青，七月着花似豌豆花，不结实。根形如手臂，紫黑色。五月五日午时采根。曝干。以入土深者为佳，今人多以作粉食之，甚益人。”这里的“楸叶”是形容葛的小叶，葛叶为羽状三小叶，其先端的小叶状如楸叶。明代李时珍又补充描述了葛的形态：“葛有野生，有家种。其蔓延长，取治可作絺绤。其根外紫内白，长者七八尺。其叶有三尖，如枫叶而长，面青背淡。其花成穗，累累相缀，红紫色。其荚如小黄豆荚，亦有毛。其子绿色，扁扁如盐梅子核，生嚼腥气。”根据以上描述，葛即豆科葛属植物葛 *Pueraria lobata*，此种全国都有分布，入药多为野生，适于入药。《中国药典》一直以此种为正品。另有一种同属的甘葛藤 *Pueraria montana* var. *thomsonii*，是葛的变种，形态稍异，根的粉性重，纤维较少，即古代所谓“多肉少筋”者，多用来制取葛粉用或食用。这种葛在《中国药典》（2005—2020 年版）称作“粉葛”，主产广西、广东某些地区。但对于临床医家来说，处方用名皆是葛根，功用也无须区分。

---

1 堕胎：疑此乃将“野葛”的作用（见“诸病通用药•堕胎”）误入葛根名下。

2 元•徐彦纯. 本草发挥 [M]. 宋咏梅，李军伟，校注. 北京：中国中医药出版社，2015：33.

【附言】

葛根自古属于食药两用之品。经方所用葛根的功用源于医疗实践，其中治“项背强”这一症状不见于早期本草记载，同样，唐及五代以前诸家本草所载的某些葛根功效也与经方相差较大，尤其是治血分病（破血、止血等）皆不见与经方，宋以后也少用。但这些属于临床用药的变化，本书未充分展开讨论。葛根来源为豆科植物葛 *Pueraria lobata* 为主。早在梁代陶弘景就知道食用葛根“多肉少筋”，但古人无法区分植物种或变种，并未要求临床用药严格区分。现代常将野生葛根称为“野葛”，这容易与古代的毒药“野葛”（冶葛）混淆。在阅读古医药典籍时尤其要注意区分。

52

葶苈(6)

【提要】

葶苈功用古今无大变化，据现代研究，其原植物正品亦无争议。北宋初《太平圣惠方》首载“甜葶苈”“苦葶苈”两名，后世对“甜葶苈”的理解见仁见智，导致各地有多种植物被称为“甜葶苈”。本书考证发现《太平圣惠方》“甜葶苈”乃经火制后的葶苈子，与种子味甜与否无关。

【药源辨析】

葶苈概况与主要功用：经方用葶苈（或葶苈子）之方 6 首，见于《伤寒论》2 首，《金匮要略》4 首。

葶苈在西汉初就小有名气，《淮南子》提到“大戟去水，亭历愈张”。后一句的“张”即“胀”的通假字，故此句言葶苈有治疗胀满之效。经方中最能体现葶苈功用之方为葶苈大枣泻肺汤，药仅 2 味，另一味是大枣，主治“肺痈，喘不得卧”；“肺痈，胸满胀，一身面目浮肿……喘鸣迫塞”；“支饮不得息”。据该方主治，大枣无益于病，其主药肯定是葶苈。肺痈或支饮引起胸满胀，喘鸣迫塞，不得卧，不得息，葶苈泻肺之脓与水，从而解除胀满。

由此可知，已椒苈黄丸主治“肠间有水气”，证见“腹满，口舌干燥”，葶苈也是利水除满。又大陷胸丸治“结胸”，证见“胸胁满”“膈内拒痛……心下因硬”“心下痛，按之石硬”，用葶苈可发挥散结除满定痛的作用。

他如牡蛎泽泻散，治病后“腰以下有水气”，葶苈可利水。鳖甲煎丸乃成药大方，主治疟母，难测葶苈之功。又小儿疳虫蚀齿方用葶苈外用点药烙之，乃经验方，无法探究其理。

《神农本草经》首载“葶苈”，谓其“辛，寒。主癥瘕积聚结气，饮食寒热，破坚逐邪，通利水道”，此与经方所用相符。《名医别录》谓葶苈“苦，大寒，无毒”，增收其“下膀胱水，伏留热气，皮间邪水上出，面目浮肿，身暴中风热痱痒，利小腹。久服令人虚”等功用，可知汉末多用葶苈利水消肿、去热。但《神农本草经》云葶苈“味辛”，《名医别录》云“味苦”，这是尝味差异？还是植物来源不同？古本草未加深究。

“葶苈”名义及来源：《名医别录》载葶苈“立夏后采实”，经方有“葶苈子”之名，故其入药当取果实或种子。关于“葶苈”，《尔雅》云：“葶，亭历。”“葶”(diǎn)是葶苈最早的名字。《五十二病方》《淮南子》等书，日本《医心方》《本草和名》等书均使用古老的“亭历”一名。后世因该药为草本，加上“艹”头而成“葶苈”。“亭历”何意？明代李梴《医学入门》云：“葶，定也；苈，沥也，行也，能定喘而行水[1]。”此说过于肤浅。日本森立之有文字考[2]，其结论是：“丁历、亭历共为‘滴沥’之假字，而‘滴沥’者，即滴，为水下之义。”意即“亭历”因利水得名。

关于葶苈形态，晋代郭璞注《尔雅》云：“实、叶皆似芥，一名狗荠。”另“《月令》：‘孟夏之月靡草死。’许慎、郑康成注皆云：‘靡草，荠，葶苈之属是也’。至夏则枯死，故此时采之。[3]”可见汉晋学者认为葶苈是春生夏枯、类似芥、荠(十字花科)的植物。梁代陶弘景则云：“母则公荠，子细黄至苦。”何谓“母则公荠”？未见前人解释，但却有人认为“公荠”是葶苈的别名[4]。陶氏指出葶苈子味“至苦”，这与《名医别录》所载味苦、《雷公炮炙论》所云“葶苈子入顶苦”是一致的。葶苈子“细黄”，也是陶氏指出的重要鉴别点之一。

以上记载虽简，但已将葶苈来源缩小到十字花科植物、种子“细黄至苦”的范围。唐代陈藏器未专门介绍葶苈的形态，但却在“菥蓂子”条提到：“大荠即葶苈，非菥蓂也。菥蓂大而褊，葶苈细而圆。二物殊别也。”五代韩保昇《蜀本草》云：“苗似荠苨，春末生，高二三尺，花黄，角生子黄细。五月熟，采子暴干。”其中“苗似荠苨”无法理解。荠苨是桔梗科植物，与十字花科植物相差太大，故日本学者森立之认为“‘苨’字恐衍”[5]。其他“花黄，角生子黄细”则属韩氏的最新补述，为葶苈鉴别又增添新证据。北宋苏颂《本草图经》据产地进献的资料，综述葶苈形态为：“初春生苗叶，高六七寸，有似荠。根白，枝茎俱青。三月开花，微黄。结角，子扁小如黍粒微长，黄色。”其中花微黄、结角(角果)、种子扁小如黍粒微长，均为重要的鉴别点。

关于葶苈的产地，《神农本草经》云“生藁城平泽”。“藁城”今属河北藁城市。陶弘景则云“出彭城者最胜，今近道亦有”。“彭城”即今江苏灌云县。陶弘景为丹阳秣陵(今江苏南京)人，他说的“近道”指今南京周边地区。陶氏所言葶苈的产地是南朝梁所辖局部地区，比《神农本草经》所载更广泛，然偏于南方。宋代苏颂《本草图经》云

---

1 引自：明代李梴《医学入门》卷二“葶苈”，明万历三年(1575)刻本。

2 日·森立之. 本草经考注 [M]. 孙屏，等校点. 北京：学苑出版社，2002：723.(“亭历”条：立之窃谓“葶”为正名。《尔雅》《说文》共云：“葶，亭历也。”则“亭历”之急呼为適。云葶、云適，共一声之转也。此物能利水道，故名。适，即滴假借。《说文》：“滴，水注也。”又“沥浚也”“一曰水下滴沥”，则“滴沥”为古语，丁历、亭历共为“滴沥”之假字)

3 转引自宋代苏颂《本草图经》，见《证类本草》卷十“葶苈”中“《图经》曰”。

4 日·森立之. 本草经考注 [M]. 孙屏，等校点. 北京：学苑出版社，2002：724.(引“王引之”(王念孙)之言，谓葶苈“或谓之公荠”)

5 日·森立之. 本草经考注 [M]. 孙屏，等校点. 北京：学苑出版社，2002：724.

“今京东、陕西、河北州郡皆有之，曹州者尤胜”。“曹州”即今山东菏泽。“京东、陕西、河北”则大致相当于今河南、陕西、河北诸省。该书所附 3 幅葶苈图中，“曹州葶苈”(图 52-1)主根直伸，茎直立，上部多分枝，茎生叶无柄，叶片窄长椭圆形，总状花序。果小、近圆形(短角果)，有果柄。现代本草学家谢宗万据上述本草所言形态、产地、附图，并结合现时该地使用的葶苈子实际情况，确认此“曹州葶苈”即今十字花科植物独行菜 *Lepidium apetalum* 及其同属近缘植物[1]，此为当今公认的葶苈正品。此种即现代《中国药典》“葶苈子”来源之一，习称“北葶苈”。

值得注意的是，苏颂所云葶苈形态乃综述各产地提供的资料，可能存在糅合不同产地资料的情况。例如他说葶苈“花微黄”，此与《蜀本草》所载吻合，却与独行菜及其同属植物的花色(色白或青白)不同。另外，独行菜的种子细小、色黄，均与葶苈子符合，其味却以辛辣为主。所以《救荒本草》“辣辣菜”(即 *Lepidium* 属的独行菜及其同属近缘植物)记载“其子似米蒿子，黄色，味辣”，且有附图(图 52-2)。现代学者谓其辛辣乃因植株含有芥子苷(sinigrin)类物质所致[2]。这与前述《名医别录》等诸书所云“味苦”“至苦”“入顶苦”并不相合，但与《神农本草经》所载味辛相合。这就提示可能有与独行菜种子形似、但其花色、味道不同的其他植物也作葶苈用。

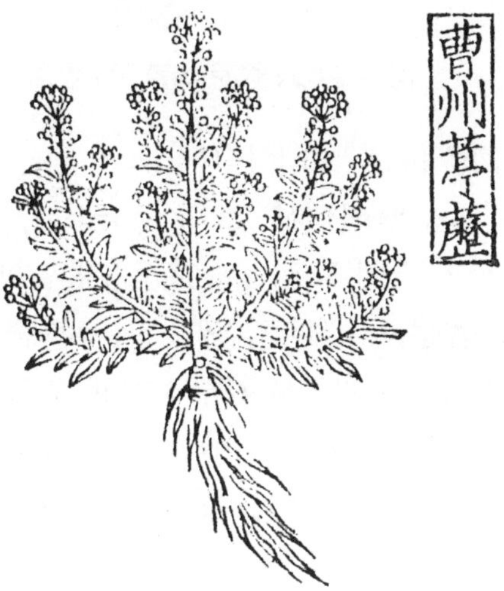

图 52-1 《本草图经》(政和)曹州葶苈

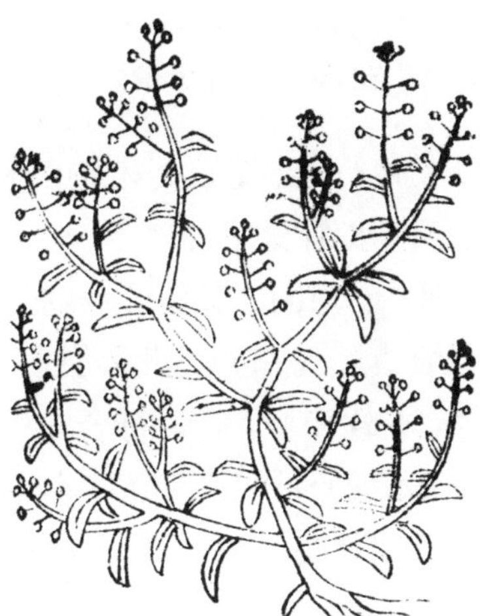

图 52-2 《救荒本草》辣辣菜

前引《救荒本草》之文提示确实存在与独行菜子相似的“米蒿”子。“米蒿”的形态“稍上开小青黄花，结小细角，似葶苈角儿。”可见此物与葶苈确实相似，且花为黄色，与《蜀本草》《本草图经》所载相符。今考米蒿即十字花科植物播娘蒿 *Descurainia sophia*，《救荒本草》既有“米蒿”图(图 52-3)，也有“㩦娘蒿”图(图 52-4)，两者是同一植

1 谢宗万. 中药材品种论述：中册 [M]. 上海：上海科学技术出版社，1994：72.

2 王家葵，张瑞贤，李敏. 救荒本草校释与研究 [M]. 北京：中医古籍出版社，2007：68.

物。“菥娘蒿”今多写作“播娘蒿”，该植物也符合前述的似芥、荠，子细黄、味苦微辛，花黄、结角果等特征。其产地非常广泛，现今华东地区使用的葶苈子主要为此种[1]。这与陶弘景所言的味苦、江苏一带多有的葶苈非常吻合，其形态不同于《本草图经》所载的“曹州葶苈”。

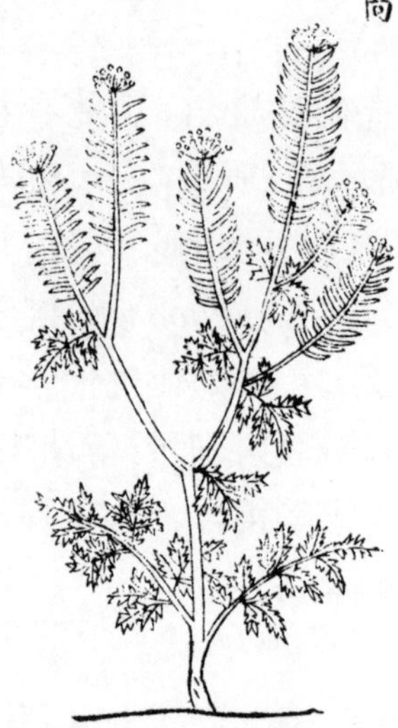

图 52-3 《救荒本草》米蒿

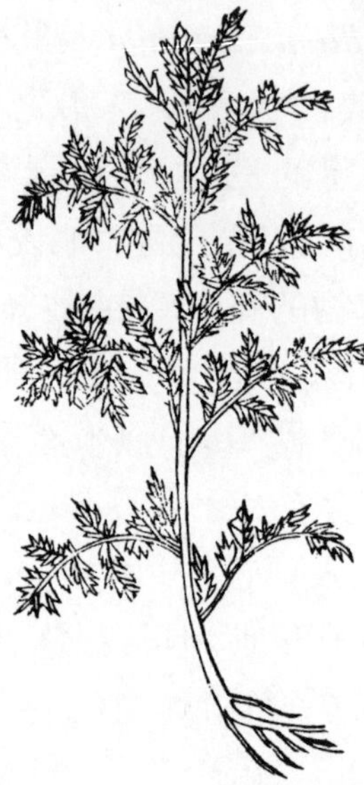

图 52-4 《救荒本草》菥娘蒿

以上独行菜、播娘蒿植物的种子均具有“细黄”特点，非常相像；两者的表层均有黏液层，遇水则发黏（独行菜子更明显）。更重要的是，据现代研究，这两者均含有强心作用的成分[2]，因此都有较好的利尿作用，这与经方所用葶苈功效完全相符。两者种子亦有细微外观差异。此外独行菜子偏于辛辣，播娘蒿子偏于苦辛。前者符合《神农本草经》所载味辛，后者符合《名医别录》所载味苦。因此，从本草考证的角度来看，这两个来源的种子都符合古本草所载“葶苈”的形态、产地与功效的记载，都应该算是经方所用葶苈正品。现在《中国药典》“葶苈子”的来源也包括播娘蒿，其种子习称“南葶苈”。

按说葶苈的来源探讨可以到此为止，但问题是赵宋之初出了个“甜葶苈”。现代除《中国药典》之外，几乎所有的中药工具书、教科书都会提及“甜葶苈”，甚至注明播娘蒿的种子即“南葶苈”或“甜葶苈”[3]，主要在华东地区使用。《救荒本草》虽提到菥娘

---

1 谢宗万. 中药材品种论述：中册 [M]. 上海：上海科学技术出版社，1994：78.

2 曾繁典，等. 葶苈甙的作用性质 [J]. 中国生理科学会学术会议论文摘要汇编•药理，1963（8）：50. 毕琼瑛，程绍瑜，江明性，等. 葶苈子的强心作用与狗血、绵羊血灌流猫心肺装置的结果 [J]. 武汉医学院学报，1963（2）：9-15.

3 金世元. 金世元中药材传统鉴别经验 [M]. 北京：中国中医药出版社，2012：256.

蒿嫩叶可食，但药用的不是叶，是苦味的种子，何以被当作“甜葶苈”？

“甜葶苈”探源：“甜葶苈”一名最早见于宋初《太平圣惠方》。该书为大型方书，古代流传不易，能看到此书的人也不多。但《证类本草》“葶苈”条下引了《太平圣惠方》两个单方，均使用甜葶苈，故甜葶苈之名得以广泛流传。此二单方主治均为上气喘急，遍身浮肿，支饮喘促，大腹水肿，与经方使用葶苈利水消胀并无不同。

对甜葶苈，北宋寇宗奭云：“子之味有甜、苦两等，其形则一也。《经》既言味辛、苦，即甜者不复更入药也。大概治体皆以行水走泄为用，故曰久服令人虚。盖取苦泄之义，其理甚明。”可见寇氏认为葶苈子虽有甜苦，但葶苈靠的就是“苦泄”，所以甜者不能入药。

明代陈嘉谟《本草蒙筌》提出相反的看法：“种因甜苦两般，证量轻重各用。苦葶苈行水走泄迅速，形壮证重者堪求；甜葶苈行水走泄缓迟，形瘦证轻者宜服。[1]”陈氏没有介绍“种因甜苦两般”的辅助鉴别点。李时珍谓“葶苈有甜苦二种”，“正如牵牛黑白二色，急缓不同；又如壶卢甘苦二味，良毒亦异”。他又推测“狗芥味微甘，即甜葶苈也。或云甜葶苈是菥蓂子，考其功用亦似不然。”李时珍之说游移不定，可见他对此并无定见，多为揣测，没有经验。

后世论甜葶苈者甚少，罕有新见。清代吴其濬提到：“《滇本草》葶苈一名麦蓝菜，生麦地。余采得视之，正如荠，高几二尺，叶大无花杈。腌为蔬，脆而不甘，与荠味殊别。其花实亦似荠，盖即甜葶苈也。[2]”此种麦蓝菜今考为菥蓂 *Thlaspi arvense*[3]，今云南局部地区仍有将其种子作甜葶苈用者。但菥蓂不具备葶苈利水消胀之功，这就宣判了它不是宋代出现的甜葶苈。

日本医家吉益东洞《药征》的意见是：“葶苈有甜、苦二种，而甜者不中用焉。本邦未出苦葶苈也，或曰关以东间有之。”日本本草学家森立之亦云：“苦葶苈者，绝无舶来，亦无国产。[4]”但其后日本内藤尚贤《古方药品考》曰：“今药铺称甜葶苈者，粒极细，黄赤色，味淡甘，此荠子或菥蓂子也。[5]”但菥蓂或荠菜子无葶苈功能，不能用葶苈为名。

现代本草学家谢宗万认为，播娘蒿的种子有可能是明代甜葶苈的一种。现时华东地区主要销售的甜葶苈即为此种[6]。这种意见无法提供华东甜葶苈就是古代的甜葶苈的确切文献依据，且无法解释味苦的播娘蒿种子何以被作为“甜葶苈”？

解铃还须系铃人，既然宋初《太平圣惠方》首次记载了“甜葶苈”，不妨还是回到

---

1 明•陈嘉谟. 本草蒙筌 [M]. 王淑民，等点校. 北京：人民卫生出版社，1988：166.

2 清•吴其濬. 植物名实图考校释 [M]. 张瑞贤，等校注. 北京：中医古籍出版社，2008：213.

3 谢宗万. 中药材品种论述：中册 [M]. 上海：上海科学技术出版社，1994：73.

4 日•森立之. 本草经考注 [M]. 孙屏，等校点. 北京：学苑出版社，2002：724.

5 日•内藤尚贤. 古方药品考 [M]. 北京：北京科学技术出版社，2017：129.

6 谢宗万. 中药材品种论述：中册 [M]. 上海：上海科学技术出版社，1994：83.

该书来寻找有关信息。核查《太平圣惠方》的结果出人意料：该书含“葶苈”的药名271个，其中“甜葶苈”见于225方（占83%），“苦葶苈”仅3方（占1.1%），不分甜苦的“葶苈”43处（占15.9%）。所有以“葶苈”命名的药方（如葶苈圆、葶苈散等），方中皆用“甜葶苈”，可见该书单言葶苈就是“甜葶苈”，此为该书葶苈主要来源，与后世少用甜葶苈实际状况完全不符。

那么《太平圣惠方》是否说明了“甜葶苈”“苦葶苈”形态差异呢？没有！有的只是两者不同的炮制法：所有“甜葶苈”均须火制，最多见的是“隔纸炒令紫色”（多达181处），或“隔纸炒令香熟”“熬令黑，捣如泥”等（《证类本草》所引甜葶苈两方亦是如此）。还有一处“以水净淘洗过日晒干，却用浆水浸半日，布子盛蒸一炊久，取出，又晒干”。可见“甜葶苈”要经过火制，甚至反复浸洗蒸熟，令其变紫、黑色或香熟。仅出现3次的“苦葶苈”则不然，其一须“净去尘土”，其二为“末”，其三“微炒，捣如膏傅之”，都不经火制，不减原苦味，但也都不汤剂内服。两相比较，“甜葶苈”“苦葶苈”最大的区别在于是否火制。葶苈味“至苦”“入顶苦”，未经火制、保留原味者名“苦葶苈”，这很好理解。火制改变葶苈的性味，假如称“炙葶苈”，肯定风平浪静，别无歧义，但却不能清晰传递此葶苈可减苦味伤胃之害的信息。“甜葶苈”之名看似奇怪，但能给人安全感，后世还由此推导甜葶苈适用老年体虚者。《太平圣惠方》第一次使用“甜葶苈”，并在该书占据压倒优势，这说明此药名就是该书编者给取的，不是另有种子味甜的植物。

经方6方使用葶苈，5方属内服药，需要“熬”制。“熬”在早期炮制法中的意义是“干炒”“干煎”。现代有人用实验证明，葶苈子炒制后芥子苷的含量是生品的1.77倍，炒品水煎液中含苷量是生品的2.73倍[1]。此实验似乎证明炒制能提高有效成分含量。但古人却未必是为此目的去“熬”葶苈。经方“熬法”多用于虫类药、毒性药（巴豆、乌头、芫花等）、苦寒药（大黄、瓜蒂等），观经方及《太平圣惠方》凡葶苈外用、或入成药则用生品，可知熬制主要是为了降低其苦寒之性，使之更加安全，不因至苦伤胃。当然，《太平圣惠方》编者给火制后的葶苈命名为“甜葶苈”，确实出人意料。一般人也许会名之为“火制葶苈”“炒葶苈”“熬葶苈”，但这些名字不过介绍了炮制法，如何能体现不会因苦而伤胃？“甜葶苈”一名虽然看似奇葩，但却不是绝无仅有。肉苁蓉就有“甜苁蓉”之称，这种甜苁蓉不过是经过盐腌、又漂去盐分之后的苁蓉，别说“甜”味，有味无味都很难说。用“甜葶苈”之名，可立马令人不惧使用葶苈子，可见也有道理。可叹的是苦了后来的研究者，满世界找味甜的葶苈子，最后也没个结果！

《太平圣惠方》不说明甜葶苈名称的来由，中药里要区分甜苦的例子又太少，故时隔百余年的大型方书《圣济总录》中，其甜、苦葶苈的处理就毫无章法可循。该书中甜葶苈出现62次，苦葶苈出现22次，不分甜苦的葶苈出现251次。这三个药名后

---

1 刘波，张华. 葶苈子炮制前后芥子甙的含量比较 [J]. 中成药，1990，12（7）：19.

的炮制法大同小异，都是简单的“纸上炒”之类，若据此书，后人无法弄清甜苦葶苈如何区分。后世医方书虽再也没出现以甜葶苈为主的情况，但却沿袭了甜葶苈之名，并按各自的理解去处理。这就出现了前述寇宗奭、陈嘉谟的不同处理法。至于明代以后各种甜葶苈蜂起，大多是取细小种子、味不苦辛的植物种子混充。这样的“甜葶苈”味是不苦了，但苦泄利水的作用也没了。至今国内局部地区还有各式各样的“甜葶苈”，都是后人师心自用想象出来的，徒劳而无益。

【附言】

经方中的葶苈，据本草记载，有两种十字花科植物的种子都可作早期出现的葶苈子。其中独行菜 *Lepidium apetalum* 的种子味偏辛辣，播娘蒿 *Descurainia sophia* 的种子则味偏苦辛，两者药材形状相似，且都含有强心利尿的成分。

从北宋初《太平圣惠方》出现“甜葶苈”以来，某些药家将“甜葶苈”作为另种植物，李时珍则认为“大抵甜者下泄之性缓，虽泄肺而不伤胃”，按中医五味理论，甜者如何能有“下泄之性”？殊不知最早出现的《太平圣惠方》甜葶苈并未说其种子味甜，经与该书“苦葶苈”比较，是火制葶苈降低原药苦寒之性，故以“甜”为名。经方内服葶苈本来就皆须“熬”(干炒)制，完全没有必要将火制过者称为“甜葶苈”，生用或未经火制者称为“苦葶苈”。后世不知道最早“甜葶苈”的含义，猜测它是种子味甘的另种植物，于是出现了无利尿作用的葶苈伪品。今华东地区主要销售的甜葶苈为播娘蒿的种子，其味苦而不甜，若不经炒制直接使用，那就是“苦葶苈”，反之则为宋初的“甜葶苈”。

了解“甜葶苈”出现的历史后，药家无须再去追寻种子味甜的“甜葶苈”，医家也不用“辨证”使用性缓不伤胃的“甜葶苈”，只需要按经方使用葶苈的要求，将其种子炒过，自然降低了原有的苦寒之性，不至伤胃。至于葶苈经炒制后是否真的有效成分成倍增长，这需要经过深入的实验与临床的验证，本书无力予以解答。

53

蜀椒(6)

【提要】

蜀椒及秦椒，皆属古代的“椒”，但以蜀椒(川椒)名气及质量更佳。明代以“花椒”作为蜀椒及秦椒的统称。《金匮要略》多载蜀椒有毒，现代对此并不认同。

【药源辨析】

蜀椒概况及主要功用：经方用蜀椒(川椒)方共6首，其中《伤寒论》方1首，《金匮要略》方5首(除去《伤寒论》已有方1首，其中用川椒者2方，其余4方皆用蜀椒)。

经方无蜀椒单方及加味方。《伤寒论》用蜀椒仅乌梅丸一方，该方10味药，蜀椒的用量不大，按该方所治蛔厥证，本质还是脏寒，故用蜀椒与细辛、干姜、附子、桂枝诸热药同用，或取其温脏祛寒。明代李时珍引“戴原礼云：‘凡人呕吐，服药不纳者，必有蚘在膈间。蚘闻药则动，动则药出而蚘不出。但于呕吐药中，加炒川椒十粒良，盖蚘见椒则头伏也。’观此，则张仲景治蚘厥乌梅丸中用蜀椒，亦此义也。”现代亦有报道用花椒单味药治胆道蛔虫有效者。据后世之说，也不排除蜀椒确有伏蛔之效。

《金匮要略》蜀椒最小方为大建中汤，药仅3味，蜀椒与干姜、人参、胶饴配伍，主治“心胸中大寒痛”。蜀椒麻辣而热，口尝可知，故能温中驱寒以止寒痛。由此推导治“心痛彻背，背痛彻心”的“乌头赤石脂丸”中，蜀椒也是用于祛寒止痛。

其余蜀椒方，则颇难诠释。清代黄元御解释妊娠养胎的“白术散”，云“以胎遇寒湿，则伤殒坠，蜀椒燥湿土而温水也”。又解释治“病金疮”的“王不留行散”，云“以血亡而泄温气，蜀椒温肝脾而暖血海也”。又“升麻鳖甲汤”治“阳毒”，见证“面赤斑斑如锦文，咽喉痛，唾脓血”，蜀椒性热，能解阳毒？黄元御解释说“蜀椒开腠理而泄毒汁也”，聊备一说。“阴毒”见证“面目青，身痛如被杖，咽喉痛”，蜀椒若能解毒，正好出力，偏偏书中记载“升麻鳖甲汤去雄黄、蜀椒”，令人无法猜测原方用意。清代邹澍《本经疏证》论及以上诸方用蜀椒，亦多是臆测可能出现的症状，并无实据，不引也罢。

《神农本草经》首载“蜀椒”，其中性用仅“味辛，温……温中”与经方所用相符。《名医别录》所增蜀椒功用更多，惟“大热，除六腑寒冷”与经方所用相符。《神农本草经》之时，蜀椒被作为“轻身增年”之药，但《名医别录》却称其“多食令人乏气”。可见前者大概受养生术士的影响，而后者才是医家临证经验。

再看宋《太平御览》引用的早期文献中，亦有“椒”的记载，其中引“《援神契》曰：椒姜御湿”[1]，说明椒与姜性质相近。西晋周处《风土记》有“三香：椒、欓、姜”，也说明椒在西晋及其以前是重要的三种辛香食物调料之一。经方用蜀椒主要还是借辛温之力驱心胸之寒以止痛。后世运用蜀椒的范围远比经方广泛，但其养胎、治金疮、解阳毒的经方用例则稀见传承。

蜀椒、秦椒与花椒：“椒”既为古代“三香”之一，其形态自然也应该为世人所熟知。《太平御览》引晋代陆玑《毛诗疏义》曰：“椒树似茱萸，有针刺，叶坚而滑泽。[2]”这是植物形态。梁代陶弘景云：“出蜀都北部，人家种之。皮肉厚，腹里白，气味浓。”这是蜀椒（又名川椒）果实的特征。宋代苏颂《本草图经》在上述两家所载基础上，又补充描述其果实：“四月结子，无花，但生于叶间，如小豆颗而圆，皮紫赤色……此椒，江淮及北土皆有之，茎、实都相类，但不及蜀中者，皮肉厚、腹里白、气味浓烈耳。”据此，蜀椒即芸香科花椒属植物花椒 *Zanthoxylum bungeanum*，药用成熟果皮，当今多称之为“花椒”。

与“蜀椒”同见《神农本草经》的还有“秦椒”。此二药均有“椒”名，秦椒“味辛，温，主风邪气，温中除寒痹，坚齿发，明目，久服轻身，好颜色，耐老增年通神。”此与蜀椒性味全同，功效亦多同。二者的产地，《神农本草经》载“蜀椒”生“生武都川谷及巴郡”，“武都”即今甘肃成县，“巴郡”即今重庆直辖市，且武都亦靠近今四川。《名医别录》载“秦椒”“生太山川谷及秦岭上，或琅邪”。“秦”即陕西秦岭，“太山”即山东泰山，“琅邪”即今山东临沂，可见此种从山东向西至秦岭。这两种“椒”分布地区虽有不同，但都在我国北部、西北或西南，其植物形态与果实也颇接近。

梁代陶弘景说秦椒“从西来，形似椒而大，色黄黑，味亦颇有椒气。或呼为大椒”。这里的“椒”即指蜀椒，可见两种椒的果实相似而略大。经方无秦椒之名。《唐本草》指出两种植物形态也很相似：“秦椒树，叶及茎、子都似蜀椒，但味短实细。”北宋寇宗奭《本草衍义》考察了两种椒，认为“大率椒株皆相似，秦椒但叶差大，椒粒亦大而纹低，不若蜀椒皱纹高为异也。然秦地亦有蜀种椒。如此区别。”可见到宋代这两种椒非常相似，已经很难从地域加以区别，因为“秦地亦有蜀种椒”。从南北朝至宋代，均以蜀地所产为优，故“川椒”一名逐渐广为流传。

明代随着椒的种植越来越广泛，蜀椒、秦椒的区分已显得不重要。明代大型医方书《普济方》中，虽然蜀椒、川椒的处方名仍有数百个，秦椒之名有数十个，但也出现了30余个“花椒”之名。明嘉靖间宁源《食鉴本草》甚至以“花椒”为正名[3]。李时珍云：

---

1 宋•李昉，等. 太平御览：卷九百八十四 [M]. 影印本. 北京：中华书局，1960：4357.

2 宋•李昉，等. 太平御览：卷九百五十八 [M]. 影印本. 北京：中华书局，1960：4253.

3 花椒一名，《中华本草》原注首出《日用本草》，乃误用一种伪托本《日用本草》为据，此伪本内容实为《食鉴本草》。原本《日用本草》今仅存日本京都大学，近年复制回归，始知其原貌。该书卷八只有“汉椒”，云“蜀中出，名蜀椒；淮地出，名淮椒”，并无花椒之名。

"秦椒，花椒也。始产于秦，今处处可种，最易蕃衍。其叶对生，尖而有刺。四月生细花。五月结实，生青熟红，大于蜀椒，其目亦不及蜀椒目光黑也。"此时的"花椒"既可以指秦椒，也可指蜀椒。在辣椒还没有传入中国之前，即明末清初之前，古籍中单称"椒"就是指花椒，也就是现在的芸香科植物花椒 *Zanthoxylum bungeanum*。清代的本草逐渐摈弃"蜀椒""秦椒"之名，采用"花椒"为总名。今《中国药典》亦以"花椒"为正名，其基原规定为花椒 *Zanthoxylum bungeanum*，花椒即川椒，为古今今花椒的主流品种，经方及古方蜀椒、秦椒均为此种。其果皮紫红色，有特殊而强烈的花椒香气，味麻辣而持久。此种花椒行销全国，为日常烹调佐料及火锅料。

今《中国药典》"花椒"增收同科属的青椒 *Zanthoxylum schinifolium* 为基原，此青椒不见于古本草所载，其果实外表面灰绿色或暗绿色，有香气，味微甜而辛。

椒是否有毒：《神农本草经》未言椒有毒。但无论蜀椒还是秦椒，《名医别录》均注明"有毒"，且认为蜀椒"口闭者杀人"。仲景经方与《名医别录》时代最接近，关于椒毒的记载亦多。《金匮要略》载："蜀椒闭口者有毒，误食之，戟人咽喉，气病欲绝，或吐下白沫，身体痹冷。急治之方。肉桂煎汁饮之，多饮冷水一二升，或食蒜，或饮地浆，或浓煮豉汁饮之，并解。"又云："羊肝共生椒食之，破人五脏。""十月勿食椒，损人心，伤心脉"。这些记载也许就是《名医别录》言蜀椒有毒的依据。

梁代陶弘景《本草经集注》虽辑录"蜀椒毒"的解救方法。但他对《名医别录》的说法另有评述："巴椒有毒不可服，而此为一名，恐不尔。"本书理解"恐不尔"的意思是陶氏不相信巴椒会有毒。椒自古以来为日常食料，有毒之物焉能常用？故后世本草或转录《名医别录》"有毒"之论，或不引此论。唐代《药性论》"蜀椒"仅云"有小毒"。元代朱震亨《本草衍义补遗》"秦椒"云："世人服椒者，无不被其毒，以其久，久则火自水中起，谁能御之？[1]"按这个意思，则椒的毒是"久久"始能见，有积蓄中毒之虞。经方言蜀椒"闭口者有毒"，对后世影响较大，例如《食疗本草》亦云"十月勿食，及闭口者大忌"。但南宋陈衍《宝庆本草折衷》"汉椒"评曰："诸方不用闭口椒者，以其蕴热不吐及子核无由得去，故为世所弃耳。正条旧称能杀人者，何太过耶？[2]"此说明古代医家并不都相信闭口椒杀人之说。

清代章穆《调疾饮食辩》云："椒外面皮肉作两瓣，包核于内，老则绽开。"花椒成熟并晒干之后，其果壳即自然开裂，露出黑而亮的种子（即"椒目"），入药时须将果壳与种子分开，因此一般来说入药的花椒不存在"闭口"者。但即便未成熟果实与种子，现代研究也无报道有毒。现代虽有进食花椒引起严重过敏的报道[3]，但古代对一般过敏极少称为"有毒"，多言"动风"之类，仅生漆引起严重过敏而被称作"漆毒"。《中华

1 元•朱震亨．本草衍义补遗 [M]// 田思胜，等．朱丹溪医学全书．北京：中国中医药出版社，2006：58.

2 宋•陈衍．宝庆本草折衷 [M]// 郑金生．南宋珍稀本草三种．北京：人民卫生出版社，2007：525.

3 田蕾，尹悦玲．进食花椒致严重过敏反应 2 例 [J]．世界华人消化杂志，2006，14（4）：457-458.

临床中药学》认为川贵云鄂湘民众以花椒作调味佐餐之要品，尤以四川为甚，却未尝有急性中毒或积蓄中毒者，世代相传，也未见有致畸作用，似不能轻言有毒[1]。此说有理。人群中极少见的花椒过敏，无法据此认为花椒有毒。

椒的炮制法：经方凡用蜀椒，皆言须“出汗”“去汗”“炒去汗”，或“除目及闭口，去汗”。“目”即椒目，其药性与椒不同，可另作药用（参“椒目”条）。“闭口”即果壳未开裂者，经方谓其有毒。“汗”即花椒果壳中的水分。升麻鳖甲汤注明“蜀椒炒去汗”，梁代陶弘景亦言：“凡用椒，皆火微熬之令汗出，谓为汗椒，令有势力。”可见微炒目的是增强药物的效力。然清代张德裕《本草正义》云“闭口者，炒出汗，以去毒”。此似非经方本意。后世本草亦多载微炒之法，然亦有醋、盐炒法，均非经方所用。

【附言】

古代早期食料中具有辛香之味者不多，“椒”是著名的“三香”之一，且长盛不衰。四川盛产此椒，民多嗜食，故“川椒”名贯古今。经方用此入药，但也记载蜀椒有毒，均对后世影响极大。但从现代的运用来看，花椒有毒之说似言过其实。

1 雷载权，张廷模．中华临床中药学：上卷 [M]．北京：人民卫生出版社，1998：940.

54

椒目（1）

【药源辨析】

椒目的功用：经方用椒目方仅1首，见《金匮要略》"己椒苈黄丸"。该方药仅4味，主治"腹满，口舌干燥，此肠间有水气"。其中防己利水疗肿，葶苈利水泻肺，大黄通便，椒目夹在中间，除了利水，似无别的功用。

本草之中，陶弘景注"蜀椒"，仅云"椒目，冷，别入药用，不得相杂"，指出其性"冷"，与蜀椒性温热相反。唐代"椒目"与"蜀椒"分别立条。《唐本草》云："椒目，味苦，寒，无毒。主水腹胀满，利小便。"《药性论》云："椒目，使，治十二种水气。味苦、辛，有小毒。"但该书增加一个运用经验："主和巴豆、菖蒲、松脂以蜡溶为筒子，内耳中，抽肾气虚，耳中如风水鸣，或如打钟磬之声，卒暴聋，一日一易，若神验。"这是一个外用方，其中的"抽肾气虚"是前所未闻的新法，甚至无法猜测此"卒暴聋"的病因是肾虚还是肾中积水。若是肾虚，还需要巴豆这样强烈的峻下药么？清代汪绂《医林纂要探源》载椒目"坚肾，润命门，行淫水，安相火。黑色专入肾，行水道，治肾虚耳鸣"，但这种理论推导出来的功效可信度太差。

考察医方是了解椒目使用的另一途径。晋代葛洪《肘后备急方》有5个用椒目之方，均非单方，其主治为腹肿苦满、卒大腹水病、宿食留饮停于腹中、酒疸足胫满等，经常与椒目配伍的药物有葶苈子、巴豆、芫花等，由此可知椒目的运用确实与经方所用相似，以去水除满为主。唐代《备急千金要方》有12方用了椒目，其治疗范围比《肘后备急方》稍增，但主要还是治腹满水肿、停痰澼饮、小便淋沥，或用于鬼疰尸疰、鬼祟百蛊等。其中"椒目丸"实际上就是《金匮要略》己椒苈黄丸。另治水肿的"茯苓丸"中亦有椒目，此方注明"甄权为安康公处此方"，说明椒目治水肿曾经实用。还有的药方见于《深师集验》，深师为南朝宋齐间（5世纪）间医家，可见汉魏六朝乃至隋唐间，本草医方所载椒目均以利水为主，有医疗实践为支撑。

下此以往，五代末《日华子本草》载"椒目，主膀胱急"。北宋末寇宗奭则云："椒目，治盗汗尤功。将目微炒，捣为极细末，用半钱匕，以生猪上唇煎汤一合，调，临睡服，无不效。盖椒目能行水，又治水蛊。"寇氏增补的椒目治盗汗方可能出于经验。明代陈嘉谟《本草蒙筌》对椒目功治有所补充："椒目味苦兼辛，行水而治水蛊。定痰喘劫药，敛盗汗捷方。并宜炒之，研末调服。[1]”陈嘉谟的“定痰喘劫药”，当源于《丹溪心法》，该书云：“诸喘不止者，用劫药一二服则止。劫之后，因痰治痰，因火治火。劫药以椒目研极细末一二钱，生姜汤调下止之，气虚不用。[2]”这是一个单方，最容易考察其效。后世用椒目定喘，皆出于此。

椒目来源：椒目即蜀椒的种子，因黑亮如目睛得名。其基原即芸香科植物花椒 *Zanthoxylum bungeanum*。现代《中国药典》未收“椒目”为药，其“花椒”条基原还有青椒 *Zanthoxylum Schinifolium*，但青椒古代不是花椒基原，与椒目毫无关系。

现代对椒目的研究很少，《中华本草》“椒目”条连“成分”“药理”的内容也没有，仅“现代临床研究”项下有治疗哮喘（以慢性喘息性支气管炎为多）的报道。

---

1 明•陈嘉谟. 本草蒙筌 [M]. 王淑民，等点校. 北京：人民卫生出版社，1988：246.

2 元•朱震亨. 丹溪心法 [M]. 王英，竹剑平，江凌圳，整理. 北京：人民卫生出版社，2005：80.

55

薤(6)

【提要】

薤最早是一种蔬菜，因其味辛，被用作药物。经方用此宽胸下气，使本品成为一种比较常用的药物。民间使用本品的范围更广。医药早期所用的薤主要来源北方所产的小根蒜，但南方栽培的藠头也被作为薤白使用，从而形成了当今薤白的两大来源。

【药源辨析】

薤白概况及主要功用：经方用薤白方共6首，其中《伤寒论》方1首(此方以薤白为加味药)，《金匮要略》方5首。

薤味辛，古今皆用作菜。在大蒜没有传入中国之前，薤的使用较多。《金匮要略》末篇“果实菜谷禁忌并治”中提到“十一月、十二月勿食薤，令人多涕唾”。又“薤不可共牛肉作羹，食之成瘕病”。此为汉代及其以前的食薤忌讳。此外，梁代陶弘景《本草经集注》“合药分剂料理法则”还提到，凡用“薤白、葱白，除青令尽”，即以薤、葱入药时，要把青叶都去掉，只用白色的根或鳞茎，故药名“薤白”“葱白”。

《金匮要略》“杂疗方”中有2个“救卒死”方，其一是以“薤捣汁灌鼻中”，其二是“骑牛临面，捣薤汁灌耳中”，据称立效。薤汁灌鼻，用其辛臭之气刺激患者苏醒，尚可理解。但为什么要“骑牛临面”？薤汁灌耳会有刺激作用吗？不可理解，也许是早期民间传闻之法。

《伤寒论》“四逆散”后记载：“泄利下重者，先以水五升，煮薤白三升，煮取三升，去滓，以散三方寸匕，内汤中，煮取一升半，分温再服。”此可说明加薤白是为了治泄利。北齐徐之才《药对》记载“薤白温，主下赤白痢”。唐《药性论》“豆豉”条也记载了薤白与豆豉配伍治“伤寒暴痢腹痛”。

但薤白功效影响最大的是《金匮要略》的3个方名有薤白的方，即“栝楼薤白白酒汤”“栝楼薤白半夏汤”“枳实薤白桂枝汤”。此3方共同的主治为“胸痹”，其症为喘息咳唾，胸背痛，短气，用栝楼、薤白宽胸利气。

《神农本草经》首载“薤”，仅载其“味辛。主金疮疮败。轻身，不饥耐老”。看来经方并没有采用《神农本草经》所载。陶弘景揭示了《神农本草经》“轻身，不饥耐老”

的来源，据传说薤“能消桂为水，亦化五石，仙方所用。薤又温补，仙方及服食家皆须之”。可见《神农本草经》所载包含着医家与服食家两方面的内容。《名医别录》增补内容为：“苦，温，无毒。除寒热，去水气，温中，散结，利病人。”并补充了“诸疮中风寒水肿，以涂之”的单方。可见《名医别录》薤的某些功用与经方所载相近。经方是临床治疗的经验，更准确可靠。

薤在后世民间一直作为菜蔬或入食疗方，此可见于《证类本草》《本草纲目》收集的许多单方验方。但薤白作为正规药物，始终以经方所载治胸痹的宽胸利气为主要功效。

薤的南北两来源：“薤”见于《山海经》《礼记》《素问》等早期文献记载，很早就作为食品。《说文解字•韭部》：“䪥，菜也。叶似韭。”陶弘景提到：“葱、薤异物，而今共条，《本经》既无韭，以其同类故也。”可见葱、薤是不同的植物种，但却是同类。《唐本草》提到“薤有赤、白二种：白者补而美，赤者主金疮及风，苦而无味”。唐本《图经》提到薤“形似韭而无实。山薤一名葝，茎叶相似，体性亦同。叶皆冬枯，春秋分莳。”说明当时薤有野生与栽培的区别，“分莳”是指用小鳞茎分栽的方式。以上所述皆与百合科的植物相似。北宋寇宗奭云薤“叶如金灯叶，并狭而更光”，明代陈嘉谟则云薤“叶类韭，稍阔而光”。据此，《中华本草》认为这种薤是百合科葱属植物小根蒜 *Allium macrostemon*[1]。

宋代苏颂《本草图经》“薤”条多综述前人之言，仅提到“薤，生鲁山平泽，今处处有之”。薤生鲁山（今属河南），是《名医别录》所载，至宋代则处处有，这说明薤的分布很广。苏颂还提到了“山䪥”（䪥与薤同）与“家薤”形态相类，仅根长、叶差大，体性亦与家薤同，未提到薤还有另外的来源。《图经》“蒜”条下，载“有一种似大蒜而多瓣，有荤气，彼人谓之莜子，主脚气。宜煮与蓐妇饮之，易产。江北则无”，这说明“莜子”最晚在北宋已经作为药用，但苏颂未说明“莜子”与“薤”有何关系。“莜”在此读作diào，与“莜麦”的“莜”（yōu）发音不同。

明代李时珍《本草纲目》“薤”条记载的南方植物种不同于前人所说：“薤八月栽根，正月分莳，宜肥壤。数枝一本则茂而根大。叶状似韭。韭叶中实而扁，有剑脊。薤叶中空，似细葱叶而有棱，气亦如葱。二月开细花，紫白色。根如小蒜，一本数颗，相依而生。”所谓“一本数颗，相依而生”，即苏颂所言“似大蒜而多瓣”的“莜子”。《中华本草》订此种的原植物为百合科葱属藠头 *Allium chinense*。时珍认为这种薤可以“煮食、芼酒、糟藏、醋浸皆宜”，因而推断《内则》所载“薤”、唐代白乐天诗句“酥暖薤白酒”皆为南方所种的这种薤。时珍也知道此种“薤”即苏颂所说的“莜子”：“今人因其根白，呼为藠子，江南人讹为莜子。其叶类葱而根如蒜。”他批评“苏颂复附莜子于‘蒜’条，误矣”！

苏颂把“莜子”附在“蒜”之下，确实错误，但李时珍把只产于南方，“江北则无”的“藠子”认作“薤”（小根蒜）的唯一来源，也不符合古本草所载。现代学者谢宗万认为，

---

[1] 国家中医药管理局《中华本草》编委会. 中华本草（8）[M]. 上海：上海科学技术出版社，1999：31.

古代“白者补而美”的薤当指小根蒜 *Allium macrostemon*；薤之“赤者”或指鳞茎外皮带红色的藠头 *Allium chinense*。明代《救荒本草》“泽蒜”(图 55-1)，其“苗似韭菜，叶中心撺葶……根似蒜而甚小”，图示基部多小鳞茎，又河南新郑、密县称此为“泽蒜”，今考此图所示当为小根蒜 *Allium macrostemon*[1]，但原书作者未提到本种可作“薤白”入药。清代吴其濬《植物名实图考》“薤”图(图 55-2)所示鳞茎数枚聚生，叶近与花葶等长，花葶侧生，伞形花序球状，较松散，据考即小根蒜的同科属植物薤白(藠头)*Allium chinense*[2]。

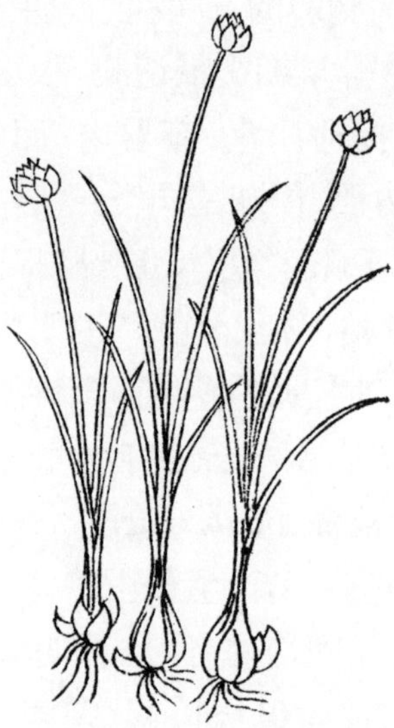

图 55-1 《救荒本草》泽蒜

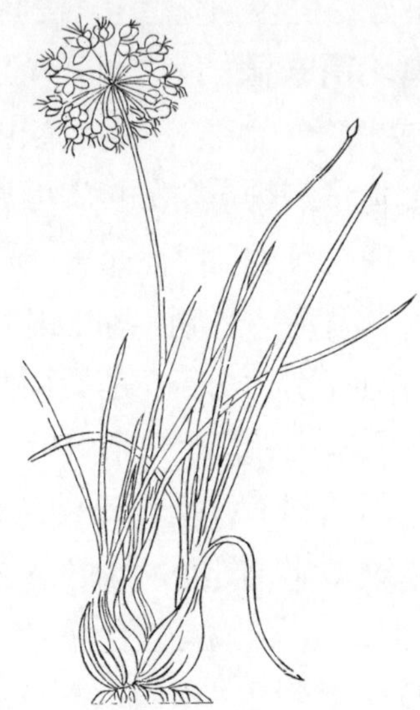

图 55-2 《植物名实图考》薤

以上两种薤的来源，有南北之分，植物种虽然不同，但其气味辛烈，从中医的角度来看，都可以宽胸利气。现代《中国药典》顺应古代用药传统，将“薤白”的来源定为百合科植物小根蒜 *Allium macrostemon* 或薤 *Allium chinense*，后者即南方多栽培作菜的藠头。

【附言】

薤白的功治古今差别不大，但其来源后世却演变为南北两种同科属的植物。这种来源的变化不属于作伪。古代鉴定同科属植物种的能力还不足，因此中药里常有气味形性相近的同科属植物被作为同一种药物使用，这是常见的现象，不能按现代植物种的要求去苛责古人。

---

1 倪根金. 救荒本草校注 [M]. 北京：中国农业出版社，2008：370-371.

2 王锦秀，唐彦承，吴征镒.《植物名实图考》新释 [M]. 上海：上海科学技术出版社，2021：111.

56

浆水(6)

【提要】

浆水是古代日常饮用的含米汁、发酵过的微酸液体，经方用于煎药或散剂送服液体。现代罕见使用。

【药源辨析】

浆水概况及来源：经方用浆水(含清浆水、醋浆水)方共6首，其中《伤寒论》方1首，《金匮要略》方5首，但诸方均未将“浆水”作为处方药物，而是用作煎药之液，或送服散剂之用。

本条要变更一下体例，先谈浆水的来源，否则无法理解经方中浆水的作用。“浆水”的历史非常久远，但作为药物独立成条却晚到宋代。它一般不作为配方中的一员，加之后世饮料种类非常丰富，故其来源制法少为人知。日本医家村井椿《药征续编》中虽然列出了“浆水”“清浆水”两条，但却得出一个“俱与白酒同物”的错误结论[1]。这主要是因为村井椿不了解中国古老的饮料种类。

早在《周礼·天官》中的“浆人”就是制“浆”的人员，负责“掌六饮”。广义的“浆”是含有其他物质的水液。“六饮”就是6种日常饮用的液体，分别是“水、浆、醴、凉、医、酏”。其中的“浆”是狭义的浆水。《周礼注疏》云：“浆者，今之截浆。”截(zài)即醋，加在“浆”之前，是说明其有酸味，此即后世所称“醋浆水”或“酸浆水”。宋《嘉祐本草》“浆水”云：“粟米新熟，白花者佳。”明代陈嘉谟对此8字的诠释是：“所造之法，臞仙(江西宁王)备云：节择清明，熟炊粟饭，乘热投磁缸内，冷水浸五六朝，味渐酸而生白花，色类浆故名浆水。[2]”可见这种浆水的原料是“粟米”，冷浸米汁经发酵而略有酸味，产生白色泡沫，此即浆水。其发酵过程未加酒曲，故不是酒类。现代人很少喝这样的浆水，北京人喜好的豆汁，与古代浆水有相似之处，都是不含酒精的发酵过的酸汁。

浆水因为是古代最简单的初级饮料，比纯粹的水仅多了一点米汁与酸味，所以

---

1 日·村井椿. 药征续编 [M]. 吴昌国，校注. 北京：中国中医药出版社，2016：53.

2 明·陈嘉谟. 本草蒙筌 [M]. 王淑民，等点校. 北京：人民卫生出版社，1988：286.

早期本草不把它作为正规药物。宋代《嘉祐本草》设“浆水”条，其内容是：“味甘、酸，微温，无毒。主调中，引气宣和，强力通关，开胃止渴，霍乱泄痢，消宿食。宜作粥，薄暮啜之，解烦去睡，调理腑脏。粟米新熟，白花者佳。煎令醋，止呕哕。白人肤体如缯帛。为其常用，故人不齿其功。冰浆至冷，妇人怀妊，不可食之，食谱所忌也。”这些内容归纳抽提于古代医书所载，也应包括仲景医书。

浆水的功用：浆水用于煎药见“枳实栀子豉汤”，该方治“大病瘥后劳复”，要先“以清浆水七升，空煮取四升”，再放进其他药物同煮。“清浆水”大概是指发酵不久、尚不浑浊的浆水，用于煎煮病后康复的药物，自然是有调中和胃的辅助作用。

又“矾石汤”治脚气冲心，要用浆水煎矾石，外用泡脚。浆水略带酸味，也许能帮助溶解矾石的某些成分。

其他4方皆为散剂，用浆水送服药末。其中“蜀漆散”治“牝疟”(寒多之疟疾)，其中有带腥味的蜀漆，以及矿物药云母、龙骨。用浆水送服也可能是为了缓和蜀漆的毒性，调中和胃。“赤小豆当归散”治狐惑脓成，浆水送服此散，辅助和胃解烦。另妊娠养胎的“白术散”之后有“心烦吐痛，不能食饮……服之后，更以醋浆水服之。若呕，以醋浆水服之。”说明在妊娠出现心烦呕吐时，配合服用醋浆水。“醋浆水”是发酸的浆水，比“清浆水”的酸度可能更强，有一定止吐作用。《嘉祐本草》中的“煎令醋，止呕哕”，应该就是从该方总结而成。“半夏干姜散”治“干呕吐逆，吐涎沫”，因为也有呕逆，故也用浆水辅助止呕。

【附言】

经方对煎药用水、散剂的送服液体有更细致的规定，现代临床往往忽视这些辅助法。当然，使用浆水煎服或送服的方剂很少，现代生活中已不喝浆水，又无法将其制成成品，因而限制了浆水的运用。希望能对此类辅助液体进行研究，若确实有益于治疗，亦可利用现代条件，进行研究开发。

57

苦酒(5)

【药源辨析】

苦酒概况、功治与来源：经方用苦酒方共5首，其中《伤寒论》方2首，《金匮要略》方3首，其中有一方提到"美酒醯代苦酒"，未计入《伤寒论》亦有之方1首。

这5首方中，苦酒都不是主药，而是用作炮制药物的辅料或用于煮汤。例如治"少阴病，咽中伤、生疮"的"苦酒汤"，主药半夏，放进用鸡蛋清调苦酒的液体中，火上煮沸，取汁含咽。治饮食中毒烦满，将苦参用苦酒煮之，令饮食物吐出即愈。半夏、苦参都有一定的毒性，用苦酒能收敛其毒。但也有利用其味酸的地方，如治"蛔厥"的乌梅丸中，用"苦酒渍乌梅一宿"，酸上加酸，加强伏蛔之效。但也有的医方用苦酒很难解释。例如黄耆芍药桂枝苦酒汤治黄汗，病因是汗出入水，水入汗孔，法当发散，却用了苦酒，而且"以苦酒阻也"，引起了心烦。类似这样的配伍，很难用一般的中医理论予以解释。

苦酒在《名医别录》的正名是"醋"。梁代陶弘景云："亦谓之醯。以有苦味，俗呼为苦酒。"汉代刘熙《释名》中苦酒又名"酢"(cù)，李时珍云："古方多用酢字。"经方黄耆芍药桂枝苦酒汤后云："一方用美酒醯代苦酒。""醯"(xī)也是醋的别名。酿制过程中由于密封不够或温度过高会导致酿酒成醋，美酒贮藏失当也会使酒酸败成醋。故"美酒醯"也是醋的一种。

古代酒可作为饮品，但醋味酸，古代不用作饮，唯多在烹调佐餐时用来调味去腥。酒与醋都能入药。《名医别录》载"醋"可"主消痈肿，散水气，杀邪毒"。陈藏器谓醋可"破血运，除癥块坚积，消食，杀恶毒，破结气，心中酸水，痰饮。多食损筋骨"。但临床直接用醋做药的机会很少，唯某些食物中毒或细小鱼刺卡喉等紧急情况下，可适量饮服、含漱，多数是用来炮制药物、与水混合煎药，或调药末外敷治疗痈肿等。

醋与酒一样，由于原料、酿制方法等的差别，会有很多不同的品种。古代作为药物使用的醋也和酒一样，讲究用米酿制的醋。《唐本草》云："醋有数种，此言米醋。"其他用果实、糠糟酿成的醋"不可入药"。李时珍《本草纲目》中详细地介绍了酿醋的方法，且认为可以入药的醋是以稻米、粟米、大小麦等为主要原料，按传统方法经蒸盦酿制而成。这一状况从古到今皆然，无大变化。当今炮制药物或用醋入方时，可用市售的以谷物为原料的酿制醋，果醋以及现代的配制(勾兑)食醋等都不能入药。

58

吴茱萸(5)

【提要】

经方吴茱萸的功用对后世影响很大。后世吴茱萸的运用更为广泛。吴茱萸是著名的民俗植物，其来源古今无大变化。现代《中国药典》规定的甘草汤浸炒吴茱萸法，未见古代有此炮制法者。

【药源辨析】

吴茱萸概况及主要功用：经方用吴茱萸方共5首，其中《伤寒论》方2首，《金匮要略》方3首(已除去《伤寒论》已有方1首)。

最能体现经方吴茱萸功用的是吴茱萸汤(《金匮要略》作“茱萸汤”)。该方在经方中凡4见，其证各不同，如“食谷欲呕”“得汤反剧”“吐利，手足逆冷，烦躁欲死”“干呕吐涎沫，头痛”“呕而胸满”。呕吐是共有的主症，病位在上焦心胸，具有寒象(手足逆冷)。此方主药为吴茱萸，《神农本草经》载其“味辛，温。主温中下气，止痛”。此与经方吴茱萸下气止呕、温中止痛的功用一致。

明确吴茱萸的这一性用，就可知在治“其人内有久寒”的“当归四逆加吴茱萸生姜汤”中，吴茱萸仍是温中止痛的主力。又“九痛丸治九种心痛”，且“兼治卒中恶，腹胀痛，口不能言。又治连年积冷，流注心胸痛，并冷冲上气，落马坠车血疾等”。此方有吴茱萸、附子、干姜，可治连年积冷引起的诸症。又“温经汤”治瘀血在少腹，引起少腹里急、唇口干燥等症，治法是温经祛瘀。《神农本草经》载吴茱萸“除湿血痹”，又兼性温，故也是温经汤的主药。

另《金匮要略》末篇《杂疗方》中的“救卒死客忤死还魂汤”又方用吴茱萸与韭根、乌梅配伍，煮汤时“以病人栉内中，三沸，栉浮者生，沉者死”。此方的煎药法及判别预后法非医家所用。陶弘景云：“道家去三尸方亦用之。”此方可能是汉代方士用方的残余，故不妄解其中吴茱萸的功用。宋代《本草图经》引南朝梁吴均《续齐谐记》故事，言九月九日作绛囊盛茱萸系臂上，登高饮菊花酒以避灾厄，亦是道家所传吴茱萸神功之一。

吴茱萸除上述经方功用外，《神农本草经》还载其主“咳逆寒热，逐风邪，开腠理”，似乎也能祛风解表，下气止咳。《名医别录》又增补：“大热，有小毒。去痰冷，腹内绞痛，诸冷实不消，中恶，心腹痛，逆气，利五藏。”北齐徐之才《药对》提到：“虚而多冷，加桂心、吴茱萸……”且将本品用于治霍乱、肠澼下痢、痰饮等。这些运用也影响唐代的《药性论》，该书也补充了吴茱萸治霍乱转筋，吐泻腹痛；中恶腹中刺痛，下痢不禁，疗遍身𤸷痹，冷食不消，利大肠拥气。治寸白虫等功治。唐代孟诜《食疗本草》还收录了用本品治风瘙痒痛、中贼风口偏不能语等单方。五代末《日华子本草》总结其功效为“健脾，通关节，治霍乱、泻痢，消痰，破癥癖，逐风，治腹痛，肾气，脚气，水肿，下产后余血”等。后世运用吴茱萸，大多遵前人所载。

吴茱萸的来源：吴茱萸味辛气香，别名“榝”。晋代陆机《草木疏》云：“椒，榝属。”说明当时注意到与“榝”“椒”(花椒)是一类的植物。《尔雅·释木》云：“椒、榝，丑梂。”即本品(榝)与花椒一样都是球果。

吴茱萸味辛辣，首载于《神农本草经》。最初记载的产地比较少，只提到“上谷”(今河北怀来)与“冤句”(今山东曹县)。唐代陈藏器指出：“茱萸南北总有，以吴地为好，所以有吴之名。”

宋代《本草图经》的记载更详：“今处处有之，江浙、蜀汉尤多。木高丈余，皮青绿色。叶似椿而阔厚，紫色。三月开花红紫色。七月、八月结实似椒子，嫩时微黄，至成熟则深紫。九月九日采，阴干。”此植物是重阳节的佩戴物，其意义与端午节的菖蒲、艾一样，唐诗人王维有“遥知兄弟登高处，遍插茱萸少一人”诗句，说明此植物民间常见。明代李时珍对其果实的描述更细致：“茱萸枝柔而肥，叶长而皱，其实结于稍头，累累成簇而无核，与椒不同。一种粒大，一种粒小，小者入药为胜。”此外，古代也曾为吴茱萸、食茱萸是否为一物争议不休。可见茱萸类植物来源并非单一的植物种，而是多种同科属的近缘植物。但作为药用的吴茱萸，其地位与来源还是比较清晰的。本品常整串果穗采摘，其果实球状而略带五棱形，顶端有五星状裂隙，外表黄绿或灰褐色，基部有残留果柄，与花椒色紫红、常两裂大不相同。《中华本草》考本品的来源主要有芸香科植物吴茱萸 *Evodia rutaecarpa*、其变种石虎 *Evodia rutaecarpa* var. *officinalis*，此种果实较小，一般认为质量更优，但临床运用并无区别。现代《中国药典》吴茱萸的基原植物除上述两种外，还有吴茱萸的变种疏毛吴茱萸 *Evodia rutaecarpa* var. *bodinieri*。

“六陈”之一与炮制：吴茱萸是古代需要久贮的“六陈”之一，云此六药“皆欲得陈久者良”。但药业书中似乎也没有对此特别关注。

经方对吴茱萸入药仅有有两处要求“洗”或“汤洗七遍”，仅“还魂汤”中需“炒”，但未言要加辅料。《雷公炮炙论》记载了吴茱萸的洗法：“用大盆一口，使盐水洗一百转，自然无涎，日干，任入丸散中用。”或“用醋煮，即先沸醋三十余沸，后入茱萸，待醋尽，干。”道家的炮制法，往往不计工本，但医家、药家似乎从来不用这样烦琐且成本甚高的炮制法。宋代寇宗奭仅言“吴茱萸须深汤中浸去苦烈汁，凡六七过，始可用。今文与注及注中药法皆不言，亦漏落也”。用多量的开水浸，去其“苦烈汁”，此法符合经方所载。《太平惠民和剂局方》多数吴茱萸要求“汤洗七次”，再炒或焙干。但“若治外病，不入口者，不洗亦得”。仅个别方中（如夺命丹）的吴茱萸要分别用酒、醋、汤、童子小便各浸一宿，再焙干。但这样制过之后的吴茱萸，还能有辛辣之味吗？明清以后众多本草基本沿袭经方及寇宗奭之法，采用汤洗。

现代《中国药典》规定吴茱萸要用甘草煎汤浸渍后再炒至微干。目前我们在古本草书中还未查到有类似的方法。王孝涛主编的《历代中药炮制法汇典》从160多部医学文献中辑录的吴茱萸炮制法，也没有甘草汤浸炒法。经查《全国中药饮片炮制规范辑要》[1]，在吴茱萸“制吴茱萸”项下，除全国炮制规范（1988）外，有17个省区采用了以甘草汤浸炒吴茱萸法，其中4个省区的炮制规范编制于1984—1997年，13个省区为2000—2012年间。也就是说，用甘草汤浸炒法主要是现代的事。这些省区的炮制规范编制的依据是什么？书中没有介绍。可以肯定的是，此法绝对没有以古代医药典籍的记载为依据。

这种脱离千百年用药实际的甘草汤浸炒吴茱萸法已经遭到质疑。《中华临床中药学》引用了甘草煎剂可使吴茱萸的降压作用消失的报道，并指出在古今临床配方中，鲜有吴茱萸配甘草使用者。《中国药典》以法典的形式规定草汤浸炒吴茱萸法是否合理，仍有待研究，至少在用吴茱萸内服降血压方面，吴茱萸不宜用甘草制过[2]。至于其他用盐、醋、黄连、酒等炮制吴茱萸法有多少合理性，也值得进行研究。

【附言】

经方所用吴茱萸的功治比较明确，古今临床一直都在使用，但又不特别常用。吴茱萸古今来源都不是一个单纯的植物种，而是同属多种植物，但这并不影响临床使用，故无可多议。当今《中国药典》所载甘草汤浸炒吴茱萸法，无古代传承经验为支撑，也无充足的现代临床与实验依据，就作为法典公布，未免过于草率。

1 于江泳，张村．全国中药饮片炮制规范辑要（2016版）[M]．北京：人民卫生出版社，2016：750-751.

2 雷载权，张廷模．中华临床中药学：上卷[M]．北京：人民卫生出版社，1998：928.

59

赤石脂(5)

【提要】

赤石脂是《神农本草经》“五色石脂”中留存至今的两种石脂之一。汉代医家与养生服石家均加利用。医用赤石脂治疗范围较经方有所扩大。古本草所载与日本正仓院所存唐药赤石脂为考定其来源提供了最可靠的依据。

【药源辨析】

赤石脂概况及主要功用：经方用赤石脂方共5首，其中《伤寒论》方2首，《金匮要略》方3首(已除去《伤寒论》已有之方1首)。

经方无赤石脂单方。《伤寒论》载赤石脂禹余粮汤(主下利不止)、桃花汤(主下利便脓血)均为小方，前者含赤石脂、太一禹余粮2药，后者为赤石脂、干姜、粳米3药。此2方同有的药物只有赤石脂一味，且均为主药，故知赤石脂主治下利。《神农本草经》“五色石脂”可主“泄痢，肠澼，脓血。”《名医别录》“赤石脂”条亦云治“泄澼，下痢赤白”。梁代陶弘景曰：“赤石脂多赤而色好，惟可断下，不入五石散用。”似乎在南朝梁时，赤石脂的作用只用于“断下”。

“乌头赤石脂丸”，主治“心痛彻背，背痛彻心”，有药5味，其余4味皆大温大热药(蜀椒、乌头、附子、干姜)。《名医别录》载赤石脂性“大温”，故这种“心痛”可能是寒性胃痛或真心痛，须借温热药祛寒止痛。宋代《本草图经》引“《乳石论》载服赤石脂，发则心痛，饮热酒不解，治之用葱豉绵裹，水煮饮之。”此服石单方也证实赤石脂可治寒性“心痛”之例。此外的两个赤石脂为大方，其中风引汤有药12味，主治热癫痫，无法强解该方赤石脂的功用。紫石寒食散有药13味，此属于服石方，服石家用于强身健体，非医家治病之方，故不多议。

上述经方所用赤石脂涉及的功治，远不如《神农本草经》《名医别录》以及其他宋以前诸家本草所载赤石脂的效用。其中《神农本草经》另载其治黄疸，阴蚀，下血，赤白，邪气，痈肿，疽痔，恶疮，头疡，疥瘙等，《名医别录》增补的功治有主养心气，明目益精，疗腹痛，小便利，及痈疽疮痔，女子崩中漏下，产难胞衣不出等。其余诸家所载不予以赘述。但北宋寇宗奭所举赤石脂最有效验的功能，为治大肠寒滑，小便精出。其用药机理无明确解说，恐仍以温寒止泻为主。

金元时对赤石脂药用的解释，出现了性“涩”之说。例如元代王好古云：“本经云：涩可去脱，石脂为收敛之剂。”所谓“本经”，乃指《证类本草》所引唐代陈藏器《本草拾遗》。该书“十剂”有“涩可去脱，即牡蛎、龙骨之属是也”之说。寇宗奭提到赤石脂“以舌试之，粘着者为佳”，此与龙骨的特性相同。故赤石脂性涩，不是指其质地粗涩，石脂类矿物手触摸光滑如脂，并不粗涩，而是指其“粘著”吸附之性。现代研究赤石脂所含的铝、钙等，具有吸附的物理作用，内服能吸附消化道内有毒物质及食物异常发酵产物，对发炎的胃黏膜有保护作用[1]。

赤石脂的来源：《神农本草经》将五种“石脂”合为一条，依次为青石脂、赤石脂、黄石脂、白石脂、黑石脂。仲景经方只出现赤石脂、白石脂。梁代陶弘景亦云：“今俗用赤石、白石二脂尔。”此后诸家本草只注说赤石脂、白石脂。宋代苏颂《本草图经》云：“今惟用赤、白二种，余不复识者。”宋代陈承也说：“苏州今乃见贡赤、白二种。”李时珍云：“以五味配五色为异，亦是强分尔。赤白二种，一入气分，一入血分，故时用尚之。”可见石脂分五色，是受西汉五行学说的影响，并非依据实际存在的5种石脂。

关于赤石脂的形态，陶弘景云：“赤石脂多赤而色好……义阳者……状如豚脑，色鲜红可爱。”《唐本草》云：“色理鲜腻。”宋代寇宗奭《本草衍义》“赤石脂……今四方皆有，以舌试之，粘着者为佳。”在此之前，五代末《日华子本草》曾提到“五色石脂”以“文理腻，缀唇者为上也”，但没有专指赤石脂。舌试“粘着”与“缀唇”都是指此石脂具吸附作用。此外，日本正仓院还存有从中国唐代引进过去的赤石脂，据专家研究，赤石脂即主含高岭石与云母的中间成分，也夹有多量的铁、碱性物及少量的矾土[2]。综上所述，再依据赤石脂的传承使用情况，今学者考定赤石脂为细分散多矿物集合体，其构成包括硅酸盐类多水高岭石族矿石多水高岭石（Halloysite），氧化物类赤铁矿（Fe_2O_3），或含氢氧化物类褐铁矿（FeO•OH）等。白石脂为硅酸盐类高岭石族矿石高岭石（Kaolinite）[3]。现代《中国药典》仅收载“赤石脂”，其基原多水高岭石，主含四水硅酸铝〔$CAl_4(Si_4O_{10})(OH)_8\cdot 4H_2O$〕。

1 雷载权，张廷模. 中华临床中药学：下卷[M]. 北京：人民卫生出版社，1998：1872.

2 日•朝比奈泰彦. 正仓院药物[M]. 大阪：植物文献刊行会，1955：196.

3 国家中医药管理局《中华本草》编委会. 中华本草（1）[M]. 上海：上海科学技术出版社，1999：332，335.

60

矾石（5）

【提要】

经方矾石属于早期矾石，与后世的白矾相比，无论功用还是种类，都显得很初级原始。经方有矾石的方 5 个，除消石矾石散尚可推测矾石功治外，其余均难测其用。后世“矾石”治疗范围扩大，种类不断增多，非经方所用矾石可比。

【药源辨析】

矾石概况及主要功用：经方用矾石方共 5 首，皆在《金匮要略》中。

《金匮要略》有 2 个矾石方系单味药方，其中“矾石汤”外用泡脚，治脚气冲心，另方为“救卒死而壮热者方”，也是煮化“渍脚”，均非内服方。以上二方无法臆测其功及机理。

此外《金匮要略》还有两个矾石小方，其一“矾石丸”，以矾石与杏仁炼蜜和丸如枣核大，放入肛肠中，用治经闭带下，脏有干血坚癖。些许矾石，从直肠给药，能通经止带、化瘀消癖？其二“消石矾石散”，仅两味药，治女劳黑疸，腹胀如水状，却“非水”（张仲景）病，为何要用矾石？至于“侯氏黑散”，用药 14 味，难以推测矾石在其中的作用。

清代黄元御认为矾石在“矾石丸”中“能化败血而消痞鞕，收湿淫而敛精液”[1]。清代邹澍则给出一连串的比喻：“推张仲景之用矾于矾石汤，比之焊木石；于矾石丸，比之杀涎滑；于侯氏黑散，比之澄浊淖；于消石矾石散，比之刷采笺。是知神圣用意，亦只在人情物理间，非必别求奥妙也。[2]”但这几个比喻，实在让人难以领会其中深意。

《金匮要略·果实菜谷禁忌并治》载：“矾石生入腹，破人心肝，亦禁水。”若按此戒，则矾石有大毒，不能入散剂。然矾石虽不能多服，也不至于“破人心肝”。后世用它吸湿敛疮，似无须“禁水”。古“矾”（礬）字与“礜”字形似，“礜”乃有毒矿物，疑为“礜”字之误。

---

1 清·黄元御．长沙药解 [M]// 麻瑞亭，孙洽熙，徐淑凤，等．黄元御医书十一种：下册．北京：人民卫生出版社，1990：446.

2 清·邹澍．本经疏证 [M]．郭瑞华，谢敬，王全利，等校注．北京：中国中医药出版社，2015：6-7.

《神农本草经》“矾石”云：“味酸，寒。主寒热，泄痢，白沃，阴蚀，恶疮，目痛，坚骨齿。炼饵服之，轻身，不老增年。”《名医别录》增补了“无毒。除固热在骨髓，去鼻中息肉。岐伯云：久服伤人骨。”这些古老的矾石药效似乎在经方中都没有体现。倒是宋《证类本草》所收单方、小方，用矾石内服治痰癖，外用收湿敛疮、止齿缝血出等，后世亦多采用。明代李时珍归纳矾石四大用途：治吐利风热之痰涎，治诸血痛、脱肛、阴挺、疮疡；治痰饮、泄痢、崩带、风眼；治喉痹、痈疽、中蛊、蛇虫伤螫，可谓尽矾石之用。相比之下，经方用矾石对后世影响甚小。

矾石来源：“矾石”一名在早期医药书中多用，系“矾”类总名。后世矾石种类甚多，故处方用矾石，多须注明种类。不注明种类的矾石，一般就是指医家多用的“白矾”（又叫“明矾”，以形色得名）。白矾是将硫酸盐类明矾石族矿物明矾石经粉碎提炼而成，主成分为含水硫酸铝钾〔$KAl(SO_4)_2 \cdot 12H_2O$〕，属于铝化合物之一。经方所用应该也是此种化合物。白矾除入药之外，民间常用其作净水剂，可以将水中的杂志泥沙等吸附沉淀而使水液澄清。现代药理证实本品具有抗菌与收敛作用。《中国药典》“白矾”的来源亦为含水硫酸铝钾。

后世的矾类较多，《唐本草》云：“矾石有五种：青矾、白矾、黄矾、黑矾、绛矾。然白矾多入药用。青、黑二矾，疗疳及诸疮。黄矾亦疗疮生肉，兼染皮用之。”宋代苏颂也说矾有五种，为“白矾、绿矾、黄矾、黑矾、绛矾也。白矾则入药及染人所用者。绿矾方入咽喉、口齿药及染色。黄矾丹灶家所须，时亦入药。黑矾惟出西戎，亦谓之皂矾，染须鬓药或用之。绛矾本来绿色，亦谓之石胆，烧之赤色，故有绛名，今亦稀见。”苏颂介绍了这些不同种类的矾石在治疗多种疮疡、火烧疮、蛇虫伤。喉痹等疾患的良效。

不同种类的矾，所含成分亦不一致。据考察，青矾主含硫酸亚铁、黄矾主含碱性硫酸高铁、黑矾主含某些重金属的硫酸盐等、绛矾主含氧化铁等[1]。后世发展起来的各种“矾”虽未见于经方，但不等于与经方无关。明代李时珍认为：“绿矾酸涌涩收，燥湿解毒化涎之功与白矾同，而力差缓。”因此他在仲景矾石消石散治女劳黄疸方的启发下，再加变化，将含皂矾（即绿矾）的“伐木丸”再加平胃散，治胀满、黄肿、疟痢、疳疾等疾，往往效验。在矾石硝石散基础上的化裁运用，现代亦有多篇临床运用的报道[2]，足见仍有一定的影响。

矾石“烧”与“枯矾”：经方中的矾石有 2 处（消石矾石散、矾石丸）注明须“烧”，但这种“烧”的操作法不很明确。明代李时珍云：“今人但煅干汁用，谓之枯矾，不煅者为

[1] 朱晟，何端生. 中药简史 [M]. 桂林：广西师范大学出版社，2007：261.

[2] 黄金伟. 消石矾石散今用 [J]. 中医药信息，1986（1）：47.

李长春. 硝石矾石散治疗胆结石 128 例 [J]. 湖北中医杂志，1996（2）：42-43.

崔艳霞. 硝石矾石散加味治疗胆石症 70 例 [J]. 中国民间疗法，2007，15（11）：36.

高振华. 张大昌老中医辑录之矾石硝石验方选按 [J]. 中医文献杂志，2016，34（1）：41-42.

生矾。”“枯矾”经煅烧后失去结晶水，可增强吸湿、收敛、防腐的作用，更适合外用治创伤、溃疡等疾病。“生矾”则侧重解毒、祛痰。经方矾石“烧”的结果按说肯定会失去结晶水，但会不会形成“枯矾”则不好说。

【附言】

矾石在经方属于少用药，治疗范围甚狭，诸如救急用矾石泡脚之法也罕见后世仿效。但后世运用的矾石种类较经方之时大大增加，因此必须正视经方矾石运用之不足，努力发掘各种矾石的古代运用经验。

61 甘遂(5)

【提要】

经方与古本草所载甘遂功用基本相符，且古今无大变化。古代甘遂来源虽然也出现过伪品，但其正品来源一直传承至今。

【药源辨析】

甘遂概况及主要功用：经方用甘遂方共5首，其中《伤寒论》方3首，《金匮要略》方2首(已除去《伤寒论》已有之方1首)。

经方无甘遂单方。《伤寒论》用甘遂的三方，皆为下法方。其中“大陷胸丸”治结胸“项亦强，如柔痓状”，“大陷胸汤”治结胸“膈内拒痛……短气躁烦，心中懊憹，阳气内陷，心下因硬”。这两个方中，都用了甘遂、大黄、芒消，是为下药的主力。以上两方中，甘遂用量极少，“大陷胸丸”用甘遂末一钱匕水，蜜水合煮其他药物，“温顿服之，一宿乃下”。“大陷胸汤”仅3味药，其中甘遂末是放在另外两味药熬好的汤中温服，“得快利，止后服”，可见其泻下力量之强。

“十枣汤”在《伤寒论》中治“表解里未和”引起的头痛、心下痞硬满、引胁下痛、干呕、短气等证，在《金匮要略》中治“病悬饮”，可见此方主治里有结聚，或泻水除饮。其中甘遂与大戟、芫花三味均捣成末，“强人服一钱匕，羸人服半钱”，能得“快下”。可见甘遂与大戟、芫花均为峻下之药。

在《金匮要略》“大黄甘遂汤”中，以甘遂配伍大黄为主，治“水与血俱结在血室”，服后结聚的水血被排下。在治“留饮”“甘遂半夏汤”中，甘遂发挥的还是利水逐饮作用。因此在经方5首甘遂方中，甘遂主治均为利水。

《神农本草经》“甘遂”载：“味苦、寒。主大腹疝腹满，面目浮肿，留饮宿食，破癥坚积聚，利水谷道。”其症状未必全与经方甘遂诸方同，但其病因皆为水积留饮、宿食积聚、水道不利。《名医别录》增补了“甘，大寒，有毒。下五水，散膀胱留热，皮中痞，热气肿满”，更明确甘遂可利水除热，且“有毒”。《本草经集注》也将甘遂列为毒物，告诫“不可便令至剂尔”，并指出大豆汁可解甘遂毒。后世甘遂用法仍以下水为主，故宋代寇宗奭云：“此药专于行水，攻决为用，入药须斟酌。”

甘遂的来源：最早记载的甘遂产地是“中山[1]川谷”。但陶弘景云“中山在代郡”，为今山西北部的阳高县。陶弘景为南朝梁人，他所居的江东只能用京口（今江苏镇江）所产，与产于泰山的甘遂“大不相似。赤皮者胜，白皮者都下亦有，名草甘遂，殊恶，盖谓赝（音雁）伪之草，非言草石之草也。”可见当时甘遂有赤皮、白皮（草甘遂）之分，白皮乃伪品。

《唐本草》认为陶弘景说的“草甘遂”“乃蚤休也，疗体全别……草甘遂苗一茎，茎六七叶，如蓖麻、鬼臼叶，生食一升亦不能利，大疗痈疽蛇毒……皮白乃是蚤休，俗名重台也”。这种“蚤休”在唐代“谓重楼者是也。一名重台，南人名草甘遂。苗似王孙、鬼臼等。有二三层。根如肥大菖蒲，细肌脆白。”（见《唐本草》“蚤休”条）。综合这两段描写，可知草甘遂即百合科植物七叶一枝花 *Paris polyphylla* var. *chinensis*，且草甘遂毫无利水功能。《唐本草》认为“真甘遂苗似泽漆”“且真甘遂皆以皮赤肉白，作连珠，实重者良。亦无皮白者。”泽漆是大戟科植物。宋代苏颂《本草图经》对《唐本草》所述有所补充：“甘遂生中山川谷，今陕西、江东亦有之，或云京西出者最佳，汴、沧、吴者为次。苗似泽漆，茎短小而叶有汁，根皮赤肉白，作连珠，又似和皮甘草……以实重者为胜。”具有此特点的甘遂为大戟科大戟属植物甘遂 *Euphorbiak ansui*，亦即医方书中的“太山赤皮甘遂”。宋代寇宗奭说“今惟用连珠者”，说明宋代以后甘遂的正品即此种。现代《中国药典》规定的正品甘遂，其原植物亦为此种。

---

[1] 中山：据尚志钧考证，此中山为西汉地名，在今河北定州。《证类本草》引“中山”作《名医别录》文，尚志钧考为《神农本草经》文。

62

麦门冬(5)

【提要】

经方麦门冬的功用与早期本草、后世医家所用相比，还有一定差距。但麦门冬汤对后世同类医方的运用影响较大。麦门冬的来源自古不止一种，但古今正品始终以浙产为主。经方麦冬须“去心”，陶弘景称不去心令人烦，现代研究对此持异议，今通行做法是不去心。

【药源辨析】

麦门冬概况及主要功用：经方用麦门冬方共 5 首，其中《伤寒论》方 2 首，《金匮要略》方 3 首。

经方无含麦门冬的单方、小方，因此以麦门冬为主药的麦门冬汤可作其功用求征的对象。该方主证为“大逆上气，咽喉不利”，麦门冬用到 7 升，重量远高于方中其他 5 味药，其为主药无疑。作为主药，其功用当与麦门冬汤主证一致，故能“止逆下气”、清利咽喉。其中“大逆上气”，《医宗金鉴》认为“大逆上气之‘大’字，当是‘火’字，文义病药始属，必是传写之讹”[1]。又清代黄元御《长沙药解》亦作“火逆上气”[2]。此说反映后世多以麦门冬清火逆为正。

知麦门冬止逆下气，则有利于考察其他含麦门冬方。竹叶石膏汤用药 7 味，有 5 味与麦门冬汤同，可见该方是以麦门冬汤基础上的化裁，仅增加竹叶、石膏，去大枣。该方主治“伤寒解后，虚羸少气，气逆欲吐”，其中麦门冬可止逆下气。值得注意的是，此方气逆乃属虚羸少气，非竹叶、石膏之功用，因此提示麦门冬汤主证当也属虚证，故麦门冬也当有补虚功用。由此又可知薯蓣丸治“虚劳诸不足，风气百疾”，用麦门冬可补虚利气。

此外，温经汤主治“曾经半产，瘀血在少腹不去”；炙甘草汤主治“伤寒脉结代、心动悸”，似乎还很难求到其功用之征。可以考虑参考早期本草所载麦门冬之性用。

---

1 清•吴谦，等. 医宗金鉴：上册 [M]. 郑金生，整理. 北京：人民卫生出版社，2017：445.

2 清•黄元御. 长沙药解 [M]// 麻瑞亭，孙洽熙，徐淑凤，等. 黄元御医书十一种：下册. 北京：人民卫生出版社，1990：425。

《神农本草经》首载“麦门冬”，谓其“味甘，平。主心腹结气，伤中伤饱，胃络脉绝，羸瘦短气。久服轻身，不老不饥。”其中功用除“羸瘦短气”外，其余似与经方用麦门冬无大联系，其“不老不饥”之功可能与其曾被作为“断谷”(道家的“辟谷”)药有关。《名医别录》云：“微寒，无毒。身重目黄，心下支满，虚劳客热，口干燥渴，止呕吐，愈痿蹶，强阴益精，消谷调中，保神，定肺气，安五脏，令人肥健，美颜色，有子。”其中“虚劳客热”“止呕吐”与经方用麦门冬相近。《名医别录》载其性微寒，此与后世所用的经验相符。

清代邹澍对经方麦门冬功用有详细评述：“《伤寒论》《金匮要略》用麦门冬者五方，惟薯蓣丸药味多，无以见其功外，于炙甘草汤，可以见其阳中阴虚，脉道泣涩；于竹叶石膏汤，可以见其胃火尚盛，谷神未旺；于麦门冬汤，可以见其气因火逆；于温经汤，可以见其因下焦之实，成上焦之虚。虽然下焦实证，非见手掌烦热，唇口干燥，不可用也；上气因于风、因于痰，不因见火，咽喉利者，不可用也；虚羸少气，不气逆欲吐，反下利者，不可用也；脉非结代、微而欲绝者，不可用也。盖麦门冬之功，在提曳胃家阴精，润泽心肺，以通脉道，以下逆气，以除烦热。[1]”邹澍之说，似乎圆满，但毕竟多用后世之臆测以圆说。

经方之后，麦门冬功用又不断扩展。例如唐代陈藏器《本草拾遗》云：“生者……止烦热消渴，身重目黄，寒热体劳，止呕开胃，下痰饮。”五代末《日华子本草》谓其可“治五劳七伤，安魂定魄，止渴，肥人，时疾热狂，头痛，止嗽”。宋代寇宗奭则归纳为：“治心肺虚热，并虚劳客热”。此说影响甚大。本品在清代治温热病中运用更多，相关理论解说也更多，不赘。

麦门冬的来源：本品在三国魏《吴普本草》名为“虋火冬”，“虋”与“门”音同，后世多作“麦门冬”。《名医别录》载其别名有“羊韭”“爱韭”“马韭”等，《吴普本草》云：“叶如韭，肥泽，丛生。”可见其叶形如韭。梁代陶弘景云：“冬月作实如青珠，根似穬麦，故谓麦门冬。”所谓“根似穬麦”，是指其根末端有麦粒状的小块根。这样形状的植物不止一种，故唐代陈藏器云：“出江宁小润，出新安大白，其大者苗如鹿葱。小者如韭叶。大小有三四种，功用相似。”可见在唐代，本品的产地不同，其形状也会有所差别。宋代苏颂则云：“今所在有之。叶青似莎草，长及尺余，四季不凋。根黄白色，有须根作连珠，形似穬麦颗，故名麦门冬。四月开淡红花，如红蓼花。实碧而圆如珠。”根据该书所绘“睦州麦门冬”(图 62-1)和“随州麦门冬”(图 62-2)的形状以及产地传承至今的用药情况，可推知其原植物为百合科沿阶草属植物麦冬(沿阶草)*Ophiopogon japonicus*[2]。其中“睦州”即今浙江建德，“随州”今属湖北。明代李时珍也提到“浙中来者甚良，其叶似韭而多纵文，且坚韧为异。”唐代的“新安”(今浙江千

---

1 清·邹澍．本经疏证 [M]．郭瑞华，谢敬，王全利，等校注．北京：中国中医药出版社，2015：60-61.

2 谢宗万．中药材品种论述：中册 [M]．上海：上海科学技术出版社，1994：556-558.

岛湖一带)、宋代的“睦州”都属于今浙江省。现代《中国药典》“麦冬”的基原即麦冬 *Ophiopogon japonicus*。

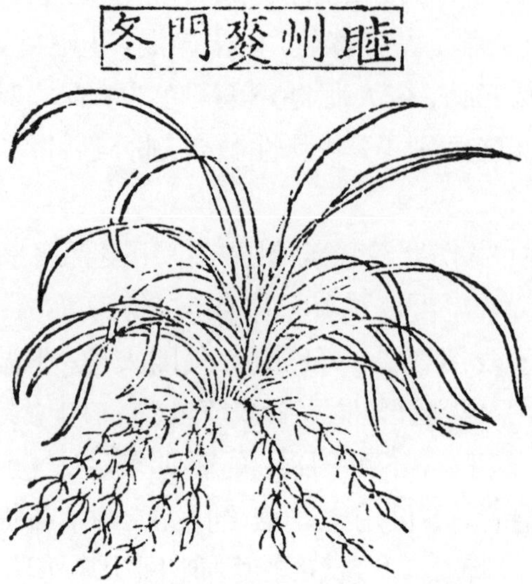

图 62-1 《本草图经》(政和)睦州麦门冬

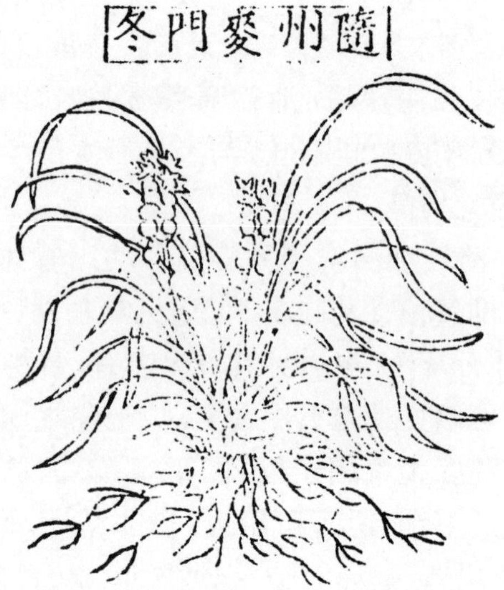

图 62-2 《本草图经》(政和)随州麦门冬

唐代陈藏器提到本品“大小有三四种,功用相似”。宋代苏颂《本草图经》也沿袭这种说法,但并没有提供更多的材料。至明代李中立《本草原始》所绘“麦门冬”图(图 62-3)才可知当时市场流通的麦门冬确实存在两种不同大小的块根。清代吴其濬云:“今所用有大小二种,其余似麦冬者,尚有数种。医书不具其状,皆入草药。”现代经过实地调查,确有块根较大、局部地区作“麦冬”或“土麦冬”使用的其他植物[1]。《中国药典》“山麦冬”即此类麦冬,其基原为百合科植物湖北麦冬 *Liriope spicata* var. *prolifera* 或短葶山麦冬 *Liriope muscari*。

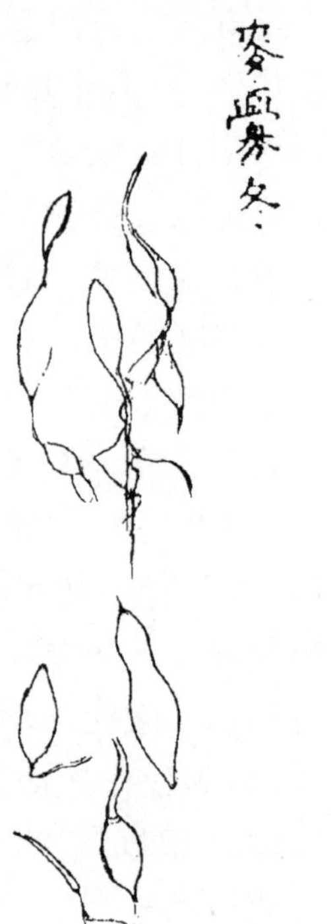

图 62-3 《本草原始》麦虋冬

麦冬“去心”:经方所用麦门冬指明须“去心”,但未说明原因。陶弘景《本草经集注》“合药分剂料理法则”云:“凡用麦门冬,皆微润抽去心。”该书“麦门冬”下又云:“用之汤泽抽去心,不尔令人烦。”此后历代药家多遵麦冬去心之例。但仲景医书的这类加工法,通常是为了去除非药用部位,不是因为当时已经知道麦冬块根的木质心有“令人烦”的副作用。陶弘景也说过:“二门冬润时并重,既燥即轻,一斤减四五两尔。”这是说两种门冬

[1] 谢宗万. 中药材品种论述:中册 [M]. 上海:上海科学技术出版社,1994:558-560.

（天门冬、麦门冬）在新鲜滋润时是比较重的，干燥后就轻了，一斤要减少大约四分之一的重量。在这种情况下，去掉木质心再称量，剂量会更准确。但干燥的麦冬再去心，必须先润过，这“润”的过程，就影响到药材质量。宋代寇宗奭曾对此加以评述：“天门冬、麦门冬之类，虽曰去心，但以水渍漉，使周润渗入肌，俟软，缓缓擘取，不可浸出脂液。其不知者，乃以汤浸一二时，柔即柔矣，然气味都尽。用之不效，乃曰药不神，其可得乎？”就是说浸渍干麦冬时要拿捏好浸润的程度，如果用开水浸一二时辰（差不多三四个小时），那药物的有效成分就流失很多。可见古人意识到麦冬去心操作起来并不容易。所以古代麦冬去心时，或取“新根”（新鲜块根），这样操作更容易。

古代大多数本草书皆沿袭麦冬去心说，至明末卢之颐《本草乘雅半偈》首次提出可不去心。该书的麦门冬“修治”法：“瓦上焙热，即迎风吹冷，凡五七次，便易燥，且不损药力。或以竹刀，连心切作薄片，醇酒浸一宿，连酒磨细，入布囊内，揉出白浆，点生姜汁、杏仁末各少许，频搅数百下，久之澄清去酒，晒干收用。入汤膏，亦连心用，方合土德全体。今人去心，不知何所本也。”其法将麦冬连心切薄片，这对煎出汁液确实是很好的方法，至于酒浸、点生姜汁、杏仁末等，则未免蛇足。此后有数家本草赞同其说。

关于麦冬去心的现代研究，《中华临床中药学》已有综述及评价[1]。现代研究对麦冬心不去“令人烦”基本持否定态度，这也符合古代去心的初衷。陶弘景是道家人物，他经常从副作用的角度去解说经方药材加工法。但现代对麦冬去心的性价比、临床实际使用效果的研究表明，不去心对临床疗效影响不大。所以现代《中国药典》“麦冬”的“炮制”项规定只需“润透轧扁”，此法经济实用，无损疗效。

【附言】

仲景经方总体来说是温热药用得较多，药性寒凉的补益药较少。麦门冬性微寒，兼补虚劳，开后世清润补益一大法门。该药在经方中用得不算很多，但后世广为运用。经方虽标明须麦门冬去心，但现代对此开展的研究是全方位的，在不影响疗效的前提下，减少加工炮制中的人工耗费，破除古代一些未经证实的禁忌，很有必要。

---

1 雷载权，张廷模．中华临床中药学：下卷 [M]．北京：人民卫生出版社，1998：1793.

63

牡丹(5)

【提要】

今用牡丹皆为毛茛科植物观赏牡丹的根皮，这种牡丹皮晚到唐中期才逐渐兴盛起来，比《神农本草经》和仲景经方所用牡丹晚了五百余年。早期药用真品牡丹与唐代观赏牡丹并非同一种植物，本篇将分别讨论这两者的来源。

【药源辨析】

经方牡丹概况：经方含牡丹或“牡丹皮”方5首，均见于《金匮要略》。

经方无牡丹单方及加味方。5方中的鳖甲煎丸有药23味，难以见牡丹之功，不议。日本医家吉益东洞《药征》提及3方（桂枝茯苓丸、八味丸、大黄牡丹汤），云“以上三方虽有牡丹皮，而不以为主药也。如此之类，皆从其方之主治而用之，如征姑阙焉，以俟后之君子也”[1]。他觉得这3方牡丹用量都不大，不是方中主药，因此无法寻找其功用之征（证据），只能从方证来用药。

寻求经方牡丹功用之征，当别出蹊径。除鳖甲煎外的4方，分别含药5～12味，牡丹是这4方皆有之药，则可求4方皆有或多有之证。黄煌提出此4方均有少腹证[2]，其中大黄牡丹皮汤治少腹肿痛（肠痈脓未成，内有瘀血），桂枝茯苓丸治胎动漏下（癥病瘀血），温经汤治少腹里急（瘀血在少腹不去），肾气丸治少腹拘急、转胞（胞系了戾）。其中3方皆有瘀血。

再求证于早期本草，《神农本草经》载牡丹“除癥坚，瘀血留舍肠胃……疗痈疮”，则在仲景之前，本草已载牡丹可疗瘀血、治痈疮。晋代《肘后备急方》有牡丹单方，云“下部生疮已决洞者，服牡丹方寸匕，日三服”[3]。此距经方时代甚近，可知牡丹确可疗疮痈。唐代《药性论》载“牡丹，能治冷气，散诸痛，治女子经脉不通，血沥腰疼”，更突出了牡丹皮祛瘀止痛之功。唐代以下，牡丹的来源已经改变，不再引作讨论经方牡丹之用。

---

1 日•吉益为则. 药征 [M]. 陆翔，郜栾，王旭光，等校注. 北京：中国中医药出版社，2016：39.

2 黄煌. 张仲景50味药证 [M]. 北京：人民卫生出版社，2019：370-371.

3 转引自：宋•唐慎微. 重修政和经史证类备用本草 [M]. 影印本. 北京：人民卫生出版社，1957：227.

《唐本草》所载真品牡丹：唐末五代以后，我国本草学者众口一词，谓牡丹就是具有国色天香之花的牡丹。但有一个问题：药用牡丹汉代就有，唐以前本草多载牡丹，却从未提及其花之美。栽培观赏牡丹花在唐代天宝间（742—755）突然走红，这究竟是牡丹花培育过程极为缓慢漫长？还是观赏牡丹与药用牡丹根本就是不同的植物？

先谈药用牡丹。当今药用牡丹皮不难鉴别，其原植物之花号称国花，尽人皆知，此种牡丹根皮有特异的“臊气”（内含牡丹酚使然）。宋以前本草记载有“臊气”的植物一是徐长卿，二是唐代“俗用”牡丹。

《唐本草》（659年）“徐长卿”条云：“叶似柳，两叶相当，有光润，所在川泽有之。根如细辛，微粗长而有臊气。”徐长卿（萝藦科植物 *Cynanchum paniculatum*）根亦含丹皮酚，故有臊气。《唐本草》“牡丹”条在介绍真品牡丹之后说：“今俗用者……别有臊气也。”同样一本书，使用同样的“臊气”一词，则此俗用牡丹应该也含有牡丹酚，毛茛科观赏牡丹 *Paeonia suffruticosa* 根皮正与之相符。这么说来，官修《唐本草》把观赏牡丹作为“俗用”之品而非真品，那真品牡丹形态如何？

《唐本草》云：“牡丹生汉中。剑南所出者，苗似羊桃，夏生白花，秋实圆绿，冬实赤色，凌冬不凋。根似芍药，肉白皮丹。出江剑南，土人谓之牡丹，亦名百两金，京下谓之吴牡丹者，是真也。”《唐本草》是官修本草，集体修订。该书认定的真品，并详载形态、产地等，这应该源于历史的传承。这种白花真品，其名“牡丹”，当是因根“皮丹”色得名。

在此之前的《神农本草经》无牡丹形态描述，《名医别录》亦然，但增载牡丹“生巴郡山谷及汉中，二月八月采根阴干”，可见此牡丹药用根。梁代陶弘景云“今东间亦有，色赤者为好，用之去心”，则此牡丹根皮也是赤色，且与仲景经方牡丹一样，其根也要去木质心，仅用根皮——以上就是早期本草中真品牡丹的全部史料。

将《唐本草》所说“真”牡丹与现在的观赏牡丹比较，后者为落叶小灌木，并非“经冬不凋”；其果为蓇葖果，外被黄褐色硬毛，而非“实圆冬赤”。其根外皮灰褐或紫褐色，外皮脱落处才略显粉红，如何能说其“皮丹”？那么《唐本草》真品牡丹为何物？

《唐本草》云真品牡丹除上述形态描述外，很重要的线索是别名“百两金”。“百两金”在宋《本草图经》中有专条，其植物特征是：“叶似荔枝，初生背面俱青，结花实后，背紫面青，苗高二三尺，有杆如木，凌冬不凋。初秋开花，青碧色，结实如豆大，生青熟赤。根入药，采无时。用之捶去心。[1]”其果实形状颜色及开花结实的时间、凌冬不凋、用根去心等都与《唐本草》真品牡丹相同，仅花色青碧不同于百两金花白。今考此植物为紫金牛科植物百两金 *Ardisia crispa*。与百两金相似的植物有“朱砂根”。《本草纲目》记载：“朱砂根生深山中，今惟太和山人采之。苗高尺许，叶似冬青叶，背甚

---

1 宋•唐慎微. 重修经史证类备用本草 [M]. 影印本. 北京：人民卫生出版社，1957：527.（卷三十“百两金”）

赤，夏月长茂。根大如箸，赤色，此与百两金仿佛。”此种根“赤色”，更接近《唐本草》所说真品牡丹[1]，今考此即紫金牛科植物朱砂根 *Ardisia crenata*，其花白色，果实球形，入冬色红，均与唐代真品牡丹相符。

近现代日本学者考《唐本草》所述真品牡丹为紫金牛属植物紫金牛 *Ardisia japonica* 及其同属近缘植物[2]，这自然也包括了上述百两金、朱砂根。这一结论颠覆了唐以后千余年药用牡丹来源的传统认知，它可靠吗？

但凡药物的古老来源被后世替代，一般都会在历史上留下蛛丝马迹，其表现是在后世的局部地区（以边远地区为多）常会保留这种用药习俗，所谓“礼失求诸野”，说的就是这种现象。汉代的枳实（臭橘）、秦皮（小叶梣）、防己（异叶马兜铃）等药物至今在局部地区还在使用。牡丹也能拿出这方面的例证吗？当然能！

谢宗万调查现代仍有部分地区采用紫金牛科植物的根或根皮作“土丹皮”用。其中有广西、广东所用的朱砂根 *Ardisia crenata*，江西吉安用百两金 *Ardisia crispa* 等作“土丹皮”，云南文山以斑叶紫金牛 *Ardisia punctata* 的根或根皮为土丹皮[3]。这些古代属边远地区的“土丹皮”不止一处，且民间用作活血化瘀、清热解毒药，都说明这是古代紫金牛属真品牡丹皮遗存，此与《神农本草经》、仲景经方之“牡丹”功效一致。现代将这些古代属于偏远地区所用的“土丹皮”视为伪品，真可谓颠倒历史、假作真时真亦假了！而《神农本草经》载“牡丹”又被作为毛茛科观赏牡丹自然生长史的依据，殊不知药用与观赏的牡丹名同而实异！

唐代及其以后“牡丹”之名归毛茛科观赏牡丹专有，例如李时珍说：“牡丹以色丹者为上，虽结子而根上生苗，故谓之牡丹。”但《唐本草》记载的真品牡丹分明是“夏生白花”“根似芍药，肉白皮丹”，可见“牡丹”的“丹”与花色无关。或云早期牡丹之“牡”实为“杜”字形误[4]。西汉杨雄《方言》云：“杜，根也。”若按此说，则“牡丹”的意义就是“根丹”。毛茛科观赏牡丹为夏结实，蓇葖果，凌冬叶凋，根皮不红，有臊气，此与《唐本草》所言真品牡丹格格不入。更重要的是，牡丹作为观赏植物广为人知，其时已晚，此观赏“牡丹”实属冒用汉代早已有之的药物“牡丹”之名。

唐代观赏牡丹的兴盛与来源：关于观赏名花牡丹的历史，古今有关研究甚多，对牡丹自然生长的时间说法不一，目前尚有共识的是：作为观赏名品，芍药的历史远远早于牡丹，且观赏牡丹兴盛史并不久远。

---

1 明•李时珍．全标原版本草纲目 [M]．张志斌，郑金生，校点．北京：龙门书局，2019：641.

2 日•森立之．本草经考注 [M]．孙屏，等校点．北京：学苑出版社，2002：802-803.
日•久保輝幸．牡丹•芍薬の名物的研究（1）牡丹とヤブコウジ属植物の比較 [J]．薬史学雜誌，2011，46（2）：83-90.

3 谢宗万．中药材品种论述：上册 [M]．上海：上海科学技术出版社，1984：317.

4 日•森立之．本草经考注 [M]．孙屏，等校点．北京：学苑出版社，2002：802-803.

清代《古今图书集成·草木典》“牡丹”[1]收集了很多牡丹的诗文，但没有早于唐人所撰者。最早谈到观赏牡丹史的是唐代段成式《酉阳杂俎》(860年)：“牡丹，前史中无说处，唯《谢康乐集》中言竹间水际多牡丹。[2]”(图63-1)这说明牡丹在唐以前史料中罕见。段氏虽提到《谢康乐集》有“竹间水际多牡丹”之言，但无论紫金牛科的吴牡丹，还是毛茛科的观赏牡丹都不长在“竹间水际”，故仅凭谢康乐(即晋代谢灵运)所言“牡丹”，并不能确定它是什么植物。假如仅凭某人文著出现“牡丹”及其产地生境，就认作观赏牡丹的最早出处，那《神农本草经》《名医别录》记载牡丹“生巴郡山谷及汉中”岂不是比谢康乐更早？能凭此认定观赏牡丹见于汉代或更早吗？

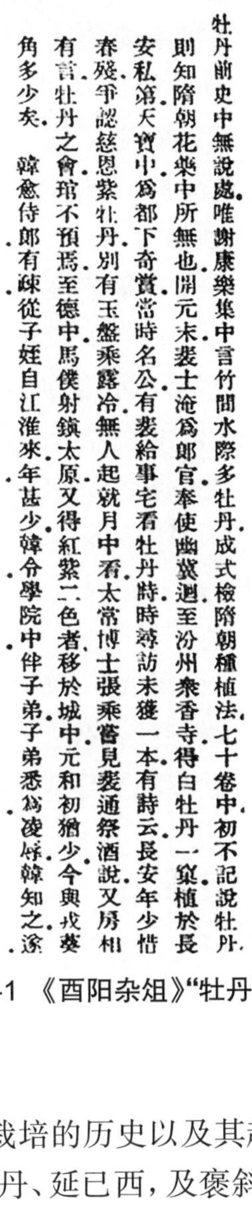
牡丹前史中無說處。唯謝康樂集中言竹間水際多牡丹。成式檢隋朝種植法。七十卷中。初不記說牡丹。
則知隋朝花藥中所無也。開元末裴士淹爲郎官。奉使幽冀迴至汾州衆香寺。得白牡丹一窠。植於長
安私第。天寶中爲都下奇賞。當時名公有裴給事宅看牡丹詩。時尋訪未獲一本。有詩云。長安年少惜
春殘。爭認慈恩紫牡丹。別有玉盤乘露冷。無人起就月中看。太常博士張乘嘗見裴通祭酒說。又房相
有言牡丹之會。琯不預焉。至德中。馬僕射鎮太原。又得紅紫二色者。移於城中。元和初猶少。今與戎葵
角多少矣。韓愈侍郎有疎從子姪自江淮來。年甚少。韓令學院中伴子弟。子弟悉爲凌辱。韓知之。遂

图63-1 《酉阳杂俎》“牡丹”书影

段成式不仅认定“前史”不载牡丹，而且说：“检隋朝种植法七十卷中，初不记说牡丹，则知隋朝花药中所无也。”这说明隋朝专业的花药种植法中还没有牡丹。或举《海山记》(题唐代韩偓撰)记载隋炀帝“诏天下进花卉，易州进二十箱牡丹”为例，说明隋朝已有栽培牡丹。但据考《海山记》是赵宋人托名的传奇小说[3]，这样的书无法用作考证牡丹的史料。

段成式对观赏牡丹在唐代的突然走红有详细的记载：“开元末，裴士淹为郎官，奉使幽冀回，至汾州众香寺，得白牡丹一窠，植于长安私第。天宝中为都下奇赏……元和初犹少，今与戎葵角多少矣。”这段记录展示了唐代牡丹从开元末(741年)到天宝(742—755)中，短短十几年成为“都下奇赏”的历史。观赏牡丹的传播很快，元和初(806年)还不多见，到《酉阳杂俎》成书时(860年)，则与“戎葵”(即蜀葵)一样普通了。

段成式之后，宋代欧阳修《洛阳牡丹记》也考察了牡丹栽培的历史以及其起源：“牡丹初不载文字，唯以药载本草，然于花中不为高第，大抵丹、延已西，及褒斜道中尤多，与荆棘无异。土人皆取以为薪。自唐则天已后，洛阳牡丹始盛，然未闻有以名

[1] 清·蒋廷锡，等. 古今图书集成·草木典：下册 [M]. 上海文艺出版社，1999：553-554.

[2] 引自：唐代段成式《酉阳杂俎》卷19“牡丹”，见《丛书集成初编》第277册(上海：商务印书馆，1937：157)。

[3] 引自：唐代韩偓《海山记》“后记”，见《丛书集成新编》第81册(台北：新文丰出版公司，1986：485)。

著者。[1]”他认为最早的牡丹载于本草，在花卉中毫无名气，仅野生于丹州(今陕西宜川)、延州(今陕西延安)、褒斜道(穿越秦岭，沟通巴蜀与秦川的山路)一带，与荆棘一样被当作柴薪。欧阳修认为最早的观赏牡丹“苏家红、贺家红。林家红之类，皆单叶花，当时为第一。自多叶千叶花出后，此花黜矣，今人不复种也”。可见最早观赏牡丹均为单瓣花，后来被重瓣的牡丹花取代。

这种单瓣的牡丹，宋代苏颂《本草图经》有详细记载：“牡丹，生巴郡山谷及汉中，今丹、延、青、越、滁、和州山中皆有之。花有黄、紫、红、白数色，此当是山牡丹”，也就是野牡丹。此植物“其茎便枯燥，黑白色，二月于梗上生苗叶，三月开花。其花叶与人家所种者相似，但花止五六叶耳。五月结子黑色，如鸡头子大。根黄白色，可五七寸长，如笔管大……此花一名木芍药，近世人多贵重”。据苏颂所载，山牡丹花色有数种，只有五六个花瓣，果实黑色，根黄白色，没什么与色“丹”有联系的地方，这显然不是陶弘景所说根“色赤”、《唐本草》说的“冬实赤色，凌冬不凋。根似芍药，肉白皮丹”的真品牡丹。因其根似芍药、花果也似芍药，因此又名“木芍药”。此植物即是今毛茛科植物牡丹 *Paeonia suffruticosa* 及其同属近缘植物。

苏颂《本草图经》“芍药”条也提到：芍药“春生红芽作丛，茎上三枝五叶，似牡丹而狭长，高一二尺。夏开花，有红、白、紫数种，子似牡丹子而小。秋时采根，根亦有赤白二色。崔豹《古今注》云：‘芍药有二种，有草芍药、木芍药。木者花大而色深，俗呼为牡丹，非也’。”可见牡丹与芍药非常相似，曾被人称作“木芍药”，这才是后世观赏牡丹真正的古代正名。崔豹为西晋人，苏颂所引《古今注》之文，今本《古今注》未见。苏颂以上文字表明，在栽培观赏的牡丹未兴盛之前，木芍药已经存在，并被芍药一名遮蔽着。木芍药也叫山牡丹，其根在唐代被俗间冒充药用牡丹(紫金牛科植物)。当山牡丹经培育成观赏名花后，“山”字去掉，导致观赏牡丹兴盛，其结果是挤兑了药用真牡丹。

又，明代王象晋《群芳谱》谈到牡丹历史时云：“牡丹一名鹿韭，一名鼠姑，一名百两金，一名木芍药。”这些名称引自《证类本草》。接下来王氏又引“自谢康乐始言永嘉水际竹间多牡丹，而《刘宾客嘉话录》谓北齐杨子华有画牡丹。则此花之从来旧矣！”谢康乐之文乃转引《酉阳杂俎》，本文前已提及。此处提到的《刘宾客嘉话录》，乃唐代韦绚撰。原文为：“世谓牡丹花近有，盖以前朝文士集中无牡丹歌诗。公尝言杨子华有画牡丹处，极分明。子华北齐人，则知牡丹花亦久矣。[2]”这仅是一段传闻，最多只能证明北齐有过牡丹图。但若无此图真容，谁能证明它就是毛茛科的牡丹？有“牡丹”之名的著作早不过《神农本草经》《名医别录》，但能证明唐以前的药用牡丹就是毛茛科观赏牡丹的史料，一条也找不到。

---

[1] 引自：宋代欧阳修《洛阳牡丹记》，见《丛书集成初编》第1355册(上海：商务印书馆，1937：5)。

[2] 引自：唐代韦绚《刘宾客嘉话录》，见《丛书集成初编》第2830册(上海：商务印书馆，1936：7)。

以上史实表明，观赏牡丹最初因野生单瓣、形似芍药而被称作“木芍药”，其根民间充作“牡丹”药用，其气臊、皮色不赤，易于鉴别；其植物也被称作“山牡丹”。栽培后变重瓣，走红于唐开元间，鸠占鹊巢，其名升格为“牡丹”，甩掉了“木芍药”“山牡丹”之名，而最早药用的紫金科植物牡丹则沦为“土丹皮”而在边远地区使用。

唐以后牡丹来源的变更：唐代除《唐本草》介绍了真品与俗用两种牡丹的特点外，还有萧炳《四声本草》(约成书于8世纪)提到“今出合州者佳。白者补，赤者利。出和州、宣州者并良”。其中的地名无益于考证牡丹来源，但“白者补，赤者利”却显示其时牡丹也与芍药一样有赤白之分。然而何为赤、何为白？却语焉不详。是否当时已有根白者(毛茛科牡丹)、根赤者(紫金牛科牡丹)之分？不可得知。

五代《日华子本草》第一次明确指出：“此便是牡丹花根。巴、蜀、渝、合州者上，海盐者次。”所谓“牡丹花根”即毛茛科的观赏牡丹。北宋苏颂《本草图经》则云：“牡丹……近世人多贵重，圃人欲其花之诡异，皆秋冬移接，培以壤土，至春盛开，其状百变。故其根性殊失本真，药中不可用此品，绝无力也。”据此药用牡丹来源已经彻底变更。苏颂认为栽培的牡丹“根性殊失本真”，入药无力，这涉及野生与栽培的品种问题。此后北宋末寇宗奭《本草衍义》所云亦然，且特别指出“惟山中单叶花红者为佳”“若移枝接者不堪用”。此不涉及物种变化，兹不多论。

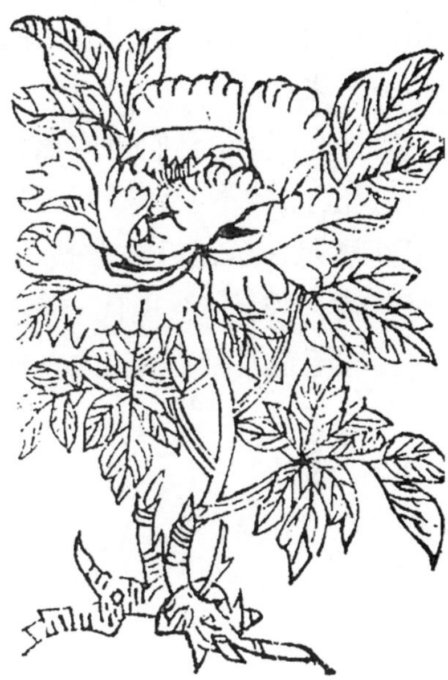

图63-2 《本草图经》(政和)滁州牡丹

宋代及其以后，本草学家们完全置《唐本草》所言于不顾，均沿袭苏颂所言，故此后牡丹的来源再无大的变化。宋代本草药图也证明牡丹即是毛茛科植物(图63-2)。唐代以后毛茛科牡丹的陡然兴起，影响巨大，以至于后世无人相信《神农本草经》、仲景经方所用的牡丹居然会被另种植物逆袭掉包！现代《中华本草》“牡丹皮”条“品种考证”项下摘录了唐《新修本草》(即《唐本草》)所载真品牡丹形态文字，云“综上所述……古今所用之牡丹皮，其原植物品种基本一致。”[1] 怎么会“一致”呢？日本学者大概对中国的国花感情没那么深，所以敢于疑古，指出《唐本草》所言的真品牡丹是紫金牛科植物。今复核他们考证的依据，确凿无疑，故予引用，以还药用牡丹早期来源的真面。

1 国家中医药管理局《中华本草》编委会. 中华本草(3)[M]. 上海：上海科学技术出版社，1999：528-529.

【附言】

牡丹皮古代来源不同。唐代中期及其以前的真品源于紫金牛科紫金牛属(*Ardisia*)植物。毛茛科植物牡丹 *Paeonia suffruticosa* 在唐代仅民间俗用作牡丹皮,以有“臊气”为特征。唐天宝年间毛茛科牡丹突然作为观赏植物兴盛,使其在此后变成药物牡丹的唯一正品。这一史实引出一个问题:当代若要开发仲景经方大黄牡丹汤等方,其中的牡丹皮还需要返本还原用紫金牛属植物吗?

毛茛科的牡丹皮虽然晚出,但已运用了近 1 400 年,医家已经积累了丰富的临床经验,证明其确实有效。现代药理研究也证实毛茛科牡丹的许多功效确有物质基础,且以牡丹酚、牡丹酚苷等作为其有效成分,药理实验证实具有较强的抗菌、抗凝血、抗炎、降压等作用[1]。故此种牡丹皮虽不曾为仲景所用,却不能否定它有真实疗效。当代《中国药典》规定的牡丹皮正品来源就是毛茛科牡丹。此种牡丹的资源比紫金牛科百两金、朱砂根等更为充裕,且栽培历史漫长,已形成了若干地道药材。因此,使用仲景含牡丹皮之方,采用毛茛科牡丹业已积重难返,不妨视为古牡丹之外的新兴品种。

但与此同时,我们也应该正视历史,仲景所用牡丹来源已经彻底改变,使用换了主药的经方,就不能再标榜用的是仲景经方,只能说“师经方之意”了。此外,也必须考虑到早期真品牡丹被取代,并非因其疗效不佳或毒性太大,而是不可预料的特殊情况所致。因此,在现代有必要开展对早期紫金牛属真品牡丹的临床与实验研究,并将其与毛茛科牡丹作比较,这样才有可能避免无端埋没一味仲景用过的良药。

---

1 国家中医药管理局《中华本草》编委会. 中华本草(3)[M]. 上海:上海科学技术出版社,1999:530-532.

64

鸡子(5)

【药源辨析】

鸡子概况及主要功用：经方用鸡子方共5首，其中《伤寒论》方2首，《金匮要略》方3首(其中含1方将鸡子黄作调服药)。

"鸡子"即鸡蛋、鸡卵，用时或分鸡子黄(卵黄)、鸡子白(卵白、鸡蛋清)。本品为常食补养之物，虽然在《神农本草经》《名医别录》中并没有明文记载它有补益之力，但后世本草还是注意到鸡子这一基本功用。例如唐代陈藏器认为"鸡子益气"。清代黄元御《长沙药解》云鸡子黄"补脾精而益胃液"，乃"补中之良药"，并取此功用来解释鸡子黄在"黄连阿胶汤""百合鸡子汤""排脓散"中的作用，可"补中脘而生血肉"[1]。

《神农本草经》载"鸡子"有"主除热火疮，痫痓"之功，《名医别录》载其"微寒。疗目热赤痛，除心下伏热，止烦满咳逆，小儿下泄，妇人产难，胞衣不出。醯渍之一宿，疗黄疸，破大烦热。"其中除热作用比较明显，故多用于治疮。《伤寒论》"苦酒汤"中以半夏、鸡子去黄配合苦酒(醋)治咽中疮，是后世常用著名的效方。《金匮要略》"救卒死方"以鸡子白并酒和，但没有细说是何中猝死，很难判断鸡子白在该方中的实际性能。

古本草及医方中，有大量使用鸡子的单方验方。宋代苏颂《本草图经》曰："鸡子入药最多，而发煎方特奇。"此即将鸡子黄与乱发熬煎出油，用于治小儿痰热，主百病。此外鸡子白还多用于喉痹、疮肿、金疮、目赤、吐血、下痢等，难以尽数。作为食药两用之物，鸡子的用途相对来说是比较广泛的。

鸡子作为寻常食物，在经方中也能发挥其一定的作用。后世民间以此为药甚多，但在现代，虽然鸡蛋更容易获得，但鸡蛋主要还是作为营养食物，很少作为治疗之用了。

---

1 清•黄元御. 长沙药解 [M]// 麻瑞亭，孙洽熙，徐淑凤，等. 黄元御医书十一种：下册. 北京：人民卫生出版社，1990：378.

65

鸡血(2)

【药源辨析】

鸡血用途：经方没有“鸡血”一名，但《金匮要略·杂疗方》“救卒死方”有 2 方，分别用“雄鸡冠割取血”与“鸡肝及血”，二者本质都是鸡血，故以“鸡血”作本条总名。

“救卒死方”之一为：“雄鸡冠割取血，管吹纳鼻中”；之二为：“鸡肝及血涂面上，以灰围四旁，立起。”将药物吹入鼻中是中医用药法之一，所吹药物或引起反射喷嚏，或被通过鼻道吸进体内，或沾惹鼻道黏膜产生作用。但在救卒死方中鸡冠血吹鼻中能起什么作用？恐怕只有原始制方人能提供答案。同样，药物外涂于皮肤，也是中医用药法之一。但在救卒死方中，仅将鸡血涂在脸上，用意何在？不妨看看本草及其其他医籍的相关记载。

自古以来，鸡是最常见的家禽之一，是先民肉食的重要来源。但此外鸡也有其他的作用，雄鸡方的用途更多。《神农本草经》记载了“丹雄鸡”，其性用为“味甘，微温。主女人崩中漏下赤白沃，补虚，温中止血”，这是它的食疗作用。此外“通神，杀毒，辟不祥”，是早期巫家赋予雄鸡的特殊神力。巫术赋予红色以驱邪神力，因此红公鸡(丹雄鸡)又成为鸡中最有通神驱邪神力者。《神农本草经》还记载鸡“头主杀鬼”。鸡血色红，用于辟邪。宋《太平御览》引《淮南万毕术》，有“孤桃之像，令鸡夜鸣(取孤桃南北行枝，长三尺，折以为像，途以三岁雄鸡血，夜居栖下)”[1]之说，就是用三岁雄鸡血涂在桃木人像上，据说可引得群鸡夜鸣。故只要看看早期巫家术士的有关书籍记载，就知道《金匮要略》中丹雄鸡、鸡头、鸡血等的各种通灵神力，皆源于巫医用药的鸡血等相关疗法，已经脱离了医家食疗或药疗范围。

---

[1] 宋·李昉，等. 太平御览：卷九百十八 [M]. 影印本. 北京：中华书局，1960：4072.

66

鸡屎白（1）

【药源辨析】

鸡屎白的功用与来源：《金匮要略》仅有治“转筋入腹”的“鸡屎白散”单方1首。该方与见于《素问》的“鸡矢醴”，可以说是该药最有名的2个单方。

“鸡矢”即“鸡屎”，“鸡屎白”也是鸡屎，但李时珍云“雄鸡屎乃有白，腊月收之”。这两者之间并无药效差异。

鸡的粪便乃臭秽之物，是不是巫医用药残余？非也！因为其主治之病并非鬼神病因所致，用药之法也无离奇诡谲色彩，故不具有巫家味。“鸡屎白散”治疗的转筋，“其人臂脚直，脉上下行，微弦，转筋入腹”，全无虚玄诡异处。《肘后备急方》将其病因归于“肝风虚”。服药法为“以屎白干末，热酒调下一钱匕服”[1]，与其他药物没有两样。《素问》“鸡矢醴”治“心腹满，旦食则不能暮食”也是常见疾病，与鬼神无关。《神农本草经》记载鸡“屎白，主消渴，伤寒，寒热”，《名医别录》增补“微寒。破石淋及转筋，利小便，止遗溺，灭瘢痕”。其主治也毫无鬼神病因色彩。所以鸡屎白只能说是早期的经验用药之一。《金匮要略》用其治转筋，与《名医别录》所载治“转筋”完全一致，可见这是汉末鸡屎白的常见主治之一。

鸡屎白在六朝、唐、宋的运用较多，所治疾病除《神农本草经》《名医别录》所载之外，还用于中风寒或因疮中风发痉、产后小便不禁、子死腹中、小儿惊啼、食诸菜中毒、虫咬毒等。故宋代苏颂《本草图经》云：“鸡之类最多……屎白等并入药，古今方书用之尤多。”但明清医方中鸡屎白逐渐少用，淡出医家视野。

---

1 转引自：宋•唐慎微．重修政和经史证类备用本草[M]．影印本．北京：人民卫生出版社，1957：398.

67

巴豆(4)

【提要】

巴豆的来源古今一致。经方运用巴豆不多，但给后世留下了几个救急用的祖方。后世巴豆的治疗范围不断扩大，治疗效验也日益增多，但因顾及临床的安全系数，巴豆的炮制法也逐渐朝减少所含油脂的方向发展。宋代以后出现的巴豆霜几乎成了巴豆的终极制品。

【药源辨析】

巴豆概况及主要功用：经方用巴豆方共 4 首，其中《伤寒论》方 1 首，《金匮要略》方 3 首。

经方无巴豆单方。其中"救卒死而张口反折者方"只给了一个"五毒诸膏散"的名字，注明"有巴豆者"，说明其巴豆在其中的作用是关键的。"卒死而张口反折"，事来紧急，病因不明，与巴豆配伍的药物、巴豆制法等均不明，故无法臆测其功治。

经方最著名的巴豆方是"三物备急丸"，药仅三味（配大黄、干姜），主治"心腹诸卒暴百病"，病位清楚，病因病状包括"中恶客杵，心腹胀满，卒痛如锥刺，气急口噤，停尸卒死"。此丸只需服用"大豆许三四丸"则能起效，结果是"吐下便瘥"。此方在后世流传甚广，以此方为基础的救急类成药甚多。

《神农本草经》"巴豆"条云"辛、温。破癥瘕结聚坚积，留饮痰癖，大腹水胀，荡练五脏六腑，开通闭塞，利水谷道，除鬼毒蛊疰邪物，杀虫鱼。"所有这些功效都可发生在"心腹"。陶弘景说巴豆"最能泻人"，故能荡涤心腹结聚、闭塞、邪物。

《伤寒论》"白散"（一名"三物小白散"）中，巴豆与桔梗、贝母合用，治"寒实结胸无热证者"，服药量很小，"强人半钱匕，羸者减之"，但服药之后，"病在膈上必吐，在膈下必利"，这样的效果，只能靠巴豆的温通之力，祛除结实于胸的寒饮痰癖等。

《金匮要略》"九痛丸"，治疗"心痛彻背，背痛彻心"，其中 6 味药中，有大温大热的附子、干姜、吴茱萸，可见其痛乃因暴寒凝积而起，巴豆亦温，可通积泻下。属于卒中恶引起的腹胀痛、连年积冷流注心胸痛，以及跌坠导致的瘀血内积，亦靠巴豆荡涤脏腑、开通闭塞。

巴豆是早期带有传奇色彩的药物，是一味顶级的毒药，所以陶弘景举毒物不能过剂，第一个就是巴豆，其次才轮到甘遂。但《名医别录》又说“可练饵之，益血脉，令人色好，变化与鬼神通”。陶弘景也说“道方亦有练饵法，服之乃言神仙”。但在医药书中，还从来没见过用它来美容或神仙的记载，倒是利用其毒性来治内外疾病的例子数不胜数。巴豆救治各种危急重症的相关单方验方，可见于《证类本草》《本草纲目》精心选录的单方验方。李时珍盛赞巴豆“峻用则有戡乱劫病之功，微用亦有抚绥调中之妙。譬之萧、曹、绛、灌，乃勇猛武夫，而用之为相，亦能辅治太平。王海藏言其可以通肠，可以止泻，此发千古之秘也”，并举了他自己用蜡匮巴豆丸药，治一老妇冷积凝滞所致的五年溏泻获效。关于本品的临床药效，限于本书主题，不展开讨论。

巴豆的来源：巴豆首见于《神农本草经》，生巴郡，即今重庆市一带，故李时珍释名曰：“此物出巴蜀而形如菽豆，故以名之。”梁代陶弘景仅云其药材外形“似大豆”，但这种豆最明显的特征是“泻人”，即有强烈泻下作用。《雷公炮炙论》把巴豆（果实）一分为三（“巴、豆、刚子”），过于矫情。巴豆的特点是果实颗小紧实，外壳色黄，有三棱。内有种子 3 枚，种子似枣核，两头尖。后世也简称“刚子”或“江子”。对巴豆果实的描述，苏颂说“类白豆蔻……一房有三瓣，一瓣有实一粒，一房共实三粒也”。李时珍说“似大风子壳而脆薄，子及仁皆似海松子。”其表述法虽有些差异，但没有根本的差别。

《唐本草》第一次描述了原植物：“树高丈余。叶似樱桃叶，头微赤，十二月叶渐凋，至四月落尽，五月叶渐生，七月花，八月结实，九月成，十月采。其子三枚共蒂，各有壳裹。出眉州、嘉州者良。”“眉州”即今四川眉山县，“嘉州”在今四川乐山县。其中“三枚共蒂”的说法并不准确，不如苏颂的描述。据以上诸家本草所述，可知本品即大戟科巴豆属植物巴豆 *Croton tiglium*，现代《中国药典》“巴豆”来源也是此种。

巴豆剧毒，古代也没提到有伪品。但在清末，著名的中西医汇通医家唐宗海千虑一失，误把咖啡豆当成了巴豆：“巴豆悍利，西洋人烘取去油，变其辛烈之味为焦香，名曰咖啡茶，消食利肠胃，并不攻泻，真善制巴豆者也。[1]”咖啡豆与巴豆大小虽相似，但无论怎么炮制，也无法制成“焦香”“消食利肠胃”可当茶喝的饮料。

巴豆的炮制：巴豆剧毒，因此古代很早就知道须炮制去毒。经方的做法是“去皮心，熬，外研如脂”，即去种皮以及种脐、子叶，炒过后，再研磨成脂膏状，然后小剂量使用。但这种方法对降低巴豆毒性来说还远远不够。到南朝梁陶弘景时，巴豆炮制更细致：“凡丸散用巴豆、杏人、桃人、葶苈、胡麻诸有膏腻药，皆先熬黄黑，别捣令如膏，指擹视泯泯尔，乃以向成散稍稍下臼中，合研捣，令消散。仍复都以轻疏绢筛度之，须尽，又内臼中，依法捣数百杵也。汤膏中用，亦有熬之者，虽生并捣破之。”这种方法不过是炒的时间更长，要到“黄黑”程度，然后与其他散药合捣，捣的时间更长。但这种方法针对所有“膏腻药”，并非专用于巴豆。

---

1 引自：清代唐宗海《本草问答》卷下，清善成裕记校刊本。

《雷公炮炙论》的制法是加辅料："凡修事巴豆，敲碎，以麻油并酒等可煮巴豆了，研膏后用。每修事一两，以酒、麻油各七合，尽为度。"唐代刘禹锡《传信方》所载"崔中丞炼盐黑丸方"，巴豆要"去心膜，纸中熬令油出，须生熟得所"。这种方法是要求去油，但也不是把油完全去掉，要求既不损人，也不损药力。五代末《日华子本草》则云："凡合丸散，炒不如去心膜煮五度，换水各煮一沸。"变直接上火炒为换水煮。总之在唐、五代以前，巴豆的炮制对去油并不特别讲究。各种医方书使用巴豆的方法多不相同，并无一定之规。

但到北宋末，寇宗奭说："今人用巴豆，皆去油讫生用。"即去巴豆油，但不用炒法等火制法。寇宗奭认为："兹必为本经言'生温熟寒'，故欲避寒而即温也。不知寒不足避，当避其大毒。矧本经全无去油之说，故陶隐居云'熬令黄黑'，然亦太过矣。"他认为《日华子本草》的煮法更佳。寇宗奭的意见是，用巴豆不必在意是寒是温，要避免的是中毒。早期本草都没说去油，所以他认为陶弘景要将巴豆"熬令黄黑"是太过了。然而寇宗奭一己之力无法左右医药界炮制巴豆法的发展。《太平惠民和剂局方》所附巴豆炮制法，除日华子法外，还有压油法："巴豆凡使：先去壳并心、膜，烂捣，以纸裹，压去油，取霜入药用。[1]"南宋陈衍也说："古今用巴豆，或熬或煮，或纸裹而压之，皆以去其油也。"陈衍介绍了《太平惠民和剂局方》用"感应元"与巴豆合研成膏，再做成绿豆大的小丸子用的方法，认为"巴豆不去油之法，止可施于感应元中，为有麻油、蜜蜡固护其性，故不致肆其毒，不可执以为常也。[2]"

明代《本草品汇精要》在巴豆"制"项下，除引述雷公、日华子之法，则谓"或捣碎以重纸压渗去油亦好"。明代郑宁则云："若用草纸包裹，捶去油者，名巴霜。俗云'巴豆不去油，力气大如牛'。[3]"可见巴豆之力在油，早已众所周知。在古代，巴豆要快速减毒，只有设法去油。李时珍没有指出巴豆的最佳炮制法，只是统而述之："巴豆有用仁者，用壳者，用油者，有生用者，麸炒者，醋煮者，烧存性者。有研烂以纸包压去油者，谓之巴豆霜。"但也有不去油用之例，如明代倪朱谟介绍陈山奇家治一切蛊毒，用巴豆肉不去油研烂，麻油调服，再随饮绿豆汤。不过在清代，草纸包裹压去油制成巴豆霜的方法最为常用。

现代《中国药典》将"巴豆""巴豆霜"分别立条。巴豆霜的制法是："取巴豆仁，照制霜法（通则 0213）制霜，或取仁碾细后，照〔含量测定〕项下的方法，测定脂肪油含量，加适量的淀粉，使脂肪油含量符合规定，混匀，即得。"

---

1 宋·太平惠民和剂局. 太平惠民和剂局方 [M]. 刘景源，点校. 北京：人民卫生出版社，1985：430.

2 宋·陈衍. 宝庆本草折衷 [M]// 郑金生. 南宋珍稀本草三种. 北京：人民卫生出版社，2007：525.

3 明·郑宁. 药性要略大全 [M]// 郑金生. 海外回归中医善本古籍丛书：第十册. 北京：人民卫生出版社，2003：125.

【附言】

巴豆的强烈毒性让人生畏，但其卓越疗效又让人惊叹。古今巴豆的运用与来源并无大变化，变化比较大的其炮制法。古代使用巴豆的方法非常多，但越到后来，其用法却越少，巴豆霜成了最简省的方法。老式的制霜法实际要浪费很多药材，因为制霜的目的是减少油脂含量，而不是去尽油。彻底去油的巴豆霜也就毫无效果。所以在碾细后的巴豆中加适量的淀粉，使脂肪油含量符合规定，既可获得安全有效的用量，又可节约药材。

68

葱白(4)

【提要】

葱白在经方中主要用伤寒少阴病，发挥其辛温宣通的作用，后世逐渐成为感冒风寒初起的常用药。但比较而言，本品在杂病中的应用则影响不大。其来源是当今常用作调料的小葱、香葱，古今一致。

【药源辨析】

葱的概况及主要功用：经方用葱（葱白）方共 4 首，其中《伤寒论》方 3 首（含将葱白作加味药 1 方），《金匮要略》方 1 首。

经方多用葱白作组方之药。其中最重要的是小方“白通汤”，仅药三味（另两味为干姜、附子）。该方治“少阴病，下利”。病在少阴，脉微细，但欲梦寐，一派虚寒之象，而兼下利，故用附子、干姜温中焦。方名“白通”，白当指葱白，通喻示可温中宣通。在经方之前，《神农本草经》载“葱实：味辛，温……其茎可作汤，主伤寒，寒热，出汗，中风”等。葱乃日常食品，虽辛温而不峻烈，对伤寒在少阴，不宜发汗，最为适宜。“白通加猪胆汁汤”是“白通汤”的加减方，可忽而不论。

“通脉四逆汤”也是少阴病，其证“里寒外热”。该方后云：“面色赤者，加葱九茎；腹中痛者，去葱，加芍药二两。”面色赤乃是外热甚的表现，用葱白达 9 根，较白通汤多 5 根，加强了辛温解表作用。

《金匮要略》的“旋复花汤”凡两见，一治“肝着”，二治“寒虚相搏”“半产漏下”。这两处用此汤，皆属虚寒在内，而兼瘀血（表现及病位稍异）。其中葱用到 14 根，其辛温通阳作用更强。《名医别录》增补的葱白“安胎，除肝邪气，安中，利五脏”，与葱白在“旋复花汤”中的作用近似。以上方剂中的葱均为葱白，即除去绿叶的白色地上茎叶。

葱是食药两用之品，在早期的《神农本草经》《名医别录》中以治疗伤寒诸证为主，但其辛温发散之力比较弱，故无法与麻黄、桂枝等辛温解表药相比。《本草纲目》在本品的附方中，将葱白作为感冒风寒初起、伤寒头痛、时疾头痛的常用药。葱豉汤成为民间最常用的一般感冒风寒的简易验方。“除青令尽”的葱白，与青绿色的葱叶功用不同，一般不用于解表。至于本品的其他用途，可参考《证类本草》《本草纲目》等书的附方项下。

葱的来源：葱是日常蔬菜，有大葱、小葱之别。药用的葱，《唐本草》以“冻葱最善，气味亦佳”。此种葱的特点是“经冬不死，分茎栽莳而无子也”，这和“冬即叶枯”的汉葱不同。与《唐本草》相辅而行的唐本《图经》提到“葱有冬葱、汉葱、胡葱、茖葱，凡四种”，其中“冬葱夏衰冬盛，茎叶俱软美。山南、江左有之”。“冬葱”即“冻葱”，这种茎叶“软美”的冬葱，与《金匮要略》形容脉象“弱如葱叶”的“葱”是同一种。李时珍认为：“冬葱即慈葱，或名太官葱。谓其茎柔细而香，可以经冬，太官上供宜之，故有数名。”这种冬葱，又名小葱、香葱、细香葱，即百合科葱属植物火葱 *Allium ascalonicum*，入药皆用此种。此外，古代所称“汉葱”“木葱”，也是常食之葱，其原植物为百合科葱属植物葱 *Allium fistulosum*，但多用于北方，多作菜蔬食用，其葱白亦可入药。但此种葱的变种大葱 *Allium fistulosum* var. *giganteum*，茎粗壮，主产北方，常夹在大饼中食用，此非古今医方所用葱白的来源。

69

乱发(4)

【提要】

经方使用的人头发，包括“左角发”“乱发”，其利小便之功在后世运用较多，但治尸厥、坠马损筋骨，在后世医方稀见有传承使用者。经方用乱发多烧成灰，后世则煅成炭，其治疗范围也比经方更宽。

【药源辨析】

乱发概况及主要功用：经方用乱发及左角发方共4首，皆在《金匮要略》中。

以人的头发入药，是十分古老的习俗。《素问》中就用人发为药，马王堆出土的《五十二病方》中也了人发、发灰治病。《神农本草经》“发髲”条提到了人发可“自还神化”，意思是人身上的东西，回用于人体，可产生神奇的作用，甚至可以远距离发挥作用。例如唐代陈藏器云：“生人发挂果树上，乌鸟不敢来食其实。又人逃走，取其发于纬车上却转之，则迷乱不知所适矣。”“自还神化”是早期交感巫术的“相似律”“接触律”思维，也是巫医用人部药的指导思想，对早期医药影响甚大。

《素问•缪刺论》云：“邪客于手足少阴、太阴、足阳明之络，此五络皆会于耳中，上络左角。五络俱竭，令人身脉皆动，而形无知也，其状若尸，或曰尸厥……剃其左角之发方一寸，燔治，饮以美酒一杯，不能饮者灌之，立已。”《金匮要略》中亦有此方：“尸厥，脉动而无气。气闭不通，故静而死也。剔取左角发方寸，烧末，酒和，灌令入喉，立起。”此法不能用其他药物生效的机理去解释，因为它是巫药残余，是人发“自还神化”的表现之一。之所以特意用“左角发”，是因为“五络皆会于耳”，且“上络左角”。按巫术思维，此处的头发最接近五络，符合“接触律”，故想象其可通脉络之气。《金匮要略》也用乱发入“治马坠及一切筋骨损方”，从方中配合使用“久用炊单布”“败蒲”，可知该方确有巫药残余。

《神农本草经》“发髲”还载有其他功用：“主五癃关格不通，利小便水道，疗小儿痫，大人痓。”《名医别录》“乱发”则曰：“微温。主咳嗽，五淋，大小便不通，小儿惊痫，止血。鼻衄，烧之吹内立已。”故经方“滑石白鱼散”用“乱发(二分，烧)”，作用就是治“小便不利”。这也是古代早期药方记载最多的人发功用之一。经方治“诸黄”的“猪膏发煎”，也是利用人发的利尿作用，使“病从小便出”。值得注意的是其中用人发的方法:"猪膏半斤,乱发如鸡子大三枚,右二味,和膏中煎之,发消药成。"这种油煎消发法也见于《名医别录》记载:"合鸡子黄煎之,消为水,疗小儿惊热。"后世用猪油、鸡蛋黄煎出的油来熔化头发的方法很常见,尤多用于治小儿诸病,一直到近现代,此俗依然留存。

经方之后的人发入药依然很多,但直接用"乱发""人发"为名者少,多用的是"血馀[1]"或"血馀炭"。这个词最早见于南宋陈衍《宝庆本草折衷》"乱发"条,说"《炮炙论》及《博济方》用者名血馀。《是斋方》用自脱者名人退。"但今存《证类本草》中无此"血馀"名。陈衍解释说:"沈存中言发属心而心主血,故艾原甫谓用发者,以血治血之义也"[2]。李时珍谓"发乃血馀,故能治血病,补阴,疗惊痫,去心窍之血。"元明诸家多用血馀为别名。明代郑宁《药性要略大全》首次以"血馀"为正名建立药条。

血馀在后世除用于利尿(含通淋、利黄疸)之外,最多见的还有:①血证:止血、散血、化瘀,治癥瘕等;②疡科疾病:痈疽、疔肿等,拔毒生肌;③伤科:跌打损伤等;④小儿:惊痫。现代《中国药典》也收入了"血余炭",基原"为人发制成的炭化物"。但血余炭不是经方所用。

乱发的来源与制法:经方"乱发"是《神农本草经》的药名,《神农本草经》同时还有一个药"发髲"。这两者的区别,古代学者曾争论不休,李时珍说:"李当之以为童男发,陶弘景以为鬈发,苏恭以为发根,宗奭以为陈发者,并误矣。"但李时珍说:"发髲,乃剪髢下发也;乱发,乃梳栉下发也。"按他所说"发髲"只能去理发店收集,"乱发"则收集梳头时掉落的头发——此说未必对。其实只要看看历代有关的药方,无论"发髲"还是"乱发"之下,用的都是头发,没有什么童男发、鬈发、发根、陈发、剪剃下来的发之分,即普通的人头发。

经方中除了"猪膏发煎"是将头发在猪油中煎化之外,皆要烧灰。但世间的有机物,烧成灰后还有区别吗?《药林外史》指出:巫药渗入医药的一个重要的掩饰手段,就是利用"烧灰"内服的形式,把许多无法食用的东西化为灰烬[3]。一般人都会认为万物成灰,灰飞烟灭,就无可再分。但在巫家思维中,灰中还仍保留有原来的灵气,仍可通灵。医家能这么认为吗?恐怕不能!于是医家弄出个"煅炭存性"法,于是后世少用乱发烧灰,多用血余煅炭。血余炭止血应该没有问题,无论寒性的侧柏炭,还是温热的炮姜炭,都具有止血之能,血余炭怎么就不能止血?但要问各种药炭的"存性"有无标准?不同药物的炭药所止的血为何不同?止鼻衄的炭药能否止痔血?对此,中医临床医家与药理研究者更有发言权,笔者知识不够,不敢妄议。

---

1 血馀:现代多用"血余"。本书认为"餘"的简化字有两个"馀""余",用"馀"可避免歧义。

2 宋·陈衍. 宝庆本草折衷 [M]// 郑金生. 南宋珍稀本草三种. 北京:人民卫生出版社,2007:536.

3 郑金生. 药林外史 [M]. 桂林:广西师范大学出版社,2007:75.

【附言】

乱发属于古本草中的“人部药”，这个部里巫药残存物最多。早期医药书中的污秽残忍之物大多被后世淘汰，保留到现代的也只有血馀、胎盘、人乳、秋石等寥寥数种。因为都是人身上的东西，所以这个部的药物来源最清楚不过。至于功效，则见仁见智，兹不赘言。

70

人尿(3)

【药源辨析】

人尿概况及主要功用：经方用人尿（溺、童子小便）方共3首，其中《伤寒论》方1首，《金匮要略》方2首。

《伤寒论》“白通加猪胆汁汤”的煎服法提到，原方之药“以水三升，煮取一升，去滓，内胆汁、人尿，和令相得，分温再服。”该方主治“少阴病，利不止，厥逆无脉，干呕，烦者”危症，用人尿5合调入药汤中。清代黄元御认为“人尿清君火而除烦”，但在仲景经方中，还无心之君火一说，且“利不止”“厥逆无脉”，正用附子、干姜复阳散寒，哪里还有火可清？仲景之时，人尿在民间常用于救急。与经方时代接近的晋代葛洪《肘后备急方》记载：“救卒中恶死方：以小便灌其面，数回即能语。此扁鹊方法。”此法外用，巫术色彩较浓。但唐代崔元亮《海上方》“疗骨蒸鬼气”[1]，也是用童子小便、猪胆配合，用于煎煮青蒿等药，则提示人尿在民间用于疑难杂症，恐系经验用药法。

《金匮要略》“杂疗方”记载以人尿“疗中暍死”，也是早期民间医救治阳光直射引起体温升高危症的方法之一。此法要求不立即使用骤冷降温，而是用温热的人尿，浸覆中暍者的肚脐。为防止温尿在脐部无法停留，要用草带在肚脐四周围成圈，让多人接续撒尿，保持尿的温度，使暖气透脐。《金匮要略》“救溺死方”后有评述曰：“上疗自缢、溺、暍之法，并出自张仲景为之。其意理殊绝，殆非常情所及，本草之所能关。实救人之大术矣。”李时珍《本草纲目》“人尿”条亦评曰：“盖脐乃命蒂，暑暍伤气，温脐所以接其元气之意。”时珍的评述虽然未必符合仲景原意，但以温尿救治中暍，确是汉末民间急救法之一。

《金匮要略》“杂疗方”的“治马坠及一切筋骨损方”，用“童子小便”煎药汤，加强全方逐瘀之功。“人溺”在本草中最早见于《名医别录》，功效并不多，仅云“疗寒热头疼，温气。童男者尤良”。《唐本草》载“主卒血攻心，被打内有瘀血，煎服之……又主癥积满腹，诸药不差者，服之皆下血片块”。此后人尿入血分、活血逐瘀成为一大功

---

1 转引自：宋•唐慎微. 重修政和经史证类备用本草 [M]. 影印本. 北京：人民卫生出版社，1957：250.（“草蒿”条“图经曰”）

效。经方用童子小便治外伤，应该也是利用其逐瘀之力。后世用小便治难产及胞衣不下，产后温饮通便"压下败血恶物"等，皆属逐瘀法。《外科心法》谓"童便不动脏腑，不伤气血，万无一失"，故用童便最为常见。

人尿在后世的运用更为广泛。元代朱震亨谓小便"降火最速"，将其作为长服以利老健的药物，开后世以人尿养生的先河。李时珍认为"小便与血同类也。故其味咸而走血，治诸血病也"。后世多用人尿炮制药物以减药毒，或送服丸散以助其滋阴降火、活血消瘀。但本品毕竟是人体排泄物，故药物中用人尿也屡受现代某些人的垢评。

71

人乳汁(2)

【药源辨析】

人乳的功用：经方用人乳汁方2首，均在《金匮要略》中。该书《禽兽虫鱼禁忌并治》所载“治食郁肉漏脯中毒方”“治啖蛇牛肉食之欲死方”2方，都是人乳汁疗肉食中毒单方。

人乳汁首见《名医别录》著录，其效用为“主补五脏，令人肥白悦泽”。婴儿从小依靠乳汁成长，故《名医别录》所载乃是人乳古今无疑的主要功效。但后世本草人乳汁功效甚多。如《唐本草》引《名医别录》云：“疗目赤痛多泪，解独肝牛肉毒，合豉浓汁服之神效。又取和雀屎，去目赤努肉。”其中“解独肝牛肉毒”与《金匮要略》所用相同，都是利用其治疗肉食中毒。除此而外，人乳汁还经常用作调和物，调药物粉末或灰，涂抹皮肤创伤、点滴眼疾等，或与某些药物一起磨服用于解毒，或与美容药物混和调涂人面。有时与某些治渴药做成丸，治疗消渴等。总之人乳汁在民间治疗范围甚广，却从来不是正规药物，只是随手取用。

人乳来源无须多说，但古代有时会注明需用“首生男乳”（即初生为男儿的母乳）等，这是旧时重男轻女思想的反映，并非此乳有何特效。

72

人粪汁(1)

【提要】

人粪汁解毒属于早期医学的经验用药法，经过不断改进，到元明以后，逐渐演变出粪清、人中黄等药。

【药源辨析】

人粪功用：经方仅1方用人粪汁，见《金匮要略·果实菜谷禁忌并治》治“食诸菌中毒，闷乱欲死”，用“人粪汁饮一升”解菌毒。《金匮要略》毒菌中毒有3个急救单方，人粪汁乃首方，可见人粪为早期医学重要的解毒药，属经验用药法。

人屎首载于《名医别录》，其性用为“寒。主疗时行大热狂走，解诸毒”。人屎解毒范围很广，梁代陶弘景谓人粪可解箭毒、时行大热毒，其理由是毒箭“射猪、狗不死，以其食粪故也”。《唐本草》将“卒恶热黄闷欲死者”也纳入“人屎主诸毒”范围，甚至扩大到“主伤寒热毒”，外用人屎封丁肿，令其根栏。

人屎毕竟是污秽之物，故其运用当尽量降低臭秽。《金匮要略》方饮“人粪汁”法比较含糊，陶弘景所云“饮粪汁”亦然。《唐本草》则认为“新者最效，须与水和服之”，但此法恐怕只有在“死马当作活马医”时不得已而用之。按《名医别录》所载，人屎“宜用绝干者捣末，沸汤沃服之”。“绝干”则可略减其臭秽。《唐本草》云：“其干者烧之烟绝，水渍饮汁，名破棺汤。”烧之烟绝才水渍饮汁，臭秽固然基本消除，但其性质已变。

陶弘景提到有一法可免直接服用人粪汁：“今近城寺别塞空罂口，内粪仓中，积年得汁，甚黑而苦，名为黄龙汤，疗温病垂死皆差。”此法是收集经陶罐（罂）壁渗透过滤的人粪汁来解热毒。此法制取过程极为缓慢，且汁液黑苦，也是难服，但却对后人有所启迪。

五代末《日华子本草》首用“粪清”，其法“腊月截淡竹，去青皮，浸渗取汁”。这意味着人屎汁液经过竹皮过滤，再集取渗透所得的澄清汁液。此法校陶弘景的“黄龙汤”似乎稍便捷，明代汪机称之为“竹筒渗法”。

北宋末寇宗奭《本草衍义》所用“地清”，制法特殊：“人屎用干陈者为末，于阴地净黄土中，作五六寸小坑，将末三两匙于坑中，以新汲水调匀，良久，俟澄清，与时行大热狂渴须水人饮之，愈。今世俗谓之地清。”这种“地清”实际上是干粪汁与黏土混悬液的混合物，已不单是粪清。其主治“时行大热狂渴”，与解诸毒还有差距。

明代汪机综合前人之法，提出一种新的过滤法：“用棕皮绵纸上铺黄土，浇粪汁淋土上，滤取清汁，入新瓮内，椀覆定，埋土中。一年取出，清若泉水，全无秽气，年久者弥佳，比竹筒渗法更妙。”此法经黏土过滤，又再密封埋藏，据称所得粪清“全无秽气”，但后世用此法者并不多，多用的是朱震亨的“人中黄”。

元代《丹溪心法》“作人中黄法”是在《日华子本草》基础上的改进：“以竹筒两头留节，中作一窍，内甘草于中，仍以竹木钉闭窍，于大粪缸中浸一月，取出晒干。大治疫毒。”这种“人中黄[1]”解毒，实际上是粪清加甘草共同的作用。人中黄被清初《本草备要》作为正式药物立条，后世多加运用。

【附言】

仲景经方、《名医别录》所用的人粪（人屎）是一种早期原始经验用药法。在医学发展的早期，救治食物、药物中毒，以及疫疠热毒的方法与药物十分有限，作为解毒尝试，具有一定的历史意义。但此毕竟是臭秽之物，因此千百年来又经过多种除臭避秽的改进，形成了人中黄等替代之物，现代这些替代物也已逐渐隐退消亡。

[1] 人中黄：《证类本草》引《斗门方》首见的“人中黄”意义不一样。《斗门方》云：“以人中黄不以多少，入大罐内，以泥固济，大火煅半日，去火，候冷取出，于地上以盆盖之，又半日许，细研如面，新汲水调下。”这种人中黄实际上是人屎的隐语，与《丹溪心法》人中黄意义不同。

73

人垢(1)

【药源辨析】

人垢之用：经方用人垢仅单方1首，即《金匮要略·禽兽虫鱼禁忌并治》中的“治马肝毒中人未死方：人垢，取方寸匕，服之佳”。

人垢在早期本草中并未有专门的药条，但散见于早期医方书中。马王堆出土的西汉《五十二病方》中就有“人泥”，其方为“□阑（烂）者方，以人泥涂之”。该书整理者释“人泥”为身汗垢[1]，亦即人垢。

唐代陈藏器《本草拾遗》“仰天皮”云：“主卒心痛、中恶，取人膏和作丸。”该方解释人膏：“人垢汗也，揩取。”此说明“人垢”就是人皮肤表面脱落的皮屑、油脂与灰尘、汗液的混合脏物。

同样的药方可见于五代末《日华子本草》“地衣”，云“治卒心痛，中恶。以人垢腻为丸，服七粒”，此方与陈藏器所收方为同样的主治与药物，所谓“人垢腻”就是“人垢汗”，也就是“人垢”。今俗语称搓澡为“搓泥”，搓下脏污物即是人垢、人泥。

人垢被用于马肝中毒、卒心痛、中恶等，应该是早期巫医用药法的遗存。人垢属脏物，但受人气，故被巫医赋予灵气，作为解毒、驱除“中恶”鬼神病因的药物。后世未见有效尤者。本草中也一直没有出现人垢专条。

---

[1] 引自：马继兴《中国出土古医书考释与研究》下卷《五十二病方》（上海：上海科学技术出版社，2015：289）。

74

泉水(4)

【药源辨析】

泉水及主要用途：经方用泉水方共4首，均集中在《金匮要略·百合狐惑阴阳毒病证治》一节。该节百合知母汤、滑石代赭汤、百合鸡子汤、百合地黄汤的汤剂煎煮用水皆为泉水，但不见于其他经方所用。"百合病"方仅见《金匮要略》一书，或许是一家之言。

仲景经方用于煎汤药的液体，多用水，偶尔用泉水、东流水、甘烂水、酒(美清酒)、蜜、苦酒(醋)、童子小便等。用于送服丸、散的液体，最多见的也是水、饮(液态可饮之物)、白饮(单一的水)、暖水等，此外还包括各种其他物质制成液体，如浆水、酒、醋或药汁等。

泉水，李时珍云："泉字象水流穴中之形。"故凡土石中的泉眼所出之水都可以称之为泉水。《嘉祐本草》最早设立"泉水"条，《本草纲目》又将泉水分"井泉水""山岩泉水"两个药条。日常最多用的是"井泉水"。金代麻知己《水解》云："天下之水，用之灭火则同，濡槁则同，至于性从地变，质与物迁，未尝罔焉。[1]"可见古人很早就认识到水的性质与其所处之地，所含之物有很大的关系。医方书中很少出现"泉水"，多见的是"新汲水""井华水"。《水解》将井水"无时初出曰新汲，将旦首汲曰井华"。即从井里第一次打上来的水都叫"新汲水"，快天亮第一次汲取出的井水叫"井华水"。这样的井水未经搅动，最为清洁，所以最适合用于煎煮药汤。《金匮要略》4方所用"泉水"，其用意也无非取其洁净，无害药力。

现代都市用水皆为自来水，与古代大不相同。但仍有少数地区还在使用天然水，因此还是要注意煎药汤用水的清洁纯净。

1 元·张子和. 儒门事亲[M]. 邓铁涛，赖畴，整理. 北京：人民卫生出版社，2005：116-117.

75

麻沸汤(2)

【药源辨析】

麻沸汤含义及功用：经方仅2方用麻沸汤渍药服用，见《伤寒论》大黄黄连泻心汤、附子泻心汤后的煎服法，均系将苦寒药“以麻沸汤二升渍之，须臾绞去滓”。苦寒药不宜久煮，仅需用麻沸汤浸渍后，快速绞去药渣，取药汁饮服。

金代成无己注解上述方义时云：“但以麻沸汤渍服者，取其气薄而泄虚热。[1]”仲景时代对药物的性质还不分气（寒温之性）的厚薄。成无己是用金元时流行的气之厚薄理论来解释麻沸汤，将其作为辅助药物之一。后世朱震亨、李时珍等均附和其说。

“麻沸汤”除经方出现2次外，还可见于唐代孙思邈《备急千金要方》“治代指方：以麻沸汤渍之即愈。[2]”但不明何为“麻沸”。日人丹波康赖《医心方》“软发方”云：“新生乌鸡子三枚，先作五升麻沸汤，出扬之令温，破鸡子悉内汤中，搅令和，复煮令热。[3]”从“出扬之令温”，可知“麻沸汤”就是开水。又明《普济方》“治一切风虚。常恶头痛欲破者”，其法用杏仁研为末，水九升，“研滤如作粥法。缓火煎令如麻沸起”[4]，可见“麻沸”用于形容液体沸腾时表面有细小水泡。清代张璐《本经逢原》云：“以新汲水煮沸如麻，名麻沸汤。[5]”清代赵其光《本草求原》“百沸汤一名麻沸汤”[6]，其义皆同。但明代许希周《药性粗评》解释为“麻沸汤，煮苎麻所沸之汤也”[7]，误也。李时珍将“麻沸汤”列入“热汤”条下，作为别名之一。

经方用麻沸汤浸渍大黄、黄连、黄芩，“须臾”即“绞去滓”，就是利用沸水快速浸渍诸药，令药力迅速得出，比冷水更便捷，久煮则恐药性改变。至于泻热，当然主要还是依靠这几味苦寒药，麻沸汤只是作为溶液而已，参与不了泄热。经方用麻沸汤

---

1 金·成无己．注解伤寒论 [M]．于俊生，点评．北京：中国医药科技出版社，2018：164.

2 唐·孙思邈．备急千金要方 [M]．影印本．北京：人民卫生出版社，1955：411.

3 日·丹波康赖．医心方 [M]．影印本．北京：人民卫生出版社，1955：104.

4 明·朱橚，等．普济方：第二册 [M]．北京：人民卫生出版社，1959：42.

5 清·张璐．本经逢原 [M]// 张民庆，王兴华，刘华东．张璐医学全书．北京：中国中医药出版社，1991：785.

6 清·赵其光．本草求原：下 [M]．影印本．广州：广东科技出版社，2009：1071.

7 引自：明代许希周《药性粗评》卷四“麻沸汤”，明嘉靖三十年（1551）刻本。

可作为汤剂的特殊煎服法加一利用，但麻沸汤本身与一般开水并无区别。

与经方时代接近的《后汉书·方术列传》所载华佗动手术前让病人先饮的“麻沸散”，与本条麻沸汤完全不同。麻沸散是含有麻醉药的粉末，有人怀疑“麻沸”乃“麻蕡”(植物大麻的雌花)之误，二者毫无关联。

76

东流水(1)

【药源辨析】

东流水来源及功用：经方用东流水仅1方，见于《金匮要略》“泽漆汤”药物“泽漆”之后，云“泽漆（三斤，以东流水五斗煮取一斗五升）”，属于炮制药物用水。

炮制、煎药汤用水，最早用例见《灵枢·邪客》：“以流水千里以外者八升，扬之万遍，取其清五升煮之。”唐代陈藏器《本草拾遗》“千里水及东流水”条云：“主病后虚弱，(汤)〔扬〕之万过，煮药、禁神，验。二水皆堪荡涤邪秽，煎煮汤药，禁呪鬼神。潢污行潦，尚可荐羞王公，况其灵长者哉！盖取其洁诚也。”在陈藏器看来，这种源远流长的水，又经播扬，属于“灵长”之水，故作用与寻常水不同。宋代寇宗奭云：“后世又用东流水者，取其快顺疾速，通关下膈者也。”但“泽漆汤”用东流水是为了处理带有一定毒性的泽漆，这又属于东流水的另一功能。

《雷公炮炙论》炮制朱砂，要“以东流水煮亦三伏时”，时候满，“又以东流水淘令净”。古本《药对》谓云母畏流水，故陈藏器云：“东流水为云母所畏，炼云母用之，与诸水不同，即其效也。”。可见东流水也是炮制药物的用水。泽漆用东流水煮，应当也是为了减少其毒劣之性。

何谓东流水？明代卢和、汪颖《食物本草》云：“从西来者，谓之东流水。[1]”对此说法，后世也有不同意见，如清代章穆《调疾饮食辩》云：“江河长流水，此数千里之地，其水皆不尽向东流，皆不可为药饵、饮食乎？总之，长流之水合千派而不竭，纳众污而不污。所以郭景纯《江赋》曰：‘咨五行之并用，实水德之灵长’，随在可以汲取，养生疗疾无所不宜。古方云宜煎下行利导之药，理则然耳，但居近长流者，平时饮食无非此水，用以煎药，何独能速下乎？存其说而已矣！”章氏的看法是，从象形比类理论来看似乎在理，但对于居住在长河边的人来说，天天喝的就是这水，这水不可能因为煮药就变得能“速下”。他的“存其说而已”很委婉，实际意思是别听他忽悠。

上述古代用水讲究在后世逐渐成为书面的记录，现代实际用的制药及煎药多因地、因时制宜，取用洁净水。

---

[1] 引自：明代卢和、汪颖《食物本草》卷一“千里水”，明隆庆四年（1570）金陵一乐堂刻本。

77

甘烂水(1)

【提要】

甘烂水制取法比较奇特，后世对这种水有多种解释，但却未见有仿效用此水者。本条汇集若干解释，并提出本书的看法。

【药源辨析】

甘烂水来源及功用：经方用甘烂水（或作甘澜水）仅1方，见经方“茯苓桂枝甘草大枣汤”，此方《伤寒论》《金匮要略》皆有。该汤煎药法为“以甘烂水一斗，先煮茯苓，减二升，纳诸药，煮取三升”。此水不算方剂中的药物，只是用来先煮茯苓。其后有注解：“甘烂水法，取水二斗置大盆内，以杓扬之，水上有珠子五六千颗相逐，取用之。”可见此水就是经过反复播扬振荡的水，很类似《灵枢•邪客》煮半夏用流水，“扬之万遍”，用来“徐炊”半夏秫米。看来这是一种很古老的煎药汤用水习俗。对甘烂水的作用，后世的解释各逞其能。

“甘烂水”，南宋陈承引作“甘澜水”，且云：“《外台秘要》有作甘澜水法：以木盆盛水，杓扬千百下，泡起作珠子五六千颗，撇取。治霍乱及入膀胱，治奔豚药用殊胜。《伤寒论》第三卷亦有此法。[1]”此“甘澜水”与经方“甘烂水”略有不同，是“撇取”起泡的水珠来“治霍乱”。至于“入膀胱”，水入膀胱是自然的事，不足为奇。金代成无已注解“茯苓桂枝甘草大枣汤”，云“煎用甘烂水者，扬之无力，取不助肾气也”[2]。明代虞抟又解释说：“甘澜水者，器盛水，以物扬跃，使水珠沫液盈于水面，其水与月窟水性同，取其味甘温而性柔，故可以烹伤寒阴证等药也。[3]”明代刘文泰又解释成无已之注：“仲景治奔豚之药，用甘烂水煎，以杓扬之而缓其本然之性，故曰甘也。水上有珠数千颗相逐，其光灿然，故曰烂也。盖肾属水，恐水从类而助邪，故扬之，使其无力，不能助矣。”李时珍则云：“甘烂水一名劳水”，“劳水即扬泛水，张仲景谓之甘烂水……盖水性本咸而体重，劳之则甘而轻，取其不助肾气而益脾胃也。”以上这些甘烂水的

---

1 宋•唐慎微. 重修政和经史证类备用本草 [M]. 影印本. 北京：人民卫生出版社，1957：132.（“热汤”条下“别说云”）

2 金•成无已. 注解伤寒论 [M]. 于俊生，点评. 北京：中国医药科技出版社，2018：117.

3 明•虞抟. 医学正传 [M]. 郭瑞华，等点校. 北京：中医古籍出版社，2002：15.

解释，各凭联想，肆意发挥，被后世反复引用，但未见有人列举仿效其法获得良效的案例。

清代吴瑭也把“甘澜水”当作药用：“因无从取之千里急流水者，但以水扬千万遍，使之起花，急逐痰饮，前人治痰饮用之。[1]”假如这样做真能“急逐痰饮”，花点力气也很值得。但清末章穆认为前人说甘澜水“取其不助肾气而益脾胃也。此解大误”。他从《灵枢》“半夏秫米汤”、《伤寒论》“茯苓桂枝甘草汤”都要将水扬之万遍，“此欲假其善行，而去脐下之畜水也。凡病经络阻滞，及内有积水，中满胪胀等人。饮食之中能用此水，亦可以助药力也。”章氏“能助药力”的说法比较朴实，但要说这种水就善于行水，仍未脱离想象。

【附言】

甘烂水的制取法，可以上溯到《灵枢》时代。这样费工费时得到的水，最终还是用来煮药。“半夏秫米汤”中的半夏有一定的毒性，属于菌核的茯苓要煮透比其他药更花时间，因此煎药时“徐炊”(久煮)半夏、先煮茯苓，这才是关键，都是为了减毒或便于煎出药力(有效成分)。至于“扬之万遍”也好，扬到“水上有珠子五六千颗相逐”也好，笔者揣测：在医药发展的早期，这可能是原始用药法的一种神秘仪式。唐代陈藏器《本草拾遗》“千里水及东流水”条下提到其作用是“煮汤禁神”，所谓“禁神”，就是巫术仪式了。无法证明能增加疗效。当今若还有人相信其中必有奥妙的话，不妨每煎此汤方之药时，自已亲自动手试试扬水万遍，看是否真对治疗有所裨益。

---

1 清•吴瑭．医医病书 [M]// 李刘坤．吴鞠通医学全书．北京：中国中医药出版社，1999：168.

78

潦水(1)

【药源辨析】

潦水用途与含义：《伤寒论》有1方用潦水，见“麻黄连轺赤小豆汤”煎药法中，“以潦水一斗，先煮麻黄”。“潦”(lǎo)，即“潢潦”。韩愈有诗云：“潢潦无根源，朝满夕已除。[1]”此即积存在地面的雨水。故李时珍释“潦”曰：“降注雨水谓之潦”“淫雨为潦。”金代成无己注解本方用潦水煮药，云“煎用潦水者，亦取其水味薄则不助湿气”[2]。这种解释用的是金元流行的气味厚薄理论，何以知雨水味薄？味薄者也是水，水能不助湿气？仲景时代未必有这种解释，后世也没见有人仿效用潦水煮药者，故本书也无力为之圆说。

---

1 引自：宋代祝穆《古今事文类聚后集》卷六“符读书城南。韩愈”，《四库全书》本。

2 金•成无己. 注解伤寒论[M]. 于俊生，点评. 北京：中国医药科技出版社，2018：209.

79

小麦（4）

【提要】

小麦是日常主食，经方用其补脾气，“甘麦大枣汤”历代沿用不替。浮小麦非经方之小麦，南宋始出，谓可治盗汗，后世多用。

【药源辨析】

小麦概况及主要功用：经方用小麦方共 4 首，均在《金匮要略》中。这 4 方中无小麦单方，有 2 方作加味药或送服药使用，还有 2 方用小麦为药物。

在“妊娠养胎”的“白术散”之后有加减法：“若呕，以醋浆水服之；复不解者，小麦汁服之。”此表明小麦汁可用于妊娠呕吐，属于食疗法。又，治疗“产后腹痛，烦满不得卧”的“枳实芍药散”，要求“以麦粥下之”。可见小麦粥对产后烦闷也有辅助治疗作用。

小麦作药物使用者有“甘麦大枣汤”，治“妇人脏躁，喜悲伤欲哭，象如神灵所作，数欠伸”。此方药仅 3 味，小麦与大枣均为食品，且小麦用量一升，明显高于其他两味，当为该方主药。此方后有评述：“亦补脾气。”很明显，此方的 3 药都具有治脏躁、补脾气的功能，这是治“妇人脏躁”的基本治法，也是小麦的主要功用。

“厚朴麻黄汤”也用小麦为药，该方主治“咳而脉浮”，要“先煮小麦熟，去滓，纳诸药煮”。按以上诸方小麦的功用，在此方恐亦用于补脾气。

小麦作为食物据考大约在公元前 2 000 多年就传入中国北方地区[1]。《名医别录》首载“小麦”：“味甘，微寒，无毒。主除热，止躁渴咽干，利小便，养肝气，止漏血、唾血。”其中小麦功效与经方所用并不十分贴合，但两者用的都是小麦，而非面（麺）。《名医别录》小麦微寒、面温，故以小麦清热止烦，磨成面后则无此功用，唐代陈藏器认为面“补虚，实人肤体，厚肠胃，强气力，性拥热，小动风气”，与小麦有所不同。

后世小麦入药较少，但经方“甘麦大枣汤”却在后世沿用不替。

小麦与浮小麦：小麦为主要粮食作物，其来源为禾本科植物普通小麦 *Triticum aestivum*，食用其种子。经方使用的小麦就是一般的麦子，而后世多用的是“浮小

1　罗桂环. 中国栽培植物源流考 [M]. 广州：广东人民出版社，2018：59-61.

麦”。现代中药教科书每收“浮小麦”为药，不载《名医别录》及经方所用的小麦。

浮小麦何时进入本草？或谓首出《本草纲目》，或谓首出《本草蒙筌》，实则首见于南宋陈衍《宝庆本草折衷》“小麦”续附“浮小麦”[1]。据陈衍所载，此药见于南宋杨倓《杨氏家藏方》，该书“异功散”记曰：“治盗汗不止……浮小麦（不以多少，拣净，炒令焦，薄纸衬于地上放冷），右件为细末，每服三钱，用煮软猪嘴薄切数片，临睡捏药吃。不食荤者，用白汤点服。[2]”此后该方又被元代王好古《卫生宝鉴》转载。明代叶文龄《医学统旨》（1534年）载“浮小麦：气微寒，味甘、咸。无毒。治大人、小儿骨蒸肌热，妇人劳热，止盗汗。[3]”明代陈嘉谟《本草蒙筌》（1565年）载“浮小麦先枯未实，敛虚汗获效如神”[4]。此后李时珍《本草纲目》“小麦”条下设“浮麦”子条，云“即水淘浮起者，焙用”。且谓“浮麦无肉”，止汗之功比麸（麦皮）还好。下此以往，诸家本草医书皆以浮小麦来敛汗，无人再去复习《名医别录》及仲景经方所用小麦。舍本求末，浮小麦是个好例子。

古代也有人注意到这个问题，例如清末章穆就说：“古方用浮小麦，乃麦之未成者，殊属无谓。若云麦热麸凉，浮者取其有皮无肉，何如只用麦麸？予治汗症，但用陈麦，不论浮沉，无人不效。盖浮者肉既未成，皮亦无力也。[5]”考经方明言“甘麦大枣汤”补脾气，《名医别录》载小麦“养肝气”，皆有利于止盗汗，南宋节外生枝弄出个浮小麦，究竟是小麦止汗，还是浮小麦止汗？可以像章穆一样去临床比较试验啊！至今未见有人对此进行现代研究。止汗用浮小麦入药，怕是已积重难返，本书议论此药，也只是书生意气，求个源流清晰而已。至于孰是孰非，还得靠现代的临床或实验来证明。

---

1 宋•陈衍．宝庆本草折衷[M]//郑金生．南宋珍稀本草三种．北京：人民卫生出版社，2007：609.

2 引自：南宋杨倓《杨氏家藏方》卷二十“异功散”，南宋淳熙十二年（1185）闽中宪司刻本。

3 引自：明代叶文龄《医学统旨》卷八“浮小麦”，明隆庆六年（1572）玉夏斋藏板。

4 明•陈嘉谟．本草蒙筌[M]．王淑民，等点校．北京：人民卫生出版社，1988：271.

5 清•章穆．调疾饮食辩[M]．伊广谦，点校．北京：中医古籍出版社，1999：94.

80

䗪虫(4)

【提要】

䗪虫逐瘀破血力强，后世用治瘀血阻滞较经方更为广泛。其来源也很清晰，古今无大变化。

【药源辨析】

䗪虫概况及主要功用：经方用䗪虫方共4首，均在《金匮要略》中。这4个方有3个是丸剂，一个散剂，可见此药不适合煎汤服用。

丸散剂多数用药较多，要单独确指某药在其中的作用比较困难。但䗪虫例外，因为它所在的这4个方中，其主治全是癥瘕、瘀血。例如"下瘀血方"主治为"产妇腹痛……腹中有干血着脐下""亦主经水不利"，其方甚小，仅大黄、桃仁与䗪虫3味，前两味都是祛瘀化瘀药，䗪虫属于虫类药，古代多用于治瘀血。《神农本草经》"䗪虫"条载其"血积癥瘕，破坚，下血闭"，可见在这个方中最为适用。

"土瓜根散"主治"带下经水不利，少腹满痛"，这也是内有瘀血所致。"大黄䗪虫丸"主治的"五劳虚极，羸瘦腹满，不能饮食""内有干血，肌肤甲错，两目黯黑"，也是瘀血在内，因此该方用了䗪虫及虻虫、水蛭、蛴螬共4种虫类药，加强其治血积血闭的作用。日本医家村井椿指出："凡用䗪虫三方，皆为治干血之方。盖干血，乃久瘀血也。若治新血不下证，则别有桃仁承气汤、大黄牡丹皮汤、大黄甘遂汤……是皆以䗪虫为主药，此为䗪虫能破久瘀血之用也。[1]"

"鳖甲煎丸"主治的是疟母，即癥瘕的一个类型。按古代早期用药的思维法，䗪虫善于钻攻，故《神农本草经》载其主癥瘕。宋代苏颂《图经》云："张仲景治杂病方，主久瘕积结，有大黄䗪虫丸。又大鳖甲丸中，并治妇人药，并用䗪虫，以其有破坚积下血之功也。"可见䗪虫在经方中的功治比较明确单一。后世除继承经方所用经验外，还将本品的使用范围扩大到治疗跌打损伤、风湿痹痛等方面。

䗪虫的来源："䗪虫"的形态很有特点，《神农本草经》记载它有"地鳖"别名，《名医别录》也称其为"土鳖"，且云"生河东川泽及沙中、人家墙壁下土中湿处"。梁代陶

---

[1] 日•村井椿. 药征续编[M]. 吴昌国，校注. 北京：中国中医药出版社，2016: 32.

弘景则云:“形扁扁如鳖,故名土鳖,而有甲不能飞,小有臭气,今人家亦有之。”所谓“有甲”,是指其胸、腹背板如鳖之甲壳。《唐本草》的解释更加详细:“此物好生鼠壤土中及屋壁下,状似鼠妇,而大者寸余,形小似鳖,无甲,但有鳞也。”宋代寇宗奭介绍说:“今人谓之簸箕虫,为其像形也。”古代䗪虫的药图较多,以明代李中立《本草原始》所绘最为形象准确(图 80-1)。根据以上图文所载,䗪虫即今鳖蠊科动物地鳖(中华地鳖)*Eupolyphaga sinensis*、冀地鳖 *Steleophaga plancyi*[1]。

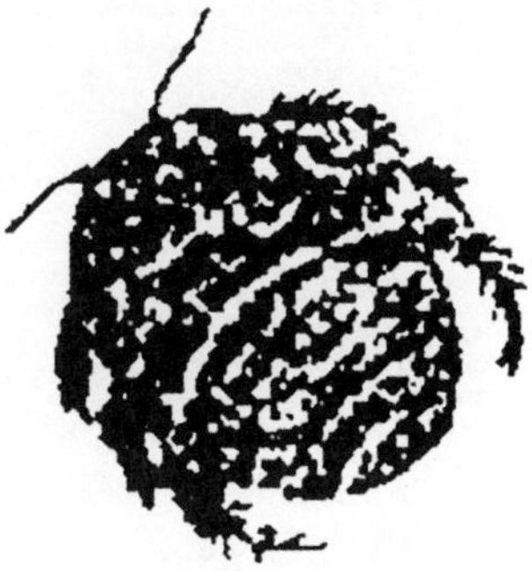

图 80-1 《本草原始》䗪虫

现代《中国药典》也收入本品,但以“土鳖虫”为正名,来源即上述地鳖、冀地鳖,且注明药用“雌虫干燥体”。䗪虫雌雄异形,雌性无翅,雄性有翅。陶弘景说“有甲不能飞”,指的就是雌虫。

【附言】

䗪虫自古至今为逐瘀破血的要药。《名医别录》虽载其“有毒”,《本草经集注》亦载其能“堕胎”,但医方本草中罕见将其作为毒剧药,只要不超大剂量使用,本品仍属比较好用多用的一味虫类药。其来源古今也无变化,故无可多言。

1 国家中医药管理局《中华本草》编委会. 中华本草(9)[M]. 上海:上海科学技术出版社,1999:152.

81

大豆(4)

【药源辨析】

大豆概况及主要功用：经方用大豆方 4 首，均集中在《金匮要略·杂疗方》中。

此 4 方中，有 3 方为解毒单方，分别用于干脯等肉类中毒、中毒箭而死的鸟兽之肉中毒、诸毒菌中毒，均用大豆煮浓汁，饮数升。梁代陶弘景《本草经集注》“解毒”篇能用“大豆汁”所解的毒力，包括各种药毒（如斑猫、芫青、巴豆、甘遂、礜石、乌头、天雄、附子等毒）、食诸鱼中毒等。可见解食毒、药毒是大豆煮汁的主要功用之一。

此外，《金匮要略》还有一方，用鸡子白（鸡蛋清）与酒拌和，吞服大豆 14 粒，以“救卒死”。生大豆完吞很难消化，如何能用于“救卒死”？查《神农本草经》记载，生大豆“煮汁饮杀鬼毒”。又，《备急千金要方》有一方：“中恶，大豆二七枚，鸡子黄，酒半升，和，顿服。”此方与《金匮要略》吞大豆就卒死方极为相似。所谓“鬼毒”“中恶”都是以鬼神为病因的一类疾病，早期治疗此类疾病的药方多是巫方，无法用医家用药机理去解释。

宋以前的医方中，以大豆煮汁治疗的疾病种类较多，《证类本草》中收录了许多此类的单方验方，因对阐释经方大豆功用无益，故不赘述。

大豆的来源：大豆原产我国，其栽培历史至少有 3 000 多年，这已得到考古发掘的证实[1]。大豆富含油脂与蛋白质，但豆蛋白很难消化，所以《金匮要略》有“食大豆屑，忌啖猪肉”之戒。《食疗本草》说得更具体：“大豆黄屑忌猪肉。小儿不得与炒豆食之，若食了，忽食猪肉，必壅气致死，十有八九。十岁已上，不畏。”

大豆的种类很多，寇宗奭云：“有绿、褐、黑三种。亦有大、小两等……又可硙为腐食之。”宋代苏颂《图经》亦云：“作腐则寒而动气。”这说明最晚在北宋，大豆已经能磨成豆腐食用。豆腐的出现，使得大豆更有利于食用。李时珍又云：“大豆有黑、白、黄、褐、青、斑数色。黑者名乌豆，可入药及充食，作豉。黄者可作腐，榨油，造酱。余但可作腐及炒食而已。”以上各色大豆，其原植物只有一种，即豆科植物大豆 *Glycine max*。大豆入药自古取黑豆，故今《中国药典》亦载“黑豆”一条，其功能为“益精明目，养血祛风，利水，解毒”。临床医家的处方直接使用黑豆者并不多，其制品豆豉、大豆黄卷（豆芽）亦入药，可参本书相应的药条之下。

1　罗桂环．中国栽培植物源流考 [M]．广州：广东人民出版社，2018：416.

82

豆黄卷(1)

【提要】

“豆黄卷”即“大豆黄卷”，也就是豆芽的干燥品。经方及此后的医方中本品用得并不多。清中期后突然多用于解表，实属误解。

【药源辨析】

豆黄卷的来源与功用：经方用豆黄卷”仅1方，见于《金匮要略》“薯蓣丸”。该方有药21味，主治“虚劳诸不足，风气百疾”。因此要推断“豆黄卷”在该方中的功用，必须考察其他的早期医药资料。

“豆黄卷”即“大豆黄卷”，是《神农本草经》首载的药物之一。梁代陶弘景解释本品的来源是“以大豆为蘗芽，生便干之，名为黄卷。用之亦熬，服食所须”。可知本品实为干燥后的豆芽，简称“豆黄卷”“黄卷”“豆黄”，其原植物即大豆。《神农本草经》载“大豆黄卷：味甘，平。主湿痹，筋挛，膝痛”。《名医别录》又增补“无毒。（主）五脏胃气结积，益气，止毒，去黑皯，润泽皮毛。”由此可知，本品在“薯蓣丸”中主要借其主“五脏胃气结积、益气”的作用，以适应全方的“虚劳”主治。

后世本草多沿袭《神农本草经》《名医别录》所载。《食疗本草》又记载本品“蘗长五分者，破妇人恶血良”。宋代苏颂《本草图经》则云：“卷是以生豆为蘗，待其芽出便暴干取用，方书名黄卷皮，今蓐妇药中用之。”明《本草纲目》收载了几则元明医方所用豆黄卷药方，主治周痹、头风湿痹、水病肿满、小儿撮口等，可见到明代此药已很少使用。

但清代中期，本品却被赋予散湿祛暑、涤烦解表等新功用，多用于江南一带。对此奇怪现象，清乾隆间人周思哲曾撰《大豆黄卷辩》，指出“大豆黄卷，古人罕用……近来误作表药者，其故何欤？盖因吾吴人喜服轻方，而昔之治病，俱于医家取药，有云马元仪[1]先生预用麻黄汤浸豆发蘗，凡遇应用麻黄者，方开豆卷，俾病家无所疑惧……后医不明细底，竟认豆卷与豆豉同类，公然影射作为表剂。[2]”周思哲认为：“即

---

[1] 马元仪：即马俶（chù），清康熙后期医家，著有《印机草》(1713年)。

[2] 引自：清代周思哲《大豆黄卷辩》，见唐大烈《吴医汇讲》卷三，清乾隆五十七年(1792)吴门唐氏问心草堂刻本。

以格致之理论之，豆得水而发蘖，或能些微宣湿，亦不能为通用表药也。若用二三钱之豆卷，即可表汗，世人以此为蔬菜者，每食盈篮，何不汗至亡阳耶？一笑！”周思哲所说用麻黄汤“浸豆发蘖”的事确实存在，近现代还曾有个别地方用麻黄煎水拌浸晒干者[1]。可见所谓豆卷解表，乃是清代局部地区医家为解除世人畏惧发汗心理的一种障眼术，古人提此事，还把它看成一个笑话。

【附言】

干豆芽能有多大的作用，想必现代人都心知肚明。但现实是本品被收入《中国药典》，并称其能解表祛暑。豆黄卷“解表”说晚到清初才出现，非有实效。若论实用，灶心土、神曲等可比豆黄卷用得多。《中国药典》不收灶心土、神曲等，却舍不得豆黄卷，不知何故？

---

1 成都中医学院．中药学讲义 [M]．上海：上海科学技术出版社，1964：44.

83

胶饴（4）

【提要】

仲景用胶饴（饴糖）的建中汤类一直为后世传承使用。但现在市面的糖果“饴糖”、麦芽糖浆等，都与传统制作的饴糖不同。缺少饴糖的现代“小建中”各种制剂都不能冒用经方“小建中”之名。经方所用胶饴（饴糖、软糖）与硬糖同出一源，都是用麦芽、谷芽等谷物淀粉经熬煎发酵糖化后的制品。

【药源辨析】

胶饴概况及主要功用：经方用胶饴方共 4 首，其中《伤寒论》方 1 首，《金匮要略》方 3 首（已除去《伤寒论》已有之方 1 首，其中一方用“硬糖”）。《金匮要略》“妇人产后病脉证并治”篇后附方有“《千金》内补当归建中汤”，此方非仲景经方，故未计入经方胶饴方。

含胶饴的 3 方皆有“建中”之名：黄耆建中汤实为小建中汤加黄耆，小建中汤乃桂枝汤加胶饴。小建中汤主治虚劳里诸证，包括腹中急痛、心悸，衄血，肢疼烦热，咽干口燥等。小建中汤固然以桂枝汤调和营卫为基础，但虚劳里急当属加胶饴以后的功效，故饴糖作为小建中汤的主药，其主要功用即补虚劳、缓解里急诸证。

明确胶饴这一功用，就知道它在大建中汤中的功用。大建中汤主证为心胸、腹中大寒痛，这种大寒痛是虚劳复受大寒导致的急证，胶饴与方中的人参应对虚劳诸里急，祛寒则靠方中的蜀椒、干姜。

至于硬糖，《金匮要略》用治“蛟龙病”，传说“龙带精入芹菜中，人偶食之为病。发时手背腹满，痛不可忍”。服硬糖后可“吐出如蜥蜴三五枚”。这种蛟龙病以往很少有人考究，近代经学家莫枚士撰有《蛟龙病辨误》一文，谓“蛟龙”乃“蛟蛔”。《灵枢•厥病》云：“肠中有虫瘕及蛟蛔，皆不可取以小针。心肠痛，憹作痛肿聚，往来上下行，痛有休止，腹热喜渴涎出者，是蛟蛔也。”“蛟蛔”，《脉经》《千金方》《外台》皆引作“蛔咬”[1]。“蛔咬”即蛔虫作痛。但无法臆测硬糖对此病之效。

《名医别录》首载“饴糖”，谓其“味甘，微温。主补虚乏，止渴，去血”，其中“补虚乏”正与小建中汤用饴糖相合。此后唐《食疗本草》载饴糖“主吐血，健脾”“补虚，止

---

1 清•莫枚士．研经言：卷四 [M]．上海：大东书局，1936：6-7.

渴，健脾胃气，去留血，补中”，可见胶饴“建中”之力尤佳。五代末《日华子本草》又补充其“益气力，消痰止嗽并润五脏”之效。

胶饴与硬糖的制法：关于胶饴的来源，陶弘景云即“湿糖如厚蜜者，建中汤多用之。其凝强及牵白者，不入药”。所谓“凝强”者即“硬糖”，其与“湿糖”来源相同。唐本《图经》云：“饴即软糖也，北人谓之饧。粳米、粟米、大麻、白术、黄精、枳椇子等并堪作之，惟以糯米作者入药。”李时珍的说法更明确：“饴饧（táng）用麦糵或谷芽同诸米熬煎而成。”故知本草“胶饴”（饴糖、软糖）是用麦芽、谷芽与各种谷物的淀粉经熬煎发酵糖化等传统方法制得，浓稠而黏，硬糖乃软糖搅拌、混入空气后凝固而成，为古今民间常用的糖类食品。现代所称“麦芽糖”是饴糖的主要成分，民间也或称饴糖为麦芽糖，但严格地说，传统饴糖不等同于麦芽糖，它是麦芽糖、糊精、葡萄糖及低聚糖等的混合体，有甜度低、无结晶性、黏度高、具有吸湿性，化学稳定性较差等特点[1]。现代的麦芽糖浆成分单一、透明[2]，与传统饴糖琥珀色截然不同，用麦芽糖浆代饴糖并不妥当。

现代市售的糖果“饴糖”（高粱饴之类），其制作方法与民间传统自制的饴糖还不大一样，故韧性较强，无法放进小建中汤作药。现代《中国药典》未收“胶饴”或“饴糖”，但收载了药用辅料麦芽糖，为纯度较高的结晶粉，而传统饴糖中麦芽糖纯度仅占30%～40%，二者性状与纯度并不相同，不能等同。因此，经方使用的胶饴，仍宜用传统方法制作的饴糖（软糖）为宜。

此外，现在《中国药典》收入的成药“小建中片”的处方及制作过程中并未添加饴糖，故只能算是桂枝汤片，失去了主药饴糖的小建中片不能称之为“小建中”。《中国药典》收录的“小建中颗粒”处方药物仍为桂枝汤的方组，制作过程在桂枝汤5味药经现代各种处理法之后浓缩成稠膏，仅“加入适量蔗糖及糊精”制成颗粒，这同样不能使用经方“小建中”的名称。因为经方“小建中”是以饴糖功用得名，缺乏饴糖的各种中药制剂都不能冒用“小建中”之名，以免误导患者用药。

---

1 赵容，张萌萌，李若兰，等. 饴糖的研究现状[J]. 中草药，2020，51（3）：821.

2 有关麦芽糖浆与传统饴糖的区别乃据于大猛博士提出的意见修改。

84

赤小豆(3)

【提要】

赤小豆为普通食物之一，在经方中均作为正规药物使用，除在瓜蒂散中的功治尚存疑问外，其他方中均作为利湿泄热、排脓消肿药用，古今皆同。

【药源辨析】

赤小豆概况及主要功用：经方用赤小豆方共3首，其中《伤寒论》2首，《金匮要略》1首（除去《伤寒论》已有之方1首）。

赤小豆虽属食品，但它在经方3方中均以重要药物的面目出现。著名的“瓜蒂散”，由瓜蒂与赤小豆两药组成，曾在经方多次出现，主治各不相同。在《伤寒论》中，该方一治胸有寒，导致胸中痞硬、气上冲喉咽不得息，二治邪结在胸中，心下满而烦，饥不能食，此两处皆用吐法。《金匮要略》用于“宿食在上脘”，也须用吐法。但涌吐用瓜蒂足矣，何须赤小豆？对此问题，中外医家虽有论述，但都难以服人。李时珍云：“其吹鼻瓜蒂散及辟瘟疫用之，亦取其通气除湿散热耳。或言共工氏有不才子，以冬至死为疫鬼而畏赤豆，故于是日作小豆粥厌之，亦傅会之妄说也。”瓜蒂散非为疫鬼而设，“通气除湿散热”说亦甚牵强。清代黄元御的解释是：“以其涤胸中之湿淫也。”湿为阴邪，常流于下，“湿淫”胸中，到了用瓜蒂涌吐的程度，赤小豆如何上“涤”？清代邹澍则云“火入阴中，水无所借以行，遂结于胸中”[1]，如此虚玄不着边际的附会解说，皆难以服人。故瓜蒂散何以用赤小豆，存疑以俟来者。

《金匮要略》“赤小豆当归散”有两处，一治狐惑脓成，一治先血后便，方仅用当归、赤小豆两味。黄元御解释为“赤小豆利水而泄湿热”。《伤寒论》“麻黄连轺赤小豆汤”，治“伤寒瘀热在里，身必黄”，有药8味，黄元御解释其中的赤小豆“用之治太阴病，瘀热在里，身必发黄。以其泄经络之湿邪也”[2]。但黄元御毕竟距离仲景时代太远，不妨先看看早期本草中对赤小豆的性用记载。

1　清•邹澍．本经疏证[M]．郭瑞华，谢敬，王全利，等校注．北京：中国中医药出版社，2015：312.

2　清•黄元御．长沙药解[M]//麻瑞亭，孙洽熙，徐淑凤，等．黄元御医书十一种：下册．北京：人民卫生出版社，1990：440.

赤小豆在《神农本草经》中原载“大豆黄卷”条下，《唐本草》将其分条独立。《神农本草经》云“赤小豆主下水，排痈肿脓血”。其中“主下水”与《金匮要略》记载“久食小豆，令人枯燥”是一致的。按《神农本草经》的记载，赤小豆在“赤小豆当归散”“麻黄连轺赤小豆汤”中发挥排脓消肿以散血、利湿泄热以消身黄，殆无疑问。

后世赤小豆的治疗作用续有扩大。北齐徐之才《药对》载“赤小豆主贴肿易消”。唐代《药性论》认为赤小豆“能消热毒痈肿，散恶血不尽，烦满，治水肿，皮肌胀满”。外治“小儿急黄烂疮”“涂热毒痈肿差。通气，健脾胃”。此后本草医方使用赤小豆治痈肿的用例非常多。宋代《朱氏集验方》记载赤小豆治痈疽的神验病案，将赤小豆说成是痈疮妙品。后世有关赤小豆利水通淋、疗痔治痢、消痈散肿之方甚多，现代民间亦常用本品治疗上述诸疾。此与经方赤小豆的功用亦有关联。

赤小豆的来源与制法：赤小豆自古为常食之品，故明以前的本草都不载其原植物形态。李时珍云：“此豆以紧小而赤黯色者入药，其稍大而鲜红、淡红色者，并不治病。俱于夏至后下种，苗科高尺许，枝叶似豇豆，叶微圆峭而小。至秋开花，似豇豆花而小，淡银褐色，有腐气。结荚长二三寸，比绿豆荚稍大，皮色微白带红。三青二黄时即收之。”其中“紧小而赤黯色者”当为赤小豆 *Vigna umbellata*，“稍大而鲜红、淡红色者”当为赤豆 *Vigna angularis*，现今商品包括以上两种植物来源[1]。《中国药典》所载赤小豆的基原亦是此两种。

经方中的赤小豆多直接入药煮汤，但“赤小豆当归散”中，却注明“赤小豆，浸令芽出，曝干”。说明此方所用乃赤小豆芽。此法古今承袭者少，今仅见《中药炮制经验集成》载山东有赤小豆“发芽”法[2]，另江西南城“建昌帮”炮制法赤小豆亦须用赤小豆芽[3]，可见此古方在现代仍有继承。

【附言】

赤小豆不过是一种普通的豆类，却能很早就作为正规药物进入经方，并在宋代被作为治痈疮肿毒的不传之药，确实令人有些疑惑。看来对此药的临床疗效还有必要进行更深一步的研究，以免埋没了它的某些良效。

---

[1] 国家中医药管理局《中华本草》编委会．中华本草（4）[M]．上海：上海科学技术出版社，1999：698-699.

[2] 中医研究院中药研究所．中药炮制经验集成 [M]．北京：人民卫生出版社，1974：177.

[3] 梅开丰，张祯祥．建昌帮中药传统炮制法 [M]．北京：人民卫生出版社，2022：193.

85

地浆(3)

【药源辨析】

地浆(土浆)的功用与制取:《金匮要略》中有 3 条使用地浆类的条文,用药之理近似。

其一,《禽兽鱼虫禁忌并治》:"治食生肉中毒方:掘地深三尺,取其下土三升,以水五升,煮数沸,澄清汁,饮一升,即愈。"此方无药名,乃取深处土,用水煮开,澄清取汁饮。从现代的眼光来看,掘地三尺,为的是取土洁净;再煮开,已杀灭其中的一些细菌;澄清取汁,形成黏土混悬液或水溶液,有一定的吸附力和离子交换能力,可吸着及沉淀毒物。这就是古代原始的黏土解毒法。

其二,《果实菜谷禁忌并治》:"食诸菌中毒,闷乱欲死,治之方……土浆,饮一二升……并解。"此后还有"食枫柱菌而哭不止,治之以前方:误食野芋,烦毒欲死,治之以前方。"

其三,《果实菜谷禁忌并治》:"蜀椒闭口者有毒,误食之,戟人咽喉,气病欲绝,或吐下白沫,身体痹冷。急治之方……或饮地浆……并解。"

何谓"土浆""地浆"?"地浆"首载《名医别录》:"寒,主解中毒烦闷。"梁代陶弘景云:"此掘地作坎,以水沃其中,搅令浊,俄顷取之,以解中诸毒。"此与前"治食生肉中毒方"是同类方,只不过陶氏取土浆法更粗放,适合快速完成,但不如前经方洁净安全。所解之急性中毒包括毒菌、野芋等有毒植物,也包括蜀椒之类的药毒、服药过剂引起的不良反应等。中毒的症状有多种表现,如戟喉、气欲绝、吐白沫、肢体痹冷、霍乱(中毒后产生的上吐下泻症,非后世霍乱弧菌引起的传染病)等。

以上方法在医学发展的早期,曾是解各种食物毒、药物毒等的重要方法。此类方法在《肘后备急方》及本草书中常可见到,现代此法已很少见人使用。

86

苦参(3)

【提要】

苦参的来源古今无大变。但在早期本草中，苦参被认为有多种补益作用，故经方治妊娠小便难的“当归贝母苦参丸”也用了苦参。后世苦参功用逐渐局限在清热解毒，治疮疹、杀虫等方面。

【药源辨析】

苦参概况及主要功用：经方用苦参方共3首，均见于《金匮要略》。

苦参汤为单味药方，主治狐惑“蚀于下部则咽干”，用苦参煎汤熏洗，可见苦参外用可治恶疮、下部䘌蚀。又方，苦参用苦酒（醋）煮，可治饮食中毒。

此外，“当归贝母苦参丸”主治“妊娠，小便难，饮食如故”。该方的苦参功用，清代黄元御解释说：“妊娠小便难，以土湿木陷，郁而生热，不能泄水，热传膀胱，以致便难。苦参清湿热，而通淋涩也。”但经方之时，尚无“土湿木陷”的说法，故了解苦参功用，宜参考早期本草所载。

《神农本草经》“苦参”云：“味苦，寒。主心腹结气，癥瘕积聚，黄疸，溺有余沥，逐水，除痈肿，补中，明目止泪。”从中可以发现，“溺有余沥，逐水”，及“补中”功治，表明苦参适用于治“妊娠小便难”。《名医别录》又增补若干内容：“无毒。养肝胆气，安五脏，定志益精，利九窍……平胃气，令人嗜食、轻身”。其中的补益作用后世医药家每多忽视。其实苦参“苦以味名，参以功名”（李时珍），只有早期本草中才能体现“参以功名”。

后世本草医方记载的苦参绝少谈及补益。梁代陶隐居云“根味至苦恶”，故治“患疥者……能杀虫”。《药性论》云：“苦参能治热毒风，皮肌烦燥生疮，赤癞眉脱，主除大热、嗜睡，治腹中冷痛，中恶腹痛，除体闷，治心腹积聚。不入汤用。”《日华子本草》云：“杀疳虫……治肠风泻血并热痢。”这些功用与苦参的苦寒之性基本一致。宋代《本草图经》亦云：“古今方用治疮疹最多，亦可治癞疾。”《证类本草》记载了十几个苦参的单方验方，已完全没有补益及治疗妊娠诸疾的记载。

苦参的来源：早期本草未载苦参形态，但其名中有“苦”，陶弘景说苦是其根味。另《神农本草经》《名医别录》出示的苦参别名（如水槐、地槐、菟槐、骄槐）当指其形如槐。

陶弘景云："今出近道处处有。叶极似槐树，故有槐名，花黄，子作荚。"似槐、荚果，表明苦参当为豆科植物。宋代《本草图经》又补充描述："其根黄色，长五七寸许，两指粗细。三五茎并生，苗高三二尺已来。叶碎青色，极似槐叶，故有水槐名，春生冬凋。其花黄白，七月结实如小豆子。"李时珍则形容为"七八月结角如萝卜子，角内有子二三粒，如小豆而坚"。结合传承至今的苦参实际药材，可知苦参即今豆科植物苦参 *Sophora flavescens*，药用其根。此植物分布广泛，使用也不多，特征明确，故古今来源无大变。现代《中国药典》"苦参"基原亦为此种植物的根。

87

虻虫(3)

【药源辨析】

虻虫概况及主要功用：经方用虻虫方共3首，其中《伤寒论》方2首，《金匮要略》方1首(除去已见《伤寒论》方1首)。

经方无虻虫单方。此3方中，《伤寒论》“抵当汤”最为多用(凡4见)，用于瘀热在里，其人发狂，少腹硬满，须下血乃愈；或少腹硬、其人如狂的血证；或蓄血、久瘀血，令人喜忘、屎硬色黑。《金匮要略》亦用抵当汤，治妇人经水不利下，或男子膀胱满急有瘀血者。该方药仅4味，除虻虫外，还有水蛭、桃仁、大黄，皆为破血逐瘀之药。西汉《淮南子》曰：“虻散积血。”宋代寇宗奭云：“以其惟食牛马等血，故治瘀血，血闭。”这是古代社会面对虻虫治血功用的认识以及其药理推导法。

另抵当丸药物组成、主治与抵当汤同，唯剂型不同，主治伤寒有热，少腹满，小便利，亦属血瘀。《金匮要略》大黄䗪虫丸有药14味，其中包括抵当汤4味药。其主证为五劳虚极，内有干血，出现羸瘦腹满、肌肤甲错、两目黯黑等证。故所用虻虫功用仍为破血逐瘀。

梁代陶弘景《本草经集注》“诸病通用药”记载虻虫的主治为瘀血、月闭、堕胎。唐代《正元广利方》也用此与牡丹皮配伍，疗因伤损血瘀不散者，捣为散酒服，据云“血当化为水下”，故后世多用虻虫治各种久瘀干血。本品有小毒，孕妇不宜用，平素少用，故现代《中国药典》不载此物。古代医方书用“虻虫”为处方名，但早期本草书却不用“虻虫”为药条名。

虻虫的来源：《神农本草经》“木虻”“蜚虻”均与虻虫有关，其中“木虻：味苦，平。主目赤痛，眦伤泪出，瘀血，血闭，寒热酸㾓，无子。一名魂常。”“蜚虻：味苦，微寒。主逐瘀血，破下血积，坚痞癥瘕，寒热，通利血脉及九窍。”两者都具有治逐瘀血，破血积的作用。《名医别录》在“蜚虻”条补充了“女子月水不通，积聚，除贼血在胸腹五脏者，及喉痹结塞……腹有血者良”。所谓“腹有血者”，就是吃了动物血的蜚虻。

梁代陶弘景“木虻”条下云：“此虻不啖血，状似虻而小，近道草中不见有，市人亦少有卖者，方家所用，惟是蜚虻也。”陶弘景在“蜚虻”条下则云：“此即今啖牛马血者，伺其腹满掩取干之，方家皆呼为虻虫矣。”可见陶弘景认为木虻“不啖血”，吸食牛马血者的蜚虻才是医家所用的虻虫。唐代《药性论》也说：“虻虫，一名蜚虻。”据现代研究，虻类动物（今虻科 *Tabanidae* 昆虫）只有雌虻要吸血才能产卵，平时则无论雌、雄虻皆靠汲植物汁液为生。所以宋代苏颂云："方家相承，只用蜚虻，它不复用，并五月采，腹有血者良。"据此，现代研究认为虻虫的来源是虻科昆虫华虻 *Tabanus mandarinus* 及同属多种昆虫的雌虫，以及同科昆虫双斑黄虻 *Atykotus bivittateinus* 的雌虫[1]。

---

1 国家中医药管理局《中华本草》编委会. 中华本草（9）[M]. 上海：上海科学技术出版社，1999：192.

88

水蛭(3)

【提要】

水蛭与虻虫是经方治疗瘀血癥瘕的对药，古今一直用其治疗各种瘀血证。最晚在唐代，已较多外用“水蛭吸毒”疗法，现代水蛭的利用更加广泛。其来源也有所扩大。

【药源辨析】

水蛭概况及主要功用：经方用水蛭方共3首，其中《伤寒论》方2首，《金匮要略》方1首(除去已见《伤寒论》方1首)，且每首方中均与虻虫同时出现。

水蛭一名蚑，梁代陶弘景云：“蚑(音蜞)，今复有数种，此用马蜞，得啮人腹中有血者，仍干为佳……楚王食寒菹，所得而吞之，果能去结积，虽曰阴祐，亦是物性兼然。”其中提到楚王曾吞下了水蛭，结果却发现能“去结积”，陶弘景认为其原因是“物性兼然”。水蛭能啮人吸血，此与虻虫(雌性)吸血一样，故这两种动物经常相须为用，破血逐瘀，治疗各种瘀血引起的疾病。水蛭在3个经方中的作用与虻虫全同，故不赘述，可参本书“虻虫”条。

但水蛭在后世的运用也有与虻虫不同的地方。例如唐代陈藏器《本草拾遗》云：“水蛭，本功外，人患赤白游疹及痈肿毒肿，取十余枚，令咍(一作咍嗃)病处，取皮皱肉白，无不差也。冬月无蛭虫，地中掘取，暖水中养之令动。先洗去人皮鹹[1]，以竹筒盛蛭缀之，须臾便咬，血满自脱，更用饥者。”这就是后世所称的“水蛭疗法”，即用饥饿的水蛭去汲吮痈肿毒肿，一直到肿胀消除，瘀滞处不再紫暗(“皮皱肉白”)。最晚在唐代已有人专门收集水蛭用于治疗。此法唐以后也有使用者，现代仍然有此疗法，且运用日广。水蛭不仅可以吸去毒血毒液，而且据研究还可同时释放的具有抗凝血功能的水蛭素，可谓活血祛瘀同时进行。故当今《中国药典》也收载了“水蛭”，是《药典》为数不多的虫类药之一。

水蛭的来源：“水蛭”就是南方水田里多见的蚂蟥，极为多见。但蚂蟥也有多种，梁代陶弘景云：“山蚑及诸小者皆不用。”“山蚑”，《唐本草》称之为“草蛭，在深山草上，

---

1 鹹(jiǎn)：《康熙字典》：“又《韵会》古斩切，音减。《本草》李時珍曰：鹹音咸者，润下之味；音减者，盐生之名。后人作鹼作鹻，是矣。”鹼、鹻均为“碱”的异体字。

人行即傅着胫股，不觉，遂于肉中产育，亦大为害”。此种习称“山蚂蝗”，细而小，且“头尖，腰粗，色赤”。《唐本草》还提到一种水蛭，“大者长尺，名马蛭，一名马蜞。并能咂牛、马、人血。”以上草蛭、马蛭与药用水蛭形态、习性相差很大。《唐本草》云：“今俗多取水中小者，用之大效。”水中、小者（活体 3～6cm）是最多用的水蛭，其色暗绿，扁带状，一端有吸盘，寻常易见。现代多用者为水蛭科动物水蛭（日本医蛭）*Hirudo nipponica*，此种水蛭能吸血，应是唐及五代本草记载的正宗水蛭[1]。

现代《中国药典》“水蛭”规定的来源除上种之外，还收录了蚂蟥属（*Whitmania*）动物蚂蟥 *Whitmania pigra* 或柳叶蚂蟥 *Whitmania acranulata*。此属的蚂蟥不吸血，长度约为动物水蛭的一倍。《药典》水蛭含量检测每 1g 含抗凝血酶活性水蛭应不低于 16.0U；蚂蟥、柳叶蚂蟥应不低于 3.0U。北宋末寇宗奭提到：“水蛭，陈藏器、日华子所说备矣。大者京师又谓之马鳖，腹黄者谓之马黄。畏盐，然治伤折有功。”可见在北宋之时，体型较大的马鳖、马黄也可入药，用于治骨伤科疾病。结合《中国药典》的含量检测，作为内服药，蚂蟥、柳叶蚂蟥对活血化瘀也具有一定的疗效。

水蛭的毒性与炮制：现代《中国药典》记载水蛭有小毒，用量在 1～3g，孕妇禁用。按《本草经集注》“凡药不宜入汤酒者”有虻虫无水蛭，似乎对水蛭的用法略有不同。但古代民间对水蛭的畏惧却很深。唐代陈藏器云：“此物难死，虽加火炙，亦如鱼子，烟熏三年，得水犹活。”五代末《日华子本草》亦云：“极难修制，须细剉后，用微火炒，令色黄乃熟，不尔，入腹生子为害。”根据医方所用，水蛭“难死”过于夸大。《证类本草》所引《经验方》云：“用水蛭新瓦上焙干，为细末，热酒调下一钱。”寇宗奭云“今人用者皆炒”，故不存在火炙、烟熏，得水犹活的情况。今《中国药典》记载的采收法为“用沸水烫死，晒干或低温干燥”，足以杀死水蛭。

【附言】

水蛭在后世越用越广，现代对本品的各种临床与实验研究也比较深入，因此经方仅用于治干血癥瘕就显得过于狭窄了。过去南方水田的蚂蟥甚多，下过水田的人都很厌恶这种软体动物。但据调查，目前水蛭的野生资源较少，于是有些地区利用湖泊人工养殖水蛭。养殖水蛭需要良好的水质，若水质污染或施用农药过多，则不利于蚂蟥的生长。故现代应该注意水蛭的养殖研究，以满足水蛭的市场需求。

1　谢宗万. 本草纲目药物彩色图鉴 [M]. 北京：人民卫生出版社，2000：378.

89

薯蓣(3)

【提要】

经方用薯蓣较少，唐宋时大量运用。宋代多称其为“山药”，来源则无大变化。

【药源辨析】

薯蓣概况及主要功用：经方用薯蓣方共3首，均为丸剂，且均在《金匮要略》中。

此3方均为大方，其中“薯蓣丸”有药21味，“栝楼瞿麦丸”有药5味；“肾气丸”有药8味。薯蓣丸治“虚劳诸不足，风气百疾”，该方主药为薯蓣，用量独大，故薯蓣为主药，其主治当与方证基本一致，即能补虚劳诸不足。

将此功用与《神农本草经》相比，就会发现经方以薯蓣为治虚劳主药是有依据的。《神农本草经》载“署预：味甘，温。主伤中，补虚羸，除寒热邪气，补中，益气力，长肌肉。久服耳目聪明，轻身，不饥，延年。”《名医别录》补充：“平，无毒。主头面游风，风头眼眩，下气，止腰痛，补虚劳羸瘦，充五脏，除烦热，强阴”。其中的“主头面游风，风头眼眩”与薯蓣丸主治“风气百疾”也有关联。

明确了薯蓣的主要作用，再来分析“栝楼瞿麦丸”中的薯蓣功用就容易得多。“栝楼瞿麦丸”治“小便不利者，有水气，其人苦渴”，服用该丸后的疗效是“以小便利，腹中温为知”。也就是说，这种小便不利，是由腹中虚寒，水气难以运行，下为小便不利，上为苦渴。该方以附子温中，栝楼生津止渴，茯苓、瞿麦利尿，薯蓣补虚羸，益气，以助水气运行。

“肾气丸”治“转胞，不得溺”，其病因是“胞系了戾”，须“利小便则愈”。只有鼓舞肾气，理顺“胞系了戾”，再配合利尿药，才能治愈此病。薯蓣的补虚劳，充五脏，益气力，强阴，是鼓舞肾气的主力之一。

在《金匮要略》肾气丸的基础上，宋代钱乙减去其中的附、桂，使其成为平补肾阴肾阳的“六味地黄丸”，广为运用。李时珍总结薯蓣的功用为“益肾气，健脾胃，止泄痢，化痰涎，润皮毛”，此为后世最多采用的薯蓣功能。

薯蓣(山药)的来源：“薯蓣”在《证类本草》以前的本草中作“署预”，后世加草头为“薯蓣”。宋代多称其为“山药”。寇宗奭认为这是因为“薯”字犯了宋英宗“赵曙”的名讳，“蓣”字犯了唐代宗“李豫”的名讳，故改作“山药”。但现代考证此前晋代王羲之就有草书《山药帖》，此“山药”即薯蓣别名“山芋”的方言音转，并非因避讳改名。

薯蓣很早就是食药两用之物。梁代陶弘景云：“今近道处处有，东山、南江皆多，掘取食之以充粮。南康间最大而美，服食亦用之。”早在三国《吴普本草》中就有本品的形态描述：“始生赤茎细蔓，五月华白，七月实青黄，八月熟落，根中白，皮黄，类芋。”宋代苏颂《本草图经》云：“今处处有之，以北都、四明者为佳。春生苗，蔓延篱援。茎紫叶青，有三尖角似牵牛更厚而光泽。夏开细白花，大类枣花。秋生实于叶间，状如铃。”苏颂还提到“近都人种之极有息”，说明当时的北宋京城(今河南开封)附近已有栽培，且有重要的经济收益。该书有附图4幅，其中“明州薯蓣”图(图89-1)最为准确。“明州”即今浙江宁波。据以上图文及古今传承用药实际，可知薯蓣(山药)即今薯蓣科植物薯蓣 *Dioscorea opposita*，药用其根茎。明代道地药材“怀山药”(“淮山”乃是误名)，其中“怀”即怀庆府(今河南沁阳)，此地离开封不远，可见河南的怀山药历史久远。

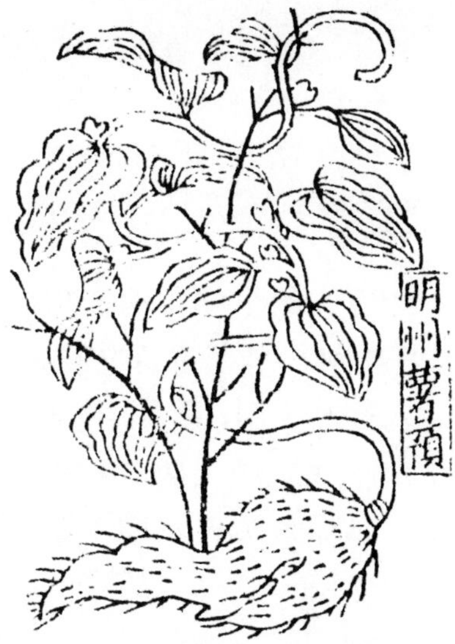

图89-1 《本草图经》(政和)明州薯蓣

【附言】

薯蓣(山药)最早见于《神农本草经》及张仲景医书，但在经方的运用并不多，这与早期医药书较少补益方有关。不仅仲景医书，稍后的葛洪《肘后备急方》也很少运用薯蓣之类的补益药。但在唐宋医书中，薯蓣大量运用，这是不同时代的医药风气改变所致。

90

文蛤(3)

【提要】

经方文蛤生津止渴，功用单一，但早期本草文蛤无此功效。宋代五倍子一名文蛤，其功效与早期本草文蛤近似，且与经方文蛤一样具有生津止渴之功。宋以后文蛤一药逐渐少用，其来源也与海蛤相混。现代《中国药典》“蛤壳”条来源有动物文蛤，无生津止渴之功。从文蛤功效比较，本书推想宋代《开宝本草》有“文蛤”别名的“五倍子”，就是经方及早期本草文蛤的遗存，其药源并非贝壳类。此推想还有待更进一步的验证。

【药源辨析】

文蛤概况及主要功用：经方用文蛤方共3首，其中《伤寒论》方1首，《金匮要略》方2(已除去《伤寒论》已有之方1首)。

此3方中，《伤寒论》《金匮要略》两书皆有之方为“文蛤散”(单方)，但奇怪的是，该方主治在仲景二书中完全不同。《金匮要略》文蛤散主治“渴欲饮水不止者”；同样的方，《伤寒论》中主治为：“病在阳，应以汗解之；反以冷水噀之若灌之，其热被劫不得去，弥更益烦，肉上粟起，意欲饮水，反不渴者。”

据《金匮要略》文蛤散，则其中文蛤生津解渴，殆无疑问。清代《医宗金鉴》注曰：“渴欲饮水而不吐水，非水邪盛也；不口干舌燥，非热邪盛也。惟引饮不止，故以文蛤一味，不寒不温，不清不利，专意于生津止渴也。[1]”此解缜密，无懈可击。但《医宗金鉴》解释《伤寒论》文蛤散方义则自相矛盾：“病发于阳而身热也，此应以汗解之，而反以冷水噀之灌之，则身热虽被劫而暂却，然终不得去，故热烦益甚也。水寒外束，肤热乍凝，故肉生肤粟。热入不深，故意欲饮水反不甚渴也，故以文蛤散内疏肤热。[2]”一味文蛤，就算它能“内疏肤热”，如何解除得了水寒外束的“热烦益甚”？

清代柯琴《伤寒附翼》发现此问题，他认为《伤寒论》文蛤散“此等轻剂，恐难散湿热之重邪，弥更益烦者”。柯琴指出问题的癥结，是《伤寒论》的“文蛤散”(单方)，应

---

1 清•吴谦，等. 医宗金鉴：上册 [M]. 郑金生，整理. 北京：人民卫生出版社，2017：500.

2 清•吴谦，等. 医宗金鉴：上册 [M]. 郑金生，整理. 北京：人民卫生出版社，2017：44.

该是“文蛤汤”(《金匮要略》)之误。文蛤汤是复方，“其方麻黄汤去桂枝、加文蛤、石膏、姜、枣，此亦大青龙之变局也[1]”。文蛤汤才能解除水寒外束的“热烦益甚”证。所以柯琴提出“移彼补此”，将《伤寒论》文蛤散与《金匮要略》文蛤汤互换位置。从方证对应来看，柯琴慧眼独具！宋代《本草图经》“海蛤”条说《伤寒论》文蛤散：“此方医家多用，殊效。”药不对证，如何取效？文蛤在文蛤汤中主治“吐后渴欲得水而贪饮”，其功用还是生津解渴。

此外，在《治伤寒令愈不复》的“紫石寒食散”中也有文蛤。此方是汉末的“寒食散”，属于伤寒后的康复方，目的是强身健体。方中5味石药(矿物药)，8味植物药。植物药中以热性药为主(如附子、干姜、桂枝等)，故配合文蛤生津止渴，以防热药伤津。

经方用文蛤，只能推导其生津止渴。但在早期本草中，却未见此功效。《神农本草经》云：“文蛤：主恶疮，蚀五痔。”《名医别录》则增补“味咸，平，无毒。(主)咳逆胸痹，腰痛胁急，鼠瘘大孔出血，崩中漏下。”皆无生津之功。诸家本草中，陶弘景《本草经集注》、苏敬《唐本草》均不谈其功用。唐代孙思邈《千金翼方》将文蛤烧灰，用猪脂调和，外涂“急疳蚀口鼻”危症。《医心方》亦载《救急单验方》疗急疳取文蛤烧灰和腊月猪脂涂，与《千金翼方》同。这些都是唐以前的文蛤效用。明代李时珍《本草纲目》中，文蛤的功用、附方，仍不出经方及宋以前本草所载，可见此药在宋以后并不常用。若结合文蛤的来源来看，六朝以至唐代的文蛤功用与其来源差距甚大！

文蛤的来源：“文蛤”首见于《神农本草经》，这比见于仲景方还早，但无形态描述，唯有“生东海[2]”可提示为海洋生物。关于文蛤的形性，《名医别录》云“表有文”，即表面有花纹。此后宋《开宝本草》首载“五倍子”，此药别名也叫“文蛤”。此二药出现的时间相差约千余年，来源大不相同。但比较《神农本草经》文蛤、《开宝本草》五倍子的功用，却有相似之处。《神农本草经》文蛤“主恶疮，蚀五痔”；《开宝本草》五倍子“疗齿宣疳䘌，肺脏风毒流溢皮肤，作风湿癣疮，瘙痒脓水，五痔下血不止，小儿面鼻疳疮”，两者都能治疮疗痔！唐代《千金翼方》也是将文蛤烧灰涂“急疳蚀口鼻”，两者何其相似！

“文蛤”“海蛤”，都有“蛤”字。据《太平御览》海蛤“生池泽”，文蛤“生东海”，似乎都是水生动物。陶弘景云：“海蛤至滑泽……文蛤小大而有紫斑。”可见陶弘景将此二物均作为蛤类。《唐本草》则云“文蛤大者圆三寸，小者圆五六分……殊非海蛤之类也”。但唐代陈藏器《本草拾遗》却云“海蛤是海中烂壳……文蛤是未烂时壳，犹有文者。此乃新旧为名，二物元同一类。”《日华子本草》则云：“有文彩者为文蛤，无文彩者

---

1 清•柯琴．伤寒附翼[M]// 清•柯琴．伤寒来苏集．王晨，张黎临，赵小梅，校注．北京：中国中医药出版社，1998：243.

2 生东海：此3字在《证类本草》中属于《名医别录》文。但尚志钧《〈神农本草经〉校注》考证此为《神农本草经》文，且在《本草经集注》中“海蛤”“文蛤”同条。宋代《太平御览》卷988引《本草经》“海蛤”“文蛤”亦同条，且“生东海”在“文蛤”之后。

为海蛤。乡人又多将海岸边烂蛤壳，被风涛打磨莹滑者伪作之。”宋代沈括《梦溪笔谈》认为“文蛤，即吴人所食花蛤也”。李时珍则云文蛤“其形一头小，一头大，壳有花斑的便是”。以上所说的各种形状的“文蛤”，在现代动物学中并非一种，很难把仲景方中的“文蛤”定为某一种动物。现代动物学中的文蛤是帘蛤科动物文蛤 *Meretrix meretrix*，只是古本草描述的文蛤之一而已。宋代《证类本草》、明代《本草纲目》的“文蛤”“海蛤”两条，内容互有混杂。因此要想在现代划清“文蛤”与“海蛤”的界限并不容易。

在伤寒类古籍中，也间或讨论文蛤的来源。日人丹波元简《伤寒论辑义》“文蛤散”下就辑录了多种前代伤寒学家的说法。例如方有执《伤寒条辨》谓“文蛤即海蛤之有文理者”；王宇泰《伤寒准绳》则谓“文蛤即海蛤粉也，河间、丹溪多用之，大能治痰”。钱潢《伤寒溯源集》则云：“文蛤似蛤而背有紫斑，即今吴中所食花蛤，俗误呼为苍蠃或昌蛾者是也。”可知伤寒学家对其来源也是各执一词。丹波元简则认为“文蛤、海蛤，其实无大分别”[1]。

明代以后，文蛤的使用越来越少，用于生津止渴的文蛤就更少。现代《中国药典》“蛤壳”一药，其来源为帘蛤科动物文蛤 *Meretrix meretrix* 或青蛤 *Cyclina sinensis* 的贝壳，这两种动物在古本草中，既可属于“文蛤”，也可属于“海蛤”。但《药典》记载的功效（清热化痰，软坚散结，制酸止痛；外用收湿敛疮）却与经方所用（生津止渴）、宋以前本草所载（治恶疮、痔漏等）多有不同。显而易见的是：贝壳类药材如何能生津止渴？又怎么能治恶疮、蚀五痔，涂痈疮？

质疑仲景方文蛤功效者可见于清代吴谦等《医宗金鉴》：“或云文蛤即今吴人所食花蛤，性寒味咸，利水胜热，然屡试而不效。尝考五倍子亦名文蛤，按法制之名百药煎，大能生津止渴，故尝用之，屡试屡验也。[2]”吴谦亲自试用贝壳类的花蛤“利水胜热”并无效果。相反，别名为“文蛤”的五倍子（昆虫角倍蚜的虫瘿，富含鞣质，经酿制后而成为“百药煎”），其生津止渴，清热化痰、敛疮疗痔等功效非常灵验。因此，从疗效来说，经方的文蛤功用绝非贝壳类药物所能有。

本书大胆推想：作为官修的《开宝本草》，它记载“五倍子”一名“文蛤”，不应该没有依据。这两名之间唯一的联系，就是高度相似的功用。我们虽然不知道《开宝》五倍子此别名的来由，但也无法否定此文蛤就是古老文蛤（五倍子）的遗存。五倍子虽然晚到宋初才正式在《开宝》立条，但此药亦见于雷敩《雷公炮炙论·序》：“肠虚泻痢，须假草零；（捣五倍子作末，以熟水下之，立止也。）”宋代唐慎微《证类本草》引“陈藏器序云：五倍子，治肠虚泄痢，熟汤服”。雷敩的年代虽有争议，但不会晚于隋。可见五倍子实际出现在医方比本草要早近 400 年，而且《雷公炮炙论》的五倍子名为“草零”，并非五倍子。

---

1 日·丹波元简. 伤寒论辑义 [M]. 林军，点校. 北京：学苑出版社，2011：250.

2 清·吴谦，等. 医宗金鉴：上册 [M]. 郑金生，整理. 北京：人民卫生出版社，2017：500.

本草学有很多“礼失求诸野”的事例。《开宝本草》记载文蛤，很有可能就是民间一直流传的五倍子的别名。与《开宝本草》(973—974)几乎同时的《太平圣惠方》(982—992)中，也记载了文蛤治痟疮、积年咳嗽的用法，同书也有五倍子治痟疮、口舌生疮、痔疾等药方，这不是无意的吻合。近现代文蛤与五倍子也存在混淆现象，据上海市的调查，当今处方中已没有写“文蛤”药名者，即便写“文蛤”，过去也是付“五倍子”[1]。所以从传承的疗效来看，文蛤也确实只有付五倍子才能取效。因此，《神农本草经》所载的文蛤，经方所用的文蛤，《开宝本草》所载的五倍子，有可能就是同一源头。这一结论目前还缺乏足够的资料，期待后人继续寻找证据，也期待有出土或新发现的史料、民间用药经验调查的经验，能为早期文蛤来源的考证补充资料。

---

1 钱振尧. 文蛤使用情况的考查 [J]. 中药通报，1982(1)：15-16.

91

雄黄(3)

【提要】

雄黄的运用历史非常久远，曾经是巫家、炼丹及养生术士与医家皆使用的药物。但在仲景书中，雄黄仅用于杀虫治疮。其功用与来源古今无大变化。

【药源辨析】

雄黄主要功用：经方用雄黄方共3首，均在《金匮要略》中。

其中有单味药之方，主治“蚀于肛者”(即“狐惑”中的“狐”病)，习称“雄黄熏方”。其法雄黄“筒瓦二枚合之，烧向肛熏之”。“筒瓦”是古代一种呈半筒状的瓦，将两片相对合起，下片放雄黄，点燃，上片盖住，烟从两头出，让烟对着肛门熏之。这是外用雄黄熏治狐惑蚀疮法。

雄黄首见于《神农本草经》，其中记载了雄黄主“鼠瘘，恶疮，疽痔，死肌”，《名医别录》又补载其“大温，有毒，疗疥虫，䘌疮……杀诸蛇虺毒”等功效，由此可知，杀虫治疮是雄黄最重要的功能，这在经方已有体现。

《金匮要略》另有“小儿疳虫蚀齿方”，仅用雄黄、葶苈粉末，将槐枝头裹上绵，去蘸点熔化的腊月猪脂，再点上药末，去治疗小儿疳虫蚀齿。这也是雄黄治“䘌疮”的范围。《金匮要略》的整理者加注云“疑非仲景方”，其实这类雄黄外用的方在早期本草与医方中已有记载，例如西汉《五十二病方》有方：“加(痂)，冶雄黄，以彘膏修……以傅之。[1]”此外治法也是用雄黄末与猪脂(彘膏)外涂。仲景医书之方未必都是仲景创制的，从时代性来说，此方并无疑问。

又《金匮要略》有阴毒用“升麻鳖甲汤去雄黄蜀椒主之”，但没有出示阳毒的方。晋代葛洪《肘后备急方》有中阳毒方，其症状为“初得伤寒，便身重腰背痛，烦闷不已。脉浮，面赤，斑斑如锦文，喉咽痛或下痢，或狂言欲走，此名中阳毒。”其方用雄黄、甘草、升麻、当归、椒、桂，可见这是汉、晋之间的名方。此方诸药寒热夹杂，难以明了其组方之义，但《神农本草经》记载雄黄“主寒热，杀精物恶鬼，邪气，百虫毒”，这可

---

1 引自：马继兴《中国出土古医书考释与研究》下卷《五十二病方》(上海：上海科学技术出版社，2015：307)。

能是用治阳毒的原因所在。

雄黄在中国早期医学中占有重要地位，它是《神农本草经》最早记载的药物之一，又是炼丹术的重要原料，故梁代陶弘景云："炼服之法皆在仙经中，以铜为金，亦出黄白术中……此药最要，无所不入。"《神农本草经》所载雄黄"胜五兵"是巫家用法。《名医别录》所载"炼食之，轻身神仙；饵服之，皆飞入人脑中，胜鬼神，延年益寿，保中不饥"是养生术士的用法。但在经方中，仅载杀虫疗疮方，继承的是医家用雄黄的传统。宋代《本草图经》引"《周礼·疡医》：'凡疗疡，以五毒攻之'，郑康成注云：'今医方有五毒之药，作之合黄堥，置石胆、丹砂、雄黄、礜石、磁石其中，烧之三日三夜，其烟上著，以鸡羽扫取之，以注创，恶肉破骨则尽出。'"可见雄黄虽是毒药，但医家很早就注意发挥其治疡的作用。

雄黄的来源：雄黄在旧时是常见的药物，民间习俗，端午节时用雄黄酒涂抹小儿的耳、额等处，据说可以辟邪毒。

雄黄是一种矿物，陶弘景说"好者作鸡冠色，不臭而坚实"。《唐本草》云："块方数寸，明澈如鸡冠。"据历代本草所载本品的产地、形性等，以及传承用药实际，可知雄黄即今单硫化物类矿物雄黄，主含二硫化砷（As_2S_2）。其晶体有金刚石般的光泽，半透明，色橘红，可染指（粘手），有特异的臭气，一闻便知。雄黄所含二硫化砷在水中的溶解度极低，但若烧炼，就会变成剧毒的氧化砷，即砒霜。这种变化，诸本草也有反映。《神农本草经》认为雄黄性"寒"，《名医别录》则云"大温、有毒"。宋《绍兴本草》解释："经火炼者，其性变温。若生用者，其性则寒，皆为有毒。"也就是说，烧炼后的雄黄毒性更强。经方中的雄黄虽要研末，但均未言要用火制，这是使用雄黄必须注意的问题。《本草经集注》"凡药不宜入汤酒者"包括了雄黄，故古代雄黄最多见的用法是研细，入丸散，不入汤酒剂内服。现代《中国药典》也收载了本品，其炮制法为水飞，不需要经过火制，这与古本草的记载是一致的。

92

薏苡仁（3）

【提要】

薏苡仁在经方中与附子、麻黄、败酱等药配伍，治疗胸痺、肠痈、风湿痹痛。此与后世常配伍健脾利水、清热祛湿药配伍多有不同。其来源则古今无大变。

【药源辨析】

薏苡仁概况及主要功用："薏苡仁"在宋代及其以前的医药书中多写作"薏苡人"。元明以后多用"仁"字取代"人"。经方用薏苡仁方共3首，均在《金匮要略》中。

薏苡仁古今皆为粮食作物，乃日常食物，宋代寇宗奭谓其"力势和缓，须倍加用即见效"。但令人不解的是，这样一味清淡的谷物，在《金匮要略》中却与附子同用，治疗"胸痹""肠痈"这样的大病急病。那么薏苡仁在其中起什么作用呢？

"薏苡附子散"只有两味药，主治"胸痹，缓急者"。其中"缓"字或解释为"绞"字误，或解释"缓急"为时缓时急。日人丹波元简据《外台秘要》载"胸痹心下坚痞缓急方"，认为胸痹时缓时急的解释更合理。观此方用大热的附子，可从药性反推此胸痹当为大寒凝胸而痛，附子散寒止痛无疑，但何以用薏苡？后世或解释为"除痹下气"（程林）、"入肺利气"（李彣）、"泻湿降浊"（黄元御）等。《神农本草经》亦有薏苡仁主"风湿痹，下气"之功，不能说诸家的解释缺乏依据。但风湿痹与胸痹毕竟有别，薏苡"下气"也不能助力解除胸痹心痛。本书不敢强解，宁可把薏苡仁视为缓和大附子热毒之物。

与"薏苡附子散"相关的是"薏苡附子败酱散"，后者仅加了一味"败酱"，就成了"肠痈"专方。后世多称此方治肠痈颇效，并在现代证实以败酱为主，配合其他清热解毒、活血化瘀药，广泛用于阑尾炎的治疗，取得较好效果[1]。此方肠痈之证，"身无热，脉数""腹皮急，按之濡，如肿状"，毕竟不是真有水肿。日人吉益东洞据此认定薏苡仁"主治浮肿明矣"[2]，过于武断。清代尤怡云此方"薏苡破毒肿利肠胃为君"[3]，清代魏荔彤云"薏仁下气则能泄脓"[4]，恐怕皆高看了薏苡仁。该方以清淡平和的薏苡与大热的

---

1 雷载权，张廷模．中华临床中药学：上卷 [M]．北京：人民卫生出版社，1998：580.

2 日•吉益为则．药征 [M]．陆翔，郜栾，王旭光，等校注．北京：中国中医药出版社，2016：65.

3 清•尤怡．金匮要略心典 [M]．叶进，点评．北京：中国医药科技出版社，2018：148.

4 清•魏荔彤．金匮要略方论本义 [M]．杜雨茂，等点校．北京：人民卫生出版社，1997：255.

附子配伍治肠痈，该如何理解？经方用药之奥妙，不敢凭臆测妄评，存疑以俟高明。

另“麻黄杏仁薏苡甘草汤”则比较好理解，该方主治“病者一身尽疼，发热，日晡所剧者，名风湿”，其方组即麻杏石甘汤去石膏、加薏苡仁。风湿在表，一身尽疼，有麻黄、杏仁、甘草发汗以散表湿，薏苡仁舒筋、除湿痹，此与《神农本草经》所载薏苡仁“主筋急拘挛，不可屈伸，风湿痹”，《名医别录》载“除筋骨邪气不仁”相符。

经方薏苡三方有的虽难以解释其机理，但其方影响很大，后世多用。薏苡仁在后世最主要的作用还是利水渗湿，健脾止泻，用治湿热拘挛痹痛等，尤其是清代清利湿热的三仁汤运用甚广，此与经方与麻黄、附子配伍法大不相同。

薏苡的来源：“薏苡”名义不详。据现代的考古发掘报道，新石器时代的遗址(如河姆渡)就出土过薏苡仁[1]，可见薏苡是我国历史悠久的粮食作物之一。但早期不同地区的薏苡，其品种质量或有不同。据《后汉书·马援传》记载，马援曾从交趾(今越南河内)引进过果实粒大的薏苡北归。《名医别录》记载薏苡“生真定平泽及田野”，真定即今河北正定。以后的本草记载处处皆有本品栽培，其中家种的“薏米”可作食用与药用。

北宋《本草图经》描述本品“春生苗，茎高三四尺。叶如黍。开红白花作穗子。五月、六月结实，青白色，形如珠子而稍长，故呼意珠子。小儿多以线穿如贯珠为戏。”据此描述，此植物即禾本科植物薏米 *Coix lacryma-jobi*，此种又有多种变种。

李时珍则明确区分“薏苡”与“菩提子”：“薏苡人多种之。二三月宿根自生。叶如初生芭茅。五六月抽茎开花结实。有二种。一种粘牙者，尖而壳薄，即薏苡也。其米白色如糯米，可作粥饭及磨面食，亦可同米酿酒。一种圆而壳厚坚硬者，即菩提子也。其米少，即粳䅟也。但可穿作念经数珠，故人亦呼为念珠云。”时珍所云“可作粥饭及磨面食”的薏苡即禾本科植物薏米 *Coix lacryma-jobi* var. *ma-yuen*，此植物的变种名“ma-yuen”即用了汉代马援的名字。现代《中国药典》“薏苡仁”的来源即是此种植物。时珍云“但可穿作念经数珠”者即植物薏苡的原变种及念珠薏苡(亦为变种)，不作药用。

【附言】

薏苡仁在经方的运用并不算多，但在后世薏苡仁乃是常用之药，且治疗范围更加广泛。比较而言，后世所用薏苡的主治似乎更容易理解。在现代条件下，薏苡仁的真实功效将会得到更多的研究。

---

1 罗桂环. 中国栽培植物源流考 [M]. 广州：广东人民出版社，2018：79.

93

猪苓(3)

【提要】

猪苓是经方所用重要的利水治渴药，其功用与来源古今无大变化。

【药源辨析】

猪苓概况及主要功用：经方用猪苓方共3首，其中《伤寒论》2首，《金匮要略》1首（除去《伤寒论》已有之方2首）。

猪苓虽仅见3方所用，但此3方在《伤寒论》《金匮要略》中反复出现，这3方共同的主证是小便不利，其中3方皆有的药为猪苓、茯苓，药味最少的是“猪苓散”，仅有药3味（猪苓、茯苓、白术）。其主证为“呕吐而病在膈上，后思水者，解，急与之。”思水，即口渴欲饮水。清代尤怡云：“呕吐之余，中气未复，不能胜水。设过与之，则旧饮方去，新饮复生，故宜猪苓散，以崇土而逐水也。”其中“逐水”主要靠猪苓、茯苓，“崇土”而兼利水则有白术。故猪苓与茯苓一样，主要功用为利水。

“猪苓散”基础上加桂枝、泽泻则为五苓散，其主证为小便不利、消渴、渴欲饮水等。“猪苓散”减白术，加泽泻、滑石、阿胶，即为猪苓汤，其主证为“脉浮、发热、渴欲饮水、小便不利者”，其主证相似，均有渴及小便不利，可见这两方的核心为猪苓、茯苓，二苓主要功用为利水。

《神农本草经》最早记载“猪苓”，云其“味甘，平。主痎疟，解毒蛊疰不祥，利水道。久服轻身耐老”，其中“利水道”就是经方猪苓的主要功用。《嘉祐本草》引西晋司马彪注《庄子》，云“豕橐”（猪苓）“治渴”。宋代苏颂《本草图经》大段引“张仲景治伤寒诸病在脏加渴者，猪苓汤主之……又治消渴，脉浮，小便不利，微热者，猪苓散发其汗。病欲饮水而复吐之为水逆，冬时寒嗽如疟状，亦与猪苓散”等，谓“利水道诸汤剂无若此快，今人皆用之”，可见经方含猪苓的几个方剂是后世常用利水之方。猪苓在后世为利水常用药，古今无大变化。

猪苓的来源与净制：猪苓的特点比较突出，其形黑而成团块状，故《神农本草经》“猪苓”有别名“豭猪屎”。梁代陶弘景释名云：“是枫树苓，其皮至黑作块，似猪屎，故以名之。”宋代苏颂又云：“旧说是枫木苓，今则不必枫根下，乃有生土底，皮黑作块似猪粪。”此说指出“不必枫根下”。明代李时珍再加补充：“猪苓亦是木之余气所结，如松之余气结伏苓之义。他木皆有，枫木为多耳。”此又指出是“木之余气所结”，不是脱离树木能单独“生土底”者。据以上诸家所述，本品即多孔菌科真菌猪苓 *Polyporus umbellatus* 的菌核。此菌要与蜜环菌(*Armillaria mellea*)共生，而蜜环菌须腐生与寄生于枫、柞、桦、槭、橡等树种，这些树也是猪苓的伴生树木。现代《中国药典》“猪苓”的来源亦是此种猪苓。

猪苓菌核外面有黑色的皮，仲景方于猪苓下注明“去皮”，即要削去黑色的表皮，以利于煎煮出药汁。《药典》“猪苓”的炮制法须切厚片，同样有利于煎汁，故无去黑皮的要求。

94

猪胆(3)

【提要】

仲景方中的猪胆运用不多，尤其是与大热药同用，显得高深莫测。古代民间药方中使用猪胆较多，现代中医很少使用，但或用作炮制辅料。

本条及随后的猪膏、猪肤、猪骨条，皆出自动物猪身上。李时珍《本草纲目》“豕”条下引“仲景猪肚黄连丸”，原注出《食医心镜》，实出《备急千金要方》，并非“仲景”方，故本书不谈“猪肚”。

【药源辨析】

猪胆的功用与来源：经方用猪胆汁方共3方，均在《伤寒论》中，且均用新鲜猪胆汁。

《伤寒论》有猪胆汁通便的单方。此法用于“阳明病，自汗出。若发汗，小便自利者，此为津液内竭，虽硬不可攻之。”即发汗过多，津液内竭出现的大便坚硬，不能用苦寒攻下法者，可用“大猪胆一枚，泻汁，和少许法醋，以灌谷道内，如一食顷，当大便出宿食恶物，甚效。”即将猪胆汁与醋混合灌入直肠，使宿食恶物随大便而下。这是早期医疗常用的一个安全简易而又有效的通便法，古今民间一直传承使用。清《医方集解》称之为“猪胆导法”。

《伤寒论》另外有两个方，都采用猪胆汁与药汤搅和在一起服用。其一方为“白通加猪胆汁汤”，主治“少阴病，利不止，厥逆无脉，干呕，烦者”。其二方为“通脉四逆加猪胆汁汤”，主治“吐已下断，汗出而厥，四肢拘急不解，脉微欲绝者”。这两方主证的共同点是厥逆无脉，或厥而脉微欲绝，皆为危症，故皆用大热的附子、干姜以回阳救逆。然而在无脉或脉欲绝的时候为什么要用苦寒的猪胆汁？后世对此有不同的解释。

清代汪昂《医方集解》云：服白通汤而不应者，“乃阴盛格拒乎阳药，不能达于少阴，故加人尿、猪胆汁为引，取其与阴同类。苦入心而通脉，寒补肝而和阴，下咽之后，冷体既消，热性便发，情且不违，而致大益。经曰：逆而从之，从而逆之，正者正治，反者反治，此之谓也。”清代黄元御则云：“猪胆汁清相火而止呕，人尿清君火而除烦也。[1]"这些理论看起来很巧妙缜密，但未必与经方时代用药思想相符。

《名医别录》将"猪胆"增补到《神农本草经》"豚卵"条下，云"主伤寒热渴"。但《伤寒论》用猪胆却无这方面的主治。后世本草对猪胆的功用续有补充发展。其中梁代陶弘景《本草经集注》"诸病通用药"以猪胆治"大便不通"，当是汲取了经方猪胆导便法。此后唐代陈藏器《本草拾遗》补充了较多的猪胆功用。宋代苏颂《本草图经》云：猪"胆，大寒，主骨热劳极，伤寒及渴疾，小儿五疳，杀虫。"这些功用可见后世医方采用。

晋代葛洪《肘后备急方》有一个"治霍乱心腹胀痛，烦满短气，未得吐下方"，该方用"干姜二两，甘草二两，附子一两，水三升，煮取一升，纳猪胆一合相和，分为三服"。此方即"通脉四逆加猪胆汁汤"。又唐代崔元亮《海上方》疗骨蒸鬼气，其方也用童子小便与猪胆汁配伍。唐代陈藏器《本草拾遗》载"主瘦病咳嗽，取胆和小便、生姜、橘皮、诃梨勒、桃皮煮服"。宋代《本草图经》"胡黄连"条治"伤寒劳复，身热，大小便赤如血色者"，也配合使用猪胆汁与童子小便。这些方剂的时代虽然晚于经方，但却是流传民间用于急救、骨蒸鬼气、瘦病咳嗽、伤寒劳复的药方。其中皆用猪胆汁、人尿，未必符合清代人的理论解释，有可能是猪胆汁经验用药的总结。

现代《中国药典》收载了"猪胆粉"，即猪科动物猪 *Sus scrofa domestica* 胆汁的干燥品，云可清热润燥，止咳平喘，解毒。用于顿咳，哮喘，热病燥渴，目赤，喉痹，黄疸，泄泻，痢疾，便秘，痈疮肿毒。此外也收载了用猪胆汁或牛、羊胆汁加工或经发酵而成的胆南星等药品。这些都是后世运用猪胆汁的新发展。

---

[1] 清·黄元御. 长沙药解 [M]// 麻瑞亭，孙洽熙，徐淑凤，等. 黄元御医书十一种：下册. 北京：人民卫生出版社，1990：395.

95

猪膏(3)

【药源辨析】

猪膏及其功用：经方用猪膏或猪脂方仅3首，均在《金匮要略》中。

猪膏或猪脂就是猪油，既可以是猪板油，也可以是肥肉炼出来的油，古医家似乎对猪油来源于猪的哪个部位不太讲究，唯多用“腊月猪脂”，据说能“杀虫，久留不败”。

经方所用猪膏无单方，均为小方。其中主治“诸黄”“胃气下泄，阴吹”的“猪膏发煎”最为有名。该方药仅2味，即把“乱发”(如鸡子大三枚)放进半斤猪膏中在锅中煎，令乱发溶解在猪油中，内服，据说可使“病从小便出”。此后晋代《肘后备急方》单用猪脂治五疸、黄汁者，其法用猪脂一斤，“温令热，尽服之，日三，当下，下则稍愈”[1]。可见猪脂在“猪膏发煎”中本身就有利下治黄的作用。

另外2方，一是用于“救卒死方”。其方用猪脂如鸡蛋大一团，将苦酒(醋)一升，煮沸灌喉中。此方也被《肘后备急方》转载，可见有一定影响，但其所救卒死的类型与原理不明。另一方为“小儿疳虫蚀齿方”，将“腊月猪脂”熔化，趁热蘸上药末，去点烙小儿被疳虫侵蚀的牙齿，属于经验外用法。《金匮要略》整理者加注云“疑非仲景方”，但有可能是仲景收集的民间方。

仲景医书此3方并不能反映古代对猪脂的运用全貌。《名医别录》载猪肪膏“主煎诸膏药。解斑猫、芫青毒。”这里的“膏药”，并非仅指后世外贴的膏药，还包括各种用油脂为溶媒煎炼为油膏状的药品。梁代陶弘景云：“猪为用最多……其脂能悦皮肤，作手膏，不皲裂。肪膏煎药，无不用之。”所谓悦皮肤的“手膏”，即后世所谓润肤油，可防止手皲裂。用猪油煎炼药品，在当时非常普遍。《唐本草》提到一种治痈疽的“膒脂”(膒 ōu)，是将腊月猪脂罐藏后埋入地下百日制成的。用猪脂治疗的疾病很多，除上面提到的疾病外，还能杀虫、治漏，疗吹乳、诸恶疮，利血脉，解风热，润肺等。宋元以后猪脂用于医药减少，但民间仍保留不少用猪脂的古老经验。

---

1 晋•葛洪. 肘后备急方 [M]. 影印本. 广州：广东科技出版社，2012：322.(卷四“治卒发黄疸诸黄病第三十一”)

96

猪肤(1)

【提要】

猪肤来源从物种角度来看，并无疑义，但其具体部位，宋代以来却有表层黑肤与去油外皮两种意见。

【药源辨析】

猪肤来源及功用：经方用猪肤仅1方，即《伤寒论》猪肤汤，主治“少阴病，下利、咽痛、胸满、心烦”，猪肤是其中主药，原方用一斤，须“以水一斗，煮取五升，去滓，加白蜜一升，白粉五合，熬香，和令相得，温，分六服”。然而就是这样一个不起眼的小方，就有两味药（猪肤、白粉）的来源引起了古今医家的争议。

争议之始，据李时珍《本草纲目》“猪肤”引明代汪机之论，当起于元明：“猪肤，王好古以为猪皮，吴绶以为燖猪时刮下黑肤，二说不同。今考《礼运疏》云：革，肤内厚皮也；肤，革外厚皮也。则吴说为是，浅肤之义。”汪机的书很多，这段话当出其散佚的《本草会编》中。核查所引诸家之说，元代王好古《汤液本草》“猪肤”条下确载“《液》云：猪皮”[1]。吴绶为明伤寒学家，其《伤寒蕴要》（1505年）记载“猪肤：味辛寒，乃皮上黑肤也。[2]”对此两家不同意见，汪机考《礼运疏》（即《礼记·礼运》郑玄注疏）有“肤革充盈者，肤是革外之薄皮，革是肤内之厚皮革也”之说，因此他认为吴绶的说法是对的，猪肤应该是“燖猪”（用开水烫后刮去猪毛）时刮下黑肤。

但在王好古之前，南宋陈衍《宝庆本草折衷》（1248年）就记载：“肤，李知先云，即猪皮上黑肤也。[3]”李知先乃南宋人，即《活人书括》（1166年）的作者。吴绶之说很可能就是据此书而来。王好古无法见到南宋之书，其“猪皮”说，当为元代北地医家的看法。入明以后，对猪肤是“猪皮”还是“黑肤”（燖猪毛时刮下的表浅黑皮屑），诸本草学家或选边站队，或自抒己见，或忽而不论。例如明代许希周《药性粗评》（1541年）支持“猪皮”说。明代陈嘉谟《本草蒙筌》（1565年）则认为：“猪养甚多，择健猪中遍身纯黑

---

1 元·王好古．汤液本草 [M]．崔扫尘，尤荣辑，点校．北京：人民卫生出版社，1987：185.

2 引自：明代吴绶《伤寒蕴要》卷一《伤寒药性主制要略》，日本江户初期抄本。

3 宋·陈衍．宝庆本草折衷 [M]//郑金生．南宋珍稀本草三种．北京：人民卫生出版社，2007：551.

色者才妙；肤论弗一，系燖猪时附皮薄黑肤者为真。[1]”此书为本草入门书，影响很大。因此“黑肤”说颇为流行。明代吴文炳解释“黑肤”为“猪肤即皮上垢腻”[2]。语虽粗俗，含义鲜明。但问题是这种“垢腻”煮出来又脏又腻，如何下咽？如何起效？

清初喻嘉言《尚论篇》（1648 年）对猪肤流行之说提出异议：“猪肤汤一法，以润少阴之燥，与用黑驴皮之意颇同。若以为燖猪皮外毛根薄肤，则荟劣无力，且与熬香之说不符，但用外皮，去其内层之肥白为是。此药大不可忽。阳微者，用附子温经；阴竭者，用猪肤润燥。温经、润燥中，同具散邪之义，比而观之，思过半矣！[3]”这种说法才合乎常理。清代冯兆张《冯氏锦囊秘录》（1694 年）亦持“猪皮”说，还加了一段议论：“猪肤，多餐令人虚肥，动风发痰。但虚损精血不足者，暂供口吻，补之以味也。仲景论猪肤汤，取性甘寒，气先入肾，少阴客热燥气，可以解之。总血肉之类，借充口腹。若调养得所，则为长养气血之需。倘动静乖张，则为发热生痰之本。[4]”观其意，猪皮也是血肉之类，可以在“虚损精血不足”时补之以味。若是皮上“垢腻”，焉能补精血？清代张璐是真正用过猪肤汤的医家，他在《本经逢原》（1695 年）中说：“其肤者，皮上白膏是也，取其咸寒入肾，用以调阴散热，故仲景治少阴病，下痢，咽痛，胸满心烦，有猪肤汤。予尝用之，其效最捷。[5]”

以上择要介绍古代的猪肤来源之争。现代也有专门的论文讨论猪肤来源，或主张用“附皮薄黑肤”[6]，或云即猪肉[7]。讨论猪肤来源，固然要引经据典，探索字源词义。但不能将文字书中的某些解释，直接搬来套在药物之上。“皮肤”二字，古人确曾有所区别，但后世运用却未必尽如字书。若全依字书，则“体无完肤”只是伤及表层皮或有垢腻之表皮了，等于搓了一次热水澡。据古人实际所用及现代报道[8]，皆用新鲜猪肉皮，无用“垢腻”者，更没有纯用猪肉者。

至于“猪肤汤”治疗之理，历史上以成无已之注影响最大：“猪，水畜也，其气先入肾。少阴客热，是以猪肤汤解之。[9]”此解其实只说了猪“气先入肾”，并没有解释用“猪

---

1 明·陈嘉谟. 本草蒙筌 [M]. 王淑民，等点校. 北京：人民卫生出版社，1988：376.

2 引自：明代吴文炳《药性全备食物本草》卷二“猪·猪肤”，明刘钦恩刻本。

3 清·喻嘉言. 尚论篇 [M]// 陈熠. 喻嘉言医学全书. 北京：中国中医药出版社，1999：84.（卷四“少阴经后篇”）

4 明·冯兆张. 杂症痘疹药性主治合参 [M]// 冯兆张. 冯氏锦囊秘录. 王新华，点校. 北京：人民卫生出版社，1998：848.

5 清·张璐. 本经逢原 [M]// 张民庆，王兴华，刘华东. 张璐医学全书. 北京：中国中医药出版社，1991：918.

6 赵金伟，缪睿.《伤寒论》“猪肤汤”中“猪肤”考 [J]. 浙江中医杂志，2016，51（9）：694-195.

7 彭馨. 论张仲景《伤寒论》中的“猪肤”[J]. 农业考古，2012，121（3）：283-285.

8 顾介山. 猪肤汤治疗失音 [J]. 天津中医，1986（5）：40.
王宗伦. 猪肤汤加味治疗虚火牙痛 [J]. 四川中医，1985（9）：50.

9 金·成无己. 注解伤寒论 [M]. 于俊生，点评. 北京：中国医药科技出版社，2018：227.

肤”。若按成氏之解，猪肉、猪油也未尝不可。清代官修的《医宗金鉴》(1742年)解释说：“猪肤者，乃革外之肤皮也。其体轻，其味咸，轻则能散，咸则入肾，故治少阴咽痛，是以解热中寓散之意也。[1]”清代黄元御《长沙药解》的解释是：“肺金清凉而司皮毛，猪肤秉金气之凉肃，善于清肺。肺气清降，君相归根，则咽痛与烦满自平也。[2]”这些理论看似严密，但仲景时代未必是按这理论用药。

比较诸家论理，似乎喻嘉言的“猪肤润燥”更朴素切理。清末王孟英《随息居饮食谱》谈到“猪皮”时说：“杭人以干肉皮煮熟，刮去油，刨为薄片，暴燥，以充方物，名曰肉鲊，久藏不坏。用时以凉开水浸耎，麻油、盐料拌食，甚佳。按：皮即肤也。猪肤甘凉，清虚热，治下利、心烦、咽痛，今医罕用此药矣。若无心烦咽痛兼证者，是寒滑下利，不宜用此。”北方的肉皮冻，也是以猪皮为主要原料制成的日常食品。据载本品富含胶原蛋白质，似可作为“润燥”的物质基础。

---

1 清•吴谦，等. 医宗金鉴：上册 [M]. 郑金生，整理. 北京：人民卫生出版社，2017：217.

2 清•黄元御. 长沙药解 [M]// 麻瑞亭，孙洽熙，徐淑凤，等. 黄元御医书十一种：下册. 北京：人民卫生出版社，1990：431.

97

猪骨(1)

【药源辨析】

猪骨的功用：经方用猪骨仅1方，即《金匮要略·果实菜谷禁忌并治》中的“食诸果中毒治之方”。其法为用烧过的猪骨，为末，“水服方寸匕。亦治马肝、漏脯等毒”。将猪骨作为解诸果及肉食中毒，未见于宋以前医方、本草所载，仅宋代《本草图经》“豚卵”条提到“骨髓，寒，主扑损，恶疮”，但骨髓功用似乎与猪骨的解毒也没联系。

明代李时珍《本草纲目》“豚卵”条“骨”下有主治，其内容主要是从《金匮要略》中摘引，李时珍增加的只有“颊骨烧灰，治痘陷；煎汁服，解丹药毒”。此后猪骨“附方”仅录方3首，其中有宋代《三因极一病证方论》治“三消渴疾”的“猪脊汤”，另引明代《普济方》中的一方实出唐代《备急千金要方》。还有腊猪骨烧末治下痢红白方未注出处。故《金匮要略》所载之方，后世并未传承下来。猪骨在古代罕见使用，只能视为古老的民间原始用药记录。

98

紫苏(3)

【药源辨析】

紫苏的功用与分化：经方用紫苏、苏叶或苏子方共 3 首，均载于《金匮要略·禽兽鱼虫禁忌并治》中。

该篇“食蟹中毒治之方”有 2 方，其一用“紫苏煮汁，饮之三升”，其二用“紫苏子捣汁饮之，亦良”。前者当是紫苏地上茎叶煮汁，后者将紫苏的种子捣汁。可见紫苏的各个部分都能用解食蟹中毒。

第 3 方为主治“妇人咽中如有炙脔”的“半夏厚朴汤”。该方共 5 味药，除半夏、厚朴、茯苓、生姜外，还有干苏叶。“炙脔”即烤肉。清代《医宗金鉴》解释该方治证：“咽中如有炙脔，谓咽中有痰涎，如同炙肉，咯之不出，咽之不下者，即今之梅核气病也。此病得于七情，郁气凝涎而生。”该方的“紫苏芳香，以宣通郁气，俾气舒涎去，病自愈矣。”

紫苏最早收载于《名医别录》，单名“苏”。其性用为：“味辛，温。主下气，除寒中。”且云“其子尤良”。即认为紫苏子的疗效更好，并没有注明紫苏子还有另外的用途。唐代《药性论》则谓“紫苏子，无毒，主上气咳逆，治冷气及腰脚中湿风结气。将子研汁煮粥良，长服令人肥白身香。”其中苏子止咳逆是一个新功效。五代《日华子本草》将紫苏与紫苏子分开述其功用：“紫苏，补中益气，治心腹胀满，止霍乱转筋，开胃下食并一切冷气，止脚气，通大小肠。子：主调中，益五藏，下气，止霍乱，呕吐，反胃，补虚劳，肥健人，利大小便，破癥结，消五膈，止嗽，润心肺，消痰气。”苏子通便、止嗽消痰的功用对后世影响很大。

宋代苏颂《本草图经》进一步将苏茎叶、苏茎、苏子的功用予以区分：“夏采茎叶，秋采实。其茎并叶，通心经，益脾胃，煮饮尤胜，与橘皮相宜，气方中多用之。实主上气欬逆，研汁煮粥尤佳，长食之，令人肥健。若欲宣通风毒，则单用茎，去节大良。”南宋陈衍《宝庆本草折衷》“紫苏”条云：“艾原甫品节苏之功用，谓去风湿，除寒热，治冷气，止嗽逆，则当是叶；谓止霍乱，转筋，破瘕癖结气，治四肢挛急，则当是茎。[1]”下此以往，紫苏分化为紫苏叶、紫苏梗、紫苏子 3 药使用。明代陈嘉谟《本草蒙筌》

1　宋·陈衍．宝庆本草折衷 [M]// 郑金生．南宋珍稀本草三种．北京：人民卫生出版社，2007：624.

“紫苏”条将“茎”写作“梗”。云“梗下诸气略缓，体稍虚者用宜”[1]。后世亦从之，多写作苏梗。

紫苏的来源：西汉扬雄《方言》云：“苏亦荏也。关之东西或谓之苏，或谓之荏。”汉代许慎《说文•艸部》云：“荏，桂荏，苏。”可见在汉代本品有多个名称。梁代陶弘景述其来源为：“叶下紫色而气甚香，其无紫色不香似荏者，名野苏，不堪用。其子主下气，与橘皮相宜同疗。”可见陶弘景认为苏叶色紫气香者更适合入药。李时珍《本草纲目》“苏”条“释名”曰：“蘇从穌，音酥，舒畅也。苏性舒畅，行气和血，故谓之苏。曰紫苏者，以别白苏也。”“白苏”就是陶弘景所说“无紫色不香似荏”者。时珍指出紫苏的特征是“其茎方，其叶团而有尖，四围有巨齿，肥地者面背皆紫，瘠地者面青背紫，其面背皆白者即白苏，乃荏也”。这种植物即唇形科植物紫苏 *Perilla frutescens*，栽培品可以形成紫苏、白苏，但差别细微，故从植物种来说，紫苏、白苏是一个种[2]，入药多用紫苏，作蔬多用白苏。现代《中国药典》的“紫苏子”（果实）、“紫苏叶”（叶片或带嫩枝）、“紫苏梗”（茎）均来自紫苏 *Perilla frutescens*。

---

1 明•陈嘉谟. 本草蒙筌 [M]. 王淑民，等点校. 北京：人民卫生出版社，1988：102.

2 中国科学院《中国植物志》编辑委员会. 中国植物志：第六十六卷 [M]. 北京：科学出版社，1977：282.

99

盐(3)

【药源辨析】

盐在经方之用:《金匮要略》有3方提及用盐。其中单服盐汁解中毒箭死的鸟兽肉毒,单服盐汤涌吐治疗“食多不消,心腹坚满痛”各一方。

盐即食盐,日常烹调常用。《名医别录》首载“食盐”,功用较多:“味咸,温,无毒。主杀鬼蛊邪疰毒气,下部䘌疮,伤寒寒热,吐胸中痰澼,止心腹卒痛,坚肌骨。多食伤肺,喜咳。”梁代陶弘景云:“五味之中,惟此不可阙。”故正常情况下,食盐是家家必备之物。用食盐解饮食毒、箭毒、药毒(斑蝥、芫青、狼毒等)、虫兽咬毒、杀鬼蛊邪疰毒气等,医方本草均有记载。五代末《日华子本草》云盐可“消食,滋五味”,因此一般伤食可适当服盐水,或借盐水催吐。《证类本草》引《梅师方》“治心腹胀坚,痛闷不安,虽未吐下欲死,以盐五合,水一升,煎令消,顿服。自吐下,食出即定,不吐更服。”此方与《金匮要略》治食多不消方为同类之方。

《金匮要略》头风摩散用大附子与盐等分为末,外摩头风痛,此属外治法,尚未见有同类方,亦不明盐在此方中所发挥的作用是什么。《肘后备急方》“治耳卒疼痛,以盐蒸熨之”,似乎盐也有外用止痛之效。

后世用盐治疗或辅助治疗各种疾病的记载甚多,其中最多的就是用盐清洗各种疮疡、脓血等,发挥当今所谓杀菌消毒的作用。除此以外在霍乱、暴作水泻以及各种大量失水情况,补充盐汤以救急,这在古代也很常见,难以尽述。

食盐的来源:“食盐”首载于《名医别录》首载“食盐”“大盐”,均属食用盐。食盐在自然界随着来源及制取方法的不同,有很多名目,但其最终的形性皆为味咸、色白、粉末或晶体状,主含氯化钠(NaCl),无须多言。明代李时珍《本草纲目》将食盐分为海盐、井盐、池盐、碱盐、崖盐,但其功用皆一,没有太大的不同。现代《中国药典》没有收载食盐,但收载了“大青盐”,即湖盐、戎盐,见下条。

100

戎盐(1)

【药源辨析】

戎盐的功用：《金匮要略》“茯苓戎盐汤”方用戎盐1次。该方主治“小便不利”，方中茯苓、白术皆有利水之功。唯独戎盐，在早期本草中似与利水无关。

戎盐首载于《神农本草经》，其性用为：“主明目、目痛，益气，坚肌骨，去毒蛊。”《名医别录》又增补：“味咸，寒，无毒。心腹痛，溺血吐血，齿舌血出。”由此可见本品能止血、明目、益气等，但未见可利水。宋代寇宗奭认为戎盐“功在却血，入肾，治目中瘀赤、涩昏”，也未提利水。只有五代末《日华子本草》提到一句“助水藏，益精气”，但水藏指肾，助水藏即补肾，虽说也可以与利水有关，但毕竟此书离仲景时代太远，还很难说是仲景用药原意。

检索唐宋医方书中戎盐的使用，其使用频率很低。所治疾病多见于妇科产后诸疾、恶疮火丹、各种血证（其中包括血淋）等，甚至包括治小便不禁，却罕见治疗小便不利。综合本草及医方书的考察，还很难判定戎盐在经方“茯苓戎盐汤”中的作用。

戎盐的来源：《名医别录》载戎盐“一名胡盐。生胡盐山及西羌北地，酒泉福禄城东南角。北海青、南海赤”。后世诸家本草所载戎盐产地，也均为今西北民族地区，与海盐、井盐等的产地不同，属于天然盐矿，乃内陆盐湖蒸发干涸而成。它的形状多为大块，寇宗奭云其“成垛，裁之如枕，细白”。但不同产地的戎盐其形状、颜色等多不一样。据现代研究，戎盐属氯化物类石盐族的石盐（Halite），虽然主含氯化钠（NaCl），但杂质甚多。日本正仓院藏有唐药“戎盐”，据检验，其中有食盐、石膏、钾盐、芒消（硫酸钠）、泻利盐（硼酸镁等）成分，以及石英等硅酸盐矿物，据此推测这可能是掺杂盐湖附近的土壤[1]。总之戎盐不是某中成分单一的盐，而是产于西北地区多种盐矿，此与陶弘景所说“虏中盐乃有九种”相符。

现代使用戎盐者少。《中华本草》有“大青盐”条，称“戎盐”为其原名，定其基原为氯化物类石盐族矿物石盐的结晶体。且云主产新疆柴达木盆地、青海盐湖、内蒙

---

1 日·朝比奈泰彦. 正仓院药物 [M]. 大阪：植物文献刊行会，1955：305.
宫内厅正仓院事务所. 图说正仓院药物 [M]. 东京都：中央公论新设，2000：161.

古巴彦绰尔盟的澄口盐泉，主销广东、江苏、浙江，其他地区销量较少[1]。现代《中国药典》收录“大青盐”，主成分为氯化钠（NaCl），但称来源卤化物类石盐族湖盐结晶体，自盐湖中采挖。其功能为清热，凉血，明目。用于吐血，尿血，牙龈肿痛出血，目赤肿痛，风眼烂弦。据来源及功用，此当属古代的戎盐。

1 国家中医药管理局《中华本草》编委会．中华本草（1）[M]．上海：上海科学技术出版社，1999：265.

101 艾(2)

【提要】

艾在经方主要发挥其止血、安胎的作用，但自古以来艾是“灸治百病”的原料，内服、外用功效甚多，较经方所用广泛得多。

【药源辨析】

经方艾的功用：经方用艾方仅2首，都在《金匮要略》中。

其一方为“柏叶汤”，主治“吐血不止者”，以艾与柏叶、干姜配伍，用马通汁合煮药。按明清时期的医药理论，此方有寒药柏叶，热药干姜、艾叶，奥妙无穷。对此方的方义，后人有很多解说。例如徐彬《金匮要略论注》注云：“吐血本由阳虚。不能导血归经。然血亡而阴亏。故以柏叶之最养阴者为君。艾叶走经为臣。而以干姜温胃为佐。马通导大便下为使。”但如果结合早期本草所载，则此方的组成意义更古朴。艾叶首见于《名医别录》，其中就有主“吐血”的功能。梁代陶弘景注亦云：“捣叶以灸百病，亦止伤血。”《唐本草》引《名医别录》则云：“艾，生寒熟热。主下血，衄血，脓血痢。水煮及丸散任用。”由此看来，艾叶最重要的功能之一就是止血，未必是“走经为臣”。清代程林《金匮要略直解》深得其中三昧，云“《神农经》曰：柏叶主吐血，干姜止唾血，艾叶止吐血”[1]，这才是经方用这几味止血药最实在的意义。

其二方“胶艾汤”，又名“芎归胶艾汤”，治“妇人有漏下者，有半产后因续下血都不绝者，有妊娠下血者，假令妊娠腹中痛，为胞阻，胶艾汤主之。”此方适用于妊娠多种下血、腹痛症，是经方中著名妇科方。明末施沛《祖剂》云：“仲景芎归胶艾汤乃四物汤之祖剂也。中间已具四物，后人裁而用之。[2]”此言“胶艾汤”7味药，其中含有“川芎、当归、芍药、干地黄”，是后世养血活血“四物汤”的“祖剂”。在此基础上，用艾叶针对的是安胎。理由是《名医别录》“艾叶”条就有主“妇人漏血，利阴气……使人有子”的功能。北齐徐之才《药对》云艾叶微温“安胎”。唐代《药性论》亦云：艾“能止

---

1 清•程林. 金匮要略直解 [M]. 谢世平，李志毅，陈晓辉，等校注. 北京：中国中医药出版社，2015：119.

2 明•施沛. 祖剂 [M]. 达美君，点校. 北京：人民卫生出版社，1987：157.

崩血，安胎，止腹痛”。所以仲景以上两方使用艾叶，确实与早期本草所载密切相关。

艾叶在古代医药中的运用较经方更广泛。《名医别录》载艾叶“主灸百病”，中医特有的艾灸法所不可缺者。除了用于多种血症之外，还能主下痢、下部䘌疮，生肌肉，辟风寒，故艾草又有一个非常特殊的别名“医草”。后世本草、医方多载艾叶功用，本条难以尽述。

艾的来源：艾之名早见于《诗经》《孟子》《素问》《五十二病方》等先秦文献中，是历代相传、随处可见的植物，其特殊的香味是它最主要的鉴别特征之一。

宋代苏颂《本草图经》记曰：“艾叶，旧不著所出州土，但云生田野，今处处有之……云此种灸百病尤胜。初春布地生苗，茎类蒿而叶背白，以苗短者为佳。三月三日、五月五日，采叶，暴干。经陈久方可用。”这已经描述了本品的主要特点。其叶“背白”，即叶背面密被灰白色蛛丝状密绒毛，经加工后的“艾绒”是艾灸的基本材料。明代李时珍为蕲州人，“蕲艾”是蕲州的方物，其父李言闻曾撰《蕲艾传》。故李时珍云：“近代惟汤阴者谓之北艾，四明者谓之海艾。自成化以来，则以蕲州者为胜，用充方物，天下重之，谓之蕲艾……此草多生山原。二月宿根生苗成丛，其茎直生，白色，高四五尺。其叶四布，状如蒿，分为五尖，桠上复有小尖，面青背白，有茸而柔厚。七八月叶间出穗如车前穗，细花，结实累累盈枝，中有细子，霜后始枯。皆以五月五日连茎刈取，暴干收叶。先君月池子讳言闻，尝着《蕲艾传》一卷。有赞云：‘产于山阳，采以端午。治病灸疾，功非小补。’”据此，则艾为菊科蒿属植物艾 *Artemisia argyi*。现代《中国药典》所载亦为此种。

102

白头翁(2)

【提要】

白头翁因其原植物有白茸“似人白头”而得名。但此白茸生长在哪里？古代本草学者有“近根”与“实毛”两种意见，争论不休，故古今不同地区所用白头翁的来源非常混乱。现代本草学者经缜密考证，始确定该药的可靠来源。

【药源辨析】

白头翁主治下痢：经方用白头翁方2首，见于《伤寒论》1首，《金匮要略》方1首(除去《伤寒论》已有的1方)。

此2方中最重要的是白头翁汤，另一方即白头翁加甘草阿胶汤。白头翁汤药仅4味(另三味为黄蘗、黄连、秦皮，皆有治痢功效)，而以“白头翁”名方，且将白头翁置于最前，可见其功用亦是治热痢。白头翁汤治热痢，再加甘草、阿胶则治“产后下利虚极”。更突出白头翁汤4味药均为治痢之药。

但早于经方的《神农本草经》“白头翁”条不载治痢之功，仅云“主温疟狂易寒热，癥瘕积聚，瘿气，逐血止痛，疗金疮”。《名医别录》仅补治“鼻衄”，亦不言治痢。可见经方最早记录白头翁有治痢之效。此后《本草经集注》《唐本草》均载其“疗毒痢”，《药性论》载其“止腹痛及赤毒痢，治齿痛，主项下瘤疬”，可见治痢是白头翁的重要功效。现代研究白头翁汤确为治痢效方，其中4味药都有治痢作用。据此，能治痢是考求白头翁来源的重要依据。

根据白头翁的治痢特性，其来源必定是具有治痢作用且有“白头”的特征。无论动物与植物，都有名为“白头翁”者，但经方的白头翁据载乃植物，古代本草学家对其“白头”在何处，则见仁见智，莫衷一是。

“近根白茸”与“实毛披下”之争：梁代陶弘景最早描述了白头翁形态：“处处有。近根处有白茸，状似人白头，故以为名。”可见陶氏认为该药的“白头”特征是指“近根处有白茸”。苏敬《唐本草》的描述迥然不同：“其叶似芍药而大，抽一茎，茎头一花，紫色，似木堇花。实大者如鸡子，白毛寸余皆披下以纛头，正似白头老翁，故名焉。今言近根有白茸，陶似不识。”可见苏敬认为是其果实有寸许白毛批下，似白头老翁，以下简称“实毛批下”说。苏敬另外提到：“太常所贮蔓生者，乃是女萎。”这种蔓生女萎，今考为毛茛科铁线莲属植女萎 *Clematis apiifolia*。这种植物也能治痢，其宿存的花柱羽毛状，可能因此被误作白头翁。但女萎的羽毛状的花柱比较稀疏，并不很像人白头，故苏敬已先将此物排除在外。其他本草也有描述白头翁形态的，凡其中不涉及"白头"特征者，都不在本文引述讨论之列。

对陶、苏两家之说，后世本草学家选边站队，各执一说。例如《开宝本草》云："验此草丛生，状如白薇，而柔细稍长。叶生茎头如杏叶，上有细白毛。近根者有白茸，旧经陶注则未述其茎、叶。唐注又云'叶似芍药，实大如鸡子，白毛寸余'，此皆误矣。"显然这是支持陶弘景的"近根白茸"说，并补充描述了茎叶形态。宋代苏颂《本草图经》则糅合《蜀本草》所引唐《图经》及《开宝本草》之文，独不采《唐本草》之说，可见也是倾向于陶说。

明确支持苏敬的只有北宋本草学家寇宗奭，他在《本草衍义》中评曰："《唐本》注及《药性论》甚详。陶隐居失于不审，宜其排叱也。新安县界兼山野中，屡尝见之，正如《唐本》注所说。"看来寇宗奭是亲自见过如苏敬所说的那种"实毛批下"的白头翁。

明代李时珍对本品无新说，但引用了明代汪机《本草会编》的评论："寇宗奭以苏恭为是，苏颂以陶说为是。大抵此物用根，命名取象，当准苏颂《图经》，而恭说恐别是一物也。"汪机虽偏于陶说，但理由并不充分。清代植物学家吴其濬对白头翁亦无定见，他引的资料及所附药图对考证均无大用。吴其濬云："草之有白毛者以翁名之皆可。"若按此说，则白头翁一药的来源在古代确实难以确认。

不可忽视的一条重要考证途径是历代的"传承"，即历代师徒相承、口口相传的白头翁来源。为了解决这一问题，现代本草学者开展了广泛的市场调查，考察当今各地所用白头翁的来源，结果发现其根头部残留白色绵毛者来源于多种毛茛科植物，以及蔷薇科植物委陵菜、翻白草、菊科植物祁州漏芦等，确实相当混乱[1]。那么这些各地所用的白头翁，有没有苏敬《唐本草》说的"实毛批下"特征的植物呢？

苏敬在描述白头翁形态时，使用了"纛头"一词。"纛（dào）头"是用羽毛或毛须做的装饰物，可用于装饰舞具及帝王车架，也可作为军中大旗杆上端的饰物。现代人对"纛头"缺乏感性认识，但都知道红缨枪头下四散批下的红色"缨穗"。这种"缨穗"也可以说就是一种微型"纛头"。那么，果实大如鸡蛋，其上有寸把长的白毛，披散而下，其模样像"纛头"（或"缨穗"）的植物是民间所用哪一种白头翁呢？经现代学者考证，这种植物就是毛茛科植物白头翁 *Pulsatilla chinensis*，其瘦果花柱宿存，长而弯曲，多数瘦果集成头状（类圆形，苏敬形容为"如鸡子"），密生长白毛，四散批下，其状如老翁之头，又好像是"纛头"（图 102-1）。巧合的是，这种白头翁的根头顶端部分绒毛特多成丛，也符合"近根白茸"说（图 102-2）。换言之，这种植物符合陶弘景、苏敬两家的说法。

---

1 谢宗万. 中药材品种论述：中册 [M]. 上海：上海科学技术出版社，1994：523.

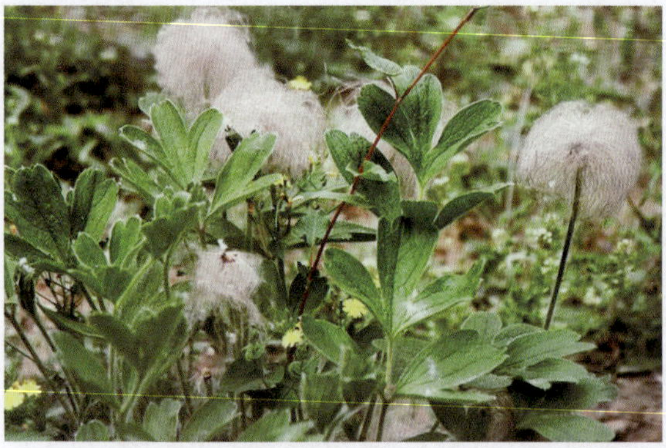

图 102-1　白头翁果实集成的“纛头”状白毛须

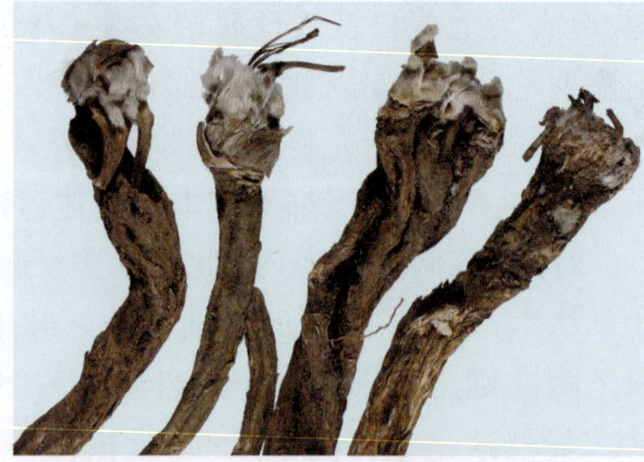

图 102-2　白头翁根头的白茸毛

更重要的是，现代药理研究证实这种白头翁根的鲜汁、煎剂、乙醇提取物等均有明显的抗阿米巴原虫及多种致病菌的作用，此与《唐本草》所云“甚疗毒痢”完全吻合。因此，毛茛科的白头翁包括了古代根头白茸与果实披毛两种特点，且确实具有治痢之效，这应该就是古代白头翁的正品。宋苏颂虽然只支持陶说，但他的《本草图经》所附“商州白头翁”（图 102-3）、“徐州白头翁”（图 102-4）两图，据考其形态皆类似毛茛科植物白头翁 *Pulsatilla chinensis*。[1]有了以上的考证结果，千百年争论不休的问题可以一锤定音，故当今《中国药典》明确规定正品白头翁来源于毛茛科植物白头翁 *Pulsatilla chinensis*。

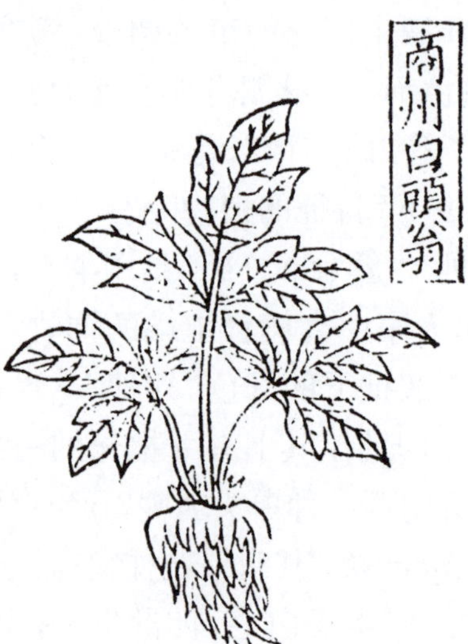

图 102-3　《本草图经》（政和）商州白头翁

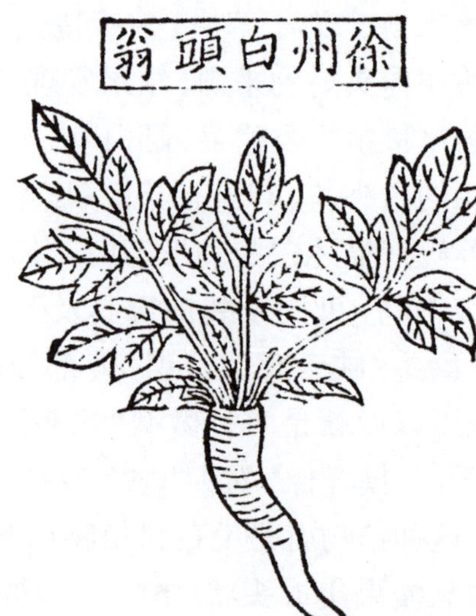

图 102-4　《本草图经》（政和）徐州白头翁

1　郑金生，张志斌．本草纲目药物古今图鉴 [M]．北京：科学出版社、龙门书局，2020：762.

【附言】

仲景经方治热痢的白头翁，古代的药物来源非常混乱。但现代药物学者将古本草所载形态考察与传承使用的品种、治痢特效结合起来进行研究，出色地证明其正品应该是毛茛科植物白头翁 *Pulsatilla chinensis*，药用根。鉴于当代还有的地区沿袭使用其他植物来源的白头翁，因此建议从事白头翁实验或临床研究时，所用药材必须事先经过来源鉴定。

据古本草记载，白头翁还有治痢之外的若干功效主治，现代已有运用白头翁治疗痈疮肿毒及其他热性病的尝试[1]，因此期待扩大白头翁运用范围的相关研究越来越多。

---

1 雷载权，张廷模. 中华临床中药学：上卷 [M]. 北京：人民卫生出版社，1998：523.

103

败蒲、蒲灰（2）

【提要】

败蒲即久卧破败的用蒲草编织的席垫。早期原始用药谓此物久得人气，故用其破血祛瘀。蒲灰则有败蒲烧灰、香蒲烧灰、生蒲黄粉3种说法，以下分述之。

【药源辨析】

败蒲、蒲灰的来源及功用：《金匮要略》用“败蒲”者1方，用“蒲灰”者1方。这两方的“蒲”都源于同一种植物。

“败蒲”即《名医别录》首载的“败蒲席”，据载“主筋溢恶疮”。梁代陶弘景释其来源：“蒲席惟船家用，状如蒲帆尔。人家所用席，皆是莞草，而荐多是蒲，方家有用也。”陶氏所言船家所用的“蒲席”“蒲帆”都是蒲草叶片编织成的，但陶氏认为一般人家用的“席”是莞草织的，“荐”是蒲草织的，这两者医家都用。《唐本草》指出：“席、荐一也，皆人卧之，以得人气为佳也。”即“席”和“荐”都是供人睡觉用的铺垫之物，不同地区有不同的名称而已，例如“青、齐间人谓蒲荐为蒲席，亦曰蒲蓋，谓藁作者为荐尔。山南、江左机上织者为席，席下重厚者为荐”。

这种铺垫用的蒲草席垫不管它叫什么，在早期巫医用药思维中，接触了人气就有灵气，所以“当以人卧久者为佳”（《唐本草》注）。入药用破败的蒲草席，就是因为它用得久，得人气最多，这就是“败蒲”和“败蒲席”之名的由来。败蒲烧灰，即“蒲灰”，按巫医思维，败蒲的灵气还在蒲灰里。蒲的原植物是寻常可见的水草，属于香蒲科植物香蒲 *Typha orientalis*、水烛 *Typha angustifolia* 或其他同属近缘植物。

由于败蒲席与人体接触，得人气多，所以在早期原始用药法中，赋予败蒲席破血化瘀的功效。唐代《药性论》云：“败蒲席亦可单用。主破血。从高坠下，损瘀在腹刺痛。”《金匮要略》“治马坠及一切筋骨损方”中，除先用“败蒲（一握三寸）”与其他活血祛瘀药一起煎煮之外，还要配合“先剉败蒲席半领，煎汤浴，衣被盖复，斯须通利数行，痛楚立瘥。利及浴水赤，勿怪，即瘀血也”。这个特殊的外洗法以及洗浴后的反应（下利及浴水皆赤），被作为瘀血排出的征象。这就是巫医用药法的体现。此方类似败蒲席的还有绯帛、久用炊单布等，在巫术接触律思维中，以为这类器物也有利于破血祛瘀。

《金匮要略》另有“蒲灰散”，主治“小便不利”或“厥而皮水者”。该散由蒲灰、滑石两味药组成。其中蒲灰用量独重，为主药，故其功用为利水无疑。关于“蒲灰”的来源，《证类本草》在“败蒲席”条下收录“《外台秘要》治坠下，瘀血在腹肚，取蒲灰二钱，酒服”方。此外还收录《备急千金要方》《胜金方》用“蒲席烧灰”或“以旧败蒲席烧灰”的两方，可见宋代唐慎微认为“蒲灰”就是败蒲席烧灰。李时珍《本草纲目》“蒲席”下收录了《金匮要略》“小便不利”方，其中2味药是“蒲席灰”与“滑石”，此即“蒲灰散”。这说明代李时珍也认为蒲灰就是败蒲席烧灰。此说现代亦有支持者[1]。

但《千金方》卷二“淋闭”下“治小便不利，茎中疼痛，小腹急痛方”，用蒲黄、滑石二味；此处虽未明说此方出《金匮要略》，但很明显是改蒲灰为蒲黄。蒲黄首载于《神农本草经》，有利小便、消瘀血之功，此与张仲景用“蒲灰”利尿相同。《唐本草》云：“蒲黄，即此香蒲花”，可见蒲黄与败蒲的原植物是同一种，且蒲黄功效以祛瘀为主，兼有利尿之功，用于“蒲灰散”，并不相悖。此后明代楼英《医学纲目》云蒲灰“恐即蒲黄粉”。明末卢之颐《本草乘雅半偈》亦云：“蒲槌，即蒲萼也。黄即花上粉屑，一名蒲灰。”但卢氏并未出示文献依据。清代邹澍《本经疏证》卷四“蒲黄”提出一个新观点：“《金匮要略》用蒲灰散利小便，治厥而皮水解者，或以为香蒲，或以为蒲席烧灰。香蒲但能清上，不云能利水；败蒲席《别录》主筋溢恶疮，亦非利水之物。”他个人用蒲黄亲治舌胀“黍铢无爽”，云正合治水之肿于皮，故认定蒲灰即蒲黄，且“曰蒲灰者，蒲黄之质固有似于灰也，赵以德《金匮衍义》亦云”。言蒲黄之质似于灰而用蒲黄，比较牵强。蒲黄与蒲灰皆源于香蒲，但蒲灰乃败蒲烧灰，用败蒲本出巫家，将药烧灰也是巫家常法，但早期本草并未言败蒲、香蒲有利尿之力，何以烧灰即能利尿？《本经》言蒲黄可利小便，故最晚在唐代就出现以蒲黄取代蒲灰之例，且持此说者古今皆有，不乏其人，这提示可能有临床验证基础的变革，改用蒲黄，不无道理。

然近代伤寒大家曹颖甫《曹氏伤寒金匮发微》中另有一段新说：“蒲灰散一方，今人不用久矣，世皆论蒲灰为蒲黄，其实不然。[2]”他认为“蒲灰即溪间有大叶菖蒲”，并举了一个用干菖蒲炽炭焚成灰，与滑石同用，治一全身水肿病人的病案获效。大叶菖蒲即今天南星科菖蒲属植物菖蒲 *Acorus calamus*，与蒲黄、蒲席的原植物完全不同。若这种蒲叶片烧灰治水肿也能获效，则原植物是什么看起来并不重要，重要的是“灰”。植物烧灰所得的草木灰，含钾元素很高，主成分为碳酸钾（K_2CO_3），可以利尿，故《唐本草》“冬灰”（即草木灰）条说“用煮小豆，大下水肿”。若从钾盐利尿角度来看，蒲灰利尿并非不可能，其效也未必源于巫家，或有临床实践支撑。当然，终极的结论，最好配合现代的临床验证与药理实验。

---

1 柴瑞霁.《金匮》“蒲灰”的本草考证 [J]. 成都中医学院学报，1989，12（1）：43-44.

2 曹颖甫. 曹氏伤寒金匮发微 [M]. 上海：上海科学技术出版社，1959：140.

104

贝母(2)

【提要】

经方只有两方使用贝母，但这两方若用现代的川贝母去解释其作用，都不合适。早期本草所载贝母的功效，与后世所用贝母的功效也不相同。贝母从三国、晋代就有百合科、葫芦科两类不同的来源，究竟哪一种更适合经方所用贝母？这是本节要讨论的问题。

【药源辨析】

经方贝母的功用：经方用贝母方仅 2 首，其中《金匮要略》1 首，《伤寒论》1 首。

《金匮要略》"当归贝母苦参丸"，主治"妊娠，小便难，饮食如故"。清《医宗金鉴》对此加按语："方证不合，必有脱简，不释。[1]"但清代尤怡分析："小便难而饮食如故，则病不由中焦出。而又无腹满身重等证，则更非水气不行。知其血虚热郁而津液涩少也。《本草》当归补女子诸不足，苦参入阴利窍除伏热，贝母能疗郁结，兼清水液之源也。[2]"此言贝母可散郁清热。

日本丹波元简提出一种看法："案：贝母，《神农本草经》、甄权并云'治产难'，而《外台·子痫门》'小品葛根汤'方后云：'贝母令人易产。若未临月者，升麻代之。'此说虽不可信，然足见其亦有利窍之功。本方所用，盖取之于利窍耳。"可见丹波氏推测贝母有利窍易产之能，故用于妊娠之病。以上贝母在"当归贝母苦参丸"的作用，都是推导而来，不甚贴切。

《伤寒论》"白散"，由桔梗、巴豆、贝母 3 药组成，或名"三物白散"。此方治"寒实结胸，无热证者"。《医宗金鉴》方义解作："是方也，治寒实水结胸证，极峻之药也。君以巴豆，极辛极烈，攻寒逐水，斩关夺门，所到之处，无不破也；佐以贝母，开胸之结；使以桔梗，为之舟楫，载巴豆搜逐胸邪，悉尽无余。"

但《外台秘要》所引仲景《伤寒论》"桔梗白散"，其治证却是："咳，胸中满而振寒，脉数，咽干不渴，时出浊唾腥臭，久久吐脓如粳米粥者，肺痈也。"贝母在此方中又发

---

1 清·吴谦，等. 医宗金鉴：上册 [M]. 郑金生，整理. 北京：人民卫生出版社，2017：557.

2 清·尤怡. 金匮要略心典 [M]. 叶进，点评. 北京：中国医药科技出版社，2018：157.

挥什么作用？“开胸之结”？“清热化痰”？

《神农本草经》载：“贝母：味辛，平。主伤寒烦热，淋沥、邪气、疝瘕，喉痹，乳难，金疮风痉。”《名医别录》补充的内容为：“苦，微寒，无毒。疗腹中结实，心下满，洗洗恶风寒，目眩项直，咳嗽上气，止烦热渴，出汗，安五脏，利骨髓。”以上《神农本草经》《名医别录》二者之间的药性功用就互不相同，经方贝母功用的差距较大。其中仅《名医别录》所载主“咳嗽上气”与后世川贝母“止咳化痰，清热散结”尚有些许联系。对此，有必要先对历史上贝母的来源作深入考察。

贝母的来源：“贝母”之名，陶弘景曰：“形似聚贝子，故名贝母。”这是形容其地下鳞茎的形态。此植物即《诗经·国风·墉》：“陟彼阿丘，言采其莔。”“莔”(méng)一作“蝱”。《毛传》：“蝱，贝母。”

接下去，对贝母的形态，大而言之，有两种意见。

(1) 晋代郭璞注《尔雅·释草》云：“莔，贝母。根如小贝，员而白，叶似韭。”此形者似为百合科植物，聚贝，即小贝壳聚合，类似百合科植物的鳞茎。《唐本草》云“此叶似大蒜”，与“似韭”基本一致。宋代苏颂《本草图经》介绍宋代“似韭”的贝母“罕复见之”，但该书所附的“峡州贝母”图(图 104-1)，以及传承至今的贝母用药实际，可知此植物当为百合科贝母属植物川贝母 *Fritillaria cirrhosa* 及其某些同属近缘植物。“峡州”即今湖北宜昌。

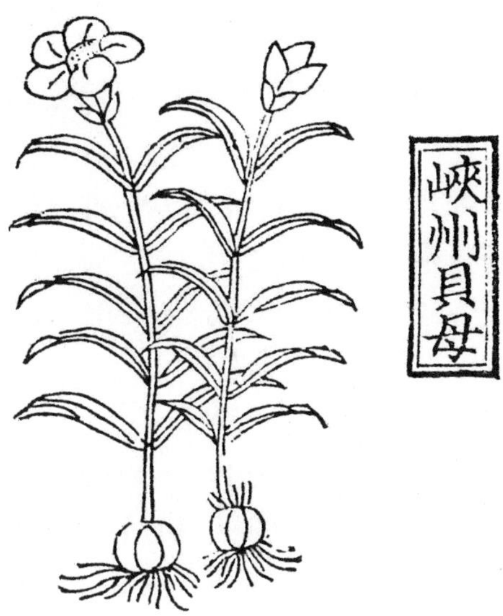

图 104-1 《本草图经》(政和)峡州贝母

现代此类贝母植物来源有多种，兹不逐一罗列。其产地多分布在高寒地区，如四川、西藏、甘肃、青海、云南等高原地带。其药材(鳞茎)总体个头不大(古称“小贝”)，形似“聚贝”，有的外层鳞叶大小不一，大瓣抱小瓣，俗称“怀中抱月”。不同产地来源的此类贝母药材大小、形状又略有差别，但药材总称为“川贝母”。宋代此类贝母虽不多见，但在明末，此类川贝母被作为贝母佳品。明末李中立《本草原始》所绘的“贝母”药材图(图 104-2)即此类贝母。其同时代的倪朱谟《本草汇言》也称“川者为妙”，同时指出“然川者味淡”[1]，此与《神农本草经》的味“辛”，《名医别录》的味“苦”有所不同。

宋代《本草图经》所述“今河中、江陵府、郢、寿、随、郑、蔡、润、滁州皆有之”的贝母，其“根有瓣子，黄白色，如聚贝子，故名贝母。二月生苗，茎细青色，叶亦青，似荞麦，叶随苗出。七月开花碧绿色，形如鼓子花。八月采根，晒干。”此种根(鳞茎)

[1] 明·倪朱谟. 本草汇言 [M]. 郑金生，甄雪燕，杨梅香，校注. 北京：中医古籍出版社，2005：53-54.

形似百合科植物，或考证为百合科大百合属植物荞麦叶大百合 *Cardiocrinum cathayanum* 或大百合 *Cardiocrinum giganteum* 等，但其叶不似荞麦叶、茎粗、鳞茎不似贝母（川贝母），现代仅湖南称其为“土贝母”[1]。可见宋代多见的这种叶似荞麦的贝母，现在还很难考证它究属何物。

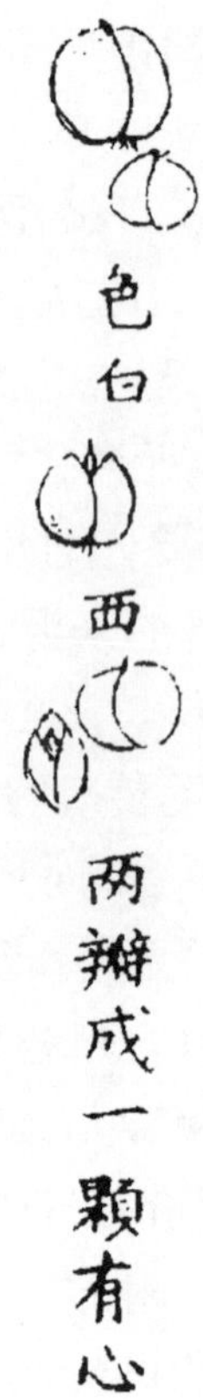

图 104-2 《本草原始》贝母

明末市场上又出现了一类贝母，其形“大如栗瓣，其色且黄，近古所未见之物也。其形则略似，而大小极不相类”，此类贝母产“辽东或两浙”[2]，明末正统医家将此作为伪品。但入清以后，此类贝母因主产浙江象山，又称“浙贝”“象贝”，经过若干年的发展，竟然成为贝母的一大类型。此类浙贝的植物来源为 *Fritillaria thunbergii*，该植物鳞茎虽与川贝相差甚大，但其植物却与川贝同科属。清代赵学敏《本草纲目拾遗》比较两者的效用，认为“川贝与象贝性各不同。象贝苦寒，解毒利痰，开宣肺气。凡肺家挟风火有痰者宜此。川贝味甘而补肺矣，不若用象贝治风火痰嗽为佳。若虚寒咳嗽，以川贝为宜。[3]”这种苦寒的浙贝出现年代晚，与经方所用无关，以上所述，虽然互不相同，但都是百合科植物，而另一种三国时人所载的贝母却不是同科植物。

（2）三国吴人陆机（一作陆玑）《诗义疏》云：“莔，今药草贝母也。其叶如栝楼而细小，其子在根下如芋子，正白，四方连累相着，有分解。[4]”此说的年代比晋代郭璞注《尔雅》还要早。可见最晚在三国之时，贝母已有异物同名品。《雷公炮炙论》提到一种“丹龙精”，其形为“独颗团，不作两片、无皱者”，很类似陆机说的“根下如芋子”。宋代苏颂《本草图经》引述了陆机之说，但却声明：“今近道出者正类此。郭璞注《尔雅》云‘白花，叶似韭’，此种罕复见之”。这说明北宋时靠近都城（今河南开封）地区所出的贝母都是此类。《本草图经》所附的“贝母”图（图 104-3）正似此类贝母，今考为葫芦科植物假贝母（藤贝母）*Bolbostemma paniculatum*，又称土贝母，其地下鳞茎与陆机说基本一致。但在明代，推崇的是川贝母，对这种“叶如栝楼”的贝母很少有人提及。

清代土贝母一名多见，但其来源既可能是葫芦科土贝母（鳞叶不规则块状），也可能是百合科的浙贝母，又叫象贝母（个大，独瓣，即从鳞茎分离出来的外层肥厚鳞叶，形似元

---

1 谢宗万．中药材品种论述：上册 [M]．上海：上海科学技术出版社，1990：404.

2 明•傅懋光．医学疑问 [M]// 郑金生．海外回归中医善本古籍丛书：第十二册．北京：人民卫生出版社，2003：546.

3 引自：清代赵学敏《本草纲目拾遗》卷五“浙贝”，清同治十年（1871）张应昌吉心堂刻本。

4 三国吴•陆机．毛诗草木鸟兽虫鱼疏 [M]// 丛书集成初编．上海：商务印书馆，1936.

宝)。这两种土贝母都在民间传承使用，但现代很少把浙贝母(象贝母)称作土贝母。

葫芦科土贝母今产辽宁、陕西、湖北、河南、河北、山西、山东等地。据当今若干地区的使用经验，其功能主要是解毒疗痈，散结消瘰，多用于乳痈、瘰疬、痰核、疮疡肿毒，疣赘，蛇虫伤等[1]，此与百合科贝母主要用于清热润肺，化痰止咳有很大的区别。

现代《中国药典》收载了“土贝母”“川贝母”“平贝母”“伊贝母”“浙贝母”“湖北贝母”6 种。其中后面 4 种贝母出现的历史很晚，肯定与经方贝母无关。历史悠久的是上述“川贝母”“土贝母”，经方贝母只能是这两者中的一个，如何辨别？

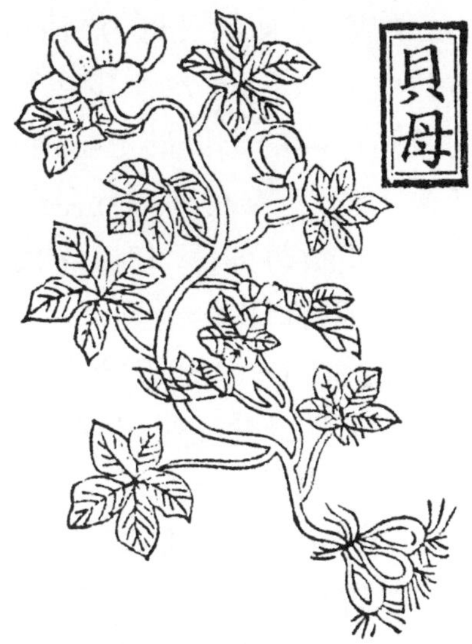

图 104-3 《本草图经》(政和)贝母

经方贝母之辨：川贝母原植物出现历史虽早，但在宋代已“罕复见之”，汉代是否能多见？无法测知。明代川贝母被用作正品，现今已成为细料补品，味甘淡而价昂，若用于《伤寒论》“白散”(治寒实结胸)或《外台秘要》所引张仲景“桔梗白散”(治肺痈)，此皆为实证，能取效吗？《神农本草经》《名医别录》所载贝母的“味”与川贝不符，功效亦仅有《名医别录》所载“咳嗽上气”与川贝主治相同。看来只有从现代川贝母、土贝母主要传承用法入手，来推测经方所用贝母的来源。

前述当今川贝母主要用于清热润肺，化痰止咳，土贝母主要用于解毒疗痈，散结消瘰，其功能相差很大。那么，古代医方书实用的贝母，其主治如何？要全面统计古代医方实在是花费工夫太大。唐代收方最多、最能反映唐代及其以前药物实用状况的是王焘《外台秘要》。今姑且从此书入手，看看古人如何使用贝母。

《外台秘要》使用贝母的药方共有 52 个，其中 41 个属于咳嗽喘息痰饮方，其主治包括肺热咳、积年咳、天行咳、唾血气咳、气嗽、悬饮、上气、少小咳嗽等。能证明贝母是其中主药的有贝母煎(治暴热咳)、贝母散(久咳喘鸣)。这个数字证实唐代及其以前的贝母最常用的还是各种原因的咳嗽。

此外的 11 方，《伤寒论》2 方，皆为桔梗白散，主治一为伤寒结胸，一为肺痈。此外疗瘰疬、瘿瘤 2 方，胸背、心腹痛 2 方，鳖瘕 1 方(以上主治共 7 方)，发汗 1 方，盗汗 1 方，子痫 1 方，马热方 1 方。

结合现代的贝母传承使用情况，川贝母主要用于清热润肺，化痰止咳，因此《外台秘要》中治各种咳嗽喘息的贝母，应该都是属于百合科的川贝母。而治疗瘰疬瘿

---

1 国家中医药管理局《中华本草》编委会. 中华本草(5)[M]. 上海：上海科学技术出版社，1999：510.

瘤、鳖瘕、肺痈的贝母，应该属于葫芦科的土贝母。经方桔梗白散主证结胸或肺痈，与肺中气机不利、水饮痰喘的病机有很大的不同，属于寒实壅结、肺痈成脓，似乎运用散结疗痈的土贝母更贴切。从土贝母出现的历史来看，它与仲景时代非常接近，产地又多，不难得到。且在经方中，还没有用贝母治咳嗽的记载，因此若怀疑桔梗白散是用川贝母的话，何以它最常用的治咳嗽功用在该书毫无表现？所以本书倾向于经方所用贝母即今土贝母。是耶非耶？还希望有更多的新史料，或通过现代实验（包括实验室与临床）去加以验证。

关于贝母的反药：传统的“十八反”中有“半、蒌、贝、蔹、及攻乌”，其中有贝母反乌头。本书对“十八反”的看法是：从张仲景医书的有关记载，可知该书并未遵守“十八反”之说。凡是与毒剧药（乌头、甘遂、藜芦等）配对的“反药”，即便中毒，也无法判断是毒药过剂还是配伍失当。另经方所用贝母来源至今无法确定，如何能肯定与乌头相反的是哪种贝母？《中国药典》连那些在“十八反”形成之后出现的浙贝母、伊贝母、平贝母、湖北贝母等之后也注明“不宜与川乌、制川乌、草乌、制草乌、附子同用”，既无本草记载，又无实验证明，这样的“不宜”与古代的避名讳近似，故本书不议此等毫无历史意识的臆测之说。

【附言】

贝母在经方中的作用，至今没有令人满意的解答。清代《医宗金鉴》对“当归贝母苦参丸”的用药干脆以“方证不合，必有脱简”为借口，不加解释。现有的解释也不甚贴合。本书之说，不支持经方用川贝母之说，倾向于经方用土贝母，但这毕竟还是文献推论，难以作为定论，仅希望本书的初步梳理，能为进一步的研究做铺路石。

105

菖蒲（2）

【药源辨析】

菖蒲的功用及来源：经方中用“菖蒲”者仅 2 方，其中《伤寒论》1 方，《金匮要略》1 方。

《伤寒论》“麻黄升麻汤”有药 14 味，其中“葳蕤”之后有注：“一作菖蒲。”此方主治“伤寒六七日，大下后，寸脉沉而迟，手足厥逆，下部脉不至，喉咽不利，唾脓血，泄利不止者，为难治。”这样复杂的主证，用药又这么多，要考察其中一味经方稀见的药，非常困难。臆测无益，不如不议。

《金匮要略》治“尸厥，脉动而无气。气闭不通，故静而死也”。此病亦叫“假死”，扁鹊诊治虢国公子“尸厥”即是此病。《金匮要略》对“尸厥”的判断是“脉动而无气”，即有微弱的脉搏跳动，却已“无气”，即没有呼吸了。此病的抢救方有 3 个，其中一法是用“菖蒲屑纳鼻两孔中，吹之”。

“菖蒲”首见于《神农本草经》记载：“味辛，温，主……开心孔，补五脏，通九窍，明耳目，出音声”。用菖蒲屑辛香的粉末吹入鼻孔，刺激鼻腔，有望引起假死之人喷嚏。这种方法当属“通九窍，出音声”的功效范围。

《神农本草经》“菖蒲”（最早名“昌蒲”）并无形态描述，仅凭药名很难考察其药物的来源。《名医别录》始云“一寸九节者良”，这种菖蒲当为天南星科菖蒲属植物石菖蒲 *Acorus tatarinowii*，入药用“辛香”的根茎，适合抢救尸厥，且《名医别录》的时代与经方时代最接近，故经方所用菖蒲当为石菖蒲。此种石菖蒲具有生水石间（非池泽），瘦根、密节（所谓“一寸九节”），高不足一尺等特点。其主要功能是芳香开窍，和中化湿，较为常用，且被收入了现代《中国药典》。古代菖蒲来源还有数种，因与经方所用无关，故不赘述。

石菖蒲在经方中的用途很狭窄，毕竟“尸厥”不是常见病，故经方所收菖蒲方对后世影响很小。后世石菖蒲以其气芳香，常用于开窍和中，祛湿辟浊，治心腹冷痛等，与唐代及其以前的用法已经有较大的不同。

106

大麦粥(2)

【药源辨析】

大麦的主要功用：经方用大麦仅2方，皆在《金匮要略》中。

其一为“消石矾石散”，主治女劳黑疸。该散只有两味矿物药，用大麦粥的“汁”(即不带麦粒的汤汁)拌和散剂，便于服用。大麦首见于《名医别录》所载，云可“味咸，温、微寒，无毒。主消渴，除热，益气调中”，用来送服治女劳之药是一举两得。

其二是“白术散”，用于妊娠养胎。在此方的加减药最后，提到“已后渴者，大麦粥服之。病虽愈，服之勿置。”即多种不适症状都消除之后，还感到口渴，也可以继续服用大麦粥。大麦除热、益气调中，最适合病后调理，对病后口渴者更佳。

后世大麦较少见于处方，多用它制成“麦芽”。现代大麦则多供作饲料，或作“麦芽”、酿酒与制糖等[1]。

大麦的来源与后世用法：关于大麦的来源，古本草常就大麦、穬麦、青稞的名实争论不休，本条不再罗列争议过程，仅出示现代研究结果。现代学者在本草考证的同时，结合传承至今的习惯用法，认为植物学的大麦是禾本科大麦属中的一个种 *Hordeum vulgare*。现在一般说的大麦是该种的原变种 *Hordeum vulgare* var. *vulgare*，俗称“皮大麦”(颖果熟时粘着于稃内，不脱出)。另一个变种即青稞 *Hordeum vulgare* var. *nudum*，俗称“裸大麦”(颖果成熟时易于脱出稃体，即陈藏器所说“天生皮肉相离”)，古代又名“穬麦”。现代《中国药典》未收“大麦”，但收载了“麦芽”，其原植物即大麦 *Hordeum vulgare*。

---

1 罗桂环. 中国栽培植物源流考 [M]. 广州：广东人民出版社，2018：63.

107

糜粥(1)

【药源辨析】

糜粥功用及来源：《伤寒论》十枣汤后载糜粥1次。

糜粥不是入方作药用，乃服此方"得快下利后，糜粥自养"，即在服用峻下药，导致剧烈泻下之后，给予患者服糜粥，调养身体。

《素问·脏气法时论》云："毒药攻邪，五谷为养。"服用峻烈药攻邪之后，病去人疲，糜粥可养。"糜粥"从字面上看，有两种解释：

(1) 浓稠的粥：《说文解字·米部》："糜，糁也。"《释文·释饮食》："糜，煮米使糜烂也。"从这个意义上来说，糜(mí)就是粥。还有一种说法是"糜厚而粥薄"，此说有些牵强。宋代寇宗奭《本草衍义》"丹黍米"："黍皮赤，其米黄。惟可为糜，不堪为饭，粘着难解。"此句将"糜"与"饭"对文，则糜粥就是粥，今之稀饭也。

(2) 糜子熬的粥："糜"(méi)也是谷物的一种。《唐本草》"稷米"云："稷即穄也。今楚人谓之稷，关中谓之糜，呼其米为黄米，与黍为仙秫，故其苗与黍同类。"也就是说，糜是禾本科植物稷(黍 *Panicum miliaceum*)栽培种的别名，今俗称糜或糜子，谷粒去壳称"大黄米"，可作饭食，不黏，黏的是黍。这种糜子宛如稻中的粳米，适合作饭，病后服用最适宜。

以上两种意思，在经方中似乎第一种更切合。因为仲景医书只有此一处用糜粥，其余都用粳米，说明该书最多用的是粳米。糜子多用于北方，且仅此一处用"糜粥"，故不大可能特指用糜子熬粥。谷物熬成稀粥，更容易消化吸收。

108

瓜蒂（2）

【药源辨析】

瓜蒂的功用：经方用瓜蒂者仅2方，一存《伤寒论》，一存《金匮要略》（未计《伤寒论》已有之方1首），其中最多用者是“瓜蒂散”，《伤寒论》《金匮要略》皆有此方。

“瓜蒂散”由瓜蒂、赤小豆两药组成。《伤寒论》两用此方，一治胸中有寒，“胸中痞硬、气上冲喉咽不得息者”；一治“邪结在胸中，心下满而烦”。《金匮要略》用此方，“宿食在上脘，当吐之”。这3处都有仲景提示：“不吐者，少少加，得快吐乃止。”说明此方最突出的功能就是“吐”，赤小豆乃日常食物，不会致吐，引起呕吐的只能是瓜蒂。另仲景提示：“诸亡血虚家，不可与瓜蒂散。”说明瓜蒂涌吐的作用比较强烈，虚证不可用。

《金匮要略》另有“一物瓜蒂汤”，主治“太阳中暍，身热疼重，而脉微弱”，仲景云“此以夏月伤冷水，水行皮中所致也”，方仅瓜蒂一味，煮水服。因为是单味药，功效更容易推定：瓜蒂有利水作用。

《神农本草经》“瓜蒂”云：“味苦，寒。主大水，身面、四肢浮肿，下水，杀蛊毒，咳逆上气，及食诸果病在胸腹中，皆吐下之。”将此记载与经方主治相比，其下水、涌吐功能完全一致。这说明瓜蒂在早期本草与经方中，其功用多同。

瓜蒂的来源：梁代陶弘景云：“多用早青蒂，此云七月采，便是甜瓜蒂也。”李时珍描述甜瓜形态：“北土、中州种莳甚多。二三月下种，延蔓而生，叶大数寸，五六月花开黄色，六七月瓜熟。其类最繁。有团，有长，有尖，有扁。大或径尺，小或一捻。其棱或有或无，其色或青或绿，或黄斑、糁斑，或白路、黄路。其瓤或白或红，其子或黄或赤，或白或黑。”据此，甜瓜即葫芦科黄瓜属植物甜瓜 *Cucumis melo*，药用其果蒂。

关于瓜蒂的来源，日本医家吉益东洞云：“宗奭、时珍以为甜瓜蒂。试之，无寸效也。又有一种，名柿瓜。其种殊少，而其形如柿。又有一种，如柿瓜而皮上有毛者，其始皆太苦而不可食也，及熟则尤甜美，其蒂甚苦，有效可用。《三才图会》所谓青瓜也。[1]”其中所云“柿瓜而皮上有毛者”，不明为何种瓜。《三才图会》所谓青瓜，从其瓜图来看，并非有另种瓜，还是未成熟的甜瓜蒂。日本内藤尚贤《古方药品考》在瓜

1 日•吉益为则. 药征 [M]. 陆翔，郜栾，王旭光，等校注. 北京：中国中医药出版社，2016：73.

蒂下记载了一个病案，服瓜蒂散后“须臾吐粘痰升许”，可见他用甜瓜蒂是能涌吐的。他还记载日本“今除越前者是甘瓠蒂也(即作瓢者也)。其新味苦辛者良。[1]”

吉益东洞说甜瓜蒂毫无药效，但中国本草医书对瓜蒂涌吐痰涎的笃信不疑。宋《本草图经》云：“方书所用，多入吹鼻及吐膈散中。”本草载其治大腹水肿、黄疸、鼻齆、鼻息肉等，较经方更广。北宋《经验后方》云：“此药不大吐逆，只出涎水。”即所吐非胃中食，而是排出痰涎。以末吹鼻，则鼻流黄水，黄疸多用。寇宗奭记甜瓜蒂研末治风涎暴作甚详，且云“此物甚不损人，全胜石碌、硇砂辈”。但涌吐法毕竟有一定风险，故瓜蒂虽然一直作为涌吐药而闻名，但使用频率还是少。现代《中国药典》也未收“瓜蒂”。

1 日•内藤尚贤. 古方药品考 [M]. 北京：北京科学技术出版社，2017：210-211.

109 诃黎勒(2)

【药源辨析】

诃黎勒的功用：《金匮要略》载用诃黎勒方2首。此二方后均有“疑非仲景方”的注文。诃黎勒晚至《唐本草》才入本草，属外来药（其名或译作“诃梨勒”，简称“诃子”）。经方中此类药很少，确有可能是宋代整理《金匮要略》者所添，或其底本在流传过程中掺入此方，今无可考。

《金匮要略·呕吐哕下利病脉证》载单方“诃黎勒散”，主治明确，治“气利”，即下利的一种。另“杂疗方”篇载“长服诃黎勒丸”，主治不明。该方3药，另外两味为陈皮、厚朴，均为理气药，诃黎勒又治“气利”，因此可推断诃黎勒在此方的作用亦应是理气和中，故可以作为“长服”的调理脾胃之方。

《唐本草》“诃梨勒”性能为：“味苦，温，无毒。主冷气，心腹胀满，下食。”唐代《药性论》云：“诃梨勒，使，亦可单用，味苦、甘。能通利津液，主破胸膈结气，止水道，黑髭发。”唐代萧炳《四声本草》则云：“诃梨勒，苦、酸。下宿物，止肠澼久泄，赤白痢。”这些主治包括了《金匮要略》所载的治下利与长服理气。五代末《日华子本草》更明确地指出其功用为“消痰下气，除烦治水，调中，止泻痢，霍乱，贲豚肾气，肺气喘急，消食开胃”等。后世所用，大致不出上述本草所载范围。

诃黎勒的来源：本品为外来药，《唐本草》介绍其产地形态为：“生交、爱州。树似木梡，花白。子形似栀子，青黄色，皮肉相着。”其果实的特点最为明显，故本草中经常提到本品，云其与使君子、栀子相似。本品与栀子的果实都有5条钝棱，《雷公炮炙论》《四声本草》说是“六路”，似当为“五路”。再结合其产地（波斯及交州、爱州、岭南等地），此即今使君子科诃子属植物诃子 *Terminalia chebula* 或绒毛诃子 *Terminalia chebula* var. *tomentella*[1]，药用成熟果实。现代《中国药典》所载“诃子”的来源亦为此二种植物的果实。

---

1 国家中医药管理局《中华本草》编委会．中华本草（5）[M]．上海：上海科学技术出版社，1999：621.

110

韭(2)

【药源辨析】

韭的功用与来源：经方用韭方 2 首，均见于《金匮要略》，一在《杂疗方》篇的“救卒死、客忤死”简便方中，一在《禽兽鱼虫禁忌并治》篇的“治食郁肉漏脯中毒”的单方中。后者“饮生韭汁三升”，表明韭汁是作为解肉类腐败污染引起的中毒。唐代陈藏器《本草拾遗》亦云韭“叶及根，生捣绞汁服，解药毒，疗狂狗咬人欲发者，亦杀诸蛇、虺、蝎、恶虫毒”。其中疗狂犬咬恐系传闻，但据此可知本品在民间曾作为解毒药使用。

至于“救卒死、客忤死”方，其中既使用了医家的药物（韭根、乌梅、吴茱萸），又带有巫医的某些色彩（参“病人栉”条）。“韭”首见于《名医别录》记载，云“味辛、微酸，温，无毒”，有一种辛臭刺激的味道。唐代孟诜《食疗本草》用其治胸痹急痛欲死，亦捣汁用吐胸中恶血，可见民间常用其特性来救治某些急症。《肘后备急方》治“卧忽不寤”（睡中昏迷），“取韭捣汁吹鼻孔，冬月用韭根取汁，灌于口中”。《金匮要略》中的“卒死、客忤死”，也都是不明原因引起的心脏停搏或昏迷假死，此时救急方中用上韭根，也是取辛温刺激，希图挽救危亡于万一。

韭的茎叶是古今常食蔬菜，为今百合科植物韭菜 *Allium tuberosum*。现代《中国药典》未收“韭菜”，但收录“韭菜子”，即韭菜的种子，功能温肾助阳固精。韭子亦见于《名医别录》记载，经方未用，故不多言。

111

狼牙(2)

【提要】

经方狼牙的主治不很明显，但通过对其来源的追溯，可以知道其最主要的功能，并能将其与后世广为人知的仙鹤草(龙芽草)联系起来。

【药源辨析】

狼牙的来源：字面上看“狼牙”是动物药，其实不然。该药出现的历史很早，《神农本草经》“牙子”即此药，一名狼牙。梁代陶弘景云：“近道处处有之，其根牙亦似兽之牙齿也。”但具有此特点的植物太多了，许多植物的根芽初出都像动物尖牙一样。唐本《图经》(见《蜀本草》引)：“苗似蛇莓而厚大，深绿色，根萌芽若兽之牙。今所在有之。”这就把范围局限在蔷薇科植物的范围。

宋代苏颂《本草图经》的文字叙述与唐本《图经》相似，但此书有附图“江宁府牙子”(图 111-1)，该图提示其一回单数羽状复叶的小叶呈大小相间状。此外，南宋王介《履巉岩本草》的“龙牙草”(图 111-2)所绘数片单数羽状复叶，也有复叶的大、小叶相间特征。这说明该植物就是蔷薇科植物龙芽草 *Agrimonia pilosa*，也就是《神农本草经》的牙子(狼牙)。后世诸家本草多载此物，名称或异。

民国初曹炳章观察其所种“龙芽草”，确认就是“仙鹤草”。曹炳章《增订伪药条辨》载其形态为：“叶互生，每茎七叶，尖端一叶，下六叶，两两对生，每对叶下有小耳叶两对，亦对生”[1] 云云，可证“仙鹤草”也就是龙芽草 *Agrimonia pilosa*。现代《中国药典》“仙鹤草”的基原亦即此种，药用地上部分。

狼牙的功用：《金匮要略》有 2 方用“狼牙”。其中单味药方为“狼牙汤”，此汤外用治“阴中蚀疮烂者”，可确定本品可治阴中烂疮。

另一方“九痛丸”，主治“九种心痛”，以及“卒中恶，腹胀痛，口不能言”“连年积冷，流注心胸痛，并冷冲上气，落马坠车血疾等”，可见此方用于心痛救急，兼治内寒、出血瘀血等血症。该方的组成是在“吴茱萸汤”基础上去大枣，加附子、生狼牙、巴豆

---

1 清·郑奋扬，辑著．民国·曹炳章，增订．增订伪药条辨 [M]．上海：上海科学技术出版社，1959：25.

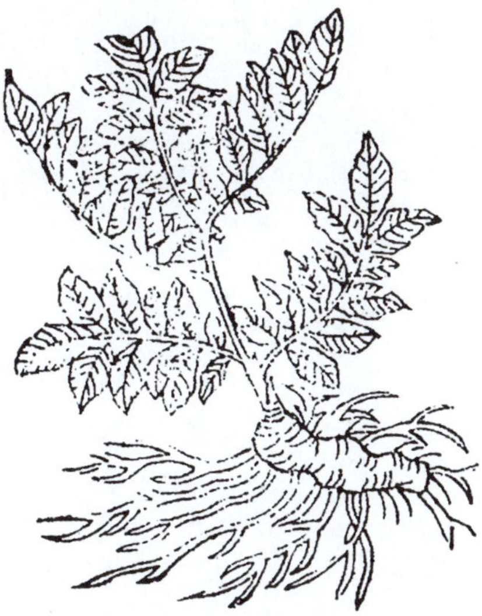

图 111-1 《本草图经》(政和)江宁府牙子

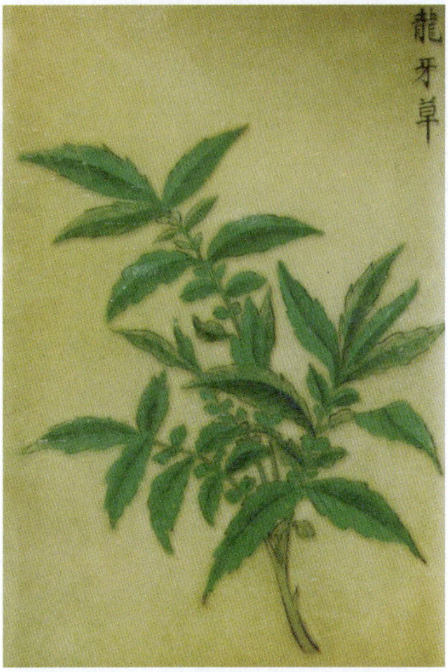

图 111-2 《履巉岩本草》龙牙草

组成，以适应多种原因引起的突发心痛。至于“九种心痛”是哪九种，《金匮要略》并未明言。

考隋《诸病源候论》有多种心痛，但无九种心痛说法。元代危亦林《世医得效方》中有“九痛丸”[1]，其主治“九种心痛：虫痛、疰痛、风痛、悸痛、食痛、饮痛、冷痛、热痛、往来痛”。该方组成为附子、野狼毒、巴豆、人参、干姜、吴茱萸。其主治、兼治、药味数，以及诸药的炮制法均与《金匮要略》“九痛丸”同，唯《金匮要略》“生狼牙”在该方作“野狼毒”，从药名及药性来看，该方“狼毒”实为“狼牙”笔误。那么狼牙适合此九种心痛的哪一种呢？

《神农本草经》“牙子”有“主邪气热气，疥瘙恶疡，疮痔，去白虫”之功。唐《药性论》也说“狼牙”“杀寸白虫，煎汁洗恶疮”。五代《日华子本草》则云“杀腹脏一切虫”。可见本品最突出的功效就是杀虫、治疮。在“九痛丸”中，最适合本品止“虫痛”，即因腹腔内的寄生虫引起的疼痛。宋初《太平圣惠方》有“雷丸散”，主治“九种心痛，虫痛为先”。其药物组成为雷丸、贯众、狼牙、槟榔、鹤虱等 8 种，此可用作狼牙治虫心痛的旁证。

清末南方善治血证的“仙鹤草”兴起，此即古代狼牙草、龙芽草。《金匮要略》“九痛丸”虽能治“落马坠车血疾”，但无法确定是该方何种药物的主要功效。清末民初，仙鹤草以“治吐血颇效”闻名。现代研究也证实本品确实能杀灭人体多种寄生虫，并

---

1 引自：元代危亦林《世医得效方》卷四“大方脉杂医科”，明正德元年（1506）魏氏仁实书堂重刊本。

能止血，故该药的使用又逐渐兴起，并多以“仙鹤草”一名行世。现代《中华本草》《中国药典》所载本品的主要功效为收敛止血，截疟，止痢，解毒，补虚。其中尤其是止血功能运用广泛，《中国药典》还收录了“复方仙鹤草肠炎胶囊”。但本品在经方中的治阴中烂疮、止虫痛功效似乎已被人忘却。

112

麻子仁(2)

【药源辨析】

麻子仁的功用:《伤寒论》用麻子仁或麻仁 2 方,其中 1 方亦见于《金匮要略》。

其一为麻子仁丸,主治胃气强,小便数,大便硬,其脾为约。该方含药 6 味,蜜和丸。该方除配伍泻下药、理气药外,还含油脂的种子类药,麻子仁富含油脂,与杏仁同为润肠通便药。

其二为炙甘草汤,主治“伤寒脉结代、心动悸”,含药 9 味,麻仁用量一般,很不起眼。要考察麻仁在其中的作用,可看其在早期本草中的记载。《神农本草经》“麻蕡”条提及“麻子”:“甘,平。主补中益气,肥健不老。”《名医别录》又加增补:“无毒。中风汗出,逐水,利小便,破积血,复血脉,乳妇产后余疾,长发,可为沐药。久服神仙。”其中“补中益气”“破积血,复血脉”大概是它在炙甘草汤中的作用。

此后晋代葛洪《肘后备急方》治“大便不通,研麻子相和为粥食”;梁代陶弘景云:“其子中人,合丸药并酿酒,大善,然而其性滑利。”唐代《药性论》“大麻人”谓其“治大肠风热结涩及热淋”;唐《食疗本草》载其“治大小便不通,发落,破血,不饥,能寒”;五代南唐陈士良《食性本草》谓大麻人“主肺脏,润五脏,利大小便,疏风气”。其中最突出的功能是滑利通便,此与“麻子仁丸”用麻仁治脾约便硬相合,也是后世用麻仁的最主要功用。

麻子仁的来源:麻子或麻仁(“仁”,古作“人”)的“麻”,即“大麻”,这是我国古老的纤维作物,种子亦可榨油。古诗中“把酒话桑麻”的“麻”即此植物。李时珍介绍其生境、形态为:“大麻即今火麻,亦曰黄麻。处处种之,剥麻收子。有雌有雄:雄者为枲,雌者为苴。大科如油麻。叶狭而长,状如益母草叶,一枝七叶或九叶。五六月开细黄花成穗,随即结实,大如胡荽子,可取油。剥其皮作麻。其秸白而有棱,轻虚可为烛心。”此即桑科植物大麻的亚种 *Cannabis sativa* ssp. *sativa*,我国各地栽培或野生者皆为此种。其茎秆高而细长,分枝稀疏、节间长而中空,能供制取纤维;果仁富含油脂。现代《中国药典》“火麻仁”的基原即此种,药用其成熟果实,功能润肠通便。

此外,大麻的另一亚种 ssp. *Indica* 植株较小,分枝多,节间短而实心,此种的叶片含麻醉性树脂,是生产违禁品“大麻烟”的原料,故此种植物在大多数国家均禁止栽培。我国《神农本草经》“麻蕡”条记载:“多食令人见鬼狂走。久服通神明,轻身。”麻蕡（fén）在古本草中或作“麻勃”，即麻花；或作“麻实”，即果实；或作“牡麻”，即雄麻。《中华本草》将“麻蕡”作为“雌花序及幼嫩果序”。所谓“见鬼”“通神明”，现代或将此视为本品的“致幻”作用。据介绍新疆洋海古墓群出土随葬的大麻叶与大麻籽，可能是供古老的萨满教“通神”仪式所用[1]。这种大麻或即大麻的亚种 ssp. *Indica*。但经方中麻子无此用途，可见不是用此亚种。后世医方书中虽亦偶见麻子被用于见鬼方，但极为罕见。

---

1 忻丽丽.“致幻”：随葬大麻及道教经典中的致幻药物 [J]. 寻根，2016（5）：58-63.

113

芦根(2)

【提要】

仲景医书所用芦根(根状茎)均为解食物毒，后世芦根广泛用于清热生津。《千金》“苇茎汤”究竟是用芦的茎秆还是根茎？本条予以探讨。

【药源辨析】

芦根的功用：经方用芦根方2首，皆在《金匮要略》“禽兽虫鱼禁忌并治”篇。

此二方之一为“治食马肉中毒欲死方”，之二为“食鯸鮧鱼中毒方”(“鯸鮧鱼”即河豚)，皆用芦根煮汁饮，可见芦根在当时被用于解动物肉类中毒。宋《太平圣惠方》“治食马肉中毒闷乱”，据称“捣芦根汁饮一盏，兼作汤浴之，便解”；又，晋代《肘后备急方》“食鲈鱼肝、鯸鮧鱼中毒，剉芦根煮汁一二升，饮之”。此二方与《金匮要略》所载芦根解肉食中毒方相同。故宋《本草图经》载“古方多单用”芦根、蓬茸、笋(嫩根茎)兼解鱼蟹毒。

但芦根在经方中解肉食毒仅是其功用的一小部分。芦根首载于《名医别录》：“味甘，寒。主消渴，客热，止小便利。”此后的历代本草还载其“疗呕逆不下食，胃中热，伤寒患者弥良”(陶弘景)、“能解大热，开胃，治噎哕不止”(《药性论》)、“治寒热，时疾，烦闷，妊孕人心热，并泻痢人渴”(《日华子本草》)。明清以后，芦根广泛用于清肺胃热，生津除烦、止呕哕等。

芦、芦根与苇茎：芦苇是常见植物。宋代苏颂《本草图经》的描述是：“今在处有之，生下湿陂泽中。其状都似竹，而叶抱茎生，无枝。花白作穗若茅花。根亦若竹根而节疏。”此即禾本科芦苇属植物芦苇 *Phragmites communis*。由于地域、生长环境、生长期等的不同，芦又有许多名目(葭、芦、苇、荻、菼、蔰、萑、蒹等)。经过历代本草学家的讨论，最后的意见是，虽然南北的叫法不同，但江南之荻、北地之苇、池圃所植之芦，都是一物，入药芦根只此一种。

此种植物又分部位，所谓“芦根”，是一种最粗浅的说法。芦根有节，在植物学上，属于“根状茎”。植物学意义的“根”，即《雷公炮炙论》云“采得后去节须”的“须”(须根)，不能入药，须清除。所谓“若竹根而节疏”的水下泥土中的“芦根”，其色白，横生，是根状茎，不是根。至于“芦笋”，也不是现代蔬菜“芦笋”(天门冬科植物芦笋

Asparagus officinalis 的嫩苗），而是芦苇水下茎节上冒出来色白而嫩的芽，可以摘取做菜吃，但并不入药。嫩芽一旦长出水面就直立为茎，生出绿叶，这是芦苇的茎，又称"苇茎"。梁代陶弘景说：芦根"当掘取甘辛者，其露出及浮水中者，并不堪用也"。可见古代芦苇的茎不堪入药。

然后《备急千金要方》有一首著名的肺痈方，后世称作"苇茎汤"[1]，此方也附在《金匮要略·肺痿肺痈咳嗽上气病脉证治》后，其中"苇茎"是用茎秆吗？李时珍《本草纲目》将此方放在"芦"的"茎、叶"附方下，主治"肺痈咳嗽"，出处注为"张仲景《金匮玉函方》"。对照陶弘景、苏颂的说法，苇茎"露出"水面，不堪用。时珍以后的医家，罕有人考究其来源，唯照抄"苇茎"，仅个别医药家直接指明其部位，如"茎名苇茎"（《本经逢原》）、"苇茎即芦管"（《张氏医通》）。日本医家村井椿亦云："苇茎，乃芦苇之茎，去叶者也。[2]"他还提到《外台秘要》作"剉苇"。这提醒我们以此为线索，在唐代医书中溯源寻根。

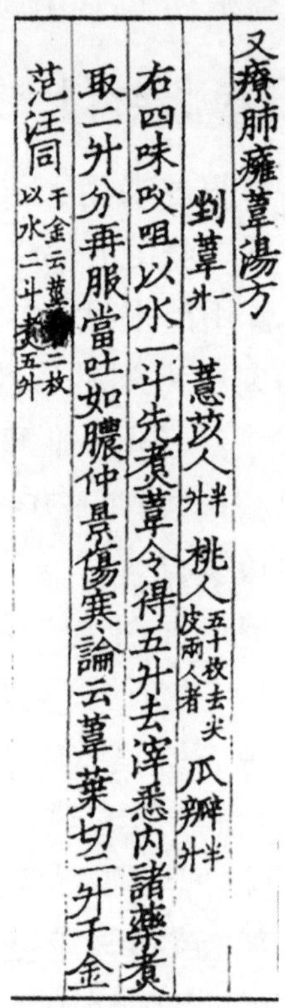
又療肺癰葦湯方

剉葦一升　薏苡人半升　桃人五十枚去尖皮兩人者　瓜瓣半升

右四味㕮咀以水一斗先煮葦令得五升去滓悉內諸藥煮取二升分再服當吐如膿仲景傷寒論云葦葉切二升千金范汪同 千金云葦莖二枚以水二斗煮五升

图 113-1 《外台秘要》书影

"苇茎汤"首见于《备急千金要方》卷十七。《外台秘要》转引时作"苇汤"（图 113-1），方中药名"剉苇"，服用法有"先煮苇"，全方一个"茎"字也没有。该方后有"仲景《伤寒论》云：'苇叶切二升。'《千金》《范汪》同。《千金》云：'茎二枚以水二斗煮五升。'"据此，《外台秘要》所见的此方为"苇汤"，并说"《千金》《范汪》同"。但宋代校正本的《备急千金要方》提到"茎"二枚。《外台秘要》在处方中用的药名是"剉苇"，这不像个药名，"剉"是切斫的意思，一般不放在被"剉"物名前。且《外台秘要》整个方没有出现"茎"字。因此，不能排除《备急千金要方》原方亦无"茎"字。

考唐代医药古籍中，"苇"字多见的组词有"苇薪""苇筒""苇囊""苇袋"等，除"苇茎汤"外，还没有见到其他处用"苇茎"。既然苇、芦是一物，芦根不用露水、浮水中的茎，为什么《备急千金要方》还能用它治肺痈？清代邹澍《本经疏证》为其圆说："《别录》止载芦根而不及苇茎，大率生水中者多与水为事，其根能启水精上滋，治消渴客热，则其茎必系导痰热下流而治肺痈矣。凡有节之物，能不为津液隔阂者，于津液之隔阂而生患害，尤能使之通行，此《千金》所以有苇茎汤欤？[3]"这种象形比类的臆测，也同样能用于其他水生、有节之物，很难作为经方苇茎功用的专门解说。

1　唐•孙思邈．备急千金要方 [M]．影印本．北京：人民卫生出版社，1955：316.

2　日•村井椿．药征续编 [M]．吴昌国，校注．北京：中国中医药出版社，2016：68.（此校注误"剉"为"锉"）

3　清•邹澍．本经疏证 [M]．郭瑞华，谢敬，王全利，等校注．北京：中国中医药出版社，2015：398.

清代《本草二十四品》指出："苇茎：甘，寒。应即芦根。苇，芦之大者。治伤寒内热，消渴客热，亦治呕吐，哕，反胃，止小便数，皆甘益寒降火之功。[1]"但该书未说苇茎即芦根的理由。《中药学讲义》在"芦根"之下提到："治肺痈咳嗽的《千金》苇茎汤，近世多用鲜芦根，效果确实。[2]"此说从临床实效肯定了苇茎即芦根，与古本草所载"露出及浮水中者"不堪用相符。现代《中国药典》"芦根"条的来源即芦苇 *Phragmites communis* 的根茎，其主治有"肺痈吐脓"，亦即"苇茎汤"的功用，这表明《中国药典》也接受了现代《中药学讲义》的说法。

【附言】

据陶弘景所说，"露出及浮水中"的芦根（按植物学此即芦苇的茎）不堪入药。《外台秘要》记载的"疗肺痈苇汤"，也未言"苇"的入药部位。《备急千金要方》（宋代校正本）的"苇茎"一名乃该书独有，别无旁证，但"苇茎"又不堪入药，故产生矛盾。至清末始有苇茎即芦根的说法，理由不明。20世纪60年代全国中医教材会议审定的第一批《中药学讲义》从临床疗效认可苇茎当用芦根之说，成为解决文献记载不确的范例。

---

1 引自：清代佚名氏《本草二十四品》，清代陆懋修、冯汝玖校注，宣统三年（1911）抄本。

2 成都中医学院. 中药学讲义 [M]. 上海：上海科学技术出版社，1964：82.

114

荠苨(2)

【提要】

荠苨在汉代至南北朝以解毒、形似人参闻名，然经方及后世医方中均罕见使用。历史上荠苨来源与沙参、桔梗、党参等都曾有过瓜葛。明代李时珍认为荠苨即杏叶沙参，清吴其濬所绘的“荠苨”即他认为是“杏叶沙参”的植物。现代植物学者又据吴氏荠苨图，认定“荠苨”为心叶沙参。清以后中药荠苨销声匿迹，今医家无用者，市场亦无药材供应。

【药源辨析】

经方荠苨功专解毒：《金匮要略》2 处提到荠苨，一云：“凡诸毒，多是假毒以投，无知时，宜煮甘草、荠苨汁饮之。通除诸毒药。”另一方解钩吻中毒，单用荠苨八两煮汁。可见该药在仲景经方只用于解毒。荠苨最早著录于《名医别录》：“味甘，寒。主解百药毒。”《名医别录》与经方同时代，可见在汉末，此物唯以解毒著称。

荠苨解毒的记载，也散见于宋及宋以前医方及本草中，所解之毒有野葛、钩吻、莨菪及多种药食中毒。梁代陶弘景云：“根味甜绝，能杀毒。以其与毒药共处，而毒皆自然歇，不正入方家用也。”这是一种很奇怪的说法：一味解毒神品，却不被方家所用。早期医药书所载荠苨的解毒力度似乎胜过甘草、犀角。唐代张鷟《朝野佥载》[1]甚至说野猪中药箭，也会寻食荠苨。但野葛、钩吻为古代剧毒药，其来源自古难定，荠苨解剧毒也罕有实例。此药解毒若真如书载，就该大行于世，何以逐渐名气衰微？

“荠苨乱人参”，这是多见于早期本草记载的荠苨外形特征。解毒名气大，形态像人参，按理这样的药不会埋没，但实际情况正好相反。

唐宋及其以前的荠苨来源：荠苨在汉代前后不算冷僻植物。《尔雅》记载：“苨，莀苨。”晋代郭璞注：“荠苨也。”梁代陶弘景云：“桔梗疗蛊毒甚验，俗方用此，乃名荠苨。今别有荠苨，能解药毒，所谓乱人参者便是。非此桔梗，而叶甚相似，但荠苨叶下光明、滑泽、无毛为异，叶生又不如人参相对者尔。”可见疗蛊毒的桔梗也有荠苨别名，且叶与荠苨相似，似为近缘植物。陶氏似乎见过荠苨，称荠苨“根、茎都似人参，

---

[1] 引自：唐代张鷟《朝野佥载》，见《丛书集成初编》第 2831 册（上海：商务印书馆，1936：3）。

而叶小异，根味甜绝”。

陶弘景之时，南北对峙，陶氏身处南梁，很难见到真人参原植物。故《唐本草》在“人参”条下评曰：“陶说人参苗乃是荠苨、桔梗，不悟《高丽赞》也。”即陶弘景所说的人参并不是五加科的真人参，而是荠苨、桔梗一类，其根被用来冒充人参。那荠苨与桔梗又如何区别？《唐本草》“桔梗”条云：“荠苨、桔梗，又有叶差互者，亦有叶三四对者，皆一茎直上，叶既相乱，惟以根有心、无心为别尔。”“心”指根的木质部。宋《开宝本草》引“别本注”，云荠苨“根似桔梗，以无心为异”。但根“无心”就一定是荠苨？未必，因为桔梗科沙参属多种植物的根均“无心”。陈藏器还提到：“羊乳，根似荠苨而圆，大小如拳，上有角节，剖之有白汁，人取根当荠苨，三月采。苗作蔓，折有白汁。”[1]李时珍将这种植物“羊乳”与“沙参”合并，显然是将其当成桔梗科植物。其实这种圆而如拳，苗蔓有白汁的“羊乳”也可能是萝藦科植物萝藦之类。总之，唐代即便是药家，也无法说清楚荠苨的鉴别特征，且出现了形状差异较大的替代品。

赵宋之时，荠苨一名还在实用。苏颂《本草图经》“荠苨”云：“今川蜀、江浙皆有之。春生苗茎，都似人参，而叶小异，根似桔梗根，但无心为异。润州尤多，人家收以为果菜或作脯啖，味甚甘美。”另有附图 2 幅。这段话的形态描述乃综述陶弘景、《开宝本草》之言，别无新意。但产地、民间用途与味道、附图是宋代新出资料。两幅荠苨图所示植物不同，说明宋代荠苨并非单一来源。其中“蜀州荠苨”来源不明[2]，“润州荠苨”图（图 114-1）据考为桔梗科沙参 *Adenophora stricta*[3]。润州即今江苏镇江，为宋代沙参的主产地。也有考此图为同属的杏叶沙参 *Adenophora hunanensis*[4] 者，云其分布符合“川蜀、江浙皆有之”。但“润州荠苨”茎生叶无柄，叶椭圆形，与杏叶沙参（见后文图 114-2）茎生叶有柄，叶多卵圆形不符。此二说皆以沙参属植物为润州荠苨。

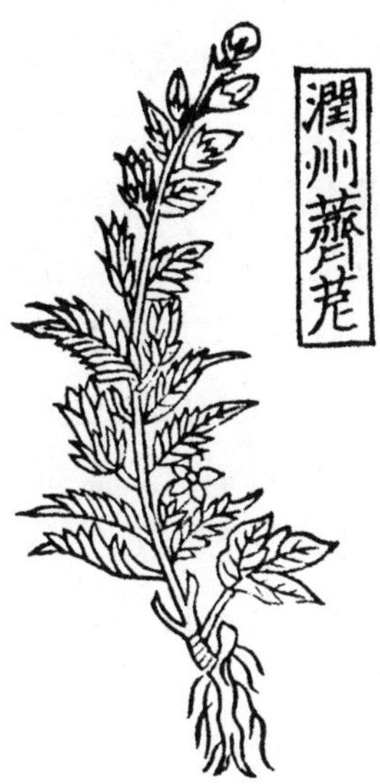

图 114-1 《本草图经》润州荠苨

苏颂提到民间荠苨可作“果菜或作脯啖，味甚甘美”，但未提可解剧毒药，只说“古方解五石毒”，多生服其汁。寇宗奭则云：“荠苨，今陕州采为脯，别有法，甚甘美，兼可寄远。”可见其根可做干菜。陈承补充说：“今多以蒸压犏乱人参，但味淡尔。”这是用荠苨伪充人参的记载。以上载荠苨“甘美”“味淡”，非如陶弘景所说“甜绝”。桔梗科的桔梗至今常用作“脯”（干菜、腌菜），

---

1 见《证类本草》卷三十“有名未用”类“羊乳”条“陈藏器云”。

2 郑金生，张志斌. 本草纲目药物古今图鉴 [M]. 北京：科学出版社、龙门书局，2020：598.

3 谢宗万. 中药材品种论述：上册 [M]. 上海：上海科学技术出版社，1990：104.

4 屠鹏飞，徐国钧，徐珞珊，等. 沙参和荠苨的本草考证 [J]. 中国中药杂志，1991，16（4）：200-201.

但本草还未载沙参可用作菜脯，故荠苨似乎有可能就是能作桔梗"脯"的桔梗。若能调查"陕州"（今河南三门峡市西陕县老城一带）是否还有此类菜脯，则可推知寇氏所说荠苨的来源。

宋代医方书中，《圣济总录》有"荠苨、人参、沙参"，或"荠苨、桔梗"同见于一方者，这提示当时医药家临床处方尚能区分使用这 4 味药，可惜没有留下具体的鉴别经验。《妇人大全良方》[1] 记载："桔梗，今人多以荠苨为之。要拣味苦、肥白者为上。"可知南宋荠苨、桔梗药材曾混用，外形相似而味苦者为桔梗。南宋罗愿《新安志》亦有类似的说法："桔梗之大而无心者为荠苨，或用作假参卖之于他郡。[2]"即桔梗根紧实者，能做菜脯；根不紧实（无心）者，被作为荠苨，可用于伪造人参。由此又可见，桔梗与荠苨关系极为密切。

以上记载，反映了宋代荠苨与沙参、桔梗之间的混淆状况。现代植物学者认为桔梗科沙参属起源较晚，形态变异大，且不稳定，故该属下的分类非常困难[3]。如果荠苨是沙参属植物，宋人区分其种出现问题是可以理解的。

明代荠苨的乱象加剧：宋代以后讨论荠苨来源者甚少，明代李时珍提出两种新见解：一是拉近荠苨与桔梗的关系，二是指认杏叶沙参为荠苨。这两种见解不是同一植物，自相矛盾。

《名医别录》首出荠苨与桔梗二药，且云桔梗"一名荠苨"。梁代陶弘景解释说：桔梗"叶名隐忍，二三月生，可煮食之。桔梗疗蛊毒甚验，俗方用此，乃名荠苨。"陶弘景"荠苨"条下云其根"甜绝"，与桔梗根味辛苦不同，民间却因桔梗疗蛊毒，将桔梗称作荠苨。可见荠苨、桔梗很早就有名称混乱。但陶弘景观点很明确：桔梗虽有荠苨别名，却非荠苨。《唐本草》又补充以有心无心来区分荠苨、桔梗，使鉴别更为简捷。

李时珍则说隐忍是荠苨苗，并引葛洪《肘后备急方》云："隐忍草，苗似桔梗，人皆食之。捣汁饮，治蛊毒。"时珍据此认为："则隐忍非桔梗，乃荠苨苗也。"此与陶弘景所说桔梗"叶名隐忍"不同。查《肘后备急方》原文为："疗饮中蛊毒……又方：隐葱草汁饮一二升。此草桔梗苗，人皆食之[4]。"可见《肘后备急方》原文隐忍就是桔梗苗，与陶说一致。李时珍理解有错，但却由此错推导，谓"荠苨、桔梗乃一类，有甜、苦二种，则其苗亦可呼为隐忍也"。又云荠苨"俗谓之甜桔梗"，更拉近了荠苨与桔梗的关系。

"甜桔梗"即荠苨之说亦可见明代李梴《医学入门[5]》（1575 年）："又有一种甜桔梗，即荠苨根，足以乱人参。"其书亦收"荠苨"，且云"荠苨出川蜀江浙。春生苗茎，全似

1 宋·陈自明. 妇人大全良方 [M]. 余瀛鳌，王咪咪，朱定华，等点校. 北京：人民卫生出版社，1985：3.（"识别修制药物法度"）

2 宋·罗愿. 新安志 [M]. 台北：成文出版社，1966：94.（卷二"药物"）

3 《中国植物志》1983 年，第 73（2）卷，115 页，PDF 版。

4 晋·葛洪. 肘后备急方 [M]. 影印本. 广州：广东科技出版社，2012：544.

5 引自：明代李梴《医学入门》卷二"桔梗""荠苨"，明万历三年（1575）刻本。

人参而叶小异，根似桔梗但无心为异，故名土桔梗……人家收为果，或蒸作羹菹食之”。观其内容，似综述自前代本草之文，但也可证明万历间确有甜桔梗乃荠苨的说法。此后记载荠苨为甜桔梗的医药书更多，如清代《闽产录异》云：“荠苨：根直而甜，似桔梗，故市者多以此溷桔梗。[1]”现代也有甜桔梗，即北地出产的北桔梗，苦桔梗则为南方所产，二者为同种植物 *Platycodon grandiflorus*。北桔梗皮肉多分离，味先甜而后苦；南桔梗细尖、坚实、洁白，味先苦而后微甜[2]。二者都可以作桔梗药用，甜桔梗还大量被用来作腌菜。北京地区以往在调配处方中凡写荠苨即付给桔梗[3]。以上多条记载提示，这种既能做菜脯，又能做桔梗用的“甜桔梗”（时珍谓是“荠苨”），有可能即是古代的荠苨。

不过，李时珍又说杏叶沙参即荠苨，依据是：“其根如沙参而叶如杏，故河南人呼为杏叶沙参。”问题是时珍此说逻辑关系本末颠倒，他先认定荠苨就是杏叶沙参，而不是河南人呼荠苨为杏叶沙参在先。明代周定王朱橚《救荒本草》（1406）首载“杏叶沙参”，该书反映周王封藩之地（河南开封）及周边的植物情况，乃周王府良医所众多医家与画家（当然主要是河南人）编绘，故“杏叶沙参”图文能反映其别名（白面根）、产地（河南密县）、形态（有附图及解说）及用途。此条“治病”项下仅云“与《本草·草部》下沙参同用”，丝毫未提及与荠苨相关，故河南人写的《救荒》决无荠苨为杏叶沙参说。

《救荒本草》距离李时珍之时不过百余年，李时珍又引用了此书，杏叶沙参即首载此书，则时珍所云“河南人”无法排除是指《救荒本草》作者。当今注释《救荒本草》者有三家，都未提到河南密县有把杏叶沙参当作荠苨者。《救荒本草》载杏叶沙参根“味甜”，但又说食用叶、根前要“煠熟、水浸淘净”“换水煮”[4]。假如凭借根“味甜”就可认作“荠苨”，那《救荒本草》“细叶沙参”根也“味甜”，且食时不用换水，煮熟就能食，岂不是也可认作荠苨？再说宋代《本草图经》“润州荠苨”图在先，此图明显与《救荒本草》“杏叶沙参”图（图 114-2）不同。时珍无视“润州荠苨”存在，就指杏叶沙参为荠苨，显然缺乏足够的证据。

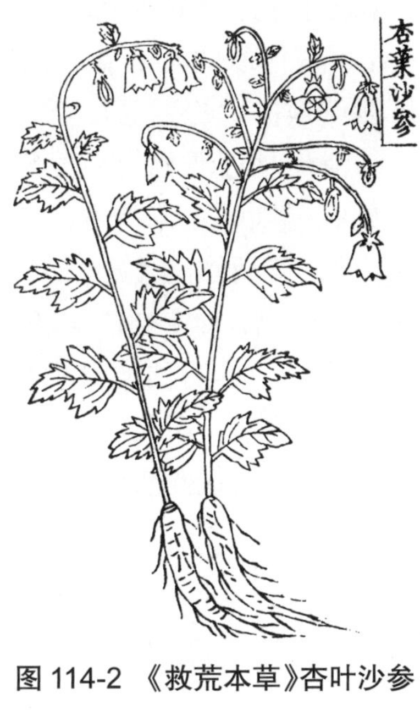

图 114-2 《救荒本草》杏叶沙参

又，时珍谓“苏颂《图经》杏参即此”（杏叶沙参）。宋代《本草图经》“淄州杏参”（图 114-3）比《救荒本草》“杏叶沙参”出现早 300 多年，凭什么认定先出的“杏参”是后出“杏叶沙参”的简称？更重要的是，《本草图

1 引自：清代郭柏苍《闽产录异》卷 2“药属”，光绪丙戌年（1886）刻本。

2 谢宗万. 中药材品种论述：上册 [M]. 上海：上海科学技术出版社，1990：112.

3 金世元. 金世元中药材传统鉴别经验 [M]. 北京：中国中医药出版社，2012：81.

4 《本草纲目》引《救荒本草》条文在此后增加“人以蜜煎充果”一句，非原书之文。

经》此图的叶片、叶柄与杏叶沙参相比差别较大，明显非同种植物。

古本草记载沙参与荠苨相似，宋代《本草图经》"润州荠苨"或考为沙参，故确实不能排除沙参或其同属近缘植物曾是古代某些地区荠苨的来源。李时珍推测荠苨是杏叶沙参并非不可，但要确定为此种，则证据不足。以李时珍论药的惯例，只要能见到实物者，他一般都会据实描述或加以比较。但李时珍并未描述荠苨实物，故荠苨为杏叶沙参只是时珍的推测而已，乃一家之言。

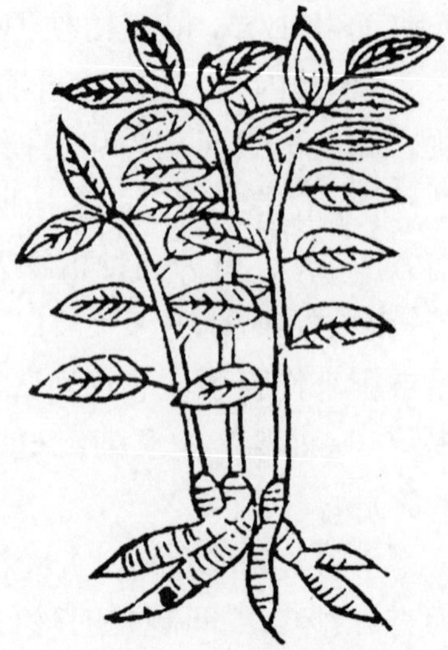

图 114-3 《本草图经》淄州杏参

明末李中立《本草原始》讲究辨识药材，常据实物绘成图形。但该书没有收载荠苨，更没有认可李时珍的"杏叶沙参"说，仅在"沙参"条提到荠苨，云"沙参形如桔梗，无桔梗肉实，亦无桔梗金井玉栏之状。又似荠苨，无荠苨色白，亦无荠苨芦头数股之多。然而有心者为桔梗，多芦者为荠苨。市者彼此代充，深为可恨[1]"。他据实物归纳出来的辨识沙参、桔梗法非常准确，他归纳沙参与荠苨的辨识法也应该是据实物得来，值得重视。他提到荠苨新特征为"多芦"，有"芦头数股"。桔梗科多芦者还有党参 *Codonopsis pilosula*。党参根有"狮子盘头"芦，味甘（现代多用来做保健食品），古代以此充上党人参，这几点也是古荠苨的特点。以上记载又提示，党参也有可能就是古代的荠苨？

清代及近现代的荠苨研究：清代医药书中仍可见到荠苨，但大多转引前人之文，偶见有个别荠苨来源的新史料。例如清代黄宫绣《本草求真》云："荠苨……即甜桔梗，似人参而体虚无心，似桔梗而味甘不苦……但市肆多取此苗以乱人参（又有取此作为党参者，其性即属荠苨）。不可不察。[2]"这里提到当时确有用荠苨充作党参者！清中期出现的党参乃桔梗科植物，荠苨与党参都有多芦、味甜的特征。清末吴瑭云："本京所用之党参，系北口荠苨。间有山西潞州之防风、荠苨，美称之曰潞党、西党。[3]"按吴瑭之说，清代党参，也就是荠苨，不过换了称呼而已。这为荠苨即是党参又增添了旁证。

清代《丹徒县志》"荠苨"条云："嘉庆《志》云：'《明一统志》：汝山出荠苨'……案今汝山出一种药材，味甘淡而无心，生曝干，绝类高丽参。煠过去皮，则似桔梗。俗称为

1 明·李中立. 本草原始 [M]. 郑金生，汪惟刚，杨梅香，整理. 北京：人民卫生出版社，2005：14.

2 清·黄宫绣纂. 本草求真 [M]. 上海：上海科学技术出版社，1959：261.

3 清·吴瑭著. 医医病书 [M]. 见李刘坤. 吴鞠通医学全书 [M]. 北京：中国中医药出版社，1999：171.

明党参，以为补益之品，并行远方，其实即荠苨也。”[1] 该书未述植物形态，不明为何种植物。按江苏所产“明党参”，乃伞形科植物明党参（粉沙参）*Changium smyrnioides*[2]。《丹徒县志》云“其实即荠苨也”，乃文人之臆测，无法当真。此条之后又有“桔梗”条，其文云：“花叶俱似荠苨，但荠苨叶下光明润泽无毛为异。根有心而味苦，此草处处皆有，并非珍品，而药市所用者多是荠苨，殊为难解。”此条“荠苨叶下光明润泽无毛为异”乃转抄陶弘景论桔梗之文，非作者新观察所得。但该书说药市用荠苨来作桔梗，则不明其所指。总之到清代，荠苨识者甚少，常与桔梗混用。但桔梗与沙参是常用药，医药家皆熟悉且传承使用，故来源清晰。荠苨稀用，市场需求不高，又常与沙参、桔梗、党参等药彼此充代，这可能是李中立不为荠苨立条的原因，也可能是后世荠苨消亡的原因。

清植物学家吴其濬《植物名实图考》设“荠苨”条，仅寥寥数语，其中提到：“《本草纲目》谓杏叶沙参即此，根肥而无心，山中多有之。[3]”吴氏将山中他认为是李时珍说的“杏叶沙参”写生绘成一图（图 114-4）。近现代学者据此图，或考为桔梗科疏花沙参 *Adenophora remotiflora*[4]，或考为心叶沙参 *Adenophora trachelioides*[5]，此后许多植物学或药学权威工具书均将此种定名“荠苨”。

沉寂数百年的荠苨，凭借清末一图，其来源被精确到植物种，两千来年的疑案真的解决了？远非如此！吴其濬的“荠苨”图只能说是该图所示的植物，不能认定就是古代的荠苨！因为吴其濬依据的是时珍之说（荠苨即杏叶沙参），此说仅是一家之言。吴其濬仅引其言，并未认可其说。吴氏所绘是山中的杏叶沙参图，没想到此图写生用的标本却是现代的心叶沙参。故现代植物学家据此图鉴定出来的“荠苨”，其实不是吴其濬及李时珍所说的“杏叶沙参”。即便此图是“杏叶沙参”，也证明不了它是古荠苨！

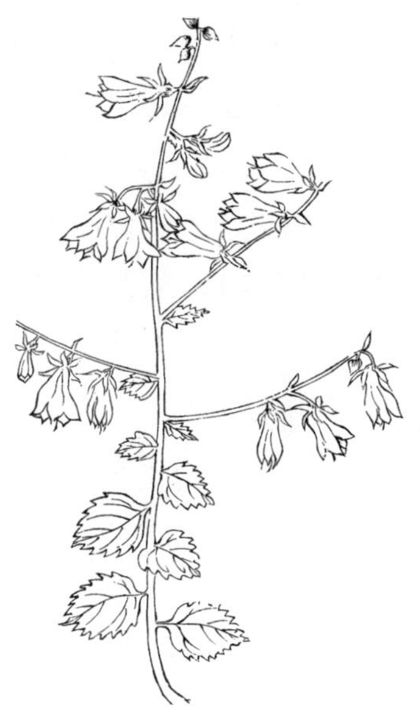

图 114-4 《植物名实图考》荠苨

真要让人信服所考植物种就是古代的荠苨，应该将这种植物与古本草所载的许多特征去比较。例如此种是否真能解毒？是否“甜绝”？是否分布在川蜀、江浙、润州？形态是否与“润州荠苨”图相符？是否

---

1 清•何绍章，杨履秦. 丹徒县志 [M]. 台北：成文出版社，1970：294-295.（卷十七“物产”）

2 谢宗万. 全国中草药汇编：上册 [M].2 版. 北京：人民卫生出版社，1996：533.

3 清•吴其濬. 植物名实图考校释 [M]. 张瑞贤，等校注. 北京：中医古籍出版社，2008：140.

4 谢宗万. 中药材品种论述：上册 [M]. 上海：上海科学技术出版社，1964：38.［引：松村任三《改订植物名汇前编•汉名之部》第 10 页，大正四年（1915）丸善株式会社］

5 江苏新医学院. 中药大辞典 [M]. 上海：上海人民出版社，1977：1606.

"无心"、能作"脯"？其根是否多芦？是否能在古今医药文献找到此种植物用作荠苨的依据？如果不去一一考核，仅凭一图认定的"荠苨"，那叫按图索"荠"，所考为植物而非药物荠苨。

那么，历代荠苨的实际运用情况如何？

古代荠苨的临床实际运用：仲景经方与同时期本草一样，只将荠苨局限于解毒。汉以后荠苨治疗范围逐渐扩大。唐代荠苨多用治服石所致内热诸疾，如《备急千金要方》载方论 5 000 余首，用荠苨不过 10 余处，多治服石药内热或热病后毒未尽等疾，著名的猪肾荠苨汤云可制肾中石热。《食疗本草》用本品治丹石发动。《外台秘要》所载 6 000 余方，出现荠苨 23 次，亦多治石热引起的消渴等疾，这大概是取荠苨甘寒之性。五代《日华子本草》用本品"杀蛊毒，治蛇虫咬，热狂温疾，署毒箭"，与唐代用法相似，略加扩大。含荠苨之方在宋《太平圣惠方》所载 16 830 余方中，仅有 47 方；《圣济总录》所载 20 000 余方，有荠苨者 36 方，其中亦荠苨治消渴痈疽内热、风毒上冲等。至明代《普济方》所载 61 739 方中，荠苨也仅出现 121 次，且多辑自前代之方。综观以上几部大型医方书所用荠苨出现的频率，大致在 0.2% 上下。考虑到后世方书多引前人方，则荠苨的实际使用从整体来看是越来越少。笔者查阅明清医案，还未查到任何用荠苨入方的案例。

以上所述，可知荠苨古今皆为稀用药，且越晚越少用。现代《全国中草药汇编》未载荠苨。《中药大词典》《中国植物志》《中华本草》"荠苨"均取心叶荠苨为来源[1]，但《中华本草》该药条下无"药材及产销""药材鉴别"两项。这是因为当前市场根本无此种"荠苨"流通，局部产区也无用者。可见现代植物荠苨 *Adenophora trachelioides* 脱离了中医用药实际，名不副实。如果后人按此种再去起用"荠苨"，怕是要误导后人。

日本《古方药品考》提到："荠苨，本邦产唯一种，似桔梗而柔软，味甘苦者真。《救荒本草》以杏叶沙参根充荠苨者非。[2]"但又云其根似沙参。其附图的植物形态亦近似于桔梗。可见彼邦荠苨也是混乱的。

那么，经方及古代荠苨的来源究竟是什么？不同时代所述荠苨特征不一，本书经条理后认为：

（1）南北朝及其以前味"甜绝"、能解剧毒的"荠苨"，后世找不到符合此特征的植物。

（2）"荠苨乱人参"指根形相似。陶弘景所说与荠苨相似的"人参"实为桔梗科的伪人参。此说只能提示荠苨似为桔梗科植物。

---

1 国家中医药管理局《中华本草》编委会．中华本草（7）[M]．上海：上海科学技术出版社，1999：595-596.

《中国植物志》1983 年，第 73（2）卷，115 页，PDF 版。

谢宗万．中药材品种论述：上册 [M]．上海：上海科学技术出版社，1990：104.

2 日·内藤尚质．古方药品考 [M]．北京：社会科学文献出版社，2017：351.

（3）宋代荠苨来源不一。其中《本草图经》“润州荠苨”图或考为桔梗科植物沙参 *Adenophora stricta*。南宋出现桔梗与荠苨的混用，其中可用作菜脯者或为桔梗。

（4）明代李时珍提到荠苨“俗谓之甜桔梗”。现今甜桔梗即北桔梗，乃桔梗 *Platycodon grandiflorus* 产于北方者，可作菜脯与药用。北京地区曾有处方荠苨付给桔梗的旧俗。

（5）李时珍所云荠苨即《救荒本草》杏叶沙参 *Adenophora hunanensis*，且将宋代《本草图经》“淄州杏参”视为此种，但《救荒本草》并无杏叶沙参即荠苨的记载，宋代“润州荠苨”“淄州杏参”图均与杏叶沙参形态不同，时珍之说仅为一家之言。

（6）明末李中立指出当时沙参与荠苨“彼此代充”，但荠苨根色白、多芦头。清代黄宫绣提到有用荠苨充作党参者。吴瑭认为党参就是荠苨。党参为桔梗科植物，其性与荠苨相近，且根亦多芦头。此外还有“明党参”被认为是荠苨。明清之时，荠苨实际运用甚稀，又常与沙参、桔梗、党参混淆，这可能是导致其日渐消亡的原因。

（7）清末吴其濬据李时珍之说，在荠苨名下所绘之图，即他认为是“杏叶沙参”的植物，现代植物学者考此图为心叶沙参 *Adenophora trachelioides*，遂将此种名为荠苨。此说未能兼顾古代各地荠苨不同来源的记载，也缺乏现实荠苨使用状况的支撑。

（8）综上所述，经方解毒的荠苨，其来源至今不明。汉以后不同时代与地区的荠苨有不同来源，具体物种尚未确定，但以桔梗科植物的可能性最大。

【附言】

以上耗费较大篇幅，不仅未能确定经方荠苨的来源，还否认了现代植物学认定的荠苨，大扫读者之兴。但本篇按时序列举不同时代所载荠苨特征，以及相关的产地、形态、功效、附图、用药实际等记载，才得出经方荠苨来源至今不明的结论，非如现代植物学者仅凭清末一图即作出结论。荠苨是中医用药，考证中药必须贴近中医用药实际。植物学的“荠苨”严重缺乏中医古今实际运用依据。

经方所用的荠苨，时至今日事实上已经消亡，其标志是市场并无荠苨药材流通，中医界也未发现有人还在传承使用。晚近虽曾有人处方中用到荠苨，药房付的却是桔梗。古代荠苨来源不止一种，但能考知的主要来源为桔梗科植物。古代此药与同科植物桔梗、沙参、党参都有过瓜葛，但最终皆逐渐消亡。既然如此，就当承认现实，勉强确定其植物种并无任何益处，只会误导后人。

115

秦皮(2)

【提要】

经方治热利方用秦皮，这一用法不见于早期本草书所载，古代其他医方书相关记载也很少见。现代实验研究证实秦皮确有治疗菌痢的作用。秦皮植物来源在后世有所发展，但都是同属植物，故其功效无太大变化。

【药源辨析】

秦皮的功用：经方用秦皮仅2方，其中《伤寒论》1方，《金匮要略》1方（未计入《伤寒论》亦有之方1首）。对考察经方秦皮功用来说，只要用“白头翁汤”一方即可，因为另一方就是其加味方“白头翁加甘草阿胶汤”。

“白头翁汤”的主治是“热利下重”，药仅4味，其中除秦皮外，早期本草记载白头翁、黄连、黄蘗都可治痢，唯秦皮无治痢记载。仲景医书没有提供考察秦皮功治的任何依据。宋《证类本草》中所引的诸家本草也没有秦皮治痢的任何记载。仅唐代《备急千金要方》中有“治下赤连年方”[1]（药3味）、“治产后虚冷下痢方”（药9味）含有秦皮。与秦皮在古医药书中治眼的功效相比，其治痢作用很不起眼。秦皮在《淮南子》《神农本草经》中就以治眼中翳膜著称。但据现代研究，秦皮原植物中所含秦皮素对急性菌痢有良好的效果[2]，从而为秦皮在“白头翁汤”中的治痢作用提供了实证。

秦皮的来源：秦皮首见于《神农本草经》，《名医别录》云“一名岑皮，一名石檀”。明代李时珍释名曰：“秦皮，本作梣皮。其木小而岑高，故以为名。人讹为桪，又讹为秦。或云本出秦地，故得秦名也。”此虽是一家之言，但言之成理。

西汉刘安《淮南子•俶真训》载：“夫梣木色青翳而蠃瘉蜗睆脘。”高诱注：“梣木，苦历木名也。生于山。剥取其皮，以水浸之，正青，用洗眼，愈人目中肤翳。”其中“水浸之正青”，即秦皮水浸后，水变碧蓝色（日光下有碧蓝色荧光），此为特异性的鉴别要点。梁代陶弘景云：“水渍以和墨书，色不脱，微青。”《唐本草》云：“取皮水渍便碧色，书纸看皆青色者是。”都是指秦皮水浸色青。《唐本草》还描述了其原植物：“此树似

---

1 唐•孙思邈．备急千金要方[M]．影印本．北京：人民卫生出版社，1955：281.

2 张孝秩，王惠珍．秦皮对急性痢疾的疗效观察[J]．中华内科杂志，1961（2）：78.

檀，叶细，皮有白点而不粗错……俗见味苦，名为苦树。亦用皮疗眼，有效。以叶似檀，故名石檀也。”檀树之叶为羽状复叶。据以上生山石间，叶细、浸水色青等记载，今考唐代及其以前的秦皮来源于木犀科梣属植物小叶梣 *Fraxinus bungeana*[1]。至今北京郊区潭柘寺一带山坡岩石间有“苦历”小乔木，可治赤眼红肿，其木沾水，水发蓝光，此即古秦皮(小叶梣)在民间的遗存[2]。

宋代秦皮的来源又有了新的补充。《本草图经》记载：“今陕西州郡及河阳亦有之。其木大都似檀，枝干皆青绿色。叶如匙头许大而不光。并无花实，根似槐根。二月、八月采皮，阴干。其皮有白点而不粗错，俗呼为自椁木。”该书还有“成州秦皮”附图(图 115-1)，结合相关植物形态及产地的记载，今考此植物为木犀科植物白蜡树 *Fraxinus chinenses*，与前小叶梣为同属植物，至今此植物仍是秦皮的主要来源之一。现代《中国药典》“秦皮”来源除收载此种植物外，又增补后世发掘的同属植物苦枥白蜡树 *Fraxinus rhynchophylla*、尖叶白蜡树 *Fraxinus szaboana* 或宿柱白蜡树 *Fraxinus stylosa*。

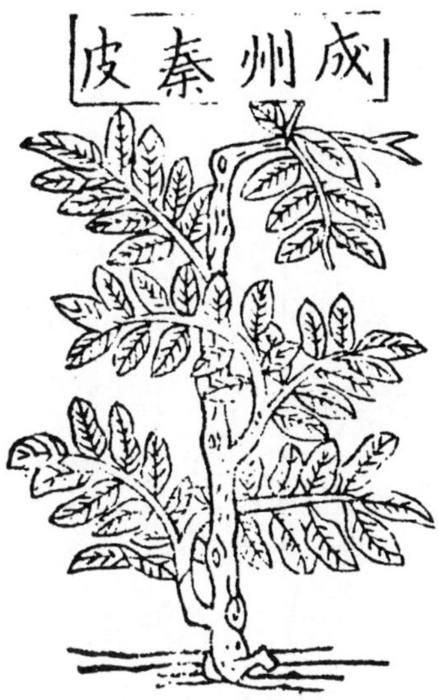

图 115-1 《本草图经》(政和)成州秦皮

---

1 邬家林等《秦皮专题研究》，见：徐国钧，徐珞珊. 常用中药材品种整理和质量研究：南方协作组，第二册 [M]. 福州：福建科学技术出版社，1997：578.

2 邬家林. 秦皮与核桃楸皮 [M]// 谢宗万，原著. 郝近大，邬家林，主编. 中药材品种论述全集. 北京：北京科学技术出版社，2025：1928-1940.

116

瞿麦(2)

【提要】

瞿麦在经方中仅用于利水，后世则用于利水清热、通淋治血等。其来源在南北朝时就有多种同类植物，后世主要使用石竹科植物瞿麦与石竹。

【药源辨析】

瞿麦的功用：经方含瞿麦方2首，均在《金匮要略》中，且均为丸剂。

其一为“鳖甲煎丸”，主治“疟母”，有药23味，无法据经方所载考瞿麦功用。

其二为“栝楼瞿麦丸”，主治“小便不利者，有水气，其人苦渴”。用该方后，“以小便利，腹中温为知”。该方有药5味，瞿麦的功用，可以从与经方时代接近的本草著作中去寻找。《神农本草经》“瞿麦”条云：“味苦，寒。主关格诸癃结，小便不通，出刺，决痈肿，明目去翳，破胎堕子，下闭血。”其中“主关格诸癃结，小便不通”，已足以说明瞿麦具有利小便的作用。《名医别录》补充“养肾气，逐膀胱邪逆，止霍乱，长毛发”的功用，也有助于了解瞿麦在小便不利、有水气病证时使用瞿麦的意义。故宋代苏颂《本草图经》“瞿麦”条云：“古今方通心经、利小肠为最要。张仲景治小便不利，有水气，栝楼瞿麦丸主之。”

在经方之后，唐代《药性论》记载瞿麦“主五淋”。《日华子本草》又记载了瞿麦治血分病，破血块、治月经不通等。所以经方之后，瞿麦利尿清热功用无大变，治疗范围仍较狭隘，但也比经方所用多了利湿热，通淋治血。

瞿麦的来源：瞿麦非麦，李时珍引经据典，说“生于两旁谓之瞿。此麦之穗旁生故也”，也就是一家之说而已。瞿麦的来源，在梁代陶弘景时就不止一种：“今出近道。一茎生细叶，花红紫赤可爱，合子、叶刈取之，子颇似麦，故名瞿麦。此类乃有两种：一种微大，花边有叉桠，未知何者是？今市人皆用小者；复一种叶广相似而有毛，花晚而甚赤。”据陶氏之说，本品的花很好看，但植株有大小，花边形态或有“叉桠”(花瓣先端分裂)，叶片或有宽狭等区别，这说明早期的瞿麦来源可能是同属的多种植物。正因为其花美丽，瞿麦等同属植物成了广为栽培的观赏植物。李时珍《本草纲目》“瞿麦”条也包括了石竹。石竹类植物“高尺余，稍间开花。田野生者，花大如钱，红紫色。人家栽者，花稍小而妩媚，有细白、粉红、紫赤、斑烂数色，俗呼为洛阳花。结实如燕麦，内有小黑子”。“洛阳花”在唐代多指牡丹花，但明代以后多指石竹科的花。现代“洛阳花”则以石竹科植物的花为多。在观赏植物中，瞿麦一名倒罕为人知了。不过药材瞿麦自古以来就是多种石竹科植物，其来源主要是石竹科植物瞿麦 *Dianthus superbus*、石竹 *Dianthus chinensis*，药用其地上茎叶果穗等，故方书或称“瞿麦穗”。现代《中国药典》“瞿麦”条的原植物也是此二种。

117

射干(2)

【药源辨析】

射干的功用：经方用射干(乌扇)方2首，均在《金匮要略》中，其中鳖甲煎丸中的乌扇即射干别名。

射干麻黄汤主治"咳而上气，喉中水鸡声"，即咳喘气逆痰动，喉间发出痰鸣声。该方9药，止咳平喘药居多。射干在经方中仅见于此方，无其他文字提示其功用，只有在与经方时代接近的本草中寻求答案。

射(yè)干首见于《神农本草经》，其性用为："味苦，平。主咳逆上气，喉痹咽痛，不得消息，散结气，腹中邪逆，食饮大热。"可知射干最主要的功用就是治"咳逆上气"，且可散结气，除大热，其性应该属寒。但《名医别录》订其性味为"微温，有毒"，且云"疗老血在心脾间，咳唾，言语气臭，散胸中热气。久服令人虚"，可见本品力专散胸中热气以除郁结之臭气。综合此二书所载射干功用，可知本品以其止咳逆上气、祛胸中痰浊郁热之专功，得以成为"射干麻黄汤"的方组之一。

鳖甲煎丸为成药，主治老疟结为癥瘕(疟母)。有药23味，其中之一的乌扇即射干。《名医别录》载其"疗老血在心脾间"，即有化瘀散结之功。这大概是此成药配伍乌扇的原因。

此后，梁代陶弘景谓射干"亦疗毒肿"。唐代《药性论》则云"能治喉痹，水浆不入；能通女人月闭，治疰气，消瘀血"。可见射干亦长于解毒、消瘀。五代《日华子本草》也补充了许多功效："消痰，破癥结，胸膈满，腹胀，气喘，痃癖，开胃下食，消肿毒，镇肝明目。"北宋末寇宗奭归纳说："今治肺气、喉痹为佳。"后世所用，大体如寇氏所说。

射干的来源：射干的形态与鸢尾相似，故南北朝时这两者之间曾有过一些纠葛，但毕竟射干特征明显，没造成混用。《神农本草经》《名医别录》虽然无文字描述其形态，但所出别名也能部分反映其特征。李时珍说：射干"叶丛生，横铺一面，如乌翅及扇之状，故有乌扇、乌翣、凤翼、鬼扇、仙人掌诸名。俗呼扁竹，谓其叶扁生而根如竹也。根叶又如蛮姜，故曰草姜。"其中乌扇、乌蒲、乌翣、草姜诸名即见于《神农本草经》《名医别录》。

梁代陶弘景云："此即是乌翣根，庭台多种之。黄色。"这是因为射干也是观赏植物，故很早就有人栽培于庭园。其根黄色。唐本《图经》云："高二三尺。花黄，实黑，根多须，皮黄黑，肉黄赤。今所在皆有。"唐代陈藏器云："本草射干，即人间所种为花卉，亦名凤翼，叶如鸟翅，秋生红花，赤点。"五代末《日华子本草》亦云："根润，亦有形似高良姜大小，赤黄色淡、硬。"可见射干最有特点是花与根茎。

宋代苏颂《本草图经》综合前人之说的基础上再加增补："今在处有之，人家庭砌间亦多种植。春生苗，高二三尺。叶似蛮姜而狭长横张，疏如翅羽状，故一名乌翣，谓其叶耳。叶中抽茎，似萱草而强硬。六月开花，黄红色，瓣上有细文。秋结实作房，中子黑色。"其说花色黄红，较前人更为准确，此即鸢尾科植物射干 *Belamcanda chinensis*，药用根茎。现代《中国药典》"射干"收载的也是此种植物的根茎。但《中国药典》同时收载了"川射干"，其来源为鸢尾科植物鸢尾 *Iris tectorum*。按鸢尾与射干从《神农本草经》《名医别录》开始，就是两个独立的药物，功效决然不同。两者虽为同科植物，叶形相似，但为不同属的植物，花色、根茎形状均差别很大，功用也不相同。《神农本草经》载其性用为"味苦，平。主蛊毒邪气，鬼疰诸毒，破癥瘕积聚，大水，下三虫。"《名医别录》载其"有毒，疗头眩，杀鬼魅。"《唐本草》认为鸢尾"有小毒，嚼之戟人咽喉，与射干全别"。"川射干"之名不见于古本草，《中国药典》"川射干"的功能与主治竟然与"射干"基本一致，这不符合古本草记载及多数地区传统用药习惯。

118

升麻（2）

【提要】

经方中的升麻，其功用主要是清热解毒，治喉咽不利，唾脓血等。直到宋代，升麻仍以解热毒为主要功效。但金元之时，升麻被赋予“升提”之能，故多用于升阳举陷等。

【药源辨析】

升麻的功用：经方用升麻方仅2首，其中《伤寒论》《金匮要略》各1首。

《伤寒论》“麻黄升麻汤”是该书少见的汤剂大方，有药14味，其中用量最重的是麻黄（二两半），其次是升麻、当归（均为一两一分），其余药物剂量骤减。该方主治为“伤寒六七日，大下后，寸脉沉而迟，手足厥逆，下部脉不至，喉咽不利，唾脓血，泄利不止者，为难治”。此属伤寒坏病，故曰难治。其证下寒上热，既有手足厥逆、泄利不止的虚寒，又有喉咽不利、唾脓血的实热，所以该方用药既多又杂。热药有麻黄、桂枝、干姜，寒药有石膏、知母、黄芩，升麻为主要药物之一，经方并未提示其主要功用。

与经方时代最接近的《名医别录》首载“升麻”：“味甘、苦，平、微寒，无毒。主解百毒，杀百精老物殃鬼，辟温疫，瘴气，邪气，蛊毒，入口皆吐出。中恶腹痛，时气毒疠，头痛寒热，风肿诸毒，喉痛口疮。”据此，升麻主要功用是解毒、辟温疫，治疗“风肿诸毒，喉痛口疮”，此与“麻黄升麻汤”主治是基本吻合的，故升麻在此方当取其治解热毒，治其主证中的“喉咽不利，唾脓血”。后世或云用升麻“升阳”“升举”[1]，乃袭用金元医家赋予升麻的升提之功，与仲景时代所用升麻解毒大相径庭。

升麻解毒功用也适合《金匮要略》“升麻鳖甲汤”，该方主治“阳毒之为病，面赤斑斑如锦文，咽喉痛，唾脓血”，尤其是“咽喉痛，唾脓血”亦见于“麻黄升麻汤”证。唐代《药性论》载“蜀升麻”的功用是：“主治小儿风，惊痫，时气热疾，能治口齿，风肿疼，牙根浮烂恶臭，热毒脓血，除心肺风毒热，壅闭不通，口疮，烦闷。疗痈肿，豌豆疮，水煎绵沾拭疮上。主百邪鬼魅。”据此，升麻在唐代的主要功用是清热解毒，治各种热毒疮痈。

1　清•吴谦，等. 医宗金鉴：上册 [M]. 郑金生，整理. 北京：人民卫生出版社，2017：270-271.

宋代苏颂《本草图经》介绍当时升麻用途："今医家以治咽喉肿痛，口舌生疮，解伤寒头痛，凡肿毒之属殊效。"同时列举了蜀人多用升麻，云"入口即吐出毒气"；杨炎《南行方》用升麻疗熛疽、诸丹毒等。北宋朱肱《南阳活人书》"犀角地黄汤"中"犀角"药名后注云："如无，以升麻代之。[1]"可见升麻在北宋可以代犀角进入"犀角地黄汤"，消化瘀血，且兼治疮疹出得太盛。

但金元之时，受当时盛行的法象药理说影响，升麻的功用逐渐偏向变质。例如金代张元素《洁古珍珠囊》云："脾痹非升麻梢不能除。[2]""脾痹"与"升麻梢"皆前人未载之词。又元代王好古《汤液本草》综述了金元诸家关于升麻的功用，其中引"《象》云……若补脾胃，非此为引用不能补"。且对朱肱"升麻代犀角"提出异议："升麻、犀角，性味相远，不同，何以代之？盖以升麻止是引地黄及余药，同入阳明耳。[3]"这种王好古臆想出来的升麻"引"药入阳明的功能，掩盖了上千年的升麻解毒功能。元代李云阳《用药十八辨》提出"升麻有提沉拔匿之功，有擘邪逐秽之捷"[4]。前所未有的升麻提升作用在金元时突然盛行。如朱震亨《本草衍义补遗》中云："若元气不足者，用此于阴中升阳气上行，不可缺也。[5]"元代徐彦纯《本草发挥》引《主治秘诀》升麻之功有四，其二即"升阳气于至阴之下"。又引"东垣云：主发散阳明经风邪，元气不足者用此于阴中，以升其阳气上行也。[6]"从此以后，升麻由一味解毒名药，一变而为发表透疹的辛凉解表药，又以人为赋予的"升阳举陷"功能进入各种补中益气、升阳益胃方，与宋以前的升麻功治渐行渐远。

考升麻的"升提"功能的产生，既无文献依据，又无临床实证，连传统的"形色气味"都无法与之挂钩。究其原因，不过是药名有"升"字，遂被联想有升提作用。明代李时珍释"升麻"之名曰："其叶似麻，其性上升，故名。"殊不知药物升降浮沉之说与具体药物结合，晚至金元才流行，升麻之名何曾与"性上升"有半点关系！宋以前医药家皆以升麻为解毒药，从无人言及升麻"升阳举陷"。现代已有研究者提出"升麻的解毒作用应引起重视"，但受金元以来用升麻升提的影响，还是有人不敢疑古，仍在升阳与解毒之间抹稀泥、打圆场[7]，却不去追究升麻"升提"产生的时代与根源。上海裘沛然先生曾写过《直至金元错到今——升麻功用质疑》一文，指出了张元素谓升

---

1 宋•朱肱. 南阳活人书 [M]// 田思胜. 朱肱庞安时医学全书. 北京：中国中医药出版社，2006：118.

2 引自：金代张元素《洁古老人珍珠囊》"升麻"，见元代杜思敬《济生拔粹》卷五，上海涵芬楼影印，1938年。

3 元•王好古. 汤液本草 [M]. 崔扫尘，尤荣辑，点校. 北京：人民卫生出版社，1987：56-57.

4 引自：元代李云阳《用药十八辨》"升麻"，见清代朱之黯《毓麟芝室痘科秘传》卷三，清初刻本。

5 元•朱震亨. 本草衍义补遗 [M]// 田思胜，等. 朱丹溪医学全书. 北京：中国中医药出版社，2006：67.

6 元•徐彦纯. 本草发挥 [M]. 宋咏梅，李军伟，校注. 北京：中国中医药出版社，2015：20-21.

7 雷载权，张廷模. 中华临床中药学：上卷 [M]. 北京：人民卫生出版社，1998：353-354.

麻升提阳气乃是臆测，并介绍他在几十年的临床观察中，证实升麻解毒、清热、凉血的作用是确切的，从来没有所谓“升提太过而致喘满”的情况发生[1]。本书认为，说升麻“升提”是历史的误用，虽积重难返，仍有必要剥去这层“皇帝新衣”，还宋以前千余年升麻真实的效用。

升麻的来源：“升麻”名称本义，至今不明，后人虽有若干解说，均系推测。清代吴其濬《植物名实图考》考曰：“《汉书·地理志》：‘益州牧靡’。李奇注：‘靡，音麻，即升麻，解毒药。’《酉阳杂俎》：‘建宁郡有牧靡山，鸟食乌喙中毒，辄飞集牧靡，啄牧靡草以解之。’[2]”这也不过是一家之说，颇为牵强。

升麻的原植物自古就有多种说法（涉及至少5种不同的植物）。例如梁代陶弘景云：“旧出宁州者第一，形细而黑，极坚实，顷无复有。今惟出益州，好者细削，皮青绿色，谓之鸡骨升麻。北部间亦有，形又虚大，黄色。建平间亦有，形大味薄，不堪用。人言是落新妇根，不必尔。其形自相似，气色非也。落新妇亦解毒，取叶挼作小儿浴汤，主惊忤。”“宁州”即今重庆合川区。从陶弘景所言，亦可窥其来源的复杂。

宋代苏颂《本草图经》云：“升麻生益州川谷，今蜀汉、陕西、淮南州郡皆有之，以蜀川者为胜。春生苗，高三尺以来，叶似麻叶，并青色，四月五月著花似粟穗，白色，六月以后结实黑色。根紫如蒿根，多须。”

明代刘文泰《本草品汇精要》则云：“升麻……有须多孔，其孔如眼，用引诸药上升，故俗谓之鬼眼升麻也。”所谓“有须多孔，其孔如眼”是描述其根的形态。李时珍云：“今人惟取里白外黑而紧实者，谓之鬼脸升麻。”这也是形容其药材根的形态。今考此“鬼眼升麻”“鬼脸升麻”及陶弘景所云“形细而黑，极坚实”，及产益州的“鸡骨升麻”，均可能指今毛茛科升麻属植物，其中包括主产于四川的升麻 *Cimicifuga foetida*、单穗升麻 *Cimicifuga simplex* 等植物，药用其根茎。现代《中国药典》“升麻”条收录的来源为升麻 *Cimicifuga foetida* 以及后世增加的大三叶升麻 *Cimicifuga heracleifolia*、兴安升麻 *Cimicifuga dahurica* 两种，虽与古本草所载不全吻合，但都是升麻属植物，功效相近。这一来源的升麻，其功用究竟是解毒还是升提，在现代应该用临床与实验予以验证了。

---

1 裘沛然．裘沛然选集[M]．上海：上海辞书出版社，2004：419-425.

2 清·吴其濬．植物名实图考校释[M]．张瑞贤，等校注．北京：中医古籍出版社，2008：119.

119

蜀漆(2)

【药源辨析】

蜀漆的功用：经方用蜀漆方共2首，其中《伤寒论》方1首，《金匮要略》方1首（除外《伤寒论》已出之方1首）。

《金匮要略》"蜀漆散"治"牝疟"（疟多寒者），药仅3味，蜀漆为主药。其方后注曰："未发前以浆水服半钱。温疟加蜀漆半分，临发时服一钱匕"。蜀漆既为治"牝疟"方的主药，其功当为治疟，且无论"温疟"（身无寒但热）还是"牝疟"，皆用蜀漆，这证明蜀漆为治疟专药。

唐代《药性论》云："蜀漆……味苦，有小毒。常山苗也。能主治瘴、鬼疟多时不差，去寒热疟，治温疟寒热。不可多进，令人吐逆。主坚癥，下肥气积聚。"由此可知，治瘴、鬼疟、温疟是蜀漆最主要的功效。北宋寇宗奭甚至说蜀漆"治疟，多吐人，其他亦未见所长"。然古医方用蜀漆亦未必全都治疟。例如《外台秘要》载蜀漆用治瘦病（知母丸）、蛊虫（雷丸丸）、九虫动（《集验》贯众丸）、脚气（金牙散）、产后虚热往来（《千金》蜀漆汤）等。那么"桂枝去芍药加蜀漆牡蛎龙骨救逆汤"（以下简称"救逆汤"）又因何要用蜀漆呢？

经方"救逆汤"凡两见，一名"桂枝救逆汤"，见于《金匮要略·惊悸吐衄下血胸满瘀血病脉证治》，主治惊悸、血证因于"火邪者"；一名"桂枝去芍药加蜀漆牡蛎龙骨救逆汤"，见于《伤寒论·辨太阳病脉证并治》，主治"伤寒脉浮，医以火迫劫之，亡阳惊狂、卧起不安"。此2方病因相同，均为火邪或以火迫劫，亡阳惊狂等；药味相同，用蜀漆、牡蛎、龙骨以"救逆"，实为同方异名。龙骨、牡蛎在经方中常配伍，以治心神诸疾，适合该汤证出现的惊狂不安等。但以治疟见长的蜀漆加进去又有何用意？

金代以后的经方大家对此各抒己见。清代邹澍《本经疏证》综述了成无己、方有执（中行）、张志聪（隐庵）、魏荔彤（念庭）、黄元御、尤怡（在泾）、徐赤（五成）、喻昌（嘉言）、程应旄（郊倩）诸家之说，谓蜀漆气腥味恶，能吐痰涎积聚，故邹澍认为黄元御的"吐腐"（"扫腐败而疗惊狂"）说、尤怡的"去结"（"盖欲使火气与风邪一时并散，而无少有留滞"）说"庶为近理"。邹澍鉴于"《千金》《外台》两书非痰、非疟不用是物"，故称"则是方之有舛讹无疑，故愚不敢强为附会云"[1]。本书复核诸家解说，对救逆汤用蜀漆多属推测

---

[1] 清·邹澍．本经疏证[M]．郭瑞华，谢敬，王全利，等校注．北京：中国中医药出版社，2015：385-386.

附会。对此，本书亦无新见，姑存疑待考。

蜀漆的来源：《神农本草经》首载常山、蜀漆二药。《名医别录》“蜀漆”云：“生江林山川谷及蜀汉中。常山苗也。”后世本草皆从此说，别无异议。但常山的来源如何确定？清代吴其濬云：“今俗以常山为治疟要药。凡可止疟者，皆以常山名之。故有数种。[1]”以确凿疗效作为鉴别点，无可厚非，关键需要认准真正的疟疾。吴其濬又说：“常山以治疟著，乡曲作劳，寒暑饥饱之不时，或侮以邪与祟，于是有寒热往来之疾。而卖药逐利之徒，乃争言截疟方矣。[2]”可见“疟疾”也有误认。认病不确，何以鉴药？药之不真，又何以治病？常山伪品固然无效，但真品常山又有毒性，“不可进多，令人大吐”（《药性论》）。所以吴其濬告诫：“常山伪者宜慎，真者尤宜慎。”伪者慎其不效，真者慎其吐人。经方未用常山，但不辨常山，则无法确定蜀漆。

梁代陶弘景时的常山，“出宜都、建平。细实黄者，呼为鸡骨常山，用最胜”。如“鸡骨”是这种药材外形特征。唐本《图经》载常山为：“树高三四尺，根似荆根，黄色而破，今出金州、房州、梁州，五月、六月采叶，名蜀漆也。”据考上述常山即今虎耳草科植物常山 *Dichroa febrifuga*[3]。明代《本草原始》“常山”药材图（图 119-1）显示的真品也是这种鸡骨常山。现代研究，这种常山根含黄常山碱，此为抗疟有效成分。故古代常山正品来源当以此种植物为正。清代莫枚士《常蜀截疟辨》云：“余目验苏州、吴江、震泽等处，其俗呼常山为甜茶，遇疟发辄采鲜者一大把煎服，皆轻者止、重者减。”[4]他认为这种截疟有效的甜茶就是常山、蜀漆。古医方中以常山截疟之方甚多，但与蜀漆一样，也有用常山治其他疾病者，且使用范围与频率均胜过蜀漆，有时二药也同在一方。

现代《中国药典》“常山”的基原亦为此种。但清代以来，抗疟药发展很快，时至今日，采用常山原药材配方截疟者已经很少。常山尚且如此，蜀漆的运用就更少了，故《中国药典》未收蜀漆，也在情理之中。

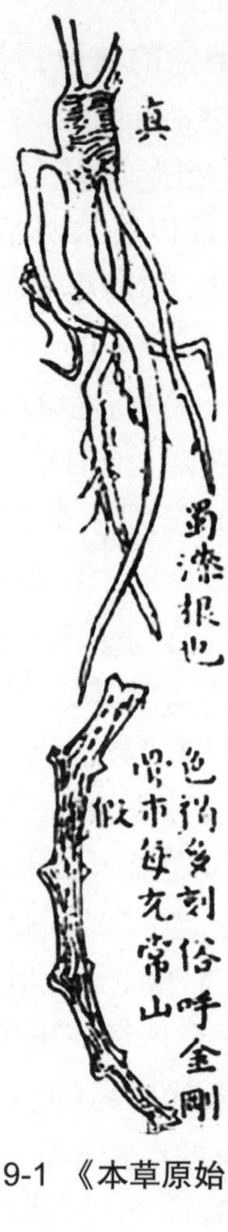

图 119-1 《本草原始》常山

1 清·吴其濬. 植物名实图考校释 [M]. 张瑞贤，等校注. 北京：中医古籍出版社，2008：178.
2 清·吴其濬. 植物名实图考校释 [M]. 张瑞贤，等校注. 北京：中医古籍出版社，2008：436.
3 国家中医药管理局《中华本草》编委会. 中华本草（4）[M]. 上海：上海科学技术出版社，1999：18.
4 清·莫枚士. 研经言：卷四 [M]. 上海：大东书局，1936：15.

120

通草(2)

【提要】

经方及唐以前医药书之通草功在通利气血九窍，并非利尿。其来源明确，即植物燕覆(*Akebia quinata*)。唐代《药性论》才首出利尿的木通，形态不明。五代时出现捏合通草、木通为一物的现象，后世沿袭此误，导致将来源为燕覆的通草定名为木通(木通科)，经方通草原功用从此湮没。现代利尿木通传承用药的主流来源是川木通(毛茛科)及马兜铃科的关木通或淮木通，而非利尿作用并不显著的《中国药典》正品木通(*Akebia quinata*)。本条探讨造成上述混乱、悖逆现象的根源。

【药源辨析】

通草及其功用：经方用通草者仅 2 方，均在《伤寒论》中。其一见于当归四逆汤，其二见当归四逆加吴茱萸生姜汤。所以考察通草在经方中的功治，只需依据当归四逆汤即可。

当归四逆汤有药 7 味，主治“手足厥寒，脉细欲绝者”。分析其证，脉细欲绝，虚极也，手足厥寒，阳不足也。明显的阳虚内寒，故其方以桂枝汤加当归，温中补虚祛寒。通草在此方何用？金代成无己《注解伤寒论》云：“肝苦急，急食甘以缓之，大枣、甘草、通草之甘，以缓阴血。[1]”然通草仅见于此方，大枣、甘草之甘显而易见，何以见得通草也属于甘缓之药？此说牵强。清代汪昂《医方集解》“当归四逆汤”在成无己之说后加了一句“通草利九窍，通血脉关节，诸药借之以破阻滞，而厥寒散矣”[2]。通草有这样功效，才适合用在当归四逆汤，通利血脉，缓解四逆。汪昂之说并非臆测，乃源于《神农本草经》。

《神农本草经》“通草”云：“味辛、平，主去恶虫，除脾胃寒热，通利九窍、血脉关节，令人不忘。”其中“通利九窍、血脉关节”被汪昂引用。《神农本草经》之后，《名医别录》补载功效尤多：“甘。疗脾疸，常欲眠，心烦，哕出音声，疗耳聋，散痈肿、诸结不消，及金疮恶疮，鼠瘘，踒折，齆鼻息肉，堕胎，去三虫。”《名医别录》这些通草性用

---

[1] 金•成无己．注解伤寒论 [M]．于俊生，点评．北京：中国医药科技出版社，2018：246.

[2] 清•汪昂．医方集解 [M]// 项长生．汪昂医学全书．北京：中国中医药出版社，1999：207.

无一能用来解释经方用通草之意，也与《神农本草经》“通草”性效几乎没有关联，倒像是源于其他药物。

由汉及唐，诸家本草未论及通草功用，主要探讨其植物来源，但唐代医方书中通草却并不少见。唐代孙思邈的两部医方书，用通草方共有 149 首[1]。唐代收通草方最多的是王焘《外台秘要》，共 116 首。浏览这些通草方的主治，给人印象唐代及其以前的通草，其命名似因《神农本草经》所载“通利九窍”而得“通”名。其主治涉及九窍的有：口（咽喉痛、噎气不通、失声、喉痹、咳嗽、气瘖、口噤不能语、口干烦渴）、耳聋、鼻（鼻塞、鼻齆）、二便之孔（大小便不通、小便黄赤、水肿、各种淋、下痢）等，与“通”相关的主治除通利九窍外，也通气泄热、通经祛瘀、下乳汁、消瘰疬痈肿等。从本品可以入代茶饮之方，可见唐代以前的通草，确如《神农本草经》所载性平、《名医别录》所载味甘，是一味通利气血九窍，用途广泛的药物。

经方通草来源为“燕覆”：经方及《神农本草经》均不载通草形态，只能顾“草”之名，思其当为植物。《名医别录》载“正月采枝”，推想此植物有茎枝。三国《吴普本草》“通草”云：“生石城山谷。叶青，蔓延。止汗。”此可进一步推测此为蔓生或藤本植物。三国时的“石城”，其治所在今安徽池州市石城村。

梁代陶弘景进一步描述本品形态：“今出近道。绕树藤生，汁白。茎有细孔，两头皆通。含一头吹之，则气出彼头者良。或云即葍藤茎。”由此可知，至陶弘景，才认为通草之名或因两头相通得名。据此藤“出近道”“汁白”“或云即葍藤茎”，或考为旋花科植物打碗花 *Calystegia hederacea*[2]。此植物乃细小蔓性草本，其茎甚细，含气吹之，其通气效果并不明显，故以此作为“通草”，并不贴合，后世本草皆不取此说。

《唐本草》亦载通草之形：“此物大者径三寸，每节有二三枝，枝头有五叶。其子长三四寸，核黑穰白，食之甘美。南人谓为燕覆，或名乌覆，今言葍藤。葍、覆声相近尔。”此植物枝头五叶、果实“核黑穰白，食之甘美”，与今木通科植物木通 *Akebia quinata* 形态相符。唐代孟诜《食疗本草》云：“燕覆子……江北人多不识，江南人多食。又，续五脏断绝气，使语声足气，通十二经脉。其茎名通草，食之通利诸经脉拥不通之气。”《食疗本草》多谈其果实（“燕覆子”）之功，仅附带提及“其茎名通草”，这种通草功能“通利诸经脉拥不通之气”，从功效来说，这种通草完全适合用在当归四逆汤，与《神农本草经》“通草”功用也吻合，其来源同《唐本草》所载，当为“乌覆”，即今植物 *Akebia quinata*。

此后唐代著名药学家陈藏器《本草拾遗》“通草”条云：“本功外，子味甘，利大小便，宣通去烦热，食之令人心宽，止渴下气，江东人呼为畜葍子，江西人呼为拿子[3]，如

---

1 其中《备急千金要方》85 首，《千金翼方》64 首。

2 谢宗万．中药材品种论述：上册 [M]．上海：上海科学技术出版社，1980：453.

3 拿子：即植物木通的果实。至今江西赣南一带仍称木通茎为“拿藤”，果实为“拿子”。

算袋，穰黄子黑，食之当去其皮。苏云色白，乃猴蔔也。”该药条所言“本功外”，指的是《唐本草》“通草”（茎）的功效之外，也就是说，他省略了通草藤茎的功效，谈的是果实“利大小便，宣通去烦热”，果与茎不同功，可以理解。据以上《唐本草》《食疗本草》《本草拾遗》的记载，古通草的基原为“燕覆”。从其介绍该通草不同地区的名称、果实的形状来看，此原植物是今木通科的木通 *Akebia quinata* 或其同科属近缘植物。

附带一说：陈藏器《本草拾遗》还提到另一种别名为“通草”的“通脱木”，其文曰：“通脱木，无毒。花上粉，主诸虫疮，野鸡病，取粉内疮中。生山侧，叶似革麻，心中有瓤，轻白可爱，女工取以饰物。《尔雅》云‘离南，活脱也’，一本云：药草，生江南，主虫病。今俗亦名通草。”从“叶似革麻，心中有瓤，轻白可爱”来看，这是五加科植物通脱木 *Tetrapanax papyrifer*，只不过当时有人称其为“通草”而已。但《嘉祐本草》将“通脱木”误置于《神农本草经》“通草”条下，导致后世通脱木之名被通草取代。

五代燕覆与木通被捏合为一物：上述通草不曾与“木通”有联系。“木通”之名始见于唐代《药性论》，云其性“微寒，一名王翁万年。主治五淋，利小便，开关格，治人多睡，主水肿浮大，除烦热。用根治项下瘤瘿。”此药性寒、利尿，其利尿通淋、治瘤瘿之功仅占唐以前通草诸多功用的一小部分。在唐代或唐以前，没有任何文献记载木通就是通草。唐代医方书仅《外台秘要》出现过 1 次木通，治“食即噎塞”，此与《药性论》所载功用不同，唐以前的通草所在方倒有此主治。《药性论》木通的主治与“当归四逆汤”证相比，风马牛不相及，无法认定木通与通草来源于一物。

此后五代南唐（937—975）陈士良《食性本草》“燕覆子”条首次把木通与“燕覆子”联系在一起，其文曰：“寒，无毒。主胃口热闭，反胃不下食，除三焦客热。此是木通，实名桴棪子，茎名木通。主理风热淋疾，小便数急疼，小腹虚满。宜煎汤并葱食之，有效。野生。”从其性“寒”及“主胃口热闭，反胃不下食，除三焦客热”的功治来看，这是“燕覆子”果实的功用，不是能治“手足厥寒，脉细欲绝”“通利诸经脉拥不通之气”的通草。其云茎名“木通”，与《食疗本草》茎名通草不合，此以利水通淋为主。可见陈士良把《药性论》“木通”与《食疗本草》“燕覆子”糅合为一物。《药性论》“木通”没有形态描述，且功用狭窄，远不如“燕覆子”茎治疗范围广。

五代吴越后期《日华子本草》（据考约成书于 908—923 年）也以“木通”为名，揉入了“燕覆子”的内容，其文曰：“木通，安心除烦，止渴退热，治健忘，明耳目，治鼻塞，通小肠，下水，破积聚血块，排脓，治疮疖，止痛，催生下胞，女人血闭，月候不匀，天行时疾，头痛目眩，羸劣，乳结及下乳。子名覆子。”日华子所言木通（茎）的功效与《名医别录》及唐医方书所载通草近似，但却不似《药性论》以利尿为主的木通。可见《日华子本草》的木通实际还是唐以前的通草，不过换了木通为名，却并非专于利尿。

导致《药性论》木通与通草（燕覆子）混为一谈的是上述两部五代本草，一是食疗类书，一是临床药书，且两者都没有出示植物形态依据，所载功效也不尽相同。此二书名气都不大，它们第一次为医药界所知，已经是成书 100 多年后的北宋嘉祐年间了。

宋代及其以后"通草"的嬗变：北宋掌禹锡《嘉祐本草》(1060年)第一次引用了《药性论》《食性本草》《日华子本草》三书。并将三家提及的"木通"都放在《神农本草经》"通草"之下。《嘉祐本草》是官修药书，全国颁布，影响很大。该书虽然没有明确说"木通"就是"通草"，但它把"木通"资料归到"通草"条下，就很容易使人认为作者默认了木通与通草为同一植物。

《嘉祐本草》主要是将前人资料按类汇集，毕竟还没有对"通草""木通"明确表态。该书的姊妹篇苏颂《本草图经》则不然，它详细地讨论了"通草"的来源形态："生作藤蔓，大如指，其茎秆大者径三寸。每节有二三枝，枝头出五叶，颇类石韦，又似芍药，三叶相对。夏秋开紫花，亦有白花者。结实如小木瓜，核黑瓤白，食之甘美，南人谓之燕覆，亦云乌覆。正月、二月采枝，阴干用。或以为葡萄苗，非也。"这段前面关于通草的描述，大体还是因袭了《唐本草》《食疗本草》《本草拾遗》的古通草记载，其来源即今木通科植物木通 *Akebia quinata* 及其同属近缘种相符。但苏颂这段形态描述，乃综述各地上报的资料，因此也有与木通科植物不符之处，如谓"枝头出五叶，颇类石韦"，石韦是蕨类植物，其叶革质，根状茎横走，与"枝头出五叶"的通草毫无相似之处。又葡萄乃单叶互生，与燕覆的掌状复叶也完全不同，谁能以为葡萄苗是通草呢？所以苏颂所云，并非亲见亲历，乃是文献综述，糅合诸说，故不免存在漏洞。

在介绍完通草形态后，苏颂说了一句重要的话："今人谓之木通。"意思是上述通草，今(北宋)人都叫它"木通"。这就让人以为北宋把"通草"都称之为"木通"了！然后苏颂又解释"通草"在北宋的用法："俗间所谓通草，乃通脱木也……古方所用通草，皆今之木通，通脱稀有使者。近世医家多用利小便，南人或以蜜煎作果食之甚美，兼解诸药毒。"由此可见，苏颂在解说中，明确指出古方"通草"，都是宋代用于利小便的木通，其果实可以作果品食用。但宋代民间的"通草"，已经另指"通脱木"了。可以说，苏颂以上的介绍，不仅未能解"通草""木通"之纷，反而添乱。

苏颂之说不实的证据，就在其《本草图经》的4幅药图中。除1幅"通脱木"外，其余3幅皆"通草"图，无一幅名"木通"图，焉能说通草"皆今之木通"？这些药图皆由各地进献，图名也是各地实际称呼，不可能有假。其中"兴元府通草"图(图120-1)今考与木通科植物三叶木通 *Akebia rifoliata* 或其变种白木通 *Akebia rifoliata* var. *australis* 相似[1]。兴元府即今陕西汉中。"海州通草"图(图120-2)亦似木通科植物，但果实误绘成"金樱子"形，与木通科植物不同。海州即今江苏省东海县。《本草图经》药图至少说明宋代实际的通草，仍与唐代及其以前一样，仍以木通科植物为主。可惜后世植物学家选择"木通"作植物名，假如选择唐代的"燕覆"或"拿"作为植物名，就可免去中药"木通"与植物"木通"的纠缠了。

1　谢宗万. 中药材品种论述：上册[M]. 上海：上海科学技术出版社，1980：454.

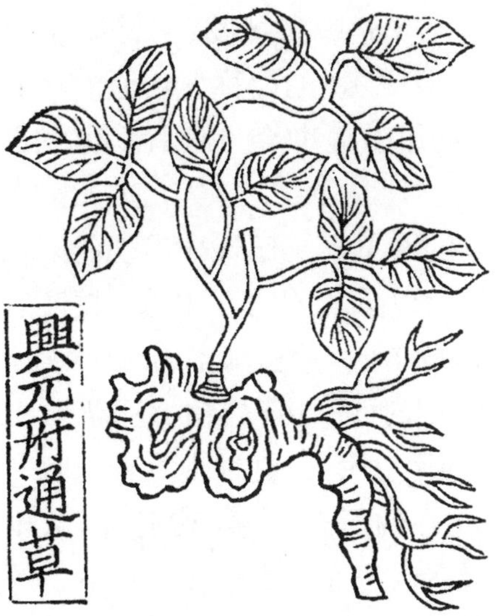

图 120-1 《本草图经》(政和)兴元府通草

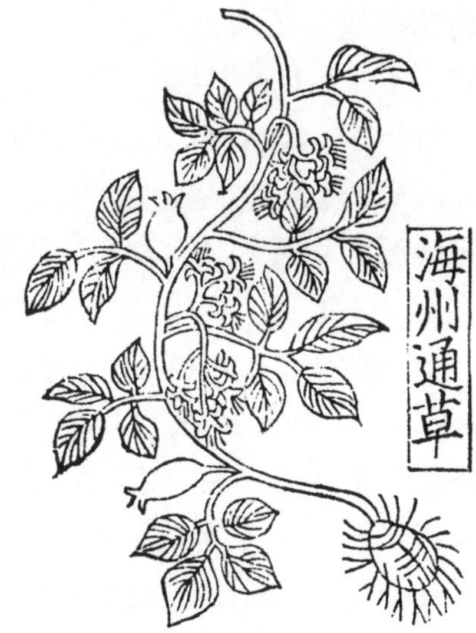

图 120-2 《本草图经》(政和)海州通草

此外，南宋陈自明《妇人大全良方·辨识修制药物法度》提到："木通，有川木通，有钱子木通，即挲藤者为正。今之所用者力浅，但得随众。宜去皮节，细切。[1]"陈自明将川木通置于前，"钱子木通"(即今木通科的木通，又名挲藤)随其后，皆为当时正品。此记载表明，宋代"通草"确实已有人将它当"木通"用。但这不等于说"木通"就只有古"通草"一种，还有排第一的"川木通"。此"川木通"会是《药性论》所载利尿的"木通"吗？古本草还未发现有此类证据。不过按传承用药的传统，当今木通主流来源之一的"川木通"，为毛茛科铁线莲属 *Clematis* 多种植物的藤茎。据动物实验，川木通的有明显的利尿作用[2]。因此，从名称及药物性用来看，宋代占主流的"川木通"确有可能就是《药性论》木通的基原，而非当今植物学的木通。总之，到宋代通草与木通已经互窜混用，毛茛科的"川木通"是宋代利尿木通的主流，而"钱子木通"("拿藤")居于其后。

苏颂《本草图经》之说对后世影响很大。明代《本草品汇精要》的"木通"实为《神农本草经》的"通草"，而"通草"实为通脱木。此后明中晚期的本草著作开始越来越多地将《证类本草》"通草"更名为"木通"(如《药性要略大全》《本草纂要》《药性会元》《本草汇言》等)。但对其形态，却很少再有新见。明代李时珍《本草纲目》除引用前人之说外，仅不痛不痒地加了一句："【时珍曰】今之木通，有紫、白二色，紫者皮厚味辛，白者皮薄味淡。《本经》言味辛，《别录》言味甘，是二者皆能通利也。"这样的按语，令人怀疑李时珍是否认识木通？因为其所述木通皮色、味道的不同，如何能混为一种植物？

1 宋·陈自明. 妇人大全良方 [M]. 余瀛鳌，王咪咪，朱定华，等点校. 北京：人民卫生出版社，1985：2.

2 国家中医药管理局《中华本草》编委会. 中华本草 (3) [M]. 上海：上海科学技术出版社，1999：206.

只能说明代李时珍所见木通是不同来源的植物。至于是哪种植物，无法确定。清代本草基本上以“木通”一名为主，“通草”逐渐成为“通脱木”的简称。木通的功效也以利水通淋为主，《神农本草经》《名医别录》的通草功用被后世弃之脑后。也就在清代后期，木通出现了具有毒性的异类。

多来源的利尿木通：本条前已述及，仲景经方的通草不是唐代才出现的以利尿为主的木通。木通的来源不明，不意味着古代利尿的木通就失传了。相反，据谢宗万研究，从宋代到20世纪末的千余年间，木通来源已形成了四大类，即木通、关木通、川木通、淮通，还有其他20余种异物同名品。木通科的木通（即唐以前的“通草”）到现代居然各地多不作木通用，仅江苏部分地区作“海风藤”使用[1]。这种现象奇怪吗？值得仔细分析。唐代诸本草对通草（“燕蕧”）颇有特异性的形态描述，其别名“拿藤”，其鲜美可食的果实，一直在民间流传，古代药家会因不认识而使之失传？

本书认为，许多事例证实，历史上药物传承的力量是巨大的。尽管本草可以把唐以前的“通草”与《药性论》始出的“木通”人为地合为一条，但却不能阻断这两味药在民间分别传承使用。冰冻三尺非一日之寒，现代各地多不将木通科的木通（即古“通草”）作木通使用，这种现象从何时开始？目前还确难考证。但事涉全国各地，就绝不可能是短时间内形成的现象。这种现象正是唐以前“通草”非木通（利尿为主）的旁证。现代江苏部分地区的“海风藤”，其功用与来源与唐以前通草相似。宋代“海州通草”就产于江苏。这也提示唐以前“通草”的确在民间曾以不同的名目继续传承使用着。清代叶桂（小峰）是江苏苏州人，其所撰《本草再新》新增“海风藤”一药，其功用为“行经络，和血脉，宽中理气……下湿除风，理腰脚气”，此与经方通草“通利九窍血脉关节”基本相同，也可以作为经方“通草”功用在民间继续使用的旁证。

而利尿为主的唐《药性论》“木通”，尽管来源不明，它也会在民间传承使用。到20世纪末，各地作木通运用最广的是“关木通”（马兜铃科植物），其次为“川木通”（毛茛科铁线莲属多种植物）。另外“淮通”（以马兜铃科植物为主，也包括川木通的某些品种）仅在局部地区使用。谁是《药性论》“木通”的正品？当今民间的“川木通”的可能性最大，它的利尿药效与南宋已有“川木通”可以作为旁证。

木通乱象横生的关键，是其源头已乱。后世认定“木通”，不取其“通利九窍”之效，专取其形（两头皆通），木通岂能不乱？清代吴其濬《植物名实图考》“通草”条云：木通“旧说皆云燕覆子。藤中空，一枝五叶，子如小木瓜，食之甘美。今江湘所用，皆非结实者。《滇本草》以为野葡萄藤。此药惯用而异物非一种，盖以藤蔓中空，皆主通利开窍，故有效也。[2]”吴其濬对古“通草”（燕覆子）非常熟悉，但他却无法确定“江湘所用”木通的正品，所以只能承认存在“此药惯用而异物非一种”的混乱局面。“藤蔓

---

1 谢宗万. 中药材品种论述：上册 [M]. 上海：上海科学技术出版社，1964：446-456.

2 清•吴其濬. 植物名实图考校释 [M]. 张瑞贤，等校注. 北京：中医古籍出版社，2008：398.

中空”就一定“皆主通利开窍”？若按此论，则通草注定了混乱不堪，危机四伏。

古今木通来源的混乱，不是由于物以稀为贵的商业利益造成的。历史上的医药家们应该对此乱象负责。随意捏合不同功效的药物，不深究临床用药的效果，使用错误来源的木通，最终吞下了难以下咽的苦果。

清末出现的有毒苦木通：据研究，清代后期木通中出现了一种味苦的有毒木通[1]。例如清代徐延祚在《医粹精言》(1896年)中谈到：“木通味极苦且劣。世谓黄连是苦口药，殊不知黄连之味苦而清，木通之味苦而浊。”可见其苦与众不同而兼气浊。这种木通“性极迅利，不宜多用。余友沈杏田言，曾见一小儿误服重剂木通汤药，小便遂不禁，继之以白膏如精状，叫号惨痛而死。死后溺窍端犹有精珠数粒。用木通者审慎之。[2]”

提到这种苦味木通的还不止一家，如清代许豫和《许氏幼科七种》(1785年)云：“木通味苦气寒明矣。讱庵称其甘淡，是仍以通草之性误为木通。医者倘不予信，请自尝而辨之……三十年前，黄席有先生见予有心活幼，谓予曰：活幼一科，惟木通一味能引邪过界，不可轻用……若世俗幼科之习用木通，引邪入里，能使阳邪陷入阴分，热久不退，损人气血，其害实甚……寒邪暴中，误用木通，下咽即毙。[3]”

又，清代黄凯钧《药笼小品》(1812年)云：“木通旧称轻清平淡。尝其味实大苦。[4]”清代陈其瑞《本草撮要》(1886年)“木通”条云：“木通味甘淡……今市所售，味苦，不知何故，俟考。[5]”

木通科的木通藤茎没有苦味，且不可能有使人“小便遂不禁，继之以白膏如精状，叫号惨痛而死”的毒力。以上清代医家未描述味苦木通的形态，难以确定其原植物种，但从近几十年陆续报道的马兜铃科植物关木通(木通马兜铃 *Aristolochia manshuriensis*)所含马兜铃酸引起肾功能衰竭的案例证明，关木通就是味苦有毒的木通之一。“淮通”也是以马兜铃科的植物淮通马兜铃 *Aristolochia moupinensis* 为主，此种木通同样含有能引起肾损伤的马兜铃酸。关木通、淮通之所以能广泛作木通运用，是其藤茎不仅吹气得通，连肉眼都能轻易看到密集的孔道，且其利尿作用强烈，故它们能轻易占据主流地位。木通来源的演变如此复杂，其间不乏有血的教训，足以令后世医家警觉。

《中国药典》(1963年版)收载的木通3个品种都是木通科植物，1977年版被关木

---

1 郑金生，张志斌. 本草纲目药物古今图鉴：草部下[M]. 北京：科学出版社、龙门书局，2020: 2317.

2 引自：清代徐延祚《医粹精言》卷三“木通慎用”，清光绪二十二年(1896)《铁如意轩医书四种》本。

3 引自：清代许豫和《许氏幼科七种·小儿诸热辨》，清乾隆五十年(1785)刻本。

4 引自：清代黄凯钧《药笼小品》“木通”，见《中国医学大成》本《友渔斋医话六种》，大东书局铅印本，1937年667页。

5 引自：清代陈其瑞《本草撮要》卷一“木通”，清光绪二十八年(1902)资生堂刻本。

通取代，2000年版依然如此，到2005年版才又恢复了木通科木通的地位[1]。但这并不等于已经正本清源。“通草”真正的“本”，是具有通利九窍、血脉关节的木通科植物。至于以利尿为主的“木通”，当另考订其基原。鉴于利尿“木通”不是经方所用之物，故本书点到即止。

【附言】

通草在经方仅用于“当归四逆汤”，此方主治虚寒四逆之证。在唐以前，唯《食疗本草》所载“燕覆茎”(通草)可“通利经脉”，其功与当归四逆汤所用通草并不悖逆。这种植物据《唐本草》所述形态，当为今木通科木通 *Aristolochia quinata* 及其近缘植物。但五代《食性本草》《日华子本草》将此“燕覆”与来源不明、性微寒、功专利尿通淋的木通混为一谈。此后本草中通草与木通逐渐被作为一物，以利尿为主要功效。唐代始出的木通以利尿著称，且继续容纳“两头相通”的其他植物，导致后世出现数十种混充木通的藤茎。其中苦寒有毒的木通成为了祸害，关木通就是有害木通伪品之一。

造成通草来源改变的原因，不是小人牟利，而是医药家本身识见的失误。不重视药效的考求，追求药物形似(两头皆通)，是导致通草来源更替的根本原因。此例可提醒医药家，药物来源的考证不能光凭外形，更要重视临证所得的经验。本书考证经方通草的药源，目前的结论是：经方通草即唐代的“燕覆”或“拿”，也就是今木通科木通属(*Akebia*)植物，据古人的经验，以及现代局部地区的传承使用，其性能主要是通利九窍、经脉关节。通草来源明晰，但五代以后却被当作利尿木通使用。据宋代有“川木通”与“钱子木通”(即古通草)两种，当今各地传承使用木通实况，以及药理试验报道此木通利尿作用显著，则“川木通”可能就是《药性论》木通。盼望本书这一推论能得到同行的关注及多学科深入研究，以期彻底解决历史遗留下来的木通来源问题。

---

[1] 郝近大．中华人民共和国药典辅助说明：2010年版　一部　药材及饮片[M]．北京：中国中医药出版社，2011：94.

121

乌梅(2)

【提要】

经方所用乌梅，仅限于安蛔与救卒死，此均不见于宋以前本草记载。乌梅在后世医药中运用甚广，其来源古今无大变化。

【药源辨析】

乌梅的功用：经方用乌梅方2首，其中《伤寒论》1首，《金匮要略》1首（不计《伤寒论》已有之方1首）。

“乌梅丸”中，乌梅既是主药，又是丸药的赋形剂。其主治为“蛔厥”吐蛔。但宋以前诸家本草记载了樱桃、石榴、林檎、醋林子等酸味果实治蛔之功，却偏偏不载乌梅治蛔。明代李时珍云：“乌梅、白梅所主诸病，皆取其酸收之义。惟张仲景治蛔厥乌梅丸及虫䘌方中用者，取虫得酸即止之义，稍有不同耳。”后世将这种“虫得酸即止”称为“安蛔”。

《金匮要略》所载“救卒死客忤死还魂汤”中，此方乌梅与另外2味药一起煮，然后将病人用过的“栉”（梳篦）放在药液中再煮，三次沸腾后，“栉浮者生，沉者死”。观此，则该方属于巫医用方的残余。既是巫方，就会有很多常人不可理解的地方。故乌梅对“卒死、客忤死”能起什么作用，无法揣测。李时珍载本品抢救“中风惊痫，喉痹痰厥僵仆，牙关紧闭者，取梅肉揩擦牙龈，涎出即开”，这是医家救治牙关紧闭时的常用方法，与“还魂汤”用乌梅并不相同。

经方乌梅安蛔功用，均不见于宋以前本草记载。《神农本草经》首载“乌梅”：“味酸，平。主下气，除热烦满，安心，肢体痛，偏枯不仁，死肌，去青黑痣，恶疾。”《名医别录》增补“无毒。止下痢，好唾，口干”。后世本草记载乌梅功效甚多，如利筋脉，去痹（《唐本草》注引《名医别录》）、出刺、外用通便、止渴、疗霍乱心腹不安及赤痢、治疟（《食疗本草》）、去痰、止吐逆（陈藏器）、治刀箭，止血、除劳治骨蒸，消酒毒（《日华子本草》）等。乌梅为果品，可用作烹调佐料或制作饮料（如酸梅汤）。

乌梅的原植物与制取法：“乌梅”是“梅”果实的加工品。“梅”的果实（梅子）与桃、杏等一样可作果品食用。桃南北皆有，但梅主要分布在长江流域及其以南，其原植物即蔷薇科杏属植物梅 *Armeniaca mume*。现代《中国药典》“乌梅”基原亦为此种。

梅的果实可以为果，但鲜果（生梅子）很少被人食用，多经加工后食用，如咸梅干、话梅、白梅（曝干果实）等。药用的最多的是乌梅、白梅。唐代萧炳《四声本草》记载乌梅："五月采其黄实，火熏干作乌梅。"宋代苏颂则曰："又以盐杀为白梅，亦入除痰药中用。"李时珍介绍更详："梅实采半黄者，以烟熏之为乌梅。青者盐淹曝干为白梅。亦可蜜煎、糖藏，以充果饤。熟者笮汁晒收为梅酱。惟乌梅、白梅可入药。梅酱夏月可调渴水饮之。"这是古籍的记载。现代《中国药典》规定乌梅为夏采近成熟的果实，低温烘干后闷至色变黑。

122

旋复花(2)

【药源辨析】

旋复花的功用：经方用旋复花方共2首，其中《伤寒论》方1首，《金匮要略》方1首。

关于"旋复花"的"复"，《金匮要略》吴迁本作"復"。《证类本草》该药正条中的《神农本草经》名"旋覆花"，但行文中又以"旋復花"为多。"覆""復"是两个同音字，作为药名，并无正误或繁简之别，也无特别含义。现代《中国药典》用"旋覆花"为正名，仲景书的校点本多数也随《药典》用字。但本书是研究仲景医书中的药物，当以其原书用名为准，故本书涉及原文药名一律用"旋复花"，不遵现代《药典》名。

《伤寒论》"旋复代赭汤"主治"伤寒发汗，若吐、若下，解后，心下痞硬，噫气不除者"。该方7味药，很难从经方找到其功治之征，有必要参考早期本草所载。《神农本草经》"旋覆花"云："味咸，温。主结气胁下满，惊悸，除水，去五脏间寒热，补中下气。"《名医别录》增补："甘，微冷利，有小毒。消胸上痰结，唾如胶漆，心胁痰水，膀胱留饮，风气湿痹，皮间死肉，目中眵䁾，利大肠，通血脉，益色泽。"经比较，其中《神农本草经》云"补中下气"最适合解释旋复花在此方中的作用。因为汗吐下后，中气受损，才会出现心下痞硬，导致出现气逆噫气。旋复花补中、下气，正适合此证。

《金匮要略》"旋复花汤"，一用于治"肝着，其人常欲蹈其胸上，先未苦时，但欲饮热"；二用于"寒虚相搏""妇人则半产漏下"，二者皆为内有寒虚，瘀血阻滞。旋复花配合温通的葱白，祛瘀的新绛，结合早期本草所载，旋复花"主结气胁下满""通血脉"，当为其在本方的功治。

此后北齐徐之才《药对》载其"温。主胁下寒热。"唐《药性论》载其"主肋胁气下，寒热水肿，主治膀胱宿水，去逐大腹，开胃，止呕逆不下食。"五代末《日华子本草》云可"明目，治头风，通血脉。"可知下气、开胃、止呕逆、通血脉是本品的主要功能。宋代苏颂《本草图经》引录了张仲景的七物"旋复代赭汤"、三物"旋复汤"，此二方的主治也被作为旋复花的主治。此外苏颂也引用了胡洽除痰饮在两胁胀满等旋复花丸。这可能是在古代最著名的3个用旋复花的方剂，对后世使用该药影响很大。宋代寇宗奭则把旋复花视作"走散"药，可以"行痰水，去头目风"，此功能不在经方所用之内。明代李时珍认为旋复花"其功只在行水、下气、通血脉尔"，颇为简明。

旋复花的来源：本品的名字与"旋葍"(即"旋花")发音相似，但后者是另外一种花形似牵牛花植物，乃今旋花科植物旋花，与旋复花的花形相差很大，不易混淆。梁代陶弘景指出本品的花“似菊花而大”。这表明本品可能是菊科植物。此后唐本《图经》描述本品“叶似水苏，花黄如菊”，又增添了花色。宋代《本草图经》则云：“旋复花……今所在有之。二月已后生苗，多近水傍，大似红蓝而无刺，长一二尺已来，叶如柳，茎细。六月开花如菊花，小铜钱大，深黄色。上党田野人呼为金钱花……今近都人家园圃所莳金钱花，花、叶并如上说，极易繁盛，恐即此旋复也。”此形态描述更加详细，并出示了“随州旋覆花”图（图 122-1）。以上图文表明，此金钱花即今菊科旋覆花属旋覆花 *Inula japonica*[1]。现代《中国药典》“旋覆花”的基原亦为此种植物的头状花序。

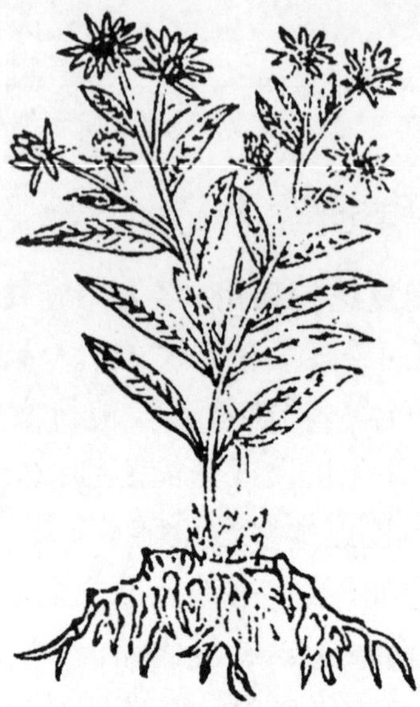

图 122-1 《本草图经》（政和）随州旋覆花

以上诸家本草的记载中，从来没有提到其花与“覆”字有联系，仅北宋末寇宗奭提到：“旋复花……叶如大菊，又如艾蒿。八九月有花，大如梧桐子，花淡黄绿，繁茂，圆而覆下，亦一异也。其香过于菊。”寇宗奭的花“圆而覆下”说，何谓“覆下”？还未见后世有任何正面的解释。与“叶如柳”、花“小铜钱大，深黄色”的正品旋复花相比，这种叶如菊、又如艾蒿（即叶有分裂），花“如梧桐子，花淡黄绿”的植物并不是正品旋覆花。因此说“旋覆花”一名是因花形而得名的说法是不成立的。

1 谢宗万．中药材品种论述：中册 [M]．上海：上海科学技术出版社，1994：487.

123

茵陈蒿(2)

【药源辨析】

茵陈蒿的功用：经方用茵陈蒿方2首，其中《伤寒论》1方，《金匮要略》1首（不计《伤寒论》已有之方1首）。

此二方之一为茵陈蒿汤，药仅3味，茵陈蒿用量独重，为主药。该汤在《伤寒论》中主治“瘀热在里，身必发黄”及“身黄如橘子色，小便不利，腹微满”。在《金匮要略》中主治“谷疸”，症见“寒热不食，食即头眩，心胸不安，久久发黄”。该汤服用后“小便当利，尿如皂荚汁状，色正赤，一宿腹减，黄从小便去也”。此方主药茵陈蒿的主治应与方证相同，即其功用当为利尿去黄。另一方为茵陈五苓散，即茵陈蒿末十分，加五苓散五分，主治黄疸。故该方亦取茵陈蒿利小便、去黄之功。

茵陈蒿首载于《神农本草经》，云可“主风湿，寒热，邪气，热结，黄疸”。《名医别录》增补：“通身发黄，小便不利。”这进一步坐实了茵陈蒿的功用是利尿清热除黄。宋代寇宗奭评价说：“茵蔯蒿，张仲景治伤寒，热甚发黄者，身面悉黄，用之极效。”并举医案为证，故茵陈蒿治黄利尿是其最主要的功用，自古至今沿用不替。

茵陈蒿的来源：据《太平御览》所载，此药最早的名称是“因尘”，无人解释此名的来由。梁代陶弘景则云：“今处处有，似蓬蒿而叶紧细，茎，冬不死，春又生。”唐代陈藏器则将其习性与名称相连：“虽蒿类，苗细经冬不死，更因旧苗而生，故名‘因陈’，后加蒿字也。”但多年生植物很多是“因旧苗而生”者，这算不上特异性的鉴别点。唐本《图经》（《蜀本草》引）云“叶似青蒿而背白”，这一特点突出了茵陈蒿在蒿类植物中的特点。明代李时珍综合上述诸家之说，再据他自己的观察，谓“今山茵蔯二月生苗，其茎如艾。其叶如淡色青蒿而背白，叶歧紧细而扁整。九月开细花黄色，结实大如艾子，花实并与庵蕳花实相似，亦有无花实者。”经现代学者研究，确定其原植物有菊科蒿属植物茵陈蒿 *Artemisia capillaris*（主要分布在我国东部与南部沿海省区）及同属植物滨蒿（猪毛蒿）*Artemisia scoparia*（广布全国，主产陕西、河北、山西等省），入药用其地上部分。现代《中国药典》“茵陈”的原植物亦为此二种。

古本草中亦有不同来源的茵陈蒿，宋代《本草图经》有关记载尤多。古代判断是否茵陈蒿正品的终极标准是“疗黄疸，利小便”，其他解肌发汗、化痰利膈等作用的各种名目的茵陈皆不算正品。正品既明，本书也就不去罗列那些曾经或至今在局部地区使用的非正品茵陈蒿了。茵陈的利胆(促进胆汁分泌)作用也成为现代判断该植物入药部位的重要依据。

茵陈的入药部位：茵陈蒿的采收季节不同，入药部位也随之变化。《名医别录》记载茵陈蒿采收季节为“五月及立秋采”。此时的茵陈蒿已经开花结果。唐本《图经》云“采苗阴干”，“苗”一般皆指幼嫩植物。宋代《本草图经》载“五月七月采茎叶阴干”，此时的茎叶已老。可见在宋代及其以前，茵陈蒿的采收季节比较晚。

明代某些本草书将本品采收季节提前，例如明代郑宁《药性要略大全》就记载“三月采”[1]。清初张志聪、高世栻《本草崇原》提倡“无花实者，名毛茵陈。入药以无花实者为胜”[2]。这种“毛茵陈”就是茵陈的嫩苗，有白色绒毛。在张志聪看来，“茵陈因旧苗而春生……而具阳春生发之机。主治风湿寒热邪气，得生阳之气，则外邪自散也。”这就为使用嫩茵陈提供了理论依据。

此外，茵陈在古代也是野菜。李时珍云：“茵陈昔人多莳为蔬，故入药用山茵陈，所以别家茵陈也……今淮扬人二月二日犹采野茵陈苗，和粉面作茵陈饼食之。”这种作蔬菜使用的茵陈自然以嫩为佳。清代吴其濬亦云：“吾乡亦摘其嫩芽食之，谚曰：四月茵陈五月蒿。言至五月则老不中啖。”这种以茵陈嫩苗作蔬的习俗，与某些医家认为“毛茵陈”“具阳春生发之机”的说法结合，导致清后期至现代，药材行业均以茵陈嫩苗为佳，甚至有“正月茵陈二月蒿，三月茵陈当柴烧”的俗语。

东邻日本的医学界习惯使用茵陈花穗，即带有头状花序的细枝梢，且经测试，这种花穗有明显的利胆作用。我国学者用实验证明，嫩茵陈苗也具有利胆作用，这说明茵陈的花穗与嫩苗各有不同的利胆成分。无论本草记载还是实际利胆效果，茵陈花穗都可入药。从资源保护的角度来看，现代应该扩大使用茵陈花穗。故《中国药典》“茵陈”规定地上部分皆可药用，既符合古本草记载，又有现代实验研究为依据。春采者习称“绵茵陈”，秋采者称“花茵陈”。

---

1 明•郑宁. 药性要略大全 [M]// 郑金生. 海外回归中医善本古籍丛书：第十册. 北京：人民卫生出版社，2003：130.

2 清•张志聪，原撰. 清•高世栻，订补. 本草崇原 [M]// 郑林. 张志聪医学全书. 北京：中国中医药出版社，1999：1116.

124

竹茹(2)

【药源辨析】

竹茹的功用：经方用竹茹方仅2首，均在《金匮要略》中。

其方之一为“橘皮竹茹汤”，有药6味，主治“哕逆”。“哕”，李时珍曰：“哕者，干呕有声也。[1]”之二为“竹皮大丸”，有药5味，主治“妇人乳中虚，烦乱，呕逆，安中益气”。此二方共同的主证为呕逆。两方皆有的药物为竹茹、甘草。甘草无止呕哕的作用，则止呕哕当为竹茹之功。

竹茹即《神农本草经》“竹叶”条下《名医别录》增补的淡竹“皮茹”，其性用为：“微寒。主呕啘，温气，寒热，吐血，崩中，溢筋。”此“主呕啘”当是经方竹茹的主要功治。其性微寒，兼可清热。唐代《药性论》云：“青竹茹，使，味甘。能止肺痿唾血，鼻衄，治五痔。”唐代《食疗本草》云：“苦竹茹，主下热壅……淡竹茹主噎膈，鼻衄。”明清时用竹茹更多，至今亦多用于清热止呕，涤痰开郁。

竹茹的来源：竹茹即淡竹皮茹的简称。“茹”通“筎”。《玉篇·竹部》：“筎，竹筎，以塞舟。”《集韵·鱼韵》：“筎，刮去竹皮为筎。”医药书多用“竹茹”，即刮去新鲜竹竿(青竹)表面青皮，取内层竹皮而成的丝条状竹絮，故又名“竹二青”。

竹类种类很多，竹茹采用哪种竹？梁代陶弘景、宋代苏颂都认为用簟竹、淡竹、苦竹。但这3种也不是单一的植物种。例如宋代沈括认为：“淡竹，对苦竹为文。除苦竹外，悉谓之淡竹，不应别有一品谓之淡竹。”现代本草学家谢宗万考古证今，认为《本草纲目》药用竹为禾本科刚竹属植物淡竹 *Phyllostachys nigra* var. *henonis*，以及同属的桂竹(即簟竹) *Phyllostachys reticulata*、大明竹属的苦竹 *Pleioblastus amarus*。现代《中国药典》“竹茹”的竹来源除上述淡竹外，还有青秆竹 *Bambusa tuldoides*、大头典竹 *Sinocalamus beecheyanus* var.*pubescens*。竹类甚多，人多不能尽别，据载今竹茹大多为制作竹器时刮下的副产品，习惯以当年新竹刮下的竹丝品质为佳[2]。

1　明·李时珍. 全标原版本草纲目[M]. 张志斌，郑金生，校点. 北京：龙门书局，2019：1354.

2　金世元. 药材传统鉴别经验[M]. 北京：中国中医药出版社，2012：166.

125

竹叶(2)

【药源辨析】

竹叶的功用：经方用竹叶方仅2首，其中《伤寒论》方1首，《金匮要略》方1首。此二方名之中均有“竹叶”。

《伤寒论》“竹叶石膏汤”有药7味，主治“伤寒解后，虚羸少气，气逆欲吐”。《金匮要略》“竹叶汤”有药10味，主“产后中风，发热，面正赤，喘而头痛”。比较两方主治，相近者皆有“气逆”，或“气逆欲吐”，或气逆而喘。两方相同的药物则有竹叶、人参、甘草，其中参、草都无下气作用，针对的是补益虚羸少气及产后虚弱，则竹叶当用于下气止吐、治喘。

此推测可以与早期本草所载比对。《神农本草经》“竹叶”性用中有“味苦，平。主咳逆上气”。《名医别录》增补的内容有“大寒，无毒”，主“呕吐”“主胸中痰热，咳逆上气”。说明早期本草中竹叶主治咳逆上气、呕吐等气逆之证，此与经方所用相符。

宋代寇宗奭《本草衍义》云：“竹叶，凡诸竹与笋，性皆微寒，故知叶其用一致。张仲景竹叶汤，用淡竹。”可见竹叶性微寒，与《名医别录》所载近似，故可清热。

竹叶来源与后起的淡竹叶：经方与早期本草，及至明《本草纲目》之前的竹叶，均为竹子的叶，也就是禾本科竹亚科的植物叶片，具体种类可参上“竹茹”条。

明代李时珍《本草纲目》中新增了一条“淡竹叶”，其生境及形态为：“处处原野有之。春生苗，高数寸，细茎绿叶，俨如竹米落地所生细竹之茎叶。其根一窠数十须，须上结子，与麦门冬一样，但坚硬尔，随时采之。八九月抽茎，结小长穗。”此种淡竹叶并非经方所用的竹子叶，而是禾本科假淡竹叶亚科植物淡竹叶 *Lophatherum gracile*，其形体小，茎秆细，根下有类似麦门冬似的硬块根，可结小花穗，与普通竹子很容易区别。李时珍记载本种的叶片也有去烦热，利小便，清心的作用，但不能视为是仲景方所用的竹叶。现代《中国药典》“淡竹叶”的来源就是这种植物学的淡竹叶 *Lophatherum gracile*。若不是开发或使用经方，只为临床治疗，则使用哪种竹叶可由医家自己决定。

126

紫参（2）

【提要】

紫参用于仲景医书中的两个方，能考其功用的只有“紫参汤”。古代紫参是多种药物的正名或别名，来源混乱，后世难以确指其原植物。

【药源辨析】

紫参的功用：《金匮要略》有紫参方 2 首。其一为“紫参汤”，药仅 2 味，与甘草配伍，紫参用量独重，为主药。该方主治“下利，肺痛”。其中“肺痛”，古人不疑其有误，且为之曲解，如清代黄元御云：“以肺与大肠相为表里，肠陷而利作，则肺逆而痛生。[1]”现代校点本或疑“肺”乃“腹”字之误[2]。紫参在此方治下利无疑。

其二为“泽漆汤”，有药 9 味，主治咳而“脉沉者”。紫参名下原注“一作紫菀”。考紫参最早见于《神农本草经》著录，其功用为“主心腹积聚，寒热邪气，通九窍，利大小便”。《名医别录》补充“疗肠胃大热，唾血、衄血，肠中聚血，痈肿，诸疮，止渴，益精”。二书所载“紫参”均无治咳嗽上气之功，不明何以被用于“泽漆汤”。“紫菀”亦首见于《神农本草经》，其首要功用就是“主咳逆上气”，很适合于“泽漆汤”，故该方紫参或为误名。

紫参的来源：紫参在《神农本草经》为正名，另又用作“牡蒙”别名。梁代陶弘景云：“今方家皆呼为牡蒙，用之亦少。”似乎牡蒙一名更为通行。《名医别录》载“三月采根，火炙使紫色”，炙法含义不明。三国魏《吴普本草》“牡蒙”的形态是：“圆聚生，根黄赤有文，皮黑中紫。五月华紫赤，实黑大如豆。”古今亦无人能说明吴普所言为何物。

《唐本草》认为紫参与牡蒙各是一物：“紫参，叶似羊蹄，紫花青穗，皮紫黑，肉红白，肉浅皮深，所在有之。牡蒙，叶似及己而大，根长尺余，皮肉亦紫色，根苗并不相似。虽一名牡蒙，乃王孙也。紫参，京下见用者是，出蒲州也。”其中“叶似羊蹄”的紫

---

1 清•黄元御．长沙药解 [M]// 麻瑞亭，孙洽熙，徐淑凤，等．黄元御医书十一种：下册．北京：人民卫生出版社，1990：430.

2 汉•张仲景．金匮要略 [M]．何任，何若苹，整理．北京：人民卫生出版社，2005：70.

参很类似当今蓼科植物拳参 *Polygonum bistorta*。宋代《本草图经》中的“晋州紫参”图(图 126-1)与《唐本草》描述类似。谢宗万认为,汉代张仲景治下利的“紫参汤”所用紫参即拳参[1]。拳参与经方紫参皆能散瘀凉血,通便泻热,治心腹积聚,血闭痈肿等证,从疗效来看此说不误。

宋代《本草图经》“紫参”的文字记载表明其来源有数种,比较混乱。该书有附图 4 幅,分别是“滁州紫参”“晋州紫参”“濠州紫参”“眉州紫参”。这些图形所示的植物或考为唇形科、蓼科、毛茛科植物,但其中基本能确定其植物种的只有“晋州紫参”,其他或有争议,或证据不足[2],无法凭借《本草图经》图文确考古代紫参的可靠来源。

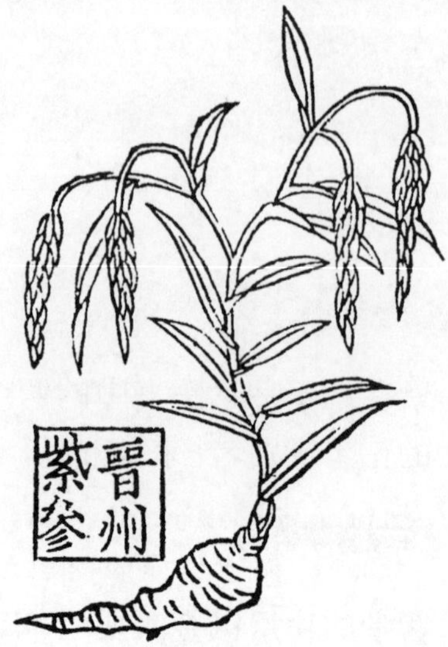

图 126-1 《本草图经》(政和)晋州紫参

李时珍所说的紫参“根干紫黑色,肉带红白,状如小紫草”,或考此植物与唇形科鼠尾草属(*Salvia*)植物相合。此属植物华鼠尾 *Salvia chinensis* 在现代某些工具书里有紫参别名[3],但此与古代紫参药用其直根而非全草尚有区别,无法认定此为古紫参的来源。有鉴于此,现代《中国药典》不可能收录这样来源欠明的药物。

【附言】

紫参虽然见于仲景方,但在南北朝时就很少使用。此后由于紫参来源混乱,宋代以后,以“紫参”为名的药物实际运用越来越少,现代已经很难再确定其为何物。虽说有可能古紫参用另一个名字(如“拳参”)继续发挥着它的治疗作用,但毕竟证据还不够充分,难下定论。

---

1 谢宗万. 中药材品种论述: 上册 [M]. 上海: 上海科学技术出版社, 1980: 131.

2 郑金生, 张志斌. 本草纲目药物古今图鉴 [M]. 北京: 科学出版社、龙门书局, 2020: 744-745.

3 谢宗万. 中药材品种论述: 上册 [M]. 上海: 上海科学技术出版社, 1964: 123.

127

紫菀（2）

【药源辨析】

紫菀的功用：经方用紫菀方 2 首，均在《金匮要略》“肺痿肺痈咳嗽上气病脉证治”篇。

其中“射干麻黄汤”治“咳而上气，喉中水鸡声”。此方药 9 味，多为治咳嗽、哮喘、痰饮之药，如麻黄、射干、款冬花、五味子、半夏等。紫菀并非主药，故求其功用，必须参考早期本草所载。

紫菀首载于《神农本草经》，云可“主咳逆上气，胸中寒热结气。”《名医别录》又补载其“疗咳唾脓血，止喘悸，五劳体虚，补不足”。可见紫菀可用于虚实咳喘。宋代苏颂《本草图经》云：“《古今传信方》用之最要，近医疗久嗽不差，此方[1]甚佳。”其中紫菀是重要治咳嗽药，此与经方用紫菀方的主治相符。

另一方“泽漆汤”，治咳而脉沉，其中“紫参”药后注曰：“一作紫菀。”从功用来看，用紫菀比紫参更适合本方。

后世紫菀的用途日广。五代《日华子本草》云：“调中及肺痿吐血，消痰止渴，润肌肤，添骨髓。”《唐本馀》（即《蜀本草》）云“治气喘、阴痿。”《备急千金要方》用单味紫菀治妇人卒不得小便，小便出血等，可见本品于止咳喘之外还有补益、消痰、利水等功效。

紫菀的来源：紫菀之名，李时珍说是因为“其根色紫而柔宛，故名”。此说虽然未必是命名原义，但部分反映了本品药材的特点。梁代陶弘景载其形态：“生布地，花亦紫，本有白毛，根甚柔细。”宋代苏颂《本草图经》云：“三月内布地生苗叶，其叶三四相连，五月、六月内开黄、紫、白花，结黑子。本有白毛，根甚柔细。”清代吴其濬《植物名实图考》云：“江西建昌谓之关公须，肖其根形。初生铺地，秋抽方紫茎，开紫花，微似丹参。[2]”建昌即今江西南城。“关公须”是形容其根柔而细长、紫红色，有如关公胡须。以上诸家所述，结合传承使用实际来源，可知本品即菊科紫菀属植物紫菀 *Aster tataricus*，药用其根和根茎。现代《中国药典》“紫菀”的来源亦是此种。本品多

---

1 此方指《传信方》治久嗽验方，药仅紫菀、款冬、百部 3 味。

2 清•吴其濬. 植物名实图考校释 [M]. 张瑞贤，等校注. 北京：中医古籍出版社，2008：210.

用栽培品，但古代产地变迁，尚无延续时间较长的地道产区。现代以河北安国、安徽亳州所产为地道药材。安国栽培品常将其编成辫状，故又习称紫菀为“小辫”[1]。

[1] 金世元. 金世元中药材传统鉴别经验 [M]. 北京：中国中医药出版社，2012：152.

128

鳖甲(2)

【提要】

鳖甲来源古今一致，早期医药书中以其主治心腹癥瘕坚积。唐以后鳖甲逐渐演变成滋阴清热补虚之药。

【药源辨析】

鳖甲的功用：经方用鳖甲方共2首，均在《金匮要略》中。其一为“鳖甲煎”，其二为“升麻鳖甲汤”。

“鳖甲煎”主治癥瘕疟母，有药23味，乃大方，一般很难推测其中一药的功用。但此方以鳖甲为名，且鳖甲居群药之首，用量与“赤消”同为诸药之首。可见鳖甲是该方的主药。此方乃丸剂，其制法将鳖甲置于酒与灶下灰混合物中，再煮甲令烂如胶漆，绞取汁，然后放进其他药末，煎为丸。可见鳖甲也是该煎丸的黏合剂。主药功用一般与所在方主证相同，故鳖甲亦当为治癥瘕积聚之药，此可结合早期本草所载予以确认。

《神农本草经》“鳖甲”载其“味咸，平。主心腹癥瘕，坚积，寒热，去痞，息肉，阴蚀，痔，恶肉”。《名医别录》再加增补：“无毒。疗温疟，血瘕，腰痛，小儿胁下坚。”其中心腹癥瘕、坚积、温疟、血瘕、胁下坚等主治均与经方鳖甲煎主治相合。

古代还有鳖与癥瘕的传说故事。如《太平御览》引《续搜神记》，云一人得心瘕病而死，剖腹得一白鳖。又，古代有鳖“不可与苋菜同食，令生鳖瘕”(《食疗本草》)的说法。以鳖甲治鳖瘕，似为比类联想。宋代苏颂《本草图经》曰：“古今治瘕癖虚劳方中用之最多。”又云可治“妇人漏下五色羸瘦者……治癖最良”。可见鳖甲在宋以前的主要功治为化癥瘕积癖，补虚劳。所以此药在宋代及其以前，经常与三棱、大黄、䗪虫(又名土鳖)、延胡索、没药等同用，乃化瘀通经络之要药。

“升麻鳖甲汤”的主治与鳖甲煎不同，乃治阳毒为病，面赤斑斑，咽喉痛，唾脓血，该方主药为解毒的升麻，鳖甲在该方6味药中用量最轻，才“手指大一片”。此方用寒性升麻为主药，又加热药蜀椒、雄黄、当归，再加性平的鳖甲，如何能治阳毒？颇为费解。清代黄元御认为此方“鳖甲化瘀凝，消癥瘕而排脓血”，然此证无癥瘕，也不明鳖甲如何能排脓血，故不强解，存疑待考。

古今鳖甲功用变化很大，唐以前以此破积消癥、治温疟著称。唐《药性论》增加治劳瘦，除骨节间劳热之功，宋代寇宗奭评价说："后人遂用之，然甚有据。"元代朱震亨据《药性论》之说，首次提出"鳖甲、鳖肉补阴"。明代皇甫嵩《本草发明》[1]以鳖甲"滋阴除热、解毒"作为前代诸多功效的基础。明代缪希雍《本草经疏》认为鳖"甲能益阴除热而消散，故为治疟之要药，亦是退劳热在骨及阴虚往来寒热之上品……劳复、女劳复为必须之药。劳瘦骨蒸，非此不除"[2]，更奠定了鳖甲益阴补虚要药的地位。清初陈士铎又解释说："夫鳖阴物，以阴补阴，又何疑乎……鳖性善藏，凡小有隙地，鳖用甲以钻入之，是其力全在于甲，故用甲以攻坚，原有至理，非私臆也。[3]"此后清代温病学说兴起，鳖甲遂成为滋阴清热要药，经方鳖甲治癥瘕疟母之能遂退居次位。现代甚至将鳖甲充作保健品（如鳖精之类），此与古代用法大相径庭。

鳖甲来源与炙法：鳖自古为常食的水族动物之一，古今无变化，其来源为今鳖科鳖属动物中华鳖 *Trionyx sinensi*，分布很广。另分布在广西、贵州、云南一带的山瑞鳖 *Trionyx steindachneri* 的甲亦可入药[4]。

梁代陶弘景要求鳖甲宜"生取甲，剔去肉为好，不用煮脱者"。"生取甲"即活鳖宰杀时去肉存甲。鳖甲入药，经方无特殊要求，仅注明须"炙"，这是为了消除表面的残物与腥气，起到矫味防腐的作用。这样炙过的鳖甲仍属生用。煮食鳖肉后剩余的甲壳不宜入药，全无药力。后世的醋制鳖甲，始作俑者为《雷公炮炙论》，雷公法属道家炮制法，过于繁复，医家一般仅需炙黄即可，并不需要加醋。至于明清以后各种炮制法，皆与经方炙法距离太远，本书从略。

---

[1] 明•皇甫嵩. 本草发明 [M]. 李玉清，向楠，校注. 北京：中国中医药出版社，2015：323.

[2] 明•缪希雍. 神农本草经疏 [M]. 郑金生，校注. 北京：中医古籍出版社，2002：627.

[3] 清•陈士铎. 精校本草新编 [M]. 王景，整理. 北京：人民军医出版社，2013：262.

[4] 高士贤. 历代本草药用动物名实图考 [M]. 北京：人民卫生出版社，2013：471.

129

马屎(2)

【药源辨析】

马屎的功用及来源：马屎又名马通，《金匮要略》有2方用此药。

其一为单方，用马屎水煮后外洗，治“救卒死而四肢不收失便者方”。《金匮要略》于此方主治后另载“取牛洞（稀粪也）一升，温酒灌口中”。将不同动物的大便用于同样的“卒死”，这只能说是在蒙昧医疗时期的一种原始用药法。《金匮要略》此方后载“救小儿卒死而吐利，不知是何病者，狗屎一丸，绞取汁以吞之。无湿者，水煮取汁”。此亦类似方。

其二为“柏叶汤”，治“吐血不止者”，将马通汁与柏叶、干姜、艾3药共煮。据《神农本草经》“白马茎”条下《名医别录》增补：“屎名马通，微温。主妇人崩中，止渴及吐、下血，鼻衄，金创止血。”可见马通与其他3药一样，在早期本草（《神农本草经》或《名医别录》）中都属于性温的止血药，故4药共一方，用于治虚寒吐血。

以动物粪便入药是早期医疗常见的行为，所治疾病还往往是急症或危症，这大概是早期巫术思维赋予此类药的某种驱邪“神力”。“马矢”（马屎）也见于西汉初《五十二病方》，用治“肿橐”。此后唐代《食疗本草》治“患丁肿，中风疼痛者”“男子患未可及，新差后合阴阳，垂至死”等，亦用马或驴粪，当属同类医疗行为。用马粪入药，据《本草纲目》记载，一直延续到宋、元、明代，其用虽不多，但在民间迁延不绝。近现代此法渐近绝迹。

130

狗屎(2)

【药源辨析】

狗屎之用：一名犬屎。《金匮要略》用此物有2单方，其一见《杂疗方》篇“救小儿卒死而吐利不知是何病方”，取“狗屎一丸，绞取汁以灌之。无湿者，水煮干者取汁”。其二见《禽兽鱼虫禁忌并治》篇“治食郁肉漏脯中毒”方，云“烧犬屎，酒服方寸匕”。

犬(狗)在早期曾被作为“六畜”(马、牛、羊、猪、狗、鸡)之一，其肉可供食用。五代末《日华子本草》认为“然奈秽甚，不食者众”，即嫌狗的食性污秽，不吃狗肉的人也很多。狗屎作为排泄物，自然更加污秽。但在早期医学中，有以毒攻毒，以秽解秽的用药法。故狗屎也被用于治疗疮毒、食物中毒等病。

狗屎用于急救“小儿卒死而吐利”，有可能是急性中毒，病源尚不明了，此情急之中，用新鲜狗屎绞汁灌之，利用其污秽之性，促使患儿呕吐。这种方法，也可见于《金匮要略》治“食诸菌中毒，闷乱欲死”，饮以人粪汁。此法难以为后人效法，但却是早期治疗史曾经有过的遗迹。《金匮要略·杂疗方》还有用其他动物粪便(如马屎、牛洞)治同类疾病者，此皆为蒙昧医疗时期残留下来的原始用药法。

狗屎用于解食物中毒，现存最早的史料即《金匮要略》载其治食郁肉漏脯中毒单方。《梅师方》食郁肉漏脯中毒，烧犬屎末酒服，此方可能是来自《金匮要略》。此后，《唐本草》引《名医别录》，提到“白狗屎，主丁疮。水绞汁服，主诸毒不可入口者”。唐代陈藏器《本草拾遗》也载狗“屎，主瘭疽彻骨痒者，当烧作灰涂疮，勿令病者知。又屎和腊月猪脂傅瘘疮，又傅溪毒、丁肿出根”。又，唐代《外台秘要》疗食鱼肉等成癥结在腹并诸毒气方，亦用狗粪烧末，绵裹酒渍服。这些遗留在唐代本草医方中的狗屎方，当是早期医学受巫术思维影响下的产物，后世此类方逐渐消亡。

131

白粉(2)

【提要】

白粉来源有铅粉与米粉之争，迄今并无定论。

【药源辨析】

白粉来源与功用：经方用“粉”类药之方4首，其中“粉”方1首，“白粉”方2首、“温粉”方1首。这3种粉的来源自古至今皆有争议，以下分作3条讨论。

经方用白粉方2首，一为“猪肤汤”，见《伤寒论》；另一为“蛇床子散”，见《金匮要略》。“猪肤汤”主治“少阴病，下利、咽痛、胸满、心烦”，药以猪肤、白蜜、白粉相和熬向，最后成品当黏腻而甜。如果白粉是米粉的话，这就是一个食疗方。

但本草中“白粉”又是铅粉的别名，古代诸家解说有不同的意见。金代成无己仅云“白粉以益气断利”[1]，没说是米粉还是铅粉。《肘后备急方》用单味定粉（即铅粉）治赤白痢下，但铅粉没有益气的作用。反之，若说是米粉，又没有断利的作用。元代王好古《汤液本草》“玉石部•白粉”条引“《本草》云：一名胡粉，一名定粉，一名瓦粉。”但好古又说“仲景猪肤汤用白粉，非此白粉，即白米粉也”[2]，是同书自相矛盾。明代钱大用《活幼全书》亦认定“白粉即米粉是也”。清代黄元御则认定是铅粉，“用之治少阴病，下利咽痛。以其止利而医疮也”。日本村井椿极力主张甘草粉蜜汤的“粉”是“青粱米粉”，但对经方“蛇床子散”“猪肤汤”中的白粉，却断然认为“白粉即铅粉……《本草》粉锡条可考”[3]，此亦自相矛盾。清代徐大椿《伤寒类方》则云白粉“当是米粉”[4]，可能据其用量大（“五合”），又能“熬香”推论为米粉[5]。清代莫枚士云：据猪肤汤白粉与

1 金•成无己. 注解伤寒论[M]. 于俊生，点评. 北京：中国医药科技出版社，2018：227.

2 元•王好古. 汤液本草[M]. 崔扫尘，尤荣辑，点校. 北京：人民卫生出版社，1987：178.

3 日•村井椿. 药征续编[M]. 吴昌国，校注. 北京：中国中医药出版社，2016：66.

4 清•徐大椿. 伤寒类方[M]// 刘洋. 徐灵胎医学全书. 北京：中国中医药出版社，1999：199.（“猪肤汤”）

5 王庆国. “猪肤汤”煎煮法辨误[J]. 山东中医学院学报，1985（2）：20.（该文谓“熬香”属火制，能炒香的白粉当是米粉）

蜜同用,“成注白粉益气断利,明是米粉”[1]。但米粉能断利么?故猪肤汤中的白粉究竟是什么,至今没有足以下论断的证据。

现代某些使用猪肤汤治少阴咽痛或类似疾病的临床报道,皆用米粉或粳米。还有探讨经方运用“粳米”的文章,也把猪肤汤“白粉”作为粳米之粉。但这并不意味着现代人对“白粉”有多么深入的研究。铅粉有一定毒性,谁愿意冒险去用它内服?

“蛇床子散”主治“妇人阴寒,温阴中坐药”,其方用蛇床子仁一味,“末之,以白粉少许,和令相得,如枣大,绵裹纳之,自然温”。方中的白粉属于外用赋形,调和蛇床子末,捏成枣形大小,用绵裹纳入阴道,以解除“阴寒”。此方白粉同样也存在来源问题

清代尤怡《金匮要略心典》云:“阴寒,阴中寒也,寒则生湿。蛇床子温以去寒,合白粉燥以除湿也。”尤怡未说白粉来源,若论燥湿之力,恐怕铅粉要比米粉更合适,因为很多治疗阴疮、浸淫等湿气为病的方中用了铅粉。《医心方》引《录验方》治妇人阴疮方中蛇床子就与胡粉合用[2]。但清代程林《金匮要略直解》云:“白粉即米粉,借之以和合也”,意思是借助米粉的黏合赋形作用。近代经方大家曹颖甫在解说蛇床子散时,介绍他用“蛇床子之燥烈,合铅粉之杀虫”,治一妇人阴痒不可忍,“湿去虫死,其痒乃止”。他认为蛇床子散“仲师立方之旨,在燥湿杀虫而不在祛寒矣”。真正的妇人阴寒,可用吴茱萸、蜀椒等治疗[3]。现代运用蛇床子散加减方治疗阴道各种炎症、滴虫等的文章甚多,实则皆以蛇床子为主,并不考虑用白粉,故白粉来源在当今已是被忽略的问题。

【附言】

经方药源中,涉及“白粉”“粉”“温粉”的来源,现代相关文章较多,这是好事。经方距离现代已远,现代考证中存在不少以今律古、以偏概全,或仅凭孤证下论断,或凭个人想象及经历去牵强附会。有人认为这三种粉乃一物,即稻米粉[4]。也有人据某书的一个注解,就推断仲景时代的“温粉”是豆屑或绿豆屑者[5]。但更多的作者从不同角度寻求依据,并运用临床经验作为佐证。然而到目前为止的研究,还都不足以下定论,有必要再持续深入开展研究,并期待有更多新的资料出现。

---

1 清•莫枚士. 研经言:卷四 [M]. 上海:大东书局,1936:13.

2 日•丹波康赖撰. 医心方 [M]. 影印本. 北京:人民卫生出版社,1955:475.

3 曹颖甫. 曹氏伤寒金匮发微合刊 [M]. 上海:上海科学技术出版社,1959:218-219.

4 郝万山.《伤寒》《金匮》中的“粉”字考释 [J]. 中医杂志,1991(10):87-88.

5 张光洛. 张仲景用“粉”考释 [C]// 中华中医药学会. 98 全国中药研究暨中药房管理学术研讨会论文汇编. 北京:中华中医药学会,1998:155-156.

132

粉（1）

【提要】

经方治蛔虫病“甘草粉蜜汤”中的“粉”究竟是什么粉，事涉药物毒性，古今皆有争议，迄今无定论。

【药源辨析】

甘草粉蜜汤中“粉”的来源：《金匮要略》甘草粉蜜汤的主治是：“蛔虫之为病，令人吐涎，心痛发作有时，毒药不止。”该方组成是：甘草（二两）、粉（一两）、蜜（四两）。煎服法为：“上三味，以水三升，先煮甘草，取二升，去滓，纳粉蜜，搅令和，煎如薄粥，温服一升，差即止。”本书之所以完整将此方文字列出，是因为其文字均与考证紧密相关。

该方所主“蛔虫病”明确无误，但“毒药不止”有不同的理解，此关乎“甘草粉蜜汤”是驱虫方还是安胃方。甘草、蜂蜜都不能驱蛔，则焦点是“粉”为何物？古代及近现代医家有两种对立的意见。一派认为“粉”即铅粉（胡粉），古代持此见者甚多，如徐彬（忠可）、尤怡（在泾）、黄元御、黄宫绣（本草学者皆持此说）等。近现代持此说者有曹颖甫、秦伯未等。另一派则认为“粉”即米粉（或其他谷物粉），持此意见者有国人莫枚士等，日本有丹波元简、村井椿等，近现代学者有耿鉴庭等，他们都是饱学之士，医药大家。

1958年，《中医杂志》专门组织了一次“甘草粉蜜汤的争鸣”，讨论该汤中的“粉”是“米粉”还是“铅粉”。参与争鸣的13人中，4人同意为米粉，9人同意为铅粉[1]。此次讨论有综述，但无结论。此后出版的《金匮要略讲义》还是二说并存[2]。1986年，四川某地用“甘草粉蜜汤”（粉为铅粉）集体驱蛔，结果服药者74人，全部中毒，经救治后死亡1例[3]。这一事故又引起学界对“甘草粉蜜汤”用“粉”的关注。此后陆续有关于这一话题的文献考证及临床报道，还是两种意见，各有各的理由。客观地说，现代驱蛔药更安全有效，用含铅粉的甘草粉蜜汤驱蛔市场很小。但这属于仲景经方药源的问题，本书不能回避。

---

1 本刊编辑部．甘草粉蜜汤的争鸣 [J]．中医杂志，1958（12）：850-852.

2 张家礼．74 例铅中毒原因分析 [J]．成都中医学院学报，1986（4）：9-11.

3 徐中贤．“甘草粉蜜汤”中用铅粉致 74 人中毒的教训 [J]．成都中医学院学报，1986（1）：18-19.

在以往两派论争中，双方都引经据典，各举古代文献关于“粉”的定义。例如主张“米粉”说者会举例:《释名》:“粉，分也。研米使分散也。”《说文解字》:“粉。敷面者也。徐曰：古敷面，亦用米粉。”主张“铅粉”说者会举例:《墨子》云:“禹造粉”。张华《博物志》云:“纣烧铅锡作粉。”此类古籍对“粉”的定义，都解决不了“粉”的来源，因为食用的谷米粉、美容的铅粉，无论古今，都可简称曰“粉”，凭此无法认定是“粉蜜汤”的粉。

医药家的论述都紧扣主题。主张“铅粉”说的清代尤怡认为:“甘草粉蜜汤者，诱之以其所喜也。白粉即铅白粉，能杀三虫，而杂于甘草、白蜜之中，诱使虫食。甘味既尽，毒性旋发，而虫患乃除，此医药之变诈也。[1]”此说连持“米粉”说的丹波元简也不由得称赞“此解甚巧”！后世医药学家或遵其说，例如清代仲昴庭曰:“治蚘虫，以甘、蜜诱之，以白粉杀之……无非配之之义也。独仲景审证配药，出奇制胜有如斯！[2]”此学说是把“粉蜜汤”作为一个配伍严密巧妙的驱蛔方。清代《医宗金鉴·订正仲景全书金匮要略注》沿袭此说，云“服攻下毒药，非积之痛，乃虫之痛，故不能止也。主之甘草粉蜜汤者，以虫得甘蜜而上，得铅粉而杀，从治之法也。[3]”

清代经学家莫枚士有完全不同的理解，他认为此方所主之证有“毒药不止”，乃“谓药毒伤其胃气，故蛔动不止。若作毒药杀虫解，则岂甘草粉蜜之甘和，功反过于毒药？而毒药所不能杀者，杀之以平药乎？必无此理。仲景书文义简奥，有当即症求方者，有当即方求症者。余作此篇，即方求症也。”他的逻辑推理是：所谓“毒药不止”，是指驱蛔药毒伤了胃气，惹得蛔虫躁动不止。如果把甘草粉蜜汤视为杀虫药，是把此汤方看得比毒药更厉害，没有这个道理。莫枚士说他“即方求症”，是先肯定“粉”是“米粉”，再反推“毒药不止”伤了胃气，必须用甘平之剂去安胃益气。

丹波元简也认为甘草粉蜜汤不是驱蛔方，而是安胃方:“粉，乃用粳米粉，而《千金》诸书，借以治药毒，并不用铅粉。盖此方非杀虫之剂，乃不过用甘平安胃之品，而使蛔安。应验之于患者，始知其妙而已。”丹波元简还引用了《备急千金要方》里的“解鸩毒及一切毒药不止烦懑方”，该方由甘草、蜜、粱米粉3药组成，与“粉蜜汤”同。丹波元简还引用其他唐宋方书中的近似方，也说明《金匮要略》甘草粉蜜汤所用的“粉”为谷物粉(白粱粉、绿豆粉等)。

以上两派分别将“粉蜜汤”作为配伍巧妙的驱虫方或治疗药毒的安胃方。后之附和者，又增补依据，巩固其说。本书无法逐一列举，仅摘秦伯未就两派争论要点的看法，这是现代中医大家颇有影响的观点：①“毒药不止”可能是用了乌梅丸一类药，痛仍不止，可改用甘草粉蜜汤；②“差即止”只用于毒性药，倘若是“米粉”决不如此写

1 清·尤在泾. 金匮要略心典[M]. 叶进，点评. 北京：中国医药科技出版社，2018：152.

2 清·仲昴庭. 本草崇原集说[M]. 孙多善，点校. 北京：人民卫生出版社，1997：172.

3 清·吴谦，等. 医宗金鉴·上册[M]. 郑金生，整理. 北京：人民卫生出版社，2017：551.

法；③"煎如薄粥"不等于就是粥，不能因"粥"而认定非米不能成粥。④此病毕竟是蛔虫病，张文仲用胡粉有效。《备急千金要方》的粱米粉是解药毒，而非杀虫，不能混为一谈；⑤举曹颖甫《金匮发微》所治吐蛔先服乌梅汤，暴厥若死，曹氏按甘草粉蜜汤三药的用量比例，粉用铅粉获驱蛔之效[1]。

文献考证、经方诠释，固然是考证"粉"为何物的重要方面，但临床实践验证也是一个途径。据本书搜集到的这方面的报道，无论用甘草（米）粉蜜汤[2]，还是用甘草（铅）粉蜜汤[3]，都有治疗验案。甚至有报道可以根据患者体质来选用米粉或铅粉，但用米粉是无驱蛔作用，只能解除某些症状[4]。目前所能见到两方面的临床报道，相对来说都比较简单，不是严格设计的临床检验。总之，目前对甘草粉蜜汤的实验与临床研究还很欠缺，尚无法作为判断甘草粉蜜汤中用"粉"的可靠依据。

【附言】

本条以上以文献综述为主，介绍关于甘草粉蜜汤用"粉"的历史与现状。从总体态势来说，古代医药家以主"铅粉"者占绝大多数，清末及近现代用"米粉"说有所增加，但二说并存是现在的状态。近代日本医家皆持"米粉"说。临床则两种学说都有成功的验案。

本书撰写此条，古今资料收集颇丰，但无法也无须尽数罗列。尤其是甘草粉蜜汤在现代治疗蛔虫病的机会只会越来越少，其原因是铅粉毕竟有一定的毒性。时代条件变化了，没有必要为验证一条驱蛔古方去用人做试验。从药物的性质来看，甘草粉蜜汤中甘草、粉、蜜的用量比是 2∶1∶4，如果粉是米粉，这样小比例的米粉在一个已有多量甘草、蜂蜜方中几乎没有存在的意义。仅用甘草、蜂蜜已经是一锅甜腻腻的汤，安胃足矣。若真腹中还有蛔虫存在，喝这样的甜汤绝对是一大忌，因为蛔得甘则动，有蛔虫须去甘草。若不是为了引诱，此方连甘草也不能用。所以古代医药家对甘草粉蜜汤用铅粉并无很强烈的不同意见。铅粉在古代也是美容常用的东西，只要控制用量，并不会有很强烈的毒性。加之治疗蛔虫症，"差即止"，也无毒性积累之虞。因此，本条虽然以综述为主，但也不隐瞒笔者的倾向性意见，请读者明鉴。

---

1 秦伯未按，见：王昇初《关于甘草粉蜜汤之我见》[中医杂志，1958（4）：239-240]文后所附。

2 孙忠年. 加味甘草粉蜜汤治疗蛔虫性腹痛症 [J]. 陕西中医，1984（7）：45.（用粳米粉）
曹照华. 甘草粉蜜汤治疗胆道蛔虫症和蛔虫性肠梗阻 15 例 [J]. 中国乡村医生杂志，1998（5）：24-25.（用米粉）

3 张家礼. 74 例铅中毒原因分析 [J]. 成都中医学院学报，1986（4）：9-11.（该文有《铅粉临床运用之回顾》一节，统计古今中医临床家使用铅粉的个案报告，远不止十来家，并举例说明。又分析用甘草粉蜜汤中毒是因为铅粉用量过大，并未遵守经方用药比例。又指出不可轻易否定铅粉杀虫的功效和甘草粉蜜汤体现的诱杀蛔虫法的临床指导价值等）

4 王泽涵. 甘草粉蜜汤治疗妊娠合并胆道蛔虫症 [J]. 新中医，1984（11）：46.

133

温粉(1)

【提要】

仲景医书“大青龙汤”用“温粉粉身”，治“汗出多者”。目前查到“温粉”是宋代庞安时记载复方，其中用量最多的英粉，但英粉又有铅粉、米粉两说。

【药源辨析】

温粉概况：温粉仅见于“大青龙汤”，《伤寒论》《金匮要略》皆有此方。该方 7 味药，并无“温粉”，但加减药中提到：“汗出多者，温粉粉之。”可见“温粉”外用于汗出过多者，作用是吸汗爽身。这种温粉与前述“粉”“白粉”名称略异，故单立一条。

温粉来源：何谓温粉？考宋代庞安时《伤寒总病论》对汗出周身者，“乃用温粉扑止，移之上床即愈”有注解：“温粉法，白术、藁本、白芷各二两，末之，入英粉十二两，和匀用之。无英粉以蚌粉代之。[1]”

该书另有“辟温粉”，含药物芎、术、白芷、藁本、苓陵香（等分），为末，每一两半入英粉四两，和匀，常扑身上。且云“无英粉，蚌粉亦可。凡出汗大多，欲止汗，宜此法”。此粉虽然也可用于止汗，但毕竟不如前述“温粉”更贴合经方所用。庞安时乃宋人，他列出的“温粉”是否就是仲景所用，已无可考，但此粉是古代唯一成分明确的温粉。庞氏所说温粉是以“英粉”为主，再加上若干香药粉末制成。

再进一步考察，此温粉组成中，其他药来源均明，然“英粉”是什么？宋代刘昉《幼幼新书》载有两种“英粉”，其中之一为“粉锡”：“一名胡粉，一名定粉，又名光粉，或云南粉、英粉、韶粉；或用烧粉家洗瓫水，皆此粉也。[2]”此即铅粉，又有“白粉”“官粉”诸名。古代常用于美容的“脂粉”的“粉”，即是此物为主。当今的痱子粉成分中，也含有此粉。唐代《外台秘要》引“张文仲”方，云“若股内阴下常汗湿且臭……以胡粉一物，粉之即差”[3]。又《备急千金要方》载：“治少小有热不汗，二物通汗散方：雷丸

---

[1] 宋•庞安时. 伤寒总病论 [M]// 田思胜. 朱肱庞安时医学全书. 北京：中国中医药出版社，2006：162.

[2] 宋•刘昉. 幼幼新书 [M]// 李志庸. 钱乙刘昉医学全书. 北京：中国中医药出版社，2005：969.

[3] 引自：唐代王焘《外台秘要》卷二十三“腋臭方”，日本影宋精抄本。

(四两)、粉(半斤),右捣和下筛,以粉儿身。[1]”李时珍转引时改作:“身热多汗。胡粉半斤,雷丸四两,为末粉身。《千金方》。”可见李时珍认为粉身的“粉”就是胡粉,即古代用醋与铅的加工品,又名铅霜(醋酸铅),主含碱式碳酸铅[$2PbCO_3 \cdot Pb(OH)_2$]。这种粉的来历非常悠久,李时珍云:“按《墨子》云‘禹造粉’。张华《博物志》云‘纣烧铅锡作粉’。则粉之来亦远矣。”此粉通常用于美容,至少在仲景时代已是寻常之物。若说“温粉”中含有此英粉,应该顺理成章。

但在《幼幼新书》中又同时引载了另一种英粉,见“《王氏手集》治小儿疳患牛黄膏方”:“英粉(二两,不可见火。做粉,腊日入水瓶盛,用糯米一升,至清明日取晒干)。[2]”这种英粉明显是发酵过的糯米粉。类似的英粉也见于《证类本草》“青粱米”条记载:“近世作英粉,乃用粟米,浸累日令败,研澄取之,今人用去痱疮尤佳。”因此也无法排除这种禾本科谷物的“米粉”作英粉的可能性。现代或据“温粉”推测为“炒热的米粉”,此可作为一家之言[3]。

【附言】

据以上古籍所载,宋代庞安时明确指出“温粉”是一种复方,粉剂以“英粉”为主,加3味香药粉末拌和制成。至于“英粉”,原文云“无英粉以粉代之”,宋代的英粉有胡粉与米粉两种,比较而言,胡粉更不容易制作,则此英粉或为胡粉。另当今痱子粉亦用胡粉而不用米粉,作为敛汗爽身,米粉遇汗容易黏滞,似乎还是以胡粉最好。故本书倾向于温粉当为以胡粉为主的复方。

---

1 唐•孙思邈. 备急千金要方[M]. 影印本. 北京:人民卫生出版社影印,1955:87.

2 宋•刘昉. 幼幼新书[M]// 李志庸. 钱乙刘昉医学全书. 北京:中国中医药出版社,2005:646.

3 郝万山.《伤寒》《金匮》中的“粉”字考释[J]. 中医杂志,1991(10):87-88.

134

灰、灶中灰（2）

【药源辨析】

灰的来源与功用：《金匮要略·杂疗方》有 2 方用灰，其一为“救溺死方：取灶中灰二石余，以埋人，从头至足，水出七孔，即活。”其二为“救卒死方”：“鸡肝及血涂面上，以灰围四旁，立起”。此方曾被晋代葛洪《肘后备急方·救卒中恶死方》转引，且《肘后备急方》另有一同类方，云“割雄鸡颈取血，以涂其面，干复涂，并以灰营死人一周”。此“灰”不言用何物烧成，但需要在仓促之间备齐足够的灰，以便堆积在卒死者周围，则此灰仍当以“灶中灰”最为便捷易得。另“疟病脉证并治”的“鳖甲煎丸”后也用酒浸“锻灶下灰”煮鳖甲，这种灰固然与一般家用煮饭柴灶灰有些不同，但其作用是便于煮烂鳖甲，非关治疗，故仅在此处简介。

灶中灰，李时珍《本草纲目》将其归入《神农本草经》所载“冬灰”条下。该灰性用为：“味辛，微温。主黑子，去疣息肉，疽蚀疥瘙。一名藜灰。”梁代陶弘景注曰：“此即今浣衣黄灰尔，烧诸蒿、藜积聚，炼作之，性亦烈，又荻灰尤烈。”诸蒿、藜、荻烧成的灰，今俗称草木灰，有较强的碱性，故可以用来洗衣服，或将此灰淋汁，利用其腐蚀之性点痣（黑子）、“去疣息肉，疽蚀疥瘙”等。这样的用法必须要将草木灰和水或淋汁用，与经方所用救溺死、救卒死还有所不同。

明代李时珍《本草纲目》记载：“冬灰，乃冬月灶中所烧薪柴之灰也。专指作蒿藜之灰，亦未必然。”古代家用多大柴灶，所烧皆为草木，积灰甚多，用其将溺水者全身堆埋，李时珍认为此法“甚验，盖灰性暖而能拔水也”。至于救卒死，虽然“以灰围四旁”，但灰不是该方的主药，最主要的是以“鸡肝及血涂面上”，这就带有十分浓厚的巫术色彩，此与救溺死，或用热灰频熨腹部；治冷气入腹、阴冷疼闷，或用袋盛热灰放心头救堕水冻死（方见《本草纲目》）还不相同。至于巫医为何要“以灰围四旁”，尚不得其解。

135

代赭石（2）

【提要】

经方用代赭石仅 2 方，其中旋复代赭汤影响最大。代赭石来源古今一致，但后世解释此石在经方中的作用机理却与仲景时代不同。

【药源辨析】

代赭的功用：经方有 2 方用代赭，《伤寒论》1 方，《金匮要略》1 方。其中《伤寒论》“旋复代赭汤”至今常用。

旋复代赭汤主治伤寒汗吐下后，“心下痞硬，噫气不除”，除用人参、半夏、甘草、生姜、大枣调理中焦脾胃之气外，另加了旋复花、代赭两味药。这唯一的矿物药功用是什么？金代成无己注曰：“虚则气浮，重剂可以镇之。代赭石之重，以镇虚逆。[1]”后世学者多从此说，不以为悖。该汤代赭用量（一两）只是主药旋复花的三分之一，故除噫气靠的是旋复花，代赭在该方其实用量很轻。故清代陈念祖《本草经读》“代赭石”条讥讽说：“仲景旋覆代赭汤用之极少，后人昧其理而重用之，且赖之以镇纳诸气，皆荒《经》之过也。[2]”可见陈念祖也发现经方用代赭其实未必是“重镇”纳气。

成无己之说，源于宋徽宗《圣济经》“怯则气浮，重则所以镇之”。重镇去怯，又可推溯到唐代陈藏器“十剂”之一：“重可去怯，即磁石、铁粉之属是也。”所谓“重可去怯”，本义镇的是情志惊怯，今用于有声有息的“噫气”，已经偷换了重镇的概念。若真是因为代赭重镇之功，那同为重物的磁石、铁粉，能替换代赭吗？恐怕不能！仲景旋复代赭汤用代赭，或是用药经验，或是其他原因，但与其质重关系不大。“十剂”之说，始于唐代陈藏器。500 多年前的张仲景怎么能按此理论去用药？此后人臆测附会而已！

另《金匮要略》“滑石代赭汤”，治“百合病下之后”。百合病的症状甚多且怪，“诸药不能治，得药则剧吐利，如有神灵者”。这样的病再经攻下，其虚疲可知，如果也套

---

1 金•成无己．注解伤寒论 [M]．于俊生，点评．北京：中国医药科技出版社，2018：168.

2 引自：清代陈念祖《本草经读》卷四“代赭石”，见《陈修园公余医录合刊》，清嘉庆八年（1803）南雅堂刻本。

用后世出现的代赭“重镇”说，那它又重镇什么呢？仲景没给提示，只有到同时代的医药书中去寻找。

代赭的历史，可上推到《山海经》：“胞山灌水之中有流赭，以涂牛马，无病。”晋代郭璞注：“赭，赤土也，今多以朱涂牛角，云辟恶。[1]”“赭”是红色，在原始蒙昧时期，“赭”色具有某种威力。《搜神记》曰：“神农以赭鞭百草，尽知其毒寒温臭味所主，故天下号曰神农也。[2]”直到汉王莽时期，还曾“令虎贲武士入高庙，杖剑四面提击，桃汤、赭鞭，鞭洒屋壁”[3]。赭色鞭尚且可以驱邪，则赭石在当时也应该可用于鬼神为病。《神农本草经》“代赭”“主鬼疰，贼风，蛊毒，杀精物恶鬼，腹中毒邪气，女子赤沃漏下”，其中确有鬼、蛊、精物恶鬼病因。梁代陶弘景言赭石“俗用乃疏，而为仙方之要”，即多用于炼丹、养生。唐代《药性论》还提到“末，温服之，辟鬼魅”。可见直到唐代，代赭石还具有驱鬼魅的神力。由此看来，汉末仲景“滑石代赭汤”中，不排除赭石是为此病“如有神灵”而设，其用药原意是驱鬼魅精物。

代赭在《神农本草经》中还“神气”十足，到《名医别录》就俗气多了，其所主疾病已偏于血症，主“带下百病，产难，胞衣不出，堕胎，养血气，除五脏血脉中热，血痹血瘀，大人、小儿惊气入腹及阴痿不起。”但梁代陶弘景说其时赭石“俗用乃疏”，说明医家用得少。唐代《药性论》记载的代赭也仅“主治女子崩中，淋沥不止，疗生子不落”，可见医用范围仍不广。五代末《日华子本草》“代赭”则不然，功效陡然增多：“止吐血，鼻衄，肠风，痔瘘，月经不止。小儿惊痫，疳疾，反胃，止泻痢，脱精，尿血，遗溺，金疮长肉，安胎，健脾，又治夜多小便。”

宋、元、明及其以后，代赭遂成医家常用药。李时珍云：“代赭乃肝与包络二经血分药也，故所主治皆二经血分之病。”如“慢惊风”属于肝，可用赭石治疗。近代名医张锡纯，擅长使用代赭石镇逆，在《伤寒论》“旋复代赭汤”的基础上，创制了镇逆汤、参赭镇逆汤、镇肝息风汤等，这是旋复代赭汤的新发展，也是代赭的新用。尽管如此，这并不能证明重镇虚逆是仲景经方代赭的原义。清代徐大椿说过：“药之治病，有可解者，有不可解者。”不可解者，不能强解。张仲景用代赭之效，恐在于其经验，不在后世赋予的“重镇”。

代赭的来源：“代赭”的“赭”，《说文解字》云：“赭，赤土也”。“代”，《名医别录》云“出代郡者名代赭”。西汉时“代郡”在今河北蔚县西南。这种“赤土”并不等于红壤，《名医别录》载其“赤红青色如鸡冠有泽，染爪甲不渝者良”，故在古代常可用作红色矿物颜料。宋代苏颂《本草图经》云：“择取大块，其上文头有如浮沤丁者为胜，谓之丁头代赭。”所谓“浮沤丁”，是形容扁平状的代赭石，其一面有多个圆形的突起，宛如

---

1 宋•李昉，等. 太平御览：卷九百八十八 [M]. 影印本. 北京：中华书局，1960：4373.

2 宋•李昉，等. 太平御览：卷六百四十九 [M]. 影印本. 北京：中华书局，1960：2903.

3 宋•李昉，等. 太平御览：卷八十九 [M]. 影印本. 北京：中华书局，1960：428.

沤腐之水面漂浮的气泡（“丁”状）。与“浮沤丁”对应的另一面则有同样大小的凹窝。这就是其外观鉴别特异之点，俗称“丁头代赭”。此即今氧化物类刚玉族矿物赤铁矿，主含三氧化二铁（Fe_2O_3）。现代《中国药典》也收载了“赭石”。

【附言】

本条对后人解释经方代赭作用机理提出异议，是站在学说发展历史的角度作出的评价。旋复代赭汤能流传到现在，并继续在临床发挥其治疗作用，肯定有它的道理。仲景时代还没有将药物的重量与其功效相联系的用药思想。旋复代赭汤 7 味药中，多数药致力于调理中焦脾胃之气，这是解决汗吐下之后“噫气不除”的重要基础。随意用后世出现的新理论，去猜度古人也按此理论用药，不免强加古人。

136

消石(2)

【提要】

古本草中消石与芒消、朴消在名称、特性方面的记载比较混乱，导致很长时间本草界难以取得共识，且出现“三物(朴消、消石、芒消)同种”论、二物(消石、芒消)同种论等不同说法。据日本所藏唐药“芒消”实物的研究，唐药芒消实为七水硫酸镁($MgSO_4 \cdot 7H_2O$)，又名“苦消”。宋明以后，消石(硝酸钾)、芒消(硫酸钠)为不同来源的两物渐成共识。李时珍谓朴消即水消、消石即火消，其来源虽明，但云消石“气大温。其性上升”则纯属臆测。消石在现代中医临床与研究中，来源与功用仍存在混乱。

【药源辨析】

消石的功用：经方用消石方2首，均在《金匮要略》“黄疸病脉证并治第十五”，即大黄消[1]石汤与消石矾石散。

关于“消石”与“芒消”，《唐本草》云：“晋宋古方多用消石，少用芒消，近代诸医但用芒消，鲜言消石，岂古人昧于芒消也？”即谓“消石”“芒消”乃同物异名。按《唐本草》的说法，《名医别录》“芒消”条就“不合重出”。那么，经方“消石”“芒消”的实际情况如何？宋臣整理后的经方含“消石”2方，是特意保留？还是统一更名时的遗漏？

按宋代《本草图经》“朴消”条提到张仲景《伤寒论》(实为《金匮要略》)消石矾石散全方，其中“消石熬黄”，与矾石各等分，并云“《千金方》消石用二分，矾石用一分”，此可证苏颂所见的仲景医书及唐代《备急千金要方》均用“消石”，并非“芒消”笔误或统一更名时的遗漏。消石矾石散中的消石不误，则同篇、同治黄疸的大黄消石汤中的“消石”也应该不误。

从仲景经方所用芒消，其主治、功效，煎服法，多数前后一致。经方也有能证明芒硝软坚润燥式的记载(参本书“29. 芒消”)，可见古人并未“昧于芒消”。从现存唐代几部代表医方书的记载来看，消石的数量虽然少，但还不到“鲜言”程度。更重要的是：经方消石的治证、用法等均可证明仲景经方的消石与芒消是不同的药物。

---

1 何任校本为“硝”，但明抄小字本作“消”，今从改。现代刊物发表的文章都用“硝”，与古籍原载不合。

首先，消石二方同处一篇，所治皆为黄疸，且该篇无芒消方。消石矾石散仅有药2味，主治女劳黄疸，主证为少腹满，身尽黄，额上黑，足下热，腹胀如水状，大便必黑，时溏。溏便若用芒消，则有违仲景所说溏便不可攻之戒。芒消的适应证是燥屎结实，显然此日晡发热，反恶寒，便溏，不适合用泻下的芒消。消石矾石散服后“病随大小便去，小便正黄，大便正黑，是候也”。芒硝以润燥泻下为主，此处言小便去，意味着消石有利尿之功。

再看大黄消石汤，主证也是黄疸，兼证为腹满、小便不利而赤，自汗出，仲景云“当下之”，用了大黄、消石。从下法、与大黄配伍来看，此消石似乎应该是芒消。然而大黄、芒消配伍的结果应该是“大下之”，此证却是腹满、小便不利，大下之是否合适？明末清代虽有通大便而利小便之说，但在经方之时，似乎还没有这样的先例。该方的大黄、黄蘗、栀子都是治黄疸要药，本不为里热实证而设。故此消石若是芒消，从仲景用药来看，有多处不合用芒消的指征。

其次，以上两方的消石服用法也大不同于芒消。消石矾石散乃散剂，仅“以大麦粥汁和服方寸匕”，其用量之少，假如是芒消，似乎难以取得泻下的效果。大黄消石汤中，黄、消用量都很大(4两)，但大黄不是后下，而是与其他药同煮。消石虽是后下，但不是微沸即止，而是要把二升汤液煮取一升，这也不是芒消应有的煎服法。因此，要说以上两方的消石就是芒消，难以成立。

此外，经方用芒消之方中，已椒苈黄丸加芒消治渴，柴胡加芒消汤治日晡潮热而微利，也都不符合用芒消润燥泻下的指征，有可能是消石之误(参本书“29、芒消”)。

日本吉益东洞《药征》认为“朴消、芒消、消石本是一物”，因此该书将上述消石矾石散、大黄消石汤列入芒消之下。笔者查阅现代40篇有关消石(一般写作“硝石”)的临床及实验文章，有8篇以“芒硝”作“硝石”，大黄硝石汤使用“芒硝”更多[1]，这还不包括临床所用未经鉴定的硝石是不是真“火硝”。可见不仅是古代，现代仍然存在硝石与芒硝的混淆问题。

---

[1] 经查阅现代涉及“硝石”的论文，其原料可肯定采用芒硝的论文有：

孔祥鹏，李慧峰，裴妙荣，等. 大黄硝石汤对湿热黄疸大鼠的作用[J]. 中药药理与临床，2012，28(5)：9-12.

药雅俊，孔祥鹏，裴妙荣. 大黄硝石滴丸HPLC多波长指纹图谱及多成分含量测定[J]. 中国实验方剂学杂志，2016，22(6)：30-33.

金静怡. 大黄硝石汤药代动力学及其有效成分小檗碱的肝肾外排转运研究[D]. 上海：上海中医药大学，2019.

牛研. 四个仲景方剂的化学成分研究[D]. 杭州：浙江大学，2014.

陆舜友. 三黄硝石膏治疗带状疱疹100例[J]. 安徽中医临床杂志，1999，11(2)：141.

王芳，赵碧南. 五金硝石汤治疗胆结石临床观察[J]. 四川中医，1993(4)：24.

郑红寅，孙建国. 硝石五金汤治疗泌尿系结石45例[J]. 陕西中医，1995，15(4)：172.

刘多. 硝石熏洗剂治疗肛门疾病[J]. 湖北中医杂志，1987(4)：57.

正本当先清源，故当先追究古代消石与芒消（含朴消，下同）的名实纠缠问题。

早期本草的朴消、消石与芒消：《证类本草》"朴消""芒消""消石"三药的关系颇似连环套。据《名医别录》记载："朴消"一名"消石朴"，芒消"生于朴消"，"消石"一名"芒消"。故《唐本草》据此推断此三名为一物。

《神农本草经》首载的"朴消"与"消石"各自独立，其内容却常混淆。《神农本草经》一般仅载性味功能、产地、别名等，极少谈及药物鉴别特征。但"朴消""消石"例外："朴消"云"能化七十二种石"，"消石"云"炼之如膏"。据现代专家研究，"化七十二种石"的"朴消"成分是硝酸钾（KNO_3），"炼之如膏"的"消石"是含水硫酸钠（$NaSO_4 \cdot 10H_2O$），因为含结晶水的硫酸钠加热时脱水，并溶于自身的结晶水中[1]。比较其他内容，则性味全同，功效也近似，都能清热除积。可见《神农本草经》所载"朴消""消石"与后世同名药的来源正好相反！

东汉末《名医别录》对二药加以补充，云朴消"破留血闭绝……推陈致新……一名消石朴。生益州山谷有鹹[2]水之阳"。其中"推陈致新"原是《神农本草经》"消石"的功能。《名医别录》又云"消石"乃"天地至神之物，能化成十二种石。一名芒消"，其中"化成十二种石"原是《神农本草经》"朴消"的特征。可见《名医别录》对《神农本草经》"朴消""消石"的内容有所修正。

对《神农本草经》《名医别录》所载"朴消""消石"内容的异同，后世有不同的理解。《唐本草》据《名医别录》补充的"消石朴""芒消"诸名，认定消石与朴消是同一物。清初张璐《本经逢原》"消石"条直接把《神农本草经》"朴消"条"主百病，除寒热邪气，逐六腑积聚、结固留癖，能化七十二种石"全部移过来，并加注曰："诸家本草皆错简在朴硝条内，详'化七十二种石'岂朴硝能之？[3]"后世赞成此说者大有人在。但这种错简说并没有考虑到在药物总结的初期，其水平还不到精确判断这两种矿物的程度。正如孟乃昌指出，这里也包含着矿物混淆的原因。早期硝的原料是天然混合物，成分复杂，随产地不同，各组分含量有多少之别，有的硝酸钾多，有的硫酸钙多。因此"朴消""消石"某些功效特性就会出现相似或混杂。

《名医别录》成书时代较《神农本草经》要晚二三百年，汉代炼丹术迅速发展，促进了对矿物的识别能力，因此《名医别录》在《神农本草经》基础上的增补实际也是纠错。"朴消"杂质太多，不适合药用，故汉末名医从临床用药出发，参《神农本草经》所载，另立一条适合药用的"芒消"条。这一条实际上代表了东汉名医对"朴消"的新认识。这样一来，更突显了"消石"消化七十二石之力，这是硝酸钾的特征之一。消石与

1 孟乃昌．中国用硝的历史 [J]．中药材，1985（3）：43-44.

2 鹹（jiǎn）：《康熙字典》："又《韵会》古斩切，音减。《本草》李時珍曰：鹹音咸者，润下之味；音减者，盐生之名。后人作鹼作鹻，是矣。"鹼、鹻均为"碱"的异体字。

3 清•张璐．本经逢原 [M]// 张民庆，王兴华，刘华东．张璐医学全书．北京：中国中医药出版社，1991：798.

芒消除名称相似外，其形色、收集煎炼的方法都很相似，这也导致早期记载的混乱。

《神农本草经》《名医别录》在本草中都属于“经”，其“朴消”“消石”“芒消”混乱记载令后人无所适从。梁代陶弘景在谈“消石”时，深为诸“消”名目迷惑，也曾怀疑芒消就是消石，但他注意到“仙经多用此消化诸石”，即道家炼丹多用消石。他还见过“有人得一种物，其色理与朴消大同小异，朏朏如握盐雪，不冰，强烧之，紫青烟起，仍成灰……云是真消石也”。这是一段非常重要的史料。孟乃昌对此有精辟的分析。“如握盐雪”是高纯度产品，“紫青烟起”是钾盐灼热时发出的紫色光，此为特征性鉴别，未被混杂的黄色钠火焰掩盖。“仍成灰”是硝酸钾分解成亚硝酸钾。虽然陶弘景自己也未意识到这是真消石的特异鉴别点，但他所记载的这一笔，成为此后硝石为钾盐的铁证。

消石除火烧起紫青焰之外，还有若干不同于朴消、芒消之处。例如《雷公炮炙论》提到了消石需经“自然伏火”。道家书《宝藏论》记载：“消石，若草伏而斤两不折，软切金、银、铜、铁硬物，立软。”朴消、芒消属钠盐，没有这种能力。

五代《蜀本草》又提到：“今消石是炼朴消或地霜为之。”“地霜”为何物？宋《开宝本草》“消石”进一步指出：“此即地霜也。所在山泽冬月地上有霜，扫取以水淋汁后乃煎炼而成，盖以能消化诸石，故名消石。非与朴消、芒消同类。”此言很明确地指出“消石”来自“地霜”。《开宝本草》“芒消”条直接批评《唐本草》以芒消“为消石同类，深为谬矣”！这种山泽“地霜”，不同于盐碱地面泛白之物煎取的朴消，而是有机质腐败而成[1]。阴湿土壤中的有机物腐败后，在硝酸与亚硝酸细菌作用下，生成硝酸，进而与土壤里的钾、钠等离子结合成硝酸盐，在地上凝结如霜，此即所谓“地霜”。

宋代《本草图经》继《开宝本草》之后又记载了消石的生成与特点：“扫地霜煎炼而成如解盐，而味辛苦，烧之成焰都尽，则消石也。能化金石，又性畏火而能制诸石使拒火，亦天地之神物也。”此句“畏火”说的是消石易燃，“制诸石使拒火”是说它与其他矿物产生化学反应之后，又能使之耐火。明代李时珍云：“消石，丹炉家用制五金八石，银工家用化金银，兵家用作烽燧火药，得火即焰起，故有诸名。”此句中的“诸名”指“火硝”“焰硝”之名。将以上各种性质综合起来，即知消石为硝酸盐类硝石族矿物钾硝石（Notrokalite），主成分为硝酸钾（KNO_3）。硝酸钾易燃，可制造火药、焰火，还可用于制造玻璃、陶瓷釉彩等许多物品。

由此可见，《唐本草》载唐代“但用芒消，鲜言消石”，这并非不同时代各有所爱药名的问题，芒消与消石就是完全不同的两种盐类矿物。那么，唐代的“芒消”究竟是含水硫酸钠（$NaSO_4 \cdot 10H_2O$）还是硝酸钾（KNO_3）？这个问题得研究唐代留存下来的“芒消”实物。

唐代的芒消：当今日本正仓院保存了中国的唐药“芒消”，经日本药学家分析，这种

1　引自：章鸿钊《石雅》，见《民国丛书》第二编（88）（上海：上海书店，1990：241）。

“芒消”既不是含水硫酸钠，也不是硝酸钾（KNO_3），而是七水硫酸镁（$MgSO_4 \cdot 7H_2O$）[1]。

孟乃昌对此特殊“芒消”作出了完美的解答[2]。兹不复述孟先生的全部考证经过，仅按本书作者的理解，转述孟先生的考证结果。

中国无机盐原料资源丰富多样，并非皆以单一化合物形式存在。因此“芒消”这种有锋芒状结晶的无机盐，可由不同成分形成。汉晋时期把含 Na_2SO_4-KNO_3 原料的水溶液首次结晶产物叫“芒消”，主含硝酸钾（KNO_3），此即《神农本草经》“消石”。采用含 $MgSO_4$-NaCl 水溶液析出的结晶产物七水硫酸镁（$MgSO_4 \cdot 7H_2O$）也可以叫“芒消”，这就是唐代的“芒消”。后者疗效与 Na_2SO_4 相近，以泻下为主。

唐代《药性论》“消石”条云：“味咸，有小毒……一名芒消，烧之即成消石矣……一作苦消……其消石、芒消，多川原人制作，问之详其理。”其表述法较该书“朴消”要复杂得多，且新创了“苦消”之名。只有结合日本正仓院所存唐药“芒消”实物，才能理解此《药性论》为何要说这么多话。“苦消”实即唐代用的七水硫酸镁。唐代芒消既不同于《神农本草经》“消石”（KNO_3），也不同于《名医别录》“芒消”（$NaSO_4 \cdot 10H_2O$），甚至唐以后也不用这种芒消。唐代炼丹家要使用氧化剂，就使用成分为 KNO_3 的消石；医药学家要缓泻剂，就选用 $MgSO_4 \cdot 7H_2O$ 的消石（苦消）。这种由“川原人”制作的“苦消”，好在有唐药实物留存到今，又有现代化学专家能测试解答，才知其中的奥秘。唐代芒消有其特殊性，这是历代本草学者意识不到的问题，由此可理解《唐本草》为什么会把消石、芒消混为一谈。《唐本草》的芒消后世也不再用，成为历史遗迹。

宋代诸消的探讨进入新的阶段，即医用“消”类分作水、火两类。

宋代及此后的“芒消”“消石”：宋代以前的本草，“消”类药已经有“朴消”“消石”“芒消”“玄明粉”“马牙消”“生消”6个药条。这种局面显然不利于用药。于是宋代苏颂《本草图经》在“朴消”条下写了一长篇的解说。苏颂先是回溯了历代关于“消”的名目、制法与各种观点，分别加以评述。如批驳了“三物（朴消、消石、芒消）同种”论、二物（消石、芒消）同种论，但也承认还有很多不明之处。最后引用了“南方医人论消”全文，此文将“消”分为两种：“朴消”，包括其精制品芒消、牙消、生消。此类消味苦而微咸，莹白易碎，风吹结霜，泯泯如粉，熬之烊沸，冷则结晶。今知其主成分即含水硫酸钠 $NaSO_4 \cdot 10H_2O$。“消石”，扫地霜煎炼成，味辛苦，烧之成焰都尽，性畏火，化金石，制诸石，今知其主成分即 KNO_3。苏颂对此南方消论的评价是：“其论虽辩，然与古人所说殊别，亦未可全信也。”

受此启发的明代李时珍论消，其观点基本沿袭了南方消论。他认为“马志《开宝本草》以消石为地霜炼成，而芒消、马牙消是朴消炼出者，一言足破诸家之惑矣”！进而提出：“消有水火二种，形质虽同，性气迥别也。”他认为医用的朴消即水消，味咸

1 日•朝比奈泰彦. 正仓院药物 [M]. 大阪：植物文献刊行会，1955：289-295.

2 孟乃昌. 中国用硝的历史 [J]. 中药材，1985（3）：44.

而气寒，其性下走，荡涤肠胃积滞，折治三焦邪火；消石即火消，味辛带苦微咸，而气大温。其性上升，水中之火也。故能破积散坚，治诸热病，升散三焦火郁，调和脏腑虚寒。

李时珍之说不从医方主证与疗效入手，却谓“兵家造烽火、铳机等物，用消石者，直入云汉，其性升可知矣！”如此判断物性，乃是想当然，脱离了医家实践，故其言消石“气大温，性上升”，与医疗实际不符。

《神农本草经》《名医别录》的“消石”均为性寒或大寒。《名医别录》不提消石可泻下，但云“利小便”，此为朴消、芒消所无。无论《神农本草经》《名医别录》，无一处提到消石有“性上升”类的功效。由于古代本草中朴消、消石混淆严重，故应该从医方去探寻消石的真正性能功治。

消石最早见于马王堆出土的《五十二病方》，治“久伤者，稍〔消〕石直〔置〕温汤中，以洒痈”，即消石溶液外敷疮肿[1]。宋代《证类本草》“消石”条择取的单味药方，有《史记》“扁鹊仓公列传”淳于意治甾川王美人，用消石治脉躁。唐代《外台秘要》用消石外敷疮肿。《兵部手集》用消石敷热疮。陈藏器吹消石末入鼻治头疼。宋代《太平圣惠方》用消石点眼赤痛。《灵苑方》用消石治五淋及小便不通。归纳以上单药使用之效，消石当性寒，故能内服清热祛瘀，清利小便，外敷治热疮肿痛。

将以上所得的消石功效与经方消石相比，消石矾石散治女劳黄疸，内有瘀血，少腹满，药后病随大小便去，小便黄，内有热，大便黑，内有瘀血。此正适合用消石清热祛瘀、利小便。大黄消石汤亦治黄疸腹满、小便不利而赤，当是内有瘀热，故消石与清利湿热的大黄、黄蘗、栀子配伍，使热随大小便排出。

以上是本书的一孔之见，与时珍所言消石“气大温、性上升”完全不同。现代药理研究认为，硝石(火硝)属盐类利尿药，在血液中由于K^+、Na^+的渗透作用，能与组织内水分结合，至肾脏携带大量水分通过肾小球，并不为肾小球吸收，故呈利尿作用。此外又能在肠道中刺激肠黏膜促使分泌液增加而达到催泻作用[2]。消石外用治疗作用可能与其调节局部渗透压有关，也可通过疡面吸收，补入人体内一定的钾[3]。故现代药理也可映证古方显示的消石利尿、外敷热疮等确有实效。

现代硝石药用情况：硝石(消石)在现代中医临床已经很少使用。《中国药典》(1990年版)虽然有此药名，但未列入正文药材，仅在附录“成方制剂中本药典未收载的药材及炮制品”提到一句“硝石：为天然硝酸钾经加工而成的结晶体”。现代高等院校中药学教材均不载此药。《中华本草》载有“消石”，项目较全面。其中“药材及产销”云：“产于山东、江苏、湖南、湖北、贵州、青海、西藏。全国各地皆销。”但在“附方”项

---

1 尚志钧.《五十二病方》药物消石、恒石、澡石、封殖土考释[J]. 中药材，1988，11(1)：42.

2 刘友樑. 矿物与丹药[M]. 上海：上海科学技术出版社，1962：215.

3 国家中医药管理局《中华本草》编委会. 中华本草(1)[M]. 上海：上海科学技术出版社，1999：279.

下却未收载现代用方，仅“制剂”项下有“消石散”，出自《陕西省医院制剂规范》(1983年)。究其原因，可能是因为硝石是火药的主要原料的影响。经咨访有关专家及查阅互联网，可知现代硝石流通虽少，但在安国、亳州等大药市仍有“火硝”销售。

与硝石有关的临床报道及实验研究论文，笔者经眼的有40余篇，多数发表在20世纪下半叶。临床运用硝石主要是治疗黄疸、胆囊炎、胆结石、泌尿系结石等方面，此与经方用消石、《证类本草》所录硝石的单方主治有关联，但其中硝石也有用芒硝者。实验研究有几篇“大黄消石汤”的报道，文题虽称“硝石”，实验材料却是“芒消”。可见硝石虽一直在传承使用，但仍然存在与芒消混淆的问题。

【附言】

古代“消”类药之间曾长期混淆不清。至宋明以后逐渐形成以消石(硝石)与芒消两种的用药格局。要确定历代医方消石的来源，不能光凭药名，还必须考察医方的时代、主治病证、用药情况(如煎服法)等。本条就《金匮要略》所收两个含消石方的综述及考查，其结论即今通行的消石为今火硝。经方中某些方用的芒消，其实也有可能是消石之误。故经方中的消石、芒消应该注意予以区别。此外，本书从硝石的古今实际运用入手，认为硝石性寒，此与李时珍所说“性大温”完全不同。现代临床与实验研究中，不同时代古医方中的芒消与消石首先要甄别其来源，否则实验结果就很难凭信。

137

禹馀粮(2)

【提要】

禹馀粮在早期曾作为长生药、“服石”方用药，但经方创用禹馀粮治下利，此未见于早期本草记载。古代本草曾就“禹馀粮”“太一馀粮”的来源是否相同有过争议，后逐渐取得共识，将此二名归结为一物。

【药源辨析】

禹馀粮功用：经方用禹馀粮（或作“太一馀粮”“太一禹馀粮”）方2首，《伤寒论》《金匮要略》各一首。另有一“禹馀粮丸”，有论缺方，故不计入方数。“禹馀粮”今多简化为“禹余粮”，但“余”为多义字，不专指“餘”，故本书取“餘”义的直接对应简化字“馀”。

《金匮要略》“紫石寒食散”用“太一馀粮”，治“治伤寒令愈不复”，乃康复强体之方。其中“太一馀粮”在汉代乃“仙经”服食之药，魏晋时又入“服石”方。《神农本草经》载其“久服耐寒暑，不饥，轻身”等，因此“紫石寒食散”用“太一馀粮”，乃因当时人们以为它有强壮之效。

《伤寒论》“赤石脂禹馀粮汤”，药仅赤石脂、禹馀粮两味，其治“利在下焦”，原因是“伤寒服汤药，下利不止，心下痞硬，服泻心汤已，复以他药下之，利不止；医以理中与之，利益甚”，可见是误用下药、寒药，遂使利下不止，用调理中焦脾胃的药也无效，只能用赤石脂、禹馀粮二药，由此可知禹馀粮有止久泻、水泻之功。

为什么病在下焦的下利要用这两味石药？经方未说，只好先求之于早期本草。鉴于经方的禹馀粮又称“太一馀粮”“太一禹馀粮”，因此《神农本草经》的“禹馀粮”“太一馀粮”可合并作为考察之用。《神农本草经》“禹馀粮”条载：“味甘，寒。主咳逆，寒热，烦满，下赤白，血闭，癥瘕，大热。炼饵服之，不饥、轻身、延年。”“太一馀粮”条载：“味甘，平。主咳逆上气，癥瘕，血闭，漏下，除邪气。久服耐寒暑，不饥，轻身，飞行千里，神仙。”《名医别录》“禹馀粮”增补了“平，无毒。疗小腹痛结烦疼。”“太一馀粮”条增补了“无毒。肢节不利，大饱绝力身重”。比较《神农本草经》《名医别录》所载，两种馀粮皆为“味甘”，也有几个完全一样的功效（如主咳逆、癥瘕，血闭、不饥、轻身等），但无可治下利之效。因此经方用此二味治下利，并非源于早期本草所载。

继续往下查阅诸家本草，梁代陶弘景《本草经集注》“诸病通用药”中用其作为“肠澼下痢、妇人崩中”之药。宋代苏颂《本草图经》转引了仲景“赤石脂禹馀粮汤”。除此之外，《证类本草》中所引诸家本草及附方，均未提及禹馀粮可治下利。

直到金代成无已注《伤寒论》，才在“赤石脂禹馀粮汤”之下注曰：“《本草》云：涩可去脱，石脂之涩以收敛之。重可去怯，馀粮之重以镇固。[1]”成无已引唐代陈藏器《本草拾遗》“序例”十剂理论来解释该方两药止利的机理。其中石脂之涩以收敛，尚可圆说，但“馀粮之重已〔以〕镇固”则未免牵强。按中医“重镇”乃镇固浮越惊怯之神魂，并不用于水、汗、精、血之泄漏，下焦之下利，只能收涩，岂能再“重镇”？禹馀粮是石类，非如磁石、铁粉有重镇之性。其质如土如粉，“泯泯如面（麺）”，与赤石脂一样可以兜涩下焦不固的久泻、水泻。李时珍云“固大肠”，但其机理当是兜涩之固，非重以镇固。《中国药典》所载“禹余粮”功效为“涩肠止泻，收敛止血。用于久泻久痢，大便出血，崩漏带下”，可见还是以经方所用之效为根本。

禹馀粮的来源：由于《神农本草经》同时收录了“禹馀粮”“太一馀粮”两味药，因此后世本草诸家围绕此两药是一物还是两物，纷争不休。《伤寒论》“赤石脂禹馀粮汤”中的药物又名“太一禹馀粮”，按说经方二名为同物无疑，但有人却怀疑“太乙”乃“后人妄添”[2]。本书不欲罗列古代某些无谓的争议，只列举古今能证实此二物实为一物的依据。

“禹馀粮”与“太一（或作“太乙”）馀粮”，关键在“馀粮”。其名源于传说“禹行山乏食，采此以充粮，而弃其馀”（陶弘景）。这“充粮”残物形状如何？陶弘景在“禹馀粮”条说：“今多出东阳，形如鹅鸭卵，外有壳重叠，中有黄细末如蒲黄，近年茅山凿地大得之，极精好，乃有紫华靡靡。仙经服食用之。”宋代苏颂引“陶隐居《登真隐诀》长生四镇丸”有同样的说法：“太一禹馀粮，定六府，镇五脏。注云：按本草有太一馀粮、禹馀粮两种，治体犹同，而今世惟有禹馀粮，不复识太一。此方所用，遂合其二名，莫辨何者的是……馀粮多出东阳山岸间，茅山甚有，好者状如牛黄，重重甲错，其佳处乃紫色，泯泯如面，啮之无复碜。”陶弘景的这番言论也可见其在“太一馀粮”下的解说：“今人惟总呼为太一禹馀粮，自专是禹馀粮尔，无复识太一者，然疗体亦相似，仙经多用之，四镇丸亦总名太一禹馀粮。”由此可见，陶弘景时亦把两名合一。

《唐本草》也支持二者为一物：“太一馀粮及禹馀粮，一物而以精粗为名尔。其壳若瓷，方圆不定，初在壳中未凝结者，犹是黄水，名石中黄子。久凝乃有数色，或青或白或赤或黄，年多变赤，因赤渐紫，自赤及紫，俱名太一。其诸色通谓馀粮。”唐代以前的《雷公炮炙论》云：“太一禹馀粮，看即如石，轻敲便碎，可如粉也。”日本正仓院现仍保存有唐药禹馀粮，今仅存皮壳残破片[3]，此与陶弘景所说“外有壳”相符。

1 金•成无已．注解伤寒论 [M]. 于俊生，点评．北京：中国医药科技出版社，2018：167.

2 日•村井椿．药征续编 [M]. 吴昌国，校注．北京：中国中医药出版社，2016：65.

3 日•朝比奈泰彦．正仓院药物 [M]. 大阪：植物文献刊行会，1955：151-159.

宋代苏颂《本草图经》记载："今图上者，全是山石之形，都不作卵状，与旧说小异。"此图（图137-1）确实不像卵形，但外仍有壳，内有细末。宋代掌禹锡《嘉祐本草》引三国魏《吴普本草》中亦用"太一禹馀粮"为总名，云"生太山上，有甲，甲中有白，白中有黄，如鸡子黄色。"宋以后本草诸家在禹馀粮与太一馀粮为一物的问题上逐渐取得共识，但又在其名称与矿物哪一部分争议不休。现代禹馀粮药材包括了皮壳与内含物。今学者考禹馀粮为氢氧化物类矿物褐铁矿（Limonite）的块状集合体，主含碱式氧化铁FeO（OH）及碱式含水氧化铁FeO（OH）·H_2O[1]。现代《中国药典》所收的"禹余粮"基原也是此褐铁矿，主含碱式氧化铁FeO（OH）。

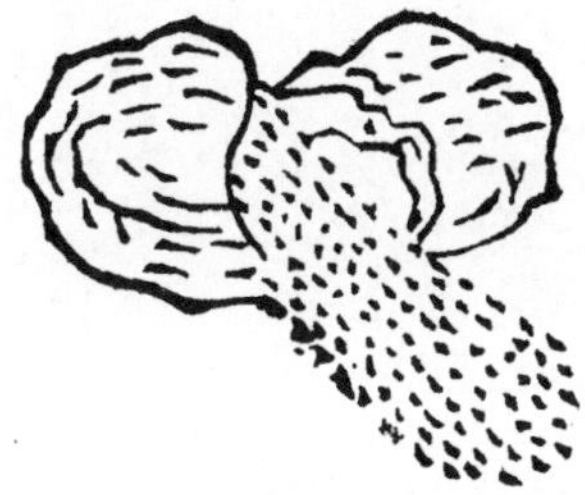

图137-1 《本草图经》（政和）禹馀粮

【附言】

禹馀粮曾被载入"仙经"作为服食之药以及服石强壮之药。但经方首次用它治久利，这一功效在宋以后被传承使用，可以作为仙药成功转型为医家用药的范例。

1 国家中医药管理局《中华本草》编委会．中华本草（1）[M]．上海：上海科学技术出版社，1999：366.

138

紫石英（2）

【提要】

紫石英是汉末寒食散中的主要药物之一，随着服石之风在宋代及其以后逐渐平息，后世紫石英的功用与经方所用大不相同。其来源自古以来有两类，古代记载最早、运用最广的是石英族的紫色石英，但目前被《药典》确定的紫石英唯一基原的是氟化物类矿物萤石族萤石。

【药源辨析】

紫石英功用：经方用紫石英方 2 首，均在《金匮要略》中。其中"紫石寒食散方"，是东汉末著名的寒食散方，或名"紫石英方"，或名"寒食散"。

三国魏时，以大臣何晏（?—249）为始作俑者，掀起了一股狂热的服石风[1]。此风影响到魏晋的社会风尚，且下延隋唐，祸害数百年间的痴迷者。所谓"服石"，即服用"五石散"（以 5 种矿物药为主的散剂）作为强壮药。服此药后，要求"常当寒衣、寒饮、寒食、寒卧，极寒益善"，故又称"寒食散"。在隋代《诸病源候论》卷六中，有皇甫谧对寒食药的考察。皇甫氏认为："然寒食药者，世莫知焉，或言华佗，或曰仲景。考之于实：佗之精微，方类单省，而仲景经有侯氏黑散、紫石英方，皆数种相出入，节度略同；然则寒食草、石二方，出自仲景，非佗也。[2]"可见皇甫谧认为同为汉末名医的华佗、张仲景，华佗方简单精小，仲景方则属于复方，且按一定的"节度"组成。因此寒食药的源头，只能是张仲景的两个方，一为"侯氏黑散"（以植物药为主，乃"寒食草"方），另一为"紫石英方"（以五石为主，乃"寒食石"方），也就是此"紫石寒食散方"。

此方有紫石英、白石英、赤石脂、钟乳、太一馀粮 5 种矿石，再加上 8 种植物药（以热药居多，如附子、干姜、桂枝等），其主治是"治伤寒令愈不复"（伤寒病治愈后不再复发）。从主证及药物来看，此方初衷是强身康复，但耽声好色的尚书何晏服用此类方之后，觉得"心加开朗，体力转强"，于是"京师翕然，传以相授"，其效果不断扩大，结果在何晏被杀之后，服石之风依然没有停歇。

1　余嘉锡．余嘉锡论学杂著 [M]．北京：中华书局，1963：181-226.（"寒食散考"）

2　隋•巢元方，等．诸病源候论 [M]．影印本．北京：人民卫生出版社，1955：33.

张仲景此方并非为常人强体所用，其方所用诸石首载于《神农本草经》。以下摘取《神农本草经》诸石的补益延年作用：紫石英“主补不足，久服温中，轻身延年”；白石英“主阴痿不足，益气，久服轻身长年”；赤石脂“久服补髓，益气，肥健，不饥，轻身，延年”；石钟乳“主明目，益精，安五脏，通百节，利九窍”；太一馀粮“久服耐寒暑，不饥，轻身，飞行千里，神仙”。经方以此五石为主，显然也是受在汉代风行已久的道家“仙经”用药的影响，希望借用来帮助伤寒愈后康复。服石是为强壮身体，不是为了长生不老，因此在道家看来，这仍属俗家行为。所以陶弘景说紫石英“仙经不正用，而为俗方所重也”，即本品不大用于长生不老，但“俗方”(原作“世方”，即一般民众所用治疗健体方)比较看重它。长达六七百年的服石风造成的祸害表明，长服此类矿物药对人体有害无益。

紫石英所在的第二方是《金匮要略》“风引汤”。“风引”是病证名，揣测其义，当为因风而致的躯体异常动作，如震颤、抽搐、瘈疭等。“风引汤”治热癫痫，则是因内热而致的癫痫。此方药味甚多，寒热夹杂，无法确指紫石英在方中的功治，姑且存疑，以俟来者。

以上运用紫石英的经方均为大方，且其方的作用比较局限。在早期本草中，紫石英的功效并非仅能温中、补虚、延年。《神农本草经》还记载它能“主心腹咳逆邪气，女子风寒在子宫，绝孕十年无子”。《名医别录》则记载“疗上气心腹痛，寒热邪气结气，补心气不足，定惊悸，安魂魄，填下焦，止消渴，除胃中久寒，散痈肿，令人悦泽。”唐代《药性论》记载本品主“女人服之有子，生养肺气，治惊痫，蚀脓，虚而惊悸不安”，与《名医别录》所载近似。五代末《日华子本草》载“紫石英治痈肿毒等”，似乎成了疡科专药。宋代苏颂则云：“今方家用者，惟治疗妇人及治心病药时有使者。”后世使用本品者稀，所治大多也不出宋以前诸家本草所载。

紫石英来源：古代“紫石英”来源于两类结晶体，其一为紫色石英，其晶莹透明者习称紫水晶(Amethyst))，其二为萤石(Fluorite)。两者的形态、产地、性质各不相同。

三国魏人吴普《吴普本草》云：“紫石英……生太山或会稽。采无时，欲令如削、紫色头如樗蒲者。”“如削”是指晶体的棱面，“樗蒲”是木制的骰子，两头圆锐，中间平广。这种紫石英当为紫色石英。但吴普没有说明“太山”(今泰山)与“会稽”(今浙江绍兴)所产是否同形。梁代陶弘景《本草经集注》介绍了7种不同产地的紫石英，其中“今第一用太山石，色重澈，下有根”者应属紫色石英，但其他地区所产或为伪品，或是另外的来源。宋《太平御览》收录了众多不同文献记载的紫石英，其中《永嘉记》所载固陶村所产“芒角甚好，色少薄”。又《岭表录异》曰：“陇州山中多紫石英，其梢淡紫，其质莹彻。随其大小，皆五棱，两头如箭镞。[1]”这两地的紫石英有“芒角甚好”“两头如箭镞”，因而也是紫色石英。宋代《本草图经》的文字综述前人所载，但其所附

[1] 宋•李昉，等. 太平御览：卷九百八十七 [M]. 影印本. 北京：中华书局影印，1960：4367.

“紫石英”图（图 138-1）用双边六角形图案来示意六方柱状单晶。据考此乃硅酸盐类石英族矿物石英中的紫石英[1]。经方所用应该是此类历史甚早，且分布甚广的紫石英、

第二类为萤石类紫石英，今多分布在浙江一带。《吴普本草》提到的“会稽”所产有可能属于此类。陶弘景列举的 7 种紫石英中，“会稽诸暨石，形色如石榴子”，据考当是萤石的粒状或块状集合体。清初《医经允中》（1693 年）与《本经逢原》（1695 年）记载“紫石英经火即毒”，显示此种紫石英当为萤石。因萤石为卤素化合物氟化物类萤石族矿物萤石（Fluorite）。这种萤石主含氟化钙（CaF_2），经火煅后会产生气态氟，刺激人的鼻咽。

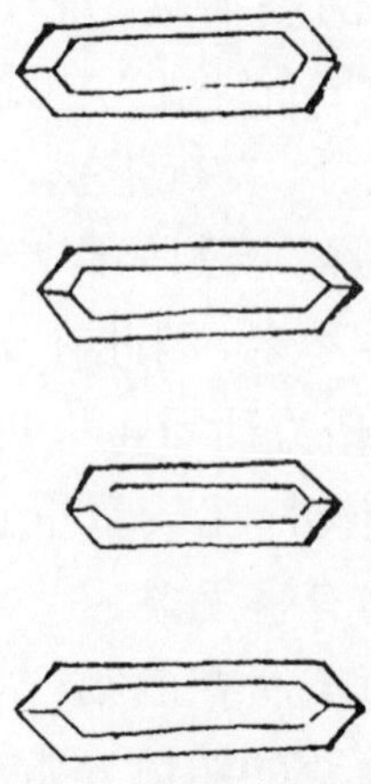

图 138-1 《本草图经》（政和）紫石英

以上两种来源的紫石英外形相差较大，石英族的紫色石晶体呈六方双锥、六方柱聚形，透明晶莹，硬度 7。萤石为不规则块状，紫色或绿色，半透明，硬度 4，烧之有刺激气味。据调查，20 世纪 50 年代仍以紫色石英为药材主流，但到 80 年代，除山东、四川、云南等个别地区仍使用此种外，全国绝大多数地区均以萤石作为紫石英使用。现代《中国药典》亦收载紫石英，且规定其来源为氟化物类矿物萤石族萤石。

【附言】

紫石英虽然从古到今都被作为药物，但其最显耀的时代是在汉魏六朝，其时被作为“服石”的主要药物之一。但随着服石之风的消失，石药能补益强壮的口碑日衰。这类药物大多未能进入现代《中国药典》。此类矿石中的精品色泽美丽、硬度高，常被作为宝石。但萤石质地脆软，不常被用作宝石。紫石英作为药物，古代记载最早、运用最广的应该是石英族的紫色石英。萤石被《中国药典》选作唯一的基原，与历史事实不合，具体原因不明。

1 国家中医药管理局《中华本草》编委会. 中华本草（1）[M]. 上海：上海科学技术出版社，1999：324.

139

白敛(1)

【药源辨析】

白敛的功用：《金匮要略》仅“薯蓣丸”1方用了白敛。

“薯蓣丸”是经方中少见的补益方，主治“虚劳诸不足，风气百疾”。此丸剂用药达21味，以补血活血、补中益气药为多。经方中没有提示白敛在其中的作用，只有在与经方时代接近的医方、本草中寻找答案。

白敛在古本草中或写作“白蔹”[1]“白莶”。西汉初《五十二病方》治“雎病”方中用“白莶”，且方后云“骨雎倍白莶”[2]，“雎”即“疽”，这说明此药专用于治痈疽病。《神农本草经》“白敛”云：“味苦，平。主痈肿疽疮，散结气，止痛，除热，目中赤，小儿惊病，温疟，女子阴中肿痛。”其中“痈肿疽疮”列在主治之首。另《武威汉代医简》“治□溃医不能治禁方”也用白蔹。以上同时代的医方、本草均证实本品主要用治痈疽疮肿。宋代寇宗奭云：“白蔹、白及，古今服饵方少有用者，多见于敛疮方中。二物多相须而行。”后世白敛虽用得不多，但其主痈疽的功效一直延续至今。

白敛的来源：白敛很早就见诸《诗经》等早期文献记载。陆玑《诗疏》云：“蔹似栝楼，叶盛而细，其子正黑如燕薁，不可食也，幽州人谓之乌眼。”“燕薁”乃野葡萄，可见本品似为葡萄科植物。梁代陶弘景云：“近道处处有之。作藤生，根如白芷。”《唐本草》补正：“此根似天门冬，一株下有十许根，皮赤黑，肉白，如芍药，殊不似白芷。”唐本《图经》云：“蔓生，枝端有五叶。”宋代《本草图经》又云：“今江淮州郡及荆、襄、怀、孟、商、齐诸州皆有之。二月生苗，多在林中作蔓，赤茎，叶如小桑。五月开花，七月结实。根如鸡鸭卵，三五枚同窠，皮赤黑，肉白。二月、八月采根。”其植物地上部分及地下块根都证明其为葡萄科蛇葡萄属植物白敛 *Ampelopsis japonica*，药用如天门冬的块根。现代《中国药典》“白蔹”原植物也是此种，所载功效与古代相似。

---

1 蔹：古本草中“蔹”或作“敛”。《证类本草》目录作“敛”，正文作“蔹”。此二字非属繁简，类似古今字。现代《中国药典》作“蔹”。但因《金匮要略方》明洪武钞本作“敛”，本书属古籍研究，故从原书，不从现在通行之字。然直接引文各随本文，不加统一。

2 尚志钧.《五十二病方》药物注释 [M]// 尚元胜，尚云飞，尚元藕，等. 尚志钧本草文献全集：第二辑. 北京：北京科学技术出版社，2021：595.

140

白前（1）

【药源辨析】

白前的功用:《金匮要略》仅“泽漆汤”1方用白前。

“泽漆汤”有药9味，主治咳而脉沉。白前非主药，了解该药功用唯有考察该药在早期本草中的有关记载。白前最早见于《名医别录》著录:“味甘，微温，无毒。主胸胁逆气，咳嗽上气。”梁代陶隐居也说:“主气嗽方多用之。”可见白前功用很简单，就是下气止咳。

后世本草中，白前似乎没有增加太多的功效。例如唐代《药性论》云:“兼主一切气。”五代《日华子本草》云:“治贲豚肾气，肺气烦闷及上气。”宋代苏颂《本草图经》云:“深师疗久咳逆上气，体肿，短气胀满，昼夜倚壁不得卧，常作水鸡声者，白前汤主之”宋代寇宗奭亦认为:“白前，保定肺气，治嗽多用。”

白前的来源:白前分布很广。梁代陶弘景云:“此药出近道。似细辛而大，色白，易折。”说明其根比较细长而多，色白，但比较脆。《唐本草》的意见有所不同:“此药叶似柳，或似芫花，苗高尺许，生洲渚沙碛之上。根白，长于细辛，味甘……不生近道。俗名石蓝，又名嗽药。今用蔓生者，味苦，非真也。”其中特别指出“不生近道”，“生洲渚沙碛之上”，这说明本品的生长环境是近水的沙滩上。据此，现代学者深入实地考察，确认上述“叶似柳”的白前为萝藦科鹅绒藤属植物柳叶白前 *Cynanchum stauntonii*，“似芫花”者为同科属芫花叶白前 *Cynanchum glaucescens*，药用其根茎及根。现代《中国药典》“白前”原植物亦为此二种。

141

白薇(1)

【提要】

经方“竹皮大丸”用白薇清热，与《神农本草经》所载白薇性能相符，但与宋代《太平惠民和剂局方》所用调补冲任、温暖子宫的白薇似乎不是同一来源。

【药源辨析】

白薇的功用：《金匮要略》仅“竹皮大丸”1方用了白薇。

“竹皮大丸”主治“妇人乳中虚，烦乱，呕逆，安中益气”，该方有药5味，其末有加味法：“有热者倍白薇。”这就提示白薇在该方中最主要的功用是清热。一般的虚热是正常用量，但如果热象明显，白薇用量就要加倍。要了解白薇更全面的功用，只有到早期本草去寻找。

白薇首见于《神农本草经》，其性用为：“味苦，平。主暴中风，身热肢满，忽忽不知人，狂惑邪气，寒热酸疼，温疟洗洗，发作有时。”可见此药能用于突然中风，身热、神昏、寒热有时等。《名医别录》增补：“咸，大寒，无毒。疗伤中淋露，下水气，利阴气，益精。”据此本品似有利水通淋，益精补阴作用。梁代陶弘景介绍：“方家用，多疗惊邪，风狂，痉病。”唐《药性论》则云其“能治忽忽睡不知人，百邪鬼魅”。据此，本品似乎也用在某些鬼神病因的疾病。

元代王好古《汤液本草》认为：“《局方》中多有用之治妇人，以本经疗伤中、下淋露故也。[1]”此指宋代《太平惠民和剂局方》有“白薇丸”“小白薇丸”，皆为调补妇人冲任、温暖子宫，治久无子息，百病滋生。如果按《局方》的用法，则与“竹皮大丸”用白薇清热似有不同，不明是否白薇的来源有所不同。

明代李时珍对此加以评述：“白微古人多用，后世罕能知之。按张仲景治妇人产中虚烦呕逆，安中益气，竹皮丸方中……云有热者倍白微，则白微性寒，乃阳明经药也。徐之才《药对》言白微恶大枣，而此方又以枣为丸，盖恐诸药寒凉伤脾胃尔。朱肱《活人书》治风温发汗后，身犹灼热，自汗身重多眠，鼻息必鼾，语言难出者，萎蕤汤中亦用之。孙真人《千金方》，有诏书发汗白微散焉。”按李时珍的意思，白薇还应

---

[1] 元•王好古. 汤液本草 [M]. 崔扫尘，尤荣辑，点校. 北京：人民卫生出版社，1987：88.

该是性寒、除热为主。

白薇的来源：“白薇”，李时珍释名曰：“微，细也。其根细而白也。”此与该药命名原意是否相合还很难说，但可知该药根部的主要特点。梁代陶弘景云“近道处处有。根状似牛膝而短小尔”。宋代苏颂《本草图经》则云：“今陕西诸郡及滁、舒、润、辽州亦有之。茎叶俱青，颇类柳叶。六七月开红花，八月结实。根黄白色，类牛膝而短小。”谢宗万调查当代白薇现实品种使用情况，结合考察古本草所论，认为苏颂所言白薇产地仅有“叶如柳”的白前 *Cynanchum stauntonii*[1] 而无白薇。苏颂所言可能导致后世白薇与白前产生混乱。

明代《救荒本草》“白薇”条下云：“今钧州、密县山野中亦有之。苗高一二尺，茎叶俱青，颇类柳叶而阔短，又似女娄脚叶而长硬毛涩，开花红色，又云紫花。结角似地稍瓜而大，中有白瓤。根状如牛膝根而短，黄白色。”其中“结角似地稍瓜而大，中有白瓤”是形容蓇葖果内种子上有白毛堆积。该书有附图，结合其文字记载，可知此白微即萝摩科鹅绒藤属植物白薇 *Cynanchum atratum*。现代《中国药典》“白薇”规定的原植物也是此种。

1　谢宗万．中药材品种论述：上册 [M]．上海：上海科学技术出版社，1980：299.

142

柏实(1)

【药源辨析】

柏实功用：柏实仅见于《金匮要略》“竹皮大丸”使用，属于加味药。该方主治“妇人乳中虚，烦乱，呕逆，安中益气”，其方后加减法中有“烦喘者加柏实一分”。据此，柏实在该方的功用即消烦定喘。

“柏实”首见于《神农本草经》。其性味功治为“味甘，平。主惊悸，安五脏，益气，除风湿痹。久服令人润泽美色，耳目聪明，不饥不老，轻身延年。”“久服”以下的功用，是《神农本草经》时代养生术士的看法，陶弘景云柏叶、柏实都曾被养生服饵家所重，非医家治疗所需。《名医别录》增补柏实“疗恍惚，虚损吸吸，历节腰中重痛，益血，止汗”，可知也是虚损者所宜。经方“竹皮大丸”治“妇人乳中虚，烦乱”，则柏实的“安五脏，益气”之功是解除妇人“乳中虚”(哺乳期虚证)烦乱、虚喘的基础。

宋元以后柏实(多称“柏子仁”)的运用渐多。宋代寇宗奭《本草衍义》治“老人虚秘”，用柏子仁、大麻子仁、松子仁为丸。南宋杨士瀛《仁斋直指方》“养心汤”、许叔微《普济本事方》“柏子仁丸”皆用之。元代王好古《汤液本草》设“柏子仁”条，谓其为“润肾之药也”“古方十精丸用之”[1]。托名王好古的《汤液大法》亦将柏子仁作为润肝燥之药，云肝“不足则燥，燥则宜润”[2]。明代李时珍对柏子仁称赞有加：“柏子仁性平而不寒不燥，味甘而补，辛而能润，其气清香，能透心肾，益脾胃，盖仙家上品药也，宜乎滋养之剂用之。”经以上诸家运用，柏子仁在后世成为补心润肝益肾之药，大便虚秘运用尤多。

柏实的植物来源即柏科侧柏属植物侧柏 *Platycladus orientalis*。现代《中国药典》亦有“柏子仁”条，其基原亦为侧柏，药用其成熟种仁。

---

1 元•王好古. 汤液本草 [M]. 崔扫尘，尤荣辑，点校. 北京：人民卫生出版社，1987.

2 引自：题王好古《伊尹汤液仲景广为大法》卷三“肝”，明嘉靖甲午(1534)刻本。

143

柏叶（1）

【提要】

柏叶在经方与温热药配伍用于止血，此与《名医别录》载其性微温、止血相符。宋代开始医家认为柏叶性寒，甚或煅炭止血，皆非经方本义。入药之柏为侧柏，古今一贯。

【药源辨析】

柏叶功用与来源：柏叶仅见于《金匮要略》“柏叶汤”所用。该方主治“吐血不止者”，与干姜、艾两味温热药配伍。宋代医家认为柏叶为寒凉药，何以能用在此方中？

考“柏实”首见于《神农本草经》，但“柏叶”乃《名医别录》增补入本条。其性味主治为：“味苦，微温，无毒。主吐血、衄血、痢血，崩中赤白，轻身益气，令人耐寒暑，去湿痹，止饥。”可见柏叶在汉末时，其性微温，功能止血，所以适合与两味温热药一起用于止血，这种出血当属虚寒出血。此后梁代陶弘景只提到柏叶“亦为服饵所重”，未提医用。唐《药性论》“侧柏叶”则云：“与酒相宜，止尿血。味苦、辛，性涩。能治冷风，历节疼痛。”可见唐代还是认为柏叶性温，故能治冷风。

宋代苏颂《本草图经》“柏实”载：“山东医工亦多用侧柏，然云性寒、止痛。”此后医家遂将柏叶作苦寒药，并将出血性质改作血热妄行，此与仲景方所用并不相同。苏颂转引的仲景“柏叶汤”，用“青柏叶一把”，与经方载用“三两”比，更为直接，省得换算。至于后世所用“侧柏炭”，乃南宋《朱氏集验方》、元代《十药神书》所载。其实不借助烧炭，柏叶本功就是止血。

经方所用“柏”是古代常见栽培树种，分布十分广泛，但《唐本草》以陕州（今河南三门峡市陕县）、宜州（今属广西）者为胜，宋代《本草图经》以乾州（今陕西乾县）者最佳。乾州有乾陵，有唐高宗李治与武则天的合葬墓，其间柏树繁茂粗大。《雷公炮炙论》载柏“有子圆叶，其有子圆叶成片，如大片云母，叶叶皆侧，叶上有微赤毛”，故后世多称“侧柏”。所谓“叶叶皆侧”即“叶皆侧向而生”（宋代《本草图经》）。这里所谓“叶”，从植物学角度是密布鳞叶的小枝，展开后呈扁平大叶状。寇宗奭云：“尝官陕西，每登高望之，虽千万株，皆一一西指。”李时珍补述其树及果实形：“其树耸直，其皮薄，其肌腻，其花细琐，其实成球，状如小铃，霜后四裂，中有数子，大如麦粒，芬香可爱。”

但柏有圆柏、侧柏。时珍曰："柏叶松身者，桧也，其叶尖硬，亦谓之栝。今人名圆柏，以别侧柏。"

以上诸家所载柏树，即今柏科侧柏属植物侧柏 *Platycladus orientalis*。《中国药典》"侧柏叶"的基原也是此种，药用干燥的枝梢和叶。

144

败酱(1)

【药源辨析】

败酱的功用:《金匮要略》仅1方用了败酱,即后世之败酱草。

“薏苡附子败酱散”有药3味,主治“肠痈”,即“肠内有痈脓”,后世用此治阑尾炎,取得较好效果。经方没有提示此3药各自在方中的作用。从与经方时代接近的早期本草及后世本草所载,败酱可主治肠中痈脓。

败酱首见于《神农本草经》,谓其“味苦,平。主暴热火疮赤气,疥瘙,疽痔,马鞍热气”,然不涉及肠内痈脓。《名医别录》增补内容才提到“除痈肿,浮肿,结热,风痹不足,产后疾痛”,亦未专门提到败酱治肠痈。唐代《药性论》提到败酱“主破多年凝血,能化脓为水及产后诸病,止腹痛”;五代《日华子本草》提到败酱治“血气心腹痛,破癥结,产前后诸疾,催生落胞,血运,排脓”等,其中许多功能与治痈脓有关。至宋代《本草图经》始提及“张仲景治腹痈,腹有脓者,薏苡人附子败酱汤……”随着仲景医书的刊行,败酱的运用渐为人知。明代李时珍《本草纲目》云:“败酱乃手足阳明厥阴药也。善排脓破血,故仲景治痈及古方妇人科皆用之,乃易得之物,而后人不知用,盖未遇识者耳。”不过能识得此物的确实不多,明以后败酱的来源极为混乱。

败酱的来源:“败酱”若不称“败酱草”,确容易被误作腐败的酱。《证类本草》就曾把《杨氏产乳》一个“煎败酱汁涂”治“蠼螋尿绕腰”的方放在“败酱”草条。“败酱”之所以名败酱,陶弘景说是“气如败豆酱,故以为名”。也就是说,该植物的根有败豆酱气味是其鉴别特点。除此以外,陶弘景还提到本品“出近道,叶似豨莶,根形似茈胡”。《唐本草》则认为败酱“不出近道,多生岗岭间。叶似水莨及薇衔,丛生,花黄根紫,作陈酱色,其叶殊不似豨莶也”。据以上两家之说,今考为败酱科植物败酱(黄花败酱)*Patrinia scabiosaefolia*。

另明代李时珍也描述了败酱形态:“处处原野有之,俗名苦菜,野人食之。江东人每采收储焉。春初生苗,深冬始凋。初时叶布地生,似菘菜叶而狭长,有锯齿,绿色,面深背浅。夏秋茎高二三尺而柔弱,数寸一节,节间生叶,四散如伞。颠顶开白花成簇,如芹花、蛇床子花状。结小实成簇。其根白紫,颇似柴胡。”对这一段话有不同的解说。或谓“颠顶开白花,成簇如芹花、蛇床子花状,结小实成簇”,此类似败酱科植

物白花败酱 *Patrinia villosa* 的特征[1]。但其中“俗名苦菜……初时叶布地生，似菘菜叶而狭长”等又似为菊科苣荬菜之类的植物，后世某些败酱的伪误品中确有此类植物。作为本草败酱的正品，古今学者一致的看法是必须具有“气如败豆酱”，也就是上述败酱科的植物黄花败酱或白花败酱。把住正名，其余都不能视为正品败酱草。当今某些地区习用败酱涉及菊科多种植物，现代《中国药典》仅 1977 年版收载过“败酱草”，此后则再未收载。

1 谢宗万. 中药材品种论述：中册 [M]. 上海：上海科学技术出版社，1994：297-298.

145

大腹槟榔（1）

【药源辨析】

大腹槟榔的功用与来源：经方用大腹槟榔1方，见《金匮要略·杂疗方》的“四时加减柴胡饮子”。该方“退五脏虚热”，以冬三月所用的6味药为基础方，按春、夏、秋三季予以加减。《金匮要略》的整理者注曰：“疑非仲景方。”这种用药方式确实不大像汉代之方，然既然出现在《金匮要略》整理本中，不妨顺便予以探源。

槟榔首见于《名医别录》著录：“味辛，温，无毒。主消谷逐水，除痰癖，杀三虫、伏尸，疗寸白。生南海。”正因为它产于南海（泛指今东南亚一带及其海域），而汉代岭南开发得较晚，所以槟榔未能进入最早出现的《神农本草经》中。其消谷、逐水、除痰、杀虫的作用，使得它能作为四时保健、退五脏虚热基本方中的一员。槟榔进入本草之后，其运用更多，医家对其认识也更加深化，故唐代《药性论》总结其功用为：“能主宣利五脏六腑壅滞，破坚满气，下水肿，治心痛，风血积聚。”五代《日华子本草》则云：“槟榔，味涩。除一切风，下一切气，通关节，利九窍，补五劳七伤，建脾调中，除烦，破癥结，下五膈气。”后世运用槟榔的功用大致都在此范围之内。

槟榔产于岭南，宋代苏颂《本草图经》载其形：“今岭外州郡皆有之。大如桄榔，而高五七丈，正直无枝，皮似青桐，节如桂竹。叶生木巅，大如楯头，又似甘蕉叶。其实作房，从叶中出，傍有刺若棘针，重迭其下。一房数百实，如鸡子状，皆有皮壳。肉满壳中，正白。”此即今棕榈科植物槟榔 *Areca catechu*，药用果实（包括果皮与种子）。《金匮要略》方的药名“大腹槟榔”，且注明“并皮子用”，即包括了果皮与种子。古本草中“大腹”的含义多种，或指不同的槟榔植物，或指“腹大形扁”槟榔种子（猪槟榔）。其实大腹与槟榔从来就是一种植物，带着果皮的槟榔形如人的大肚子，故习称“大腹槟榔”。也有人说是槟榔种子中能“坐正平稳”（种子基部平宽，坐得住、不倒伏）的称“大腹子”。总之“大腹槟榔”就是指成熟的形体圆大的槟榔果实与种子。现代《中国药典》收录了“大腹皮”（果皮）、“槟榔”（成熟种子），其原植物皆为槟榔 *Areca catechu*。

146

大戟（1）

【提要】

经方用大戟以逐水见长，唐本《图经》所述为大戟科的京大戟，宋代就有不同的来源，其中明代绵大戟毒性强烈，近现代兴起红大戟为茜草科植物，无逐水之功。

【药源辨析】

大戟的功用：《伤寒论》仅十枣汤1方用了大戟。

“十枣汤”是仲景医书著名的峻下逐水方，主治“心下痞鞕满、引胁下痛、干呕、短气、汗出不恶寒者”，其中大戟是3个峻下药之一。据《神农本草经》记载：“大戟：味苦、甘，寒。主蛊毒，十二水，腹满急痛积聚，中风皮肤疼痛，吐逆。”《名医别录》增补其性“大寒，有小毒”。很明显，大戟在“十枣汤”中就是用于逐水。

大戟的来源：大戟从哪里来？梁代陶弘景仅说“近道处处皆有，至猥贱也”，即常见而又不贵重。唐本《图经》（见《蜀本草》引）则云：“苗似甘遂高大，叶有白汁，花黄。根似细苦参，皮黄黑，肉黄白。五月采苗，二月、八月采根用。”似甘遂、叶有白汁，这应该是大戟科植物。明代李时珍也提到：“大戟生平泽甚多。直茎高二三尺，中空，折之有白浆。叶长狭如柳叶而不团，其稍叶密攒而上。”今考此即大戟科植物大戟 *Euphorbia pekinensis*，后世或称“京大戟”，药用其根。

但至少在宋代，大戟已经有多个不同的来源。苏颂《本草图经》对大戟的描述，已糅合了不同来源的植物，且很难推知其原植物种类。该书附大戟图4幅，其中据考“滁州大戟”图画的是大戟科植物月腺大戟 *Euphorbia ebaracteolata*。“并州大戟”图据考画的是大戟 *Euphorbia pekinensis*。“河中府大戟”“信州大戟”图至今没有可靠的考证意见。

李时珍又提到：“杭州紫大戟为上，江南土大戟次之。北方绵大戟色白，其根皮柔韧如绵，甚峻利，能伤人。”这种伤人的绵大戟可见于明代李中立《本草原始》“大戟”图（图146-1）中的左支，其中文字说明为：“绵大戟形。皮黑肉白，比紫大戟更峻利伤人。”此图所示，当为瑞香科狼毒属植物狼毒 *Stellera chamaejasme*，这种大戟至今在云南、河北、湖南等省还在使用。此“大戟”图右支注“红芽大戟形、紫色”，所谓“红芽”指春生红色幼芽，此即前述京大戟 *Euphorbia pekinensis*。

上述不同科属的大戟，其形态相差很大，但共同特点都能逐水，有毒，绵大戟（狼毒大戟）毒性尤烈。也许是为了规避大戟药害，近现代（准确时间尚无法确定）出现一种毒性小、逐水力远不如京大戟与绵大戟的“红牙大戟”（今简称“红大戟”）。陈仁山《药物出产辨》（1930 年）载“红牙大戟产广西南宁”。长于解毒疗疮，解毒成药“紫金锭”中就含有此种红大戟[1]。可见等人们发现有这种冒名大戟时，它的流传已经比较广泛了。据传承使用的红大戟药材，可知其来源是茜草科植物红大戟 *Knoxia roxburghii*。这种植物的根呈灰棕或红棕色，弯曲不直如兽牙状，断面亦为红褐色，故或称“红牙大戟”，与大戟科的大戟春生红色幼芽的“红芽大戟”不同，却冒名行世。可想而知，这样的大戟未必能取得经方大戟的峻下逐水之效，但却可以减少很多中毒的风险。古代医家无法知道经方大戟已逐渐名存实亡，古代药家却私下打擦边球，借“红牙大戟”之名侵入“大戟”行列。

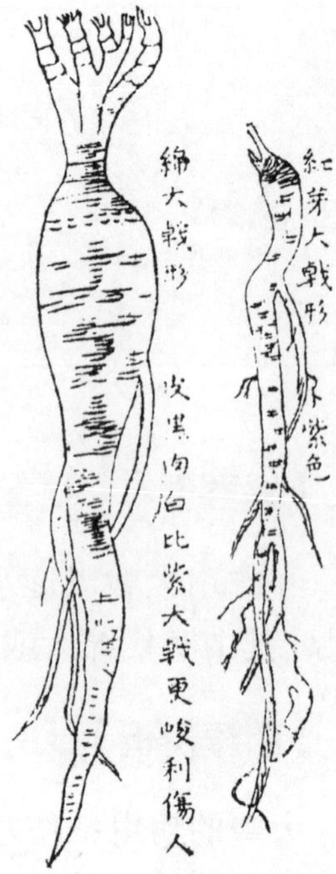

图 146-1 《本草原始》大戟

因此，现代的红大戟不是《金匮要略》“十枣汤”中的大戟，如果“十枣汤”用红大戟，则失原方用药之本义。但它另有解毒疗疮之功，并非完全无用之物，故现代《中国药典》收载了两种大戟，一种是“京大戟”，来源于大戟科植物大戟 *Euphorbia pekinensis*，此即经方“十枣汤”所用大戟；另一种“红大戟”，来源于茜草科植物红大戟 *Knoxia roxburghii*，此属后世新起的另种药物。知道大戟不同来源的临床医生，可能大多接受过现代临床中药学教育，否则他就无法正确书写不同来源的大戟名称。

【附言】

《中国药典》能根据本草考证，将“京大戟”“红大戟”分别立条，这对区别入药是非常有意义的。但在“甘草”条下，却注明“不宜与……红大戟……同用”，这未免千虑一失。红大戟非古大戟，除药名嵌有“大戟”2 字外，完全与汉代大戟没有关系，如何能被列入“十八反”？这样“避名讳”的事实在不应该出现在《中国药典》之中。

1 谢宗万. 中药材品种论述：上册 [M]. 上海：上海科学技术出版社，1990：338.

147

泽漆(1)

【提要】

《名医别录》载泽漆是大戟苗，宋代及宋以前诸家皆遵此说。但明代李时珍说猫儿眼睛草才是泽漆，现代植物学家遂将此猫儿眼睛草定为大戟科植物泽漆 *Euphorbia helioscopia*，但这并不符合古本草图文所载。

【药源辨析】

泽漆的功用：《金匮要略》仅“泽漆汤”1 方用泽漆为药。该方主治咳而“脉沉者”，用药 9 味，其中泽漆用量独重（3 斤），是为主药，其功用当与方证相同。此药须经先煮久煮，或与减毒有关。

后世论泽漆之用者，以清代黄元御《长沙药解》较为合拍。黄氏分析其证：“治咳而脉沉者……其脉见沉，是有里水。水邪阻格，肺气不降，金受火刑，是以作咳……泽漆行其水积也。泽漆苦寒之性，长于泻水，故能治痰饮阻格之咳。[1]”这一论说平实有据，可与早期本草所载泽漆互相映证。

泽漆首载于《神农本草经》，其性用为：“味苦，微寒。主皮肤热，大腹水气，四肢面目浮肿，丈夫阴气不足。”可见利水气是泽泻最重要的功效。虽然其主治中没有提到咳，但此证脉沉有里水是本，咳为标，能治本就可以除标。宋代《本草图经》“泽漆”条也引用了“张仲景治肺咳上气，脉沉者，泽漆汤”，但未加评述。

泽漆来源与李时珍的异议：《神农本草经》首载“大戟”“泽漆”两味药，《名医别录》云泽漆为“大戟苗也”。这类似《神农本草经》所载“常山”“蜀漆”，都是一药而分根、苗入药。梁代陶弘景云：“此是大戟苗，生时摘叶有白汁，故名泽漆，亦能啮人肉。”所谓“啮人肉”即对皮肤有伤害。宋代苏颂《本草图经》亦云“泽漆，大戟苗也”，且云“生时摘叶有白汁出，亦能啮人，故以为名。”即本品白汁能像生漆那样引起皮肤过敏（俗称“咬人”），故以“漆”为名。《本草图经》所附“冀州泽漆”（图 147-1），据考根较粗大，叶为卵状披针形，中脉明显，花序既有顶枝发出，又在侧枝发出，此图与大戟科植物大

---

1 清•黄元御．长沙药解 [M]// 麻瑞亭，孙洽熙，徐淑凤，等．黄元御医书十一种：下册．北京：人民卫生出版社，1990：440.

戟 *Euphorbia pekinensis* 相符[1]。大戟来源可见详参本书"大戟"条，本条不赘述。宋代及其以前的本草学家均认为泽漆为大戟苗，二者利水功效亦相似，故无人疑其为不同来源。

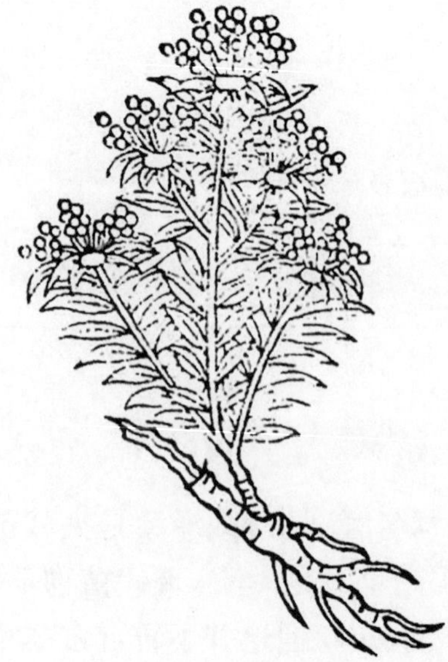

图 147-1 《本草图经》(政和)冀州泽漆

然至明代，李时珍首次提出泽漆不是大戟苗："今考《土宿本草》及《宝藏论》诸书，并云泽漆是猫儿眼睛草，一名绿叶绿花草，一名五凤草。江湖原泽平陆多有之。春生苗，一科分枝成丛，柔茎如马齿苋，绿叶如苜蓿叶，叶圆而黄绿，颇似猫睛，故名猫儿眼。茎头凡五叶中分，中抽小茎五枝，每枝开细花青绿色，复有小叶承之，齐整如一，故又名五凤草、绿叶绿花草。掐茎有白汁粘人，其根白色有硬骨。或以此为大戟苗者，误也。"

将时珍所说"猫儿眼睛草"与"大戟"的形态比较，两者皆"折之有白浆"，但"猫儿眼睛草"的"叶圆而黄绿，颇似猫睛"，大戟则"叶长狭如柳叶而不团"，两者当是同科植物。现代学者考此种植物为大戟科 *Euphorbia helioscopia*，与大戟为同属不同种植物。植物学家给予其中文名"泽漆"，这是听信了李时珍，而未顾及明以前本草所载。

时珍依据的《土宿本草》《宝藏论》乃道家药书、修炼书，并非医家临证药书。这类书籍认为泽漆是"猫儿眼睛草"，忽视了宋代及其以前的医药实践。若认为此草在道家某些书中曾作为泽漆使用，尚无不可，但要据此认为《神农本草经》《名医别录》以至宋代的泽漆来源也是此种，则缺乏医疗实践证据。宋以前本草从未记载过此植物，怎么能据后世道家修炼书的说法就否定上千年以大戟苗为泽漆的记载呢？李时珍云："猫儿眼睛草，非大戟苗也。今方家用治水蛊、脚气有效，尤与神农本文相合。自汉人集《名医别录》，误以为大戟苗，故诸家袭之尔。用者宜审。"猫儿眼睛草与大戟为同属植物，同有治水之效并不奇怪。但《名医别录》时代，多用大戟，自然识得其苗，说泽漆是大戟苗，又有何误？其时尚无人提到猫儿眼睛草，后世诸家不信《名医别录》之言，如何能使用泽漆？时珍以千年之后才有记载的猫儿眼睛草作为《神农本草经》泽漆正品，于情于理都说不通。

李时珍又以"《日华子》又言〔泽漆〕是大戟花，其苗可食。然大戟苗泄人，不可为菜"，并以此作为否定泽漆为大戟苗的证据。实际《日华子本草》原文言泽漆"即大戟花，川泽中有。茎梗小，有叶花黄，叶似嫩菜"，并非可作菜吃。经方用泽漆，先煮久

---

1 国家中医药管理局《中华本草》编委会. 中华本草(4)[M]. 上海：上海科学技术出版社，1999：782.

煮，当是虑其有毒。故在宋以前的泽漆并不能为菜。因此，李时珍以“猫儿眼睛草”作古代泽漆正品是没有依据的。《本草纲目》泽漆“附方”下收录新方，均不用泽漆为名，直言“猫儿眼睛草”，其主治有脚气赤肿、牙齿疼痛、男妇瘰疬、癣疮有虫等，与《神农本草经》以利水为主大相径庭，这也反证“猫儿眼睛草”并不能充当古泽漆的正品。

【附言】

泽漆虽早见于经方，但后世很少运用。从《本草纲目》“泽漆”收录的新方，就知道明代医方已经不用泽漆，而用猫儿眼睛草。古大戟正品地位(大戟科的大戟)尚且被晚近茜草科植物取代，更遑论泽漆的实际运用了。《中华本草》“泽漆”条化学成分、药理实验、显威鉴别、理化鉴别等内容很多，但只要看“药材及产销”项下有“自产自销”一句，就知道此药现代已不通行，实际运用甚少。《中华本草》沿袭植物学的考订，将古之猫儿眼睛草的基原使用“泽漆”一名，从根本上就是个错误。现代《中国药典》不收“泽漆”完全符合用药实际。我们在拙著《本草纲目药物古今图鉴》中也曾疏于考订，沿袭过李时珍以猫儿眼睛草为泽漆正品的错误观点[1]，故借此机会纠正我们过去的研究之误。

---

1 郑金生，张志斌. 本草纲目药物古今图鉴：草部下 [M]. 北京：科学出版社、龙门书局，2020：1868.

148

冬瓜汁(1)

【药源辨析】

冬瓜的功用与来源：《金匮要略·禽兽虫鱼禁忌并治》有1方，饮单味冬瓜汁或单食冬瓜治“食蟹中毒”。

冬瓜是日常蔬菜，见于《名医别录》首载：“味甘，微寒。主除小腹水胀，利小便，止渴。”其中未载可解食物中毒。梁代陶弘景提到：“冬瓜性冷利，解毒，消渴，止烦闷，直捣绞汁服之。”陶弘景在“蟹”条还说：“未被霜甚有毒……目相向者亦杀人，服冬瓜汁……皆得差。”五代《日华子本草》还记载冬瓜可以制树蜂、土蜂、蜜蜂之毒。

后世冬瓜主要供食用，但因其性凉，故常用作食疗品，用来止咳、利尿、下气之用。

冬瓜一名白瓜。宋代苏颂《本草图经》“冬瓜”条云：“今处处有之，皆园圃所莳。其实生苗蔓下，大者如斗而更长，皮厚而有毛，初生正青绿，经霜则白如涂粉。其中肉及子亦白，故谓之白瓜人。”李时珍《本草纲目》则云：“冬瓜三月生苗引蔓，大叶团而有尖，茎叶皆有刺毛。六七月开黄花，结实大者径尺余，长三四尺，嫩时绿色有毛，老则苍色有粉，其皮坚厚，其肉肥白。其瓤谓之瓜练，白虚如絮，可以浣练衣服。其子谓之瓜犀，在瓤中成列。霜后取之，其肉可煮为茹，可蜜为果。其子仁亦可食。盖兼蔬、果之用。”以上所载冬瓜，即今葫芦科植物冬瓜 *Benincasa hispida*。

149

瓜子(1)

【提要】

大黄牡丹汤用“瓜子”，对其来源，古今有冬瓜子与甜瓜子之争，尚无定论。

【药源辨析】

瓜子概况：《金匮要略·疮痈肠痈浸淫病脉证并治》中的“大黄牡丹汤”中用“瓜子”1次。

大黄牡丹汤主治“肠痈者，少腹肿痞，按之即痛如淋，小便自调，时时发热，自汗出，复恶寒”。此方药5味，其他4味(大黄、芒消、桃仁、牡丹)分别具有泻下或祛瘀作用。要确定瓜子在此方功用，必须知此瓜子来源。

《神农本草经》“白瓜子”与“甘瓜子”之争：古医药书中，多种瓜子可入药。《神农本草经》有“白瓜子”，性用为：“味甘，平。主令人悦泽，好颜色，益气不饥。久服轻身耐老。一名水芝。”《名医别录》增补：“寒，无毒。主除烦满不乐，久服寒中。可作面脂，令面悦泽。一名白爪子。生嵩高平泽。冬瓜人也，八月采。”《名医别录》认定此“白瓜子”即“冬瓜子”，但《唐本草》反对此说。

《唐本草》(659年)提出一个新看法：白瓜子不是冬瓜子，是甘瓜子！理由是“白瓜”与“甘瓜”(即瓜蒂的原植物甜瓜)“并生嵩高平泽”，后人误“甘”为“白”。“朱书”(《神农本草经》)“白瓜”之效，“墨书”(《名医别录》)“冬瓜”之功，“功异条同”。并指出：“《广雅》‘冬瓜一名地芝’，与甘瓜全别，墨书宜附冬瓜科下。瓜蒂与甘瓜共条。”“今此本误作‘白’字，当改从‘甘’也。”也就是说《唐本草》认为《神农本草经》“白瓜子”条应该是“甘瓜子”。

后蜀《蜀本草》(938—964)又反对《唐本草》之说：“本经[1]云‘冬瓜人也’，苏注盖以冬瓜色青，乃云是甘瓜者。且甘瓜自有青、白二种，只合云‘白甘瓜’也。今据本经云‘白瓜子即冬瓜人’无疑也。按，冬瓜虽色青，而其中子甚白，谓如白瓜子者，犹如虫部有‘白龙骨’焉，人但看骨之白而不知龙之色也。若以甘瓜子为之，则甘瓜青、白二种，其子并黄色，而《千金》面药方，只用冬瓜人，信苏注为妄，(唐)《图经》难凭矣！”

---

[1] 本经：此处指“本草原书”，非《神农本草经》简称。其内容属于《名医别录》。

宋代《开宝本草》(973年)也批评《唐本草》之说：白瓜子“即冬瓜子也。唐注称是‘甘瓜子’。谓‘甘’字似‘白’字，后人误以为‘白’。此之所言，何孟浪之甚耶！且《本经》云‘主令人悦泽’，《别录》云‘可作面脂，令人悦泽’，而又面脂方中多用冬瓜人，不见用甘瓜子，按此即是冬瓜子明矣。”

再往后，宋代《本草图经》、明代《本草纲目》，都不赞同《唐本草》的“孟浪”之说。现代本草学家尚志钧为此撰文考证，最后结论是《神农本草经》白瓜子即冬瓜子，冬瓜就是葫芦科植物冬瓜 *Benincasa hispida*。甘瓜子即甜瓜的子，甜瓜是葫芦科植物甜瓜 *Cucumis melo*[1]。但这只解决了《神农本草经》“白瓜子”来源问题，还没解决《金匮要略》“大黄牡丹汤”瓜子为哪种瓜子。

经方“瓜子”来源：大黄牡丹汤瓜子来源，古今都有探讨，意见各异，莫衷一是。

以现代为例，《中华本草》将《千金》苇茎汤、《金匮》大黄牡丹汤的“瓜子”都归于“冬瓜子”，然而该书“甜瓜子”条下又列举了古代本草中用甜瓜子治内痈的若干记载[2]，这是同书之间的矛盾。现代对经方“瓜子”也有专文考证，其中提到瓜子来源有冬瓜子、甘瓜子、丝瓜子、芥子、栝楼子等多种[3]，但其结论却是古人从来没提过的栝楼子。现代《中国药典》无“冬瓜子”，有“甜瓜子”，其“功能与主治”中有“化瘀，排脓”“用于……肺痈，肠痈”，这样的功治实际上就是经方的“瓜子”。由此可知，现代对经方“瓜子”依然有不同意见。

大黄牡丹汤所用瓜子无任何形态提示，唯一考察指标是其主治肠痈。“白瓜子”是冬瓜子，古今意见逐渐统一，但这不等于说大黄牡丹汤的瓜子也是冬瓜子。《唐本草》说《神农本草经》白瓜子是甘瓜子的笔误，固然失之于武断，但该书提供了一条很重要的依据，即“《别录》云：甘瓜子，主腹内结聚，破溃脓血，最为肠胃脾内壅要药。本草以为冬瓜，但用蒂，不云子也。今肠痈汤中用之，俗人或用冬瓜子也。”

“甘瓜”即甜瓜，《神农本草经》“瓜蒂”的原植物也是甜瓜，但“瓜蒂”下没有提到“瓜子”的作用。《唐本草》所引《别录》[4]，是汉魏时期名医增补的内容。《开宝本草》“瓜蒂”条转引了此注：“前条白瓜子，唐注云‘甘瓜子主腹内结聚，破溃脓血，最为肠胃脾内壅要药’，正是此甜瓜子之功。”可见《唐本草》所引《别录》中的“甘瓜子”适合用治

---

1 尚志钧.《神农本草经》“白瓜子”考释[J]. 中药材，1989，12(12)：47.

2 国家中医药管理局《中华本草》编委会. 中华本草(5)[M]. 上海：上海科学技术出版社，1999：506-507(冬瓜子)，520(甜瓜子).

3 柴中元，孙森康. 对经方中“瓜子”的认识[J]. 河南中医，1983(5)：18.

4 别录：《唐本草》引48条“别录”，其内容不同于陶弘景《本草经集注》中的“别录”。尚志钧解释这48条《别录》取自陶弘景在《本草经集注》之后所编的《名医别录》，其内容是多种《本草经》中名医增录的资料综合整理而成。我们的看法是，《唐本草》所引《别录》，是当时所见早期本草传本中不见于《本草经集注》的部分，也是汉魏时名医所录。一直到《太平御览》编纂时，未经陶弘景整理的早期本草传抄本依然还能见到，故《唐本草》完全有可能依据当时遗存的早期本草传本补入不相重复的“别录”内容。

肠痈。唐代不同的医方书中，已有用冬瓜子与甘瓜子两种处理意见。

日人丹波康赖《医心方》(982年)因为保存了众多唐代及其以前的史料原貌，故可以作为考察之用。该书卷十五"治肠痈方第十二"一节，引用了3个含瓜子的肠痈方，其中引《备急千金要方》《集验方》之方均作"冬瓜人"。追溯其源，《备急千金要方》卷二十三所用同类方，均只有"瓜子"或"瓜瓣"，未言是冬瓜子，《医心方》所引或是后人所改。又，《医心方》引"《医门方》疗肠痈方"，其方组即大黄牡丹汤加甘草，其中第一味药即"甘瓜子"[1]。该书以上记载至少表明，在唐末五代，经方治肠痈的瓜子来源，依然存在混乱。

此后宋代《太平圣惠方》也记载了一个治肠痈方："治肠痈肿痛妨闷，气欲绝，甜瓜子散方：甜瓜子二两，桃人一两(汤浸，去皮尖、双仁，麸炒微黄)，牡丹一两，川大黄一两半(剉，微炒)，川朴硝一两，薏苡人一两，败酱一两，当归半两，槟榔三分。[2]"此方是"大黄牡丹汤"加薏苡、败酱等药而成，其中也指明是"甜瓜子"，且用甜瓜子作方名。不仅如此，该书在"治肠痈诸方"4个用了瓜子的方，都取"甜瓜子"为名。另在"治肺痈诸方"中的"又方"："青苇二茎(剉)，薏苡人二合，甜瓜子二合，桃人五十枚(汤浸，去皮尖)，夜合白皮一两"。其中原在《千金》苇茎汤中的"瓜瓣"被改成了"甜瓜子"。《太平圣惠方》是宋初之书，所收多为宋以前的内容。由此可见，《唐本草》所引《别录》"甘瓜子""最为肠胃脾内壅要药"的话，绝非虚语孤证，有医方书可以为凭。

清代张璐《本经逢原》(1695年)"甜瓜子"条接受《唐本草》引《别录》的观点，并加以实践："甜瓜子(即甜瓜瓣)。甘，寒，无毒。发明：甜瓜仁专于开痰利气。《别录》治腹内结聚，破溃脓血，为肠胃内痈要药。《千金》治肺痈有苇茎汤，肠痈有牡丹大黄汤，予尝用之，然必黄熟味甜者，方不伤胃气。若生青味苦力劣，不堪入药。[3]"

《中华本草》"甜瓜子"引录了多种本品用治痈疡的资料，其中有《全国中草药汇编》所载"清肺。润肠，化痰，排脓。主治肺脓疡，慢性支气管炎、大便不畅"。另有治肠痈附方2首，包括一个治疗肠痈、肺痈的单方[4]。综上所述，甜瓜子在治疗脏腑内痈方面的古今记载确实要比冬瓜子多很多，故本书倾向于经方"瓜子"当为甘瓜子。

冬瓜子(白瓜子)在《神农本草经》《名医别录》中都没有治疗痈疡的记载。医方书中此瓜子最常用的是用来做"面脂"美容，所谓"令人悦泽，好颜色"，或消除面部黑䵟，皮肤风剥，令人白净，也用于补益肝肾等。与甘瓜子的作用还是有所区别的。

---

1 日•丹波康赖. 医心方[M]. 影印本. 北京：人民卫生出版社影印，1955：350.

2 宋•王怀隐，等. 太平圣惠方[M]. 郑金生，汪惟刚，董志珍，校点. 北京：人民卫生出版社，2016：1318.

3 清•张璐. 本经逢原//张民庆，王兴华，刘华东. 张璐医学全书. 北京：中国中医药出版社，1991：871.

4 国家中医药管理局《中华本草》编委会. 中华本草(5)[M]. 上海：上海科学技术出版社，1999：520.

【附言】

现代“肠痈”用中药方的情况比较少，在“大黄牡丹汤”中，瓜子也不算主药，故本条的考证不一定有裨实用，但却是考求仲景经方药源绕不过去的问题。现代考证中提到古代瓜子来源还有丝瓜子、栝楼子，甚至芥子、南瓜子等，但这多是后世无中生有的说法。丝瓜、南瓜的出现距仲景时代已过千百年，古代从无将栝楼子称作瓜子者，芥子与瓜子毫无瓜葛，上述说法无法与经方瓜子挂钩，故略而不顾。

150

甘李根白皮(1)

【药源辨析】

甘李根皮功用及来源：经方仅1方用甘李根白皮，见《金匮要略》。

《金匮要略》奔豚汤用药9味，主治“奔豚病从少腹起，上冲咽喉，发作欲死，复还止，皆从惊恐得之”。观此方用药，以活血补血，调中止逆，去湿清热为主，甘李根白皮何用？《名医别录》首载“李根皮”：“大寒。主消渴，止心烦，逆奔气。”奔豚汤从少腹冲咽喉之气当属“逆奔气”，可见该方用李根皮乃对证之药。

“李”是我国多见的栽培果品之一，《诗经》等早期文献中已提到“李”的名字。李的栽培品种非常多，其果实供食用，但果仁入药则远不如桃仁、杏仁。“郁李仁”与这种果品“李”是不同的植物，不可混淆。明代《救荒本草》“李子树”描述其形：“其树大，高丈余，叶似郁李子叶，微尖艄而润泽光俊，开白花，结实种类甚多……美其味之可食，皆不入药。”这种果品“李”即蔷薇科李属植物李 *Prunus salicina*。“郁李子”虽然有别名“野李”，但属于蔷薇科樱属郁李 *Cerasus japonica*，药用果仁，与果李是同科不同属的植物，仲景经方未用。

经方所用“甘李根白皮”，当指栽培果李的根，证据是《名医别录》“李核人”条下紧接着就是“根皮”，且此根皮主治“逆奔气”。唐代《药性论》云：“李根皮，使。苦李者入用，味咸。治脚下气，主热毒烦躁。根煮汁，止消渴。”李时珍据此发问：“则甘、苦二种皆可用欤？”鉴于李根白皮后世入药甚稀，又无其他证据，故不加讨论。

151

泔水(1)

【药源辨析】

泔水功用与来源：经方用泔水仅1方，见《金匮要略》。

《金匮要略·禽兽鱼虫禁忌并治》载"治啖蛇牛肉食之欲死方"方，单用"泔水洗头，饮一升愈"。关于"啖蛇牛肉"，唐代陈藏器《本草拾遗》"牛肉"条云："独肝者有大毒，食之，痢血至死。北人牛瘦，多以蛇从鼻灌之，则为独肝也。""独肝牛""以蛇从鼻灌牛"，皆匪夷所思。清代程林《金匮直解》认为："以泔洗头饮者，取头垢能吐所毒也。"涌吐的药物很多，用洗头垢的泔水入药，则似为巫医之方，或医学蒙昧时期用方。

对于泔水，《说文解字》："泔，周谓潘曰泔。""潘，淅米汁也。"后世将淘米水、洗涮锅碗乃至厨余潲水皆称作泔水。但本草中用泔，多见于浸泡药物，减毒去臭。其入药见于《唐本草》"粟米"注："其米泔汁，主霍乱，卒热，心烦渴，饮数升立差。臭泔，止消渴尤良。""臭泔"即酸败的泔水，但罕见像仲景方用泔水洗头垢之后再饮用之例。

此外，医药书或载用米泔水清洗疮面，或洗头长发、洗疳眼、治霍乱、止消渴等。凡是有毒的、药性强烈的、有异味的药物，也经常用米泔水浸泡过夜，减毒去燥烈之性，或洗去怪味，如藜芦、苍术、昆布等药。此类米泔，因地制宜，可以是糯米泔、粟米泔、粱米泔等谷物米粒的泔水。

152

干漆(1)

【药源辨析】

干漆的功用：经方用干漆仅1方，见《金匮要略·血痹虚劳病脉证并治》。

大黄䗪虫丸有药12味，其中有干漆，该方主治五劳虚极，羸瘦腹满，不能饮食，且内有干血，肌肤甲错，两目黯黑，属虚劳而兼瘀血。其方攻补兼施，活血化瘀药甚多。确定干漆的功用，可参考早期本草所载。

《神农本草经》"干漆"条云："味辛，温，无毒。主绝伤，补中，续筋骨，填髓脑，安五脏，五缓六急，风寒湿痹。"可见该书认为干漆还有补益作用。但《名医别录》增补："有毒。疗咳嗽，消瘀血痞结，腰痛，女子疝瘕，利小肠，去蛔虫。"《名医别录》已不言干漆补益，相反载其有毒，功在消瘀血痞结等。据此，经方用干漆，或重在消瘀血，也不排除借其补中之功。

此后历经唐宋金元医家的临床实践，干漆主要用于"削年深坚结之沉积；破日久秘结之瘀血"(《珍珠囊》)。明代李时珍则云："漆性毒而杀虫，降而行血。所主诸证虽繁，其功只在二者而已。"后世多从此说。

干漆的来源："漆"很早就进入先民的生活，出土文物里有很多先秦时期的漆器。《说文解字·桼部》："桼：木汁，可以髼物。象形，桼如水滴而下。"漆入药亦早，早期方士甚至还服食生漆以图"轻身耐老"。但生漆会引起某些人过敏而产生严重的漆疮。故作为内服药一般都用生漆干涸而成的干漆。

漆是从漆树中采得的汁液。唐本《图经》描述漆树："树高二丈余，皮白，叶似椿樗，皮似槐，花、子若牛李，木心黄。六月、七月刻取滋汁。"宋代苏颂《本草图经》亦云："今蜀、汉、金、峡、襄、歙州皆有之。木高三二丈，皮白，叶似椿，花似槐，子若牛李，木心黄。六月、七月以竹筒钉入木中取之。"以上植物形态及采集漆汁的方法表明，漆即取自漆树科植物漆 *Toxicodendron vernicifluum* 的汁液(树脂)。现代《中国药典》还保留"干漆"一药，其植物来源同上文。干漆药用日稀，有的临床中药工具书(如《中华临床中药学》等)已经不收载此药。

153

鬼臼(1)

【药源辨析】

鬼臼的功用：经方用鬼臼仅1方，见《金匮要略》。

《金匮要略》紫石寒食散“治伤寒令愈不复”，含药13味，其中鬼臼功用无其他征象可寻，只能参考早期本草记载。

《神农本草经》首载“鬼臼”：“味辛，温。主杀蛊毒，鬼疰精物，辟恶气不祥，逐邪，解百毒。”看来该药“鬼”气十足，所主疾病多与鬼神病因相关，被作为杀蛊、驱鬼、解毒药。《名医别录》增补：“微温，有毒。疗咳嗽喉结，风邪烦惑，失魄妄见，去目中肤翳，杀大毒。不入汤……一名解毒。”其功用与医药更接近，但与伤寒似乎没大关系。据鬼臼上述记载，其性辛、温，与紫石寒食散多用的温热药一致。但该药对伤寒愈后康复有何作用，尚不明了。或用于清解伤寒病后余毒？但本品辛温，并非清解之药。其在经方的功用存疑。

鬼臼的来源：鬼臼虽然是《神农本草经》药，但宋代以后已罕见于医方。宋代苏颂《本草图经》曰：“古方治五尸，鬼疰，百毒，恶气方用之。”此类鬼神病因疾病汉以后越来越少。宋代《证类本草》所载该药最晚的资料是宋代《本草图经》(1092年)，北宋后期的唐慎微居然没有收集到此药的任何新资料。明代李时珍《本草纲目》“鬼臼”附方仅有3方，且均为唐宋方。由此可知宋代以后鬼臼一名已很少运用，这种情况与该药的生境有关。

早期本草未载“鬼臼”之形，但其正名与别名(九臼、天臼)皆与其形有关。梁代陶弘景云：鬼臼以“九臼相连，有毛者良”，“臼”指凹陷如臼的根茎茎痕。根茎有臼的植物不止一种，陶弘景曾提到有“马目毒公如黄精，根臼处似马眼而柔润”；“鬼臼似射干、术辈”，又分“出钱塘、近道者，味甘，上有丛毛，最胜；出会稽、吴兴者，乃大，味苦，无丛毛，不如”。如此粗略的根茎形态、缺乏地上部分的描述，很难确定物种。

《唐本草》的记载稍详：“此药生深山岩石之阴。叶如蓖麻、重楼辈。生一茎，茎端一叶，亦有两歧者。年长一茎，茎枯为一臼……根肉皮须并似射干，今俗用皆是射干。”据其叶及根茎之形、生境，此即小檗科鬼臼属(*Dysosma*)植物，是我国特有的植物属。其根茎虽与射干(鸢尾科)相似，但地上茎叶相差很大。此属植物生山岩阴湿处，《唐本草》云“极难得也”，所以市面上用射干来混充。

至宋代，据苏颂《本草图经》记载，鬼臼的产地更广，相当于现在的长江流域乃至陕西、山东等地都有鬼臼生长。苏颂收集到的鬼臼来源中，“一说鬼臼生深山阴地，叶六出或五出，如雁掌。茎端一叶如伞，盖旦时东向，及暮则西倾，盖随日出没也。花红紫如荔枝，正在叶下，常为叶所蔽，未常见日。一年生一叶，既枯则为一臼，及八九年则八九臼矣”。据现代学者考证，此即鬼臼属植物六角莲 *Dysosma pleiantha* 与八角莲 *Dysosma versipellis*。

宋代《本草图经》附图2幅，其中“舒州鬼臼”(图153-1)类似八角莲 *Dysosma versipellis*，而“齐州鬼臼”(图153-2)则类似其混充品鸢尾科射干属(*Belamcanda*)的射干。此二图的绘图者只注意绘制地上部分，却没有如实绘制地下的根茎，严格地说只画对了一半。

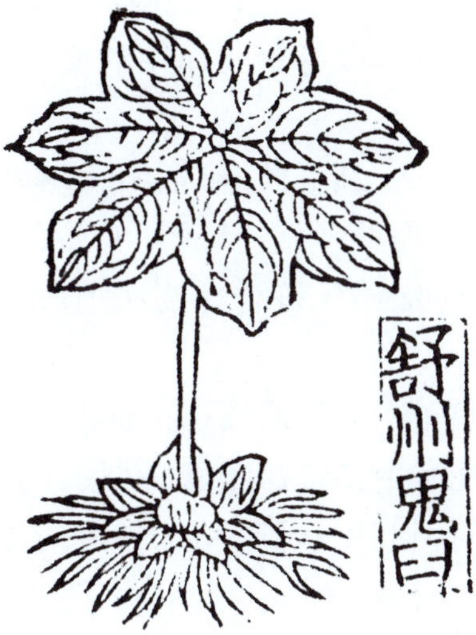

图153-1 《本草图经》(政和)舒州鬼臼

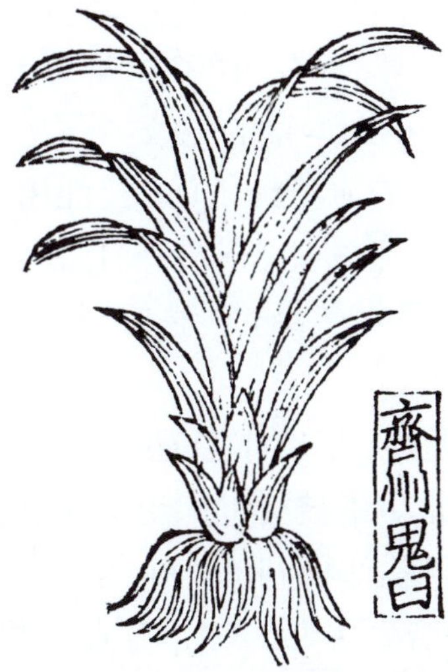

图153-2 《本草图经》(政和)齐州鬼臼

“鬼臼”药名虽然后世少有，但这种植物并没消亡，而是以另外的名称继续在民间当作草药使用。例如南宋王介《履巉岩本草》“仙天莲”图(图153-3)所绘是比较准确的鬼臼属植物六角莲 *Dysosma pleiantha*。宋代及以后出现的琼田草、羞天花、山荷叶、独脚莲、八角盘之类的名称，都是鬼臼属植物的名称。这类药物的药性一般认为属寒凉，多用于治疗痈疽疔毒、蛇虫咬伤、咽喉肿痛、跌打损伤等，其药性功治与早期本草所载已经大不相同。

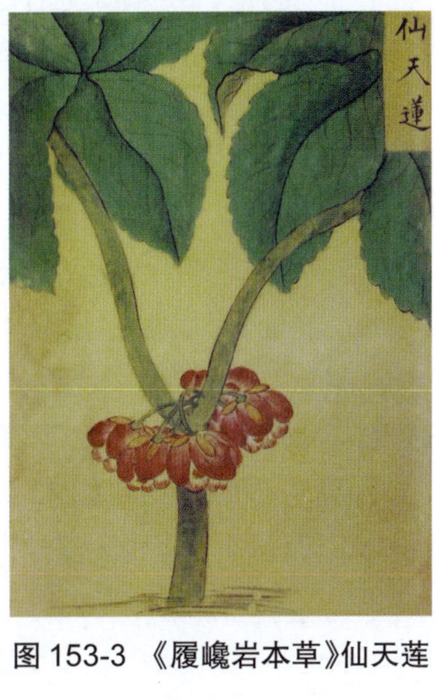

图153-3 《履巉岩本草》仙天莲

154

海藻(1)

【药源辨析】

海藻的功用：经方用海藻方仅1首，此即《伤寒论》牡蛎泽泻散。

牡蛎泽泻散有药7味，主治“大病瘥后，从腰以下有水气者”，全方服后的预期效果是“小便利”。其中海藻要求“洗去咸”，此外未提供可以考察其作用的文字，唯有求助于早期本草的记载。

《神农本草经》“海藻”性用为：“味苦，寒。主瘿瘤气，颈下核，破散结气，痈肿，癥瘕坚气，腹中上下鸣，下十二水肿。”此后《名医别录》增补：“咸，无毒。疗皮间积聚，暴溃，留气热结，利小便。”可知海藻在经方功用为利小便，符合牡蛎泽泻散的治疗大法。

此外，早期本草还记载海藻可软坚散结，“主瘿瘤气，颈下核……痈肿，癥瘕坚气”，此功用被后世广泛运用。梁代陶弘景说过：“凡海中菜皆疗瘿瘤、结气。”这是古人很早就认识到的一个规律。现代常识认为缺碘易引起甲状腺肿大，古称瘿瘤。海生植物富含碘元素，治疗此类瘿瘤有良效。但仲景方未用海藻治疗瘿瘤。宋代《本草图经》引用的海藻运用实例也未提到经方牡蛎泽泻散，但却引用了晚于经方的治腹中留饮的“海藻丸”，单味海藻治瘿瘤的“瘿酒方”。《证类本草》引《肘后备急方》“治颔下瘰疬”及“治颈下卒结囊欲成瘿”，都是用单味海藻服用。可见海藻在古代运用最多的还是治瘿瘤，而非用海藻利小便。

海藻的来源：“海藻”一名自古有不同的含义。广义的海藻是海中的藻类或其他近似植物。例如《本草原始》云：“横陈于海，若自澡濯然，故名海藻。[1]”《神农本草经》“海藻”下历代本草家的注文，谈的是各种海中植物（如石帆、石发、水松、马尾藻、大叶藻、马藻、紫菜、昆布、海带等）。早期本草中海藻含义应该属于广义，无法确指单一种海藻。

但临床实用的“海藻”属于狭义，因为其范围仅在几种之间。唐代陈藏器《本草拾遗》提到“马尾藻”与“大叶藻”两种：“马尾藻，生浅水，如短马尾，细黑色。”“大叶藻，生深海中及新罗，叶如水藻而大。”宋代苏颂《本草图经》也沿袭了陈藏器之说：“今谓海藻者，乃是海中所生，根著水底石上，黑色如乱发，而粗大少许，叶类水藻而

1 明•李中立. 本草原始[M]. 郑金生，汪惟刚，杨梅香，整理. 北京：人民卫生出版社，2005：110.

大，谓之大叶藻……又有一种马尾藻，生浅水中，状如短马尾，细黑色。”据古本草所载及传承使用实际，现代或考“大叶藻”为眼子菜科植物大叶藻 *Zostera marina*[1]；“马尾藻”或为马尾藻科植物羊栖菜 *Sargassum fusiforme*、海蒿子 *Sargassum pallidum*。这些植物种虽不同，功效却基本相似。现代《中国药典》“海藻”的基原为上述海蒿子（习称“大叶海藻”）、羊栖菜（习称“小叶海藻”）。

1 国家中医药管理局《中华本草》编委会. 中华本草（1）[M]. 上海：上海科学技术出版社，1999：463.

155

红蓝花（1）

【药源辨析】

红蓝花的功用：经方用红蓝花仅1方，见《金匮要略》。

《金匮要略》红蓝花酒用单味红蓝花以酒煎服，主治“妇人六十二种风，及腹中血气刺痛”。据此，红蓝花的功用当为祛风活血，理气止痛。

该方之后有整理者注：“疑非仲景方。”仲景医书所用药物大多可见于汉代的《神农本草经》《名医别录》，但红蓝花却晚到宋代《开宝本草》（973年）才正式被载入主流本草，其时距仲景所处时代已历700余年。《开宝本草》引“《博物志》云：黄蓝，张骞所得。今沧、魏地亦种之。”按西晋张华《博物志》的说法，黄蓝即红蓝花，张骞（？—前114）得之西域，晋代在今河北一带已有栽培，则东汉末红蓝花出现在仲景医书也能说得通。

除仲景医书外，唐代《外台秘要》引红蓝花方4个，其中有出自《广济方》（723年）、《近效方》（约713—740年）者。日本《医心方》亦载“红蓝花，作燕支者……出《本草拾遗》。[1]”可知红蓝花实际早于《开宝本草》记载于唐代陈藏器《本草拾遗》（739年）。宋代《开宝本草》载红蓝花“主产后血运口噤，腹内恶血不尽绞痛，胎死腹中”，此与红蓝花酒主治相符。宋代苏颂《本草图经》也提到“张仲景治六十二种风，兼腹内血气刺痛”，用红花酒煎方，此即“红蓝花酒”。可见此方也被苏颂认为是仲景方。

红蓝花来源：《开宝本草》仅载本品“生梁、汉及西域。一名黄蓝”。宋代苏颂《本草图经》则云：“今处处有之。人家场圃所种，冬而布子于熟地，至春生苗，夏乃有花，下作梂彙，多刺，花蕊出梂上。圃人承露采之，采已复出，至尽而罢。梂中结实，白颗如小豆大。其花暴干，以染真红及作燕脂，主产后血病为胜，其实亦同。叶颇似蓝，故有蓝名。”据此可知本品为菊科植物红花 *Carthamus tinctorius* 药用其花。红花在后世为妇科调经活血常用药，现代《中国药典》所载“红花”即本品。

---

1 日·丹波康赖. 医心方[M]. 影印本. 北京：人民卫生出版社，1955：34.

156

菊花(1)

【提要】

菊花在经方仅出现1次，其用途与后世菊花有别。菊花在后世运用越来越广，其植物种的来源虽未变，但栽培品种颇多。

【药源辨析】

菊花的功用：《金匮要略》仅“侯氏黑散”1方用菊花，且以菊花为主药，配伍其他13味药，制成散剂，主治“大风，四肢烦重，心中恶寒不足者”。

“侯氏黑散”是汉末两个著名的寒食散方之一。所谓“寒食”，是服用该药方后，要求饮食物必须寒冷，故“侯氏黑散”方后指出：“禁一切鱼肉大蒜，常宜冷食，六十日止，即药积在腹中不下也，热食即下矣，冷食自能助药力。”也就是说只有在冷食的情况下，所用药物的药力才能积累在腹中，一旦热食，药力就下泄。该方14药，仅矾石1药是矿物药，其他全是植物药，故该方又称“寒食草”方。

另一个寒食散是“寒食石”方，也就是《金匮要略》的“紫石寒食散方”，此方以矿物药为主，即三国肇始的服石强壮风的源头方。不过“侯氏黑散”对后世却没什么影响，可能该方属于治风眩方，非强壮方的缘故。

“侯氏黑散”中，菊花40分，是其他药物的4～13倍之多，可见本品是该方的主药。该方主治的大风，证见㖞僻不遂、肌肤不仁、四肢烦重、舌蹇神昏、口吐涎沫。此病血虚内寒、邪风在表皮肤、经络、腑脏。《神农本草经》所载“菊花”性用为：“味苦，平，无毒。主风头眩、肿痛，目欲脱，泪出，皮肤死肌，恶风，湿痹。久服利血气，轻身，耐老，延年。”故菊花利血气，主大风、恶风，皮肤死肌，恶风，湿痹，是它成为此方主药的原因。

菊花在早期的主要功用集中在主头风眩，治四肢游风，利血脉，心烦等证。随着菊花栽培的普及，菊花的运用日渐增多，并变异分化形成了甘菊与野菊两大类药材，其功效也随之有所变化。

菊花的来源与变异：菊花出现的历史很早，但在《神农本草经》《名医别录》中，仅言菊花，未见其他种类。经方所用亦同早期本草。梁代陶弘景始提到“菊有两种，一种茎紫气香而味甘，叶可作羹食者为真。一种青茎而大，作蒿艾气，味苦不堪食者名苦薏，非真。其华正相似，唯以甘、苦别之尔”。此时“苦薏”作为菊的伪品。正品是主治头风目眩，祛风清热的“甘菊”。

花色的讲究也随时代不同而变化。最早入药多为黄菊，陶弘景提到白菊也能“主风眩，能令头不白”。唐代《本草拾遗》将“白菊”“苦薏”单独立条，功效各别。宋代菊花随产地不同，又出现了若干品种。宋代寇宗奭云：“近世有二十余种，惟单叶花小而黄绿，叶色深小而薄，应候而开者是也。《月令》所谓菊有黄花者也。又邓州白菊，单叶者亦入药，余皆医经不用。”明代菊品达百种，李时珍认为“大抵惟以单叶味甘者入药。《菊谱》所载甘菊、邓州黄、邓州白者是矣。”所谓“单叶”即花单瓣（舌状花仅一层），可见药用菊的基本条件是“单叶”“味甘”，观赏的菊花不入药。

现代《中国药典》收载了“菊花”“野菊花”二味药。从植物种来看，药用菊的原植物仅菊科植物菊 *Chrysanthemum morifolium* 一种，但其药材却有“亳菊”“滁菊”“贡菊”“杭菊”“怀菊”等的不同。金世元先生认为，由于菊花品种有异、产地不同、花色不一，加工方法有别，故疗效也会有所不同。例如白菊花（亳菊、怀菊、川菊、祁菊）系自然干燥，气味未变，故散风清热、止痛力强；杭菊、黄菊、贡菊、滁菊系蒸制或烘干，所以长于平肝、清热明目，宣散力较弱[1]。这种从加工方法角度区分疗效较单纯花色更能让人信服。

至于“野菊花”，其植物种为菊科植物 *Chrysanthemum indicum*，其形色性味皆与菊花有较大不同，属于后世发展用药，不属于经方菊花之列。

[1] 金世元. 金世元中药材传统鉴别经验 [M]. 北京：中国中医药出版社，2012：210.

157

款冬花(1)

【药源辨析】

款冬花的功用：经方用款冬花仅1方，见《金匮要略》。

《金匮要略》射干麻黄汤用药9味，主治"咳而上气，喉中水鸡声"，即有痰鸣音的哮喘咳嗽。款冬花在此方中非主药，其功用只有求助早期本草所载。

《神农本草经》"款冬花"性用与射干麻黄汤主证相关者有："味辛，温。主咳逆上气，善喘。"《名医别录》又增补主"喘息呼吸"。故本品功用为辛温止咳平喘药，适合寒性痰饮哮喘。唐代《药性论》记载更详："主疗肺气心促急，热乏劳咳，连连不绝，涕唾稠粘，治肺痿肺痈，吐脓。"其症涉虚热、痰黏结、吐脓，此似与《神农本草经》载其性"辛温"不很贴合。五代末《日华子本草》又云款冬花"润心肺，益五脏，除烦，补劳劣，消痰止嗽，肺痿吐血，心虚惊悸，洗肝明目及中风等疾"，更赋予本品补虚润肺、消痰止嗽等功能。这与早期本草及经方所用已有差距。

宋代苏颂《本草图经》"款冬花"谓"《本经》主咳逆，古今方用之，为治嗽之最"，并提到唐代崔知悌疗久嗽熏法，款冬花蜜拌润，烧烟，用筒吸烟咽之。寇宗奭也提到用此法止嗽，可见此法宋代多用。宋以后本品的效用虽亦有多种用法，但变化不大。

款冬花的来源：《名医别录》云本品"十一月采花"，此与"款冬"之名有关。梁代陶弘景云："第一出河北，其形如宿莼未舒者佳，其腹里有丝。次出高丽、百济，其花乃似大菊花。次亦出蜀北部宕昌而并不如。其冬月在冰下生，十二月、正月旦取之。"花似菊，首先考虑可能是菊科植物。本品药用花蕾，故本草描述最多的是花。

《唐本草》补充"叶似葵而大，丛生，花出根下"的特征。宋代《本草图经》又补充："根紫色，茎青紫，叶似萆薢。十二月开黄花，青紫萼，去土一二寸，初出如菊花萼，通直而肥实无子。则陶隐居所谓出高丽百济者，近此类也。又有红花者，叶如荷而斗直，大者容一升，小者容数合，俗呼为蜂斗叶，又名水斗叶。则唐注所谓大如葵而丛生者，是也。"现代学者据以上诸家所说，考其主要来源为菊科款冬属植物款冬 *Tussilago farfara*。所谓"蜂斗叶"，则是菊科蜂斗菜属植物蜂斗菜 *Petasites japonicus*，今仅在某些地区当作款冬花使用。现代《中国药典》"款冬花"的植物来源仅收录款冬 *Tussilago farfara* 一种。

158

葵子(1)

【药源辨析】

葵子的功用：经方用葵子方仅 1 首，见《金匮要略》葵子茯苓散。该方药仅 2 味(配伍茯苓)，葵子用量远重于茯苓，为主药，其功用也就是针对该方的主治："妊娠，有水气，身重，小便不利，洒淅恶寒，起即头眩。"服用此方的预期效果是"小便利则愈"，可知葵子当有利水之功。

"葵子"即"冬葵子"，该药首见《神农本草经》著录，其性用为："味甘，寒。主五脏六腑寒热，羸瘦，五癃，利小便。久服坚骨，长肌肉，轻身延年。"其中主"五癃，利小便"与经方用葵子治妊娠水气功治相同。

梁代陶弘景云："以秋种葵，覆养经冬，至春作子，谓之冬葵。多入药用，至滑利，能下石。""滑利""下石"是其性用的特点。北齐徐之才《药对》载其可"下乳汁"，当亦借助滑利之性。唐代《药性论》"冬葵子"云："能治五淋，主奶肿，能下乳汁。"宋代苏颂《本草图经》则云："冬葵子，古方入药用最多……大抵性滑利，能宣导积壅。"故多用于服丹石所致内热、利小肠，且使胎滑易产。

葵的来源：单名"葵"多指冬葵，在古代曾经是"五菜"之一，其"苗叶作菜茹，更甘美"(宋代《本草图经》)，人多种植。明代及其以后食者渐少，民间或栽培作观赏植物。李时珍述其形态："有紫茎、白茎二种，以白茎为胜。大叶小花，花紫黄色，其最小者名鸭脚葵。其实大如指顶，皮薄而扁，实内子轻虚如榆荚仁。"清代吴其濬《植物名实图考》引《研经言·葵考》，谓"金钱紫花葵尤肥厚而滑，乃为古之正葵。此花高不过二尺许，花紫色，单瓣，大如钱，叶虽有五歧而多岈，诚有如鲍明远所谓鸭掌者"[1]。据以上介绍及附图所示，古代葵子主要为锦葵科植物冬葵 *Malva crispa*。现代《中国药典》无来源、性效均很明确的"冬葵子"，却有"冬葵果"，其来源为锦葵科植物冬葵[2] *Malva verticillata*，药用果实，且称"本品系蒙古族习用药材"。其功能为清热利尿，消肿，与古本草冬葵子相似。

---

1 清·吴其濬. 植物名实图考校释 [M]. 张瑞贤，等校注. 北京：中医古籍出版社，2008：34.

2 冬葵：《中国植物志》名为"野葵"。

159

藜芦(1)

【药源辨析】

藜芦功用：经方用藜芦方仅1首，见《金匮要略》藜芦甘草汤。该汤治“病人常以手指臂肿动，此人身体瞤瞤者”。此方原注“未见”，从方名知方中至少有藜芦、甘草2药。

藜芦为《神农本草经》首载药，其性用为：“味辛，寒。主蛊毒，咳逆，泄痢肠澼，头疡疥瘙恶疮，杀诸虫毒，去死肌。一名葱苒。”《名医别录》增补：“苦，微寒，有毒。疗哕逆，喉痹不通，鼻中息肉，马刀烂疮。不入汤。一名葱菼、一名山葱。生太山山谷。三月采根，阴干。”以上主治似与“手指臂肿动，此人身体瞤瞤”无关，故藜芦在此方中的功用不明。

唐代《药性论》谓藜芦“有大毒。能主上气，去积年脓血，泄痢，治恶风疮，疥癣头秃，杀虫”，多用于外科风疮疥癣。宋代《本草图经》则谓藜芦可“大吐上膈风涎”，治“暗风痫病，小儿鰕齁”。此说影响甚大，后世多将藜芦归于涌吐药。此药临床实用者少，但有记载若辨证准确，亦可取得良效。

藜芦来源：《神农本草经》载藜芦别名有“葱苒”。《名医别录》又增载其别名“葱菼”“山葱”。梁代陶弘景载其“根下极似葱而多毛”。唐本《图经》云：“叶似郁金、秦艽、蘘荷等，根若龙胆，茎下多毛。夏生，冬凋枯。”宋代《本草图经》则云：“三月生苗。叶青，初出棕心，又似车前。茎似葱白，青紫色，高五六寸，上有黑皮裹茎，似棕皮。其花肉红色。根似马肠根，长四五寸许，黄白色……今用者名葱白藜芦，根须甚少，只是三二十茎，生高山者为佳。均州土俗亦呼为鹿葱。”以上诸家所说本品形态大多相似，尤以宋代《本草图经》所云“黑皮裹茎，似棕皮”(茎基叶鞘纤维结构)准确形象，可知此即百合科植物藜芦 *Veratrum nigrum*，药用其根茎及根。

藜芦与相反之“参”：现代《中国药典》未载，但在以“参”为名的药物之下几乎都有“不宜与藜芦同用”的记载。《本草经集注》中有藜芦“反五参”(人参、丹参、苦参、沙参、玄参)的记载，宋以后的“十八反”歌有“诸参辛芍反藜芦”之句，导致将“五参”扩大化，故后世许多带“参”字的药名都被无端纳入与藜芦相反的行列，颇似古代避名讳之举。遗憾的是，《中国药典》也有类似的记载，例如在清代才出现的北沙参、党参之后也注明“不宜与藜芦同用”，十八反理论产生的时代，还没有北沙参、党参，如何能与藜芦之间有关联？这样类似“关公战秦琼”的事在30多年就有文指出过[1]，但《中国药典》至今未改。

[1] 郑金生. 中药研究应注意了解药物兴衰史 [J]. 中医杂志，1989（1）：48-49.

160

连轺(1)

【提要】

连轺在经方中用根，但到南北朝时就变成用植株的地上部分，到宋代连原植物也开始改变，现代所用连翘正名已完全不同于经方时代。

【药源辨析】

连轺的来源与功用：经方用“连轺”仅1方，见《伤寒论》麻黄连轺赤小豆汤。该方有药8味，主治“伤寒瘀热在里，身必黄”。其中“连轺”的功用只能考求早期本草所载。

“连轺”的“轺”(yáo)，《说文解字》解作“小车也”。今本《伤寒论》该药剂量后注云“连翘根是”。注者是谁？可能是晋代王叔和。此药在唐《备急千金要方》卷十、《千金翼方》卷四引用时皆径书“麻黄连翘赤小豆汤”，其药名“连翘”后未注系连翘根。这说明将“连轺”视作“连翘”可能在唐代，也不排除是宋代校正医书局的统一校正。

宋代及其以前的本草中无“连轺”一名，也没有提到经方“麻黄连轺赤小豆汤”。“连翘”首见于《神农本草经》，其性用为：“味苦，平。主寒热鼠瘘瘰疬，痈肿恶疮瘿瘤，结热，蛊毒。”《名医别录》增加“无毒。去白虫”。由此可知连翘主要用于治鼠瘘瘰疬，痈肿恶疮。其中的“结热”与经方“瘀热”有近似之处，此或为经方用“连轺”的主要目的。

唐代《药性论》连翘“主通利五淋，小便不通，除心家客热”。《蜀本草》称“连翘，微寒”。五代《日华子本草》又云“通小肠，排脓，治疮疖止痛，通月经”。宋代寇宗奭云：“治心经客热最胜。尤宜小儿。”诸家所言功用文虽不同，但治心经客热最为突出。后世采用的连翘性用基本在此范围之内。

关于连翘的名称，《神农本草经》有别名“一名异翘，一名兰华，一名折根，一名轵，一名三廉。”其中“轵”与《伤寒论》的“连轺”的“轺”字形相似。《说文解字》：“轵，车轮小穿。”尚不明该植物哪个部位与之“轺”“轵”形似。另“折根”之名，也提示汉代本品确有可能用根。此后宋代苏颂曰：“作房，翘出众草，以此得名。”李时珍则云：“按《尔雅》云：连，异翘。则是本名连，又名异翘，人因合称为连翘矣。”但这些不过是后人的揣测之说，无法确认是不是其命名原意。

关于连翘的生境、形态，梁代陶弘景云：“处处有，今用茎连花、实也。”可见与经方"连轺"用根已然不同。《唐本草》注云："此物有两种：大翘，小翘。大翘叶狭长如水苏，花黄可爱，生下湿地，著子似椿实之未开者，作房翘出众草。其小翘生岗原之上，叶、花、实皆似大翘而小细。山南人并用之，今京下惟用大翘子，不用茎、花也。"唐本《图经》亦云："苗高三四尺，今所在下湿地有，采实。"五代末《日华子本草》称本品"独茎，梢开三四黄花，结子内有房瓣子"，也与《唐本草》来源同。据此描述，其原植物今考为藤黄科（金丝桃科）植物红旱莲 *Hypericum ascyron*。此物又名湖南连翘、黄海棠，这是唐代及其以前连翘的主要来源。宋代《本草图经》综述连翘来源中，包括了唐代大翘、小翘。其附图"鼎州连翘"（图 160-1）即藤黄科植物红旱莲 *Hypericum ascyron*。

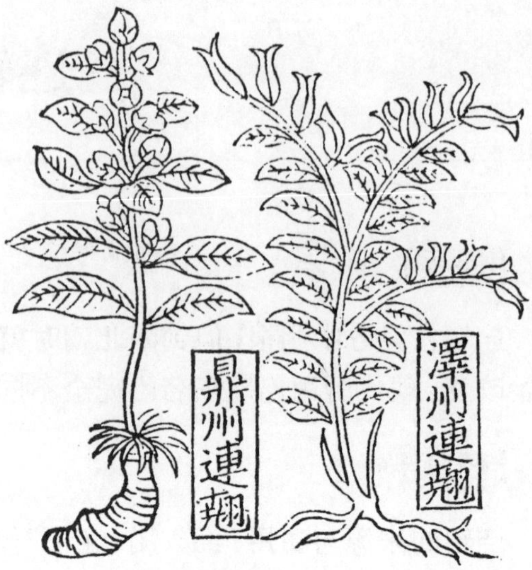

图 160-1 《本草图经》（政和）泽州连翘、鼎州连翘

但宋代苏颂《本草图经》所载南方连翘有所不同："今南中医家说云：连翘盖有两种：一种似椿实之未开者，壳小坚而外完，无跗萼，剖之则中解，气甚芬馥，其实才干，振之皆落，不着茎也；一种乃如菡萏，壳柔，外有跗萼抱之，无解脉，亦无香气，干之虽久，着茎不脱，此甚相异也。"苏颂之说属综述前人言，非亲历亲见，其形态已糅合失真，对其原植物至今尚有争议。但北宋末寇宗奭云："今止用其子，折之，其间片片相比如翘，应以此得名尔。"谢宗万据此认为，此种即木犀科植物连翘 *Forsythia suspense*[1]。其果实经压后会成片拆开，向外反曲"如翘"。宋代《本草图经》所附"泽州连翘"（图 160-1）当为木犀科植物连翘 *Forsythia suspense*。故最晚在北宋中期，医家所用连翘已转移到木犀科植物。此种连翘在宋以后逐渐成为市场主流，延续至今，故现代《中国药典》"连翘"的基原只认木犀科植物连翘 *Forsythia suspense* 一种，药用果实。

【附言】

经方"连轺"经过一千多年的变化，其入药部位从根变为果实，植物则从藤黄科（桃金娘科）改变为木犀科植物。至于变化前后不同连翘的功效有多大区别，至今未见有相关的现代研究。可以说"连轺"之本，古今明显不同，现代所用已积重难返。当今临床用"麻黄连轺赤小豆汤"者，只能选用木犀科植物连翘的果实。但若要开发研究经方"麻黄连轺赤小豆汤"，恐怕绕不过经方时代所用的藤黄科"连轺"。

1 谢宗万. 本草纲目药物彩色图鉴 [M]. 北京：人民卫生出版社，2000：132.

161

马鞭草(1)

【药源辨析】

马鞭草的功用：经方用马鞭草仅1方，见《金匮要略·禽兽虫鱼禁忌并治》。该篇"治食鲙多不消为癥病方"用马鞭草单味，可见马鞭草功用即消癥化食积。

马鞭草为《名医别录》首载，云"主下部䘌疮"。此后历代诸家本草记载本品有"主破腹中恶血皆下，杀虫良"(《药性论》)、"主癥癖血瘕，久疟，破血"(《本草拾遗》)、"通月经，治妇人血气肚胀，月候不匀"(《日华子本草》)、"治金疮，行血活血"(《本草衍义补遗》)、"捣涂痈肿及蠼螋尿疮，男子阴肿"(《本草纲目》)。可见后世马鞭草多用于破血、治疮，很少用于消癥化积。

宋代《本草图经》云马鞭草"古方多用之"，但所举之例只有"葛氏治卒大腹水病"方。宋以前古方有用本品治白癞、妇人月水滞涩通结成瘕块者、蠼螋尿疮、喉痹、阴肿核痛等病者。唯《备急千金要方》用本品"治食鱼脍不消方"，与《金匮要略》所载方相似。可见经方所用马鞭草的经验流传并不很广。

马鞭草来源：本品"穗类鞭鞘，故名马鞭"(《唐本草》)。唐《本草拾遗》则云："其节生紫花，如马鞭节。"此外《本草经集注》《唐本草》及唐本《图经》、宋代《本草图经》皆描述了马鞭草的形态，但都不如明代李时珍所述准确："春月生苗，方茎，叶似益母，对生，夏秋开细紫花，作穗如车前穗，其子如蓬蒿子而细，根白而小。"据此可知，本品即马鞭草科植物马鞭草 *Verbena officinalis*。现代《中国药典》"马鞭草"亦为此种。马鞭草至今仍为民间常用草药，所治诸病与古本草所载类似。

162

荛花（1）

【提要】

古本草记载的荛花形态简单，与近代植物学荛花并不一致。本品古今均罕见使用，可视为一味已然消亡的药物。

【药源辨析】

荛花的功用：经方用荛花仅1方，见《伤寒论》小青龙汤，属于加味药。

小青龙汤方末有"若微利，去麻黄，加荛花，如一鸡子，熬令赤色"一句。原整理者有注曰："且荛花不治利，麻黄主喘，今此语反之，疑非仲景意。"可见注者对"去麻黄，加荛花"有不同意见。

"荛花"首见于《神农本草经》，其性用为："苦，寒。主伤寒温疟，下十二水，破积聚大坚癥瘕，荡涤肠胃中留癖饮食，寒热邪气，利水道。"据此可见利水是荛花最重要的功效之一。小青龙汤主证中的"微利"指大便微下泻，何以要加荛花？北宋林亿在校正《伤寒论》时加按语曰："小青龙汤大要治水。又按《本草》荛花下十二水，若水去，利则止也……以此证之，岂非仲景意也？"林亿认为微利加荛花是没有错的，"水去利则止"，此即后世所谓"利小便而实大便"。宋代寇宗奭也认为"张仲景《伤寒论》以荛花治利者，以其行水也。水去则利止，其意如此。"但如果"微利"就加有毒、利水力强的荛花，从经方用药的惯例，似乎不大可能。据《名医别录》记载，荛花"辛，微寒，有毒。疗痰饮咳嗽。"荛花本身可治水饮咳喘，这才可能是仲景用荛花的本意。

荛花的来源：荛花在《神农本草经》《名医别录》中无原植物形态描述。梁代陶弘景云："中牟者，平时惟从河上来，形似芫花而极细，白色。比来隔绝，殆不可得。"也就是说，陶氏仅知其形似芫花，花白色，这提示荛花可能与芫花系同类植物。由于南北朝时交通阻隔，荛花在南朝梁还不容易得到，故没有更细致的植物形态描述。

《唐本草》的意见是："此药苗似胡荽，茎无刺，花细，黄色，四月、五月收，与芫花全不相似也。"该书否定陶弘景"形似芫花"的意见，但其所述"苗似胡荽"的荛花类似伞形科植物，与后世传承使用的瑞香科植物芫花相差太远。

宋代《本草图经》在荛花条下无任何解说文字与附图。但寇宗奭《本草衍义》却说"荛花，今京、洛间甚多"。既然很多，为什么宋代《本草图经》不载？是寇宗奭有误？还是《本草图经》失载？不可得知。宋以后的本草对荛花形态无任何可资考证的新增补。

明代《本草品汇精要》虽然最早绘制了"荛花"彩图，但此图是据《唐本草》文字叙述想象绘成，并非写实。《本草蒙筌》《本草纲目》的"荛花"图皆仿绘自《本草图经》的芫花图，难以为凭。李时珍认为："按苏颂《图经》言：绛州所出芫花黄色，谓之黄芫花。其图小株，花成簇生，恐即此荛花也。生时色黄，干则如白，故陶氏言细白也。"一个"恐"字，说明代李时珍也是猜测，无实际依据。

宋以后荛花不仅形态无新的史料可凭，连医方书中荛花使用也越来越少。仲景《伤寒论》出现荛花 1 次之后，唐代《备急千金要方》除转录仲景此方之外，又增加了 6 个含荛花的新方。此后《千金翼方》沿袭前人荛花方 3 首，将《备急千金要方》含芫花方改作荛花 1 首，新方仅 1 首。唐代《外台秘要》沿袭前人荛花方 3 首，新增 2 首。北宋初《太平圣惠方》沿袭前人荛花方 1 首，新增 2 首。北宋末《圣济总录》沿袭前人荛花方 6 首，无新增方。明代《普济方》沿袭前人荛花方 11 方，另有 1 方是在前人方基础上加"荛花"。以上数据说明，从唐至明的几部大型医方书所含荛花方总数不过区区 14 方，到明代《普济方》已无一方系新创含荛花方。明代集大成的《本草纲目》"荛花"条下连"附方"都未设置，可见找不到含有荛花的单方或小方。近现代一般中药书都不载荛花。《中华本草》虽有"荛花"条，但其"附方"项下仅收录唐代的两个含荛花之方，没有此后历代乃至现代的使用记录。由此可知荛花从宋以后已逐渐消亡。现代《中国药典》不载此药，符合古今用药实际。

但现代植物学者在瑞香科下设有荛花属（*Wikstroemia*），并有植物荛花 *Wikstroemia canescens*，此植物为落叶灌木，花黄色。其花色与陶弘景所说"白色"不符，枝叶又与《唐本草》所说"苗似胡荽"完全不同，这种荛花也没有用药实例可资证明。因此植物学的荛花并不是根据本草记载或传承使用实况来确定的，只是借古本草荛花之名来命名 *Wikstroemia* 属而已，并不能反过来认定古荛花就是此种。

或云李时珍提到的"黄芫花"，今定其种为河朔荛花 *Wikstroemia chamaedaphne*，这不是古本草的证据吗？本条前文提及，李时珍说苏颂《本草图经》绛州黄芫花"恐即此荛花"，是一种据图猜测，并非确有人将黄芫花作荛花用。据谢宗万实地调查，今山西新绛（古绛州）及山西其他市县均将植物学河朔荛花 *Wikstroemia chamaedaphne* 作土产"芫花"[1]。《全国中草药汇编》"黄芫花"的原植物即河朔荛花，该条附注云："本品的花蕾在山西、甘肃等省作'芫花'入药。[2]"该书"荛花根"的原植物即荛花 *Wikstroemia canescens*，其名用的是现代植物学名称，不是当地草药名。该药下的"常

---

[1] 谢宗万. 中药材品种论述：上册 [M]. 上海：上海科学技术出版社，1990：465.

[2] 王国强. 全国中草药汇编：第二卷 [M].3 版. 北京：人民卫生出版社，2014：856-857.

用处方”是古代的《范汪方》[1]，而非近现代民间方。故现代并无用植物学荛花做中药荛花的实例。

《中华本草》“荛花”条的“品种考证”的结论是：“古本草之荛花可能为瑞香科荛花属多种植物的花，其中以荛花 *W. canescens* 为主，也还可能包括河朔荛花在内。”[2] 这说明此结论并非定论，仅为“可能”而已。但其“来源”项却直接称荛花“为瑞香科植物荛花的花蕾”，把“可能”变成了确认，这是论述的逻辑错误。其“药材及产销”项仅云“产于陕西、江西、湖南、湖北等地。多自产自销”，这究竟是植物学荛花的产销情况？还是依据局部地区传承使用荛花的实况？语焉不详，无法揣测，但这也能说明当今全国药材市场尚无荛花流通。古代荛花已经罕用，现代未见用荛花者，此物还能在全国流通或局部地区产销吗？

【附言】

荛花是一味已经自然消亡的药物。古本草所载该药来源信息过简且互相矛盾，其形态又或与芫花混淆，该药在经方中只是作为加味药，其功效与芫花相近，古人很少用到它。北宋药学家寇宗奭曾有机会解答荛花的来源，他了解到“荛花今京、洛间甚多”，他也知道《本草图经》没有荛花的图文，但他却惜墨如金，没给后人留下可供考察来源的资料。现代《全国中草药汇编》收录的“荛花”“荛花根”，是基于植物学的荛花，非传承使用的中药荛花。植物荛花与古本草的药物荛花并不贴合，不可将古荛花与现代植物学的荛花混为一谈。

---

1 王国强．全国中草药汇编：第三卷 [M].3 版．北京：人民卫生出版社，2014：402-403.

2 国家中医药管理局《中华本草》编委会．中华本草（5）[M]．上海：上海科学技术出版社，1999：419-420.

163

桑根皮(1)

【药源辨析】

桑根皮的功用：《金匮要略》“王不留行散”方用“桑东南根白皮”1次，同方又有药名“桑根皮”“桑东根”，今以“桑根皮”为正名。“王不留行散”主治“病金疮”，即金属刃器（刀斧头枪箭等）所致外伤。该方后注明此方的用法是“桑根皮以上三味，烧灰存性，勿令灰过，各别杵筛，合治之为散，服方寸匕。小疮即粉之，大疮但服之。”可见本品在治金疮时要烧灰存性，且随金疮的大小，可外敷，也可内服。另注明“产后亦可服。如风寒，桑东根勿取之”。由此推知桑东根不适合感冒风寒，则其性当寒。

《神农本草经》首载“桑根白皮”，云其“味甘，寒。主伤中，五劳六极，羸瘦，崩中脉绝，补虚益气”。《名医别录》增补“无毒。去肺中水气，唾血热渴，水肿腹满胪胀，利水道，去寸白，可以缝金疮。”将上述记载与经方比较，桑根皮性“寒”一致。但与主治金疮有关者，只有《名医别录》载“缝金疮”，即用桑根白皮纤维制成的线，缝合金刃所伤疮口，而非烧灰外敷或内服。《神农本草经》“桑根白皮”主治有“崩中脉绝”，但这与能治金刃外伤仍有差别。故早期本草记载，并不能提供桑根白皮主治金疮的依据。

《唐本草》记载：“（桑）灰，味辛，寒，有小毒……傅金疮止血生肌也。”此与经方将桑根皮烧灰，外敷或内服治金疮似乎契合，但此“灰”接续在桑“叶”之后，未特指系桑根皮所烧之灰。唐代陈藏器提出的“十剂”中，云“燥可去湿，即桑白皮、赤小豆之属是也”，此与《名医别录》载其“去肺中水气，唾血热渴，水肿腹满胪胀，利水道”的功效一致，故后世多据此将桑白皮作为泻肺利水药。宋代著名的钱乙“泻白散”中，桑皮与地骨皮同为主药，泻肺清热。至于经方桑根皮治金疮，后世罕见使用。

桑根皮的功用：桑是我国古今常见之树，其叶可养蚕，蚕桑是农业的重要内容。李时珍曰：“桑有数种：有白桑，叶大如掌而厚；鸡桑，叶花而薄；子桑，先椹而后叶；山桑，叶尖而长。”白桑最为常见，即今桑科植物桑 *Morus alba*。“叶花”指叶片多分裂，此即鸡桑 *Morus australis*。现代《中国药典》“桑白皮”的基原仅列桑 *Morus alba* 一种。

宋代《本草图经》云：“初采得，以铜刀剥去上粗皮，取其里白切焙干。其皮中青涎，勿使刮去，药力都在其上。”《中国药典》仍沿袭此法，采根后刮去表面黄棕色粗皮，再剥取里面的根皮即可。古本草所云取“东行根”“东南根”，乃当时讲究其根向阳的习俗，后世少有完全遵从者。后世作为内服药，不需按经方用法，将桑根皮法烧灰。桑树入药部位甚多(桑枝、桑叶、桑椹等)，但经方仅用桑根白皮，且用于治金疮复方中，故对后世的影响不大。

164

山茱萸(1)

【药源辨析】

山茱萸的功用：经方用山茱萸方1首，见《金匮要略》肾气丸。该丸主治“转胞，不得溺也”，有药8味，山茱萸为其中之一。此方鼓舞肾气，通利小便，以解转胞。山茱萸在此方的作用，原方无提示，当考早期本草所载。

“山茱萸”首载于《神农本草经》，其性用为“味酸，平。主心下邪气，寒热，温中，逐寒湿痹，去三虫。久服轻身”。这些功用很难与“肾气丸”治转胞联系起来。《名医别录》增补了很多功效，其中提到了“强阴益精，安五脏，通九窍，止小便利。明目，强力长年。”“强阴益精”即是助肾气，可以作为山茱萸在肾气丸中的功用。

此后唐代《药性论》所载山茱萸益肾的作用更多，如“补肾气，兴阳道，坚长阴茎，添精髓，疗耳鸣……止老人尿不节”等。五代末《日华子本草》亦云：“暖腰膝，助水脏，除一切风，逐一切气”。这些功效的增补，很有可能与肾气丸的广为运用有关。宋代寇宗奭评价说：“山茱萸补养肾脏，无一不宜。”至此以后，山茱萸补肾添精的功用日渐深入人心，早期本草所载的疗风祛邪、逐寒去虫功效也逐渐被淡化。

山茱萸的来源：“山茱萸”的命名很奇怪，宋代寇宗奭就对此发过议论：“与吴茱萸甚不相类……得名则一，治疗又不同，未审当日何缘如此命名？”

关于本品的原植物形态，早在三国魏《吴普本草》中就有描述：“叶如梅，有刺毛。二月华，如杏。四月实，如酸枣赤。五月采实。”其果实特点明确。梁代陶弘景《本草经集注》“山茱萸”条云：“大树。子初熟未干，赤色，如胡蘈子，亦可啖。既干，皮甚薄，当以合核为用尔。”宋代苏颂《本草图经》又云：“木高丈余，叶似榆，花白”。明代《救荒本草》“实枣儿树”则云：“《本草》名山茱萸……木高丈余，叶似榆叶而宽，稍团，纹脉微粗，开淡黄白花，结实似酸枣大，微长，两头尖艄，色赤，既干则皮薄。”该书有附图（图164-1），结合古今本草的记述，可知其原植

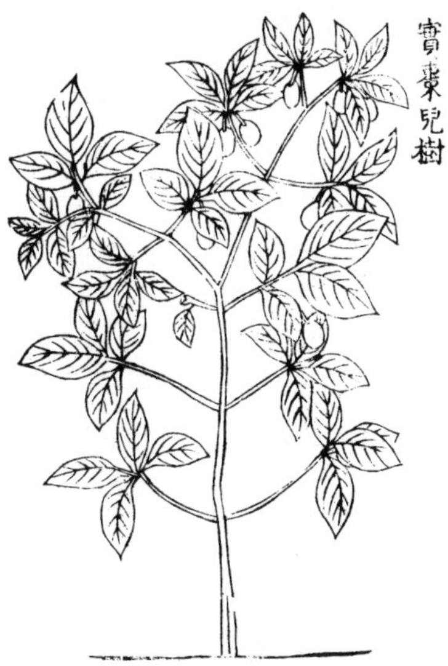

图164-1 《救荒本草》实枣儿树

物乃山茱萸科的山茱萸 *Cornus officinalis*。现代《中国药典》“山茱萸”基原亦为此种，药用其干燥成熟果肉。因其形似酸枣，故又俗称“山萸肉”“枣皮”。

165

商陆根(1)

【药源辨析】

商陆的功用：经方用商陆根方1首，见《伤寒论》牡蛎泽泻散。该散主治“大病瘥后，从腰以下有水气者”，有药7味，商陆根为其中之一。此方病位、病因明确，方后注明“小便利，止后服”，可知全方功能利水。商陆根在此方中何用？当考之于早期本草中。

《神农本草经》首载“商陆”：“味辛、平。主水胀、疝瘕、痹，熨除痈肿，杀鬼精物。”《名医别录》补载：“酸，有毒。疗胸中邪气，水肿，痿痹，腹满洪直，疏五藏，散水气。”其中商陆能散水气，治水胀、水肿、腹满，说明经方中的商陆发挥的也是利水作用。

商陆在早期医药发展时期曾是医家、道家皆用之物。梁代陶弘景说“方家不甚干用，疗水肿，切生根杂生鲤鱼煮作汤。道家乃散用及煎酿，皆能去尸虫，见鬼神。”它的果实、花曾被道家作为“神药”。《神农本草经》说它“杀鬼精物”，也是道家赋予的功能。但唐宋及其以后，商陆逐渐褪去鬼神色彩，医家多用于泻水、治肿毒恶疮。由于商陆有毒，正统医家处方用得并不多，但民间的运用依然比较广泛。

唐代孙思邈《千金翼方》曾记载“种商陆法”[1]。李时珍曰：“昔人亦种之为蔬，取白根及紫色者擘破，作畦栽之，亦可种子。根、苗、茎并可洗蒸食，或用灰汁煮过亦良”，大概说的就是唐代的事。商陆根形粗大，《名医别录》说“如人形者有神”，反映了民间对人形商陆的迷信。民间有人用其鲜品久煮，作为滋补药[2]，且美其名为土人参。现代湖北省及江西鄱阳湖滨地区都曾有过此习俗。商陆作滋补药的事毕竟不很广泛，但其利水、治肿毒之功一直在民间流传。故清代吴其濬《植物名实图考》云：“江南卑湿，易患水肿，俚医多种之，以为疗水、贴肿要药。[3]”

商陆的来源：商陆是常见植物，故梁代陶弘景云“近道处处有”。医方中常用别名为“当陆”。李时珍云：“此物能逐荡水气，故曰蓫蒻。讹为商陆，又讹为当陆，北音讹为章柳。”此亦是一家之言。宋代《本草图经》载其形态颇为准确：“今处处有之，多生

---

[1] 唐•孙思邈．千金翼方[M]．影印本．北京：人民卫生出版社，1955：163.

[2] 谢宗万．中药材品种论述：上册[M]．上海：上海科学技术出版社，1990：342.

[3] 清•吴其濬．植物名实图考校释[M]．张瑞贤，等校注．北京：中医古籍出版社，2008：434.

于人家园圃中。春生苗，高三四尺，叶青如牛舌而长。茎青赤，至柔脆。夏秋开红紫花，作朵。根如芦菔而长。”明代《救荒本草》描述其茎干更细致：“竿粗似鸡冠花竿，微有线楞，色微紫赤。”清代《植物名实图考》又补述其花、果、种子等形态：“有红花、白花两种，结实大如豆而扁有棱，生红熟黑……商陆初生茎肥嫩，叶攒密，秋开花，结实粒小；宿根茎硬，叶稀。春花夏实，秋时已枯。”以上诸家所说，即今商陆科植物商陆 *Phytolacca acinosa*，药用其根。现代《中国药典》“商陆”的基原亦含此种，但增加的垂序商陆 *Phytolacca americana*，非古本草商陆来源。商陆也有伪品，但总体来说，本品常见易得，用得又少，罕见有人为牟利做假。

166

蛇床子仁(1)

【提要】

蛇床子在经方及宋以前都以补阳散寒为主。明代李时珍以其治妇人阴痒，其功用始为之一变，但其植物来源古今皆单一不变。

【药源辨析】

蛇床子的功用：经方用蛇床子仅1方，见《金匮要略》蛇床子散。该散为单方，主治“妇人阴寒”，可“温阴中”，制成“坐药”使用。其主证“妇人阴寒”是病本，却未出示具体症状。《金匮要略》中男子阴寒属虚劳，症见“精自出，酸削不能行”。若按此例，则女子阴寒或为阴冷宫寒，带下清冷等。

蛇床子为《神农本草经》首载药：“味苦，平。主妇人阴中肿痛，男子阴痿，湿痒，除痹气，利关节，癫痫，恶疮。久服轻身”。据此，女子阴寒，当有“阴中肿痛”。《名医别录》增补本品性用为：“辛、甘，无毒。温中下气，令妇人子脏热，男子阴强。好颜色，令人有子。”据此则所谓“阴冷”属于“子脏寒”，暖子宫则可“令人有子”，壮阳，这是蛇床子在经方中的主要作用。

唐代《药性论》云：“蛇床人，君，有小毒。治男子、女人虚，湿痹，毒风㾮痛，去男子腰疼，浴男女阴，去风冷，大益阳事。主大风身痒，煎汤浴之差。疗齿痛及小儿惊痫。”其所治病因为虚寒，出现风冷、湿痹等症。用药法也和经方一样，外用“煎汤浴”。

五代《日华子本草》则云：“治暴冷，暖丈夫阳气，助女人阴气，扑损瘀血，腰跨疼，阴汗，湿癣，四肢顽痹，赤白带下，缩小便。凡合药服食，即挼去皮壳，取人微炒杀毒，即不辣。作汤洗病则生使。”所主疾病病因同前，但症状更多，且可治“扑损瘀血”等症。由此看来，蛇床子当属性温，能补虚助阳，祛寒散湿。《雷公炮炙论》云：“用此药只令阳气盛数，号曰鬼考也。”可见本品助阳的功效非常有名。

《证类本草》只收了3个蛇床子的单方，其中一个即《金匮要略》“温中坐药蛇床子散方”。另外两方均出《备急千金要方》，一治产后阴下脱、阴户痛，一治小儿癣疮，皆为外治方。单纯从宋代及其以前的本草医方记载来看，蛇床子主要功用是补阳、祛寒散湿药。《日华子本草》虽然提到“阴汗，湿癣”，但似乎在宋代没有响应者。至明代李时珍《本草纲目》“蛇床子”的“主治”项下，依然是集录前代本草的资料，并无新的增补。李时珍在“发明”项下甚至说“蛇床乃右肾命门、少阳三焦气分之药，神农列之上品，不独辅助男子，而又有益妇人。世人舍此而求补药于远域，岂非贱目贵耳乎？”按此种说法，蛇床子简直就是补命门的专药。

但李时珍在“附方”中出示了《集简方》的一个小方：“妇人阴痒：蛇床子一两，白矾二钱，煎汤频洗。”此方应该是李时珍个人的经验方。清代汪昂《本草备要》敏锐地抓住这一经验，在蛇床子“强阳益阴”之后增补“补肾散寒，祛风燥湿。治阴痿囊湿，女子阴痛阴痒。（湿生虫，同矾煎汤洗。）[1]”从而突出了蛇床子杀虫止痒的功能。下此以往，蛇床子的功用为之一变，从补阳散寒，转为祛湿杀虫止痒。现代众多蛇床子的临床报道，大多用本品治疗妇女阴道各种炎症（滴虫、霉菌等）乃至其他的外阴皮肤病变，很少有用蛇床子治妇人单纯阴寒者。《中国药典》蛇床子功效为“燥湿祛风，杀虫止痒，温肾壮阳”，其温阳之功已居其次。

蛇床子的来源：蛇床子分布很广，寻常易得。梁代陶弘景云：“近道田野墟落间甚多。花、叶正似蘼芜。”“蘼芜”是芎䓖的叶，可见本品当属伞形科植物。

此后唐本《图经》云：“似小叶芎䓖，花白，子如黍粒，黄白色。生下湿地，今所在皆有，出扬州、襄州者良。”宋代《本草图经》又云：“三月生苗，高三二尺，叶青碎，作丛似蒿枝。每枝上有花头百余，结同一窠，似马芹类。四五月开白花，又似散水。子黄褐色如黍米，至轻虚。五月采实。”这些描述虽然各有侧重，但都不矛盾，且可互补。“小叶芎䓖”“马芹”皆是伞形科植物。“花头百余，结同一窠”、花“似散水”（李时珍理解为“伞状”），都是伞形科植物的特征。李时珍还指出“其子两片合成，似莳萝子而细，亦有细棱。”现代据以上描述，认为此即伞形科植物蛇床 *Cnidium monnieri*，药用果实。现代《中国药典》所收蛇床子来源亦仅此一种。

经方用“蛇床子仁”为药名，似乎是取其种仁。但其种子非常细小，多外用，故一般用果实研末即可，古今别无特殊加工法，对其剂量也无特别要求。《金匮要略》“蛇床子散”以蛇床子“末之，以白粉少许，和令相得，如枣大，绵裹纳之”，不列具体剂量，只是将其末与白粉少许，拌和后取“枣大”绵裹，放入阴道中。此即所谓“坐药”。

---

[1] 清·汪昂. 本草备要[M]. 郑金生，点评. 北京：中国医药科技出版社，2021：136.

167

石韦(1)

【药源辨析】

石韦的功用：经方用石韦方仅1首，见《金匮要略》。

《金匮要略》鳖甲煎丸主治老疟结为癥瘕，名为“疟母”。方中用药多达23味，石韦居其一。因此要了解石韦在该方的作用，只有求之于早期本草记载。

《神农本草经》首载“石韦”：“味苦，平。主劳热邪气，五癃闭不通，利小便水道。”可见其主要功能为利水道。《名医别录》增补内容为：“甘，无毒。止烦下气，通膀胱满，补五劳，安五脏，去恶风，益精气。”据此，石韦在鳖甲煎丸虽无消癥化瘀之能，也许能发挥利水去风、补劳益精的辅助作用。

后世石韦主要功用还是“治劳及五淋，胞囊结热不通，去膀胱热满”(《药性论》)、“治淋沥，遗溺”(《日华子本草》)，无大变化。

石韦的来源：石韦之名，据说是“蔓延石上，生叶如皮，故名石韦”(陶弘景)。《神农本草经》出其别名“石韀”，《名医别录》补其别名“石皮”，都是显示其生于山石，叶厚如皮革。《名医别录》还说“用之去黄毛，毛射人肺，令人咳不可疗”。此与《金匮要略》“鳖甲煎丸”载石韦“去毛”是一致的。这种色黄之“毛”，实际上是石韦叶背黄色的孢子囊群，厚密如毡毛。

《唐本草》提到一种“生古瓦屋上，名瓦韦”。其实这不是石韦生古瓦屋者，是另外一种蕨类植物，也是叶厚如韦，但瓦韦形体甚小，远不如石韦长大。宋代苏颂《本草图经》云：“石韦，生华山谷石上，今晋、绛、滁、海、福州，江宁府皆有之。丛生石上，叶如柳，背有毛而斑点如皮，故以名。”苏颂用“叶如柳”的比拟法，不如李时珍的描述更准确：“多生阴厓险罅处。其叶长者近尺，阔寸余，柔韧如皮，背有黄毛。”这样的石韦叶，才像一条皮(韦)带。以上所述，乃今蕨类水龙骨科石韦属(*Pyrrosia*)植物。

古本草所出石韦图比文字更有助于鉴定植物来源，如宋代《本草图经》“海州石韦”(图167-1)似为水龙骨科植物有柄石韦 *Pyrrosia petiolosa*。明代《本草原始》“石韦”(图167-2)似为石韦 *Pyrrosia lingua*[1]。清代《植物名实图考》“石韦”(图167-3)为庐山石韦 *Pyrrosia sheareri*。现代《中国药典》“石韦”的基原也是这3种石韦属植物。

---

1 郑金生，张志斌. 本草纲目药物古今图鉴 [M]. 北京：科学出版社、龙门书局，2019：2553.

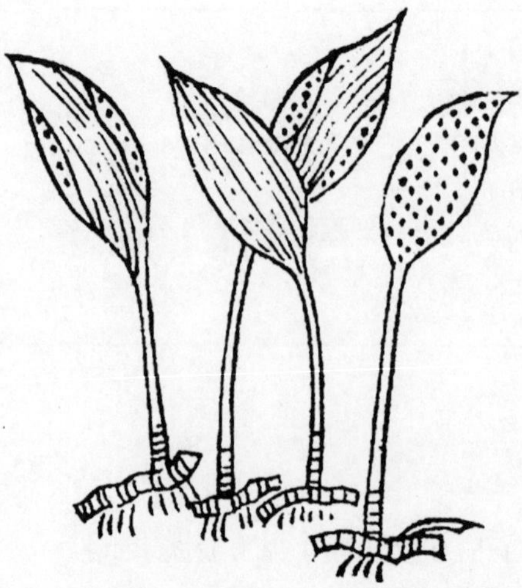

图 167-1 《本草图经》(政和)海州石韦

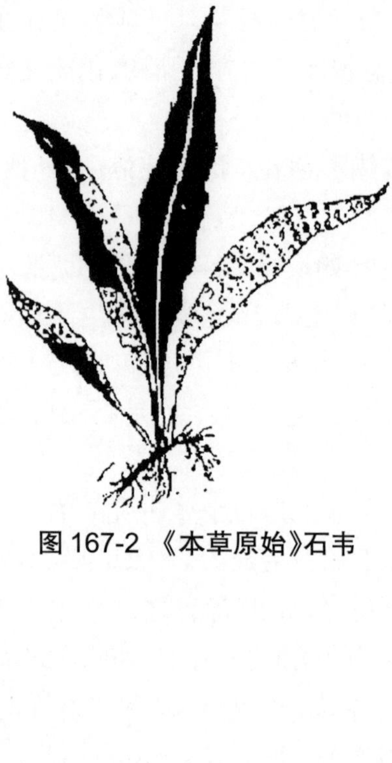

图 167-2 《本草原始》石韦

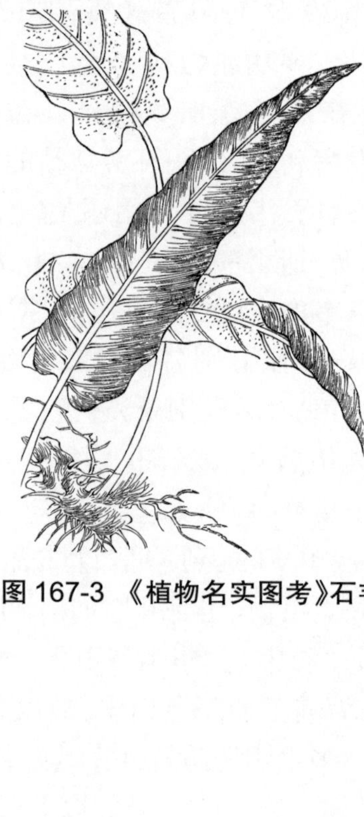

图 167-3 《植物名实图考》石韦

168

黍穰(1)

【药源辨析】

黍穰功用及来源：经方用黍穰仅1方，见《金匮要略·果实菜谷禁忌并治》。该篇的"食苦瓠中毒治之方"为单方："黍穰煮汁，数服之，解"。故解苦瓠毒为黍穰功用。

黍是古老的粮食作物，古本草中关于黍与稷、粟的来源争论甚多，现代学者认为黍与稷皆为今禾本科植物稷（黍）*Panicum miliaceum*，乃同种植物，但其米做饭却有黏与不黏的区别。李时珍认为："黍乃稷之黏者。亦有赤、白、黄、黑数种，其苗色亦然"，此属栽培变种的问题，犹如稻米分糯稻与粳稻。黍因性黏，宛如糯米，并不适合每日作饭食用。宋代寇宗奭云：丹黍米"黍皮赤，其米黄。惟可为糜，不堪为饭，粘着难解。然亦动风"。后世多用黍蒸食、作饧、酿酒等。不黏的稷今多称为"糜"或"糜子"，去壳之后称"大黄米"。

《名医别录》有"黍米""丹黍米"两条，谈的都是其米的功用，不涉及其"穰"。"穰"在《说文解字》的含义是"黍已治者"，即已收获了黍米的茎秆。本草中虽然不提功效，但医方中却可见应用此物。《金匮要略》以黍穰治苦瓠中毒的单方，也见于晋代《肘后备急方》。《备急千金要方》治"天行时气病，豌豆疮方：浓煮黍穰汁洗之。一茎是穄穰则不差"[1]。似乎黍穰汁有解毒之功。联想用黍穰治苦瓠中毒，则可知在汉晋至唐代，民间确有将黍穰作解毒品使用之例，此乃早期民间经验用药法，今罕使用。

---

[1] 转引自：宋·唐慎微. 重修政和经史证类备用本草 [M]. 影印本. 北京：人民卫生出版社，1957：490.

169

蒴藋细叶(1)

【药源辨析】

蒴藋的功用与来源：经方用王不留行方仅1首，见《金匮要略》“王不留行散”。该散主治“病金疮”，有药9味，蒴藋（shuò diào）为其中之一。其功用当求之于早期本草所载。

蒴藋首见于《名医别录》，其功用为“主风瘙瘾疹，身痒湿痹”，此与经方主治金疮不甚贴合。古代的“蒴藋”与见于《神农本草经》的“陆英”形态极为相似。《神农本草经》“陆英”功用为“主骨间诸痹，四肢拘挛疼酸，膝寒痛，阴痿，短气不足，脚肿”。其主治看似比蒴藋要多，但皆为祛风利湿除痹之功。

古代本草学家为此二物是否为同一物争论不休。梁代《本草经集注》、唐代《唐本草》、唐代《药性论》、宋代《本草图经》、明代《本草纲目》均谓“陆英”“蒴藋”为一物。但宋代马志《开宝本草》、宋代寇宗奭《本草衍义》则认为此二名为两种植物。

宋代《本草图经》“陆英”云：“今所在有之。春抽苗，茎有节，节间生枝，叶大似水芹及接骨。”宋代《本草衍义》“蒴藋”云：“蒴藋花白，子初青如绿豆颗，每朵如盏面大，又平生，有一二百子，十月方熟红。”明代李时珍《本草纲目》“蒴藋”云：“每枝五叶。”以上诸家所言“陆英”“蒴藋”形态，皆为忍冬科接骨木属植物接骨草 *Sambucus chinensis*，只是古人观察与描述各有侧重，同时接骨木属植物由于种间连续过渡的关系，在习性、叶形、果实颜色等方面有些差异，导致在陆英与蒴藋是否同一物的问题上产生争议。今《中国植物志》将陆英、蒴藋作为同种植物，结束了古代蒴藋名实争议。现代《中国药典》未载此药，但接骨草仍在民间作为草药使用，多用治风湿痹痛、跌打损伤，罕见用于金疮止血。

170

酸枣仁(1)

【药源辨析】

酸枣仁的功用：经方用酸枣仁方仅1首，见《金匮要略》酸枣汤。该方有药5味，主治“虚劳虚烦不得眠”，酸枣仁用量最大(2升)，且煎药时要先“以水八升，煮酸枣仁得六升，纳诸药煮取三升”，可见其为该方的主药，则其功用应该与全方主治一致。

酸枣首载于《神农本草经》，其性用为：“味酸，平。主心腹寒热，邪结气聚，四肢酸疼，湿痹，久服安五脏，轻身延年。”其中不涉及“虚烦不得眠”。既云“味酸”，当指果肉，非指枣仁。《名医别录》又增补若干主治：“烦心不得眠，脐上下痛，血转久泄，虚汗烦渴，补中，益肝气，坚筋骨，助阴气，令人肥健。”其中“烦心不得眠”列于前，且有众多补益之功。若《名医别录》所增是酸枣仁的功用，则与仲景用酸枣契合。但《名医别录》并未注明是酸枣仁之功，且云“八月采实，阴干，四十日成”，可见还是酸枣果实，非种仁。

梁代陶弘景云：“子似武昌枣而味极酸，东人啖之以醒睡，与此疗不得眠，正反矣。”陶氏所言乃指酸枣(肉)，云可“醒睡”，与《名医别录》载“疗不得眠正反矣”。他似乎没见过此物，不会联想到疗不得眠的是酸枣仁。《唐本草》提出一种解释：“本经惟用实，疗不得眠，不言用人。今方用其人，补中益气。自‘补中益肝’已下，此为酸枣人之功能。”《唐本草》注意到唐代医方用酸枣仁“补中益气”，因此认为《名医别录》增补的后半段是酸枣仁的功效。看来《唐本草》也没注意仲景经方用酸枣仁疗“虚烦不得眠”。

宋代《开宝本草》对上述问题有自己的见解：“陶云醒睡，而经云疗不得眠。盖其子肉味酸，食之使不思睡，核中人，服之疗不得眠，正如麻黄发汗，根节止汗也。”该书认为陶弘景说的“醒睡”是酸枣之功，《名医别录》疗不得眠，是果核中的种仁。这种说法虽能将《名医别录》所载与仲景所用酸枣仁之经验联系起来，但毕竟属于一家之见，并无充足的理由。

酸枣仁一波尚未平，另一波又起。宋代《嘉祐本草》收录了一条史料：“《五代史》：后唐《刊石药验》云：酸枣人睡多生使，不得睡炒熟。”此说一出，就有效尤者。宋代苏颂《本草图经》云：“本经主烦心不得眠，今医家两用之，睡多生使，不得睡炒熟，生熟便尔顿异。”苏颂对酸枣分生、熟不以为然，他列举了“胡洽治振悸不得眠，有酸枣人汤”“深师主虚不得眠，烦不可宁，有酸枣人汤”，此“二汤酸枣并生用，疗不得眠，岂便以煮汤为熟乎？”他的意思很清楚：张仲景、胡洽、深师都是用生酸枣仁入汤剂治不得眠取效，若说熟使治不得眠，那一定是煮熟了的缘故。但若以煮汤为熟，又何必先炒熟呢？

宋以后许多医家不理会苏颂的论述，却盲目遵从后唐的一家之说，甚至为之粉饰、曲解。例如李时珍云：“其仁甘而润，故熟用疗胆虚不得眠，烦渴虚汗之证。生用疗胆热好眠，皆足厥阴、少阳药也。”治“胆虚不得眠”“胆热好眠”，将酸枣仁炒一下就能立马改变治胆虚与胆热的问题？后世医家对时珍此论也有过批评。现代《中华临床中药学》“酸枣仁”之下综述并讨论了“酸枣仁生用、炒用”的问题[1]，并引用了娄松言的药理实验结果，观察比较了生、炒水煎剂对动物产生的镇静、安眠作用，结果表明两者之间无显著差异[2]。

酸枣的来源：酸枣以“似枣而圆小味酸”（宋代《本草图经》）而得名。在唐代及唐以前，曾有人认为这是酸味的大枣。例如《唐本草》云“但大枣中味酸者是……今医以棘实为酸枣，大误”。古代“棗”“棘”都是两个“朿”字组成，“枣”为上下结构，“棘”为左右结构，表明枣高而棘矮，但两者都有刺。唐代陈藏器指出“今市之卖者，皆棘子为之”。他引家居酸枣县附近的“嵩阳子”的说法，认为该县的酸枣“树高数丈，径围一二尺”，但“其枣圆小而味酸，其核微圆，其人稍长，色赤如丹。此医之所重，居人不易得”。言下之意，只有此种酸枣才是真酸枣，“棘子”（矮小果酸）之果非真品。

宋代苏颂《本草图经》介绍宋代实际使用情况是：“今市之货者，皆棘实耳，用之尤宜详辨也。”但他不敢肯定此“棘实”也是正品。北宋末寇宗奭解答了酸枣县的酸枣树与棘实的关系：“殊不知小则为棘，大则为酸枣，平地则易长，居崖堑则难生。故棘多生崖堑上，久不樵则成干，人方呼为酸枣，更不言棘……其实一本。以其不甚为世所须，及碍塞行路，故成大木者少，多为人樵去。然此物才及三尺，便开花结子，但窠小者气味薄，木大者气味厚，又有此别。”意思是“棘”与“酸枣”就是“一本”（同根生的同种植物），生长环境不同，其植株有大有小，果实可能有厚有薄，但都是酸枣。寇氏的说法与现代植物学观点一致，这种植物就鼠李科植物酸枣 *Ziziphus jujuba* var. *spinosa*，是大枣的变种。现代《中国药典》“酸枣仁”的原植物亦为此种。

---

1 雷载权，张廷模. 中华临床中药学：下卷 [M]. 北京：人民卫生出版社，1998：1498.

2 娄松年，冯宝麟，夏丽英. 生、炒酸枣仁水煎剂镇静、安眠作用的比较 [J]. 中成药研究，1987（2）：18-19.

171

蒜(1)

【药源辨析】

蒜的功用与来源：《金匮要略》中蒜作药用仅 1 次，但“蒜”字出现 10 次，其中有单名“蒜”(5 次)、大蒜(1)、葫蒜(1)、独颗蒜(1)、小蒜(2)。

蒜作药用治“蜀椒闭口者有毒，误食之，戟人咽喉，气病欲绝，或吐下白沫，身体痹冷”，可单独食蒜解毒。故蒜的功用是解蜀椒毒。

蒜有多种，单名“蒜”是哪种蒜？《名医别录》有“蒜(小蒜也)”“葫(蒜也)”两条。单一个“蒜”，可以是小蒜的正名，也可以是“葫”的别名。梁代陶弘景云：“今人谓葫为大蒜，谓蒜为小蒜，以其气类相似也。”大蒜初种，“成独子葫”，也就是《金匮要略》的“独颗蒜”。由此看来，“大蒜”“葫蒜”“独颗蒜”都是今大蒜，小蒜即《名医别录》中的“蒜”。但经方还有 5 个单名蒜者，究竟是属于大蒜还是小蒜呢？

小蒜正名为“蒜”，是中国固有物种，也就是晋代郭璞注《尔雅·释草》中的“蒚，山蒜。(今山中多有此菜，皆如人家所种者。)”西汉张骞通西域，引进了与“蒚”(山蒜、泽蒜)气味、形态相近的植物，因系外来品，故名“葫”。

关于“蒜”，李时珍云：“中国初惟有此，后因汉人得葫蒜于西域，遂呼此为小蒜以别之。”也就是说中国原有的“蒜”，因“葫蒜”的引进，遂改称“小蒜”。这种小蒜，即今百合科植物小蒜 *Allium scorodoprasum*，它与大蒜最大的不同，是其鳞茎细小如薤，仅有一个鳞球，不如大蒜由多个鳞瓣合成[1]。葫(大蒜)则为同科同属植物蒜 *Allium sativum*。大蒜产量高，鳞茎(蒜头)与叶(含叶鞘)、蒜薹(花茎)皆可食用，因此大蒜引进后，成为常见蔬菜，而中国固有的“蒚”(小蒜)反而逐渐少用作蔬菜。

仲景之时，距离张骞已历 300 余年，则大蒜应该广为运用。观经方中另有别名“大蒜”“葫蒜”“独颗蒜”，而小蒜仅两见，一云“三月勿食小蒜，伤人志性”，一云“小蒜多食，伤人心力”，都告诫注意别多食，则此解蜀椒毒的单名“蒜”，最大可能性是大蒜。现代大蒜主要用作蔬菜，《中国药典》亦收入“大蒜”以作药。

---

1 江苏新医学院．中药大辞典 [M]．上海：上海科学技术出版社，1977：242.

172

天门冬(1)

【药源辨析】

天门冬的功用：经方用天门冬仅1方，见《伤寒论》麻黄升麻汤。该汤主治“伤寒六七日，大下后，寸脉沉而迟，手足厥逆，下部脉不至，喉咽不利，唾脓血，泄利不止者，为难治。”此属伤寒坏证，下寒上热，寒热夹杂，故曰“难治”。其方含药14味，天门冬在其中用量很轻，非主药，不明其在该方中的功用。

《神农本草经》首载“天门冬”：“味苦，平。主诸暴风湿偏痹，强骨髓，杀三虫，去伏尸。久服轻身，益气延年。”《名医别录》增补的性用为：“甘，大寒，无毒。保定肺气，去寒热，养肌肤，益气力，利小便，冷而能补。”据尝试[1]，本品鲜时咀嚼不苦，干品或汁液浓缩则味苦，这可能是《神农本草经》《名医别录》天门冬药味不同的原因。《神农本草经》《名医别录》所载功用虽不涉及治伤寒坏证，但《名医别录》所载主治表明，天门冬用于该方亦不悖逆。北齐徐之才《药对》谓天门冬适用于“虚而大热”，可知本品有补虚清热之功。

天门冬在后世的运用较经方更广。唐代《药性论》载其“主肺气咳逆，喘息促急，除热，通肾气，疗肺痿，生痈吐脓，治湿疥，止消渴，去热中风，宜久服。煮食之，令人肌体滑泽，除身中一切恶气，不洁之疾，令人白净……能冷补，患人体虚而热，加而用之。”此可谓是唐代及其以前天门冬功用的大总结。五代末《日华子本草》则谓其可“镇心，润五脏，益皮肤，悦颜色，补五劳七伤。治肺气并嗽，消痰，风痹，热毒游风，烦闷吐血。去心用”。下此以往，天门冬被作为补虚润燥，清肺消痰的良药。

天门冬的来源：“天门冬”古名“天虋冬”，“虋”“门”音同。李时珍认为“草之茂者为虋，俗作门。此草蔓茂，而功同麦门冬，故曰天门冬”。此可作为一家之言。《神农本草经》载其别名“颠勒”，“勒”即是“刺”，南方某些方言至今仍呼刺为“勒”。这可能是因为本品茎有刺而得名。

梁代陶弘景记载了本品形态：“今处处有，以高地大根味甘者为好。张华《博物志》云：天门冬，逆捋有逆刺……《桐君药录》又云：叶有刺，蔓生，五月花白，十月实黑，根连数十枚。”其中“根连数十枚”，指有多数纺锤状的膨大的根，此即药用部分。

---

[1] 于大猛博士亲身尝试天门冬干、鲜品后得出的口感。

《唐本草》则云："此有二种，苗有刺而涩者、无刺而滑者，俱是门冬。俗云颠刺、浣草者，形皃詺(音瞑)之。虽作数名，终是一物。"现知天门冬特点中的"刺"，是其茎上鳞片状叶基部延伸而成的短硬刺(仅几毫米)，故或被作为茎刺，或被作为叶刺。唐代陈藏器云："天门冬根有十余茎，百部多者五六十茎，根长尖，内虚，味苦。天门冬根圆短实润，味甘不同，苗蔓亦别。"此说提示天门冬与百部根的区分。

宋代苏颂对前人诸说予以综述："今处处有之。春生藤蔓，大如钗股，高至丈余，叶如茴香，极尖细而疏滑，有逆刺；亦有涩而无刺者，其叶如丝杉而细散，皆名天门冬。夏生白花，亦有黄色者。秋结黑子，在其根枝傍。入伏后无花，暗结子。其根白或黄紫色，大如手指，长二三寸，大者为胜，颇与百部根相类，然圆实而长，一二十枚同撮。"据此，本品即百合科植物天门冬 *Asparagus cochinchinensis* 及其同属近缘植物，药用其块根。现代《中国药典》"天冬"所载其原植物亦为此种。

天门冬炮制：《伤寒论》天门冬与麦门冬一样，需要"去心"，但古代没有天门冬不去心则令人烦的说法。《雷公炮炙论》要求"采得了，去上皮一重，便劈破，去心"，再蒸过后曝干。唐代《食疗本草》用于"补虚劳，治肺劳，止渴，去热风"时，要求"去皮、心，入蜜煮之，食后服之"。可见到唐代，天门冬炮制从经方的简单去心，发展到去上皮及木质心，然后根据用途或蒸或煮。

陶弘景《本草经集注》"合药分剂料理法则"对于天门冬入丸散，要求"先切暴，独擣令偏碎，更出细擘，暴干。若逢阴雨，亦以微火烘之，既燥，小停冷乃擣之。"其加工法只需要切开暴干再捣碎，未提去心。天门冬去心目的是净制，因为这种富含汁液的块根，鲜润时比干燥后要减轻很多重要，去掉非药用的木质心，其剂量会更准确。天门冬块根形体较大，去木心比麦冬更容易，在劈破的同时就可去心。困难的是，干燥天门冬去心前，要先浸润软化。宋代寇宗奭提醒：浸润时"不可浸出脂液。其不知者，乃以汤浸一二时，柔即柔矣，然气味都尽。用之不效，乃曰药不神，其可得乎？"所以浸润时应防止"脂液"丢失。

现代《中国药典》"天冬"的炮制要求非常简单："除去杂质，迅速洗净，切薄片，干燥。"但产地加工则更复杂："洗净，除去茎基和须根，置沸水中煮或蒸至透心，趁热除去外皮，洗净，干燥。"其中"置沸水中煮"是最可能丢失"脂液"，使"气味都尽"的环节。按古法采趁鲜去皮、劈破、去心，暴干，或微火烘干，最为简洁，且气味不失。也可根据用途选择加工法。若用于清肺热，有条件或使用甚多时，可冷藏鲜品备用。用于补益，可再蒸煮或将鲜品熬成膏煎。这样的改进不失古意，又能获得最佳的疗效。

173

土瓜根(1)

【药源辨析】

土瓜根的功用：经方用土瓜根仅1方，即《金匮要略》土瓜根散。

土瓜根散主治“带下经水不利，少腹满痛，经一月再见者”。少腹满痛，有瘀血阻滞；“经一月再见”与腹满并见，此经来未尽，时或又来，属瘀血而兼郁热。故此方主要功能当为祛瘀活血而兼清热。原方注曰：“阴㿉肿亦主之”。“阴㿉肿”是阴部肿大疼痛，痛则不通，亦气滞血瘀所致。该散有药4味，䗪虫破积下瘀，桂枝、芍药调和营卫，土瓜根何用？

土瓜即《神农本草经》首载的“王瓜”别名。《神农本草经》载其性用为：“味苦，寒。主消渴，内痹，瘀血，月闭，寒热，酸疼，益气，愈聋。”可知土瓜根祛瘀而兼清热，适用于土瓜根散。梁代陶弘景云：王瓜“根，今多不预干，临用时乃掘取。不堪入大方，正单行小小尔。”可见本品多临用现挖，且多单用鲜品。这可能是陶氏周边地区使用本品的情况。《唐本草》曾“试疗黄疸，破血”。唐代《药性论》则用其“主蛊毒。治小便数遗不禁”。五代《日华子本草》功效最多，用治黄病、肺痿吐血、肠风泻血、赤白痢疾、天行热疾、吐痰、排脓、消瘀破癥、落胎等，却难以归纳其最突出的功治。

古医方书中，晋代葛洪《肘后备急方》屡见使用本品，如用土瓜根治黄疸、用土菰根捣浆洗面傅药治面上皯𪒠子[1]等。唐代《备急千金要方》有土瓜根方40余首，《千金翼方》仅20余首。观察这些含土瓜根的药方，其主治多数与《神农本草经》《名医别录》所载相近，但增加了美容白面等功效。宋代及其以后，医方书也有使用土瓜根者，但新方出现的频率、以及在诸医方书中所占医方数的比例越来越低，这说明土瓜根的实际运用在逐渐减少，其中原因有待探究。本书初步推测，土瓜根功用在后世与栝楼根部分重叠，其来源比较混乱，有可能是它难以广泛运用的原因。

土瓜根的来源：《神农本草经》以“土瓜”为“王瓜”的别名。《名医别录》云王瓜“生鲁地平泽田野及人家垣墙间”，可见是寻常之物。但此药很早就有不同的来源。

例如陶弘景云：“今土瓜生篱院间亦有，子熟时赤，如弹丸大。”这么小的果实，绝非后世所用如栝楼实的王瓜。《唐本草》“王瓜”又有不同：“此物蔓生，叶似栝楼，圆，

---

[1] 晋•葛洪．肘后备急方[M]．影印本．广州：广东科技出版社，2012：482.

无叉缺，子如栀子，生青熟赤，但无棱尔。根似葛，细而多糁。北间者，累累相连，大如枣，皮黄肉白，苗子相似，根状不同。”这段描述多处含混不清，但其叶似栝楼，则可能为葫芦科植物。其时王瓜有“北间”与南方之分，两者“苗子相似，根状不同”，疗效也有差别。宋代《本草图经》的记载类似《唐本草》，且云“均、房间人呼为老鸦瓜，亦曰菟瓜”。《中华本草》考以上记载类似葫芦科植物赤爮 *Thladiantha dubia*[1]，但要确认是赤爮仍疑点多多。

明代李时珍云：“土瓜……瓜似雹子，熟则色赤，鸦喜食之，故俗名赤雹、老鸦瓜。一叶之下一须。”又云：“王瓜三月生苗，其蔓多须，嫩时可茹。其叶圆如马蹄而有尖，面青背淡，涩而不光。六七月开五出小黄花成簇。结子累累，熟时有红黄二色，皮亦粗涩。根不似葛，但如栝楼根之小者，澄粉甚白腻，须深掘二三尺乃得正根。江西人栽之沃土，取根作蔬食，味如山药。”以上所述特点（如“一叶之下一须”），可确考为葫芦科植物赤爮 *Thladiantha Dubia*[2]。

但宋代寇宗奭所述王瓜与上种不同：“体如栝楼，其壳径寸。一种长二寸许，上微圆，下尖长，七八月间熟，红赤色。壳中子如螳螂头者，今人又谓之赤雹子，其根即土瓜根也。”这种“子如螳螂头者”系指其种子呈长方十字形，状类螳螂头。今考此种为葫芦科植物王瓜 *Trichosanthes cucumeroides*[3]。《中华本草》以此种作为古代王瓜的来源。现在此种植物的根也只是局部地区出产，民间自采自用。以上王瓜的两种来源都有别名“赤雹”，因为其果实最后都是红色。其根也都很肥大，类似栝楼根。可见这同科不同属的两种植物还真不好说谁是正品，谁是伪品。

综上所述，王瓜（土瓜）的古代来源有多种，比较明确的来源有二，一是宋代寇宗奭所述的王瓜，一为明代李时珍所说的赤雹，两者都是葫芦科植物，根形均肥大如纺锤形（或曰瓜形）。鉴于本品从梁代陶弘景时就很少入医方使用，这种状况持续至今。现代《中国药典》未载“王瓜”，可能也是基于其来源混乱，以及罕见于医方实际使用。

---

1 国家中医药管理局《中华本草》编委会．中华本草（5）[M]．上海：上海科学技术出版社，1999：574.

2 谢宗万．本草纲目药物彩色图鉴 [M]．北京：人民卫生出版社，2000：177.

3 同上。

174

王不留行(1)

【提要】

经方王不留行主要治金疮止血，金元以后逐渐以下乳通经为主。唐代来源似为茄科植物，宋以后逐渐以石竹科植物麦蓝菜为主流，故王不留行的古今功用与来源均相差甚大。

【药源辨析】

王不留行的功用：经方用王不留行方仅 1 首，即《金匮要略》“王不留行散”。该散主治“病金疮”，方后又云“产后亦可服”。该方有药 9 味，其中排在最前的 3 味（王不留行、蒴藋细叶、桑东南根白皮）要先烧灰存性，各别杵筛，再与其他药粉末合制成散。看金疮面的大小，“小疮即粉之，大疮但服之”。从这番操作，可见王不留行在治金疮方中似乎既可止血，又可治创伤。该方之后附记：“产后亦可服。”则该药亦可用于产后诸疾。宋代《本草图经》提到“张仲景治金疮‘八物王不留行散’”，较《金匮要略》此方少一味药。

《神农本草经》首载“王不留行”：“味苦。主金疮止血，逐痛出刺，除风痹内寒。久服轻身，耐老增寿”。其中“主金疮止血”与该药在经方的功用一致。《名医别录》增补的性用为：“甘，平，无毒。止心烦，鼻衄，痈疽恶疮瘘乳，妇人难产。”可见本品除止血外，还有治妇人难产，也表明本品有止血、催产之功。

后世本草中王不留行的主要功用与《神农本草经》“主金疮止血”渐行渐远。陶弘景云“多入痈瘘方用之”。唐代《药性论》云：“王不留行能治风毒，通血脉。”五代《日华子本草》云：“治发背游风，风疹，妇人血经不匀及难产。”宋代《本草图经》云“《正元广利方》疗诸风痉，有王不留行汤最效”，此功效不见于前代本草。《证类本草》引《梅师方》“治竹木针刺在肉中不出，疼痛，以王不留行为末，熟水调方寸匕，即出”，此为单方，其功效与《神农本草经》“逐痛出刺”完全吻合。以上是宋代及其以前王不留行的各种功用比较。

金代张元素《医学启源》“王不留行”有“引子导利”[1]之功。这一功效可能源自《名

---

[1] 金·张元素．医学启源·用药备旨 [M]．任应秋，点校．北京：人民卫生出版社，1978：214.

医别录》“妇人难产”。元代王好古《汤液本草》引“《珍》云：下乳，引导用之。[1]”明代李时珍曰：“王不留行能走血分，乃阳明冲任之药。俗有‘穿山甲、王不留，妇人服了乳长流’之语，可见其性行而不住也。”此说一出，王不留行下乳、通经之功为后世所重，与宋以前王不留行的主要功用已有了很大变化。

王不留行的来源：早期本草及仲景经方均无该药形态描述。《金匮要略》云“八月八日采”，可能是果实种子。但《名医别录》云“二月、八月采”，则也可能包括根。故在汉魏之时，王不留行的药用部位亦很难确定。其原植物直到梁代陶弘景之时，还不是很清楚，陶氏云：“今处处有。人言是蓼子，亦不尔。叶似酸浆，子似菘子。”他提到蓼子、酸浆、菘子，分别是来自蓼科、茄科、十字花科，此描述过于粗糙。

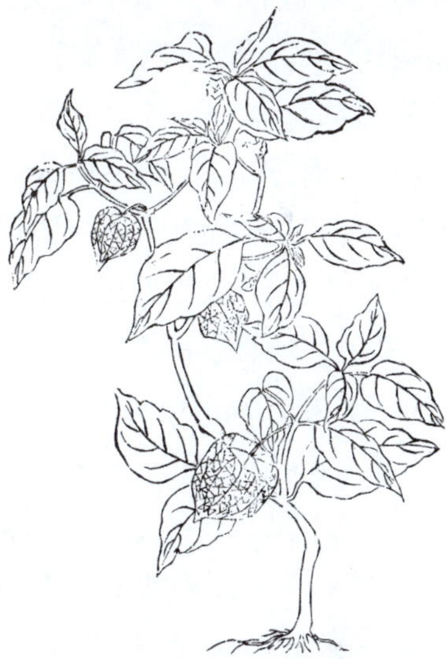

图 174-1 《植物名实图考》王不留行

唐本《图经》“王不留行”的描述则细致得多：“叶似菘蓝等，花红白色，子壳似酸浆，实圆黑似菘子，如黍粟。今所在有之。”清代吴其濬《植物名实图考》认为“所述乃俗呼天泡果，又名灯笼科。囊似酸浆而短，实青白不红，南方极多。[2]”据《图考》附图（图 174-1）所示，当为茄科植物苦蘵 *Physalis angulata*。然后世从无将此种植物果实作王不留行用者。

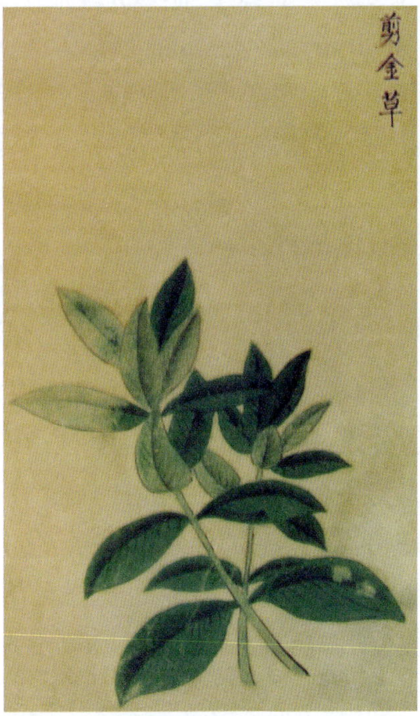

图 174-2 《履巉岩本草》剪金草

五代末《日华子本草》云：“根、苗、花、子并通用，又名禁宫花、剪金花。”其别名所示皆为石竹科植物。宋代苏颂则云：“今江浙及并河近处皆有之。苗茎俱青，高七八寸已来。根黄色如荠根。叶尖如小匙头，亦有似槐叶者。四月开花，黄紫色，随茎而生，如松子状，又似猪蓝花。五月内采苗茎，晒干用。俗间亦谓之剪金草。河北生者，叶圆花红，与此小别。”苏颂所说，其实包括数种植物，所附 3 幅药图明显不是同种植物，要据药图确定植物种很困难。苏颂所云“剪金草”，在南宋《履巉岩本草》中别名为王不留行，其“剪金草”图（图 174-2）所示

1 元·王好古. 汤液本草 [M]. 崔扫尘，尤荣辑，点校. 北京：人民卫生出版社，1987：118.

2 清·吴其濬. 植物名实图考校释 [M]. 张瑞贤，等校注. 北京：中医古籍出版社，2008：217.

叶卵状披针形，全缘、无柄、对生等，颇类石竹科植物麦蓝菜 *Vaccaria segetalis*[1]。

明代《救荒本草》“麦蓝菜”条云：“生田野中。茎叶俱深葋苣色，叶似大蓝稍叶而小，颇尖，其叶抱茎对生，每一叶间撺生一叉，稍头开小肉红花，结蒴，有子似小桃红子。苗叶味微苦”。另该书还有“王不留行”，云“又名剪金草，一名禁宫花，一名剪金花……今祥符沙堈间亦有之。苗高一尺余，其茎对节生叉，叶似石竹子叶而宽短，抪茎对生，脚叶似槐叶而狭长，开粉红花，结蒴如松子大，似罂粟壳样，极小，有子如葶苈子大而黑色。”现代学者考此二药的原植物均为石竹科植物麦蓝菜 *Vaccaria segetalis*[2]。

《本草纲目》“王不留行”条时珍云：“多生麦地中。苗高者一二尺，三四月开小花，如铎铃状，红白色。结实如灯笼草子，壳有五棱，壳内包一实，大如豆。实内细子，大如菘子，生白熟黑，正圆如细珠可爱。”此种亦是麦蓝菜 *Vaccaria segetalis*。可见宋以后王不留行的来源逐渐以麦蓝菜为主。明末李中立《本草原始》“王不留行”(图 174-3)所示也是麦蓝菜。但在近现代，民间所用王不留行还有多种来源，曾多达 12 种不同来源的植物，十分混乱[3]。现代《中国药典》“王不留行”的原植物只收录麦蓝菜 *Vaccaria segetalis* 一种，药用其成熟的种子。

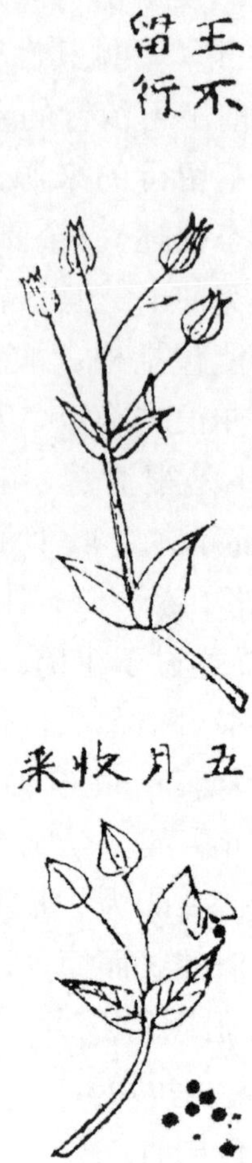

图 174-3 《本草原始》王不留行

【附言】

从仲景经方、早期本草以来，历代所载王不留行的功效、来源十分混乱，甚至矛盾。本品实际上有将近一千年不明来源的断层期。宋以后虽然以麦蓝菜作王不留行成为主流，但经方，或唐代及其以前的王不留行正品，仍不明主要为何物。用当今下乳、通经为主的麦蓝菜去作为《金匮要略》治金疮的“王不留行散”主药，能否达到预期疗效，还有待多方面的深入研究。据 20 世纪 50 年代徐炳声的调查，广西有用红旱莲(湖南连翘)、广东有用形似鬼馒头(薜荔)等植物作王不留行者[4]。礼失求诸野，这些古代边远地区的另类王不留，也有可能是最古老的王不留行。

---

1 郑金生. 南宋珍稀本草三种 [M]. 北京：人民卫生出版社，2007：17.

2 国家中医药管理局《中华本草》编委会. 中华本草(2)[M]. 上海：上海科学技术出版社，1999：802.

3 徐炳声. 中药“王不留行”的原植物研究 [J]. 药学通报，1959，7(2)：65-77.

4 徐炳声. 中药“王不留行”的原植物研究 [J]. 药学通报，1959，7(2)：65-77.

175

萎蕤(1)

【提要】

经方中的萎蕤功用不明。该药曾与“女萎”混淆过很长一段时间，最后确定为百合科植物玉竹。该药性用不断演变，至清代已成养阴润燥、生津止渴药，与《神农本草经》《名医别录》所载功效相差甚大。

【药源辨析】

萎蕤的早期功用：经方用萎蕤仅1方，即《伤寒论》麻黄升麻汤。该汤有药14味，在仲景汤方中算一个大方。方中“萎蕤”名后有注“一作菖蒲”。麻黄升麻汤所主乃难治的伤寒坏病，下寒（手足厥逆、泄利不止）上热（喉咽不利、唾脓血），寒热夹杂，故用药多而杂。萎蕤在其中重量居中，排名靠后，很不起眼，经方并未提供考察其功用的线索。

早期本草中，《神农本草经》无“萎蕤”有“女萎”。《名医别录》在“女萎”之名后补充“萎蕤”，其意当以“萎蕤”为正名。《神农本草经》“女萎”性用为“味甘，平。主中风暴热，不能动摇，跌筋结肉，诸不足。久服去面黑皯，好颜色，润泽，轻身不老。”这样的功用并不适用于麻黄升麻汤。《名医别录》增补的“萎蕤”功用为：“无毒。（主）心腹结气，虚热湿毒，腰痛，茎中寒及目痛眦烂泪出。”此功用也与麻黄升麻汤主治不合。可见早期本草所载无法看出麻黄升麻汤用萎蕤的意图。将此萎蕤换上菖蒲，其功用同样无法解释其在麻黄升麻汤的作用，姑存疑待考。

汉魏乃至唐宋时期的医方本草所载“萎蕤”，因来源与“女萎”相混，故其功用难以确指。欲知萎蕤作用，须先明其药来源。

萎蕤的来源：古本草“萎蕤”来源是一个难题，诸家争论了上千年。《神农本草经》有“女萎”，《名医别录》作“萎蕤”。过了几百年，《唐本草》又另立“女萎”药条。围绕这三者的关系，诸家本草各抒已见。

在药物发展的初期，《神农本草经》《名医别录》所载本品无形态描述。三国魏《吴普本草》“委萎”条才提到本品“生太山山谷。叶青黄，相值如姜”，且列举了7个别名，其中有葳蕤、荧、玉竹等（《名医别录》同）。晋代郭璞注《尔雅》云：“荧，委萎。（药草也。叶似竹，大者如箭竿有〔节〕，叶狭而长，表白里青，根大如指，长一二尺，可啖）”这两家所述，皆为草类。但很难判断具体物种。梁代陶弘景疑《神农本草经》“女萎”就是《名医别录》“萎蕤”，二者“功用正同，惟名异尔”。这种萎蕤“其根似黄精而小异，服食家亦用之”。这种“似黄精”的萎蕤与后世的“玉竹”非常相似。

《唐本草》另立的“女萎”条，“其叶似白敛，蔓生，花白，子细。荆、襄之间名为女萎，亦名蔓楚。止痢有效。用苗不用根，与萎蕤全别。”可见这种“女萎”乃蔓生植物，用藤茎不用根，与“似黄精”的萎蕤完全不同。因此在《唐本草》以前的医药书若出现“女萎”，可能不是此蔓生植物，但《唐本草》以后“女萎”就可能是“似黄精”与“蔓生”两种植物来源。

宋代苏颂《本草图经》引用了胡洽、《古今录验》、延年方等多个不同功效的女萎方，认为这些方剂的主治或同“中品女萎”（即《唐本草》女萎），或同“朱字女萎”（即《神农本草经》女萎），或同“黑字女萎”（即《名医别录》萎蕤），他认为“三者主治既别，则非一物明矣”。但这种说法并不可靠，因为《名医别录》“萎蕤”功效属于增补，自然不同于《神农本草经》“女萎”，不能根据主治疾病不同就判断是不同的来源，也可能是补充的新疗效。

明代李时珍指出：“《本经》女萎，乃《尔雅》委萎二字，即《别录》萎蕤也，上古钞写讹为女萎尔。古方治伤寒风虚用女萎者，即萎蕤也，皆承本草之讹而称之。诸家不察，因中品有女萎名字相同，遂致费辩如此。”时珍从另一个角度说明《神农本草经》“女萎”是“委萎”的笔误，这也证明《名医别录》将萎蕤列为正名是对的，此二药名来源就是一物。

萎蕤的形态除前述陶弘景所说之外，《雷公炮炙论》又描述其茎叶：“萎蕤节上有毛，茎斑，叶尖处有小黄点”。宋代苏颂《本草图经》则云：“亦类黄精。茎竿强直，似竹箭竿有节。根黄多须……三月开青花，结圆实。”李时珍细加观察，指出“此草根长多须，如冠缨下垂之緌”；“其叶光莹而象竹，其根多节”；“处处山中有之。其根横生似黄精，差小，黄白色，性柔多须，最难燥。其叶如竹，两两相值”。以上诸家的记载，皆为考证其基原提供了证据，证明此即百合科植物玉竹 *Polygonatum odoratum*。现代《中国药典》“玉竹”的基原也是此种植物，药用其根茎。

萎蕤功效的变迁：萎蕤的来源经过很长一段时间的争辩后，在宋、明之时逐渐广为人知。这种“似黄精”、质柔润的萎蕤（后世逐渐多称“玉竹”）给医家带来新的体验与联想。唐末萧炳称萎蕤“补中益气”，五代末《日华子本草》云萎蕤“止渴，润心肺，补五劳七伤虚损”，这是玉竹具有补益功能的嚆矢。金代李杲称萎蕤“润肺除热”[1]。明代皇甫嵩称“萎蕤润肺，除虚热之药。盖润肺以滋水之化源，故能补虚除热。”李时珍则云：“萎蕤性平味甘，柔润可食……予每用治虚劳寒热痁疟，及一切不足之证，用代参、耆，不寒不燥，大有殊功，不止于去风热湿毒而已，此昔人所未阐者也。”时珍这

1 元·徐彦纯. 本草发挥 [M]. 宋咏梅，李军伟，校注. 北京：中国中医药出版社，2015: 61.

段话影响很大。清代汪昂评价说:“大抵此药性缓,久服方能见功……时医因李时珍有可代参、耆之语,凡遇虚症,辄加用之,曾何益于病者之分毫哉?”

更多的医家用后世兴起的萎蕤功能去解释仲景用药,如清代张璐《本经逢原》云:“萎蕤甘润性平,滋肺益肾,补而不壅,善调厥阴久袭之风……《千金》治风温,自汗身重,语言难出,萎蕤汤以之为君,其源本诸麻黄升麻汤,深得仲景之奥。[1]”殊不知这种萎蕤(玉竹)在“麻黄升麻汤”中,下不能温阳止泄,上不能清咽排脓,谁能臆测仲景用萎蕤之奥?清代黄元御《长沙药解》振振有词,云“萎蕤清金而润燥”“和平滋润,化气生津,解渴除烦,清金利水,益气润燥”[2],但“麻黄升麻汤”证哪来的口渴心烦?仲景有过清金润燥的说法吗?清末张德裕《本草正义》云:“玉竹一名萎蕤,甘凉而粘。能除烦热,止消渴,润心肺,益阴气。余无他长。”这就完全忽视了早期本草萎蕤之功用。现代《中国药典》“玉竹”的功能与主治是:“养阴润燥,生津止渴。用于肺胃阴伤,燥热咳嗽,咽干口渴,内热消渴”。这与《神农本草经》《名医别录》、仲景经方所载萎蕤的功用相比,简直就是完全不同的两种药。

【附言】

在仲景方仅是小配角的萎蕤,经过 1 800 多年之后已成为常用养阴润燥药,清代尤多用于治疗温病。后世所用萎蕤(玉竹)的植物来源倒是逐渐清楚了,但对它功用的认识,古今却有了很大变化,我们能用后世总结的玉竹功用去解释经方或早期本草萎蕤的作用吗?

1 清•张璐. 本经逢原 [M]// 张民庆,王兴华,刘华东. 张璐医学全书. 北京:中国中医药出版社,1991:803.

2 清•黄元御. 长沙药解 [M]// 麻瑞亭,孙洽熙,徐淑凤,等. 黄元御医书十一种:下册. 北京:人民卫生出版社,1990:428.

176

芫花(1)

【药源辨析】

芫花的功用：经方用芫花方仅1首，即《伤寒论》十枣汤。该汤主治“心下痞鞕满、引胁下痛、干呕、短气、汗出不恶寒者”。方中4药，主药是芫花、甘遂、大戟，再配合大枣，全方预期效果是“得快下利”，可见这3味主药都是峻下药。

芫花首载于《神农本草经》，其性用为：“温。主咳逆上气，喉鸣喘，咽肿，短气，蛊毒，鬼疟，疝瘕，痈肿，杀虫鱼。一名去水。”其中虽无利水的功效，但却有“去水”的别名。《名医别录》增补“微温，有小毒。消胸中痰水，喜唾，水肿，五水在五脏皮肤及腰痛，下寒毒肉毒。久服令人虚”，其中多处提到治水病。故“十枣汤”中的芫花功在利水无疑。后世用芫花主要是利水、疗嗽，但因药性峻烈，用得不多。本品虽有毒，但在陶弘景看来，与狼毒、钩吻相比，芫花与附子等属于毒性较轻的一类药。

芫花的来源：芫花入药历史悠久。早在《史记·扁鹊仓公列传》中就记载西汉名医淳于意（仓公）用芫花治“蛲瘕”（蛲虫病）的成功案例。三国魏《吴普本草》就记载了它的形态：“二月生，叶青，加厚则黑。华有紫、赤、白者。三月实落尽，叶乃生。三月、五月采华。”此提示该植物有先花、后叶的习性。

此后唐本《图经》（《蜀本草》引）“芫花”条云：“苗高二三尺，叶似白前及柳叶，根皮黄似桑根。正月、二月花发，紫碧色，叶未生时收，日干。三月即叶生花落，不堪用也。”“叶生花落”与《吴普本草》所载“实落尽，叶乃生”完全吻合。据此本品为瑞香科植物芫花 *Daphne genkwa*。此后五代末《日华子本草》、宋代苏颂《本草图经》所述芫花形态均为此种。但苏颂还介绍了一种“绛州出者花黄，谓之黄芫花”。所云“绛州”即今山西新绛县。今学者考察山西全境土产“芫花”，均是此种黄芫花，即今瑞香科植物河朔荛花 *Wikstroemia chamaedaphne*[1]。现代《中国药典》“芫花”的原植物即瑞香科植物芫花 *Daphne genkwa*，但没有收载黄芫花。

---

1 谢宗万．中药材品种论述：上册 [M]．上海：上海科学技术出版社，1990：465.

177

云实(1)

【药源辨析】

云实的功用：经方出现云实仅1次，见《金匮要略》"蜀漆散"后注："一方云母作云实"。蜀漆散主治"牝疟"(疟多恶寒)，"云母""云实"，哪一味更适合治疗此型的疟疾？

此二药都有一个"云"字，不排除可能是药名的笔误。从原方云母之后还有"烧二日夜"的炮制法来看，只有云母才具有久烧不坏的特性。那么云实有无治疟的记载？

云实首见于《神农本草经》记载，其性用为："味辛，温。主泄痢肠澼，杀虫蛊毒，去邪恶结气，止痛，除寒热。"药用果实。本品虽能"除寒热"，但未明言可治疟疾。《名医别录》仅增加"苦，无毒"，主"消渴"，此与疟疾无关。梁代陶弘景云："其实亦类莨菪。烧之致鬼，未见其法术。"在《名医别录》中，"烧之致鬼"是指云实花，并非果实。此后唐代诸家本草未增补其功用新资料。医方书中《肘后备急方》《备急千金要方》载含云实之方3首，唐代《外台秘要》转录了"蜀漆散"(含"云母一作云实"注)、"四续丸"2首，可见本品在医方书中罕见运用，且其作用主要是治痢疾，而非疟疾。

宋代《本草图经》"云实"提到"治疟药中多用之"。但此前的《太平圣惠方》中只有一个"云实圆"治久赤白痢不差，此后《圣济总录》连云实之名也未出现，故不明《本草图经》所云"治疟药中多用之"的依据是什么。即便在收方6万多的明代《普济方》中，也只有5方含云实，且多为前代已有之方，其中一方用"云实根"解毒，未见有云实治疟的记载。故宋代《本草图经》所载云实治疟，很可能是依据《金匮要略》"蜀漆散"的注文而来。

综观古本草、医方所载，云实的功用比较局限(以治泄痢为主)，且医方中罕见运用，经方蜀漆散中用云实的可能性极小。现代《中国药典》未收载本品，仅民间用作草药，用者甚稀。

云实的来源：《名医别录》云其"一名天豆"，可能与豆有关。三国魏《吴普本草》载其原植物"叶如麻，两两相值，高四五尺，大茎空中，六月花，八月、九月实"，无法据此推测来源。梁代陶弘景云"今处处有。子细如葶苈子而小黑，其实亦类莨菪"，此亦与"豆"无关。

《唐本草》的描述甚详："实大如黍及大麻子等，黄黑似豆，故名天豆。丛生泽傍，高五六尺。叶如细槐，亦如苜蓿。枝间微刺。俗谓苗为草云母。"唐本《图经》又云：

“叶似细槐，花黄白，其荚如大豆，实青黄色，大若麻子。今所在平泽中有。”可见云实乃豆科植物，与《名医别录》所载同。此后宋代《本草图经》“云实”为：“高五六尺，叶如槐而狭长，枝上有刺。苗名臭草，又名羊石子草。花黄白色，实若麻子大，黄黑色，俗名马豆。十月采，暴干用……实过时即枯落。”明代李时珍《本草纲目》亦云：“此草山原甚多，俗名粘刺。赤茎中空，有刺，高者如蔓。其叶如槐。三月开黄花，累然满枝。荚长三寸许，状如肥皂荚。内有子五六粒，正如鹊豆，两头微尖，有黄黑斑纹，厚壳白仁，咬之极坚，重有腥气。”据以上诸家记载，今考此为豆科植物云实 *Caesalpinia decapetala*[1]。

---

1 国家中医药管理局《中华本草》编委会．中华本草（4）[M]．上海：上海科学技术出版社，1999：370.

178

皂荚(1)

【药源辨析】

皂荚的功用：经方用皂荚方仅1首，见《金匮要略》"皂荚丸"。此方属单方，治"咳逆上气，时时唾浊，但坐不得眠"，因此皂荚的功用即祛痰止咳。

"皂荚"首载于《神农本草经》，其性用为："味辛、咸，温。主风痹死肌邪气，风头泪出，利九窍，杀精物。"很明显，经方皂荚功用并非来自《神农本草经》，或者说，《神农本草经》之时，医家还没有认识到皂荚最突出的祛痰止咳功用。

西汉初的《五十二病方》也未见使用皂荚。汉末《名医别录》则不然，其"皂荚"补充了如下性用："有小毒。疗腹胀满，消谷，除咳嗽，囊结，妇人胞不落，明目，益精。可为沐药，不入汤。"其中"除咳嗽"与经方用皂荚相符。"可为沐药，不入汤"，这是因为皂荚含有皂苷，有去污垢的作用，故可作为"沐药"，用于澡浴清洁皮肤。其所含皂苷又能刺激胃黏膜，若入汤剂则可能引起呕吐，适量使用，并做成蜜丸，则能既护胃，又有祛痰止咳之功。经方使用皂荚时，先用酥炙皂荚，再研成末，和蜜为丸梧桐子大，又用枣膏和汤，每次只服3丸，可见已经处处注意到不使皂荚过度刺激胃黏膜，但又能产生排出浊痰的作用。

皂荚的使用，在南北朝时还有人心存顾虑。梁代陶弘景云："俗人见其皆有虫孔而未尝见虫形，皆言不可近，令人恶病，殊不尔。其虫状如草菜上青虫，荚微欲黑便出，所以难见尔。但取青荚生者看，自知之。"因皂荚有"虫孔"而无虫形，就产生"不可近，令人恶病"的恐惧，其根本原因，或许还是其气味难闻，药性强烈造成的，与皂荚里的"虫"没有关系。《唐本草》以"洗垢"作为其特征，却不言医疗作用。唐代《药性论》《本草拾遗》虽增收若干功效，却与祛痰止咳无关。五代末《日华子本草》提到："皂荚，通关节，除头风，消痰，杀劳虫，治骨蒸，开胃及中风口噤。"其中"消痰"，治"中风口噤"(风痰)所体现的功能才与经方所用相关。

宋代苏颂《本草图经》引用了张仲景"治杂病方，咳逆上气，唾浊但坐不得卧"的皂角丸，并提到"今医家作疏风气丸、煎，多用长皂荚"。北宋《简要济众方》"治中风口噤不开，涎潮吐方"，孙尚药"治卒中风""风涎潮于上，膈痹气不通"，用"救急稀涎散"，皆以皂荚为主药，说明皂荚祛痰从经方治"咳逆上气，时时唾浊"，发展到涌吐风痰壅塞，治卒中口噤，可谓一大进展。

皂荚的来源：“皂荚”之名，源于其外形。“皂”色即黑色，其果为荚果，成熟时紫黑色，故名。《名医别录》称“如猪牙者良”，即以荚果形如猪牙为佳——这其实没道理。

皂荚有不同的形状，《唐本草》说：“此物有三种：猪牙皂荚最下，其形曲戾薄恶，全无滋润，洗垢不去；其尺二寸者，粗大长虚而无润；若长六七寸，圆厚节促直者，皮薄多肉，味浓大好。”这 3 种皂荚的长短形状各不相同，但根本的质量标准是“多肉、味浓”，这与《名医别录》以“如猪牙者良”不同。

明代李时珍在介绍皂荚原植物时也提到其荚果有 3 种：“皂树高大。叶如槐叶，瘦长而尖。枝间多刺。夏开细黄花。结实有三种：一种小如猪牙；一种长而肥厚，多脂而粘；一种长而瘦薄，枯燥不粘。以多脂者为佳。其树多刺难上。”据此描述，皂荚的原植物当为豆科植物皂荚 *Gleditsia sinensis*。此种植物由于发育条件不同，可长出不同形状的果荚。据调查，《唐本草》说的 3 种皂荚，与现代民间所称的“牙皂”（“猪牙皂荚”）、“糠皂”（“粗大长虚而无润”）、“油皂”（“圆厚……多肉，味浓”）3 种不同果形的皂荚正相符合[1]。药用皂荚自然是以多脂的“油皂”为好。所以医方书多写“肥皂荚”，即以多脂肥实的皂荚为好。

皂荚为古代民间“澡面浣衣”的常用物品。现今洗涤去污化学制品“肥皂”，其名即袭取自“肥皂荚”。现代《中国药典》“大皂角”的原植物就是豆科植物皂荚 *Gleditsia sinensis*。

---

1 四川省峨眉中药学校. 猪牙皂与皂荚的关系 [J]. 植物分类学报，1975（3）：47.
四川省中药研究所. 猪牙皂与皂荚植物的初步调查 [J]. 四川中草药通讯，1972（4）：39.

179

梓白皮(1)

【药源辨析】

梓白皮的功用与来源：经方用梓白皮仅1方，见《伤寒论》麻黄连轺赤小豆汤。该汤主治“伤寒瘀热在里，身必黄”，含药8味，未提示梓白皮在该方中的作用。

“梓白皮”首见于《神农本草经》著录：“味苦，寒。主热，去三虫。”其中苦寒、主热，对“瘀热在里”的发黄肯定是有清热功用。后世梓树作为木材名气很大，也常用于雕版印刷的板材，古代“梓行”就是刻版印行。但作为药物却无甚发展。《医宗金鉴》“麻黄连轺赤小豆汤”方解云：“无梓皮以茵陈代之。”说明即便在清代，梓白皮也不是药店常备药，其作用与茵陈蒿近似。现代药材市场无梓白皮药材供应。《中国药典》也未收载此药。

梓树虽然有名，但在古本草中，却常为其来源争论。梓树与楸形状非常相像，明代汪机《本草会编》云：“贾思勰《齐民要术》又以白色有角者为梓，即角楸也，又名子楸……其角细长如箸，其长近尺，冬后叶落而角犹在树。”可见梓树为乔木，果实如长豆角一样，冬天叶落也会垂挂于树。据此，梓即紫葳科植物梓 *Catalpa ovata*。药用其根白皮。

180

紫葳(1)

【药源辨析】

紫葳功用与来源：经方用紫葳方仅1首，即《金匮要略》鳖甲煎丸。该丸治“疟母”，用药23味，紫葳居其一。该方有众多活血化瘀之药，紫葳之功原方无征可寻，可求之于早期本草所载。

紫葳首见于《神农本草经》，其性用为：“味酸，微寒。主妇人产乳余疾，崩中，癥瘕血闭，寒热羸瘦，养胎。”据此紫葳应具有活血化瘀作用。后世本草所载本品功用虽不尽同，但均有治瘀血、崩中带下之功。

《神农本草经》未言紫葳药用部位，《名医别录》增补了“茎叶”可主“寒热羸瘦，养胎”的功用，则经方所用非茎叶。据《唐本草》记载，晋代郭璞认为紫葳即凌霄，入药用花。宋代苏颂《本草图经》亦认为是凌霄花，且云“今处处皆有，多生山中，人家园圃亦或种莳。初作藤蔓生，依大木，岁久延引至巅而有花。其花黄赤，夏中乃盛……今医家多采其花干之，入妇人血崩风毒药。又治少女血热风毒，四肢、皮肤生瘾疹，并行经脉方。”可见本品用花，多用于妇女血证，兼可行经脉。

关于本品的花形，宋代寇宗奭云其“花赭黄色”。李时珍的描述更为细致：“凌霄野生，蔓才数尺，得木而上，即高数丈，年久者藤大如杯。春初生枝，一枝数叶，尖长有齿，深青色。自夏至秋开花，一枝十余朵，大如牵牛花，而头开五瓣，赭黄色，有细点，秋深更赤。八月结荚如豆荚，长三寸许……”据此可知本品即今紫葳科植物凌霄 *Campsis grandiflora*。现代《中国药典》“凌霄花”亦为此种植物的花。其功能为活血通经，凉血祛风，可见其功用古今无大变化。

181

白鱼(1)

【药源辨析】

白鱼的功治与来源：经方用白鱼方仅 1 首，即《金匮要略》滑石白鱼散。该方只有等量的滑石、乱发、白鱼 3 味药，主治“小便不利”。可见本品的功治十分简单，就是利小便。

何谓“白鱼”?《证类本草》药物正条有“白鱼”，但那是宋初《开宝本草》新设置的药条，其来源是鲤科动物翘嘴红鲌鱼及红鳍鲌，不可能是仲景所用。经方白鱼实为“衣中白鱼”，简称“衣鱼”。“衣鱼”首见于《神农本草经》，一名“白鱼”，功效为“主妇人疝瘕，小便不利。小儿中风项强背起，摩之”。《名医别录》增补：“又疗淋，堕胎，涂疮灭瘢。”经方所用即白鱼利小便之功。后世也或用于中风口㖞、目中浮翳、涂疮灭瘢、治小儿淋闭等。

这种像鱼的蠹虫很早就有记载。《尔雅》郭璞注云：“蟫，白鱼。(衣、书中虫，一名蛃鱼。)梁代陶弘景云：“衣中乃有，而不可常得，多在书中，亦可用。”可见这是蠹蚀衣物与书籍(早期是帛书)的一种昆虫。苏颂又云：“今人谓之壁鱼。”即此虫亦躲藏在墙壁间。宋代寇宗奭对此虫有过细致的观察：“多在故书中，久不动帛中或有之，不若故纸中多也。身有厚粉，手搐之则落，亦啮毳衣。用处亦少。其形稍似鱼，其尾又分二歧。”李时珍补充说：“衣鱼甚蠹衣帛书画，始则黄色，老则有白粉，碎之如银。可打纸笺。”据此，白鱼即今衣鱼科动物衣鱼 *Lepisma saccharina* 和毛衣鱼 *Ctenolepisma villosa*。

日本医家吉益东洞认为滑石白鱼散中的“白鱼即白鲤鱼”。其弟子村井椿也持此观点[1]。两位日本医家没有注意到《神农本草经》“衣鱼一名白鱼”的记载，也没有注意鲤科动物白鱼晚到宋初《开宝本草》才正式立条。《证类本草》的“衣鱼”条从《神农本草经》到唐慎微附方，“白鱼”名多次出现。李时珍《本草纲目》“衣鱼”条附方中所收《金匮要略》“白鱼散”，就是“滑石白鱼散”。中国古代医药家从无将昆虫白鱼与鲤科白鱼混为一谈者。

宋代以前的医方书尚可见到白鱼(衣鱼)，但明清以后逐渐少见。《中华本草》“衣

---

1 日•村井椿. 药征续编 [M]. 吴昌国，校注. 北京：中国中医药出版社，2016：60-62.

鱼”虽然列出了“养殖要点”“采收加工”“化学成分”，但却未见有“药材及产销”等项，也没有现代实用之方[1]。现代常用中药教科书及临床药书罕见载此药者。此类昆虫乃常见的仓库害虫，药用价值又不大，故其渐次消亡亦无足惜。

[1] 国家中医药管理局《中华本草》编委会．中华本草（9）[M]．上海：上海科学技术出版社，1999：147-148.

182

蜂窠(1)

【药源辨析】

蜂窠的功用与来源：经方用蜂窠仅1方，即《金匮要略》鳖甲煎丸。该丸为大方，有药23味，主治“疟母”，即疟疾日久不愈，反复发作，胁下结成癥瘕硬块。《本草纲目·百病主治药》云：“癥系于气与食，瘕系于血与虫。”治疗癥瘕就必须调气消食，活血驱虫，攻坚化癥，祛瘀解毒。该方中的动物药有鳖甲、鼠妇、䗪虫、阿胶、蜂窠、蜣螂6种，各自发挥不同的作用。经方未提示蜂窠在其中的功用，只有寻访与经方时代接近的本草。

“蜂窠”在《神农本草经》中的正名是“露蜂房”，其性用为“味苦，平。主惊痫瘈疭，寒热邪气，癫疾，鬼精蛊毒，肠痔”。其中并无直接的“癥瘕”病名，但却能主“鬼精蛊毒”。《名医别录》增补性用为：“咸，有毒。又疗蜂毒，毒肿。”后世亦多用本品治痈疽丁肿。可见本品当为解毒消肿药。此在“鳖甲煎丸”中可作为辅助治疗药。

蜂窠又名蜂房。所谓“露蜂房”是“树上悬、得风露者”(《唐本草》)，也就是梁代陶弘景所说“人家屋间及树枝间苞裹者”。这就把筑巢于树洞或地下的一些蜂房排除在外。但即便“得风露”的蜂房也是多种多样。《雷公炮炙论》云：“其窠有四件：一名革蜂窠；二名石蜂窠；三名独蜂窠；四名草蜂窠是也。”其中“革蜂，乃山中大黄蜂也，其房有重重如楼台者”(李时珍)。唐本《图经》形容树上大黄蜂窠“大者如瓮，小者如桶”。宋代苏颂《本草图经》也支持用大蜂窠，认为“人家屋间亦往往有之，但小而力慢，不堪用，不若山林中得风露气者佳”。但宋代寇宗奭则认为大小蜂窠都能用。

现代学者对蜂窠的来源也有不同的说法，本书不逐一罗列。现代《中国药典》“蜂房”收录的来源是胡蜂科昆虫果马蜂 *Polistes olivaceous*、日本长脚胡蜂 *Polistes japonicus* 或异腹胡蜂 *Parapolybia varia* 的巢。其外形呈圆盘状或不规则的扁块状，或似莲房状，大小不一。本品现代使用者不多，其蜂的来源也很复杂，可依据《中国药典》采集使用。

183

牛洞(1)

【药源辨析】

牛洞的功用及来源：经方用牛洞者仅1方，即《金匮要略·杂疗方》治“救卒死而四肢不收失便者方”，其法“取牛洞(稀粪也)一升，温酒灌口中。灸心下一寸、脐上三寸、脐下四寸各一百壮，瘥。”此方若与灸法并行，即便卒死得救，也可能是灸法之功。在此方之前，还有用马屎水煮外洗方；此方之后有用狗屎“救小儿卒死而吐利，不知是何病者”方。这数方所治皆为卒死，当为蒙昧医疗时期的原始用药法。

牛洞即牛的新鲜稀粪，李时珍释名曰：“马屎曰通，牛屎曰洞，猪屎曰零，皆讳其名也。凡屎必达胴肠乃出，故曰通，曰洞。胴，即广肠也。”用药讳言其名，多见于污秽或剧毒之物。早期医疗常见用动物粪便救治危急之症，后世用者日稀，渐至绝迹。

184

牛肚(1)

【药源辨析】

牛肚的功用及来源：经方用牛肚仅1方，见《金匮要略》"治啖蛇牛肉食之欲死方"。该方将"牛肚细切，以水一斗，煮取一升，暖饮之，大汗出者愈"。牛肚是可食之物，但"啖蛇牛肉"却罕见。牛吃蛇的事很少听过，吃了蛇的牛肉会引起人中毒就更少见了，故此方的药很平常而病难置信，大概也是古代食物中毒的一个传说，无可考。

唐代孟诜《食疗本草》将牛肚作为食疗品，云可"主消渴，风眩，补五脏，以醋煮食之"。何谓"肚"？明代李时珍将牛肚归到"牛胃"下，且云"黄牛、水牛俱良"。但他在牛胃之下，也就收入了《金匮要略》牛肚治"啖蛇牛毒"方及《食疗本草》牛肚食疗方。可见古代牛肚入药还比较少见。现代涮锅中常将牛胃（肚）东西作涮料，却很少有人再把它作食疗品了。

185

蛴螬（1）

【药源辨析】

蛴螬功用：经方用蛴螬仅1方，即《金匮要略》大黄䗪虫丸。该丸有药12味，主治“五劳虚极，羸瘦腹满，不能饮食”“内有干血，肌肤甲错，两目黯黑”，可见是“干血”（瘀血结成）为病。蛴螬是该方中的4味虫药之一，经方原文找不到其功用的依据。

蛴螬首载于《神农本草经》，其性用为：“味咸，微温。主恶血血瘀痹气，破折血在胁下坚满痛，月闭，目中淫肤，青翳白膜。”《名医别录》增补“微寒，有毒。疗吐血在胸腹不去及破骨踒折，血结，金疮内塞，产后中寒，下乳汁”。可见早期本草中都有蛴螬治血瘀，血在胁下坚满痛，月闭，血结等记载，足见蛴螬在大黄䗪虫丸中可破血祛瘀。宋代苏颂《本草图经》云：“张仲景治杂病方，大䗪虫丸中用蛴螬，以其主胁下坚满也。”可见苏颂也是据《神农本草经》判断蛴螬的功用。

蛴螬来源：《神农本草经》“蛴螬”一名“蟦蛴”“蜰（音肥）齐”。李时珍释名谓“蛴螬，《方言》作蟦螬，象其蠹物之声。”今人或考“蟦”“蜰”音同义通，均言其幼虫体肥之状[1]。

“蛴螬”是甲虫（鞘翅目昆虫）某些种类的幼虫。《名医别录》载其生“人家积粪草中”。梁代陶弘景述其形性：“大者如足大指，以背行，乃驶于脚。杂猪蹄作羹，与乳母不能别之。”可知其粗肥如足大指，作羹如猪蹄羹。《唐本草》谓其有两类：“腐柳树中者，内外洁白；土粪中者，皮黄内黑黯。”即有生于树与土粪中的区分。这两类习性的蛴螬外形略有区别。唐代陈藏器认为“蛴螬居粪土中，身短足长，背有毛筋”，是为正品。宋代苏颂《本草图经》亦认为“今医家与蓐妇下乳药用之，乃是掘粪土中者，其效殊速”。但宋代寇宗奭则认为：“此虫诸腐木根下有之……亦有生于粪土中者，虽肥大，但腹中黑，不若木中者，虽瘦而稍白。”李时珍的意见是：“其状如蚕而大，身短节促，足长有毛。生树根及粪土中者，外黄内黑；生旧茅屋上者，外白内黯。皆湿热之气熏蒸而化。”可见古代“蛴螬”就是一种形如蚕的甲虫幼虫，随生活环境及物种的不同，其外形略有不同，但都被称为“蛴螬”，都可以入药。

---

[1] 国家中医药管理局《中华本草》编委会．中华本草（9）[M]．上海：上海科学技术出版社，1999：208.

现代研究蛴螬的原动物涉及多种昆虫，其中有金龟子科动物（如白星花金龟 *Protaetia brevitarsis* 及其近缘动物）、鳃金龟科动物（如东北大黑鳃金龟 *Holotrichia diomphalia* 及其近缘动物）。据载现代江苏、安徽等多地有产，主销华东，其他地区少用[1]。后世亦有用蛴螬者，但用者少。《中国药典》未收此药。

[1] 国家中医药管理局《中华本草》编委会. 中华本草（9）[M]. 上海：上海科学技术出版社，1999：208.

186

蜣螂(1)

【药源辨析】

蜣螂的功用：经方用蜣螂方1首，即《金匮要略》鳖甲煎丸。该丸主治癥瘕疟母，有药23味，其中虫类药4味，蜣螂是其中之一，然无法推测蜣螂在其中的功用。

《神农本草经》首载“蜣螂”性用：“味咸，寒。主小儿惊痫，瘈疭，腹胀，寒热，大人癫疾狂易。”《名医别录》增补的功用仅云“有毒。（主）手足端寒，肢满贲豚”。以上功用与癥瘕疟母无关联。日人丹波元简云：“蜣螂治腹胀寒热，利大小便。”其言下之意《神农本草经》所载治“腹胀寒热”是蜣螂在本方的功用之一。不明何以知蜣螂能“利大小便”？

明代李时珍提到：“癥系于气与食，瘕系于血与虫。”循此线索，继续搜寻后世本草中蜣螂的功用，有引痔虫出（《唐本草》）、治小儿疳虫蚀（《药性论》）、堕胎、治疰忤、傅恶疮、出箭头（《日华子本草》）等，似乎皆与癥瘕无关。《证类本草》引若干用蜣螂的药方，其主治亦不涉及癥瘕。清代黄元御《长沙药解》“蜣螂”云：“善破癥瘕，能开燥结。[1]”此以方证推药效，对主药可以这样做，但蜣螂并非主药。后世解此方者，很少直接论及蜣螂，多与其他虫类药相提并论，故经方蜣螂的功用还不能最终论定。

蜣螂的来源：“蜣螂”或写作“蜣蜋”，李时珍云“其虫深目高鼻，状如羌胡”。该虫有一个广为人知的特点，即陶弘景所云“其喜入人粪中，取屎丸而却推之，俗名为推丸”。早在《庄子》中就记载“蛣蜣之智，在于转丸”，民间俗名屎壳郎。屎壳郎推粪球不是为了玩耍，李时珍云：“蜣蜋以土包粪，转而成丸。雄曳雌推，置于坎中，覆之而去。数日有小蜣蜋出，盖孚乳于中也。”这是为了抚育后代准备的食物与藏身之所。

蜣蜋的种类很多，陶弘景认为“当取大者，其类有三四种，以鼻头扁者为真”。此即金龟子科动物大蜣螂 *Scarabaeus sacer*。还有一种“鼻高目深者，名胡蜣螂”（唐本《图经》）。“鼻高”指其头部有像胡人高大的鼻子似的角突。宋代寇宗奭认为入药当用胡蜣螂，其“身黑光，腹翼下有小黄子，附母而飞行，昼不出，夜方飞出，至人家庭户中，见灯光则来”。此即金龟子科动物屎壳郎 *Catharsius molossus*，后世有推车客、黑

---

1 清·黄元御. 长沙药解 [M]// 麻瑞亭，孙洽熙，徐淑凤，等. 黄元御医书十一种：下册. 北京：人民卫生出版社，1990：408.

牛儿、铁甲将军、夜游将军等别名。

清代《本草品汇精要》所载蜣螂见图 186-1。

本品后世用者甚少，现代《中国药典》亦未收载。

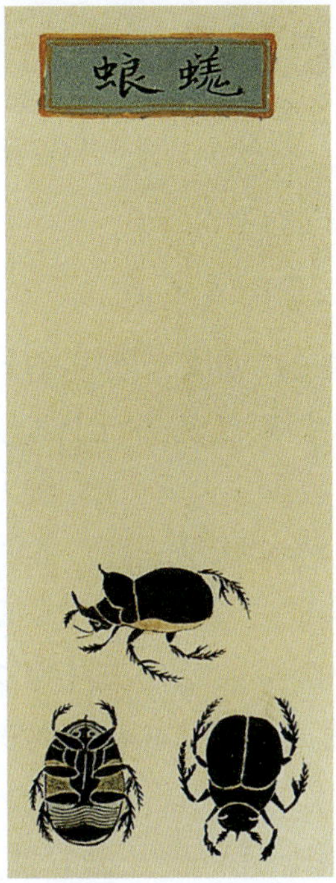

图 186-1 《本草品汇精要》蜣螂

187

鼠妇(1)

【药源辨析】

鼠妇的功用：经方用鼠妇仅1方，即《金匮要略》鳖甲煎丸。该丸主治疟母，有药23味，鼠妇仅为其中4种虫类药之一。其方无任何征象可推导其功用，今求之于早期本草所载。

《神农本草经》首载“鼠妇”性用：“味酸，温。主气癃，不得小便，妇人月闭，血瘕，痫痓，寒热，利水道。”与疟母相关的主要是“寒热”或“血瘕”，所以宋代苏颂《本草图经》说：“古方有用者，张仲景主久疟，大鳖甲丸中使之，以其主寒热也。”但鼠妇既然可以用于妇人血瘕，则也可破血逐瘀，故对本属癥瘕的疟母，鼠妇或能辅助破血消癥。

后世医方中鼠妇还有其他用途。例如唐代《千金翼方》以本品治产后小便不利[1]，《本草拾遗》将本品与雀痈(雀瓮)配伍治“小儿撮口病”。宋代《太平圣惠方》亦用本品治小兒撮口及发噤，以及虫牙蚛孔疼痛等。然宋代寇宗奭也指出本品在当时“用处绝少”。宋以后用者亦稀。现代一般中药教材以及《中国药典》均不收载此药。

鼠妇来源：鼠妇是一种昆虫，梁代陶弘景说：“一名鼠负，言鼠多在坎中，背则负之，今作‘妇’字，如似乖理。”即此虫子常爬到老鼠身上，故名“鼠负”，讹为“鼠妇”。这种虫子喜欢潮湿阴暗之地，又称“瓮器底虫”(郭璞)、“湿生虫”(苏颂)。宋代寇宗奭云：“湿生虫也。多足，其色如蚓，背有横纹蹙起，大者长三四分。在处有之，砖甃及下湿处多。”其特点是形小而卷曲成团，在现代动物分类可以是好几种动物，最常用的有卷甲虫科动物普通卷甲虫(平甲虫)*Armadillidium vulgare* 与潮虫科动物鼠妇 *Porcellio scaber*[2]。鉴于此种动物现代来源不止一种，实际使用又少，故不赘述。

---

[1] 唐·孙思邈. 千金翼方 [M]. 影印本. 北京：人民卫生出版社，1955：87.(《证类本草》引作《千金方》，实出《千金翼方》)

[2] 国家中医药管理局《中华本草》编委会. 中华本草(9)[M]. 上海：上海科学技术出版社，1999：111.

188

酥(1)

【药源辨析】

酥的功用与来源：经方用酥仅1方，即《金匮要略》皂荚丸。该方用酥作为炮制皂荚的辅料，并非直接入方。

"酥"首载于《名医别录》。梁代陶弘景注云："酥出外国，亦从益州来。本是牛、羊乳所为，作之自有法。佛经称乳成酪，酪成酥，酥成醍醐。"可见酥是乳制品。古本草中，以唐代本草对酥记载最多，但多谈性用，对提炼酥油法记载很少。明代朱权《神隐》(一名《臞仙神隐》)"山居饮食"记载制酥法甚明："用牛奶下锅滚二三沸，舀在盆内，候冷定，面结成酪皮。将酪皮锅内煎油出，去柤，舀在碗内，即是酥油。[1]""柤"即"渣"。可见酥就是奶皮煎熬而成的酥油。

医药书中酥最常见的用途就是炮制药物。《金匮要略》皂荚酥炙可能是医方书中最早用酥做炮制辅料的记载。此后《雷公炮炙论》"皂荚"条下也提到要"用酥反覆炙，酥尽为度"。本草、医方书都未载酥炙皂荚的目的。皂荚虽有小毒，但酥炙却未必是为制毒而设，可能主要还是为了矫臭矫味。《证类本草》引"孙真人"将皂荚子"少酥熬令香"，可以作为矫臭矫味的旁证。现代《中国药典》"大皂角"的"炮制"未载酥炙法。

---

[1] 引自：明代朱权《神隐》卷上"山居饮食"，明刊本。

189

犀角(1)

【药源辨析】

犀角的功用与来源：经方用犀角仅 1 方，见《金匮要略·果实菜谷禁忌并治》。该篇提到用“犀角箸搅饮食，沫出，及浇地坟起者，食之杀人”。此乃用犀角筷作为试毒品，且据传有毒之物经此筷子搅动之后会有沫出，或将此毒沫浇在地上，土地会鼓凸起来。该条未涉及治疗，故不计入医方数。用犀角方为“饮食中毒烦满治之方”，其中提到“犀角汤亦佳”。可见经方犀角之功在解食毒。

《神农本草经》“犀角”下有类似记载：“主百毒蛊疰，邪鬼瘴气，杀钩吻、鸩羽、蛇毒，除邪，不迷惑魇寐，久服轻身。”其中虽无食物中毒，但“百毒”当指一切毒。汉代方士还用犀角驱邪解魇、轻身等。《名医别录》则增其“疗伤寒温疫，头痛寒热，诸毒气”之功，说明汉末犀角已扩大用于解伤寒温疫各种毒气。经方用犀角解食毒，当遵《神农本草经》所载。晋代葛洪《抱朴子》云：“犀兽……以其角为导，毒药为汤，以此导搅之，皆生白沫，涌起则了，无复毒势也。以搅无毒物，则无沫起也。故以是知之者也……通天犀所以能煞毒者，其为兽专食百草之有毒者……[1]”此与《金匮要略》以犀角解毒一脉相承，但也充满神异色彩。

犀牛是古今尽人皆知的著名动物之一。晋代郭璞注《尔雅》：“犀，似豕。（形似牛，猪头。大腹、卑脚，有三蹄，黑色。二角，一在鼻上者，食角也，小而不堕。）”犀乃奇蹄目犀科(*Rhinocerotidae*)动物，其种类甚多。此类动物在古代中国亦有分布，古代其皮多做铠甲，其角也被作为宝物，或雕刻成器皿，或被作为药物。国外猎杀犀牛现象也很严重，故当今犀牛日益减少，中国已无野生犀牛分布。此动物已列入《世界自然保护联盟濒危物种红色名录》，严禁猎捕。我国也禁止买卖和使用犀角。本书因主题限制，必须谈及经方犀角的来源。当今应遵纪守法，保护濒危野生动物。古代用犀角之法，已是屠龙之术，束之高阁可也。

---

[1] 引自：晋代葛洪《抱朴子·内篇·登涉》，见《诸子集成》(8)（上海：上海书店，1986: 89）。

190

雄鼠屎(1)

【药源辨析】

雄鼠屎功用及来源：经方用雄鼠屎仅1方，见《金匮要略·禽兽虫鱼禁忌并治》。该篇“治马肝毒中人未死方”用“雄鼠屎二七粒，末之，水和服，日再服”，乃单方，故雄鼠屎被用于解马肝中毒。

汉代典籍传说马肝有毒。《论衡·言毒篇》云：“火困而气热，血毒盛，故食走马之肝杀人，气困为热也。[1]”据此，马若不奔跑，无气热，则不应有毒。《史记·扁鹊仓公列传》载齐淳于司马食马肝饱甚，“驱疾至舍，即泄数十出”，淳于意并没有诊断为马肝中毒，而言“病得之饱食而疾走”，可见马肝是无毒、可食之物。梁代陶弘景云：“马肝及鞍下肉，旧言杀人。”从“旧言”二字，也可知陶弘景并不相信马肝有毒。故《金匮要略》言“雄鼠屎二七粒，末之，水和服”乃是一个据传闻而来的单方。

《名医别录》“牡鼠”条载“鼠粪”功用为“主小儿痫疾，大腹，时行劳复”，未言治“马肝毒中人未死”。《证类本草》收录《梅师方》“治食马肝有毒杀人者，以雄鼠屎三七枚和水研，饮服之”，很明显是转录《金匮要略》方。后世称雄鼠屎(粪)又名“两头尖”，或用于治劳复、鼠瘘、室女月水不通、伤损瘀血、治妊娠子死腹中、吹乳吹痈、小儿齿不生等，然用者亦稀。

雄鼠屎的鼠来源，陶弘景仅云：“牡鼠，父鼠也，其屎两头尖。”即用公老鼠，其粪便特点为“两头尖”。《金匮要略》原方有注：“屎尖者是。”李时珍则云：“此即人家常鼠也。以其尖喙善穴，故南阳人谓之䶄鼠。其寿最长，故俗称老鼠。”“鼠形似兔而小，青黑色。有四齿而无牙，长须露眼。前爪四，后爪五。尾文如织而无毛，长与身等。”《中华本草》载时珍所述“家常鼠”为今鼠科动物褐家鼠 *Rattus norvegicus*、黄胸鼠 *Rattus flavipectus* 等，其下列举与鼠相关的多个入药部位，但不载雄鼠屎或两头尖[2]，可见当今此药已经消亡。

1　引自：汉代张衡《论衡·言毒篇》，见《诸子集成》(7)(上海：上海书店，1986：223)。

2　国家中医药管理局《中华本草》编委会. 中华本草(9)[M]. 上海：上海科学技术出版社，1999：557-558.

191

羊胆(1)

【药源辨析】

羊胆功用及来源：经方出现羊胆1次，见《伤寒论》"通脉四逆加猪胆汁汤"之末云："无猪胆，以羊胆代之。"可见仲景经方认为羊胆与猪胆功用（通便泻热等）近似，可参本书"猪胆"条。经方其他用猪胆之处是否也可用羊胆，原文未说，不敢妄议。

从《名医别录》的记载来看，猪胆最主要的功用是"主伤寒热渴"，而青羊胆的主要功用是"主青盲，明目"。后世本草医方有关羊胆治目疾翳障较多。但《唐本草》记载"羊胆，疗疳湿，时行热熛疮"。《开宝本草》也用羊胆灌入肛肠以通大便，说明羊胆与猪胆毕竟都是苦寒药，皆可清肠通便。总体来说，羊胆的使用不如猪胆广泛。古代的羊种类很多，食用其肉或药用其胆的羊，其来源主要还是牛科动物山羊 *Capra hircus*、绵羊 *Ovis aries*。

现代《中国药典》未专收羊胆作药，但羊胆也是"胆酸"的原料之一。中成药中也有"羊胆丸"。

192

羊肉(1)

【药源辨析】

羊肉功用及来源：经方用羊肉方仅1首，即《金匮要略》当归生姜羊肉汤。该方主治“寒疝腹中痛，及胁痛里急者”“产后腹中疞痛……并治腹中寒疝，虚劳不足”。该方用药3味，羊肉用量独重。其中生姜祛寒，当归补虚温寒止痛。羊肉本属肉食，针对的应是“虚劳不足”的寒性疾病，可补虚祛寒。

《名医别录》载羊肉性用为：“羊肉味甘，大热，无毒。主缓中，字乳余疾，及头脑大风汗出，虚劳寒冷，补中益气，安心止惊。”因此对寒疝腹痛、产后腹痛、虚劳不足，是最好不过的食疗品。因其性“大热”，故《唐本草》认为“羊肉，热病差后食之，发热，杀人”。唐代孟诜《食疗本草》对羊肉的食疗作用记载较多，云其性“温。主风眩，瘦病，小儿惊痫，丈夫五劳七伤，脏气虚寒”。

宋代苏颂《本草图经》亦云羊“肉多入汤剂”，他列举的两个方，其中“胡治羊肉汤”的主治与方组与《金匮要略》“当归生姜羊肉汤”同。另苏氏提到“又有大羊肉汤，疗妇人产后大虚，心腹绞痛，厥逆，气息乏少，皆今医家通用者。”现代民间亦传承使用羊肉作为温补虚劳的食疗佳品。其原动物来源同羊胆，主要是牛科动物山羊 *Capra hircus*、绵羊 *Ovis aries*。

193

蜘蛛(1)

【药源辨析】

蜘蛛的功用与来源：经方用蜘蛛仅1方，即《金匮要略》蜘蛛散。该方主治"阴狐疝气者，偏有小大，时时上下"。此方何以用蜘蛛与桂枝配伍，尚无可考。但最早记载蜘蛛的《名医别录》，所载蜘蛛首要功用即"主大人、小儿㿉"。"㿉"（tuí）又作"癞"，指阴部的病证，或特指此部位局部肿大疼痛。疝气属于"㿉"病。可见蜘蛛治疝是当时的常法。

古本草记载蜘蛛咬人会引起中毒。原始医疗行为中，以毒可以攻毒，因此宋《本草图经》记载蜘蛛汁"古方主蛇、蜂、蜈蚣毒及小儿大腹丁奚、赘疣"，以及蛇咬、蜂及蜈蚣毒等，都可使用蜘蛛解毒或吸毒。然而疝气不属于中毒或毒物引起的疾病，何以要用蜘蛛？《图经》全文引录了张仲景蜘蛛散治阴狐疝气之方，但并没有言其应用之理、是否有效，或当时是否有人还用此方。后世也罕见有人效仿此法。故经方蜘蛛治疝气，究竟是早期医疗的经验，还是巫方的残余，尚无法确定。

蜘蛛今人皆知，但其动物种却非一般人所能知。梁代陶弘景云："蜘蛛类数十种，《尔雅》止载七八种尔。"古代作药用的蜘蛛，陶弘景云："今此用悬网状如鱼罾者，亦名蚰蟱……有赤斑者，俗名络新妇，亦入方术用之。其余杂种，并不入药。"后世本草所载蜘蛛种类甚多，却很少介绍与医药相关的内容。北宋寇宗奭云："蜘蛛品亦多，皆有毒。经不言用是何种。今人多用人家檐角、篱头、陋巷之间，空中作圆网，大腹，深灰色者。"在当今中药常用工具书中，多据古本草学家所书，将古代蜘蛛的原动物定作圆网蛛科昆虫大腹圆网蛛 *Aranea ventricosa*，药用成虫[1]。现代用蜘蛛入药者更为罕见，《中国药典》不载，故不赘述。

---

[1] 国家中医药管理局《中华本草》编委会．中华本草（9）[M]．上海：上海科学技术出版社，1999：136.

谢宗万．本草纲目药物彩色图鉴 [M]．北京：人民卫生出版社，2000：376.

194

白石英(1)

【提要】

白石英仅在经方“寒食散”中出现一次，但以此为开端，它曾经在历史上作为“服石”的主力风靡了数百年，宋代及其以后逐渐少用。其来源古今一致。

【药源辨析】

经方白石英的功用：经方用白石英方仅1首，即《金匮要略》中的“紫石寒食散”。该方是魏晋服石热潮中的寒食散之滥觞，但在《金匮要略》中，其主治为“治伤寒令愈不复”，即伤寒病后的调理方。至于服石风的缘起，本书在“紫石英”条已有介绍，不赘

白石英在《神农本草经》中被作为“久服轻身长年”药，也因此它在“仙经”中的地位比紫石英高。梁代陶弘景评价紫石英说：“仙经不正用，而为俗方所重也。”但白石英似乎正好相反，乃“仙经”所重。陶弘景曰：“今医家用新安所出极细长白澈者，寿阳八公山多大者，不正用之。仙经大小并有用，惟须精白无瑕杂者。”可见白石英无论大小，皆为“仙经”所用。

白石英也进入“俗方”寒食散。据宋代苏颂介绍，白石英在石药中的地位甚至高于其他颜色的石英：“古人服食惟白石英为重，紫石英但入五石散。其黄、赤、青、黑四种，本经虽有名，而方家都不见用者。故《乳石论》以钟乳为乳，以白石英为石，是六英之贵者，惟白石也。”由此可见白石英在“乳石”(可供服食的石药代称)中的地位。

在五石散之外，白石英也有其他药用。例如唐代《药性论》载其“能治肺痈吐脓，治嗽逆上气，疸黄”。五代末《日华子本草》认为“五色石英”的通用功效是“治心腹邪气，女人心腹痛，镇心，疗胃冷气，益毛发，悦颜色，治惊悸，安魂定魄，壮阳道，下乳”。但“补益随脏色而治”，白石英偏重“治肺”。苏颂在介绍紫石英时，提到“今方家用者，惟治疗妇人及治心病药时有使者”，而在白石英条，却只说乳石“动则为害不浅。故乳石之发，方治虽多，而罕有能济者，诚不可轻饵也”！这是说乳石的危害。寇宗奭则云：“紫、白二石英，当攻疾，可暂煮汁用，未闻久服之益。张仲景之意，只令㕮咀，不为细末者，岂无意焉。其久服，更宜详审。”意思是石英只适合入汤药治病，不适合研末久服。所以白石英在后世的运用甚少。现代《中国药典》也未收载本品。

白石英的来源："白石英"的形态在《名医别录》已有记载："大如指，长二三寸。六面如削，白澈有光"。这已经较好地表现了氧化物类石英族矿物石英（Quaritz）的特点，色白者即白石英。此后诸家表述的是其"形如紫石英，白泽，长者二三寸"（《吴普本草》）、"极细长白澈……精白无瑕杂"（陶弘景）、"大抵长而白泽，明澈有光，六面如削者可用。长五六寸者弥佳"（苏颂）、"状如紫石英，但差大而六棱，白色如水精"（寇宗奭）。宋代《本草图经》附"泽州白石英"图（图 194-1）用双边六角形的示意方法，突出白石英单晶体呈六方柱状的特征。故本品与紫石英一样，都是来源于氧化物类石英族矿物石英（Quaritz）的白色者，主含二氧化硅（SiO_2）。

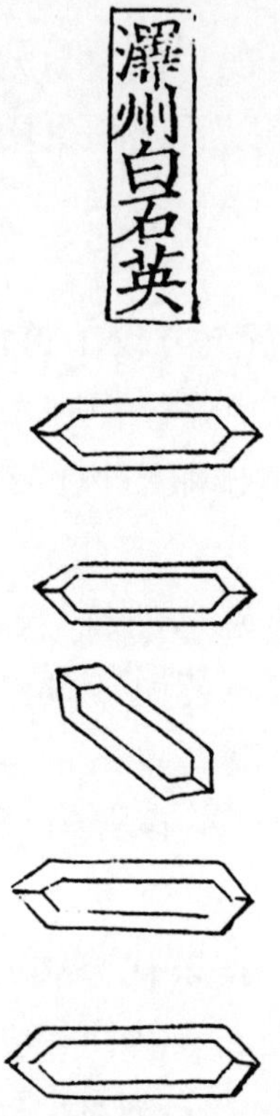

图 194-1 《本草图经》(政和)泽州白石英

【附言】

白石英在汉魏六朝曾有过它显耀之时，但千百年的客观实践证实它满足不了治疗所需，行将消亡。这样的事例并不少见，无足惜。

195

白石脂(1)

【药源辨析】

白石脂功治与来源：经方用白石脂方仅1方，见《金匮要略》“风引汤”。该方主治热癫痫，有药12味，其中有白石脂与赤石脂。所谓“热癫痫”，北宋寇宗奭理解为“风热瘈疭及惊痫瘈疭”。该方何以要用白石脂？经方中无征可寻。

考《名医别录》载“白石脂”的功效中，有“主养肺气，厚肠，补骨髓，疗五脏惊悸不足，心下烦，止腹痛下水，小肠澼热溏，便脓血，女子崩中，漏下，赤白沃，排痈疽疮痔。久服安心，不饥，轻身，长年”。很难将以上功用与风引汤的主证联系起来。今不强解，以俟来者。

宋代苏颂《本草图经》谓“古断下方多用，而今医家亦稀使”。苏氏引录的《斗门方》治泻痢方，宋代唐慎微引《子母秘录》治小儿水痢方，大概都属于白石脂“断下”的治疗范围。苏颂另引唐代韦宙《独行方》治小儿脐中汁出不止兼赤肿，用白石脂细末外扑脐中，发挥石脂类药物的吸湿吸附作用，使小儿脐保持干燥。宋代寇宗奭也介绍了用白石脂细末贴敷初生小儿脐中血出获愈的验案。但这些后世用法也无法解释风引汤使用白石脂的目的。

白石脂是五石脂中多见实用两种石脂之一，其来源为硅酸盐类高岭石族矿石高岭石（Kaolinite），有关考证详见本书“赤石脂”条。

196

赤消(1)

【药源辨析】

赤消的功治与来源：经方用赤消方仅1首，即《金匮要略》“鳖甲煎丸”。该方主治“病疟”，过月不瘥，“结为癥瘕，名曰疟母”。但该方有药23味，做成丸剂，要想从这么多药中考求“赤消”功治，实无从入手。同名方在唐《备急千金要方》中亦有，计药24味，但无赤消。此方亦见于《外台秘要》卷五，引自“张仲景辨疟”，名“大鳖甲煎”，其中亦有“赤消”。故唐人所见之本，此方应该有“赤消”。

查《证类本草》无“赤消”名，仅《名医别录》“朴消”云“色青白者佳，黄者伤人，赤者杀人”。据此，若是朴消，古人认为赤者不能入药。

南宋刘昉《幼幼新书》卷四十“本草既无而人未识者”一节，列举药名25个，其中有“赤消”一名[1]，可见宋代此药已无人能识得。

明代卢之颐《痎疟论疏》附“痎疟疏方”中亦有“鳖甲煎”，其释“赤消”云：“即消石。言赤桂者，谬矣！用东流水煎三炷香，倾瓷盆中俟，凝结盆底取用三两。”但卢之颐未出示确定为消石的依据。鉴于芒消、消石的澄取法皆同，因此凭借所出卢氏所出制法对判别其来源并无帮助。

清代邹澍《本经疏证》对此亦有疑问：“赤消，想即朴消之赤者。据《别录》能杀人。仲景鳖甲煎丸用之，且与为君之鳖甲同用至十二分。岂以服之最少，不厌其毒耶？抑欲其入血化坚开结，必不可阙耶？亦无从臆断其是否矣！[2]”这一连串的疑问都表明邹氏对赤消一无所知。

以上诸家所言，都不能确定赤消来源。现代亦无专门的研究，姑列举以上记载，以俟来者解疑。

---

1 宋•刘昉. 幼幼新书 [M]// 李志庸. 钱乙刘昉医学全书. 北京：中国中医药出版社，2005：973.

2 清•邹澍. 本经疏证 [M]. 郭瑞华，谢敬，王全利，等校注. 北京：中国中医药出版社，2015：10.

197

铅丹(1)

【药源辨析】

铅丹功用：经方用铅丹方仅1首，即《伤寒论》柴胡加龙骨牡蛎汤。该方主治“伤寒八九日，下之，胸满、烦惊、小便不利、谵语、一身尽重，不可转侧者”。诚如《医宗金鉴》所说：“是证也，为阴阳错杂之邪；是方也，亦攻补错杂之药。”该方12味药，唯铅丹是金属化合物。成无己认为：“加龙骨、牡蛎、铅丹，收敛神气而镇惊。[1]”《医宗金鉴》亦云：“龙骨、牡蛎、铅丹之涩重，镇惊收心而安神明。”但“收敛神气”“涩重镇惊”之理论，仲景时期还未出现，此不免以今律古，强加古人。按《本草经集注》“凡药不宜入汤酒者”有铅丹，仲景在柴胡加龙骨牡蛎汤居然直接加入铅丹，此与早期医药用铅丹的规矩悖逆。再说铅丹并不是金属铅，乃铅化合物，说其“涩重”，未免太过。

铅丹首载于《神农本草经》，其性用为：“味辛，微寒。主吐逆胃反，惊痫癫疾，除热下气，炼化还成九光，久服通神明。”其中主“惊痫癫疾”，正与柴胡加龙骨牡蛎汤证中的“烦惊、谵语”相符。据此，则经方用铅丹当本诸《神农本草经》所载，不为违理。

铅丹又名黄丹，梁代陶弘景云：“画用者，俗方亦稀用，惟仙经涂丹釜所须。”可见南北朝时医家稀用，仅为炼丹家所重。唐代《药性论》谓其“主治惊悸狂走”，大概还是受《神农本草经》影响。唐代陈藏器“十剂”说流行之后，五代末《日华子本草》始云：“黄丹，凉，无毒。镇心安神。”宋代寇宗奭称其“治疟及久积皆用”，可见后世用法有所改变。

铅丹来源：《名医别录》云：铅丹“一名铅华，生于铅”，即其原料为铅。其色黄、红或橙色，故有“丹”名。古代制取铅丹的方法很多。唐代《丹房镜源》“炒铅丹法”用铅、土硫黄、消石与醋一起按法炼制。李时珍云明代人“以作铅粉不尽者，用消石、矾石炒成丹。”在炒制铅丹过程中所用的硫黄、消石、矾石都是氧化剂，最后结果生成四氧化三铅（Pb_3O_4），此即铅丹的主成分。

后世用铅丹内服者少，《中国药典》不载此药。但在中医外科中，铅丹是熬制铅膏药（即黑膏药）的基础剂，有解毒敛疮之功。

---

1 金•成无己．注解伤寒论[M]．于俊生，点评．北京：中国医药科技出版社，2018：137.

198

云母(1)

【药源辨析】

云母的用途与来源：经方用云母方仅1首，即《金匮要略》蜀漆散。此方主治“疟多寒者，名曰牝疟”，其中云母入药之前要“烧二日夜”，然后与另外两味药一起捣杵为散，在疟疾未发作前服半钱。该方后有注，云“一方云母作云实”。但从该方配合用龙骨，以及其炮制法来看，原方用云母应当无误。

云母是一种矿物，与一般矿物不同的是，它既有独特的外形，又有很多独特的性能。它并不是一团坚硬的石头，能分成多色彩的“通透轻薄”之片（矿物学谓其有完善的解理，可以剥分）。宋代《本草图经》记载：“作片成层可折……采其片，绝有大而莹洁者，今人或以饰灯笼，亦古屏扇之遗事也。”可见古人曾用它作为一种漂亮的装饰品。

云母不仅外形奇特，还有奇特之性，现代知道它有很高的绝缘、导热性能，且能抗强酸、强碱、抗压，因此当今在工业上（尤其是电气、建材、化工等）广为运用。古人也注意到云母的特性，例如道家葛洪《抱朴子》云：“他物埋之即朽，烧之即焦，而五云以内猛火，经时终不然，埋之永不腐败，故能令人长生也。”“不然”即不能燃烧、因此它被用作仙药，臆想若服用经年，“可役使鬼神。入火不烧，入水不濡，践棘而不伤肤，与仙人相见。[1]”

葛洪说的“五云”就是云母，因色彩不同被分作五种。它烂不了、烧不坏的特性被早期养生方士作为长生仙药载入“仙经”，而不是医家通过口尝身受、在治疗实践中发明的药物。马王堆出土的西汉以前古医书中就有云母之名，其运用仍然带有仙药色彩。《神农本草经》中的云母是上品药，功效为：“主身皮死肌，中风寒热，如在车船上，除邪气，安五脏，益子精，明目，久服轻身延年。”除了与长生补益相关的疾病之外，还能“除邪气”，即葛洪说的“可役使鬼神”。疟疾作为一种古老而有症状特异的疾病，使古人以为有虐鬼作怪（直到近代民间还有“疟子鬼”之说）。明白这一点，就能理解经方蜀漆散何以要用云母。

仲景之时，巫医早已衰败，但长时期的巫、医混同，使某些巫药与医药混杂在一

---

[1] 引自：晋代葛洪《抱朴子·内篇·仙药》，见《诸子集成》(8)（上海：上海书店，1986: 48）。

起，遗留在古医方中。尽管本草医书中还有不少云母治病的记载，但其数量日益减少。宋代寇宗奭云："云母，古虽有服炼法，今人服者至少，谨之至也。市廛多折作花朵以售之，今惟合云母膏，治一切痈毒疮等。"宋代云母已很少用，时至现代，云母在中医治疗中已近绝迹，《药典》更不会收载。

199

灶中黄土(1)

【药源辨析】

灶中黄土的功用与来源：经方用灶中黄土者仅 1 方，即《金匮要略》的黄土汤。该方治“远血”（先便后血）及吐血、衄血，含药 7 味，其中灶中黄土半斤（余药皆 3 两），可见为该方主药，其功用当与全方主治一致，用于止血。

黄土在古本草中不止一处出现（如铸钟黄土、铸铧鉏孔中黄土），但经方指明用“灶中黄土”，古本草又称为“伏龙肝”。该药首见《名医别录》，其性用为：“味辛，微温。主妇人崩中，吐血，止咳逆，止血，消痈肿毒气。”梁代陶弘景云：“此灶中对釜月下黄土也。”“釜月”即锅底，与锅底相对的灶中黄土名伏龙肝，故又名“灶中土”“灶心土”。其功能止血，经方用治远血，《名医别录》既治吐血，也治妇人崩中，范围更广泛，可见止血是灶中黄土的主要功用。

据张仲景、陶弘景的记载，灶中黄土就是经过火烧之后的黄土。陶氏认为“以灶有神，故号为伏龙肝，并以迂隐其名尔”。但《雷公炮炙论》却另有说法，云“勿误用灶下土。其伏龙肝是十年已来灶额内火气积，自结如赤色石，中黄，其形貌八棱”。雷公所说是“灶额”（即灶上烟囱）火气久积形成的一种红色有棱面的石状物。此说乃出道家，医家罕用。

李时珍引用《后汉书》等文，言“伏龙肝”之名与用猪肝泥灶有关。这种说法也仅少数文献所载，从仲景经方及陶弘景所云，灶中黄土就是多年柴草熏烧后的砌灶黄土。现代认为此种黄土主含硅酸（H_2SiO_3）、氧化铝（AL_2O_3）及三氧化二铁（Fe_2O_3）等多种成分。至今中医仍常用此药，但现代《中国药典》不载，原因不明。

200

热泥（1）

【药源辨析】

热泥的功用：经方用热泥方仅1首，即《金匮要略·杂疗方》所载“疗中暍方”。

“中暍”类似当今的日射病，即夏天阳光直射引起体温升高。若体温过高会引起昏厥死亡，即所谓“中暍死”。与现代救治此病不同的是，早期医术有一条戒律：“不可使得冷，得冷便死。”其方法是要保持肚脐温暖，其中包括用“热泥和屈草”（即温热的泥土拌和弯曲的草绳）扣在脐部，使热气透脐，令病人排尿。这种方法非常原始，目前尚未见有报道此法是否有效。但在古代，此法被称作“救人之大术”。本书“人尿”条也提到类似的救治法，可互参。

201

真朱(1)

【药源辨析】

真朱功用及来源：经方用真朱仅1方，即《金匮要略》赤丸。该丸主“寒气厥逆”，方中用药4味，为末，“纳真朱为色，炼蜜丸如麻子大”。也就是说，真朱不是方剂的组成部分，乃为丸剂敷色之用。

赤丸既治寒厥，当用热药，故此方有乌头、细辛。《医宗金鉴》云：“此条之文、之方，必有简脱，难以为后世法，不释。[1]”唐代《备急千金要方》有类似的“神丹丸”，乃“治伤寒敕涩恶寒、发热、体疼者方”。其方有药6味：附子、乌头各四两，人参、茯苓、半夏各五两，朱砂一两，“末之，蜜丸，以真丹为色，先食服，如大豆二丸，生姜汤下，日三，须臾进热粥二升许，重覆出汗止……此药多毒，热者令饮水，寒者温饮解之。[2]”观此神丹丸，有助于理解“赤丸”的主证及用药。

方中真朱即是丹砂(朱砂)。丹砂首载于《神农本草经》，其性用为：“味甘，微寒。主身体五脏百病，养精神，安魂魄，益气明目，杀精魅邪恶鬼。久服通神明，不老，能化为汞。”《名医别录》增补若干功能，且云“作末名真朱”。从以上性味功能来看，真朱无益于治寒厥。《金匮要略》言“以真朱为色”，故方名“赤丸”，并不将真朱视为治病之药。

按梁代陶弘景的说法，丹砂“炼饵之法备载仙方，最为长生之宝”。但“俗医皆别取武都、仇池雄黄夹雌黄者，名为丹砂”。可见道家养生术士与医家所用丹砂的来源还不大相同，且医家重在治疾，仲景经方甚至仅以真朱为色。《唐本草》用丹砂“疗疮疥亦好，但不入心腹之药尔”。唐代《药性论》则谓丹砂“有大毒。镇心，主尸疰，抽风”。以上皆医家用丹砂法，与经方“赤丸”主治似乎也无关系。蜜丸为何要染赤色？取其“杀精魅邪恶鬼”？不解！《医宗金鉴》以“简脱，难以为后世法”为理由，不予解释。我们也无法揣摩出经方以真丹为色的用意。

“丹砂”以色红得名，早期除方士用来炼丹外，画家常用其作红色颜料。此为硫化物类矿物辰砂，主含硫化汞(HgS)。烧之有硫黄(S)气，可得汞(Hg)；汞再与硫反

---

1 清•吴谦，等. 医宗金鉴：上册 [M]. 郑金生，整理. 北京：人民卫生出版社，2017：464.

2 唐•孙思邈. 备急千金要方 [M]. 影印本. 北京：人民卫生出版社，1955：182-183.

应，又可合成丹砂。医家或用其镇惊、解毒等，或用作丸剂包衣，可防腐。李时珍云："丹砂性寒而无毒，入火则热而有毒，能杀人。"后世多遵从此说，多用于成药中。现代《中国药典》亦收"朱砂"为药，谓其功能清心镇惊，安神，明目，解毒。临床用此药内服者甚少。

202

钟乳(1)

【药源辨析】

钟乳的功用：经方用钟乳仅 1 方，即《金匮要略》紫石寒食散。该散“治伤寒令愈不复”，有药 13 味，其中石药(矿物药)5 味。据皇甫谧对寒食药的考察，此方即寒食药中的“寒食石方”(又名紫石英方)，即汉末三国间寒食散的源头。对寒食散源头的考察，本书“紫石英”条有简述，此处不赘。

紫石寒食散以五石(紫石英、白石英、赤石脂、钟乳、太一馀粮)配伍八草(8 种植物药)，其初衷是帮助伤寒愈后康复。秦汉之时，以炼药求仙蛊惑人心的方士颇为盛行，与此风相关的“理论”也应运而生。梁代陶弘景《养性延命录》引《神农经》关于食性的一段话中，有“食石者，肥泽不老”[1] 一句，讲的就是矿物药养生作用。钟乳石是其中著名石药之一。

钟乳又名石钟乳，最早见于《神农本草经》记载，云其可“益精，安五藏，通百节，利九窍，下乳汁”。《名医别录》又增补“延年益寿，好颜色，不老，令人有子”等补益作用。这些功效并非来源于经验，而是以外形质地附会其内在性质。三国魏《吴普本草》已了解石钟乳的形成：“聚溜汁所成，如乳汁，黄白色，空中相通。[2]”古人把这种“如乳汁”的溜汁说成是“石之津气”(李时珍)或“石之精膏”(《医心方》)，因此使人产生服用石钟乳可以使人益精补髓的联想。

钟乳的来源：按现代的眼光来看，钟乳不过是喀斯特地貌(岩溶地貌)常见之物，是自然界的水对可溶性岩石(碳酸盐岩等)的溶蚀形成的。钟乳在广西桂林最多，范成大《桂海虞衡志》认为钟乳乃“石液融结所为也。乳床下垂，如倒数峯，小山峯端渐锐，且长如冰柱，柱端轻薄，中空如鹅管。乳水滴沥未已，且滴且凝，此乳之最精者[3]”。这些形状各异的乳石，即碳酸盐类矿物方解石的钟乳状集合体，主含碳酸钙($CaCO_3$)。由于钟乳生成环境、着生部位、形态等各有不同，钟乳又有不同的名称，如

---

1 引自：梁代陶弘景《养性延命录》，见《道藏要籍选刊》第 9 册卷上(上海：上海古籍出版社，1989：397)。

2 三国魏•吴普. 吴普本草 [M]. 北京：人民卫生出版社，1987：2.

3 引自：宋代范成大《桂海虞衡志》“志金石”，见《丛书集成新编》第 91 册(台北：新文丰出版公司，1986：124)。

孔公孽、殷孽、石床、石花等，但其成分基本一致。古代服石之风盛于魏晋隋唐，后世则不再崇尚服石，仅将其作为普通药物。

现代《中国药典》仍收录了“钟乳石”一药，谓其可“温肺，助阳，平喘，制酸，通乳”。其中除“制酸”是结合现代的知识外，其余皆沿袭古代钟乳石的功效。

203

病人栉(1)

【药源辨析】

病人栉之用：《金匮要略》仅“救卒死客忤死还魂汤”中提及“病人栉”1次。此方有药3味，“以水一斗煮之，以病人栉内中，三沸，栉浮者生，沉者死”。可见该汤不是用“病人栉”(患者本人的梳篦之类物品)作药物，而是用它作为判断疾病预后好坏的器具。其说将“病人栉”放进药汤中煮三沸，若此“栉”能浮起者，病可痊愈，下沉者病人死。此纯属巫医方术，不可理喻。

“栉”(zhì)，《说文解字·木部》：“栉：梳比之总名也。”“比”即“篦”，与“梳”同为清理头发的工具，总名“栉”。在医药早期的巫医眼里，得人气最多者会有某种灵气。故“梳篦”亦可作为药物。唐代陈藏器《本草拾遗》中就有“梳篦”一药，主治“虱病”(活虱入腹为病，如癥瘕)。另“梳篦垢”主小儿恶气，霍乱——此皆早期巫医用药法残余。《本草纲目》“梳篦”条亦收录古医药书多个此类巫药方。此物后世医药书罕见出现，已被淘汰出局。

204

绯帛(1)

【药源辨析】

绯帛功用：经方用绯帛方仅1首，即《金匮要略·杂疗方》所载"治马坠及一切筋骨损方"。该方7味药中，有败蒲、久用炊单布、绯帛3味器物药，且均为烧灰。同时又用上了大黄、桃仁等活血祛瘀药，这很类似早期巫医交混时期的药方，不能用一般分析医方的思路去强解。

绯帛即红色的丝织物，早期民间以"故绯帛"(即被人用旧了的绯帛)为佳。唐代陈藏器《本草拾遗》中保留了大量的此类器物，并首次将"故绯帛"收入《本草拾遗》。该书所载"故绯帛"的主要作用是"主恶疮，丁肿，毒肿。诸疮有根者，作膏用"。或与其他药物烧灰口服。

据宋代陈衍《宝庆本草折衷》[1]所载，本品又名真绯帛、绛帛，是煎茜根、苏木或红花染色而成，"惟陈久者良"，此与"新绛"还有区别。新绛也是丝织物染色，但不取陈旧(可以不沾人气)，直接入汤煮服。"故绯帛"则以沾人气长久之"故"(陈旧)者，且以烧灰形式处理过，这就已经包含了巫医用药的思维和方法，很难用染色植物的功效去解释其活血作用。陈藏器所载"故绯帛"不言祛瘀，多治毒肿。但陈衍引《肘后备急方》，"治血运，用绯帛煮汁服"，可知故绯帛治血证也是它的功用之一。陈衍解释绯帛入药之理："绯帛者，绛色而应于阳也，尤宜护药势以敌阴邪也。故钱乙方疗小儿囟开鼻塞，用天南星微炮，去皮为末，淡醋调摊绯帛上，烘微暖，贴于囟中，仍炙手温，频频轻摩。或吐泻气脱而囟陷者，亦宜施此。又有苏合香元、八神屠苏(一作酥)，皆敌阴邪之剂，故悉盛以绛袋也。"这些解说，说到底，还是带有古代方士的虚玄灵秘气息，难以纳入医药范围。

---

1 宋·陈衍．宝庆本草折衷 [M]// 郑金生．南宋珍稀本草三种．北京：人民卫生出版社，2007：587.

205

久用炊单布（1）

【药源辨析】

久用炊单布的功用：经方用“久用炊单布”仅1方，即《金匮要略·杂疗方》所载“治马坠及一切筋骨损方”。该方有药7味，既有医家常用活血祛瘀药大黄、桃仁等，也有早期巫医所用的久用炊单布（烧灰）、绯帛（烧灰）、乱发（烧灰）、败蒲等器物或人部药。

炊单布是厨房做饭使用的布，例如甑、蒸笼等容器中用于铺垫甑篦或覆盖容器用的布单，此类物件不可能含有“药力”（古人认为含有生效的内在力量，今所谓有效成分），且烧成灰后诸物皆同。但按巫家的思维方式，烧成灰的物质中还会含有原物灵力。

炊单布不见于古本草所载。医方书中，宋代王璆《百一选方》载一被甑上蒸汽冲熏致肿的病案，也是将久用炊布烧灰外敷，随敷肿随消。作者解释取效之理为：“盖以炊布受汤上气多，返用以出汤毒。[1]”这种思维方式，古代或归于“医者，意也”，即通过医家的联想思维去用药，此与古代巫家思维中的接触律本质相同。想象炊单经常接受蒸汽，就赋予它解除蒸汽的毒害，是其中一例。至于仲景时代何以用久用炊单布祛瘀血？医、巫不同道，尚未寻找到有关资料，无法臆测。

---

[1] 引自：宋代王璆《是斋百一选方》卷十三“第二十一门”，日本宽政十一年（1799）和刻本。

206

裈(1)

【药源辨析】

“烧裈散”与“阴阳易”：经方用“裈”(或作“裩”)仅1次，见《伤寒论》“烧裈散”，其中使用“妇人中裈”或“男子裈”，今以“裈”为总名。

“烧裈散”只有一味“药”，主治“伤寒阴阳易之为病，其人身体重、少气、少腹里急，或引阴中拘挛，热上冲胸，头重不欲举，眼中生花(花，一作眵)，膝胫拘急者”。按字面意义，“阴阳易”的患者并非感染伤寒(无恶寒发热)，出现的是气虚及阴中拘挛、膝胫拘急等内伤症。所谓“阴阳”，究竟是阴经阳经、阴证阳证，还是代表男女？从字面也无法得知。但从用药“妇人病取男子裈”，似乎“阴阳”关乎男女。

“阴阳易”“烧裈散”在今《伤寒论讲义》之类的书中多避而不谈，可能是隐恶扬善，为仲景医圣讳。但医药事关人命，应该学习李时珍“立言破惑”才对。

金代成无己解“阴阳易”云：“大病新瘥，血气未复，余热未尽，强合阴阳，得病者名曰易。男子病新瘥未平复，而妇人与之交，得病，名曰阳易；妇人病新瘥未平复，男子与之交，得病，名曰阴易。以阴阳相感动，其余毒相染着，如换易也。[1]”此说重点在“合阴阳”(房事)，余毒相染。但既是伤寒“余毒”，为何不是伤寒证为主，反出现内伤诸证呢？

后世注“阴阳易”者甚多，然多从成无己之说，不赘。清代《医宗金鉴·订正仲景全书伤寒论注》归纳诸说，注云：“伤寒新愈之后，男女不谨，偶犯余事，发热复病者，谓之房劳复”[2]。这就偷换概念了：“发热复病”，则属伤寒已愈者再次“发热复病”，而不是把病移易到未病的对方。这种“房劳复”与“阴阳易”其实内容不同。此说将男女房事作为伤寒复发的病因，促成了清代流行的“夹阴伤寒”说。此说害人不浅，清末陆懋修为此愤而撰成“夹阴伤寒说”，抨击其误。

陆懋修指出：“潜窥其人，或当新婚，或蓄少艾，一有寒热外感，即无不以夹阴为辞。”即把房事作为患寒热外感的病因或曰借口。尤其是寒热病笃，治疗无效时，“夹阴”之罪就波及女方：“其时病者之妇，有因此而贻笑于戚党矣，有因此而失欢于舅

1 金·成无己. 注解伤寒论[M]. 于俊生，点评. 北京：中国医药科技出版社，2018：263.

2 清·吴谦，等. 医宗金鉴：上册[M]. 郑金生，整理. 北京：人民卫生出版社，2017：262.

姑者矣，且有因此而直以身殉者矣。无其事不容置辩，即有其事，亦不知病之本不因此！[1]”可见把房事与寒热病挂钩，会带来多大的社会危害！关键是“病之本不因此”，“合阴阳”并非患寒热病或伤寒复发（性病或某些皮肤病例外）之因。古之伤寒若包括外感传染病，那就不仅关乎“阴阳”，而是触人就“易”。因此，毋庸讳言，《伤寒论》的“阴阳易”内涵非常含混而不合实际！

病因不明，用药能对吗？“裈”是有裆的内裤。烧裈散特意指明用“妇人中裈近隐处”，即贴近阴部的内裤裆部，而且“妇人病取男子裈”。男病用妇人裈，女病用男子裈，意在借助未病异性阴蔽处的污脏以驱病，这是最明显的巫医用药法。

巫药的核心就是“通灵”，并不在意其物是否可以服用，是否能被人体吸收生效。所以许多器物、秽物皆可入药。马王堆出土的西汉《五十二病方》中使用的“女子布”“女子初有布”（即沾过初次月经的布帛或内裤），皆属此类物。《证类本草》中无“裈”这个药，但汇集了“夫衣带”“浣裈汁”“妇人月水”“死人枕”等，都是巫医用药残余。其用药思想乃因其“是污秽，坏神气也”[2]，即用污秽之物去破解鬼神为病。因合阴阳导致的病，则用合阴阳最接近处的秽物去破除。方有执解“烧裈散”，云“裩裆近阴处，阴阳二气之所聚也。男女易也，物各归本也”。若按方氏之说，互换内裤穿穿就可以“物各归本”。今一把火烧成灰，哪里还分得清阴阳之气？喝下这灰就能“物各归本”？《医宗金鉴》则云“男女裩裆，浊败之物也。烧灰用者，取其通散，亦同气相求之义耳！”“同气相求”，虚无缥缈，说白了还是交感巫术“通灵”之说。后世强为经方药物粉饰，只会越抹越黑。

仲景之时，去古未远，其书有极少量的巫医用药遗存并不为怪，也无损经方整体之声誉。与其藏藏掖掖，避而不谈，不如直陈其谬，以免误导后学。《金匮要略》中此类巫药较《伤寒论》更为多见。烧裈散是最典型的巫医用药残余，后世罕有效尤者。

---

1 清•陆懋修．文 [M]// 王璟．陆懋修医学全书．北京：中国中医药出版社，1999：96.

2 宋•唐慎微．重修政和经史证类备用本草 [M]．影印本．北京：人民卫生出版社，1957：365.（卷十五“浣裈汁”）

207

新绛（1）

【提要】

新绛仅见于《金匮要略》旋复花汤，清代以前的本草医方书中皆无其来源记载。清代旋复花汤逐渐多用于活血祛瘀，随之出现若干混乱的新绛实物，以及种种不同来源的说法。

【药源辨析】

新绛功用：经方用新绛方仅 1 首，见于《金匮要略》“旋复花汤”。该汤两处出现，其一见《五脏风寒积聚病脉证并治》，主治“肝着，其人常欲蹈其胸上，先未苦时，但欲饮热”，但此下无具体处方。其二见于《妇人杂病脉证并治》，主治妇人“半产漏下”，凭其脉当为“寒虚相搏”。其下有该汤方组，用旋复花、葱、新绛三味煮服。

要论其药，先论其方。《医宗金鉴》于“肝着”下注曰：“‘旋复花汤主之’六字，与肝着之病不合，当是衍文。”该书又注“妇人半产漏下”一句：“此条详在《伤寒论》辨脉法篇，错简在此。旋复花汤一句，亦必是错简。[1]”附和此说者，中、日两国医界皆有其人。但考宋代苏颂《本草图经》已言“张仲景……杂治妇人有三物旋覆汤”，清朝人言“衍文”“错简”却无法出示文献依据，岂能令人信服？

考“肝着”之证，“其人常欲蹈其胸上”，这是瘀血滞着的见证；“但欲饮热”，则内有阴寒。“妇人半产漏下”，是因小产引起的瘀血未尽；其“寸口脉弦而大”，病属“寒虚相搏”，也是虚寒兼有瘀血停滞。故皆用“旋复花汤”，完全对证。葱白辛温祛寒通阳，旋复花下气消痞，则新绛的功用就是活血化瘀了。后世解释此方义者，都将新绛作为活血化瘀药。如黄元御云：“行经脉而通瘀涩，敛血海而止崩漏。[2]”此方在清代叶桂《临证指南医案》及其他医家书中常见使用，云治络瘀肝着甚效。现代亦可见总结清代医家运用旋复花汤经验之文[3]。

---

1 清•吴谦，等．医宗金鉴：上册 [M]．郑金生，整理．北京：人民卫生出版社，2017：471，568.

2 清•黄元御．长沙药解 [M]// 麻瑞亭，孙洽熙，徐淑凤，等．黄元御医书十一种：下册．北京：人民卫生出版社，1990：398.

3 黄兆强．吴鞠通运用新绛旋复花汤的经验 [J]．江苏中医杂志，1982（4）：41-43.（该文后注明：“新绛一药，当今药肆往往不备，习惯以红花、茜草代用，效同。”）

新绛来源的争议：新绛一药，除经方之外，不见于其他任何早期本草与医方书。清代新绛的来源十分混乱，其名称或写作“猩绛”，谬称其正品乃以真丝染猩猩血而成。也有人将清朝官员红缨帽顶的红色丝线（即俗称“红顶子”，雅称“帽纬”）充作“猩绛”。古代猩猩是稀罕物，哪有猩猩血供人染“猩绛”的道理？经方乃汉末之书，如何能用清朝官帽上的“帽纬”？

但新绛为“帽纬”说颇为流行。清代赵其光《本草求原》“陈帽纬”条云：“红花所染……且以茧丝为之……仲景之旋复花汤用。”该条下也包括“新绛（即红绢）。取新红绢和血，青葱管利气，旋覆开降肺气，以治半产漏下。[1]”这就是赵其光理解的“新绛”。

即便是“帽纬”做的新绛，也有假货。清末郑奋扬《伪药条辨》中的“绛纬”就是“帽纬”，据说“古方肝着汤用之辄验”，本应红花染成，但清末或用洋红染轻麻伪充。郑氏认为：“若以洋红染造，则失之远矣，况洋红有毒乎！尤可恨者，近日医家疏方，已经旁注‘洋红染不用’，而贪利之徒，偏以此欺骗病家，是太无天良者矣。[2]”“帽纬”充“新绛”已属附会，再用洋红染就更加离谱！

此外还有“绯帛”说。如明代赵以德《金匮方论衍义》[3]云：“新绛未审何物，当是绯帛也。凡丝帛皆理血，血之色红，用绛尤切于活血。”清代周扬俊、尤怡等皆附和此说。黄树曾更进一步指出：“新绛乃红蓝花所染绯帛，是治肝经血着之要药。”然“绯帛”一药首见于唐代陈藏器《本草拾遗》，原名“故绯帛”，主治“恶疮丁肿毒肿”，不涉及活血祛瘀。且“绯帛”用“故”，“新绛”用“新”，如何能互相混淆？

又有降真香说。明末卢之颐曰：“降真，原名新绛。出黔南、南海山中，及大秦国。似苏方木……降真，新绛也，新致陈推。降者大赤。[4]”降真香首见于《海药本草》（约成书于10世纪初），后由宋代唐慎微《证类本草》收入主流本草中，乃外来香药，本是乔木，并无“新绛”别名。《海药本草》载：“仙传云：烧之或引鹤降。”可见此“降”（下降）与“绛”（绛色）毫无干系。“绛”是色丝，“降真香”是乔木，后者出现的年代与经方相差甚远，此说的荒谬程度不亚于关公战秦琼。但最近有研究认为，新绛是指一种相对于茜草、苏木等而言新发现的也能染绛色绯帛的物质，即明代卢之颐认为的降真香。其基原为豆科黄檀属藤黄檀 *Dallergia hancai* 和两粤黄檀 *Dallergia benthami* 等为主的茎或根受伤后所结的香体[5]。但此研究未能首先提供汉代曾用过此物质做染料的证据，如何能证明汉代的新绛就是此物染成？

---

1 清·赵其光. 本草求原：下 [M]. 影印本. 广州：广东科技出版社，2009：1208-1209.

2 清·郑奋扬，辑著. 民国·曹炳章，增订. 增订伪药条辨 [M]. 上海：上海科学技术出版社，1959：86-87.

3 明·赵以德. 金匮方论衍义 [M]. 周衡，王旭东，点校. 北京：中国中医药出版社，1993：237.

4 明·卢之颐. 本草乘雅半偈 [M]. 冷方南，校点. 北京：人民卫生出版社，1986：701.

5 王祥红，王立志，陈登科，等. 仲景《金匮要略》旋覆花汤中新绛新考 [J]. 亚太传统医药，2018，14（12）：113-116.

比较可信的是新绛为“绛丝”说。清代张璐《本经逢原》提出“新绛治妇人血崩。丝本主血，加以色绛，又用煅灰，所以取治失血有效。[1]”此说符合“新绛”药名原义。但这种“绛丝”是什么染料染成，又有不同意见：

红花染绛丝说。清代吴瑭认为“新绛纱，系三品生丝，既能通络，又能补络。红花生血和血，单以几微皂矾化瘀。今人概以帽帏代之，断不可用也。”吴瑭又云“汤剂中用新绛纱，用染匠之巧法，皂矾在几微之间，稍多则染成元青矣。[2]”此说认为“帽帏”是伪品，正品是红花染就的生丝，且云在染色所掺的少量皂矾，也有化瘀作用，但汉代新绛是红花加皂矾所染，证据何在？

茜草所染的绛丝说。唐宗海云：“惟新绛乃茜草所染，用以破血，正是治肝经血着之要药。”陈伯坛亦云：“新绛着水便赤，具有血色之华。且绛为草本，少许作汤服，则脉道之色如纁染，其去瘀生新之效力何待言？”现代支持此说者从汉代文字工具书对“绛”字的解释，以及《史记》云“千亩卮、茜……此其人皆与千户侯等”，推导当时主要用茜草染绛。又依据考古学家对汉代丝织物的化学分析入手，为汉代用茜草染绛找到旁证。故新绛当是指用茜草初染、尚未经洗涤之丝织物。新绛活血当借茜草汁之力。茜草即《素问》治血枯的“四乌贼骨一藘茹”中的“藘茹”[3]。经方时代，茜草染绛比红蓝花染绛更广泛。临床医家或从个人用茜草代新绛的获得卓效，支持新绛为茜草染成之说[4]。也有考证认为新绛就是新刈的茜草[5]。本书认为茜草新染绛丝之说最接近经方的新绛。

【附言】

新绛虽然在经方中仅出现 1 次，但它所在的旋复花汤在清代是口碑甚好的活血祛瘀方，所以考求新绛来源就显得特别重要。但清代新绛的来源却乱象横生，“猩绛”之伪姑且不说，即便在医药界，对它的来源就有“帽纬”(“绛纬”)说、“绯帛”说、“降真香”说、红花染“绛丝”说、茜草染“绛丝”说。本书综述了各种说法及其考证依据，也表达了本书的倾向意见。

还想说几句的是：在古本草药物考证中，注意搜罗史料证据固然是最基本的要求，此外，还要讲究史料的时代与可靠性，考证过程要合乎逻辑，不能凭借推测的不确定意见得出肯定的结论。更重要的是，考证结论最终要落实到临床实用(包括药物易得)。经方中的药物虽然距离我们很远，但在经方时代，它一定是寻常之物，不可能是外来的稀罕物，也不可能是过了数百年才逐渐为人所知东西。倘有例外，那就是考证本身出了问题。

---

[1] 清•张璐. 本经逢原 [M]// 张民庆，王兴华，刘华东. 张璐医学全书. 北京：中国中医药出版社，1991：894.

[2] 清•吴瑭. 医医病书 [M]// 李刘坤. 吴鞠通医学全书. 北京：中国中医药出版社，1999：160，171.

[3] 郑金生. 旋复花汤中的“新绛”考 [J]. 辽宁中医杂志，1982(2)：42-43.

[4] 彭述宪. 旋覆花汤中新绛、葱小考 [J]. 国医论坛，1993(5)：44.

[5] 李益三. 论金匮注家对新绛一味药之误解 [J]. 江苏中医，1963(6)：32-34.

208

曲(麹)(1)

【药源辨析】

曲的功用：经方用曲（麹）仅1方，即《金匮要略》薯蓣丸。该丸治“虚劳诸不足，风气百疾”，有药21味，以具有补虚、祛风作用的药物为主体，其中用薯蓣30分、甘草28分，大枣百枚，且炼蜜和丸，其余诸药用药比例在2～10分，可知此方甚甜腻。方中用家常酿酒的“曲”，可谓别出心裁。

曲的繁体字为“麹”，李时珍的解释是：“麹以米、麦包罨而成，故字从麦、从米、从包，省文，会意也。”“曲”作为药物进入本草晚至唐代孟诜《食疗本草》，但在日常生活中，曲的出现与酒一样悠久。《尚书》曰：“若作酒醴，尔惟麹糵。”《说文解字》：“麹，酒母也。”曲是酿酒不可缺少的发酵剂，也很早用作药物，如《名医别录》“小麦”：“以作曲，温，消谷止痢。”可见助消化是曲最早最基本的功能。《名医别录》成书时代与仲景经方相同，故“薯蓣丸”用曲，应该也是避免全方过于甘甜而导致中焦壅塞。

唐至五代的《食疗本草》《本草拾遗》《四声本草》《食性本草》《日华子本草》均收载了“曲”。至宋代《嘉祐本草》将上述诸家本草的内容糅合成一条：“味甘，大暖。疗脏腑中风气，调中下气，开胃消宿食，主霍乱、心膈气、痰逆，除烦，破癥结及补虚，去冷气，除肠胃中塞不下食，令人有颜色。六月作者良，陈久者入药，用之当炒令香。六畜食米胀欲死者，煮曲汁灌之立消。落胎并下鬼胎。”此后还收录了专门的药用复方“神曲”，云其“能化水谷宿食癥气，健脾暖胃”。故曲用在“薯蓣丸”中，甚有利于补虚祛风。

曲的制作：古来制曲的方法很多，李时珍《本草纲目》中就列举了4种药用曲的制法：

“造大小麦麹法：用大麦米或小麦连皮井水淘净，晒干。六月六日磨碎，以淘麦水和作块，楮叶包扎，悬风处，七十日可用矣。

造面麹法：三伏时，用白面五斤，绿豆五升，以蓼汁煮烂。辣蓼末五两，杏仁泥十两，和踏成饼，楮叶裹，悬风处，候生黄收之。

造白麹法：用面五斤，糯米粉一斗，水拌微湿，筛过踏饼，楮叶包，挂风处，五十日成矣。

又米麹法：用糯米粉一斗，自然蓼汁和作圆丸，楮叶包，挂风处，七七日晒收。此数种麹皆可入药。”

以上 4 种“麹”均含大量能发酵的活微生物或其他酶类的发酵剂或酶制剂，既可用于造酒，又可直接入药。

现代《中国药典》未收“曲”或“神曲”。中医临床多用“神曲”(“六神曲”)作为消食和胃药，但这种神曲由 6 味药(白面、青蒿、赤小豆、杏仁泥、苍耳汁、野蓼)制成，非经方所用一般制米酒所用曲。

209

煮饼(1)

【药源辨析】

煮饼的作用与来源: 经方用煮饼 1 次，见《金匮要略》百合病“一月不解，变成渴”，用单味百合渍水洗身，然后“食煮饼，勿以盐豉”。据此，煮饼并不是治疗用药，只是药后辅助食品而已。

此方在《外台秘要》引作“《千金》百合病经一月不解变成渴者方”，方末注云“《小品》、张仲景方同”[1]，可见此方还是以仲景经方所载最早，但其中“煮饼”作“白汤饼”，其下注云“今膊肫也”，后世写作“馎饦”，即面片汤。清代尤怡《金匮要略心典》注“白汤饼”，云“本草粳米、小麦，并除热止渴”[2]，意思是做面片汤的原料可除热止渴。此经方用煮饼之意，毋庸多述。

---

1 引自：唐代王焘《外台秘要》卷二“伤寒百合病方”，日本影宋精抄本。

2 清•尤在泾. 金匮要略心典 [M]. 叶进，点评. 北京：中国医药科技出版社，2018：29.

后 记

本书不设“总论”，是因为在逐药研究之前，我们还不知道探求经方药源将会遇到什么问题，故没有预案与经验，如何写得了“总论”？在经方药源探讨中，遇到了许多问题，并尝试去解决，由此才形成了一些想法。为此我们设此“后记”，打算向读者介绍我们的撰书缘起、资料准备，并列举写作过程中遇到的问题、解决的方法，希图与读者交流研究心得，以利于更广泛深入地开展中药探源研究。

一、撰书缘起与相关研究背景

2008 年底，应德国文树德（Prof. Paul U. Unschuld）教授之邀，我俩赴柏林洪堡大学 Charité 医科大学参与《本草纲目》国际合作课题，编撰《本草纲目词典》。4 年的海外合作经历，拓宽了我们的研究眼界。回国后，我们联袂申报了国家出版基金、“十三五”国家重点出版物出版规划项目“本草纲目研究集成”。该课题费时 6 年（2015—2020），编纂出版了全套 8 种子书，其中之一为我俩合著、邬家林教授主审的《本草纲目药物古今图鉴》（以下简称《纲目图鉴》）。该书以《本草纲目》药物（古代有药图者）为单元，遴选历代有关药物辨识的重要论述，汇集古本草药图 2 万余幅，图文结合，对 1 459 种药物的基原予以考定。

在《纲目图鉴》编著过程中，我们发现部分药物的古今来源相差很大，甚至名同物异，有的至今不被人觉察。例如张仲景《金匮要略》含牡丹方 5 首，其中大黄牡丹汤最为有名。我国从唐末五代，以至现代，许多药书、工具书、教科书（如《中华本草》《中国药典》等），都把《神农本草经》的牡丹来源指为毛茛科观赏植物牡丹 *Paeonia suffruticosa*。但日本著名医药学家森立之《本草经考注》（1858 年）却指出唐以前所用牡丹，乃紫金牛科植物。2011 年，日本青年科技史学者久保辉幸再次发文支持森立之的观点。我们在编写《纲目图鉴》时反复核查文献，比较形态，增补证据，证实百余年前森立之的研究结论是正确的。观赏植物牡丹早期名木芍药，唐代此种植物的根，俗间充作牡丹。唐代官修的《唐本草》所述真品牡丹是另种植物。也就是说，《神农本草经》等早期本草、张仲景《金匮要略》所用的牡丹是真正根皮红色的紫金牛科植物，直到唐中期观赏牡丹兴盛之后，药物真品牡丹最终被俗品取代，从此积重难返。由此可知，牡丹药源欲“守正”，必须先“求正”。即便唐代俗品毛茛科牡丹根皮亦有实效，张仲景所用的真牡丹也不应该被埋没，应予发掘研究，这才能称得上真正的“守正创新”！

学友们知道我们正在研究古代中药，故常会将临床遇到的经方药源问题提出来与我们商讨。对本书编著启迪最大的是中日友好医院史载祥主任医师，史老从事中医临床近60年，他“深感药物是取效最关键环节”，其中“经方药简效宏，但药不清楚便是盲然”。故他遇到药源不明之药时，则不耻下问，如“张仲景用的芍药是白芍还是赤芍？”“仲景用的白酒、清酒有无区别？”“仲景用的术是白术还是苍术？我在临床有时用白术好，有时用苍术好，原因何在？”上海中医药大学陶御风教授同样对经方临床用药十分关注，他曾就经方所用防己为汉防己还是木防己提出疑问。研究解决临床实际用药来源的困惑不正是我们的职责么？这提示我们很有必要对经方药源进行深入探讨。

汉末张仲景医书是留存至今且对中医治疗发挥巨大作用的早期临床医书，后世有“众方之祖”的美誉，历代研究者绵延不绝。仲景医书用药仅200余味，其书距今1 800余年，这些药物的来源有不少发生了变化。可想而知，其他古医方书中的药物也存在同样的问题。但经检索，仲景经方药证及用药法的研究专书有好几种，但有关药源的系统研究专著极少。其中，最早、最有名的经方药物研究专著是清代黄元御的《长沙药解》(1753年)。此书“乃取仲景方药笺疏之”，书中160[1]种药物取自张仲景《伤寒论》《金匮要略》，每药笺疏重点是药物的药性功治，用药机理，很少涉及药物来源。例如该书“新绛”条，不谈来源，却大谈其性味功效及炮制法；又如“赤消”，黄氏谓“即朴消之赤者”，那《名医别录》载朴消“赤者杀人”又怎么解释？

仲景经方药物功用研究类的书多为医家所撰，即便提及药物来源，大多也是因袭前人所载，少有新意。日本吉益东洞《药征》也是仲景药物功用研究专著，议药仅61味，其中若干药下有“品考”一项，介绍作者所用的此药来源，内容比较单薄。日本内藤尚贤《古方药品考》取“《伤寒论》《金匮要略》所用之药二百二十余种[2]”，每药首列最早本草出处及其条文，次列该药所在主要药方的主治。其后在“撰品”项下介绍该药现实所用来源，包括舶来与日本本土所用该药的主要形态。诸药前半部分多抄录本草所载性能及所在仲景经方的主治，“撰品”则为作者自撰的有关该药的实际来源，或配有写生绘图。该书之名有“考”字，然其内容主要介绍现代当用之药，并非考究仲景经方用药之来源。不过该书的选药与列举的近用基原对药源考证仍有一定的参考价值。鉴于本文后面的“经方药物功用探原”一节还会提及此类书，兹不赘言。

古代仲景经方药源系统研究虽无专著，但相关资料较多，散见于古本草各药条

1　160：清•黄元御．长沙药解 [M]// 麻瑞亭，孙洽熙，徐淑凤，等．黄元御医书十一种：下册．北京：人民卫生出版社，1990：345.（原书云“凡药一百六十二”，实数为160）

2　二百二十余种：此据该书凡例所言，正文实际药条与凡例略有不同，且有少量仲景经方所无的肉桂、独活、獭肝、熟地黄等药物。

下。其中宋代唐慎微《证类本草》(元惠明轩本影印本)、明代李时珍《本草纲目》和李中立《本草原始》、清代吴其濬《植物名实图考》等书均有记载。近现代的本草考证、中药鉴定文著及相关中药工具书中也有许多经方药源方面的记载。除《中国药典》《中华本草》等工具书之外，谢宗万《中药材品种论述》(上、中册)、金世元《金世元中药材传统鉴别经验》等书所载最为翔实。

1992 年，林乾良、王贵淼所著《经方中药研究集成》，对仲景《伤寒论》《金匮要略》在中药学范畴内的各个方面，进行了全面的整理与研究[1]。其中总论的许多统计材料(如经方的方剂、药物的统计等)搜罗甚广，并对仲景方名、炮制、配伍、加减法、药量、煎药法、剂型、服法等均有概述，内容丰富。该书各论以 166 味药物为单元，分"两书同用药""《伤寒论》单用药""《金匮要略》单用药"三大类。此书对仲景经方药物的综述非常全面丰富，功力深厚，然整理多于研究，详于临床药学而略于药物学研究，其书特色在"全"(集成)而不在"源"(古今差异演变)。林乾良教授是我们的老师，其书为我们开展经方药源研究提供了很多宝贵的材料。

现代较早专门关注《伤寒论》药源古今差异者，当数四川祝之友先生。他在 2004 年以前就注意到《伤寒论》所用药物名称、基原种、入药部位、剂量单位等的古今变异，并撰有《伤寒论药物古今变异与应用研究》一书[2]。我们在撰写"后记"补查资料时，才得见此书，知祝先生已先得我们之心，不敢掠美，特为表出。然祝书仅着眼《伤寒论》药物，未及《金匮要略》药物，且书中所论大蓟、小蓟、海浮石、紫草茸、乌饭树等，均非仲景用药。祝书虽非仲景经方药源系统研究之作，然为此专题研究之嚆矢，功不可没。

研究药物来源者多为药物研究、教学或药业人员，他们熟谙中药鉴定、药材生产与流通，以及相关的植物学、动物学、矿物学、药理学、植物化学等知识，是为古代药物来源研究的主力。他们已经出色地解决了大多数的中药来源问题。本书在药物考源时非常关注他们已取得的成绩，但也发现过去的此类研究中，在利用古本草及其他古医籍方面相对比较薄弱。我们先后毕业于中医学院(中医本科)，又先后在 20 世纪七八十年代进入医史文献研究领域。在药学历史文献方面，我们除参与《本草纲目词典》(英文)国际合作课题外，还曾主持编纂《中华大典·医药卫生典·药学分典》(2 175 万字)，将历代本草及相关资料予以系统类编。此后又共同主编《本草纲目研究集成》，故而对古代医方、本草文献(含药物绘图等)比较熟悉，有条件在前人研究的基础上，进一步扬己所长，尝试开展仲景经方药源的系统研究。

在复习、检索以上与仲景经方药源研究相关的历史、现状之后，我们觉得编著《仲景经方药源》一书很有必要。以此为基础，才有可能逐步扩大深化到历代临床医

---

1 林乾良，王贵淼. 经方中药研究集成 [M]. 北京：中医古籍出版社，1992：绪言 3.

2 祝之友. 伤寒论药物古今变异与应用研究 [M]. 北京：中医古籍出版社，2005：1.

药书中药物来源的研究。选题确定后，我们即分头学习并准备仲景医书的相关研究资料。

二、仲景经方及其中药物的确定

开展“仲景经方药源”研究的第一步，是确定“仲景经方”，这就必须先确定含有仲景经方的可靠书籍。在这方面，历代仲景之学的研究者，尤其是现代仲景医书的中日研究专家们杰出的工作，为本书确定仲景经方底本提供了莫大的便利。其中，钱超尘教授既与温长路教授共同主编了《张仲景研究集成》[1]，又先后独著《伤寒论文献通考》[2]、主编《〈伤寒论〉文献新考》[3]，对张仲景生平事迹、《伤寒论》流传史及其历代主要传本和重要注本都有非常深入缜密的研究。日本医史学者真柳诚教授对仲景医书的研究也有很多新见，他与中国学者合作撰写的《〈金匮要略〉的成书与现存版本问题》[4]一文也为本书确定《金匮要略》底本等提供了重要参考。

（一）仲景经方的确定

现有仲景及其医书的研究表明，张仲景为东汉末人，其时代在公元 2 世纪下半叶至 3 世纪前 10 余年。仲景生活的时代，也就是经方产生的时代。以此为时间坐标，在此前后产生的早期医药典籍均可作为经方药物研究的参考。

历经磨难留存至今的仲景医书，主要有《伤寒论》《金匮要略》《金匮玉函经》3 种。其中《金匮玉函经》的主要内容与《伤寒论》同，但该书卷一《证治总例》篇有见于《金光明经》(415 年译)的“地水火风”之说，据考此篇出自南朝医家，其中许多段落见于唐代孙思邈《备急千金要方》卷一及卷二十九若干篇中[5]，但未注明是张仲景所撰。此篇产生时代，研究者意见不同，有东晋至唐宋间诸说，莫衷一是，不烦详引。

很少有人提到的是，《金匮玉函经》卷七之首的《方药炮制》篇也是后人掺入。据研究，该篇炮制专论所示的各药炮炙法与《伤寒论》《金匮要略》相比有很大的不同。其中内容有可能抄集自不同时代的多种炮制法，其整体水平大大超过了东汉张仲景医书所载。具体表现在对炮制法作用原理有较好的阐释，有些炮制法是后世才有的，某些术语、药名（如炮制、野葛、小草、木芍药等）皆非东汉末所有。在医书中列出炮制专篇，也不是经方时代医书所应有，此种形式多见于宋代[6]。故宋代林亿《新校备急千金

---

1 钱超尘，温长路．张仲景研究集成（增订版）[M]．北京：中医古籍出版社，2015.（该书原在 2004 年出版初版）。

2 钱超尘．伤寒论文献通考 [M]．北京：学苑出版社，1993.

3 钱超尘．《伤寒论》文献新考 [M]．北京：北京科学技术出版社，2018.

4 真柳诚，梁永宣，段逸山，等．《金匮要略》的成书与现存版本问题 [J]．中华医史杂志，2009，39（6）：357-363.

5 钱超尘．《伤寒论》文献新考 [M]．北京：北京科学技术出版社，2018：97.

6 李春兴．中药炮制发展史 [M]．台北：“国立”中国医药研究所，2000：32-35.

要方例》云：“凡古经方用药，所有熬炼节度，皆脚注之。今方则不然，撮合诸家之法，而为合和一篇，更不于方下各注。[1]”林亿之言，正好说明类似撮合“合和”篇的“方药炮制”篇并非古经方所应有。由此可知，《金匮玉函经》主体内容虽与《伤寒论》多同，但其中至少有两个专篇系后世掺入。

又据钱超尘教授研究，《金匮玉函经》115 方，较《伤寒论》多 3 方[2]。其中“麦门冬汤”见于《金匮要略》。另外 2 方为“柴胡加大黄芒消桑螵蛸汤”“黄芩人参汤”，内有不见于《伤寒论》《金匮要略》的药物仅桑螵蛸 1 味。鉴于今本《金匮玉函经》有后人掺入的内容，多出的 2 方亦无旁证确系仲景之方，故在统计经方及药物时，本书不用《金匮玉函经》。

本书所称“仲景经方”，均取自《伤寒论》《金匮要略》二书。其中，《伤寒论》以明代赵开美所刻《仲景全书·翻刻宋版伤寒论》为底本，工作本采用钱超尘、郝万山整理的《伤寒论》（北京：人民卫生出版社，2005）；《金匮要略》以元代邓珍复刻本为底本，兼参明代吴迁抄本《金匮要略方》，工作本采用何任、何若苹整理的《金匮要略》（北京：人民卫生出版社，2005）。

那么，本书选定的两种仲景医书，其药物相关内容方面有无差异？有！

其中的炮制方法有时差异很大。例如《伤寒论》附子绝大多数要“去皮”、要“破”，《金匮要略》附子却很少用此法。相反，《金匮要略》附子几乎全都要求“炮”过，《伤寒论》却有一小部分附子生用。又如《伤寒论》半夏方 18 首，注明此药要“洗”过；《金匮要略》半夏方 27 首，却只有 4 方的半夏需“洗”。这样的例子还可见于大黄、麻黄等药。如果今存的《伤寒论》《金匮要略》完全是从仲景所撰《伤寒杂病论》拆分而来，按说不应该有这么多炮制法不同。如何解释这种现象？我们认为这可能是因为《伤寒论》与《金匮要略》在各自流传、被后人整理过程中造成的差异。除炮制方面的差异之外，诸如两书的生姜、大枣配伍比例也有差别。但这些误差毕竟不是太大，还不足以否定《伤寒论》《金匮要略》均为仲景之书。

据本书计点，《伤寒论》有方 112 首，此数与宋代林亿《伤寒论序》云“除复重，定有一百一十二方”相同。该书所出医方多有方名，比较好计点。按临床处方用药为计药标准，这 112 方中共用药 95 味。同一物种的不同药用部分均按不同药味计算。

《金匮要略》的方剂统计则有不同的数据。宋代孙奇《金匮要略方论序》称：“自杂病以下，终于饮食禁忌，凡二十五篇，除重复，合二百六十二方。”本书统计仅得方 243 首，比孙奇所计少 19 方。考《金匮要略》孙奇序提到“又采散在诸家之方，附于逐篇之末，以广其法”，此类附方共 28 首[3]，其中《肘后备急方》1 方、《古今录验方》1 方、

---

1 引自：宋代林亿《新校备急千金要方例》，见唐代孙思邈《备急千金要方》影印本卷首（北京：人民卫生出版社，1955：4）。

2 钱超尘．伤寒论文献通考 [M]．北京：学苑出版社，1993：49.

3 28 首：未计入《黄疸病脉证并治》所附“瓜蒂汤”，此方《金匮要略》有，主治不同而已。

《备急千金要方》13方[1]、《千金翼方》1方、崔(知悌)氏1方、《近效方》1方、《外台秘要》10方。只有将这些附方也算作《金匮要略》方，才能得出262这个数字。但这28方中，有的不过是主治不同而已(如炙甘草汤、桔梗白散等)，并不一定是新方。其中的药物除"獭肝"以外，并无其他新药。这些附方产生的时代不同，因此在讨论经方药源时，不能将仲景原书正文所无的药物作为研究对象，故本书统计《金匮要略》经方数不计入宋代增入的"附方"28首。

还有一种《金匮要略》方的统计数字为205方，见何任、何若苹整理的《金匮要略》。该书云："原著前二十二篇共398条原文，载方205首。"从数量可以看出，这个数字也包括了前22篇中的"附方"。研究经方时代的药源，若不计《金匮要略》25篇中最后3篇的药物，则无法反映汉代用药的真实历史。本书遵宋臣校订《金匮要略》的做法，将《金匮要略》后3篇之药方亦纳入经方统计。但书后3篇有较多的单方，甚至一病之下有数个单方。宋臣计算《金匮要略》末3篇的药方，大概是按条文计算。本书则按实际单方计算，即同一主治下多个单方均分别计数。因此，本书计算《金匮要略》方，不计"附方"，最末3篇按实际方计数，共得方243首，其中用药191味。除去与《伤寒论》重复之方36首，得《金匮要略》独有之方207首。该书药物除去与《伤寒论》重复之药77味，其中独用之药114味。

将《伤寒论》《金匮要略》两书之方(不计重复)相加，则仲景经方实有方数为319首。两书共用之药(不计重复)209味。围绕仲景经方209味药，探讨其来源，即本书正文主体内容。

(二)经方药物的确定

本书讨论的药物，局限于"仲景经方"所见之药，范围比较狭窄，不涉及汉代其他经方的药物。"经方"的概念有广有狭。广义"经方"，如《汉书·艺文志》所言："经方者，本草石之寒温，量疾病之浅深，假药味之滋，因气感之宜，辩五苦六辛，致水火之齐，以通闭解结，反之以平。"由此可知，广义"经方"是汉代一类理论用药记录的总称，是在原始经验用药基础上的提升。

仲景医书成书于东汉末，其用药最能体现上述经方特点，故后世常将仲景医书之方称之为经方。从《汉书·艺文志》所言"经方"本义与时代来看，其"经方"自然非特指仲景医书之方。这个意义的经方留存至今者甚少，传世医书可见于汉唐之间医书散在引录的只鳞片爪，现代出土的《天回医简》《武威汉代医简》等所载医方也符合经方含义。故广义的经方包含了汉以前的药物治疗经验，更主要的是体现早期理论用药，即依据药性寒温、药味苦辛，预测疾病深浅，适应气候环境，然后配伍成主治明确的"水火之齐(剂)"，解除病因症结，使病去体平。

---

[1] 13方：其中《痰饮咳嗽病脉证并治》中的"《外台》茯苓饮"后5个"苓甘五味"加味方，吴迁本注"并见《千金》"，核查无误。

作为汉代临床医家治疗实录，仲景个人辨证用药的特点得到历代众多研究者的关注，但很少有人讨论仲景经方中的某些药物共同特点。就药物数量而言，《伤寒论》与《金匮要略》两书所载药物中（包括两书皆有之药），《金匮要略》药数（191 味）要多于《伤寒论》（95 味），其中原因可能是《金匮要略》所治病种更多。

另《伤寒论》95 药中，见于 3 方以上之药 41 味，2 方之药 14 味，1 方之药 40 味。《金匮要略》191 味药中，见于 3 方以上之药 75 味，2 方之药 31 味，1 方之药 85 味。比较两书这 3 类药各占其书全部药物的比例，结果非常接近。其中见于 1～2 方的药物占据了药物总数的一半还多。如果将仲景经方药物作为一个整体（不计两书重复之药），则其总数为 209 味，其中见于 3 方以上之药 83 味，2 方之药 38 味，1 方之药 88 味（1～2 方合计 126 味）。

将仲景《伤寒论》《金匮要略》2 书，以及仲景经方整体的药数与其所在方数制成图，其曲线如附图 1 所示。

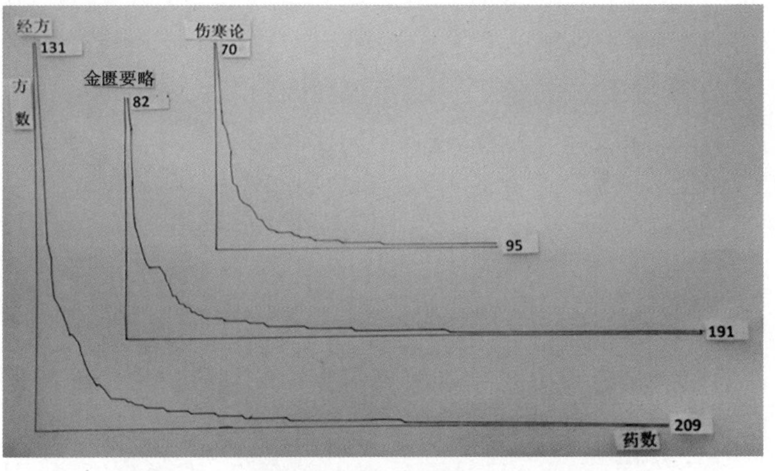

附图 1 仲景经方药物与各药所在方数示意图

附图 1 中，纵坐标所示方数，非《伤寒论》《金匮要略》全书的药方数，乃经方诸药所在的方数，即一药可见于多少方中之数（各单味药所在方数见目录药名后括注）；横坐标所示为经方所用药数。据统计，仲景经方见于 3 方以上之药 83 味，而仅见于 1～2 方的药多达 126 味（合计 209 味）。药物见于方剂中的数值与临床用药频次虽不能完全等同，但从宏观来看，药物见于多个方剂者，其临床使用频率一般也比较高。例如仲景经方见于 50～131 方的药物仅 5 味，这 5 味即甘草、姜、桂、大枣、芍药，也就是桂枝汤的 5 个药。张仲景医书最多用的方就是桂枝汤。可见一般能在多个医方中使用的药物，其临床使用频率相对来说也比较高。从这个角度来说，张仲景常用之药并不算多。假如以见于 3 方或更多方的药物视为常用药，也不过 83 味。

209 味药对于“医圣”张仲景来说是否过少？若与现代《中华本草》所载 8 980 味药相比，自然微不足道。但在汉代，《神农本草经》365 药，《名医别录》365 药，合计

730 种。然仲景经方用药在《神农本草经》首次著录者就有 136 味，见于《名医别录》者 40 味，合计 176 味。换言之，仲景经方药物见于汉代本草著录的药物就约占当时本草全部数量的 24%，将近 1/4，这在当时已经非常可观。就仲景经方而言，所用 209 味药，出自《神农本草经》《名医别录》者约占 84.2%。这也说明仲景经方药物确实与早期本草有极为密切的关系。

一般来说，尽管历代本草药物不断增长，但历代临床医家个体的用药数量却变化不大。即便在现代，一位临床中医师日常用药多在一二百味之间。民间小中药铺药斗中所存饮片 200 味左右，省会的大药铺才可达 500 味。当今全国中医学院试用教材《中药学讲义》(1964 年)收药仅 420 种。风靡海内数百年的清代汪昂《本草备要》增订本收药不过 479 味。可见真正的临床用药并不多。然而生活在 1 800 年前的张仲景，其书能收载的药物占当时本草药物的比例之大，后世其他个人临床医书的用药难以望其项背！

还有一组值得关注的数据是，仲景经方药物进入当今《中国药典》者[1]有 119 味，约占整个仲景经方药物的 56.9%，约占《中国药典》(2020 版)“药材与饮片”(616 味[2])的 19.3%。其中 83 味见于 3 方的药物中，有 64 味(约占 77.1%)进入《中国药典》，38 味见于 2 方的药物有 22 味(约占 57.9%)进入《中国药典》，88 味见于 1 方的药物有 33 味(占 37.5%)进入《中国药典》。能进入《中国药典》的药物，一般来说其安全、有效性都高于其他药物。一位汉代医家个人的临床著作中，其所载药物经 1 800 余年，还能有这么高的比例进入现代《中国药典》，且进入《中国药典》之药常在多个经方中使用，可见其临床使用价值之高！

本书言“仲景经方之药”，只是仲景医书中药物的代称，并不等于该书中的药物都曾经仲景亲自用过。古今个人所撰临证医书中，收集一些解毒、抢救的备用方，或当时流行的药方，完全合乎情理。只要不是个人医案集，谁也判断不了临证医书中的药物有哪些经作者亲自用过。但医家所撰之书，其中药物具有时代用药特征。因此研究仲景医书的药物，岂能随意取舍？清代尤怡《金匮要略心典》的正文删除了《金匮要略》最后的 3 篇。现代高等中医药院校教材《金匮要略讲义》则在末 3 篇前加“附录”2 字，不予注释。类似这样弃而不顾或附而不论的做法，对专书药物研究来说，有失严谨，所得结论必然很不可靠。

张仲景被后世尊为“医圣”，他留下的“经方”其实也隐含着经典之方的意味，因此后世对其书中某些不合当今时宜的药物避而不谈，似乎也很自然。但对于本书来说，系统研究仲景经方药源，并非意在弘扬仲景个人用药，而是探索仲景时代用药的

---

1 为方便统计，仅以经方药名与《中国药典》药名(主体)相同者作为统计标准，未考虑药物基原变更及品种分化。

2 616 味：包括药材、炮制品、不同产地的品种等，例如《中国药典》贝母类药材有 6 种，仲景经方仅 1 种。

全貌，寻求中医临床用药之“正”源，因此只能竭泽而渔，不留死角。张仲景《伤寒论》序提到他“勤求古训，博采众方”，这已经说明其书并不是单纯的个人用药经验，反映的是时代用药实况与水平。从这个角度来看，仲景医书中某些药方体现不出辨证用药，甚或用污秽之物（如马屎、狗屎、雄鼠屎、人粪汁等）、巫家之方（如左角发烧灰、烧裈散等），在 1 800 年前，都不奇怪。

试看西汉初的《五十二病方》（马王堆汉墓出土），其中的巫家法术与原始用药比仲景方更为多见。晋代《肘后备急方》，其作者葛洪在序中就提到曾取材于“仲景、元化”，其中也有一些原始的用药经验。因此，处于以上两书之间的仲景医书有少数在后世看起来不合时宜的药物与用药法，丝毫不会降低仲景医书的价值，因为那是时代的局限，掩盖不了仲景经方理论用药的光辉。为此，本书在明确以上仲景经方药物诸多相关问题之后，对其中药物之源逐一进行研究，以期如实反映仲景时代的药物来源。

在动笔撰写正文时，我们首先遇到的问题是，如何确定符合仲景时代特点的经方药物功用。

三、经方药物功用探原

凡药物来源考证之类的文著，都会先简介该药功用的通行之说，但一般不去刨根问底，更不会去比较古今药物功用的差异。我们在撰写各药正文之初，走的也是这个套路。但我们很快就发现：药物来源有古今差异，药物功用同样存在古今差异，且两者很可能还互有关系。因此，探讨经方药源之前介绍药物功用，并非“戴帽”式的点缀，也是本书的研究组成部分，必须与探求药物基原一样，追溯经方药物原本之功用。

（一）我国古代对经方药物功用的探讨

我国古本草中议论经方用药的内容不少，宋代苏颂《本草图经》经常引经方中的单方或小方来充实其书，后世本草议药也很重视经方用药。医方书则从金代成无己注释《伤寒论》肇始，解说经方药物功用者代不乏人，但能形成专著者却不多见。明代方有执《伤寒论条辨》（1592 年）卷八后附《伤寒论条辨本草钞》一卷，该卷选《伤寒论》用药 91 种，多论药效，少论药源。药物功效多抄录本草所载该药功用，“以为初学仓卒易于检对之便”，并没有考求经方用该药的原意。

清代黄元御《长沙药解》（1753 年）堪称经方药物功用研究专书。该书以仲景书为本，解经方用药 160 味。书中将论病、议方、谈药结合，推因求证，解释诸药的药性功用。然此书解药，多以今律古，经常采用仲景之后才出现的归经入脏、干支运气、升降轻重，乃至药分根梢、赤白等，来强解经方药性。故该书归纳的经方药物功用看似左右逢源，无不可解，实则也有粉饰臆测，很难说是仲景用药原旨。

清代邹澍《本经疏证》（1837 年）虽不以经方药解为名，但实多经方用药研究新见。

该书取仲景用药 173 味，“取《本经》《别录》为经，《伤寒论》《金匮要略》《千金方》《外台秘要》为纬，交互参证”。邹澍论药，兼及方、病，所谓“每缘论药，竟直论方，并成论病”。每药出其所见方数，再各究用法差别，故“似独为汉唐时用药发者”，即能注意体现经方时代用药特征。此书比较仲景诸方用药差别，归纳药之主治，辨析入微，颇有特色。但书中又多解说药物生效之理，文字繁冗，用词冷僻，艰深难明。这些复杂的药效理论解说有时喧宾夺主，甚至掩盖了某些药物的真实功效

清末周岩《本草思辨录》(1904 年)，收药 128 味。该书在邹澍《本经疏证》基础上再辨经方药用，并对邹澍之说予以评述。例如芍药条，周岩赞同芍药为“腹痛专药”，但批评“邹氏于仲圣方之有芍药，处处以‘破阴结’解之，支离殊甚”。他认为芍药在不同的经方中，或破或敛，或敛与破相兼，“何可执破阴结一说以概诸方”[1]？但他与邹澍一样，虽然能贴近经方寻求其药之功用，但更热衷于用后世兴起的药理学说去阐发经方药效，仍是古代研究仲景用药者的通病。

在仲景用药探原求实方面，古代日本医家的一些做法别开生面。

（二）古代日本医家对经方药用的研究

邻邦日本的古方派医家对仲景医方极为崇信，以独尊仲景自居，在经方研究中尤重实证与经验。古方派医家骨干吉益东洞主张“万病一毒”，对仲景经方重视“方证相对”。吉益东洞(名为则，号东洞)的代表作为《药征》(1771 年)。该书“甘草”条云：“夫欲知诸药本功，则就长沙方中，推历其有无、多少，与其去加，引之于其证，则其本功可得而知也。”这是《药征》考求药物功用的基本方法，即依据经方中药物的有与无、用量的多与少，方后的加减(去加)药法，再结合其对应的诸证，来推导药物功用。就经方所载来考求药物本功之“征”(繁体为“徵”，即证据)，是证明仲景用药真实原意的最佳途径。

《药征》议药的体例十分简洁：每药首出“主治”“旁治”两项，皆寥寥几个字或十几个字。次为“考证”项，其下以药物用量大小为序，列出诸方之名与主治，间或附加作者按语，提示药物功用的考证关键点。该项为每药重点，即作者所谓“以量之多少，知其所主治也。视病所在，知其所旁治也。参互而考之，以知其征”。再次为“互考”“辨误”项，表达作者对该药考证与实际用药的某些观点。末为“品考”，为药物来源考证，乃附加项目，并非每药都有。

以上体例突出了经方用药的主要功用与考证依据，不作主观臆测。作者崇尚仲景药法，谓：“药，毒也，而病，毒也。药毒而攻病毒，所以瞑眩者也。”在其“万病一毒”思想指导下，他认为甘草主治“急迫也”，“古语曰：攻病以毒药，药皆毒，毒即能。若解其毒，何功之有？不思之甚矣！”从而完全否定甘草解毒调和之功，鄙视《神农本草经》《名医别录》诸家本草所载，谓“本草之云，终无其验焉”。甚至说：“陶〔弘景〕、孙〔思邈〕

[1] 清•周岩．本草思辨录 [M]．影印微尚堂刻本．北京：中国书店，1987.（卷一“芍药”）

实不知甘草之本功也，亦后世之不幸哉！”“五藏浮说，战国以降，不可从也。”他对中医的阴阳五行、五脏学说等理论一概摒弃。此举表明，东洞乃将仲景用药置于原始经验用药阶段，全然没有顾及张仲景也曾“撰用《素问》《九卷》《八十一难》《阴阳大论》《胎胪药录》”，也没有注意到《汉书•艺文志》对经方理论用药的归纳，因而对仲景早期的理论用药视而不见，割裂了经方药物与同时代本草药物的联系；吉益东洞之偏颇，于此可见一斑。

《药征》论药仅 53 味，不足以了解仲景用药全貌。吉益东洞的弟子村井椿所撰《药征续编》（1778—1887），遵其“先师之为《药征》也，仲景之方，取征于仲景之法；仲景之法，取征于仲景之药。”书中详论常用 10 药（赤石脂、栝楼根、蜀漆、生姜、桃仁、巴豆、蜜、䗪虫、虻虫、阿胶），另有附录 78 药。该书体例虽悉遵《药征》，但真正有所考订的药物不足 25 味。作者颇为自得的“白酨酒”造酿法考订，实将“白酨浆”（酸浆）与“白酒”（米酒）混为一谈。故此书的参考价值较《药征》差之远矣。

此外，日本内藤尚贤《古方药品考》（1840 年）实际取用的是《伤寒论》《金匮要略》220 余种药物，虽搜罗药物比较全，但其书风格与《药征》迥然不同，乃单纯罗列本草所载性用、经方方治，缺乏研究所得，故此书对考证经方药物功用的参考价值不大。

（三）现代经方药物功用的研究

我国近现代的经方派医家以及医药学者对仲景用药多有探讨，角度各有不同，有关书籍多达二三十种。其中《伤寒论》《金匮要略》的教材讲义中也常见对经方药物的解说，这些解说多数采用以经解经、以本草释医方的套路。能像《药征》那样就经方所载来考求药物本功之“征”者却不多见。值得称赞的是，南京黄煌教授能上承清代邹澍《本经疏证》、日人吉益东洞《药征》所开拓的仲景经方药物功用研究法，又再根据他自己的经验与研究，予以规范与扩展，撰成《张仲景 50 味药证》等专著，成果斐然！

黄煌考求仲景药证（药物主治）主要采用比较归纳的方法，通过同中求异、异中求同，互文参照，来分析仲景用药规律，并提出了 5 个原则——最大量原则、最简方原则、量证变化原则、味证变化原则、频率原则[1]。各药之下首出“原文考证”，其下列“最简方”“最大量方”“加味方”“减味方”等标题，出示方名、主治，提示仲景用药要点。其后又设“仲景方根”（常用最简配伍法）、“药证发挥”“常用配方”等项，从不同角度介绍临床运用仲景药证的方法与经验。作为临床中药书，他的《张仲景 50 味药证》等同类书取得了很大的成功！该书“原文考证”项对单味药功用研究有新的进展，所归纳的几个原则较日人吉益东洞所述又前进了一步。但黄煌论经方药，重在临床实用多用之药，故目前所选药物甚少，并非仲景经方药物之全部。

作为仲景经方药物的整体研究，应竭泽而渔，采用经方所有的 209 种药物。除药物功用之外，研究内容还应包括基原、产地加工与炮制等许多方面，所用研究方法自

1　黄煌．张仲景 50 味药证 [M]．4 版．北京：人民卫生出版社，2019：17-19.

然更广。本书虽以“经方药源”探讨为主旨，但药物功用的探本求原与药物来源紧密相关，无法忽略。故本书也在汲取此前古今中外有关研究成就的基础上，从以下几方面探讨经方药物的功用。

（四）本书确定经方药物功用的主要途径

主要途径，即以仲景原书为主，兼参与仲景时代最接近的医方本草所载，从以下几方面搜寻能确定药物功用的依据。

1. 单方 单方的主治就是此单味药的功用，或其功用之一。此途径与黄煌提出的“最简方原则”（含单方与最简配伍方）接近。古代《证类本草》《本草纲目》中药物的附方，多取单方或小方，即为直接证明其用。李时珍云：“附方，著用也。或欲去方，是有体无用矣！”即药物的用途通过实用药方来显现，单方示用，最为简洁。在经方中，《金匮要略》使用的单方远比《伤寒论》要多，《金匮要略·杂疗方》中的单方尤其多，不容忽视。

单方是单味药的经验用法，方治即其药能。经方甘草解毒的单方分别用于解牛肉、水莨菪中毒。由此推之，许多含有毒药的经方使用甘草，亦取其能减毒护胃。甘草解毒并非如吉益东洞所言，能令毒药无治病之功，不过是减药毒令其勿伤人而已。甘草单方治少阴病咽痛初起，此为甘草颠扑不破的利咽止痛之功。经方还用单味黄连治浸淫疮、橘皮治食鲙不化，单方诃黎勒散治气利、皂荚丸治咳逆上气时时唾浊、蛇床子仁做成坐药治妇人阴寒等等，这些功用一直沿用不替。

但单方毕竟只用于某一症，不足以考察该药更多的功用，还必须辅以其他的考察法。

2. 加减用药 经方加味用药有两种表现形式，一种是在某方之后注明加减用药法，另一种是某方通过增减药味或药物剂量来组成新方、适应新证。这种针对性很强的加减药味或增加某药剂量，吉益东洞称之为“去、加”，黄煌用“量证变化原则、味证变化原则”予以概括。这种加味用药法也是考察药用的重要途径。

《伤寒论》经方之后常有加减用药说明，例如小青龙汤后有“若渴，去半夏，加栝蒌根”；小柴胡汤后亦有“若渴，去半夏，加……栝蒌根四两”。据此半夏性燥，能伤津，故口渴不宜；栝楼根则能生津止渴。又小柴胡汤后有“若腹中痛者，加芍药三两”，通脉四逆汤后有“腹中痛者……加芍药二两”，则证明芍药为止腹痛要药。此类加减法非常简明地点出了某些药物的主治。

此外，通过加味形成新方。例如“喘家，作桂枝汤，加厚朴、杏子佳”。又“太阳病，下之微喘者，表未解故也，桂枝加厚朴杏子汤主之”，据此厚朴、杏仁当主治喘急。又如“太阳病，项背强几几，反汗出恶风者，桂枝加葛根汤主之”。此“项背强几几”亦见于葛根为主药的葛根汤，可见葛根主治“项背强”。

通过加重方中某药剂量以发挥药物功用的例子也不少。《伤寒论》桂枝加桂汤治奔豚，气上冲，所谓“加桂”，不是另加一味药，而是在原桂用量（三两）的基础上再增桂的量（二两）。同样，桂枝加芍药汤治误下腹满时痛，将桂枝汤原用三两芍药加倍用到六两，发挥其解除腹痛之功。在桂枝汤基础上，芍药再加一两，又可发挥芍药止身疼痛之功。由此可见，经方中通过药物加味与加量，来体现其主治的用例是探讨药物功用的重要方面。

3. 确定主药 主药，古代多称君药。一般来说，主药所治与其所在方的方证一致，至少大方向一致。所以确定一方主药，则大体知道该主药的功用。但何为主（君）药？古代有两种理解。

其一是本草中以药性善恶为标准，如《神农本草经》“上药一百二十种为君，主养命以应天。无毒，多服、久服不伤人”。这种君药在具体处方中的数量不应多，“合和宜用一君、二臣、三佐、五使；又可一君、三臣、九佐使也”。但梁代陶弘景解释说：“用药犹如立人之制，若多君少臣，多臣少佐，则气力不周也。而检仙经、世俗诸方，亦不必皆尔。[1]”即这种君臣左右的配伍受君少臣多的社会结构影响，但实际运用的药方中，并不全是这样。

其二是《素问》以主病者为君。原文为：“帝曰：方制君臣，何谓也？岐伯曰：主病之谓君，佐君之谓臣，应臣之谓使，非上下三品之谓也。[2]”这是迥然不同于本草家的划分君臣法。所谓“主病”就是解除病证，一方之中，能解除该方主证的药物就应该是君药，而不管该药的性质良毒如何、药味数量及剂量的多少。

但日本医家吉益东洞有第三种理解，即以药量最重者为君药。《药征》“大枣”条“考证”项下，列“十枣汤”“葶苈大枣汤”两方，云“以上二方，以大枣为君药，一则十枚，一则十二枚”。这种确定君药的原则，见《药征》自序：“以量之多少，知其所主治也。视病所在，知其所旁治也。参互而考之，以知其征。”据此原则，该书确定大枣的“主治”是“挛引强急也”，“旁治”是“咳嗽、奔豚、烦躁、身疼、胁痛、腹中痛”。日常食用的大枣能主治“挛引强急”等病症？这一结论堪称荒谬！

葶苈子泻肺愈胀，在西汉《淮南子》中就有记载（“亭历愈张”）。“葶苈大枣泻肺汤”主治“肺痈，喘不得卧”，主病的是葶苈泻肺治喘；大枣甜腻，能泻肺平喘？它不过是甘缓葶苈苦寒之性而已。

再考经方所载用药效应：十枣汤主治悬饮、支饮等因水所致的烦咳，须“得快下利后”方能除病。该方起效的标志是“得快之后，糜粥自养”。按医家主病之谓君的原则，君药应该是主病的大戟、芫花、甘遂。大枣剂量虽大，也不能使人快利！它不过是用来煮汤送服有毒之药的辅助药而已。所以单凭用量大小决定主药，再将主药与全方主治挂钩的做法，并非确定君药的唯一原则。

仲景是临床医家，其方之主药自然也是“主病之谓君”。无可否认，通常用植物药的处方中，主（君）药的剂量多数高于（或不低于）其他药品。用药如用兵，担任主攻的

---

1 宋·唐慎微. 重修政和经史证类备用本草 [M]. 影印本. 北京：人民卫生出版社，1957：30.

2 黄帝内经素问 [M]. 田代华，整理. 北京：人民卫生出版社，2005：190.

兵力通常居多，也是常理。吉益东洞念念不忘“以量之多少”决定药物主治，黄煌在同一剂型设置“最大量原则”，这在一定范围内确有道理。但不同性质（良、毒）、不同质地（动物、植物、矿物）、不同加工方法（鲜药、干燥品等）的药物用量无法用单一重量去衡量。例如“炙甘草汤”中，炙甘草用量虽大（四两），还是大不过一斤“生地黄”（鲜生地）、30 枚大枣。但将仲景处方诸药的位置与方名、药物的实效、性质、加工法等因素综合考虑，其主药仍当为炙甘草。

有鉴于此，本书不以“最大量”为标题，而以确立“主药”（君药）为要。主药是“主病”之药，其功用与所在方主治一致，是全方取效的关键药物。用量独大则是判断同一剂型主药的重要参考。按这个标准，葶苈大枣泻肺汤的主药就是葶苈，十枣汤的主药就是大戟、芫花、甘遂。只有这样，才不会得出与临床用药实际相悖逆的结论。

确定主（君）药，已经比依据单方与加减用药判断功用复杂，甚至可能引起争议。更复杂的判断经方药效的方法就是解方析药。

4. 解方析药　与上述诸法相比，此法显然不那么直观、简捷，要复杂得多。解方即分解、比较、归纳药方的组成、主证、药物使用频率等，需要更加专业的技巧与功力，例如黄煌提出的“频率原则”，需要用统计方法，得出的药证也会更多而细微。但此类方法灵活多变，需要随机应变，不一定有普适性。

其中最可靠的是经方自身的方解，例如“桂苓五味甘草去桂加干姜细辛半夏汤”，治“咳满即止而更复渴，冲气复发者”，此方仲景自有方解：“以细辛、干姜为热药也，服之当遂渴。而渴反止者，为支饮也。”此明细辛、干姜为热药，能热化寒饮（“支饮”）。又如“真武汤”下云：“若咳者，加细辛。”此汤之咳，由水饮而起，故细辛乃化水饮而止咳，与杏仁下气止咳不同。

分析比较含同一药的若干个小方，也能推导出该药的功效特点。例如《金匮要略·痰饮咳嗽病脉证并治》中，含甘草、茯苓、五味子 3 药的 5 个方剂，其主证均为水饮咳嗽。又《肺痿肺痈咳嗽上气病脉证治》中，甘草与桔梗等配伍治疗咳嗽、唾腥臭痰等。综合这些小方的主证均有咳嗽与甘草，就知道甘草有祛痰止咳之功。同样，含姜、半夏二药的经方 34 首，多数都有呕逆或咳逆之症，可见半夏与姜都能治疗吐逆。又如含“术”的小方有枳术汤（配枳实），治“心下坚，大如盘，边如旋盘，水饮所作”；泽泻汤（配泽泻）治“心下有支饮，其人苦冒眩”。比较一下就知道，两方病因皆是“饮”（水饮、支饮），同有“术”，自然术可治水饮停留相关疾病。

古代就有人通过分析方剂组成来推导药效。例如苏颂《本草图经》认为：“张仲景治伤寒心下痞满泻心汤，四方皆用黄芩，以其主诸热，利小肠故也。”小柴胡汤类也含有黄芩，用治心下痞鞕、胸胁烦满，可见黄芩能疗痞而兼清热。用这种方法推导的药物功效，一般都比较可靠。本书常用此法，例子甚多，不赘举。

有些药物，看似难以确定其功效，其实不然。例如当归、川芎，日本医家吉益东洞《药征》就认为：“仲景方中，用当归、芎䓖者，其所主治，不可的知也。今不敢凿，从成方而用焉，是阙如之义也。”这样两味药，主治“不可的知”？当归生姜羊肉汤，药才3味，主治“寒疝腹中痛，及胁痛里急者”。该方加味云：“若寒多者，加生姜成一斤。”可见祛寒靠姜。那腹中痛、胁痛里急自然要依靠当归。结合《博物志》引《神农经》曰：“当归止痛。”可见当归止痛在汉代已是常识。《金匮要略》白术散主“妊娠养胎”，云“心下毒痛，倍加芎䓖”，可见川芎也能止痛。经方含川芎的9方中，有7方芎、归合用，其中4方属妇人妊娠方。由此可见，川芎、当归在以血病多见的妇人方中，其止痛作用多与活血有关。再结合同时期本草记载，就能坐实归、芎温经散寒、活血止痛之效。

解方析药涉及面大，虽然不如单方、加减药那样能“一锤定音”，但却能更全面地了解药物的性能。如果能配合与同时期的经方、本草互相参证，就更能确定，某些药物的主要功治。

5. 同期经方本草互参 即从《神农本草经》《名医别录》以及其他早期医方中寻找经方药物的功用。

参考早期本草，是日本医家吉益东洞极力反对的做法。他的思路是：“疾医之道，主攻其疾也。”他认为疾医用毒药攻疾，瞑眩乃瘳，无毒的药只能服饵养生，即所谓“万病一毒”。在考察经方药物功用时，他不谈阴阳五行，药性寒热，“唯在其功”。故在他眼里，“本草之云，终无其验”。

但对于经方中存在许多只出现过一两次，或存在于大方（药味众多）之中，或无法从经方所遗留的文字探索其功用的药物来说，拒绝参考与经方时代接近的本草或医方，无异于将经方自我隔离于时代之外。须知经方用药不可能突兀出现、无师自通，而是基于前代用药经验的积累、汲取同时代新进展形成的，并非无本之木，无源之水。

仲景在《伤寒论》序中明言他参考过“《胎胪药录》”（汉代或此前的本草书名）。经方记载大黄通便泄热，与《神农本草经》大黄“荡涤肠胃，推陈致新”一致；经方麻黄发汗、平喘，与《神农本草经》“发表出汗，止咳逆上气”也完全吻合。有鉴于此，谁能肯定仲景用药没参考过当时流行的本草书？《名医别录》产生的时代与经方同时，两者之间有很多药物功用相似之处，可以作为经方药物功用的重要参证。例如半夏，《神农本草经》所列诸证唯“喉咽肿痛”见于经方，但《名医别录》补充的消痰散结、止咳下气、止呕逆等功效均可见于经方。又如“薤”，《神农本草经》所载性用与经方所用无关，但《名医别录》云可“温中，散结，利病人”，则与经方用薤白治胸痹有关。类似之例甚多，可参正文，兹不赘举。梁代陶弘景云：“惟张仲景一部，最为众方之祖，又悉依本草。”可见仲景用药确实汲取了前人总结的经验。《神农本草经》《名医别录》等早期本草书中许多珍贵的药物功效总结，多数源于早期的医方，因此将同期本草记载与经方用药互参完全可行。

《神农本草经》约成书于两汉之际，《名医别录》成书于汉末三国，当时的早期医药度过了漫长的医巫混同期，距战国时医巫分道扬镳还不久，故其中混杂巫药残余并不稀奇。早期本草的系统整理，晚至南梁才由陶弘景完成。陶氏乃道家人物，早期本草又经历了两汉魏晋，其时长生服饵、炼丹服石之风很盛，在早期本草中不免要留下印记。陶弘景在《本草经集注》中就指出《神农本草经》《名医别录》的药物来源不一，有巫家（术家）、医家、道家、画家、染家、合香家、兽医等用药的不同，因此经方与本草所载功用的异同必须分析对待。

陶弘景《本草经集注》在百余种药物之下，明确指出其来自“仙经”（道家用药）或“世[1]（俗）方”（医家用药），或同时被医、道皆用[2]。道家用药多用于服食断谷、延年却老、飞丹炼石，与医家用药治疾的目的不同。据陶氏归纳，医家多用，道家不须的药物有人参、黄耆、附子、大黄、芎䓖、当归、黄芩、桔梗、防风、枳实、栝楼、干姜、石斛、地肤、石膏、石钟乳、紫石英等多种，除石斛、地肤之外，这些药物皆见于经方。但道家多用，世方不用的金屑、石胆、石脑、黄精、飞廉、女贞实等则未见经方使用。医、道皆用之药如黄连、芍药、菟丝子、茅根、秦皮、代赭、决明子、蜜蜡等，亦多见于经方，但其功用与道家所用有很大差别。由此可见，仲景经方所用药物多为早期医家用药，与道家养生修炼用药有明显差异，在考察经方药物功用时应该注意甄别。

经方中还有很多出现次数甚少且多见于大方中的药物，要考察它们的功用非常困难。对此，早期本草，以及与经方时代接近的医方书也可作为探求经方药物功用的重要资料。

甚至还有这样的情况：仲景经方某些药物的功用为其独有，不见于早期《神农本草经》《名医别录》及其他医药书。例如用百合治百合病，就是仲景独家治疗经验。这个现象只能说明仲景某药功用在医药早期仅是一家之言，与其同时，或在其前后，还有很多临床医家都在用药，各有用药经验心得。例如《史记》所载仓公淳于意“诊籍”、西汉《五十二病方》《天回医简》、东汉《武威汉代医简》等书，其用药经验并非全都相同，唐代《备急千金要方》《外台秘要》等书中还记载了华佗等汉以前医家的用方，仲景经方用药只是其中的一家。本草药物功用集中了历代各地医家的用药经验，其内容自然要比单一的仲景经方所用药物广泛得多。

6. 巫药辨识　经方中的巫药残余，无法施用考察医家用药的各种方法，必须另辟蹊径加以辨识。

张仲景被后世尊为医圣，其方也被尊为万方之祖。说经方中有巫方巫药残余，似乎大逆不道。但只要正视仲景时代的历史背景，以及该书遗留下来的此类方药，就知道仲景书中不仅存在巫方巫药残余，其数量及危害还不可忽视。

《素问》“剃左角发”治尸蹶就是巫药残余，除了单取“左角发”的怪异之举外，更主要的是，按巫医思维，万物有灵，人的头发亦颇具灵性。《神农本草经》“发髲”条，云其可“自还神化”，即离体的人身之物，还能反过来对人产生神奇的作用。唐代《本

---

[1] 世：唐代避李世民讳，改“世”为“俗”。

[2] 郑金生. 药林外史 [M]. 桂林：广西师范大学出版社，2007：88.

草拾遗》云："生人发挂果树上，乌鸟不敢来食其实。又人逃走，取其发于纬车上却转之，则迷乱不知所适矣。"这些都是巫医用人发的"神化"之例。《素问》用左角发治尸厥方，也被《金匮要略·杂疗方》收录，意在用人发使尸蹶者出窍的魂灵再返回人体，这与血余炭止血的经验用药法截然不同。仲景经方中类似的巫药还有人垢、病人桥、绯帛、久用炊单布等多种，多见于《金匮要略》杂疗方及救急方中。

如果说《金匮要略》中这些巫药方可能是汇集前代医方时混入，那《伤寒论·辨阴阳易差后劳复病脉证并治》中的"烧裈散"应该不是混入之方。该方主治"伤寒阴阳易之为病"。此病症状虽然甚多，但何谓"阴阳易"？经方未言。唐代陈藏器《本草拾遗》云："阴易病者，人患时行，病起后合阴阳，便即相着，甚于本病。"至于病"着"原病者还是与之合阴阳的人，并不清楚。金代成无己则云是病后"强合阴阳"所致，则何谓"易"？由"阴阳易"衍生的"夹阴伤寒"(寒热外感而犯房事)在清代社会严重危害女性，招致抨击。本书"206. 裈"条有详论，此处不赘。

分析经方"阴阳易"诸证，全属内伤之病，但治疗却无须辨证配伍，仅用单一的"中裈近隐处"(内裤的裆部)，烧成灰，且男子病取妇人裈，"妇人病取男子裈"。"合阴阳"所得内伤病，不用治内伤的药物，却用男女裤裆，这算医家用药？典型的巫医药法！本草中类似的"药物"还有"浣裈汁"(洗内裤的脏水)，用于"解毒箭并女劳复"[1]；"妇人裈裆"，"主阴易病"，也就是《伤寒论》的阴阳易。此外"妇人裈，主胞衣不出，覆井口立下，取本妇人者即佳"，这也巫家凭借某物有接触，认定可以靠感应发挥治疗作用。故经方烧裈散就是巫方，毋庸讳言。

巫医用药的指导思想是"万物有灵"，即万物之间只要存在"相似"，有过"接触"，就可不受距离、物类的阻隔，建立联系，互相交感(感应)。现代巫术研究者将此归纳为"顺势巫术"(相似律)、"接触巫术"(接触律)[2]。在这样的思想下形成的"巫药"，可以不依靠其内在的气味功用，不采用医家常用的给药法(口服、外敷等)，就能获得治疗甚至非医用效力，例如治疗各种被认为是鬼神引起的疾病，赋予人刀枪不入、水火不惧、行走如飞等特异功能等。因此，巫药可以是任何物质(包括秽物、器物、怪异之物等)，无须进入或接触人体，就可以想象它远距离，或借助某种联系(常见的是烧灰)感应生效。以此来衡量经方中的某些药物，就能分辨出其中的巫药或某些药效的巫家色彩。

经方中还有少数药物，乍看起来不属于巫药，但其所主的疾病却不是医家辨病的内伤外感病因，而是巫医鬼神病因所致。某些古代难以治疗或预料的疑难疾病，早期医学无法解释其病因、无法有效控制病情，巫医都将其归于鬼神作祟。此类鬼神为病在早期医方、本草中甚为多见，例如心腹鬼疰、精物老魅、癥瘕积聚、鬼交梦魇、飞尸蛊毒、疟鬼等。很多神志、精神方面的疾病也常被归咎于鬼神作祟。针对这

---

1 宋·唐慎微. 重修政和经史证类备用本草 [M]. 影印本. 北京：人民卫生出版社，1957：365.

2 詹·乔·弗雷泽. 金枝 [M]. 徐育新，汪培基，张泽石，译. 北京：中国民间文学出版社，1987：21.

些疾病的药物有不少属于“灵物”，即古代被认为具有某种神力的物件，例如龙骨、太乙馀粮、古铜镜、龟甲等。经方中较常用的有龙骨，其功用是应对虚性的精神情志疾病，如惊痫、癫狂、烦躁不安等，这与《神农本草经》《名医别录》中龙骨、龙齿主惊痫、癫疾狂走是一致的。“蜀漆散”里用龙骨，也是借此“灵物”以驱疟鬼。随着医药学的发展，鬼神病因说逐渐消退，巫药残余也越来越少，因此后世很难理解经方中一些巫药残余的存在与用法。对此，必须将经方与其所处时代的医药背景联系起来，才能获得比较贴近事实的认识。

本书直接指出经方里的巫药残余，不是有意“黑”医圣之盛名。1 800 年前的医家，要把他捧成无过的超人，其实是自欺欺人。仲景在中医临床学上的地位无与伦比，不会因为他书中某些早期医学的痕迹与残余而降低他的地位。展示完整的经方用药状况，才是我们应该做的事情。

以上是本书探讨经方单味药功用的 6 个主要方面。运用这些方法所得出的结论，我们认为能更贴近仲景时代的用药实际，可为纠正被后世错用、误解或扭曲的药效提供参考。从这个角度来说，本书名中的“药源”，其实也包括药物功用之源，或曰仲景用药的初衷。这样得出的药物效用，与现代通行的说法可能会有些不同，例如升麻、柴胡、豉、豆黄卷、王不留行、代赭等，读者不妨看看我们列举的依据是否合理。

当然，本书所用药效探原的方法还不够，以至于还有少数药效无法确定（如戎盐、矾石、鬼臼、萎蕤、蜣螂、蜘蛛等）。我们的学识有限，尽力搜寻而无获，则不敢强解，只有留待高明。鉴于本书不是临床药书，因此很少涉及药物配伍运用及临床辨证运用等内容。另外，确定单味药功用的前提，应该是药物古今来源一致。若经方药物来源与现代不同，则此药名的功用就不能移花接木。鉴于考证药物来源是本书最大的目的，因此确定药物功用要辨别其来源这一条就不列入此节，可参下文。

在经方药物功用研究之后，就是本书的主要部分——药物来源的研究。这部分研究困难多多，遇到了很多以前没有注意的问题，借此后记，与读者分享。

四、经方药源探讨中的若干问题

一般中药鉴定类书籍，以考订正品基原（原动、植、矿物）为主要目标；我们探讨仲景经方药源之初，也沿用此模式。但写着写着，发现经方“药源”除正品基原外，还有其他内容。

因为经方药物属临床用药，最终使用可供煎煮服用的饮片[1]。多数药物从基原到饮片，中间要经过采集、产地加工、炮制（包括净选、切制或粉碎）、调剂等许多人工环节，

[1] 饮片：“生药饮片”首次见于南宋周密《武林旧事》（知不足斋丛书本卷六），意即原药材切制成可直接入汤剂煎煮、有一定规格的片段。此后饮片含义逐渐扩大，今《中国药典》的定义是：“饮片系指药材经过炮制后可直接用于中医临床或制剂生产使用的药品。”本书所言饮片遵此定义。

哪个环节都可能导致饮片的形(药用部位)、质(性质成分)改变。这种改变对药业的影响，主要体现在药材、饮片的规格、工序与价格等，对中医临床用药则可能影响到药物功效与主治。换言之，若只追溯药物的基原，则遗漏了同一基原饮片形成的不同来源探讨。

仲景经方药物中，有同名、同基原之物分化而成的不同性用药物，例如乌头—附子、生姜—干姜、生地黄—干地黄、栝楼根—栝楼实等。此类药物的分化在后世明显增多，于是药物探源研究在解决药物“名实异同”(同名异物、异名同物)的基础上，还要解决“物同药异”(即同物种分化出的多种饮片药物)的问题。对此，经方药源不仅要求其“物”(物种基原)之“正”，还要追溯其临床所用之“药”(饮片)之“正”，须探讨其分化的原因、演变历程，分析其中出现的是非与利弊，以利于临床用药。

即便是药源中涉及的“物”，古今也有不同的理解。现代探究中医用药之源，多以“物种”为标准，这就涉及动、植、矿物的现代分类。但在古代，医药家确定“物”的水平还不高，无法区分很多近缘或形似之物。因此，古代药物来源之物种，往往是一类形似之物的“大物源”(姑妄名之)。若处处以现代分类学的标准去要求，则古今脱节，会出现某些问题。古代药家辨识药物，除外观形态之外，还经常通过鼻闻、口尝、手摸、使用经验等多方面去辨识物体，不能忽视这些经验鉴别法。

药是用来治病之物，探药物之源，应该充分顾及用药之人的使用经验。若凭借古本草记载还无法确定某药物的形似之物时，服用后的效应就成了一锤定音的判决。有鉴于此，了解古人运用药物的经验，是探讨药源一个非常重要的方面。本书在本草记载之外，也关注到了医方书、医案等相关书籍，因而有些意外的收获。

在医药发展的早期，采药人也兼治病，医家也要亲自采药、备药，但这种形式适应不了医药的快速发展，于是采药、制药、卖药逐渐形成了专门的行业。不同时代、不同地区的药业又有各自的经验与风格。依靠口口相传，在许多地区(尤其是边远地区)还保留着古老的传统(包括药物来源与用药经验)。搜集与利用这些民间传承的用药习俗与经验，是探讨古代药物来源的重要途径之一。本书在某些经方药源的探索中，经常得益于各地代代相传的宝贵经验。

在完成经方具体药物探源之后，拟对上述诸方面的共性问题谈谈我们的认识与意见。

(一)中药来源中的“大物源”现象

明代李时珍《本草纲目》采用了不同层次的“纲目”分类体例，其中药物“但标其纲，而附列其目”。李时珍举例说：“如标龙为纲，而齿、角、骨、脑、胎、涎皆列为目；标粱为纲，而赤、黄粱米皆列为目之类。”其中“龙”乃古代神物，其物源大而兼虚。具体到药品“龙骨”，现知是多种古生动物的骨骼或牙齿的化石，其药性与原动物已无多大关系；“龙涎香”则来自另种海洋生物。可见“龙”之下的诸药，其共同点是名称有“龙”字而已。李时珍所说的“粱”，相当于现代禾本科植物粱 *Setaria italic*，赤粱、黄粱则属于该植物的栽培变种。由此可见，李时珍是以各药的物源（基原）为纲，以该物源分化而成的或有某种关联的药品为目。

古本草诸药的物源不等同于现代的物种。有的药物来源是现代单一的物种，例如人参、知母、桔梗等药。但也有许多药物是将同科属、形性相近的某些近缘物种作为同一物源，例如甘草、石斛、柴胡、黄精、牡蛎等许多药物，其物种来源不限于现代分类学上的单一物种。这是古代部分中药来源的特点，本书拟名“大物源”。

随着辨物深化，以及用药实践的不断检验，许多药物“大物源”逐渐被细化。药品在“大物源”范围内的衍化，在古人看来顺理成章。《神农本草经》“橘柚”同条，是早期“大物源”的表现。此类“大物源”（芸香科某些植物）的形性近似，在用药过程中会优胜劣汰。例如经方枳实的来源，最初用枳（枸橘、臭橘）*Poncirus trifoliata* 的成熟果实，但最晚在宋代已被酸橙 *Citrus aurantium* 类的果实取代。枳与酸橙都是芸香科植物的果实，效用、资源更胜一筹的酸橙取代臭橘，在古本草中，仍属医药家都认可的同一枳实“物源”。

同样的例子还有“橘皮”分化出来的“陈皮”“广陈皮”“青皮”“橘红”，其物种都是芸香科植物橘 *Citrus reticulata* 及其栽培变种的果皮，仅有不同生长期、不同部位、不同贮存、不同产地等的差别，其功效虽有差异，但仍属大同小异。

随着时代变迁，边远地区不断得到开发，药物的来源也会在“大物源”的范围内不断扩展。例如经方细辛，按时代与地区论，其基原应该是《神农本草经》记载的、产于华阴山谷的华细辛，物种为马兜铃科植物细辛 *Asarum sieboldii*。但南北朝及其以后，产于东北、华北的细辛逐渐得到开发，至明清时则以“辽细辛”或“北细辛”为佳，物种为同属的北细辛 *Asarum heterotropoides* f. *mandshuricum* 或其变种。其根味极辛，质量胜过最早的华细辛，这种新的细辛种源与酸橙枳壳一样，也属中药“大物源”中的后起之秀。

绵延了千年的石膏来源之辨，生动地展示了“大物源”逐渐细化的过程。《神农本草经》与张仲景医书都记载了石膏，但当时除“石膏”药名能显示此为“石”类药外，还没有更多的有关石膏的形态记载。下此以往，直到元代以前，石膏精准来源之辨从未停息。就连唐代官修的《唐本草》也说：“今市人皆以方解石代石膏，未见有真石膏也！”石膏在经方中是非常重要且常用的药物，其来源不确，可不是小事！对此，北宋名医阎孝忠做了一次大调研，发现“南方多以寒水石为石膏，以石膏为寒水石”，与地处北方的首都汴梁（今河南开封）所用完全相反。站在北方医家的立场，阎孝忠自然认为北方用的石膏才是真品。但南方医家朱震亨指出：能封固丹炉、有膏者才是名副其实的真“石膏”，也就是软石膏。明代李时珍极力拥护朱震亨之说，并详列软、硬石膏之别，这才结束了古代石膏来源之争。

按现代矿物分类，软石膏是硫酸盐类矿物，主成分为含水硫酸钙（$CaSO_4 \cdot 2H_2O$）；硬石膏与软石膏为同类同族的矿物，主成分为无水硫酸钙（$CaSO_4$）。这两种矿物经常共生，在一定的地质作用下且可互相转化，关系非常密切，无怪乎医药家上千年争辩不休。硬石膏在宋代南方用作寒水石，本草记载石膏又名寒水石，但寒水石同时又是其他矿物的别名，可见此类药源名实确实混乱，为分辨出更精细的物种来源，竟然花了千余年。

然而历代本草所载“石膏”“寒水石”，其性皆寒，皆有清热、去烦、解渴之效。故古代石膏软硬之分，石膏与寒水石是否同源之辩，却未对中医临床使用石膏产生什么影响。时至今日，少数地区使用的石膏，还存在不同的物种的问题。但因这些形性相似之物仍在“大物源”之内，故其用于内服，仍能获得同样的功效。当然，这并不是说辨明石膏软硬没有意义，只有软石膏经煅烧可得熟石膏。熟石膏可发挥外用收湿敛疮、骨科制作石膏绷带等新的功用，此非早期石膏（生）所能及。由此可见，熟石膏的分化，不仅是石膏增加了炮制法，而是分化出了不同性质的另一种新药。

认识到古代部分中药存在着“大物源”现象，并非全都是单一物种，这对探究与理解古代药源与药物性效的关系非常有益，同时也有利于现代开发药物的新资源。但中药“大物源”毕竟是古代中药发展中遗留下来的问题，随着时代迁移，“大物源”现象也在不断地分化。分化的范围十分广泛，涉及药物基原相关的名称、形态、产地等，还要顾及其形成饮片过程涉及的种种相关问题，如产地加工、炮制、药性理论、用药实践等许多方面。这种分化就像细胞分化一样，多数正常，也时有异常。正常分化能促进生长，异常分化则会产生某些负面影响。如何衡量正常与异常？这就要溯源寻流，找出分化的原因，并分析其属创新发展？属内卷？抑或步入歧途？

（二）药物不同部位分化的是与非

古代用药“物同药异”的表现有多种，同物不同部位分别入药是其中之一。这种现象早在《神农本草经》中就已出现（如乌头—附子—天雄、常山—蜀漆等），汉以后更为多见。此类分化有些合乎情理，因为不同部位所属器官不同，性质与功用也可能会有差异，例如栝楼根与栝楼实、蜀椒与椒目等，这类分化涉及性味、功能的改变，药材也很容易区分。

但另有一些同物不同部位的药，或出于人为臆定，或因社会风气变迁等多种原因，其分化未尽合理，将对药物生产与治疗产生不良影响。非经方药里，《神农本草经》最早用“龟甲”（含上下甲），到元代专用龟下甲，于是“败龟”“龟板”取代了早期的“龟甲”，白白浪费了许多龟上甲。经方药中，此类分化之例也不少，如茯苓—茯神—白茯苓—赤茯苓—茯苓皮、当归头—当归身—当归尾、甘草节—甘草梢、枯芩—子芩……其分化原因各不相同。

例如茯苓，《神农本草经》与经方来源一样，古今物种一致，乃菌类植物，无根茎叶花果区分，药用整个子实体。按说茯苓已是分无可分，没有比它来源更单一明确的了，其实不然！

先是《名医别录》分出“茯神”，即茯苓“抱木”，也就是茯苓子实体里夹有数量不定的松根，这实际是茯苓、松根，两物合一。茯苓中的松根在《雷公炮炙论》里是要剔除的非药用部位。但唐代临床药书《药性论》将“茯神”独立为药，且云“心名黄松节”（即松根，后世名“茯神木”），谓其另有治偏风毒风等功。既然“茯神”是茯苓加黄松节，其功用也应该是两者功用相加。但同为唐代方书，《备急千金要方》里的茯苓、茯神却互相通用，这又意味着茯苓、茯神的功效并无多大差别。总之，历史上有人说两药功用各有偏重，也有人说茯神能治的病，茯苓也能治。事关来源与功用，茯苓与茯神的这些问题古代从来就没有得到圆满解决。

时至现代，茯苓多为人工栽培，脱木而生，过去抱木而生的茯苓已经非常少了。然而还有医师依着古书开“茯神”，其结果必然会出现用小松根插进茯苓块冒充茯神的事。“茯神造假”固然不好，但要从物种来论，也未必能算造假。茯神是茯苓“抱木”，即松根加茯苓就是茯神，假在哪里？如果咬定自然条件下松根穿入茯苓中的才算真茯神，那怎么验证其功用与茯苓加松根有所不同？须知茯苓抱木是一个毫无量化思维的概念。茯苓子实体可大可小，它抱住的松根有粗细、长短、条数多少的不同，请问自然条件下生成的“茯神”，其松根与茯苓菌丝的重量比是多少，才能算是真正的茯神？若不管重量比，势必是茯苓多则性偏苓，松根多则性偏松，又何来“茯神”之效？各自不能量化，试验的药品如何有标准？故从茯神产生、运用历史来看，它的来源虽然清楚，但其性效无医疗实践支撑，药材又无量化标准可凭，叫人如何适从？把自然条件下不多见的茯苓抱木现象捏合、神化为“茯神”，其实是古人凭臆想为自己掘下的坑。所以现代茯神造假，应该受责的首先是神化、遵信“茯神”的医药家，他们才是产生问题的源头！

茯神分化虽问题多多，但毕竟还能分清是两物合一，功效也大同小异。但茯苓本身又分白茯苓、赤茯苓，情况又有不同。茯苓分赤白，依据的是梁代陶弘景说的“白色者补，赤色者利”。“白补”“赤利”，功效正相反，这可不是小事。但检索宋以前（不含宋代）医方书所载，茯苓分赤、白的情况并不多见。直到宋初《太平圣惠方》（992年成书）因人力干预，方书将茯苓分赤白才陡然增多。

茯苓如何划分赤白？仅见宋代苏颂《本草图经》记载：“肉有赤、白二种。”但这两种肉色是同在一个茯苓子实体内？还是有赤肉、白肉两种茯苓？苏颂没有明确其含义。从传承用药实际来看，茯苓肉之赤白，乃是整个茯苓去皮后的“肉”，靠近外层带色（棕黄或淡红棕）的即“赤茯苓”，里面白色的即“白茯苓”。其色由皮向内，由深变淡、变白，并无截然可辨的分界线。如此区分赤茯苓、白茯苓，那赤白相交部分怎么算？是“补”还是“利”？谁能将赤白准确分开？同一子实体内，其组织全同，津汁互渗，仅靠里靠外不同，就能补泻功用相反？对此区分，即便在古代，也有好几位名家表示反对。但在象形药理说盛行的古代，反对意见并不占上风，甚至还出现赤者入心、白者入肾，赤入血分、白入气分等说法，无非都是象形比类理论的随意推衍，人为造成同部位功效对立。白茯苓、赤茯苓之分，一直延续到现代，中药业茯苓仍有白茯苓、赤茯苓的规格。不过《中国药典》"茯苓"条下不再提茯苓分赤白，明智之举也！可惜《中国药典》又收了一个茯苓分化药"茯苓皮"。

前述茯神源于《名医别录》，赤白茯苓可溯至梁代陶弘景，那茯苓皮从哪里来？作为药用，茯苓皮在医方中首见于宋代《太平惠民和剂局方》卷三"五皮散"，在本草中最早见于南宋《宝庆本草折衷》"茯苓"条下，云见"古方五皮饮"，可见茯苓皮入药不过始于一个宋代的药方。"五皮散"里 5 个药，3 个本来用皮（五加皮、地骨皮、大腹皮），但茯苓皮、生姜皮入药却十分罕见。梁代陶弘景倒是提到过"茯苓、猪苓，削除黑皮"。《雷公炮炙论》以及许多宋以前医方书也都把茯苓皮作为非药用部分去掉。生姜皮则别说入方，就连百姓用生姜做佐料，也常要刮掉那层薄薄的皮。何以"五皮散"要用这两个废物？制方的人未加说明，事后诸葛亮倒不少。例如李时珍说茯苓皮治"水肿肤胀，开水道，开腠理"；汪昂《本草备要》说茯苓皮"专能行水，治水肿肤胀。以皮行皮之义"。但五皮散主治中只有"头面虚浮，四肢肿满，心腹膨胀"等，其病在"水"不在"皮"，用茯苓利水渗湿，本是正道。制方人凑个五皮，无非命名方便，还能有其他道理？清代《本草崇原》说茯苓皮为"糟粕之药，并无精华之气"，这才是实话。古人盲目承袭也就罢了，现代《中国药典》里茯苓皮还作为正药，未免太滥！

像茯苓这样简单的子实体，都可能分化出上述多种药物，再看当归分头、身、尾，就毫不奇怪了。经方当归只用根，后世却分头、身、尾，至今还有人把此例作为中药运用的知识点来卖弄。殊不知当归分头身尾，其源头歧说纷纭。《雷公炮炙论》最早提出的方法是："破血即使头一节硬实处，若要止痛止血，即用尾。"同一当归根，头、尾却有"破血""止血"完全相反的作用，这可能吗？金元医家不议其非，却忙着提出各自的修正意见，其中《珍珠囊》的"头止血而上行，身养血而中守，稍破血而下流，全活血而不走"影响较大。但其头尾的作用与雷公说正好相反，以谁为正？现代还有人试图分析当归头身尾所含成分与量的不同，真是盲人骑瞎马——学说源头如此混乱，当归切分头、身、尾又无规矩可寻，如何取用实验材料？用实验能说明什么问题？这两头不明确，又如何做实验？

与当归分头身尾相似的例子还有甘草分化出来的"甘草梢"。金代张元素说甘草"梢子去肾茎之痛"，但此前的《雷公炮炙论》却说甘草"凡使，须去头尾尖处，其头尾吐人"。须知甘草根很长，要挖出真正的甘草根末梢很不容易，因此药店给付的不过就是细小的甘草根而已。何以甘草梢就有如此特殊的作用呢？清初陈士铎才抓住了问题的症结，他认为甘草泻火清热，是因"其性少寒""原不在细小也"。到底多细才能算是甘草梢，本来就是一个无解的问题。偏要内卷出"走茎中"，说到底还是古代象形药理胡乱联想的产物，当不得真。

以上所说"物同药异"的分部入药问题在中药分化中比较多见，属于器官不同的部位，其分化成不同药物自然问题不大。对有些奇特的分部，则要上溯其说来源，下察药业实际分部标准，才能判断其是非。古代象形比类药理说借助药物的外在形色，臆想其不同的功能，此与基于药物内在性质而形成的性味药理说有很大的不同，不可盲从。

导致“物同药异”的另一个重要方面，就是药物的加工炮制，其中涉及的问题也不少。

（三）加工炮制造成的“物同药异”

从自然物种转变为药品的过程中，要经过一系列的产地加工与炮制，这些环节都能改变物种原有性质。例如附子，确定它是乌头的旁生肥大子根（端平而圆大），仅知其植物学意义的“体”，但这并不是临床可供煎煮服用的中药附子。处方中用的附子的最终形成，要经历从掘出的鲜附子（“泥附子”），到最后可入煎的附片这一全过程。经方用附子，仅指出某些方中需用“炮”法，但未说明“炮”之前的附子是什么状态。

本书在研究附子来源时，注意到后蜀与宋代，川产附子要经过一个用水久浸或用醋腌酿的产地加工过程。此过程中的附子表面灰黑，即“黑附子”。明代后期又出现用重盐或胆巴（盐卤）水腌过的“盐附子”。以上过程都是为避免“泥附子”腐烂而插入的工序。盐附子输送到各地药肆后，必须再漂去盐或胆巴味（所谓“退胆”），再行“炮炙”，才成为可入煎的饮片。经长时间浸、漂，附子药力还能保存多少？所以古代好几位名医抨击了产地盐腌附子的做法，但影响甚微，故盐附子这一中间环节一直沿用到现代。为了防腐、以便运输而产生的盐附子，外形未大变，但却有损害药力、糟蹋资源之弊。在古代，类似附子的难兄难弟还有肉苁蓉，也是为了防腐，需在产地用盐腌，再输送到药肆去漂淡（淡苁蓉、淡大云）切片。由此可以想见，附子的实际功用已经大打折扣，这也是“物同药异”的表现之一！

炮制是中药的特色之一，其目的旨在减毒、增效，便于服用。但在古代，由于用药者不同，其炮制法亦异。古代炮制专著出现最早、名气最大的是《雷公炮炙论》，作者雷敩，人称雷公[1]。明清间“雷公炮制”意味着炮制正宗，但本色的“雷公炮制”实为医家、道家炮制法的融合体[2]。医家炮制药物旨在治病，减毒、增效之外还要讲究成本；道家炮制药物旨在炼丹、长生，不计时间工本，故其法既繁且多忌讳，还夹杂养生家的噱头，例如前述当归分头、尾的始作俑者就出自雷公。

医药家实用的炮制法，主要见于梁代陶弘景《本草经集注》中的《合药分剂料理法则》篇，唐代《备急千金要方》卷一《合和》篇，宋代《太平惠民和剂局方》后附《指南总论》卷上，或散见于医方书中诸药名下；经方记载的炮制法即属此类。其法原始而古朴，罕有商家包装药物的炮制法。但在后世，原本是商家以劣充优的作伪法，却演化为后世习以为常的正规炮制法。“蜜炙黄耆”就是最突出的例子。

---

1 雷公：其生活时代至今有争议，大约是刘宋（420—479）至隋唐间（7 世纪初）人。《雷公炮炙论》的内容广为人知，已晚至北宋（960—1127）后期。

2 郑金生．药林外史 [M]．桂林：广西师范大学出版社，2007：174.

梁代陶弘景曾批评当时药材流通过程的若干弊病，是医不识药，惟听市人（药商）。市人又依靠“采送之家”（提供药材者）。这个环节中会出现种种“传习造作，真伪好恶，并皆莫测”的猫腻。陶氏所举以劣充优的例子中，就有“黄耆蜜蒸为甜”。黄耆，后世用其俗名黄芪。黄芪以“甜美”为佳，但黄芪来源非单一植物种，某些产地的劣品乃至伪品，甜味不足，于是药家将其“蜜蒸为甜”，以劣充优，以伪充真，这就是蜜炙黄芪的起源！黄芪本甜，还要加蜜炮制，使之甜上加甜，这符合中医炮制理论吗？

本书系统查考医方书里蜜炙黄耆的记载，结果是晚到北宋初的《太平圣惠方》，还未见药方有蜜炙黄芪，但南宋《太平惠民和剂局方》及其以后的医方书，蜜炙黄芪越来越多。明《本草纲目》记载：“今人但捶扁，以蜜水涂炙数次，以熟为度。”可见明代蜜炙黄芪已经相当普遍。清代黄传祁在评述药物炮制时指出：“元明以来，制法日多一日，谬妄驳杂，不可胜穷。积习相沿，奉为圣法……其不必制而制者，又居十二，如蜜制黄耆、远志、甘草等，水炒牛膝之类。大抵皆矫揉造作，利少害多。”但这样的恶习演变成积习，积习又上位成正规制法、法定行为。

黄传祁指出，蜜制甘草也和蜜制黄耆一样，也属于“矫揉造作”，其说不假。经方中的“炙甘草”，“炙”的本意是未加任何辅料的轻微炒制。到唐代“炙”法仍然是一大批药材的常用炮制法，可发挥矫臭、减毒、防腐，或使药材易于粉碎的作用。“蜜炙”仅用于少数有毒、味劣、太苦的药物。宋代寇宗奭解释甘草须“炙”的理由是：“入药须微炙，不尔，亦微凉。生则味不佳。”可见是为了降低甘草的“微凉”之性，也可矫臭（豆科植物多有豆腥味）。唐、宋医书都有甘草与蜜同用之例，但或用于解毒，或用于清热，且用得不多。明代逐渐将蜜炙甘草用于内服补益方药。清代黄元御认为蜜炙甘草性甘温，可培土补虚，这与经方及长达千余年的蜜炙用法大相径庭。现代《中国药典》中的“炙甘草”，就是蜜炙甘草，这样一来，经方以及千余年沿用的“炙甘草”内涵为之改变。若将经方中的炙甘草皆换用蜜炙甘草，等于另加了蜜这味药，经方原义为之改变，让人如何去守经方用药之正？

此外，与蜜炙黄耆一起被陶弘景抨击的还有“当归酒洒取润”。经方用当归无须炮制，南北朝出现当归酒润，按正统本草所载，此属以劣充优行为。然后在《雷公炮炙论》中，此造假行为却成了当归固定的炮制法。北宋寇宗奭指出，当归“但肥润不枯燥者佳，今医家用此一种为胜。市人又以薄酒洒使肥润，不可不察也”。可见“当归酒洒取润”的陋习在北宋还在发展。金元医家不明原委，居然还为陋习粉饰，说当归“治上酒浸，治外酒洗”，难道不用酒制，当归就不能治上、治外了？现代《中国药典》“当归”下有“酒当归”炮制品，云“酒当归活血通经”，其实“活血通经”就是当归最突出的功效，何须借助酒的力量？这就是“不必制而制”的表现，徒增成本人工，掩饰劣品真相，中医药“守正”，何其难也！

类似的情况也可见于五味子。经方五味子无须炮制，陶弘景也只是说“用细核物，亦打破”而已。五味子有核，“打破”有利于药力煎出。《雷公炮炙论》无事生非，要“用蜜浸蒸，从巳至申，却以浆水浸一宿，焙干用”，这是道家为养生折腾出来的噱头。非常奇怪的是，现代《中国药典》“五味子”竟然收载了连古代都罕见使用的醋制法。五味子虽以“五味”为名，但仍以酸味为主，以酸醋去炮制本来就味很酸的五味子，真不知是哪家的路道！

本书在探讨经方药源时，对因炮制而产生的古今名实所存差异逐一溯源剖析，以期还历史真面目。例如“生地黄”，古今名同实异。“生地黄”的“生”，如同现代“生姜”的“生”，实指“鲜”，故经方生地黄即今鲜地黄（可打出汁液），其性寒滑。经方“干地黄”即干燥后的地黄，后世却称它为“生地”，功偏补益。地黄后来又分化出了“熟地黄”，那是特指地黄经反复蒸曝成黑漆状固体，其性转温，可补血益精，其性能大变。经方虽载用生地黄蒸过取汁，但简单蒸“熟”的地黄，与后世反复蒸曝形成“熟地黄”远不是一码事。

后世有些药物的分化，看似与炮制无关，实则不然。例如经方里的芍药，不分赤白。追溯赤、白芍的起源，始作俑者是梁代陶弘景，他说茅山等处的芍药“最好，白而长大”，其他地区多赤，“赤者小利”，但未言白者可补。其实，芍药根皮之色虽有深有浅，但不是后世区分赤白芍的根据。唐代孙思邈谓“凡茯苓、芍药，补药须白者，泻药唯赤者”，其时距经方时代已历400年。至于药材如何分赤、白芍，并无可考。唐代医方书罕见赤、白芍之名。宋初《太平圣惠方》的编者始主观将原医方中的“芍药”名各分赤白，但这是书面划分，实际药材赤白芍如何判定，依然不明。自宋至明，芍药分赤白，有因花色、野生或栽培、道家服饵或医家用药等不同意见，莫衷一是。

本书溯源寻流，考察的结果是：芍药如何分赤、白，不同时代的说法不一。至明末有白芍须经刮皮、酒蒸的说法。清代用芍药，有“尚白而不尚赤”“不用生而用熟”的风气，白芍须熟，就改变了其微寒之性。清初医家陈士铎主张“赤白相同，无分彼此”，并谓尚白恶赤，弃生用熟的做法“大可哂也”，即看成是一个笑话！直到晚近，根据白芍加工的实际情况，才彻底弄清，白芍乃人力所为，非自然生成。现代《中国药典》规定，白芍取植物芍药的根，经刮皮水煮处理，其色类白或淡棕红。赤芍直接净制晒干即可，故保持根皮原色（棕褐）原汁。白芍加工过程致药力损耗甚大，水煮又改变了芍药的微寒之性，这不是经方芍药的本原。寻求芍药的来源，就是植物芍药的根。刮皮水煮形成的白芍，并非经方芍药之正。芍药来源真要“守正”，就该废止所有损伤根皮的行为，返璞归真。

无独有偶的是，经方葶苈子也没有苦、甜之分。然而从宋代开始，突然出现了甜葶苈。其来源是什么植物？历代医药家众说纷纭，但他们相同的一点是：皆专注于寻找种子味甜的植物。众所周知，葶苈泻肺胀，靠的是其味苦，味甜的葶苈如何泻得了肺？这就形成了悖论：若葶苈种子味甜，则不能泻肺；能泻肺的葶苈一定味苦，又肯定不是甜葶苈。对此，本书溯源破局的结果是：“甜葶苈”肇始于《太平圣惠方》，且占据压倒性优势（甜、苦葶苈之比为225∶3）。甜葶苈的特点是皆须“火制”，以减其极苦之性。“苦葶苈”的特点是未经火制者，不入汤剂内服。看来说到底，甜葶苈不是另有他物，还是炮制的产物！

药物炮制是中药的特色之一，其中有很多值得发掘的宝贵经验，蕴藏着很多科学道理。但毋庸讳言的是，历史上受道家法术、商业竞争、文献误传、医疗风气等多种因素的影响，越到后来，中药炮制沿袭误法、过度炮制等现象越厉害。过犹不及，不当的炮制法既浪费了自然资源，又增加病家负担，还严重影响疗效。经方中的乌头、附子、半夏、麻黄等许多药物在后世都存在炮制不当或过度的现象。在经方药源研究中要想“守正”，就应该认真学习经方古朴精炼的炮制法，返璞归真，且要不受任何约束地去“求正”，敢于指出并剥去后世给炮制披上的种种“皇帝的新衣”。只有这样去“求正”，才能有“正”可“守”。

（四）医方书对药源研究的作用举隅

考求药物基原，过去最常用的是本草资料，关注最多的是药物基原的产地、生境、形态等记载。但利用医方书（当然也包括其他医书运用药物的资料）来辅助考求药源者还比较少见。我们最初也没有意识到这一研究途径。从情理来说，药物由医家使用，研究药源岂能撇开医家？在与《临证本草》的作者、上海中医药大学陶御风教授交谈时，他指出：“研究本草当以方书为背景。”这句话对我们启迪很大，受益良多。

最先获得意外之喜的是前述葶苈子考证。在甜葶苈来源考证面临悖论（甜者不泻肺，泻肺者不甜）时，我们最先想到的破局之途是追溯“甜葶苈”一名的源头。古本草中甜葶苈最早见于《证类本草》所引《太平圣惠方》的两个单方。为此我们检索《太平圣惠方》全文，得出的结果出人意外：此书甜葶苈竟然见于 225 方，而苦葶苈才 3 方，悬殊极大，这与后世多用苦葶苈、少用甜葶苈完全不符！中药处方之名，其出现与流传一般多为渐进式，仅极少数突兀而生。甜葶苈不见于宋以前任何医方书，却在宋初《太平圣惠方》突然大量出现，非常奇怪，原因何在？

既然该书用“甜葶苈”占压倒性优势，那这些甜葶苈必有某种共同特性。能否从该书看出“甜葶苈”有何特点吗？逐一查阅《太平圣惠方》甜葶苈、苦葶苈名下的小字注，未见形态记载，多见炮制法等。值得注意的是：凡甜葶苈均须火制，如“隔纸炒令紫色”“隔纸炒令香熟”“熬令黑，捣如泥”等。但 3 处苦葶苈，仅一处是“微炒，捣如膏傅之”，另外两处均不用火制，也均不入汤剂内服。如此看来，“苦葶苈”要求保留原性原味，因味过苦，故不用于汤剂内服。“甜葶苈”则要炒香、炒熟、炒变色，其苦寒之性大减，故可内服不伤胃。由此可见，所谓“甜”并非真甜，而是夸张地提示火制后的葶苈没有苦葶苈之弊，这才是葶苈“甜”的“谜底”。

“甜葶苈”大量、同时见于《太平圣惠方》，其原因只有一个，即该书编者决定统一使用该药名！虽然没有明文规定，这也并非只有孤证。我们在考察经方芍药分赤、白，术分苍、白，茯苓分赤、白时，也发现了该书类似“甜葶苈”的做法。谓予不信，请看下文。

芍药：唐及五代的医方书中，确实已有赤白之分。但此类赤、白芍药在当时的医方书中所占比例甚小。我们综合分析了4部唐代有代表性的医方书，其中赤、白芍占芍药名的比例仅在0.93%～2.63%之间，说明当时赤白芍的区分并不普遍，多用的还是“芍药”。但这一比例在《太平圣惠方》这一巨著中，来了一个大反转，芍药之名（36个）仅占赤芍药（302个）、白芍药名（1 420个）的2.09%。换言之，该书几乎所有药方的芍药都有赤、白之分。

难道是赤、白芍药在社会急速推广运用？还是《太平圣惠方》编者一手操纵的更改？原因只能是后者。因为唐、宋之间只间隔短短50余年五代十国纷乱时期。这几十年交通阻隔，战乱频仍，如何能使赤白芍快速推广到不同的小国啊？加之其时赤白芍的功用与来源均未明确，如何谈得上在全国普及？《太平圣惠方》是国家颁布的医书，只有它可以把历代诸方中的芍药，依靠人为操作，强行划分为赤芍、白芍，加速赤芍、白芍的分化进程。

茯苓：唐代医方书虽然也有赤茯苓、白茯苓之分，但与单纯茯苓相比，其见于医方的频率非常低，仅占茯苓的0.32%～3.07%。但在《太平圣惠方》中，这个比例也出现了大反转，不分赤白的茯苓仅出现66次，而赤、白茯苓竟达2 015次（其中赤茯苓1 310次，白茯苓705次），结果茯苓仅占赤白茯苓的3.28%。也就是说，《太平圣惠方》将历代药方所含茯苓几乎全都分出赤白。此与芍药分赤白何其相似尔！

问题是：赤白茯苓以色区分，宋初还没人解释何谓赤苓、何谓白苓，如何能知前人方中用什么色的茯苓呢？仔细比较《太平圣惠方》中的赤、白茯苓，才恍然大悟：该书白茯苓多用于补虚方，赤茯苓多用于水肿、风壅、实热、胀满等实证，可见其派定茯苓赤白，是根据该方的主治，再按“白补赤泻”原则来确定茯苓的赤白。但仲景经方及宋以前医方所用茯苓原本就不分或极少分赤白，岂能凭臆测去篡改前人医方用药呢？由此可见，后世赤白茯苓在宋以后突然多用起来，并非临床疗效验证，而是某些医方书编者率意误导！

《太平圣惠方》编者妄改医方药名的荒诞之举，不仅有助于扩大“物同药异”现象，同时也扰乱了药名的时代性。不同历史时期所用药名各有自身的特点。例如“术”，仲景之时，“术”不分白术、苍术。但最晚在南北朝时期，世风用术贵白，以至于“市人卖者，皆以米粉涂令白，非自然，用时宜刮去之”。这种根或断面呈自然白者，可见于野生术。所以“白术”一名的出现比较早（约六朝、隋唐间），并不是有了苍术（五代才出现）才出现白术。《太平圣惠方》对单名“术”也是做了手脚的，白术多达1 465次，其中把许多前人方中的“术”改成了白术。虽然这没有引起药源的改变，但也抹去了药名的时代性。又如大黄，不同时期推崇的道地药材是不同的。汉末陇西（在今甘肃）大黄很有名，宋代则以川大黄为佳，故《太平圣惠方》中几乎将所有大黄都改作“川大黄”。这些改动都确凿地表明，《太平圣惠方》编纂者曾按他们自己的意愿，对某些药物的处方用名进行了统一处理；在考证药源时要予以关注，切莫为其误导。

古代医方书的数量比本草书要多很多，药方更是海量，要在其中寻找药物资料自然就更困难。浩瀚的医方既是包含炮制资料的“富矿”，又能有利于考察某些“物同药异”的演变过程。更重要的是，医方、医案等书中有时会记载医家的用药经验（识其疗效或毒性等），属于非常宝贵的历史档案。此类记载可见于防己、木通等药物。鉴于以下几个议题还要提到医书记载对药源考证的作用，本节为免重复，此类例证留待下文再议。

（五）药源更迭与趋利避害

历史上药物来源更迭的原因很多，形态相似而误认、优胜劣汰等是最常见的原因。但有一类毒性强烈的药物，其来源更迭与医药家趋利避害有关，其中比较典型的例子是防己。

经方用防己治水饮，并无有毒性的记载。早期本草中也未载其有毒。但据现代学者研究，经方防己乃马兜铃科植物的根，殆无疑问。那么，这种防己有没有毒？

有！此记载见于金代名医李杲的《医学发明》。李杲在其中极力抨击防己：“闻其臭则可恶，下咽则令人身心为之烦乱，饮食为之减少”，称它是“瞑眩之药”，把它比喻成“险健之人”。翻译成现在的话，就是“既危险，还特别狠恶”。李杲还罕见地详列了不能用防己的种种情况，云其能“重亡其血”，伤津竭液，用则速危，真可谓苦口婆心，诲人不倦。从现在的眼光来看，李杲确实发现了马兜铃科防己严重的毒性，警告大家要慎用。但防己为《神农本草经》药，仲景医书亦载，未言有毒，要让医家警醒还真不容易！清代尊经的医家甚至借此污蔑李杲“富而贪名”，玩起人身攻击了。由此可见，不是古人没发现马兜铃科防己有毒，而是过于尊经，不重视用药经验。

不过防己终究未酿成大祸，这又是为什么？我们认为这是幕后的药家在悄悄地发挥作用。历史上药家罕有发声的机会，但他们却能掌握药物的供给。本书考证，从南北朝开始，就有防己的混充品出现。到宋代，防己主流来源已变成无毒的防己科植物的根。虽然目前还没有任何文字记载能证实：古代药家是有意避害，用其他植物根替代了早期正品马兜铃科植物防己。但历史事实是：防己嬗变为防己科植物根后，减少了大量可能出现的药害。从本草记载来看，人们能明确地区分这两种防己，不是因外形相似无意造成的名实改变。早期防己特征很明确，也不存在资源不足等问题，本书目前只能归结为药家为趋利避害作出的替换。

无独有偶，毒药大戟的名实也是这样悄悄地被改变。经方大戟来源很明确，因为此物“近道处处皆有，至猥贱也”（梁代陶弘景）。其原植物特点突出，易认易采，想做假也无利可图，为何到晚近却狸猫换太子，被茜草科植物冒用“大戟”名呢？这种冒名在药业隐秘进行，至今说不准冒名的时间。等到晚近发现问题时，这种没有峻下作用的“红牙大戟”实际运用已经很广了，也不知道它冒名用了多少年。旧时传习中医者无法了解“大戟”名下的“调包”事。大戟科植物大戟在很长一段时间内被茜草科植物红牙大戟替代，客观上能减少中毒事故的发生。现代大戟来源已经明晰，《中国药典》收载了“京大戟”“红大戟”两种大戟，但临床使用“十枣汤”者，究竟有多少人知道要开“京大戟”，这就无从知晓了。

古今药家对毒性药物贮藏管理均十分严格，为预防药毒为害甚至不惜过度炮制。毕竟，因药毒出现事故，首当其冲会危及药家的声誉与生计。因此，毒性药的暗中替代或过度炮制等行为，在历史上时有发生。在古代条件下，此等行为旨在趋利避害，可以理解，但却不值得提倡。在现代条件下，如何降低药物毒性，保障用药安全有效，值得深入研究。替换药源、浪费资源及人为的过度炮制应该逐步得到纠正。

（六）“礼失求诸野”的紧迫性

“礼失求诸野”，是说古老的事物遗失了，可以到民间去寻求。这很类似投石于湖心，激起层层微波。至湖心之水已平，涟漪还在向远处荡漾。历史上的某些习俗，可能在产生之地早已消亡，但这些习俗可能在传播的途中还保留在边远的、封闭的地方。所以民俗学、文化人类学、方言研究等，都常深入民间实地调查（田野调查），探讨古风遗俗的实况。

这种田野调查同样适用于探讨古代药源。本草学前辈大家谢宗万先生著有《中药材品种论述》，该书强调将历史文献考证和现实品种使用情况的调查相结合。这种调查实际上包括了各地民间用药传统的考察，是文化人类学研究在传统药学方面的体现。许多植物学、博物学前辈也在民间田野调查方面做了很多有益的工作。

在2 000多年的封建社会中，中医所用药物的来源与功用代代相传，这种传承力量之大，匪夷所思。例如《本草纲目》“牛”条，“时珍曰：按刘恂《岭表录异》云：广之容南好食水牛肉，或炮或炙，食讫即啜圣齑消之，调以姜、桂、盐、醋，腹遂不胀。圣齑如青苔状，乃牛肠胃中未化草也。”刘恂是唐昭宗（889—904）时的广州地方官员，所著《岭表录异》是今存最古之岭南地理风物书。其中所载的“圣齑”，至今还在岭南少数民族地区保留下来。现在的电视节目《舌尖上的中国》展示了当地食用牛反刍出来的胃中酸腐之物，并以此作为珍稀食材，这就是刘恂所说的“圣齑”！

中药里这样的遗存例子很多。例如经方药“枳实”，现代学者考其来源为芸香科植物枳（枸橘）*Poncirus trifoliata*[1]，最晚在宋代已让位于酸橙（*Citrus aurantium*）枳实。明代李中立《本草原始》云：“近道出者小而绿色，气臭，俗呼绿衣枳实，不堪用。”殊不知这才是仲景时代的枳实正品。现代福建某些地区使用的枳壳正品即此“绿衣枳壳（实）”[2]，乃汉代及其以前枳实的遗存。

经方药物防己（木防己），《神农本草经》载其“生汉中川谷”，根据其形态，现代学者鉴定其原植物为马兜铃科植物异叶马兜铃 *Aristolochia kaempferi* f. *heterophylla*。谢宗万记载今陕西、甘肃称此种为防己、汉防己、木防己，四川广元仍习惯以此种作

---

1 此植物学名在《中国植物志》中修正为枳 *Citrus trifoliate* L.。

2 黄坚航. 福建绿衣枳壳的本草考证 [J]. 中药材，2001，24（6）：429-430.

防己用，这说明从《神农本草经》时代延续至今，汉中及其周边地区所用的防己皆为异叶马兜铃，谢宗万称此种为“汉中防己”，十分准确。另，今广东、广西、海南岛、四川、云南等地也有将多种马兜铃属植物当作防己类药使用[1]，这都说明早期防己来源于马兜铃科植物。随着历史发展，中原地区防己的来源已经改变，但在边远地区还仍然保持着古老的用药来源。

经方药秦皮，古名梣木，是一味西汉以前就有记载的古老药物。《淮南子·俶真训》东汉高诱注：“梣木，苦历木名也。生于山。剥取其皮，以水浸之，正青，用洗眼，愈人目中肤翳。”这段话说明此木有 3 个特点：别名“苦历木”，树皮水浸液色青，治眼病。现代中药学家邬家林在北京郊区潭柘寺草甸水大队（现为草甸水村）调查时，发现一种当地民间称为“苦历”的小乔木，可治赤眼红肿。当地人拾弄此树后，洗手时可见水中发蓝光。经鉴定此即唐代及其以前的秦皮原植物小叶梣 *Fraxinus bungeana*[2]，而现代秦皮来源多为同属的白蜡树 *Fraxinus chinenses* 及其近缘植物。这个例子颇令人惊诧，2 000 年前的药物知识竟一直在民间传承。

本书在探讨唐以前的牡丹来源时，注意到日本学者首先指出《唐本草》所载真牡丹皮是紫金牛科植物，而不是后世毛茛科的观赏牡丹。其依据是《唐本草》的记载。按本草考证要求，这种真牡丹应该像早期枳实、防己、秦皮等药一样，在边远地区也能寻找到用它作牡丹的遗俗。结果证实果然有这样的证据。谢宗万调查，将紫金牛科植物的根或根皮作“土丹皮”用者不止一处，其中广西、广东用的是朱砂根 *Ardisia crenata*，江西吉安用的是百两金 *Ardisia crispa*，云南文山用的是斑叶紫金牛 *Ardisia punctata*[3]。这些例子说明在观赏牡丹强势上位，成为牡丹皮的正品之后，古老的真牡丹皮只好被人称作“土丹皮”，并在边远地区保留作为牡丹皮使用的习俗。

我们还可罗列更多的例子来证实，药物古老来源的传承力是多么巨大而顽强。假如考证一味古老的药物，至今找不到当今有任何地方使用它的踪迹，那么，在下结论的时候就要小心，这结论是否可靠。这方面的例证我们在后文《考源中的图与骥、皮与毛》中还要提到，此处不赘。

有时历史上出现的不同地区用药习惯，历经千年，至今依然可以不管不顾地在当地保留。本《后记》前述的北方好用硬石膏，南方好用软石膏，就是一例。同样的例子也可见于“滑石”。经方的滑石，其时代与《名医别录》相近，从六朝开始其来源有南北之分。《名医别录》所载滑石产地均在北方，似为硬滑石，成分主含硅酸镁〔$Mg_3(Si_4O_{10})\cdot(OH)_2$〕。仲景经方所用以硬滑石的可能性更大。南北朝及唐代所用的滑石则以软滑石为主流，此滑石即黏土矿物多水高岭石（Halloysite），主成分为含水硅酸

---

1 谢宗万．中药材品种论述：上册 [M]．上海：上海科学技术出版社，1990：237-245.

2 邬家林．秦皮与核桃楸皮 [M]// 谢宗万，原著．郝近大，邬家林，主编．中药材品种论述全集 [M]．北京：北京科学技术出版社，2025：1928-1940.

3 谢宗万．中药材品种论述：上册 [M]．上海：上海科学技术出版社，1984：317.

铝〔$Al_4(Si_4O_{10})\cdot(OH)_8$〕。但唐宋以来，医家所用滑石均以软滑石为主。这种不同的滑石传统依然在南北方保留，今《中国药典》滑石却只取硬滑石一种为正品，这与历史上多数时候所用的滑石正品不完全符合。

进入现代社会后，由于社会环境、科技条件等的飞速改变，再要考察古代用药传统在民间的传承，已经越来越不容易，时间越来越紧迫，亟须有人深入民间，开展民间遗留的用药习俗及土名的调查。否则随着城市化的快速发展，边远地区不断开发，许多遗存在民间的药物来源与功用的宝贵传承可能会很快湮没。呼吁各地中药工作者尽力发挥地利之便，深入广泛地收集研究民间用药习俗，以期填补历代传承用药演变的空缺。

（七）考源中的图与骥、皮与毛

本草考证经常要利用古代的药图。因此，“按图索骥”对研究药源是必不可少的方法。前辈中的植物学家、生药学家利用古代药图来追溯药源，成果斐然。以图证药，最典型的例子是宋代《本草图经》“潞州人参”图，有力地证实宋以前潞州确有五加科植物人参存在。因此，古代药图对中药药源研究有“利”，毋庸置疑，也无须赘举更多的例证。

我们在研究中发现，按图索骥重点关注的是药物外形，但考源不仅要看其形，还要考其性、究其效。既是“药源”，则非单纯的动、植、矿物之“物源”，必须具有确实的疗效。从这个角度来说，药效是皮，药物是毛。脱离药效与使用历史实况去考药源，则“皮之不存，毛将焉附”？故即便图形与某物相似，也难以下某物即是某药的结论。这方面最突出的例子是经方“荠苨”考源。

“荠苨”在唐代以前是非常有名的药物，《名医别录》载其“主解百药毒”，《金匮要略》用于“通除诸毒药”，甚至用来解剧毒药钩吻中毒。唐代《朝野佥载》还说野猪中药箭也会去寻食荠苨——仿佛不仅人知，连猪都知道这是解毒药。本品的特点是“根、茎都似人参，而叶小异，根味甜绝”(陶弘景)。甘草都不敢称“甜绝”，可见荠苨味之甜，异乎寻常。

就是这样一味名药，其名声在古代却越来越抽缩。到梁代陶弘景时就已经“不正入方家用也”。为什么方家不用？古人未言。但摆在台面的情况是：它的形态与人参、桔梗(甜桔梗)、沙参(润州荠苨)、杏叶沙参、党参(北口荠苨)、明党参都有相似之处。明末《本草原始》已经不收“荠苨”，认为沙参、桔梗、荠苨三药，“市者彼此代充，深为可恨”！医方书中荠苨出现概率一直很低，以转引前人之方为主，明清以后未见有使用荠苨单味药的记载。现代《全国中草药汇编》未载荠苨，《中华本草》有荠苨条，却不设“药材及产销”“药材鉴别”项，因为市场见不到、民间无使用荠苨者——这说明荠苨实已消亡。

奇怪的是，现代中日植物学家却把荠苨订为桔梗科疏花沙参 *Adenophora remotiflora* 或心叶沙参 *Adenophora trachelioides*，尤其是心叶沙参，许多植物学或药学工具书都称其为荠苨。但这是中药荠苨吗？考其定名依据，本于清代吴其濬《植物名实图考》“荠苨”，图旁简短文字云：“《本草纲目》谓杏叶沙参即此（荠苨），根肥而无心，山中多有之。”也就是说，吴氏认为他绘的荠苨图，即李时珍说的“杏叶沙参”。现代植物学家按图索骥，谓此图所示即荠苨。殊不知李时珍认定的荠苨有两种，一是“甜桔梗”，二是“杏叶沙参”。杏叶沙参首载于《救荒本草》，其中并无“荠苨”别名，故时珍之说并不可靠。吴其濬根据李时珍不靠谱的说法绘出荠苨图，而不是系统考察过荠苨历史以后的结论。因此，据吴氏之图认定其植物为心叶沙参则可，认定为中药荠苨则不可。荠苨是中药，还需要更多的药效与实际使用的证据。

本书“荠苨”条按时代为序，梳理了历代对荠苨的众多记载，指出历史上荠苨与桔梗科沙参属多种植物，以及同科桔梗、党参存在纠缠不清的关系，并统计分析了历代医方书中记载的荠苨使用药方，结论是从整体态势来看，历史上荠苨的使用越来越少，影响其使用的根本原因是其原植物过于混乱，故导致该药逐渐消亡。植物学按图索骥，可以确定《植物名实图考》所绘的荠苨植物种，但不能确定此植物即中药荠苨。至今无人用它充当荠苨用，药材市场也无此植物流通，这些事实均可作为旁证。

类似植物学荠苨的例子，还有植物学的荛花 *Wikstroemia canescens*、泽漆 *Euphorbia helioscopia* 等，它们并非古本草的荛花与泽漆（大戟苗）。相关论述可参本书各论，不赘。

本书上举之例，并非想冒犯植物学家，只是想表达一个意见：传统中药的鉴定，还应充分注意结合古今医药学家们的使用与鉴别经验，其成果才能为中医所用。植物学家在沟通古本草学与现代植物分类学方面的业绩非常伟大，有目共睹。没有无数植物学家、生药学家近百年的努力，就无法确定古本草中许多药物的分类位置。古本草学与现代植物分类学在鉴定基原方面有同有异。两者相同的是，都看重植物外观形态、生长季节、产地，生境等。相比之下，古本草学对植物各器官形态的观察要粗糙得多，尤其是对花、果的细部描述更欠精细，且缺乏统一标准的形态术语。但古本草对药用部位的观察与叙述则要丰富精确得多，不仅观察形态，而且讲求口尝味、鼻嗅气、切开观察断面、手抚体会触感等，例如前述唐代俗品牡丹皮有“臊气”、马兜铃类的药物有腥恶之气、败酱有腐败的酱气……这方面，现代植物分类学相对较少予以关注。

药源考证不注意结合其功效，其效应等于去皮求毛，所造成的来源混乱会严重影响到治疗的安全与有效。经方中的“通草”，自五代以后逐渐把它等同于利尿药木通，至今药界还没发现这是一个错误。

分析经方“通草”（亦即唐以前的通草）在经方中的功用，就知道其功不在利尿。《伤寒论》用通草之方，主证为“手足厥寒，脉细欲绝者”，这需要利尿药吗？通草发挥的作用，正是《神农本草经》“通草”的“通利九窍、血脉关节”，可见“通”字并非指茎中空！直到唐代，此“通草”仍广泛用于通利气血九窍。其来源在唐代已明确是果实（名“拏子”）“食之甘美”的“燕覆”，即今植物 *Akebia quinata*。

但也就在唐代，出现了“木通”，首载于《药性论》，其“主治五淋，利小便”等，无形态描述。比较药性功用，经方“通草”与《药性论》“木通”风马牛不相及，仅其名都有“通”字而已，唐代无人将此二者联系起来。

突变出现在五代（10世纪初），一部食疗书《食性本草》、一部临床药书《日华子本草》，分别把“燕覆子”与“木通”捏合为一物，认定此物的茎名“木通”，果实名“燕覆子”，但未出示合并依据。假如就是这两部书的记载，“通草”来源可能还不会变。因为千余年前，这两种小书的影响并不很大，更何况没有合并的理由。

但百余年后，《嘉祐本草》将以上诸书所载都汇入“通草”条，这就大不一样。《嘉祐本草》乃官修，属于主流本草，影响面很大。该书将“木通”并入“通草”条，给人的印象是此二名为同物。更致命的是《嘉祐本草》的姊妹书《本草图经》，它解说“通草”时，主要用“燕覆”的形态，却又说“今人谓之木通”，这就等于坐实了“通草”在宋代就叫“木通”。但问题果真如此吗？不完全是。

宋代《本草图经》虽然说通草又谓之木通，但它收录的“兴元府通草”“海州通草”2图，还是以“通草”为名，而非“木通”。须知这些药图都是各地进献，用的也是各地实用之名。其中“兴元府通草”图，肯定是*Akebia*属植物。南宋《妇人大全良方》也提到这么一个事实：“木通，有川木通，有钱子木通，即拏藤者为正。”所谓“拏藤”，就是前述的“燕覆”（*Akebia quinata*）。这说明当时“木通”有两种，一是“川木通”，但来源不明；二是“钱子木通”，即“拏藤”，也就是经方“通草”的原植物。这一记载表明，“通草”确实已被当“木通”用，但不等于宋代“木通”仅“通草”（拏藤）一种，还有排在前面的“川木通”。以上史实表明，宋代“通草”与“木通”仍是两种药，但已经逐渐互窜混用了。

如果考虑到传承用药历史的话，宋代“川木通”应该就是当今木通的主流品种之一的“川木通”，为毛茛科铁线莲属*Clematis*多种植物的藤茎，现代动物实验报道具有良好的利尿作用。因此，不能排除“川木通”即是《药性论》所载利尿的“木通”。

利尿药毕竟日常多用，“通利九窍、血脉关节”功效太泛，这可能是利尿“木通”逐渐占上风的原因之一。“通草”后来逐渐被用作“通脱木”髓心的别名，离经方通草的来源渐行渐远。至近现代，植物学家不察性效，只讲形态，把“燕覆”（*Akebia quinata*）命名为木通，并进而用“木通”作为其所属的科、属中文名（木通科、木通属）。这样一来，“古通草”再想用原名也很困难了。

历代用药传承的力量是强大的，那么，木通的传承状况如何？据调查，各地实际使用的木通，至今有四大来源以及其他20多种同名异物者，其中主流商品是马兜铃科马兜铃属或毛茛科铁线莲属等多种植物的藤茎，而不是本草学家与现代植物学认定的木通科的“木通”正品。也就是说，现在《中国药典》收录的木通科“木通”正品，并不是市场流通的木通主流。现代药理实验报道，健康人试服此种木通无明显利尿作用。若此实验无误，那木通科的木通还算利尿药吗？工夫茶都比它强啊！面对传承使用状况，利尿木通的正品，是听《中国药典》专家的？还是顺从传承用药习惯？

经方通草的作用也不是全被人忘却。据调查，江苏部分地区用植物学的木通作“海风藤”用。宋代有“海州通草”，海州即今江苏东海县。清代江苏苏州人叶桂（小峰）《本草再新》新增药“海风藤”，其功用为“行经络，和血脉，宽中理气……下湿除风，理腰脚气”，此与古通草“通利九窍、血脉关节”基本相同。“礼失求诸野”，这又是一个例证。由此可见，全国多数地区不用木通科植物木通作为中医利尿药木通，个别地区至今还用它“行经络，和血脉”。江苏部分地区用木通科木通作“海风藤”，其功效正与经方通草相合。现在植物学的木通，应该改名“燕䕡”或“拿藤”才对。经方的通草，最好使用“拿藤”为正。而唐代利尿木通，应该根据传承用药实际，再加实验研究，确定其正品，这才是“守正”的正道。

遗憾的是，古医药家在“通草”与“木通”的处理上过于草率，没有关注到这两者的性用差别，仅看两药之名都有个“通”字，就随意捏合不同性用的药物。在“中空利尿”象形药理影响下，后世马兜铃科的关木通应势而起。此种关木通“中空”特点及利尿作用均非常明显，却无人注意清代已有苦木通的药害。有毒的关木通曾一度成为《中国药典》（1977 年版）“木通”的正品。直到近几十年出现关木通的药害案例，此误品才被推翻。关木通的深刻教训，提示药品必须认真“求正”“守正”，千万不能忽视药物功用。

经方“通草”虽然一直被后人使用着，但张仲景使用该药的真正功用却被人遗忘。无利尿作用的“通草”被作为利尿“木通”用着，且成为当今《中国药典》木通的正品，这可是中药来源的一个“硬伤”。经方药源，乃至更多古医籍的药源探讨，能不赶紧全面地展开吗？这就是本书完成之后的最后一点感想。

以上后记，介绍了《仲景经方药源》的撰写缘起与工作过程、本书名的关键词界定与解说，写作过程中遇到的若干主要问题、解决的方法，以及研究中逐渐产生的某些想法。本书旨在寻求临床医书所用药物（饮片）的源头，比较古今药物基原及其形成饮片全过程的种种差异，并分析对临床用药的利弊，因此本书以各单味药论述为主体。之所以不设“总论”，是因为本书目前还只是探索一部专书的药源，自觉尚未能形成比较成熟的系统理论与方法，不敢妄用“总论”一词，故用“后记”形式向读者交代一些写作的粗略思路与共性问题，以求更好地与读者交流，供读者参考与批评。

致谢：本书撰写之初，得史载祥主任医师、陶御风教授两位学兄启迪甚多；学生于大猛研究员、侯酉娟副研究员、农汉才研究员在提供药物标本、搜寻参考资料等方面给予了许多帮助。此外，每遇难题，经常求教于良师益友，其中赵中振教授、林余霖研究员、于立伟研究员、王兴伊教授、张志杰研究员、郝近大研究员、周建理教授、赵奎君教授等均提供了宝贵的意见，谨在此深致谢忱。

药名索引